Chinese Clinical Annual
Book of Implant Dentistry

（2016年卷·下）

中国口腔种植临床精萃

名誉主编　邱蔚六　王大章

主　　编　王　兴　刘宝林

执行主编　宿玉成

秘　　书　赵　阳　刘　倩　王　璐

北方联合出版传媒（集团）股份有限公司

辽宁科学技术出版社

沈 阳

第3章

软硬组织增量
Soft Tissue and Bone
Augmentation

骨环植骨技术联合软组织增量技术在种植美学中的应用

谢超[1] 韩颖[2] 1.第四军医大学口腔医院口腔种植科 2.第四军医大学口腔医院口腔修复科

摘要

目的：针对1例美学区单牙缺失伴有软硬组织严重缺损的病例，联合应用骨环植骨技术（bone-ring technique）和游离上皮下结缔组织移植的软组织增量技术，种植修复美学区单牙缺失的病例报道。**材料与方法**：33岁女性患者，上颌右侧侧切牙和尖牙缺失，因为右上颌1颗牙齿松动多年，牙根感染导致缺牙区牙槽骨和软组织重度缺损，剩余牙槽骨存在垂直向和水平向骨吸收，牙槽嵴顶软组织瘢痕明显，附着龈宽度不足。种植外科阶段：于患者颏部环钻取骨，在环形骨块上制备种植窝，将骨块连同种植体同期植入，联合人工骨（Bio-Oss®和Bio-Oss® Collagen）和胶原膜（Bio-Gide®）行GBR骨增量术，重建缺牙区牙槽骨的高度和宽度，保证种植体植入在理想的三维位置上。同期切取上腭部游离上皮下结缔组织，对种植区进行软组织增量。半年后，植骨块完全成活，种植体周围骨质包绕，骨结合良好。二期手术，"U"形瓣小切口，利用愈合基台，牙龈初步塑形。种植修复阶段：利用钛合金临时基台，制作种植体支持式复合树脂暂时冠（聚合瓷，ceramage），进行软组织压迫塑形3个月，获得与邻牙协调的软组织外形，最终，制作个性化全瓷基台和全瓷冠（粘接固位），完成最终修复。**结果**：本病例联合骨环植骨技术和GBR植骨术很好地恢复了缺牙区的严重骨量缺损。充足的骨量，保证了种植体在理想的三维位置植入，种植体随骨环的同期植入，也缩短了种植修复的治疗时间。上腭部游离上皮下结缔组织移植显著改善了缺牙区的软组织质和量，重建了维护种植系统长期健康稳定的角化牙龈；利用暂时冠的非手术式的软组织压迫塑形获得了与邻牙协调一致的软组织外形；个性化全瓷基台的设计，很好地支撑并贴合穿龈过渡区的软组织，维持了已获得的软组织外形轮廓；最终的全瓷冠修复体外形自然，色泽逼真，牙龈形态自然、健康。患者对于最终的修复效果十分满意。**结论**：针对美学区单牙缺失伴软硬组织重度缺损的种植修复，采用可靠的种植外科骨增量技术、成熟的种植修复和牙周显微外科技术，术前制订缜密的治疗计划，有计划、有目的地实施相应的治疗手段，那么利用种植修复技术恢复这类缺牙是可以获得功能和美观的统一与成功。

美学区的种植修复一直是种植领域的最具挑战性的工作。充足的骨量是美学区种植成功的基础，充足并且健康的软组织确是能否完成红色美学成功的关键。然而，拔牙后的牙槽骨萎缩、外伤、囊肿、根尖周病变和牙周疾病通常会导致牙槽骨骨量不足和软组织缺陷。针对种植修复的骨增量方法有多种，如引导骨再生、骨劈开、外置式植骨术等。本病例联合骨环植骨技术和GBR人工骨植骨术，同期植入种植体，增加了萎缩牙槽骨在垂直向和水平向的骨量，同时利用游离上皮下结缔组织移植术修复缺牙区软组织的缺陷，最终完成种植美学修复，并进行一年期的术后追踪随访。

一、材料与方法

1. 病例简介 33岁女性患者，无不良嗜好，全身情况良好。主诉：上颌前牙缺失半年。现病史：患者自述右侧上颌1颗前牙松动多年，于半年前自动脱落，未行活动义齿修复。因前牙缺失，影响美观、社交和发音，来我院就诊治疗。既往史：患者平素体健，否认其他疾病史，否认药物过敏史和传染病史。口腔检查：上颌右侧侧切牙、尖牙缺失，缺牙区近远中间距约7mm，牙槽突唇侧重度凹陷，牙槽突顶颊舌向宽度小于3mm，牙槽突顶牙龈挛缩，瘢痕明显，角化牙龈量不足，缺牙区近远中龈乳头轻微萎缩。前牙覆𬌗覆盖关系正常，缺牙区𬌗龈高度约6mm，右侧尖牙保护𬌗缺失，侧方边缘运动轻微𬌗干扰。全口卫生尚可，牙石及色素（+）。影像学检查：CBCT检查显示：上颌右侧侧切牙、尖牙缺牙区牙槽骨内未见埋藏阻生牙齿，缺牙区牙槽骨萎缩，牙槽嵴顶至鼻底距离约11mm，牙槽嵴顶唇侧骨质有缺损，牙槽嵴唇舌向厚度不足5mm，牙槽嵴顶腭侧最高点至对颌牙切缘距离超过12mm（正中𬌗）。患者种植治疗的美学风险评估见表1。

2. 诊断 上颌右侧侧切牙、尖牙缺失伴软硬组织重度缺损。

3. 治疗计划 针对患者缺牙区的实际情况，给患者提供了2种治疗方案：

方案一：（1）缺牙区骨增量（Onlay植骨联合GBR植骨），下颌外斜线区或者颏部取骨，增加牙槽骨高度和宽度；（2）软组织增量（植骨同期或种植体植入同期进行），恢复软组织量和质地，为红色美学修复创造基础；（3）骨增量和软组织增量完成后，择期种植义齿修复上颌右侧侧切牙，考虑美学区的对称，最终修复体不采用尖牙外形。

方案二：（1）缺牙区骨增量，采用骨环植骨技术（Bone-ring Technique）联合GBR植骨，同期植入种植体，下颌外斜线区或者颏部取环状骨，增加牙槽骨高度和宽度。（2）同期进行软组织增量，恢复软组织量和质地，为红色美学修复创造基础；（3）种植义齿修复上颌右侧侧切牙。

患者经多次考虑后，选择了治疗时间相对缩短的方案二。

表1 患者种植治疗的美学风险评估

美学风险因素	风险水平		
	低	中	高
患者的健康状态	健康、免疫功能正常		
吸烟习惯	不吸烟		
患者的美学期望值			高
唇线			高位
牙龈生物型		中弧形，中厚龈生物型	
牙冠形态	方圆形		
缺牙区感染情况	无		
邻牙牙槽嵴高度		到接触点5.5～6.5mm	
邻牙修复状态	无修复体		
缺牙间隙的宽度		单颗牙（≤7mm）	
软组织状态			软组织缺损
骨组织状态			垂直向骨缺损及水平向骨缺损

4. 治疗过程

（1）骨环植骨、GBR植骨、种植体植入、游离上皮下结缔组织移植术。

①种植区预备：常规消毒铺巾，局麻下缺牙区牙槽嵴顶偏腭侧行水平切口，上颌右侧第一前磨牙远颊附加垂直切口，沿骨面全层翻瓣，去除牙槽骨表面的软组织，可见缺牙区牙槽骨高度和宽度均不足，剩余牙槽突及牙槽基骨区唇侧倒凹明显，牙根窝明显，唇侧骨壁顶到理想牙冠切缘距离达到约16mm。

拟植入NobelReplace®种植系统，3.5mm×13mm植体，常规制备种植窝，麻花钻放入种植窝，模拟种植体的植入深度和角度。根据缺牙区近远中距离大小选择直径7mm的环形取骨钻。

②颏部取骨：下颌切牙区膜龈联合下3mm处水平切开黏骨膜，翻瓣。根据测量数据，距离下颌切牙根尖下5mm的安全区内，利用已选择的环钻钻孔，切割直径6mm大小的皮质骨环，深度控制在4mm以内。为了便于随后在骨环上植入种植体，骨环取出前，球钻定位，先锋钻和麻花钻初步预备，深度严格控制在4mm以内。随后取出骨环，静置于生理盐水中待用。严密关闭取骨区伤口。

③种植体植入：口外麻花钻再次预备骨环，将种植体植入预备的骨环。随后将带有骨环的种植体植入预先制备的缺牙区的种植窝内，控制种植体的植入深度和角度，保证种植体的颈部深度在理想侧切牙釉牙骨质界下3mm。

④植人工骨联合GBR：缺牙区唇侧牙槽骨面钻若干滋养孔，将人工骨粉（Bio-Oss®）、术中收集的自体骨屑与自体血混合，覆盖种植体暴露螺纹处，以及骨环与种植区邻近骨壁的唇腭侧间隙内。随后将人工骨粉（Bio-Oss® Collagen）与自体血充分混合，完全覆盖缺牙区牙槽基骨以及所有的植骨区域，植骨区覆盖双层可吸收生物胶原膜（Bio-Gide®）。

⑤软组织增量（游离上皮下结缔组织移植）：在患者左上颌相当于尖牙至第二前磨牙位点腭侧切取一块约8mm×18mm大小的游离上皮下结缔组织，关闭上腭供区伤口，在上颌右侧侧切牙位点唇侧软组织瓣充分减张的基础上，将游离上皮下结缔组织固定于唇侧软组织瓣，并缝合固定于牙槽嵴顶，严密关闭伤口。

⑥术后影像检查：CBCT影像显示，种植体植入位置合适，种植体被植骨材料完全包裹。

⑦术后复查：分别在术后1周、2周和1个月对患者进行复查，处理右上缺牙种植区和左侧上腭部伤口，去除表面坏死软组织，拍照记录伤口的软组织变化。

（2）二期手术。

①术前检查：6个月后患者复诊，CBCT影像显示种植体骨结合完成，种植体周围骨质包裹，唇侧骨板厚度约3mm。缺牙区唇侧凹陷不明显，牙龈健康，角化牙龈量显著增加，色泽、质地良好。

②二期手术：缺牙区牙槽嵴顶，"U"形瓣切口，暴露种植体螺丝帽，更换愈合基台，进行牙龈初步塑形。

（3）修复阶段（过渡义齿修复）。

①种植体支持式暂时冠牙龈塑形：愈合基台塑形2周后，常规取模，在工作模型上修整硅橡胶牙龈外形，安装钛合金临时基台，预备后，提交技工，根据口内比色照片，制作种植体支持的复合树脂暂时冠（聚合瓷）。口内进行牙龈的压迫塑形，注意咬合调整。

②牙龈塑形完成：种植体支持暂时冠佩戴3个月后，牙龈塑形完成，牙龈形态良好，色泽健康，种植暂时冠龈缘外形与邻牙接近一致，种植穿龈袖口区软组织健康。

（4）最终修复阶段。

①个性化印模：口外复制种植体支持暂时冠的穿龈部分形态，制作个性化取模柱，通过个性化印模技术，准确转移种植体位置关系和穿龈袖口区牙龈形态到工作模型上。

②个性化全瓷基台＋全瓷冠修复：根据个性化印模制取的工作模型，制作个性化全瓷基台和全瓷单冠，准确地戴入口内，咬合调整，种植保护𬌗，消除种植体系统所受侧向力。

③影像学检查：戴牙后根尖片显示，种植基台和牙冠完全就位，种植体骨结合好。

（5）术后随访。咬合负载1年后复查：患者最终戴牙1年后复诊，种植修复体完好，种植牙周软组织与相邻牙齿牙龈健康。种植牙近远中龈乳头充盈良好，唇侧牙龈缘高度稳定，美学效果稳定。CBCT影像显示，种植体周围牙槽骨在种植体负荷后骨高度变化不明显，呈现正常的骨改建过程，种植体唇侧骨板厚度稳定在3mm左右。

二、结果

本病例中，牙槽骨高度与宽度不足，同时伴有软组织量不足，利用骨环植骨技术，联合应用GBR植骨和上颌腭部的游离上皮下结缔组织移植技术，同期植入种植体，不仅缩短了整体的治疗时间，而且种植体周围骨增量明显，骨结合良好。软组织增量保证了种植系统所需的角化牙龈的质和量。利用种植支持的临时冠对种植体穿龈区的软组织进行压迫，诱导成形的龈缘形态良好，最终制作的个性化全瓷基台，很好地复制了种植暂时冠穿龈区的形态，不仅完全支撑并贴合种植体穿龈袖口区，而且具有良好的生物安全性。全瓷冠的戴入，外形自然，色泽逼真，牙龈形态自然、健康。患者对于最终的修复效果十分满意。

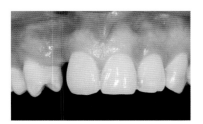

图1　术前口内正面像

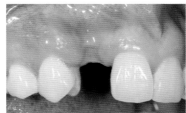

图2　术前缺牙区正面像

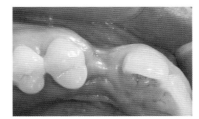

图3　术前缺牙区𬌗面像

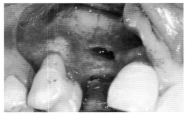

图5　全层翻瓣后，缺牙区牙槽骨形态：牙根窝明显

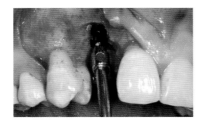

图6　缺牙区牙槽骨种植窝预备：麻花钻模拟种植体植入深度和角度

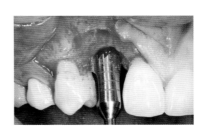

图7　根据缺牙区近远中距离选择环形植骨钻

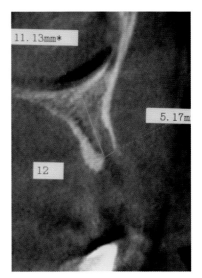

图4　术前CBCT检查影像矢状面

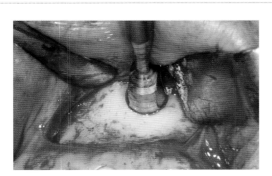

图8　环钻钻孔，深度控制在4mm

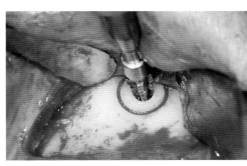

图9　麻花钻预备，深度4mm

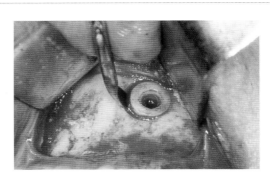

图10　翘起骨环

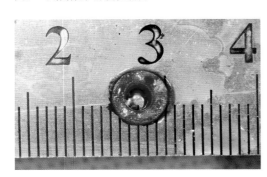

图11　骨环外径6mm

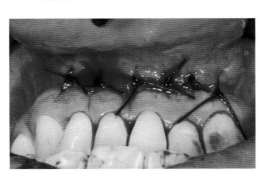

图12　缝合颊部伤口

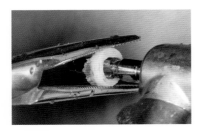

图13 种植体植入骨环：口外麻花钻全程预备

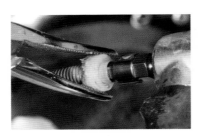

图14 种植体穿入骨环颈部

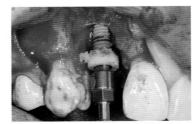

图15 骨环——种植体植入种植窝

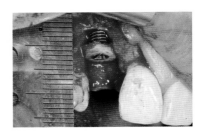

图16 种植体顶部超出唇侧牙槽骨顶5mm

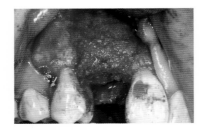

图17 覆盖骨胶原（Bio-Oss® Collagen）

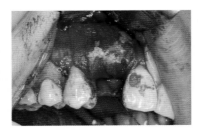

图18 覆盖双层胶原膜（Bio-Gide®）

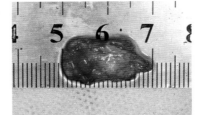

图19 游离上皮下结缔组织

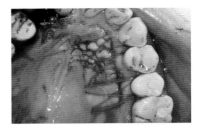

图20 水平交叉悬吊缝合上腭部伤口

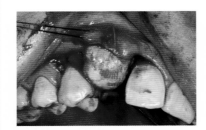

图21 结缔组织固定于唇侧软组织瓣

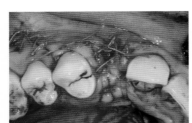

图22 严密关闭伤口

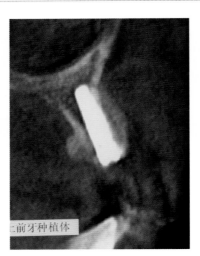

图23 种植体植入后CBCT检查影像矢状面

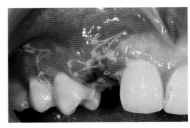

图24 术后1周缺牙区正面像

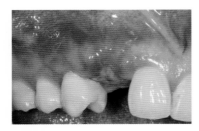

图25 术后2周缺牙区正面像

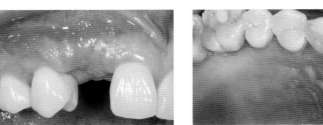

图26 缺牙区正面像

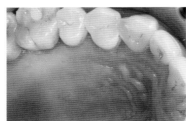

图27 左上腭伤口殆面像

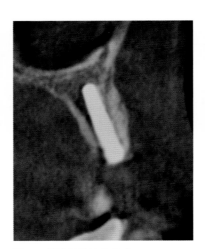

图28 种植体骨结合完成

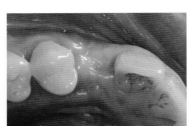

图29 术后6个月缺牙区殆面像

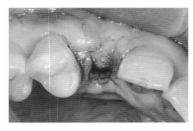

图30　种植二期手术：牙槽嵴顶"U"形小切口

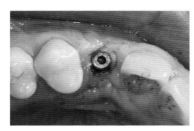

图31　连接5mm高度愈合基台

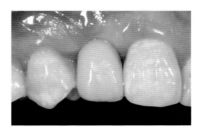

图32　种植体支持暂时冠对种植穿龈袖口区软组织进行压迫塑形：牙冠正面像

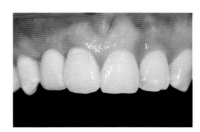

图33　口内正面像

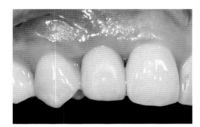

图34　种植体支持暂时冠牙龈塑形3个月后口内像，牙龈弧形好，龈乳头充盈良好

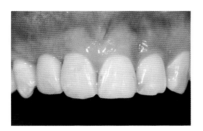

图35　正面观牙龈缘与对侧同名牙大致对称

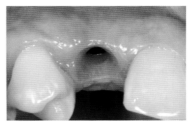

图36　穿龈袖口区软组织十分健康

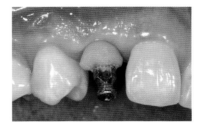

图37　个性化取模柱口内就位，支撑袖口区软组织

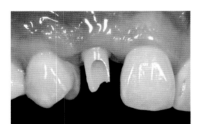

图38　个性化全瓷基台戴入口内

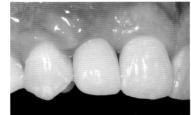

图39　全瓷单冠戴入口内

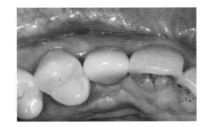

图40　𬌗面像，腭侧软组织形态好

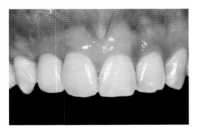

图41　口内正面像

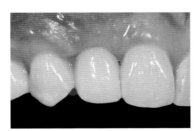

图42　牙冠正面像

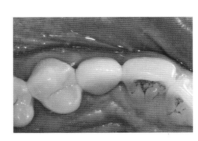

图43　𬌗面像

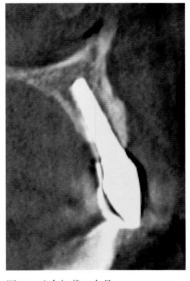

图44　咬合加载15个月

三、讨论

对于该病例，由于牙根长期的慢性感染，导致牙槽骨不可逆的骨吸收，造成骨高度和骨宽度的不足。尽管初诊检查时，患者剩余牙槽突和牙槽基骨还尚存约11mm的鼻嵴距。考虑到将来恢复的侧切牙的受力大小，似乎还可以利用剩余的骨量，直接植入1颗窄颈种植体，联合GBR植骨术，最终一样可以完成种植修复。但是如果仅仅是利用剩余的骨量植入种植体，而没有考虑重建缺失的骨高度，种植体的植入位置就会太深，后期给患者呈现的

种植修复体，不可避免地会出现牙冠颈部牙龈饰瓷。从美学修复的角度来讲，这样的种植修复用现代口腔种植修复的评价体系来讲，是不成功的。

在本病例中，患者缺牙区近远中距离约7mm，从前牙美学的角度考虑，最佳的选择是在此间隙恢复1颗侧切牙。修复体的形态一旦确定，种植体的理想三维位置即可确定。然而，令人沮丧的是，患者的剩余牙槽骨高度严重不足，唇侧牙槽骨顶到理想的牙冠切缘距离达到了惊人的16mm。以对侧侧切牙作为参考，将来理想的牙冠长度应在8mm左右。从理想的牙冠切缘算起，减去这个8mm的冠长，再减去3mm的理想生物学宽度值，这样，

理想的种植体（骨水平种植体）顶端的位置距离实际的牙槽骨顶还要高出5mm左右。换言之，如果我们按照修复导向的种植体植入，种植体将会有约5mm的螺纹部分暴露于骨组织外，这部分周围没有骨组织，需要大量植骨。如果直接GBR植骨，种植失败的风险极高。

综上分析，对于这位存在牙槽骨垂直向和水平向骨量不足的患者进行种植治疗，必须要做的，也是最重要的工作，就是进行骨增量处理，尤其是骨高度的恢复。只有恢复了骨量，才有可能完成以修复为导向的种植体植入。然而，临床上垂直骨高度不足的骨缺损区进行种植治疗较难处理，传统的方法采用外置式自体骨移植术（Onlay植骨术）。然而，这种方法需要面对治疗时间相对较长，需要多次手术的问题。

2004年，Bernhard Giesenhagen医生采用一种新的骨增量技术——骨环植骨术（bone-ring technique），即利用取自体环形皮质骨块，在环形骨块上制备种植窝，将骨块连同种植体同期植入，利用种植体固定骨块，达到重建种植体三维骨量的目的。随后，Balshi（2006）、Bergkvist（2008）、Boronat（2010）、李春树（2013）和梁晋（2014）等学者均报道了利用骨环植骨技术的成功病例。该技术的优势在于：（1）缩短了治疗时间。种植体与植骨同期进行，避免了二次手术给患者带来的痛苦，缩短了治疗时间；（2）种植体为骨环提供了固定，同时，骨环也为种植体的牙槽嵴顶部分提供额外的稳固支持；（3）覆盖在牙槽骨上的骨环可以促进软组织的生长，抑制软组织的收缩。因此，在本病例中，我们利用患者颏部获取的骨环同期植入种植体，成功地恢复了将近5mm的牙槽骨高度，从而保

证了种植体植入在理想的三维位置上。咬合加载1年后，种植体周围重建的骨量十分稳定，这是种植体长期骨结合的基础，也是美学修复的基础。

考虑到，初诊时患者缺牙区的软组织瘢痕挛缩，角化牙龈量不足，在治疗之初，我们就制订了利用牙周显微外科技术来对缺牙区软组织进行增量处理。一期手术中，我们在患者上腭部利用平行牙龈缘的单切口技术，获取游离的上皮下结缔组织（FCCG），移植到缺牙区唇侧软组织瓣下。这种牙周显微外科技术，不仅能够获得最大量的软组织，而且供区创伤小，患者术后反应轻、恢复快。通过这样的处理，我们增厚了缺牙区的软组织量，进而改变了缺牙区的牙龈生物型，更为重要的是，我们重建了种植系统所需的牙周软组织，尤其是维护种植系统长期健康稳定的角化牙龈。同时，也为红色美学修复的成功打下坚实的基础。

口腔治疗，一旦涉及美学的概念，难度陡增，任何小的失误或考虑不周带来的都将是各种美学缺陷与遗憾，对于种植修复来讲更是如此。正因为医患双方对于种植修复的投入是巨大的，期望值也往往是最高的，所以，在美学区进行种植修复我们一直强调要谨小慎微，要有全局观，要保守，任何病例都应当也必须是坚持"以修复为导向的种植修复"这一理念。针对这个病例，我们联合应用骨环植骨技术和软组织增量技术，最终完成了种植美学修复，避免了龈瓷修复体的出现，获得了令人满意的短期美学效果。当然，任何治疗都要经得住时间的考验，所以对于复杂病例我们需要长期的跟踪随访，反过来说，我们从治疗初期给患者选择的治疗方案应当都是经过循证医学验证过的长期且可靠的手段。

参考文献

[1] Buser D. 国际口腔种植学会（ITI）口腔种植临床指南（第一卷）美学区种植治疗：单颗牙缺失的种植修复.

[2] McCarthy C, Patel RR, Wragg PF, et al. Dental implants and onlay bone grafts in the anterior maxilla: analysis of clinical outcome. Int J Oral Maxillofac Implants, 2003, 18: 238-241.

[3] Tekin U, Kocyigit D, Sahin V. Symphyseal Bone Cylinders Tapping With the Dental Implant Into Insufficiency Bone Situated Esthetic Area at One-Stage Surgery: A Case Report and the Description of the New Technique. Journal of Oral Implantol, 2011, 5: 589-594.

[4] Balshi SF, Wolfinger GJ, Balshi TJ. Surgical planning and prosthesis construction using computed tomography, CAD/CAM technology, and the internet for immediate loading of dental implants. J Esthet Restor Dent, 2006, 18: 312-323.

[5] Bergkvist G. Immediate loading of implants in the edentulous maxilla. Swed Dent J, Supp, 2008, 196: 10-75.

[6] Boronat A, Carrillo C, Penarrocha M, et al. Dental implants placed simultaneously with bone grafts in horizontal defects: a clinical retrospective study with 37 patients. Int J Oral Maxillofac Implants, 2010, 25(1): 189-196.

[7] 李树春, 陈钢, 张丽, 等. 骨环移植在纠正牙槽嵴三维骨量不足中种植的应用. 中国口腔种植学杂志. 2013, 18(2): 70.

[8] 梁晋, 姜宝岐, 兰晶, 等. 环状植骨术同期牙种植临床效果的短期观察. 华西口腔医学杂志. 2014, 32(1): 40-44.

[9] Hürzeler MB, Weng D. A single-incision technique to harvest subepithelial connective tissue grafts from the palate. Int J Periodontics Restorative Dent, 1999, 19(3): 279-287.

[10] Zuhr O, Baumer D, Hurzeler M. The addition of soft tissue replacement grafts in plastic periodontal and implant surgery: critical elements in design and execution. J Clin Periodontol, 2014, 41 Suppl 15: S123-142.

李晓红教授点评

该病例报道涉及了垂直骨增量、自体骨移植、软组织移植、美学区种植、软组织诱导等难度较大的种植技术。

单牙的垂直骨增量目前较多采用自体骨块Onlay移植，可取得预期的结果，使用骨环技术植骨同期可以植入种植体，可以缩短治疗周期，但是同期种植的最大风险考虑在于局部血供是否可以支持骨粉成骨及骨块愈合。

Nakahara K在2016年证明了骨环技术在动物实验模型中不论在one stage还是two stage手术时均有较好的效果，从一定程度上给予骨环技术提供了基础研究支持。目前在临床上少有骨环的长期随访报道，这从侧面也提示骨环技术敏感性较高。

该病例的治疗流程和思路规范，手术技术娴熟，达到了较好的美学治疗效果，但希望能有更多的类似病例，并进行长期的随访，以观察骨环技术的临床疗效。

CGF联合Bio-Oss®骨粉在上颌窦外提升同期即刻种植中的应用

魏谋达　王明　苏州牙博士口腔连锁集团

摘要

在口腔种植领域中，由于各种原因造成的局部牙槽骨骨量不足或种植体周围骨缺损在临床中很常见。目前，新一代的血浆提取物——浓缩生长因子（concentrate growth factors，CGF）作为一种修补生物材料，其中含有浓缩生长因子及纤维蛋白，具有改善并增强组织再生的独特性质，是再生医疗领域中组织刺激的新技术。动物实验及临床研究表明，CGF技术是以患者自身静脉血为原料，通过特殊的离心方法分离制备，再单独或联合其他生物材料注入硬组织缺损或软组织创伤处，从而修补缺损，诱导生长，明显缩短术区软组织愈合及成骨的时间，提高愈合质量。CGF技术在即刻种植、颌骨囊肿的治疗、拔牙位点的保存及上颌窦外提升手术中应用广泛。在本病例报道中，利用患者自体血制备CGF，混合Bio-Oss®骨粉及自体骨，应用于双侧上颌窦外提升手术中，并同期植入种植体。结果显示，患者术后反应较轻，6个月后X线片示双侧上颌窦提升植骨区域成骨良好，在术后8个月完成了上半口修复，获得了很好的治疗效果，为CGF技术在上颌窦外提升中应用提供了临床依据。

在口腔种植修复临床中，对于上颌后牙区骨量不足的患者，我们通常采用上颌窦提升术来解决上颌后牙区骨量不足的问题。当上颌窦底到牙槽嵴顶之间的骨量小于5mm时，采用上颌窦外提升技术进行骨增量是一种临床上常用的手术方法。上颌窦提升术的植骨材料主要包括自体骨、同种异体骨、异种骨、人工骨材料等。其中自体骨被认为是效果最佳的植骨材料，但其取材量有限，移植的松质海绵骨吸收过快，取骨手术创伤大，术后不适及并发症多，较难为患者接受。人工骨材料可弥补上述不足，目前，临床应用较广泛的骨粉的化学无机成分与人骨组织相似，其多孔的结构及骨小梁形成骨引导支架，便于骨细胞的长入，使间叶细胞在稳定状态下迅速分化为成骨细胞，形成新骨，具有良好的成骨功能。但单独采用人工骨作为植骨材料，移植后新骨形成的骨量不可预计，变化范围较大，且人工骨价格昂贵，增加了患者的经济负担。

而CGF作为一种取材方便的生物材料，其改善并增强组织再生的独特生物学特性已广泛应用于口腔种植外科临床。有报道表明，CGF在口腔颌面外科下颌骨缺损重建、牙槽嵴增高和上颌窦提升术、种植外科领域的骨组织修复重建中起积极的促进作用。CoriglianoDong-Seok等将CGF用于上颌窦提升术，同时将CGF制作成膜用于引导组织再生。最近许多报道亦表明，CGF与骨粉混合使用，可加速骨细胞生长，并减轻术后反应；也可直接铺在缝合伤口内，使伤口愈合速度增加；此外，在骨缺损部位或拔牙窝直接填CGF，同样可以形成骨。在用CGF进行治疗的所有临床病例中，骨和软组织再生的情况良好，缩短了愈合时间。且伤口具有极强的抗感染能力，降低了术后发生细菌感染的风险。这些因素使得CGF成为一种发展迅速的生物材料，临床应用安全，其应用前景十分广阔，值得临床推广应用。

一、材料与方法

1. 病例简介　63岁男性患者，上颌两侧后牙区缺失数年，影响进食，要求种植修复。无吸烟史，无糖尿病史，否认系统性疾病及过敏史。口内检查：患者口腔卫生状况差，中度牙结石，牙龈略红肿，上颌右侧侧切牙至左侧中切牙松动Ⅲ°，上颌右侧尖牙、上颌左侧侧切牙、上颌左侧尖牙松动Ⅱ°，牙周有溢脓。CBCT显示：上颌余留牙及下颌前牙牙槽骨萎缩严重，上颌右侧中切牙根尖有埋伏多生牙，两侧后牙区骨吸收严重，上颌窦底高度最低处不足2.0mm，左侧上颌窦内有囊肿。

2. 诊断　（1）上颌右侧第一前磨牙至右侧第二磨牙、上颌左侧第一前磨牙至左侧第二磨牙缺失；（2）慢性牙周炎。

3. 治疗计划　（1）术中翻瓣后根据余留牙的情况及从患者远期考虑拔除余留牙，行上半口种植。因上颌右侧中切牙根尖处有埋伏多生牙，故种植位点：上颌右侧尖牙、第一前磨牙、第一磨牙，上颌左侧中切牙、尖牙、第一前磨牙、第一磨牙，共7颗韩国Osstem种植体。（2）双侧上颌窦底侧壁开窗外提升术并同期植入种植体，潜入式种植，延期负荷。（3）取20mL自体血制备CGF，与自体骨及Bio-Oss®骨粉混合，作为上颌窦外提升术植骨材料。（4）上半口纯钛铸造支架烤塑固定修复。

4. 治疗过程

（1）制备CGF：采集20mL患者的静脉血，注入试管中，注满后勿摇动，立即放入Medifuge（Silfradent，Italy）离心加速机的转筒中。设定制备CGF程序，旋转12min后，可见试管中分为3层（最上层为血清，中间纤维蛋白层，底层为红细胞及血小板），CGF被分离出来术中备用。

（2）前牙区即刻种植：拔除上颌余留牙，彻底清理拔牙窝肉芽组织，搔刮牙槽窝，生理盐水冲洗，定点、备洞，在上颌右侧尖牙、上颌右侧第一前磨牙、上颌左侧中切牙、上颌左侧尖牙、上颌左侧第一前磨牙位点依次植入韩国Osstem种植体，在备洞过程中采取慢速无水的方法搜集自体骨，在植入过程中注意种植体的位点、近远中、唇舌侧方向。

（3）双侧上颌窦外提升：以球钻先后对双侧上颌窦外壁进行开窗，揭开骨壁，在直视下以专用外提升工具小心剥离、上推上颌窦黏膜，未见黏膜破裂；将制备好的CGF剪切成碎块，与自体骨及3g Bio-Oss®骨粉混合，充填于上颌窦黏膜与窦底的空间内，骨壁复位。

（4）后牙区种植：上颌双侧第一磨牙位置采用慢速无水的方法差级备洞，以骨挤压的方法植入5.0mm×10mm植体2颗，初始稳定性良好，严密缝合伤口。术后CBCT示：种植位点良好。

（5）二期手术：6个月后复查，伤口愈合良好，上颌左侧第一前磨牙区黏膜有溃疡面，CBCT显示：上颌窦植骨区域成骨良好，成致密影像，上颌左侧第一前磨牙植体周围有骨吸收影像。切开后上颌左侧第一前磨牙种植体周围炎，植体颊侧骨缺损，植体螺纹暴露，植体不松动，骨结合检测ISQ>60，行GBR，上愈合基台。

（6）修复完成：术后8个月，可见黏膜完全恢复正常，第一次取闭口印模，初步确定垂直高度；技工所制作蜡型及个别托盘；第二次取开口印模，拍全景片检查印模杆是否到位，并再次以蜡型确定垂直高度；技工所制作铸造纯钛支架，后牙采用螺丝固位，上颌右侧中切牙因螺丝孔偏唇侧故采用半粘接固位方式，返回临床试戴被动就位情况、唇侧丰满度，口内面弓转移精确确定咬合关系；制作完成后口内戴牙，咬合关系良好，面型恢复正常，患者表示满意，嘱加强口腔卫生维护并定期复查。半年后复查无不适主诉，X线示：种植体骨结合良好无进行性吸收。

二、结果

该病例历时9个月，术中上颌窦后牙区外提升植骨材料采用CGF、自体骨、人工骨粉混合物作为填充物，患者术后反应较轻，植骨区域成骨效果好，缩短了修复时间。上半口修复采用螺丝及半粘接固位获得了满意的美学修复效果。

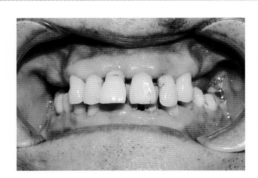

图1 术前口内像，上颌双侧后牙缺失

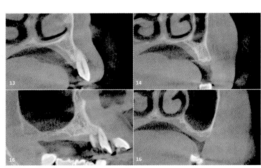

图2 上颌右侧尖牙、第一前磨牙、第一磨牙CBCT截图，右上后牙区骨高度2mm左右

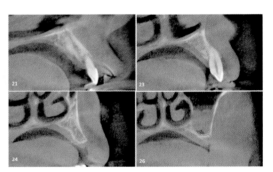

图3 上颌左侧中切牙、尖牙、第一前磨牙、第一磨牙CBCT截图

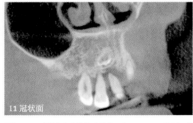

图4 上颌右侧中切牙位置CBCT，根方有多生牙

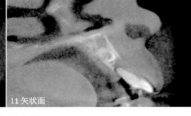

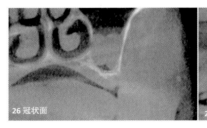

图5 左侧上颌窦囊肿

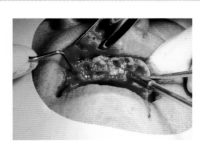

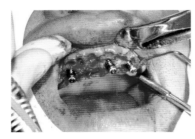

图6a、b 拔牙、翻瓣、彻底清创冲洗，备洞过程中搜集自体骨，前牙区种植完成

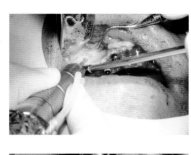 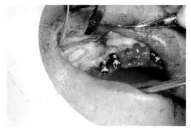 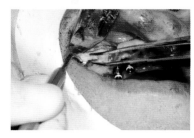 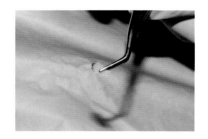

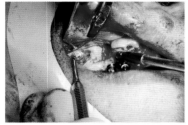 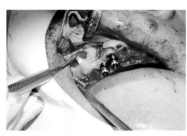 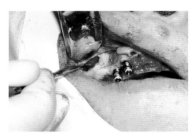

图7a~g　右侧上颌窦侧壁开窗，充分剥离上颌窦黏膜并上推，便于充填骨粉

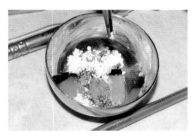 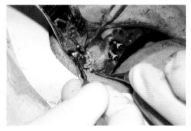 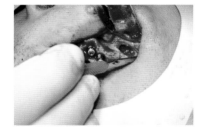

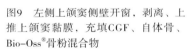

图8a、b　抽取自体血，制备CGF，与自体骨及Bio-Oss®骨粉混合，充填右侧上颌窦腔

图9　左侧上颌窦侧壁开窗，剥离、上推上颌窦黏膜，充填CGF、自体骨、Bio-Oss®骨粉混合物

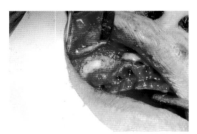 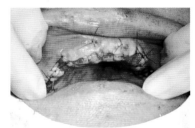

图10a、b　同期依次植入上颌双侧第一磨牙位点，双侧上颌窦骨壁复位，严密缝合伤口

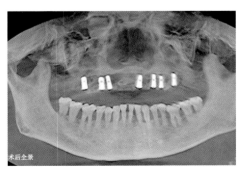 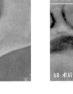 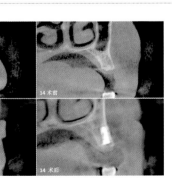 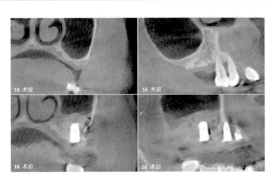

图11a~e　术后全景片及术前术后CT截图

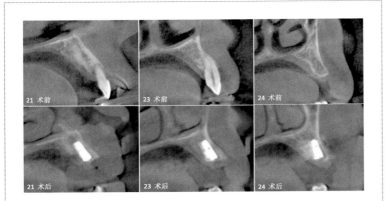

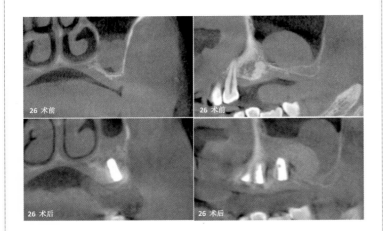

图11（续）

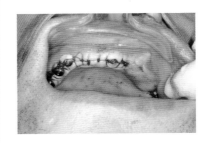

图12 6个月后愈合良好，
二期切开上愈合基台

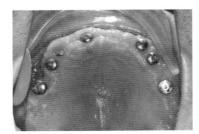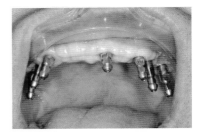

图13a、b 6个月后全景片，双侧上颌窦植骨位置成骨及植体骨结合良好

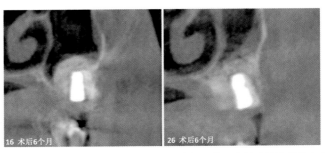

图14a、b 二期手术1个月后黏膜愈合良好，闭口式印模，制作蜡堤确定咬合关系

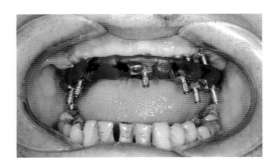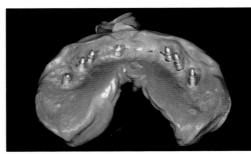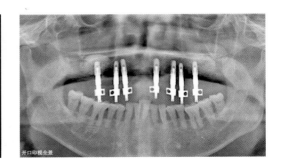

图15a~c 制作个别托盘，取开口式印模，拍片检查印模杆是否完全被动就位

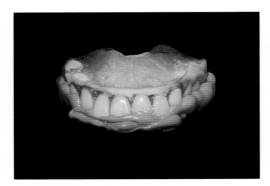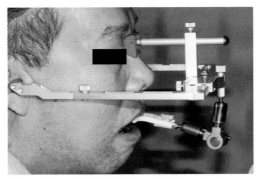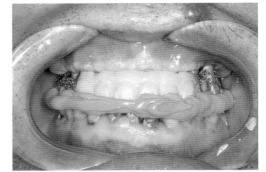

图16 制作蜡型，确定垂直距离及咬合关系

图17a、b 技工所制作铸造纯钛支架前牙区烤塑，口内试戴并上面弓，再次确定牙齿形态、丰满度及精确的咬合关系

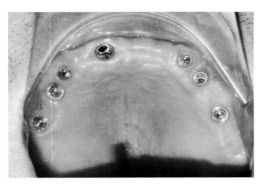
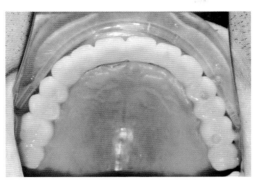
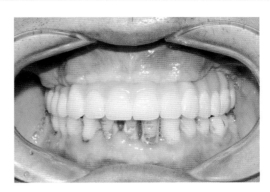

图18a～c　制作完成，后牙采用复合基台，上颌左侧中切牙采用粘接固位。完成后口内像，咬合关系良好

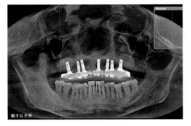
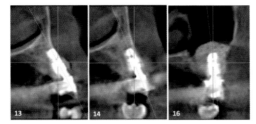
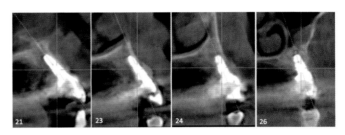

图19a～c　修复完成后全景及CT截图

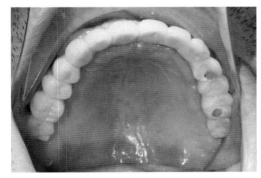
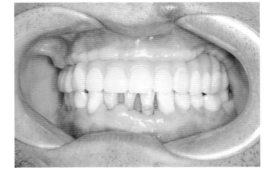

图20a、b　修复后半年口内像

三、讨论

1. 上颌外提升适应证　上颌后牙区牙齿常因龋病或牙周病过早缺失，缺牙后的上颌后牙区骨质吸收萎缩，上颌窦持续气腔化，使牙槽骨高度变得很低。另外由于上颌骨质疏松等解剖因素，使该区域种植修复受到制约。上颌窦外提升术使上颌后牙区严重骨量不足患者种植修复成为可能。通常情况下，上颌窦底至牙槽嵴顶距离小于10mm时，往往须行上颌窦底提升术后才能植入种植体。当上颌窦底到牙槽嵴顶之间的骨量大于5mm而小于10mm时，常采用上颌窦内提升术，内提升简化了手术，给患者造成的创伤较小，但由于是在盲视下手术，窦黏膜损伤不易发现，且上颌窦提升高度有限。而上颌窦外提升术是在上颌窦侧壁开窗，直视下将上颌窦底黏膜剥离并向上、向内推，在上颌窦底黏膜和上颌窦底之间植入骨移植材料。外提升术适用于连续多颗上颌后牙缺失、牙槽嵴极度萎缩、上颌窦底到牙槽突之间的骨量不足5mm者。该术式可在直视下进行，窦黏膜损伤易处理，提升的上颌窦底高度较高、易控制，但手术范围较广、损伤较大。因此，术者需在术前精确测量准确定位，以确定最佳开窗位置。术中需操作轻柔防止窦膜破裂，剥离

充分以保证足量植骨，以获得良好的远期效果。

2. 提升植入材料的选择　上颌窦提升常用植骨材料包括自体骨、异体骨、异种骨、人工骨材料等。其中自体骨被认为是效果最佳的植骨材料，但其取材量有限、移植的松质海绵骨吸收过快、取骨手术创伤大、术后不适及并发症多，较难为患者接受。同种异体骨及异种骨虽然骨源较多，但可以引起排斥反应和疾病传播。人工骨材料可弥补上述不足，目前，临床应用较广泛的骨粉的化学无机成分与人骨组织相似，其多孔的结构及骨小梁形成骨引导支架，便于骨细胞的长入，使间叶细胞在稳定状态下迅速分化为成骨细胞，形成新骨，具有良好的成骨功能。但单独采用人工骨作为植骨材料，移植后新骨形成的骨量不可预计，变化范围较大。

富血小板血浆（platelet rich plasma，PRP）在骨组织修复的动物实验及临床应用中也得到肯定，它能释放多种高浓度生长因子。Rodriguez等采用PRP与去蛋白牛骨混合物行上颌窦提升同期种植，随访6~36个月，成功率达92.9%，CT扫描显示移植区的新生骨明显，密度高于邻近正常骨组织。Galindo.Moreno等报道了植入自体皮质骨、Bio-Oss®（无机牛骨）和PRP复合物进行上颌窦提升同期种植，观察2年，通过放射影像学、组织形

态学和临床检查进行评估，认为上述复合物能成功用于上颌窦提升，为组织工程方法修复上颌窦骨缺损开阔了思路。但是，PRP的应用在疗效的稳定性和使用的安全性上一直存在争议。这是由于PRP在制备过程中需要加入异种凝血酶和抗凝血制品，这可能会导致免疫排斥反应的发生和感染性疾病的传播。

新一代的血浆提取物－浓缩生长因子（concentrate growth factors，CGF），是继PRP、PRF之后第三代自体浓缩生长因子，具有良好的生物安全性能、无免疫原性和免疫反应性，能够明显缩短术区成骨的时间，提高成骨质量，促进成骨及组织的愈合。有学者认为理想的骨移植材料应是适宜的支架材料和骨形态发生蛋白（bone morphogenetic protein，BMP）、细胞生长因子（cells growth factors，CGF）的复合，这也为组织工程骨的构建提供了新的思路。CGF技术是以患者自身静脉血为原料，通过梯度密度离心的方法，将其分为血浆细胞活素类、血小板、活性纤维蛋白、粒性白细胞、浓缩生长因子、抗体。其中的浓缩生长因子包含：转移生长因子－β（TGF－β）、血小板衍生生长因子（PDGF）、类胰岛素生长因子（IGF）、骨形成蛋白（BMPs）、血管内皮生长因子（VEGF）、表皮生长因子（EGF）以及成纤维细胞生长因子（FGF）等。CGF具有柔性成型血凝块及弹性有机纤维蛋白网格，促进血管生成及移植物存活，从血小板及浓缩纤维蛋白中释放出的生长因子的生物学特性，并具有修复促进和调节功能。单独或联合其他生物材料注入硬组织缺损或软组织创伤处，从而修补缺损，诱导生长，加速局部创伤的愈合并提高愈合质量。

3. 种植体植入时机选择　关于上颌窦提升后同期还是延期种植的问题，目前普遍观点认为，上颌窦底剩余骨高度要达到5mm才能保证种植体的初始稳定性，当可用骨高度<5mm建议先行植骨，再行延期种植体植入术。但Ozkan Y、Kasabah S等学者的研究表明上颌窦外提升和同期种植同样能达到良好的效果，Galindo Moreno P认为种植初始稳定性才是种植体成功的决定性因素。目前Peleg M等在可用骨高度<5mm的病例中实施上颌窦提升植骨，并行同期种植也获得了良好效果。上颌窦提升和同期种植的最低骨高度正在被学者不断突破。因此，只要初始稳定性允许，同期植入种植体，可缩短种植义齿修复的时间和避免患者的二次创伤，此外，为了提高在疏松骨质上种植体的初始稳定性，在手术中可以通过骨挤压技术使种植体周围骨密度增大。在本病例中，双侧后牙区骨高度为2mm左右，通过术中骨挤压的方法使种植体有较好的初始稳定性，获得了良好的治疗效果。

参考文献

[1] Tatum H. Maxillary and sinus implant reconstructions. Dent Clin North Am, 1986, 30(2): 207–229.

[2] Tong DC, Rioux K, Drangsholt M. A review of survivalrates for implants placed in grafted maxillary sinuses usingmeta analysis. Int J Oral Maxillofac Implants, 1998, 13 f21: 175–182.

[3] Corigliano Massimo, Saccol Luigi. CGF: Regenerative medicine treatments. Journal of dental dynamic, 2010, 3.

[4] Dong–SeokSohn. Concentration of growth factors on the ridge on the increase. Journal of dental dynamic, 2009, 12.

[5] 林野, 王兴, 邱立新, 等. 上颌窦提升植骨及同期种植体植入术. 中华口腔医学杂志, 1998, 33(6): 326–328.

[6] McDermott NE, ChuangSK, Woo W. Maxillary sinusaugmentationasariskfactorforimplantfailure. IntJ Oral Maxillofac Implants, 2006, 21(3): 366–374.

[7] Yildirim M, Spekermann H, Biesterfeld S, et al. Maxilary sinus augmentation using xenogenic bone substitute material Bio-Oss in combination withvenousblood. A histologicandhistom0ph0metricstudyin humans. ClinOral ImplantsRes, 2000, 11(3): 217–229.

[8] RodriguezA, AnastassovGE, LeeH, et al. Maxilayr sinus augmentationwithdeproteinatedbovineboneandplatelet rich plasmawith simultaneousinsertion ofendosseousimplants. OralMaxilofacSurg, 2003, 61(2): 157–163.

[9] Galindo–MorenoP, AvilaG, Fernandez BarberoJE, et al. Evaluationofsinusfloorelevationusingacompositebone graft mixture. Clin Oral Implants Res, 2007, 18(3): 376–382.

[10] Anitua E. Plasma rich in growth factors: preliminary results of Rile in the preparation of future sites for implants. Int JOral Maxillofac Implants, 1999, 14(4): 529–535.

[11] Fennis JP, Stoelinga PJ, Jansen JA. Mandibular reconstruction: a clinical and radiograpgic animal study on the US of autogenous scaffolds and platelet–rich plasma. Int J MaxiUofacSurg, 2002, 31(3): 281–286.

[12] Chiapasco M, Zaniboni M, Rimondini L. Dental implants placed in grafted maxillary sinuses: a retrospective analysis of clinical outcome according to the initial clinical situation and a proposal of defect classification. Clin Oral Implants Res, 2008, 19(4): 416–428.

[13] Fugazzotto P A, VlassisJ. Long–term success of sinus augmentation using various surgical approaches and grafting materials. Int J Oral Maxillofac Implants, 1998, 13(1): 52–58.

[14] McCarthy C, Patel R R, Wragg P F, et al. Sinus augmentation bone grafts for the provision of dental implants: report of clinical outcome. Int J Oral Maxillofac Implants, 2003, 18(3): 377–382.

[15] Kasabah S, Simunek A, Krug J, et al. Maxillary sinus augmentation using deproteinized bovine bone (Bio-Oss®) and Impladent Dental Implant System. Part I. Comparison between one–stage and two–stage procedure. ActaMedical (Hradec Kralove), 2002, 45(3): 115–118.

[16] OzkanY, Akoglu B, Kulak–Ozkan Y. Maxillary sinus floor augmentatation using bovine bone grafts with simultaneous implant placement: a5–year prospective follow–up study. Implant Dent, 2011, 20(6): 455–459.

[17] Pinholt E M. Branemark and ITI dental implants in the human bone–grafted maxilla: a comparative evaluation. Clin Oral Implants Res, 2003, 14(5): 584–592.

赵保东教授点评

侧壁开窗的上颌窦底提升术是解决上颌后牙区骨量严重不足的方案。本病例中，患者上颌后牙区骨量严重不足（高度<5mm），术者采用侧壁开窗的上颌窦底提升术直视下抬高上颌窦底黏膜，解决了垂直向骨量不足的问题。同时，在提升空间内植入浓缩生长因子（CGF）联合Bio-Oss®骨粉，促进了种植位点新骨的形成，降低了患者的术后反应。

目前，对于上颌后牙区骨量严重不足（高度<5mm）的患者，经侧壁开窗的上颌窦底提升术后，种植体植入时机的选择，仍存在争议。本病例应用CGF后，同期植入种植体，在良好的初始稳定性下，获得了预期的修复效果，为探讨提升术后适宜的种植时机提供了新思路。

冠根比是否会影响种植体的成功率及牙槽嵴的吸收
——以腓骨重建手术做长期追踪

张阳明[1] 魏福全[2] 1. 中国台湾长庚医院整形重建外科 2. 中国台湾长庚医院口腔颌面外科

摘要

本研究在探讨横跨下颌骨中线，左右两侧病灶区域，以手术切除后的缺损区用不同术式：以单层腓骨皮瓣或腓骨垂直高度牵引术合并人工种植体重建咀嚼功能，并以角化黏膜移植于种植体周围制作种植体支持式义齿（implants supported prosthesis），经长期咬合负载后的牙冠与种植体牙根长度比率对种植体周围的骨吸收量的比较。

早期的研究认为较长的种植体会有较佳的成功率，主要的原因是有较低比率的冠根比（crown-to implant length ratio），以及较大骨整合面积等因素。目前种植体表面的设计如酸蚀及激光处理也与过去光滑面不同，许多研究显示种植体周围炎（peri-implantitis）及负重过载（over loading）是造成种植失败的主要因素，它们会造成种植体周围骨的丧失，以至于引起种植的失败。种植体支持式的义齿修复体的生物力学原理扮演了影响因子，种植体能否被长期使用的成功元素之一，尤其是当咬合压力（stress）及应力（strain）施于种植体与骨接触面（implant-bone interface）时，许多学者都认同应力集中于种植体与骨接触面的上1/3处，此时皮质骨受最大的咬合力，其次再逐渐向中间及种植体根尖部（松质骨，cancellous bone）分散开来，所以消除不合理的侧方受力，增加种植体与骨的接触面积来减少受力造成的并发症。在萎缩性的上、下颌或颌骨因肿瘤切除后以单层腓骨做重建的患者，因为减少了可使用的骨高度导致种植体长度及宽度减少，以至于义齿修复体必须增长才能恢复咬合功能。过去许多学者都认为牙冠与种植体长度比（crown to implant length ratio）以1：1左右可避免过度咬合负载，而现今的许多研究都显示，不管是在临床上的比率或解剖学上的比率，即使牙冠与种植体长度比为2：1，长期使用也不会造成种植的失败。

本研究目的在于探讨横跨下颌骨中线左右两侧病灶区域经手术切除后的缺损区以单层腓骨皮瓣或以腓骨垂直高度牵引后合并人工种植体以种植体支持式义齿重建咀嚼功能，并以腭侧角化黏膜移植于种植体周围的条件都相同下，经长期咬合负载后，比较牙冠与种植体长度比率对种植体的存活率（cummulative rate）及周围的骨吸收量的差异。

一、材料与方法

1995—2010年，挑出符合上述条件的病例，共14例，分成2组，A组以单层腓骨皮瓣作下颌截骨后缺损区的修复合并即刻人工种植体种植，有7例，32颗种植体；B组为以单层腓骨皮瓣做下颌病灶区截骨后，缺损区的修复，经6个月后以垂直牵引术来改善修复的腓骨与相邻正常下颌骨区高度不足，此后再以人工种植体种植，以恢复患者咀嚼功能，共7例，26颗种植体，2组都以腭侧角化黏膜移植于种植体周围，经至少5年以上咀嚼功能使用后，评估种植体的存活率，以及种植体在不同冠根比的长期咀嚼功能使用下种植体周围骨被吸收的程度。实验结果以独立样本科检验做统计分析。

二、结果

共14位患者，58颗种植体，符合此次研究，A组平均追踪184.6个月，B组平均追踪107.4个月，依手术方式分析，在种植体近心处的骨吸收A组为（0.57±0.81）mm，B组为（0.44±0.47）mm（$P=0.471$）；在种植体远心处A组为（0.60±0.81）mm，B组为（0.51±0.59）mm（$P=0.631$），显示手术方式对骨吸收并无统计学上的差异。依牙冠与人工种植体长度比（C/I）来分析，近心处骨吸收在冠根比>1.5时为（0.53±0.65）mm，而冠根比<1.5时为（0.49±0.75）mm（$P=0.802$）。远心处的骨吸收在冠根比>1.5时为（0.58±0.65）mm，冠根比<1.5时为（0.54±0.82）mm（$P=0.862$），此两者皆无统计学上的差异，如果冠根比<1，或介于1~1.5，及>1.53组，近心处骨吸收量$P=0.46$，远心处骨吸收量为$P=0.28$，3组之间彼此也没有统计学上的差异。

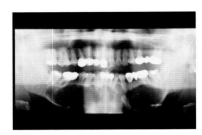

图1　Group A 病例4，术前术前全口环口片

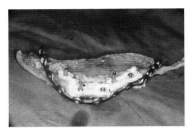

图2　肿瘤切除后以3段腓骨瓣做缺损区重建，并合并以人工种植体作咀嚼功能修复

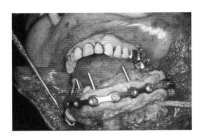

图3　方向引导杆连接于腓骨-人工种植体复合体上，并检视上下颌间咬合相对位置

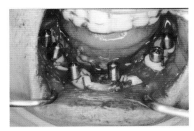

图4　人工种植体第二阶段以腭侧角质化黏膜移植于种植体周围

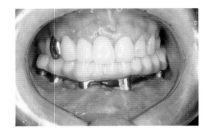

图5　咀嚼功能完成（口内）

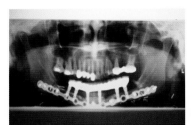

图6　咀嚼功能完成全景片

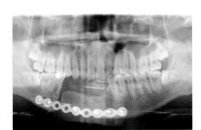

图7　Group B 病例6，肿瘤切除后以腓骨瓣修复全口环口片

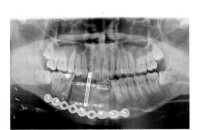

图8　人以垂直牵引腓骨术，来减少腓骨与相邻正常骨间的高度差

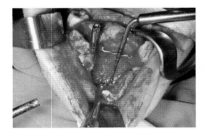

图9　骨牵引产生的新生牙槽骨约15mm

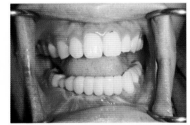

图10　义齿完成（口内）

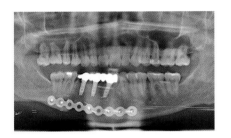

图11　义齿完成全景片

三、讨论

口腔颌面外科重建缺损区常合并人工种植体，过去的观点认为生物机制如种植体的大小，种植体上牙冠的形式及人工种植体长度，种植体咬合面的接触面积大小都会影响人工种植体的长期成功率。当咬合的应力经过种植体上的义齿装置后，如果种植体与骨接触面（implant-bone interface）是足以承受咬合力量的冲击就不会造成种植体周边骨组织的反应，相反的，当咬合应力过大时，此界面承受受到破坏，势必造成种植体周围的骨吸收，持续下去就会危害种植体的存在。种植体周围炎的骨组织在有限元分析（finite element analysis）中非常明确地解释了此现象，但最近的Blanes系统性研究（a systematical review）的论点，认为：（1）冠根比（C/I ratio）>2 并不影响种植体周围炎骨吸收的现象；（2）也没有数据显示冠根比（C/I）与种植体的成功率或种植体上固定义齿发生技术上的失误（如screw松脱或瓷冠破损）有关。目前对冠根比（C/I）与种植体周围骨吸收率的相关性在文献上并无定论，但在许多研究发现冠根比（C/I）>2是比较趋于种植体成功率下降、周围骨组织破坏量也会增加的趋势。但如果解剖冠根比（C/I）>3.10或临床牙冠种植体比（clinical crown-implant length ratio）>3.40可

能导致种植体与骨接触面骨头产生过大压力从而加速过多骨组织破坏，或导致种植体失败。在我们的数据显示：（1）手术方式的改良，利用垂直高度牵引术的C/I ratio由1.74改变到1.47，但近远心处的骨吸收量的P值分别为0.471及0.631，在统计学上无显著差异，同样的二群组，以C/I 1.5为分界，>1.5及<1.5的种植体并没有在种植体周围骨（近心P=0.802，远心P=0.862）吸收量显示统计学上的差异，在C/I>1.9（趋近于2.0）的案例中10颗种植体，只有2颗种植体骨吸收量>2.4mm，依Albrektsson订出种植体成功条件，第一年1.5mm的骨吸收后，每年以0.2mm的合理吸收量且没有发炎，疼痛及种植体动摇等现象来推算，这2颗种植体依然归类于成功的种植体，也发现过长的牙冠会造成义齿装置机械性的损伤如screws松脱及瓷冠破裂的现象。

为了平衡美学与咀嚼功能，对于下颌前牙区因肿瘤切除后为保有原来外观及恢复咀嚼功能的双向目标，若要恢复患者原有外观，以单层腓骨重建势必要以牵引手术来改变新牙槽骨的高度，后再进行人工植牙以恢复患者的咀嚼功能或是以腓骨双层瓣的方式进行修复，在垂直牵引器尚未普遍使用时，以单层腓骨皮瓣来恢复保有患者的原貌下再进行咀嚼功能的修复，是非常困难的，我们团队常采用切除后，立即以腓骨皮瓣合并即刻人工种

植体种植术将上、下颌三度空间及咀嚼功能修复的概念一次完成，有时为了达成咀嚼功能的制作，将有限高度的腓骨做适度的调高（uneven contact mandible lower border method）会导致患者外观的改变（短脸型），然而垂直牵引术依然存在许多不确定因素如第二次手术，牵引过程大多偏向舌侧倾斜的颌间关系，及牵引的材料费用等，选择最好的术式，并应用现代计算机化的科技来追求完美是我们的目标。

经长期临床咬合负载后发现以腓骨瓣合并人工种植体重建咀嚼功能的患者，并以腭侧角质化黏膜移植于种植体周围，纵使不同的冠根比在临床上并不会造成种植体周围骨被过度吸收的现象。

参考文献

[1] Lindhe J. & Meyle J. Peri–implant diseases: Consensus Report of the Sixth European Workshop on Periodontology. Journal of Clinical Periodontology, 2008, 35: 282–285s.

[2] Naert IE, Duyck JA, Hosny, M. M., Quirynen, M. & van Steenberghe, D. Freestanding and tooth–implant connected prostheses in the treatment of partially edentulous patients Part II: an up to 15–years radiographic evaluation. Clinical Oral Implants Research, 2001, 12: 245–251.

[3] Romeo E, Chiapasco M, Ghisolfi M Vogel G. Long–term clinical effectiveness of oral implants in the treatment of partial edentulism. Clinical Oral Implants Research, 2002, 13: 133–143.

[4] Brunski JB, Puleo DA, & Nanci A. Biomaterials and Biomechanics of oral and maxillofacial implants. Current status and future developments. International Journal of Oral & Maxillofacial Implants, 2000, 15: 15–46.

[5] Kong L, Hu K, Li D, Song Y, Yang J, Wu Z, Liu, B. Evaluation of the cylinder implant thread height and width: a 3–dimensional finite element analysis. International Journal of Oral Maxillofacial Implants, 2008, 23: 65–74.

[6] Misch CE, Steigenga J, Barboza E, Misch–Dietsh F, Cianciola L J, Kazor C. Short dental implants in posterior partial edentulism: a multicenter retrospective 6–year case series study. Journal of Periodontology, 2006, 77: 1340–1347.

[7] Rangert B, Eng M, Sullivan, R, & Jemt T. Load factor control for implants in the posterior partially edentulous segment. International Journal of Oral & Maxillofacial Implants, 1997, 12: 360–370.

[8] Glantz PO, & Nilner, K. Biomechanical aspects of prosthetic implant–borne reconstructions. Periodontology 2000, 1998, 17: 119–124.

[9] Tawil G, Aboujaoude N, Younan R. Influence of prosthetic parameters on the survival and complication rates of short implants. International Journal of Oral & Maxillofacial Implants, 2006, 21: 275–282.

[10] Blanes RJ, Bernard JP, Blanes ZM, Belser UC. A 10–year prospective study of ITI dental implants placed in the posterior region. II: influence of the crown–to–implant ratio and different prosthetic treatment modalities on crestal bone loss. Clinical Oral Implants Research, 2007, 18: 707–714.

[11] Laney WR. Glossary of Oral and Maxillofacial Implants. International Team for Implantology, 1st edn, 40. Berlin: Quintessence Publishing.

[12] Blanes, RJ. To what extent does the crownimplant ratio affect the survival and complications of implant–supported reconstructions? A systematic review. Clinical Oral Implants Research, 2009, 20: 67–72.

[13] Wang TM, Leu IJ, Wang J Lin LD. Effects of prosthesis materials and prosthesis splinting on peri–implant bone stress around implants in poor–quality bone: a numeric analysis. International Journal of Oral Maxillofacial Implants, 2002, 17: 231–237.

[14] Sahin S, Cehreli MC, Yalcrin E. The influence of functional forces on the biomechanics of implant–supported prostheses–a review. Journal of Dentistry, 2002, 30: 271–282.

[15] Rokni S, Todescan R, Watson P, Pharoah M, Adegbembo AO. Deporter D. An assessment of crown–to–root ratios with short sintered porous–surfaced implants supporting prostheses in partially edentulous patients. International Journal of Oral & Maxillofacial Implants, 2005, 20: 69–76.

[16] Malchiodi L, Cucch: AN. Inlfence of Crown–Implant ratio on implants success rates and creetal bone levels: a 36 month follow up prospective study. clinc Oral Implants Research, 2014, 25; 240–251.

[17] Albrektsson T, Zarb GA. Determinants of correct clinical reporting. International Journal of Prosthodontics, 1998, 11: 517–521.

[18] Chang YM, Christopher GW, Wei FC, et al. Dental implant out com after primary implantation into double barrel fibula osteoseptocutaneous free flap reconstructed mondible plastic Reconst. Surg, 2011, 128: 1220–1228.

[19] Chang. YM, Santamaria F, Wei FC, et al. primary insertion of osseointegrated dental implants into fibula osteoseptocutaneous flap for mandible reconstruction. plast Reconst susg, 1998, 102: 680–688.

[20] Changn YM, Christopher GW, Wei FC, et al. Outcome of osseointegrated dental implants in double barred and vertical distract fibula osteoseptocutaneous free flap for segmental mandibular defect reconstruction. plast Reconst surg, 2014, 134: 1033–1043.

李德华教授点评

由于骨内结合方式的差异，种植体冠根比对其成功率的影响区别于天然牙齿。冠根比倒置并非牙种植体的力学风险因素，这一观点已有大量的临床研究证实，但在颌骨重建腓骨瓣种植中鲜有研究报道。该研究对颌骨缺损功能重建的手术方案设计有一定的临床指导借鉴意义。当然，我们在讨论种植体冠根比时，不能抛开种植体的长度和直径，它们是决定种植体支撑能力的关键，建议研究报道中增加这些信息。

计算机辅助腓骨双叠结合种植体重建下颌骨大型缺损

范亚伟[1]　何东宁[2]　王文洁[3]　赵伟伟[4]　高峰[2]　贾会娟[4]　孙福星[1]　张鹏飞[1]

1. 山西医科大学第一医院口腔颌面外科　2. 山西医科大学口腔医院口腔种植科　3. 山西省人民医院口腔修复科　4. 山西沃尔根种植牙齿科医院

摘要

目的：本文报道1例因黏液瘤行下颌骨部分切除手术后致下颌骨大型缺损，在计算机辅助下采用腓骨肌皮瓣双叠结合二期种植义齿修复进行下颌骨功能性重建的病例。**材料与方法**：术前通过CT扫描及重建缺损下颌骨，设计和定位腓骨瓣双叠的塑形位点及进行术前模拟，术后观察2年，肿瘤无复发且移植骨断端与剩余下颌骨愈合良好。二期通过Simplant软件设计种植体的植入位点及方向，制作种植导板，在导板引导下植入4颗种植体（4.1mm×12mm，SP，Straumann® SLA）。种植手术后6个月行义齿修复，定期随访，并评价患者种植义齿咀嚼功能、指导义齿护理。**结果**：腓骨肌皮瓣移植后3个月、6个月、12个月、24个月进行复查，腓骨与剩余下颌骨结合良好且未见明显吸收。二期种植体植入后与移植腓骨骨性结合，义齿修复后患者面部外形对称，咬合关系良好，测定咀嚼效率恢复良好，义齿基托与牙龈黏膜的间隙保持稳定，无食物嵌塞及种植体周围炎，临床效果满意。给予患者种植义齿护理指导，口腔及义齿周围卫生状况良好。**结论**：腓骨肌皮瓣双叠结合种植义齿修复是下颌骨大型缺损功能性修复的可靠方法之一；计算机辅助骨缺损及种植修复，能为手术的进行提供重要参考，达到预期的临床效果；种植支持的钯金合金支架树脂牙固定修复是一种可靠的义齿修复方式；义齿基托与牙龈间的距离建议保持在2.0~3.0mm；对种植修复义齿进行必要的护理，能提高义齿使用舒适性及延长使用寿命，避免一些并发症的发生。

肿瘤、创伤等因素引起的下颌骨大型缺损，常常导致患者严重的外形、吞咽及咀嚼等功能障碍。如何重建及尽可能恢复患者本身的面部外形及口腔功能，是目前临床仍未有效解决的难题。腓骨肌皮瓣移植是重建下颌骨大型缺损的可靠方式之一，但在国内采用腓骨双叠肌皮瓣结合种植体功能性重建下颌骨缺损的研究较少。随着计算机技术的发展，其与医学的联系也日益紧密。本研究探讨计算机辅助腓骨双叠结合种植体重建下颌骨大型缺损的方法，并观察其临床效果。

一、材料与方法

1. 病例简介　34岁女性患者，主诉：下颌骨肿瘤切除及腓骨双叠肌皮瓣重建术后致多颗牙缺失2年，现要求修复。现病史：患者2年前因"下颌骨黏液瘤"于山西医科大学第一医院行"下颌骨肿瘤及部分下颌骨切除术+腓骨双叠肌皮瓣转移修复术+钛板内固定术"，1年半前行缺失牙可摘局部义齿修复，自觉义齿固位、舒适度及咀嚼功能欠佳，现要求固定修复。既往体健，否认系统疾病史、家族遗传病史、传染病史、药物过敏史，无吸烟饮酒史，无放化疗及口服双膦酸盐药物史。专科检查：患者颌面部基本对称，开口度三横指，开口型向"↓"，双侧颞下颌关节区无触痛，未闻及弹响及杂音。口内查：下颌右侧尖牙至左侧牙列完全缺失，患侧牙槽黏膜高度约在健侧龈缘下0.8cm，颌下腺导管口及口底黏膜位置表浅，牙列缺损区可见术后愈合瘢痕，见部分角化黏膜。患者舌体形态正常，无运动障碍，剩余牙列咬合关系可，三大唾液腺导管口未见异常分泌物。口腔曲面断层片及CBCT

示：下颌右侧尖牙至左侧牙列缺失，颌骨缺损已修复，骨高度约在健侧牙槽嵴顶下0.5cm，移植骨断端与剩余下颌骨愈合良好。

2. 诊断　下颌骨大型缺损重建术后；下颌牙列缺损。

3. 治疗计划　（1）CT扫描及重建下颌骨并设计和定位腓骨肌皮瓣的塑形位点及进行术前模拟；（2）外科手术：肿瘤及下颌骨部分切除后行血管化腓骨双叠肌皮瓣修复下颌骨缺损，腓骨上缘距下颌骨牙槽嵴垂直距离约0.5cm；（3）CBCT扫描并利用计算机辅助设计、制作种植导板；（4）导板引导下行种植手术，在合适的位置及方向植入4颗种植体；（5）取模型并行上部结构修复，最终修复方式为种植支持的钯金合金支架树脂牙固定修复；（6）给予种植义齿护理指导，保持口腔及义齿周围卫生。（7）随访，观察种植义齿使用情况及进行维护。

4. 治疗过程

（1）2010年6月：初诊，设计拟定治疗方案，拍摄螺旋CT设计手术方案及下颌骨切除范围，设计腓骨长度及折叠方式并进行模拟手术。

（2）2010年7月：排除手术及麻醉禁忌证后，于山西医科大学第一医院手术室全麻下行"下颌骨肿瘤及部分下颌骨切除术+腓骨双叠肌皮瓣转移修复术+钛板内固定术"，术中做右侧颏部至左侧下颌角的颌下切口并辅助做斜行切口，在肿瘤前界0.5cm正常骨组织内行常规肿瘤及下颌骨部分切除，按设计制取腓骨肌皮瓣，切取的腓骨长度约为18cm，在保持骨膜连续性的情况下，根据设计将腓骨分段截骨后自身折叠，塑形后移植至缺损区，使腓骨折叠部分修复下颌骨体缺损，折叠腓骨瓣上缘距下颌骨牙槽嵴垂直距离约

0.5cm，以重建板及钛板固定腓骨肌皮瓣，分层缝合，置负压引流管1根。

（3）2011年1月：腓骨肌皮瓣移植后3个月、6个月进行复查，口内外伤口愈合良好，行可摘局部义齿修复。

（4）2012年7月：腓骨肌皮瓣移植后12个月、24个月进行复查，肿物无复发，腓骨与剩余下颌骨结合良好且未见明显吸收。

（5）2012年12月：根据患者要求行种植手术。术前利用Simplant软件测量受植区的骨量及骨密度，选择合适尺寸的种植体，并设计种植体合适的植入位点及方向，制作种植导板，在导板引导下植入4颗种植体（4.1mm×12mm，SP，Straumann® SLA），所有种植体扭矩均达到35N·cm。

（6）2013年6月：复诊，经检查种植体无动度，X线显示种植体周围无透射区，周围组织无其他并发症。卸下愈合帽，取模型并记录颌位关系，安装临时种植体基台，制作一段式自凝树脂桥试戴，螺丝固位。

（7）2013年7月：制作最终修复体蜡型，在石膏模型及患者口内试戴满意，最终修复体为种植支持的钯金合金支架树脂牙固定修复，使用基台为Straumann® 1.5mm低咬合八角基台，义齿基托与牙龈间的距离在2.0~3.0mm。

（8）2013年10月：随访，患者外形基本对称，对义齿逐渐适应，语言及吞咽功能恢复正常。指导患者刷牙方式并配合使用牙龈冲洗器，口腔卫生良好。使用过筛称重法测定咀嚼功能，患侧咀嚼效率能达到健侧的85%左右。

（9）2014年3月：随访，对义齿进行护理。取下修复体，在口外用牙洁治器清洗修复体牙合面及组织面，嘱患者注意事项，定期复查。

（10）2015年3月：再次随访。患者诉义齿使用良好，经检查义齿稳定，卫生状况可。使用双氧水及生理盐水局部冲洗，碘甘油上药。口腔曲面断层片示种植体稳定，未见明显周围骨吸收。

（11）2016年3月：再次随访。取下修复体，局部冲洗，可见种植体周围软组织健康状况良好，在口外用毛刷清洁修复体牙合面及组织面。

二、结果

腓骨肌皮瓣移植后3个月、6个月、12个月、24个月进行复查，腓骨与剩余下颌骨结合良好且未见明显吸收。二期种植体植入后与移植骨骨性结合，义齿修复后患者面部外形对称，咬合关系良好，测定患侧咀嚼效率恢复良好，临床效果满意。给予患者种植义齿护理指导，口腔及义齿周围卫生状况良好。

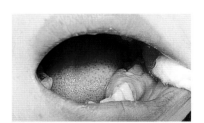

图1 下颌骨切除及重建术前口内像

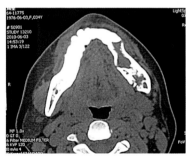

图2 螺旋CT示肿瘤侵及范围

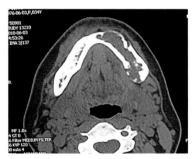

图3 螺旋CT示肿瘤侵及范围

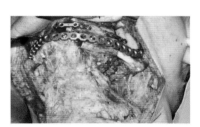

图4 下颌骨部分切除及腓骨双叠肌皮瓣移植重建缺损下颌骨

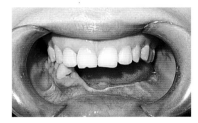

图5 下颌骨重建术后6个月口内像

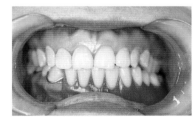

图6 制作过渡可摘局部义齿

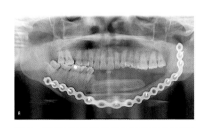

图7 下颌骨重建术后2年口腔曲面断层片

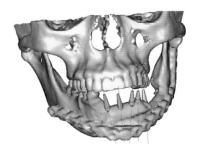

图8a、b Simplant软件设计种植体尺寸、植入位点及角度

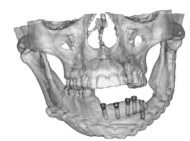

图9 根据设计制作种植导板

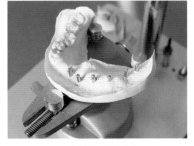

图10 种植导板戴入口内

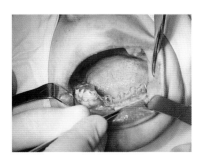

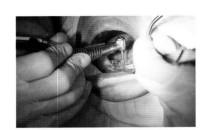
图11　导板下定点、备洞

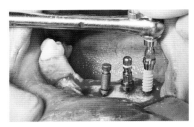
图12　植入种植体

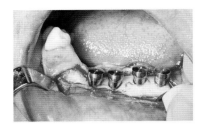
图13　种植完成局部唇面像

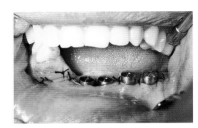
图14　种植完成局部唇面像

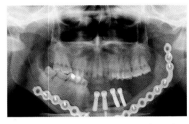
图15　种植完成即刻口腔曲面断层片

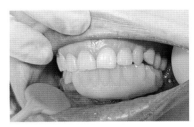
图16　自凝树脂临时牙试戴

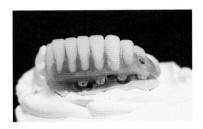
图17　最终修复体为开窗式螺丝固位钯金合金支架树脂牙

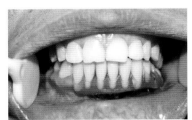
图18　最终修复体戴入口内正面像

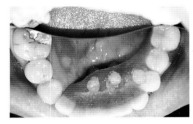
图19　最终修复体戴入口内𬌗面像

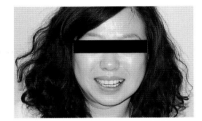
图20　修复完成患者正面像

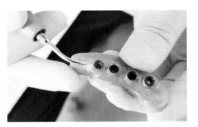
图21　修复完成后1年对义齿进行彻底洁治

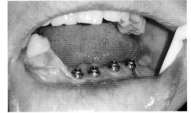
图22　义齿周围及口腔卫生状况良好

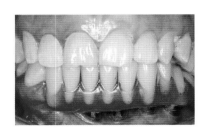
图23　修复完成后2年义齿稳定，对义齿局部冲洗清洁后

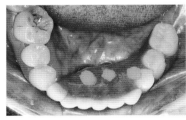
图24　修复完成后2年义齿𬌗面像

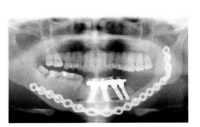
图25　修复完成后2年口腔曲面断层片

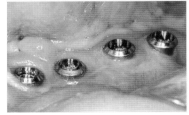
图26　修复完成后3年，种植体周围软组织健康状况良好

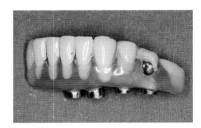
图27　清洁后的义齿

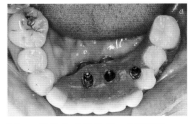
图28　维护完成后患者口内𬌗面像

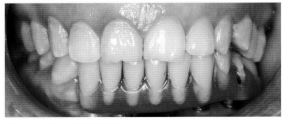
图29　维护完成后正面像

三、讨论

下颌骨缺损的修复方式目前主要为自体骨移植，又分为非血管化骨移植与血管化骨移植，非血管化骨移植通常用于小的下颌骨不规则、块状或节段性缺损，能够修复的缺损骨量有限。对于下颌骨大型缺损，血管化自体骨移植仍是目前的最佳选择。自1989年Hidalog等首先将腓骨肌皮瓣应用到下颌骨重建之后，腓骨肌皮瓣因其骨量多、血运丰富、易于成活、供区并发症少等优点被更多地应用到下颌骨缺损重建中。有研究表明，腓骨可提供

16~25cm的骨量，其骨密度低于正常下颌骨，可进行一定程度的塑形。与传统腓骨瓣相比，腓骨双叠后能提供更多骨量和骨高度。该病例中，腓骨双叠平均恢复的下颌骨高度为2.8cm，为保持患者面型，移植骨下缘一般与下颌骨下缘平齐，恢复牙槽骨高度距下颌骨牙槽嵴垂直距离约0.5cm，以确保口腔软组织严密缝合封闭受植床与口腔的通道，同时为后期修复也能提供较充足的条件。由于腓骨肌皮瓣血运丰富且有约2.0mm厚的骨皮质，术后2年骨吸收不明显，断端与剩余下颌骨愈合良好。

现代外科理念越来越强调功能性外科，此外，显微外科、计算机辅助外科和移植技术的迅速发展，使功能性外科已从原先的保存性功能性外科发展到修复性功能性外科。牙列是保持面部外形，行使语言、吞咽及咀嚼功能的重要结构，只修复颌骨缺损而不重建牙列不符合现代口腔修复性功能性外科的标准。随着口腔种植技术的发展，牙种植体为下颌骨功能性修复提供了新思路。研究表明，种植体骨结合技术同样可应用到重建的"下颌骨"上。有人通过长期的随访观察，发现腓骨肌皮瓣修复下颌骨缺损并植入种植体后，种植体5年、10年、20年的留存率分别为90.1%、83.1%、69.3%。该病例中，患者种植体植入后初始稳定性良好，6个月后骨结合良好，义齿修复后固位良好，咀嚼效率能达到健侧的85%左右，无明显种植体周围炎。以往病例报道下颌骨缺损重建后多以种植支持的烤瓷桥固定修复方式为主，我们最终修复方式为种植支持的钯金合金支架树脂牙固定修复，采用螺丝固位及钯金支架固位性好，义齿基托能恢复一定的软组织缺损，同时树脂牙美观性较好，经过咀嚼效率测定、患者的主观感受及反馈，认为其是一种可靠的义齿修复方式。

计算机辅助外科是涵盖三维重建技术、虚拟技术、手术导航技术、CAD/CAM技术等的信息科学和生命科学等多学科交叉渗透产生的一门新技术，通过辅助可使手术更安全、更准确。此例中我们通过计算机对术前腓骨瓣的长度及折叠方式进行设计并模拟手术，最大限度地恢复了患者面部外形及下颌骨缺损区的骨量。二期种植体植入前，用计算机测量受植区的骨量及骨密度，选择合适尺寸的种植体，并设计种植体合适的植入位点及方向，制作种植导板，为种植手术的顺利进行提供保证，并且避免了一些种植手术并发症。

护理是种植义齿修复后的重要环节，其直接关系到种植义齿的使用寿命、舒适度及整个口腔的健康状况。种植体植入后指导患者正确的护理方式，可降低感染概率，建议每年护理一次。通过观察分析，义齿基托与牙龈间的距离应在2.0~3.0mm，距离过高会导致整体美观及义齿舒适性下降，距离过低则易导致食物滞留不容易清洁而引起局部牙龈炎症。使用正确的刷牙方式及配合使用水冲洗器，更有利于义齿护理及减少牙龈炎的发生，义齿修复后定期卸下修复体行拾面及组织面洁治可达到彻底清洁。

腓骨肌皮瓣双叠结合种植义齿修复是下颌骨大型缺损功能性修复的可靠方法之一；计算机辅助骨缺损及种植修复，能为手术的进行提供重要参考，达到预期的临床效果；种植支持的钯金合金支架树脂牙固定修复是一种可靠的义齿修复方式；义齿基托与牙龈间的距离建议保持在2.0~3.0mm；对种植修复义齿进行必要的护理，能提高义齿使用舒适性及延长使用寿命，避免一些并发症的发生。

本病例中，我们应用腓骨双叠最大限度地恢复了缺损下颌骨长度及高度，通过计算机辅助技术给手术及种植修复的精确、安全进行提供了重要保证。种植义齿近期修复效果良好，患者表示满意，临床效果良好，但远期效果尚需进一步随访研究。

参考文献

[1] Schwatrz MH, Drew SJ, Sachs SA. Osseous reconstruction following treatment of head and neck tumors. Oral Maxillofac Surg Clin North Am, 1997, 9(3): 489.
[2] Apinhasmit Wandee, Sinpitaksakul Phonkit, Chompoopong Supin. Anatomical considerations of the Thai fibula used as a fibula osteocutaneous free flap in mandibular reconstruction and dental implant placement. J Med Assoc Thai, 2012, 95(4): 561–568.
[3] 宿玉成. 口腔种植学. 2版. 北京: 人民卫生出版社, 2014.
[4] Kovacs AF. The fate of osseointegrated implants in patients following oral cancer surgery and mandibular reconstruction. Head Neck, 2000, 22(2): 111–119.
[5] Wang Feng, Monje Alberto, Lin Guo-Hao, Wu Yiqun, Monje Florencio, Wang Hom-Lay, Davó Ruben. Long-term results of mandibular reconstruction of continuity defects with fibula free flap and implant-borne dental rehabilitation. Int J Oral Maxillofac Implants, 2015, 30(1): 169–178.
[6] 于洪波, 张诗雷, 王旭东, 林艳萍, 王成焘, 沈国芳. 计算机辅助导航技术在口腔颌面外科的应用——104例病例分析. 上海口腔医学, 2012, 21(4): 416–421.
[7] Modabber Ali, Mühlhenrich Stephan Christian, Ayoub Nassim, Hajji Mohammad, Raith Stefan, Reich Sven, Steiner Timm, Ghassemi Alireza, Hölzle Frank. Computer-Aided Mandibular Reconstruction With Vascularized Iliac Crest Bone Flap and Simultaneous Implant Surgery. J Oral Implantol, 2015, 41(5): e189–194.

顾新华教授点评

牙列形态功能的重建是现代口腔修复性功能性外科的重要组成部分。通过双层折叠腓骨并种植修复牙列缺损是目前治疗下颌骨肿瘤术后大部分软硬组织缺损的方法之一。本病例通过双层折叠腓骨恢复下颌骨缺损并在计算机辅助下植入4颗种植体，最终完成螺丝固位的一体化卫生桥，恢复了患者面部外形和咬合关系，临床效果满意。但是该病例存在以下问题：（1）病例题目和正文均提及计算机辅助设计和模拟腓骨双叠技术，而且该部分是本病例的主要部分之一，但是在图片展示中该部分信息缺失。（2）该病例没有完整展示治疗过程中的影像学资料，如种植体植入半年后和上部结构完成时这两个重要时间点的影像学信息。（3）图5中示下颌重建术后植骨区附着龈不足，修复后及复查时图示（图22、图26）种植周软组织状态改变明显，文中宜对此进行解释讨论。（4）临时修复不够美观；永久上部结构修复为钯金合金支架的树脂牙桥，唇侧牙–龈过渡区材料及美学处理有改进空间。

CGF凝块用于牙槽嵴保存及早期种植的临床观察

陈琰　唐志辉　卢松鹤　赵宇　北京大学口腔医院第二门诊

摘要

浓缩生长因子（condensed growth factor，CGF）据报道有促进骨和软组织早期愈合的作用。CGF与骨替代品混合进行骨增量已有较多报道，本病例旨在探讨单独使用CGF凝块促进拔牙窝早期成骨并进行前牙区拔牙后早期种植的临床效果。患者为年轻女性，上中切牙残根齐龈，高笑线、唇侧骨板菲薄、薄龈生物型，为美学高风险患者，采用CGF凝块和CGF膜进行牙槽嵴保存，8周后种植并同期GBR，术区组织切片观察到有较成熟骨形成，种植5个月后临时冠修复，全瓷基台全瓷冠永久修复，WES和PES美学指数评分均为9。该病例显示CGF凝块单独使用有促进早期成骨的作用，在唇侧骨板未完全吸收时开始种植可能提高GBR植骨效果，并获得了较满意的前牙区种植美学。该方法仍需大样本临床试验进行验证。

浓缩生长因子（condensed growth factor，CGF）含有高浓度的生长因子和纤维蛋白原形成的纤维网状支架，被证实可以促进血管增生、加速骨愈合，使原有骨量的维持或重建成为可能。不同于PRP，CGF不需要添加牛凝血酶或者其他抗凝剂，2400~2700r/min变速离心分离静脉血细胞，与PRF相比，富含纤维凝块体积更大、更致密、生长因子更多，更好的黏性和粘接强度。

使用CGF混合骨粉进行GBR种植常可见报道，有报道将CGF凝块在上颌窦内提升及小范围骨缺损单独应用时可以诱导新生骨组织的生成，取得了良好的临床效果，CGF与骨粉混合可以进行骨缺损重建和牙槽嵴保存。动物试验发现，与对照组相比，CGF在第6周和第12周都可以大大增加骨量和骨密度。

对于拔牙后采用即刻种植还是早期种植学术界仍存在争议，Chen和Buser对上前牙即刻种植和早期进行系统性回顾后发现，拔牙后即刻种植与拔牙窝部分愈合的早期种植（4~8周）相比，在1~3年随访时发现有更多的可能性在唇侧发生>1mm的骨吸收，因此认为即刻种植对于唇侧骨壁不完整或极薄以及薄龈生物型的患者存在风险，这种情况下更推荐在牙槽嵴吸收改建尚未完成时种植并同期GBR，即Ⅱ型种植，软组织愈合的早期种植。

该病例单独使用CGF凝块进行了拔牙后位点保存，并在种植时机选择上采用了4~8周的早期种植方式，以观察其对成骨的影响，并对修复后半年效果进行了美学评估。

一、材料与方法

1. 病例简介　27岁女性患者，上颌右侧中切牙残根，牙冠方圆形，美学期望较高，上颌右侧中切牙根尖周少量阴影，薄牙龈生物型，高笑线，CBCT显示唇侧骨板完整但极薄，牙根长轴方向不利于即刻种植，美学风险评估为较高风险患者。

2. 诊断　上颌右侧中切牙残根。

3. 治疗计划　微创拔牙，抽取自体血提取CGF，拔牙窝内置入CGF凝块以及覆盖CGF膜以促进早期成骨，8周时进行上颌右侧中切牙拔牙位点早期种植及同期GBR（使用Bio-Oss®及Bio-Gide®膜），5个月后临时修复，临时修复后半年永久修复。

4. 治疗过程

根据Sacco的方案，采集20mL患者的静脉血，注入2个试管中，对称放入Medifuge（Silfradent，Italy）离心加速机的转筒中，设定制备CGF程序，旋转12min后，可见试管中分为3层，最上层为血清（乏血小板血浆，不含纤维蛋白原和凝血因子），中间层为纤维蛋白层也叫CGF层（富含浓缩生长因子，白细胞系和干细胞），底层为红细胞层（包含浓缩红细胞、白细胞、血小板和凝血因子）。分离最上层血清，其中一块剪下富含纤维蛋白凝块，挤压成更加致密的团块，另一块分离上层纤维蛋白凝块和紧挨着下方的富含生长因子层，用压膜器械压成厚约0.8mm的薄膜以备后用。

用Periotome分离牙周膜，腭侧近远中微创拔牙挺挺出残根，四周骨壁完整，仔细搔刮拔牙窝肉芽组织，直至至新鲜骨面，大量生理盐水冲洗，放入制备好的CGF纤维蛋白凝块，并覆盖CGF纤维蛋白膜，强生快薇乔可吸收缝线十字交叉缝合。戴入提前制作的可摘局部义齿。

拔牙8周后进行种植体植入术，保留牙龈乳头切口，翻瓣，可见已有部分唇侧骨板吸收，形成三壁骨缺损，丰满度下降，拔牙窝中间仍有部分空虚，在种植体植入的合适位置3.0环钻取骨，样本送组织切片观察，在取骨区骨挤压后植入Straumann® 3.3mm×13mm NC种植体1颗，扭矩15N·cm，唇侧使用CGF混合Bio-Oss®骨粉（Geistlich）过量植骨增加丰满度，上方覆盖Bio-Gide®可吸收膜（Geistlich），减张缝合。术后拆线可见唇侧丰满度膨隆。术后组织切片，拔牙窝最中间仍未有新骨，但四周已有较成熟新骨形成。

种植体植入后4个月行二期手术，采用腭侧半厚瓣转入唇侧的方式增加唇侧牙龈厚度。二期术后1个月取模制作临时冠。临时冠佩戴后5个月制作个别托盘进行印模制取，用硅橡胶加流动树脂进行个性化穿龈袖口的印模转移。

二、结果

氧化锆基台加氧化锆单冠永久修复。根据Belser提出的粉红美学指数（pink esthetic score，PES）和白色美学指数（white esthetic score，

WES）对修复的美学效果进行评分，美学评分指数PES和WES均为9。拔牙前、种植加GBR植骨术后以及种植永久修复后半年的CBCT矢状面像，可见种植时进行的过量植骨在永久修复后已有部分吸收，但植体唇侧颈部骨板厚度仍有大约2mm。

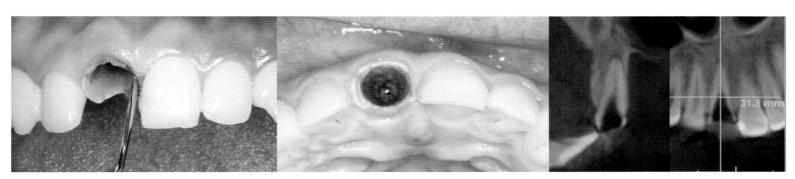

图1　a、b. 术前口内照，可见薄龈生物型；c. 术前CBCT，示菲薄的唇侧骨板，牙根长轴及长度不利于即刻种植，邻牙骨水平至邻接触点距离5~6mm，根尖周少量阴影

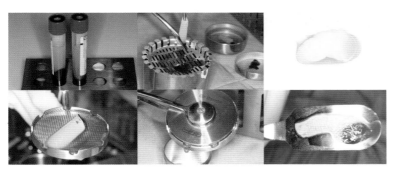

图2　a. 抽取两管血液；b. 提取CGF，剪下上层富含纤维蛋白层；c. 制作纤维蛋白凝块；d. 另一块放在压膜器械中；e. 压CGF膜；f. 制备好的CGF纤维蛋白膜

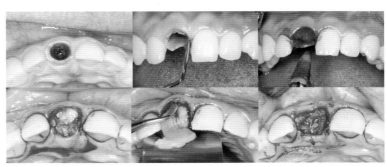

图3　a. 上颌右侧中切牙残根齐龈；b. Periotome分离牙周膜；c. 微创拔牙；d. 拔牙窝内放CGF凝块；e. 上方覆盖CGF膜；f. 可吸收缝线八字交叉缝合

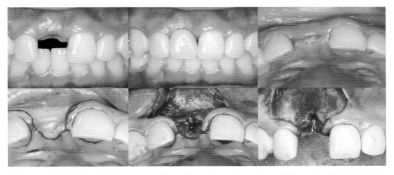

图4　a. 拔牙窝愈合8周时；b. 可摘局部义齿佩戴；c. 粭面像牙槽嵴唇侧突度略丧失；d. 保留牙龈乳头切口；e. 翻瓣，粭面可见拔牙窝未完全成骨；f. 唇侧可见唇侧骨板部分吸收

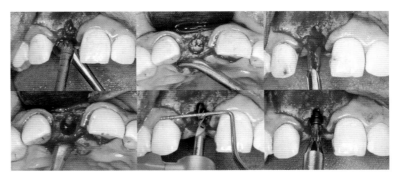

图5　a. 植入位点环钻取骨；b. 环钻位置；c. 取出拔牙窝内骨块，中间尚未成骨；d. 取骨后窝洞；e. 扩孔钻扩至最终深度，位于唇侧理想牙龈缘根方3mm；f. 测垂直向深度并骨挤压

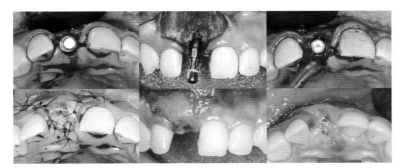

图6　a. 植入Straumann® 3.3mm×13mm种植体；b. 唇侧观察植入方向和深度，唇侧骨缺损；c. 安放覆盖螺丝；d. GBR植入Bio-Oss®骨粉和Bio-Gide®膜后减张缝合；e. 10天拆线时唇面像；f. 拆线时粭面像，唇侧膨隆为过量植骨

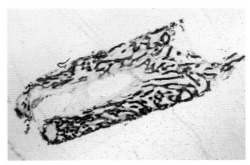

图7　拔牙窝内环钻取骨组织切片，提示8周时新生骨小梁结构分布均匀，代谢活跃，成骨由拔牙窝周边向中央进行，已经有较成熟骨形成

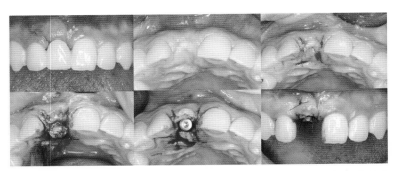

图8 a.拆线后邻牙粘接树脂牙作为临时冠佩戴至二期手术；b.种植术后4个月殆面像牙槽嵴丰满度，较之术后2周丰满度下降；c.二期手术H形切口；d.腭侧部分分离半厚瓣；e.翻瓣后将唇侧瓣上皮下部分反折至唇侧并缝合固定，唇侧丰满度增加，安放愈合基台；f.唇侧像

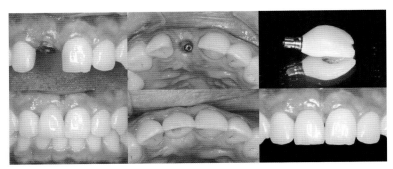

图9 a.二期术后1个月唇侧像；b.穿龈袖口健康；c.螺丝固位临时冠，唇侧龈下呈略凹陷；d.临时冠戴入即刻唇面像，牙龈略白；e.殆面像；f.临时冠佩戴后1个月复诊，牙龈缘水平与对侧同名牙齐平，龈乳头尚未完全充填

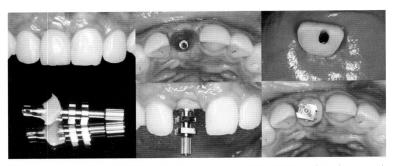

图10 a.临时冠佩戴4个月后，龈乳头完全充填；b.临时冠塑形的穿龈袖口；c.硅橡胶复制临时冠龈下形态；d.开口式转移杆转移个性化穿龈形态；e.口内就位个性化转移杆；f.殆面像

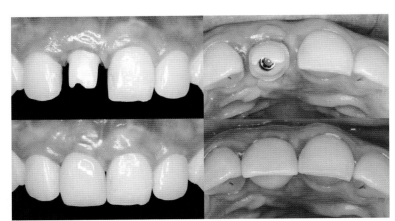

图11 a、b.永久修复时氧化锆全瓷基台就位；c、d.氧化锆全瓷冠粘接后唇侧和殆面像

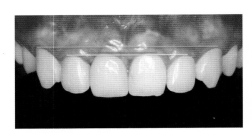

图12 上颌右侧中切牙种植永久冠佩戴半年后，牙龈缘位置和对侧同名牙齐平，近远中龈乳头指数为3，PES美学评分为13

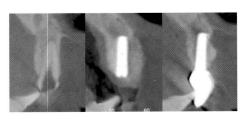

图14 a.种植前CBCT矢状面影像；b.早期种植同期GBR植骨术后，可见过量植骨；c.种植永久修复后半年

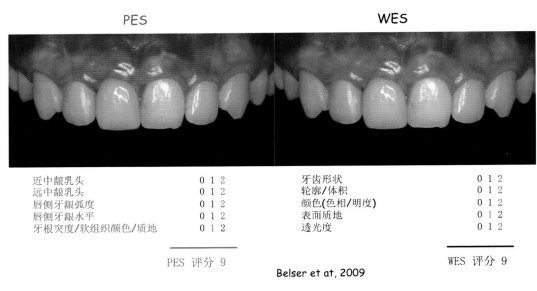

	PES				WES			
近中龈乳头	0	1	2	牙齿形状	0	1	2
远中龈乳头	0	1	2	轮廓/体积	0	1	2
唇侧牙龈弧度	0	1	2	颜色(色相/明度)	0	1	2
唇侧牙龈水平	0	1	2	表面质地	0	1	2
牙根突度/软组织颜色/质地	0	1	2	透光度	0	1	2

PES 评分 9   WES 评分 9

Belser et at, 2009

图13 PES/WES粉红和白色美学评分，评分指数总共为18

三、讨论

该患者采用拔牙窝内放置CGF凝块促进了局部成骨，并采用早期种植的方式获得了较好的美学修复效果。提示我们拔牙窝软组织愈合后即4~8周行早期种植，可能可以在种植美学高风险的患者获得可预见的美学效果。但本案仅为病例汇报，而且观察时间还不足够长，仅仅通过该病例尚不能得出CGF凝块可以促进拔牙窝早期成骨的结论，还需一定量的临床试验样本进行随机对照研究，也不能得出早期种植长期观察优于即刻种植的结论。但是该病例为临床研究提供了一个新的思路。

参考文献

[1] Takeda Y, Katsutoshi K, Matsuzaka K, Inoue T. The Effect of Concentrated Growth Factor on Rat Bone Marrow Cells In Vitro and on Calvarial Bone Healing In Vivo. Int J Oral Maxillofac Implants, 2015 Sep–Oct, 30(5): 1187–1196.

[2] Honda H, Tamai N, Naka N, Yoshikawa H, Myoui A. Bone tissue engineering with bone marrow–derived stromal cells integrated with concentrated growth factor in Rattusnorvegicuscalvaria defect model. J Artif Organs, 2013, 16(3): 305–315.

[3] Sohn DS, Heo JU, Kwak DH, Kim DE, Kim JM, Moon JW, Lee JH, Park IS. Bone regeneration in the maxillary sinus using an autologous fibrin–rich block with concentrated growth factors alone. Implant Dent, 2011 Oct, 20(5): 389–395.

[4] Sohn DS, Lee JS, Ahn MR, Shin HI. New bone formation in the maxillary sinus without bone grafts. Implant Dent, 2008, 17(3): 321–331.

[5] Mirković S, Djurdjević–Mirković T, Pugkar T. Application of concentrated growth factors in reconstruction of bone defects after removal of large jaw cysts––the two cases report. Vojnosanit Pregl, 2015 Apr, 72(4): 368–371.

[6] Tadić A, Puskar T, Petronijević B. Application of fibrin rich blocks with concentrated growth factors in pre–implant augmentation procedures. Med Pregl, 2014 May–Jun, 67(5–6): 177–80.

[7] Kim TH, Kim SH, S á ndor GK, Kim YD. Comparison of platelet–rich plasma (PRP), platelet–rich fibrin (PRF), and concentrated growth factor (CGF) in rabbit–skull defect healing. Arch Oral Biol, 2014 May, 59(5): 550–558.

[8] Chen ST, Buser D. Esthetic outcomes following immediate and early implant placement in the anterior maxilla–a systematic review. Int J Oral Maxillofac Implants, 2014, 29 Suppl: 186–215.

[9] Growth Factors, CD34 Positive Cells, and Fibrin Network Analysis in Concentrated Growth Factors Fraction. MICROSCOPY RESEARCH AND TECHNIQUE. WILEY–LISS, INC, 2010.

[10] Belser UC, Grütter L, Vailati F, Bornstein MM, Weber HP, Buser D. Outcome Evaluation of Early Placed Maxillary Anterior Single–Tooth Implants Using Objective Esthetic Criteria: A Cross–Sectional, Retrospective Study in 45 Patients With a 2–to 4–Year Follow–Up Using Pink and White Esthetic Scores. J Periodontol, 2009, 80(1): 140–151.

顾新华教授点评

CGF因含有高浓度的生长因子和纤维蛋白原形成的纤维网状支架而被证实具有促进血管增生、加速骨愈合的作用。该病例使用CGF凝块进行拔牙位点保存，并行早期种植和GBR骨增量，5个月后制作临时冠诱导牙龈成形，最终完成全瓷基台全瓷冠修复，获得了良好的红白美学效果。虽然在种植同时用环钻于植入位点处取骨并行组织切片检查提示8周时新生骨小梁结构分布均匀，代谢活跃，成骨由拔牙窝周边向中央进行，已经有较成熟骨形成。但是该病例正如作者所述观察时间还不够长，仅仅通过该病例尚不能得出CGF凝块可以促进拔牙窝早期成骨的结论，还需一定量的临床试验样本，在伦理审查通过的前提下进行随机对照研究。

上颌前牙根尖周炎使用Bio-Gide®+Bio-Oss®+骨优导®骨增量后不翻瓣延期种植即刻修复病例报道

孙婧　夏婷　刘诗瑶　范启航　施斌　武汉大学口腔医学院·口腔医院种植科

摘要

目的：对上颌前牙区垂直向及水平向骨缺损，接受种植修复的患者行Bio-Oss®骨粉+Bio-Gide®生物膜+骨优导®（rhBMP-2）骨增量后，行延期种植即刻修复，诱导牙龈成形，最终行全瓷美学修复，探讨前牙美学区行引导骨再生（GBR）对种植修复治疗的临床效果及美学效果意义。**材料与方法**：在上颌前牙区唇侧骨缺损区植入Bio-Oss®骨粉，加入骨优导®（rhBMP-2），覆盖Bio-Gide®生物膜。半年后，新骨形成良好，植入Zimmer®3.7mm×13mm种植体1颗，使其扭矩达到35N·cm以上后，同期行即刻修复诱导牙龈成形。5个月后应用个性化转移杆取模，行全瓷基台全瓷冠美学修复缺失牙。**结果**：上颌前牙骨缺损区新骨形成及种植体愈合良好，缺牙区近远中牙龈诱导形成良好，但较对侧同名牙偏根方。患者为中位笑线，总体修复美学效果良好，患者对美学和功能效果表示满意。**结论**：Bio-Oss®骨粉+Bio-Gide®生物膜+骨优导®（rhBMP-2）生物膜进行骨增量效果良好，过渡性临时义齿对于诱导龈乳头成形有较明显的效果。

由于外伤，感染及肿瘤原因导致的上颌前牙区牙列缺损常伴有牙槽骨缺损，需行骨增量技术以获得种植的必要条件。使用Bio-Gide®可吸收膜的引导骨再生（GBR）技术能够诱导骨修复再生，维持成骨环境，但塑形不良，成骨稳定性不佳；而rhBMP-2具有高诱导成骨活性，能以诱导成骨的方式产生新骨。因此将rhBMP-2的诱导成骨作用和Bio-Oss®支架作用联合，以获得更好成骨效果。除此之外，成功的前牙美学区的美学修复不仅仅是种植成功，也包括修复体的形态、色泽和邻牙协调，更重要的是种植体周围的牙龈乳头，牙龈曲线与邻牙的牙龈形态协调，因此种植体周围的软组织成形已经成为获得种植修复美学效果的重要因素。对于前牙美学区牙列缺损种植修复患者行临时义齿过渡修复诱导牙龈成形，对于获得理想的种植修复美学效果较有意义。

一、材料与方法

1. 病例简介　39岁女性患者，左上前牙牙体变色数年，溢脓数月，于牙体牙髓科就诊，治疗无效，现要求种植修复。来诊时，患者上颌左侧侧切牙牙体变色，腭侧可见充填物，探（－），叩痛（＋），Ⅰ°松动，唇面可见瘘管，无溢脓。上颌左侧侧切牙根尖放射线片显示：患者左侧侧切牙根尖及根周暗影，根尖有吸收。上颌左侧侧切牙近远中牙体无明显异常和倾斜。患者上颌右侧侧切牙已行根管治疗，牙体变色，全口牙龈颜色正常，BOP（－），叩（－），松（－），软垢（－），Ⅱ度深覆𬌗，正常覆盖。全口口腔卫生一般。

2. 诊断　上颌左侧侧切牙牙周牙髓联合病变。

3. 治疗计划　微创拔除上颌左侧侧切牙，清创刮除炎症组织，同期采用

表1　患者缺牙位点的美学风险评估

美学风险因素	低	中	高
健康状况	健康，免疫功能正常		
吸烟	不吸烟		
患者的美学期望值			高
唇线		中	
牙龈生物型		中弧线形，中厚龈生物型	
牙冠形态	方圆形		
位点感染情况		慢性	
邻面牙槽嵴高度			到接触点≥7mm
邻牙修复状态	无修复体		
邻牙间隙宽度	单颗牙（≥7mm）		
软组织解剖	软组织完整		
牙槽嵴解剖		水平向骨缺损	

Bio-Oss®骨粉，Bio-Gide®生物膜和骨优导®（rhBMP-2）行GBR，恢复缺牙区骨量，延期行种植手术并行即刻修复，诱导牙龈成形后，应用个性化转移杆制取印模，行全瓷基台全瓷冠美学修复缺失牙。

4. 治疗过程

（1）术前准备：完成口内口外检查，影像学检查以及血液检查等，术前1周行全口洁治。

（2）微创拔除上颌左侧侧切牙，Bio-Oss®骨粉，Bio-Gide®生物膜及

骨优导®行缺牙区GBR：上颌左侧侧切牙局麻下行全口消毒铺巾，微创拔除上颌左侧侧切牙，行牙槽嵴两侧梯形切口，翻瓣，见上颌左侧侧切牙缺牙区唇侧骨壁大量缺损，并可见大量肉芽组织，刮除肉芽组织后，可见缺牙区水平向和垂直向均有严重骨缺损；腭侧置入Bio-Gide®生物膜，植入Bio-Oss®0.25g和骨优导®2片，上覆盖Bio-Gide®生物膜，严密缝合切口。

（3）一期手术并行即刻修复：常规消毒铺巾，上颌左侧侧切牙缺牙区于局部麻醉下行不翻瓣，植入Zimmer®3.7mm×13mm种植体1颗，使

其扭矩达到35N·cm以上，上愈合基台，切口严密缝合。随后行即刻修复，调殆。

（4）修复阶段：即刻修复后，每1个月复查，调整临时牙形态以促进龈乳头成形。即刻修复5个月后，牙龈稳定，制取个性化印模转移杆取最终印模，使用全瓷基台全瓷冠行最终修复。

（5）使用材料：Bio-Oss®骨粉，Bio-Gide®生物膜，骨优导®（rhBMP-2），种植外科手术器械。

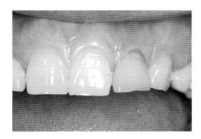 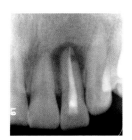 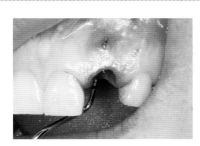 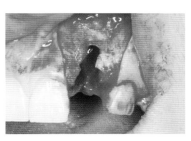

图1　术前口内像　　图2　术前上颌左侧侧切牙X线片，上颌左侧侧切牙已行根管治疗，根尖根周可见暗影，根尖有吸收　　图3　拔牙后，唇侧骨壁缺损，唇面可探及瘘管　　图4　翻瓣，上颌左侧侧切牙唇面骨壁缺损，可见肉芽组织

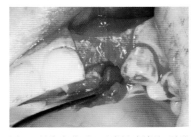 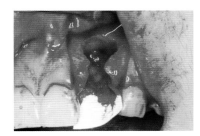 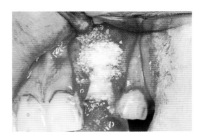 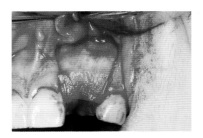

图5　刮除肉芽后，上颌左侧侧切牙粭面像，可见水平向及垂直向骨缺损　　图6　腭侧放置Bio-Gide®生物膜　　图7　放置Bio-Oss®骨粉+骨优导®2片　　图8　唇侧放置Bio-Gide®生物膜

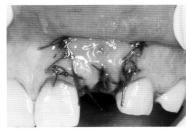 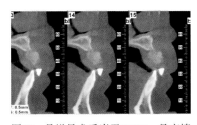 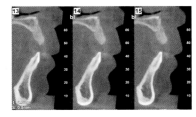 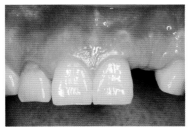

图9　严密缝合切口　　图10　骨增量术后当天CBCT，骨充填材料完全充填骨缺损区　　图11　骨增量术后6个月CBCT，上颌左侧侧切牙位点成骨情况良好，骨质骨量佳，唇侧骨厚度达5.9mm，可用骨高度>14mm　　图12　一期术前口内唇面像，牙龈完整，角化龈厚度>2mm

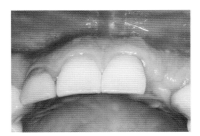 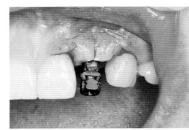 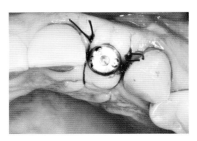 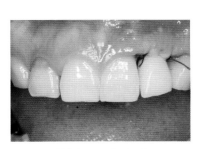

图13　一期术前口内粭面像，上颌左侧侧切牙唇面突度良好　　图14　不翻瓣植入3.7mm×13mm Zimmer®种植体1颗，扭矩达35N·cm　　图15　放置愈合基台，伤口严密缝合　　图16　即刻修复后口内唇面像

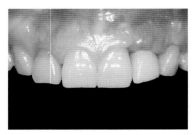
图17 术后10天，口内唇面像

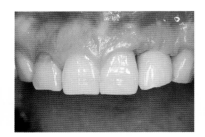
图18 即刻修复1个月后复查口内唇面像

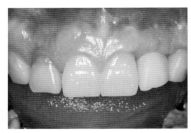
图19 即刻修复5个月复查口内唇面像

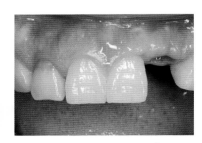
图20 取模当天，缺牙区唇面像

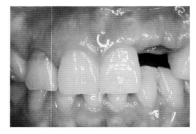
图21 取模当天，缺牙区咬合像

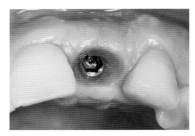
图22 取模当天，牙龈袖口殆面像

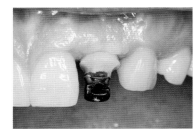
图23 口内放置个性化转移杆

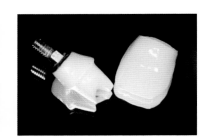
图24 最终修复体基台与牙冠

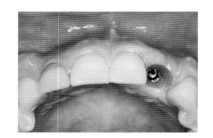
图25 取下临时牙，戴牙前，口内殆面像

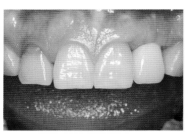
图26 戴牙后口内唇面像

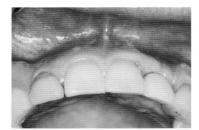
图27 戴牙后口内殆面像

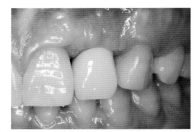
图28 戴牙后上颌左侧侧切牙口内咬合像

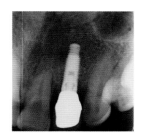
图29 戴牙当天X线片

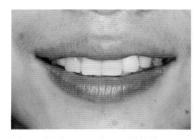
图30 戴牙后，口外正面微笑像

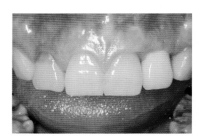
图31 戴牙后1年口内唇面像

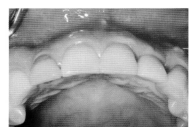
图32 戴牙后口内殆面像

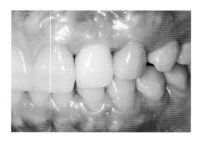
图33 戴牙后1年上颌左侧侧切牙口内像

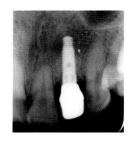
图34 戴牙后1年X线片

二、结果

上颌左侧侧切牙骨微创拔除后，骨缺损区使用Bio-Oss®骨粉，Bio-Gide®生物膜及骨优导®（rhBMP-2）行GBR诱导骨增量。术后6个月，

CBCT显示上颌左侧侧切牙新骨形成良好，骨增量明显，通过采用不翻瓣延期种植即刻修复，诱导牙龈成形，促进龈乳头成形，充盈修复体与邻牙间隙，获得良好的美学效果；个性化印模转移杆精确转移种植体周围转组织形态，以获得良好的最终修复效果。

三、讨论

1. 根尖周炎即刻种植与延期种植的选择　即刻种植是指拔除患牙后即刻在牙槽窝内植入种植体。相比于延期种植，即刻种植减少了手术次数，缩短了治疗时间。对于伴有根尖周炎的患牙拔出后的种植研究，有文献报道显示，即刻种植的成功率与延期种植成功率无显著性差异，可达到96.4%；而对于骨缺损量大的患者的美学恢复而言，延期种植时间越长，种植术后的龈乳头恢复越差。但同时也有文献报道，对于根尖周炎拔牙患者，拔牙窝条件良好的情况下，虽然负载1年后，即刻种植与延期种植的并发症统计无显著性差异，但是对于术后的近期并发症，如术后肿胀，慢性牙龈炎和种植体松动的发生，即刻种植的风险更大（$P<0.05$）。

在该病例中，该患者缺牙区周围软组织有明显炎症，有瘘管形成；种植区牙槽骨存在较大骨缺损，拔牙窝根尖下方骨量不足，存在水平向及垂直向均有严重骨缺损。均属于即刻种植的禁忌证。因此考虑采用延期种植，以确保手术的成功率。

2. 骨增量手术方式的选择　上颌前牙区种植修复时强调修复的美学效果，但是因患者缺牙时间较长或者因炎症引起牙槽骨吸收进而导致软组织退缩，最终导致种植体周围美学效果不佳。经研究表明，种植体植入区牙槽嵴厚度至少为5.5mm，前牙区唇侧骨板厚度需>2.0mm或经骨增量后，厚度>2.0mm时，植入种植体后才能获得长期稳定的美学效果。本病例中，患者术前因上颌左侧侧切牙牙体牙髓联合病变，骨质因炎症吸收明显，微创拔牙后翻瓣验证，上颌左侧侧切牙水平向及垂直向均有严重的骨缺损，故需要在种植术前采用骨增量。

骨增量的方式通常为Onlay植骨和引导骨再生（GBR）。Onlay植骨是采取自体骨移植以后的牙槽嵴骨增量的方式，因是自体骨移植，具有安全可靠，无免疫排斥同时具有骨诱导和骨引导等优点，尤其适用于垂直向骨缺损的情况，但易造成供骨区的继发性损伤。GBR是指将屏障膜至于软组织和骨缺损之间建立生物屏障，创建相对封闭环境，阻止结缔组织和上皮组织长如，允许有潜在生长力，迁移速度较慢的前体成骨细胞先进入骨缺损区，同时保护血凝块，实现缺损区的骨修复再生。GBR技术主要采取人工骨材料，具有良好的生物相容性，对患者无二次损伤，适合水平向骨量不足的情况。本病例患者主要因根尖炎症导致垂直向和水平向骨缺损，但因患者难以接受Onlay植骨，因此选用GBR，延期行种植修复。

3. 骨充填材料的选择　临床上GBR技术中常使用的骨充填材料为Bio-Oss®骨粉，为多孔性结构，其相自体骨转变速率缓慢，可以作为成骨细胞生长的长期稳定的支架。但Bio-Oss®本身并不具有骨诱导能力。

骨优导®（rhBMP-2）是一种具有体内诱导新骨形成作用的生物活性蛋白。其在趋化性、细胞增殖、细胞分化中起重要作用。具有使未分化的间充质细胞定向分化为成骨细胞并具有形成骨组织的能力。

但BMP-2单纯使用易扩散、吸收降解，另外大的缺损无法发挥支架作用。因此BMP-2需要载体。目前应用较多的为：生物陶瓷、高分子多聚体、生物材料（纤维蛋白胶等）。Bio-Oss®具有的孔隙支架结构，也可以作为BMP的良好载体。对于大量骨缺损患者且无法接受外置植骨法的患者，联合采用Bio-Oss®和骨优导®（rhBMP-2），可以发挥更好的成骨效果。

4. 软组织成形的影响因素　软组织状况是影响美学效果的重要因素之一。软组织的厚度是种植周围骨组织稳定的关键。研究表明，种植体上安放临时义齿以引导种植体间龈乳头成形，其效果优于安防愈合基台。通过采用种植体支持的临时冠并定期复查牙龈形态的变化情况，酌情调整临时冠形态，可以对牙龈形态进行诱导，很大程度改善种植体周围的牙龈组织形态，为最终获得良好的美学效果创造条件。本病例中，患者戴临时牙过渡修复过程中可以明显看出临时牙对龈乳头的良好成形作用，戴临时牙过渡修复5个月时，可见龈乳头基本充满临时牙与近远中邻牙邻接点以上的间隙。同时制取个性化印模桩，将已成形的牙龈形态转移至最终印模上，获得准确的牙冠周围牙龈形态，从而获得最佳的修复效果。

参考文献

[1] Grunder, U., S. Gracis, and M. Capelli, Influence of the 3-D bone-to-implant relationship on esthetics. International Journal of Periodontics & Restorative Dentistry, 2005, 25(2): p.113–119.

[2] D Buser, K Dula, U Belser, HP Hirt, H Berthold., Localized ridge augmentation using guided bone regeneration. 1. Surgical procedure in the maxilla. International Journal of Periodontics & Restorative Dentistry, 1993, 13(1): p. 29–45.

[3] Jemt, T. Restoring the gingival contour by means of provisional resin crowns after single-implant treatment. International Journal of Periodontics & Restorative Dentistry, 1999, 19(1): p.20–29.

[4] 马毅慧. 即刻种植与延期种植的回顾性临床研究. 临床口腔医学杂志, 2012, 28(10): p.628–629.

[5] 张甫卿, 38例根尖周感染拔牙后即刻种植术的临床疗效观察. 亚太传统医药, 2012, 08(5): p.56–57.

[6] 宿玉成, 现代口腔种植学. 1版. 北京: 人民卫生出版社, 2004.

徐淑兰教授点评

该病例由于根尖周炎存在严重的垂直向骨缺损，若采取自体骨移植，不仅开辟第二术区，并且将增加患者的术后反应。该治疗团队选择了rhBMP-2骨优导联合人工植骨材料和可吸收胶原膜行GBR，获得了理想的垂直向骨增量的效果，并且该团队选择了延期非翻瓣术和即刻修复治疗技巧，从而获得最终的美学修复效果。不足：（1）骨优导材料含有rhBMP-2，由于其骨诱导性，从而实现垂直性骨增量的理想效果，这是该病例的主要亮点之一。遗憾的是作者在讨论部分，对这方面的讨论只是一带而过。（2）治疗前虽然对患者的牙槽骨和软组织情况做了评估，但无术前的CT资料，未对牙槽骨垂直向骨缺损做定量检测。因为这点对于骨增量术式的选择非常重要。（3）无种植修复后和1年后复查时骨增量改建的CT资料和临床分析。（4）修复冠颜色不佳。

上颌连续多颗前牙缺失伴重度牙槽突水平向骨量不足应用钛网植骨技术的种植美学修复

刘诗瑶 夏婷 吴清 李峥嵘 施斌 武汉大学口腔医学院·口腔医院种植科

摘要

目的：本例报道为上颌连续多颗牙因外伤缺失后行钛网植骨和择期种植修复，经软组织塑形从而获得良好美学效果。**材料与方法：**35岁女性患者，1年前因车祸外伤松动在外院颌面外科拔除上颌右侧中切牙、侧切牙和尖牙。经术前检查，唇侧凹陷形骨缺损明显，CBCT显示缺牙区唇腭向骨厚度3~6mm，上颌右侧尖牙残留牙根影像，骨质正常，邻牙根尖周无暗影。在局部麻醉下拔除上颌右侧尖牙残根，在上颌右侧中切牙、右侧侧切牙及右侧尖牙位点钛网+钛钉+Bio-Oss®+Bio-Gide®行GBR修复骨缺损，严密缝合。术后7个月行一期种植体植入术，于上颌右侧中切牙和右侧尖牙位点植入2颗种植体，通过戴临时冠对软组织引导和塑形，临时冠先后调改2次，历经3个月，待软组织形态稳定后取个性化印模，烤瓷冠桥修复缺失牙。**结果：**上颌前牙缺失区新骨形成及种植体周围骨整合良好，牙龈和牙冠形态色泽良好，患者对美学效果满意。**结论：**上颌前牙区拔除残根、应用Bio-Oss®骨粉、钛网及Bio-Gide®生物膜修复骨缺损并择期植入种植体，通过制作个性化印模桩准确复制穿龈轮廓的形态。经过软组织的引导和塑形，使最终修复体获得了良好的美学效果。

缺牙区足够的软硬组织是种植修复取得良好功能和美学效果的关键，然而牙齿一旦拔除，唇侧骨壁的吸收和改建会引起牙槽骨水平向骨量的变化，在牙槽嵴顶部，几乎由束状骨构成唇侧骨板，当阻断了来自牙周膜的血液供应，唇侧骨板吸收迅速。上颌前牙的缺失往往伴随唇侧皮质骨吸收，导致唇腭向骨宽度缩窄、软组织塌陷不足、为上颌前牙种植治疗带来了很大的难度。尤其是上颌多颗前牙连续缺失，牙龈软组织扇贝形弧度随着骨组织的吸收消失，使得上前牙的种植修复易形成"黑三角"而存在较大的美学风险。GBR是临床上常用的硬组织增量的手术方法，本病例应用Bio-Oss®骨粉、钛网、钛钉及Bio-Gide®生物膜修复骨缺损并择期植入种植体，通过制作个性化印模桩准确复制穿龈轮廓的形态。经过软组织的引导和塑形，使最终修复体获得了良好的美学效果。

一、材料与方法

1. 病例简介 35岁女性患者，1年前因车祸外伤松动在外院颌面外科拔除上颌右侧中切牙、侧切牙和尖牙，一直未予以修复。患者希望通过固定方式来修复缺失的前牙。临床检查：就诊时患者上颌右侧中切牙、侧切牙和尖牙缺失，上颌左侧中切牙、侧切牙切端向近中倾斜。检查剩余牙列，咬合大致正常，牙及牙周支持组织状况良好。该患者牙周维护良好，牙面少量菌斑，牙周无炎症。评估前牙缺牙区的近远中及殆龈距离，空间足以修复3颗前牙。缺牙区牙槽嵴唇腭向宽度较窄，不足以支持修复体的理想穿龈轮廓。大笑时呈中位笑线，左侧鼻底至上唇缘可见一纵行瘢痕，左侧上唇缘线中断，面中线偏右，左右唇不对称。患者无系统性疾病，不吸烟，无磨牙症，

也无颞下颌关节疼痛病史。缺牙区的CBCT显示上颌右侧中切牙、侧切牙缺失及尖牙残根，唇侧凹陷形骨缺损明显，唇腭向骨厚度3~6mm，缺牙区牙槽嵴高度充足。

2. 诊断 上颌右侧中切牙和侧切牙缺失；上颌右侧尖牙残根伴重度牙槽嵴水平向骨缺失。

3. 治疗计划 向患者介绍了2种固定修复治疗方案，因患者不希望对自己的牙齿进行牙体预备而否决了传统固定修复方案。基于临床和放射线检查，评估患者的总体治疗计划，难度级别高，美学风险评估、外科及修复SAC分类均为高度复杂类。参考多颗前牙连续缺失的修复SAC分类，尽管有充足的牙槽嵴高度、近远中距离与较好的殆关系，患者仍承担着高美学风险。这种苛刻的临床状况需要分阶段的综合治疗。

提供给患者种植治疗方案：局麻下拔除上颌右侧尖牙残根，行水平向牙槽嵴骨增量，择期于上颌右侧切牙和尖牙区植入2颗种植体，支持3单位固定修复体。

4. 治疗过程

（1）术前准备：术前1周全口洁治，血常规检查。

（2）植骨手术：常规消毒铺巾，局部麻醉下缺牙区于牙槽嵴顶行横行切口及两侧附加切口，翻开黏骨膜瓣，见上颌右侧前牙缺失区牙槽嵴唇侧凹陷形骨缺损，上颌右侧尖牙区牙根残留，拔除残根，小球钻于唇侧骨板上钻数个小孔，放置钛网并用3颗钛钉固定，于钛网和骨板中间植入Bio-Oss®骨粉0.5g，Bio-Gide®生物膜严密覆盖钛网外部，松弛唇侧黏膜，严密缝合创口。嘱患者青霉素静脉滴注消炎治疗3~5天。

（3）一期手术：7个月后复查，CBCT显示骨整合良好，唇侧骨板增厚。常规消毒铺巾，局部麻醉下缺牙区于牙槽嵴顶行横行切口及两侧附加切口，翻开黏骨膜瓣，取出钛网钛钉，见上颌右侧前牙缺失区牙槽嵴骨组织增量明显，成骨效果良好，上颌右侧切牙区植骨术后唇腭侧骨板厚6mm，上颌右侧尖牙区植骨术后颊腭侧骨板厚9mm，用小球钻为种植体植入位置定位，先锋钻定深，放置示意杆确定种植体的方向，方向无误后，用扩孔钻逐级预备种植窝洞，于上颌右侧中切牙位点和尖牙位点预备种植窝，将Zimmer® 3.7mm×11.5mm种植体植入上颌右侧中切牙窝洞内，Zimmer® 4.7mm×13mm种植体植入上颌右侧尖牙窝洞内，上覆盖螺丝，严密缝合切口。2周后拆线，CBCT检查种植体植入位置良好，唇侧骨增量明显。

（4）二期手术：6个月后复查，行二期手术，修整黏膜形态，旋入愈合基台，成形牙龈。

（5）制作临时修复体：二期手术拆线2周后取模制备临时牙，2周后戴入临时牙。通过多次调改临时冠的形态对软组织进行引导和塑形。临时冠先后调改2次，历经3个月。

（6）软组织形态稳定后制作最终印模：戴临时冠3个月后应用个性化取模桩准确复制穿龈轮廓的形态，制取最终修复体印模，比色2M2。

（7）戴牙：3周后戴最终修复体，查冠边缘密合，固位及近远中邻面接触良好。调𬌗、抛光、消毒，棉球+氧化锌封闭基台螺丝孔，玻璃离子粘固。

（8）复查：2个月后复查，3单位固定桥稳固，叩（-），松（-），上颌右侧尖牙牙龈红肿稍见好肿，PD=3mm，软垢（-），牙结石（-），无明显不适症状。口腔卫生良好，需继续观察。

二、结果

上颌前牙区拔除残根、应用Bio-Oss®骨粉、钛网、钛钉及Bio-Gide®生物膜修复骨缺损，术后硬组织增量明显，择期植入种植体，通过制作个性化印模桩准确复制穿龈轮廓的形态。经过软组织的引导和塑形，使最终修复体获得了一定的美学效果。最终修复体形态、颜色良好，牙冠宽长比正常，上前牙宽度比正常，微笑时牙龈暴露量正常；穿龈轮廓形态良好，但因未行软组织手术，缺牙间隙较大，左侧中切牙切端近中倾斜，近远中龈乳头稍欠充满，唇侧牙槽骨突度恢复良好，长期美学效果有待观察和评估。根尖片显示：种植体骨整合未见异常。患者对修复结果较满意。

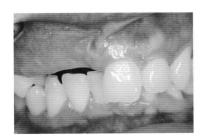
图1 术前口内咬合像

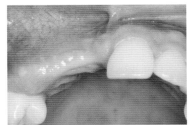
图2 术前口内面观𬌗面像，可见缺牙区唇侧软硬组织较窄

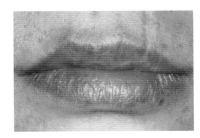
图3 术前面下1/3正面像

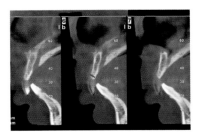
图4 CBCT示术前上颌右侧中切牙唇腭侧骨板厚3mm

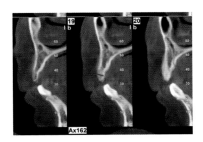
图5 CBCT示术前上颌右侧尖牙唇腭侧骨板厚6mm

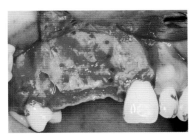
图6 植骨术中像，小球钻于上颌缺牙区唇侧骨板钻洞

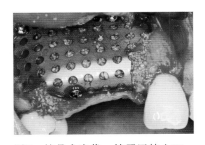
图7 植骨术中像，缺牙区植入Bio-Oss®骨粉、钛网覆盖并用钛钉固定

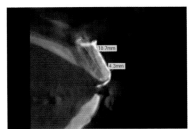
图8 CBCT示植骨7个月后上颌右侧中切牙缺牙区唇腭向骨量增加

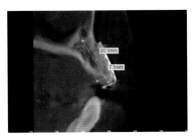
图9 CBCT示植骨7个月后上颌右侧尖牙缺牙区唇腭向骨量增加

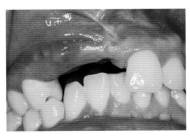
图10 一期术前口内像，示缺牙区唇侧骨板丰满、隐约可见钛网

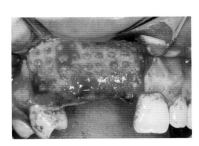
图11 一期术中像，植骨后唇部骨板丰满

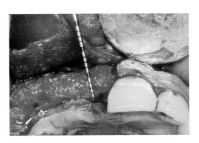
图12 一期术中像，上颌右侧中切牙区植骨术后颊腭侧厚6mm

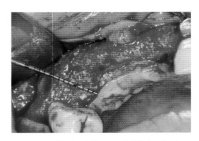

图13 一期术中像，上颌右侧尖牙区植骨手术后颊腭侧厚9mm

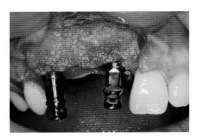

图14 一期术中像，于上颌右侧中切牙、尖牙位点植入2颗种植体

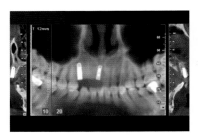

图15 种植体植入位置良好，唇侧骨板增厚

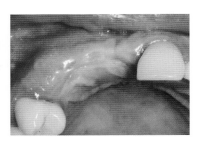

图16 种植体植入6个月后二期术前口内殆面像，上颌缺牙区牙槽嵴唇腭侧骨板增厚，恢复良好

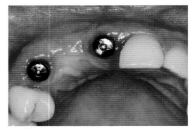

图17 二期手术2周后愈合基台殆面像

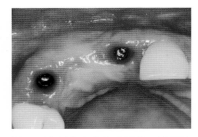

图18 取下愈合基台殆面像，牙龈袖口形成

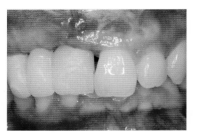

图19 戴临时牙咬合正面像

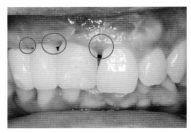

图20 戴临时牙2周后复查，牙龈软组织有一定的生长，调磨上颌右侧中切牙颈部远中、侧切牙颈部近远中和尖牙颈部近中，使软组织有向下长的空间

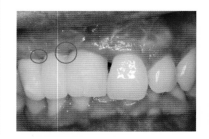

图21 戴临时牙5周后复查，牙龈软组织有一定生长，调磨上颌右侧中切牙、侧切牙颈部1/3近远中，调磨上颌右侧尖牙颈部1/3近中

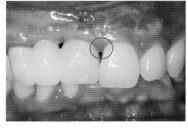

图22 戴临时牙3个月后软组织状况较稳定，上颌右侧中切牙近中龈乳头有一定生长，但整体依然欠丰满

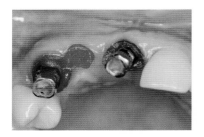

图23 个性化印模桩在口内唇面像

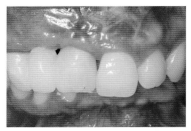

图24 戴临时牙4个月后咬合像，上颌右侧中切牙近远中龈乳头有一定生长仍欠丰满

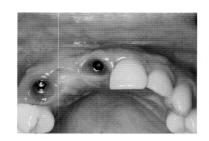

图25 戴临时牙4个月，显示牙龈袖口形态良好

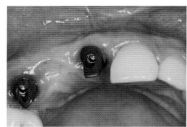

图26 最终修复体基台殆面像

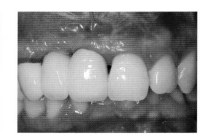

图27 最终修复体正面咬合像，可见修复体软组织与邻牙较协调

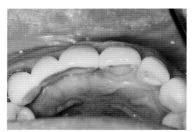

图28 最终修复体殆面像

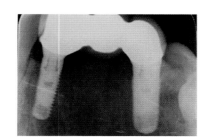

图29 戴冠当天牙片示基台就位良好

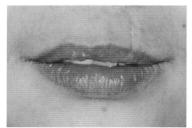

图30 戴牙后面下1/3口唇休息位像，可见自然放松下上切牙露唇度正常

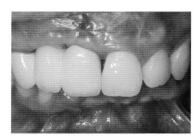

图31 戴牙后2个月复查，口内正面咬合像，上颌右侧尖牙龈缘红肿减轻，牙龈乳头略有生长但仍欠丰满，牙冠与邻牙协调

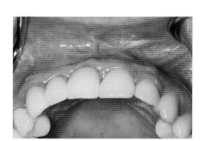

图32 戴牙后2个月复查，口内殆面像，可见上颌右侧前牙唇部软组织丰满，与上颌左侧前牙软组织协调

三、讨论

前牙美学修复是目前国际上临床研究的热点，美学修复包括"白色美学"和"红色美学"。影响前牙美学修复效果的因素包括多个环节，包括：种植前的检查设计，风险评估，与患者的良好沟通，采用各种软硬组织增量技术以提供良好的种植位点，种植体良好的三维空间位置，种植体的设计与表面处理，临时修复体的合理应用，个性化印模技术的应用及修复后的维护等。Buser等也提出美学效果主要依赖于外科和修复两个方面，种植体平台正确的三维位置、充足牙槽骨可用高度和唇腭侧骨板水平向厚度，最终修复体本身的质量以及与周围软组织、邻牙的协调一致。

本病例中缺牙区牙槽骨的水平向不足，需要通过GBR进行牙槽嵴的增量。GBR的目标是使种植体植入进正确三维位置，并在种植体周围建立适当的骨形态以不断对抗种植体特有的骨改建，支持邻面牙间龈乳头，预防唇侧牙龈退缩。Grunder等认为为了达到美观效果，种植体颈部唇侧骨宽度应在2mm以上。Spray等称，翻瓣植入种植体时，如果唇侧骨宽度不足1.8~2.0mm，会发生骨吸收，高度会降低。本病例中上颌右侧中切牙唇腭侧骨壁厚3mm，上颌右侧尖牙唇腭侧骨壁厚6mm，远远不足以植入种植体并保证唇侧骨壁2mm的厚度，所以决定先行钛网植骨，待恢复一定的水平向厚度再植入种植体。采用将钛网作为支架应用在GBR中，钛网将移植材料完全覆盖，用钛钉固定在余留牙槽嵴上，再在钛网表面覆盖可吸收性膜，发挥胶原膜的优点，有效地进行三维增量，同时由于再覆盖了可吸收性膜，钛网露出的危险性降低，感染的概率也较小。钛网能够提供较好的空间维持作用，防止材料的移位和形态的塌陷，钛网的可塑性也使其能够弯曲适应各种情况的骨缺损。研究显示，应用钛网作为屏障膜，骨增量可以达到垂直向和水平向10mm，且长期骨吸收量优于未使用钛网的病例。本案例中在行钛网植骨7个月后，CBCT显示上颌右侧前牙缺失区牙槽嵴骨组织增量明显，成骨效果良好，上颌右侧切牙区植骨术后唇腭侧骨板厚6mm，上颌右侧尖牙区植骨术后颊腭侧骨板厚9mm，为种植体的植入建立了良好的三维空间结构。

通常来说，植入多颗种植体修复多颗牙连续缺失时，具有高美学风险，因为不能控制或预计种植体之间的种植体周围组织（软组织和硬组织）的生物学表现，而两个种植体之间很难获得较好的龈乳头形态。根据Tarnow等的研究，牙间软组织的丧失与牙槽骨嵴顶至邻接区基底之间的距离相关。当距离为5mm或更小时，牙间乳头将会100%充满间隙，当距离增加到6~7mm或更大时，只能达到期望牙间龈乳头高度的56%和27%。而本例术前上颌左侧中切牙牙槽嵴顶离两牙接触点超过6mm，牙龈乳头将不能完全充满间隙。种植体之间距离小于3mm时会引起种植体周牙槽嵴顶的吸收，从而导致修复体接触点与牙槽嵴顶距离的增加，对牙间龈乳头的形成不利，在前牙美学区多颗牙缺失时应优先选择小直径的种植体以保证2颗种植体在基台界面有3mm的距离。种植体植入后CBCT示植体唇侧骨板厚度达2~2.5mm，有利于修复后唇侧软组织水平的维持，与邻牙的协调一致。有学者报道，二期手术采用过渡义齿引导种植体间龈乳头，牙龈成形效果优于单一放置愈合帽。因此早本病例中在制作最终修复体前，给患者制作了临时修复体以重塑牙龈形态，在患者戴临时修复体的3个月内，视牙龈成形情况调改临时牙颈缘形态，达到诱导牙龈成形的效果。在制作最终印模时，应用个性化印模桩将已成形的牙龈形态复制到模型上，给技师一个准确的牙冠周围软组织形态，制作穿龈效果良好的最终修复体。

经过软组织的引导和塑形，使最终修复体获得了一定的美学效果。最终修复体形态、颜色良好，牙冠宽长比正常，上前牙宽度比正常，微笑时牙龈暴露量正常；穿龈轮廓形态良好，但不足之处在于，因未行软组织手术，上颌左侧中切牙切端向近中倾斜，使得牙龈缘曲线与邻牙略不协调，近远中龈乳头稍欠丰满。若能行上颌左侧中切牙贴面治疗，恢复中切牙理想外形，美学效果可能进一步改善。患者颌面部曾车祸后进行过颌面部鼻骨修复手术，左右侧唇部不对称，面中线偏右侧，对美学修复的期望值中等，患者对最终修复情况较为满意，但长期美学效果有待观察和评估。

参考文献

[1] Buser D, Chen ST, Weber HP, Belser UC. Early implant placement following single-tooth extraction in the esthetic zone: Biologic rationale and surgical procedures. Int J Periodontics Restorative Dent, 2008, 28: 441-451.

[2] Grunder U, Gracis S, Capelli M. Influence of 3-D bone-to-implant relationship on esthetics. Int J Periodontics Restorative Dent, 2005, 25: 112-119.

[3] Spray JR, Black CG, Morris HF, Ochi S. The influence of bone thickness on facial marginal bone response: stage 1 placement through stage 2 uncovering. Ann Periodontol, 2000 Dec, 5(1): 119-128.

[4] T. von Arx, N. Hardt, B. Wallkamm. The TIME technique: a new method for localized alveolar ridge augmentation prior to placement of dental implants. Int J Oral Maxillofac Implants, 1996 (11): 387-394.

[5] S. Her, T. Kang, M. J. Fien. Titanium mesh as an alternative to a membrane for ridge augmentation. Oral Maxillofac Surg, 2012 (70): 803-810.

[6] Roccuzzo M, Ramieri G, Bunino M, et al. Autogenous bone graft alone or associated with titanium mesh for vertical alveolar ridge augmentation: a controlled clinical trial. Clin Oral Implants Res, 2007, 18(3): 286-294.

[7] Tarnow, D P, Magner, A, W, Fletcher, P. The effect of the distance from the contact point to the crest of bone on the presence or absence of the interproximal dental papilla. J Periodontol, 1992, 63(12): 995-996.

[8] D. P. Tarnow. S. C. Cho, and S. S. Wallace. The effect of inter-implant distance on the height of inter-implant bone crest. J Periodontal, 2000, 71: 546-549.

[9] Jemt T. Restoring the gingival contour by means of provisional resin crowns after single-implant treatment. Int J Periodontics Restorative Dent, 1999, 19(1): 20-29.

史久慧教授点评

上颌前牙连续缺失的种植修复因其复杂的种植体周围软硬组织的生物学表现以及缺如的牙龈乳头，属高美学风险种植病例。特别是患者较大的骨缺损伴上唇瘢痕、左右唇不对称，为美学修复增加了难度。作者成功地使用钛网完成骨增量，基本实现了轮廓美学，并用临时冠完成了软组织塑形，基本达到较好的红白美学效果。

牙槽嵴劈开术联合GBR技术应用于上颌中切牙中度牙槽骨吸收患者的病例报道

吴东　周弘　朱青青　河南省口腔医院种植科

摘要

目的： 本病例报道了上颌中切牙区骨质严重缺损，采用牙槽嵴劈开术联合GBR技术，同期进行种植体的植入术，取得了良好的效果，希望为临床治疗提供一定的参考。**材料与方法：** 以上颌右侧中切牙单颗缺失伴中度的牙槽嵴吸收患者为研究对象，依据术前口腔检查及CBCT进行评估，制订合理的植骨术及种植手术方案，而后进行修复，最终完成治疗。**结果：** 患者获得了良好的修复效果，从美学和功能角度均表示满意。**结论：** 牙槽嵴劈开术联合GBR技术对于中度骨吸收的颌骨区域进行骨增量，效果明确，但存在一定的技术难度。

修复牙体缺损失败，使牙缺失，常常伴有缺牙区牙槽嵴的骨吸收。骨量不足会直接影响种植的效果，给种植修复带来困难。针对牙种植手术的骨增量方法有多种，如引导骨组织再生术（GBR）、牙槽嵴劈开术、牵张成骨术（DO）等。骨劈开术（bone splitting）/牙槽嵴扩张术（ridge expansion）是针对宽度不足的牙槽骨采取的一种水平向增加牙槽突骨量的微创手术方法，具体是沿牙槽嵴中央向劈开，逐步扩张，增加牙槽突宽度，通常情况下，在劈开和扩张的骨床间隙内同期植入牙种植体，种植体周围骨间隙可充填植骨材料。有关植于扩张后牙槽嵴的种植体存留率已基本达成统一认识，即与自然牙槽嵴无明显区别，该技术是解决牙槽嵴中等宽度不足的一种可选且可行的手术方法。下面对牙槽嵴劈开术联合GBR技术应用于上颌中切牙中度牙槽骨吸收患者的病例进行报道。

一、材料与方法

1. 病例简介　25岁女性患者，上颌右侧中切牙缺失2年余，现在要求种植修复。患者2年前因外伤致使上颌右侧中切牙牙体缺损，在外院根管治疗后进行桩核修复，根管内螺纹钉修复牙体缺损失败，2011年9月在我院正畸科进行正畸治疗，现正畸治疗基本结束，要求种植修复。患者否认系统疾病史如糖尿病、高血压等与牙科相关的过敏性疾病史，否认血液性疾病史，否认传染病史。检查：口外检查：无明显面部不对称、肿胀，无颞颌关节关节弹响或张口受限和可口偏斜。口内检查：硬组织，上颌右侧中切牙缺失，拔牙创愈合良好，缺失间隙近远中及颌龈距离正常，唇舌向宽度窄，为4~5mm，唇侧根尖明显凹陷。软组织及牙周状况：唇侧根尖软组织明显凹陷。唇侧、舌侧黏膜无异常。全口口腔卫生情况良好，未见牙周袋，未见其他牙松动。咬合情况：覆盖覆殆正常，咬合关系稳定。辅助检查：CBCT示上颌右侧中切牙位点牙槽骨吸收明显，可用牙槽骨高度为15~17mm，邻牙根尖周无暗影。

2. 诊断　上颌牙列缺损（上颌右侧中切牙缺失）。

3. 治疗计划　（1）患者上颌右侧中切牙缺失，综合美学、实用性、患者年龄、性别及费用的考虑，种植义齿是最理想的修复方式。上颌缺牙位点骨量情况不理想，此为种植治疗的最大影响因素。（2）综合患者的实际情况与治疗意愿，决定行上颌右侧中切牙牙槽嵴劈开术联合GBR技术同期植入种植体，进而种植义齿修复。

4. 治疗过程

（1）术前准备：①术前进行口内软硬组织检查；②拍摄口腔CBCT，设计治疗计划，确定手术方案；③行血常规及传染病检查。

（2）手术过程：①常规消毒铺巾，局部阿替卡因肾上腺素（必兰）注射液浸润麻醉。②切开翻瓣，沿牙槽嵴顶向根方翻开黏骨膜瓣2~3mm；后用手术刀进行锐性分离，把黏膜切开，骨膜保留在牙槽骨上。③近远中劈开，牙槽嵴顶劈开，劈开深度7~9mm。轻敲骨扩张器，逐级加深种植窝，同时轻轻推开唇侧骨壁。整个过程要求用力要轻，唇侧骨壁与近远中骨壁分离，与基底部不能劈断。④备洞植入种植体，骨扩张器将种植窝备至3.5mm、深度14mm，植入Bicon种植体3.5mm×11mm 1颗，轻敲使其就位，种植体边缘应位于牙槽嵴顶骨下2~3mm。⑤剪断突出骨平面的橡胶携带体，在种植体周围的缝隙中和唇侧骨壁处填补Bio-Oss®骨粉，在植骨处双层覆盖胶原膜（Bio-Gide®）。⑥严密缝合，并在局部注射地塞米松磷酸钠注射液5mg，1mL。⑦告知术后注意事项，常规医嘱，术后10天拆线。

（3）修复过程：①术后7个月复查，拍摄CBCT，检查种植体骨结合情况。②局麻下取出种植体内的橡胶塞，并安放临时基台。告知术后注意事项，3周后约诊取模。③取模前拆弓丝、托槽，并制作保持器。取模制作全瓷冠。④戴牙前制作就位器，取下临时基台，安放修复基台，试戴牙冠，敲击修复基台使其就位，试戴牙冠，检查邻接关系，玻璃离子粘接剂粘接全瓷冠，就位器敲击全瓷牙冠，去除多余粘接剂，拍根尖片检查。制作保持器。

⑤交代修复后注意事项，并定期复查。

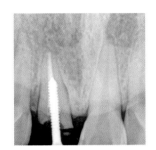

图1　根尖片显示残根

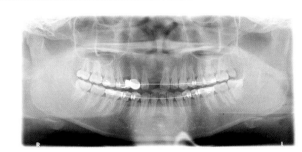

图2　全景片显示正在正畸治疗

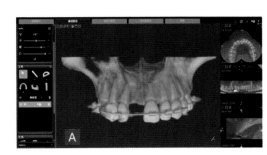

图3　CBCT显示根尖部骨缺损

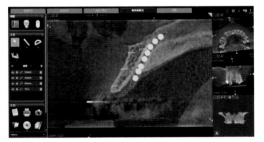

图4　CBCT显示唇舌向

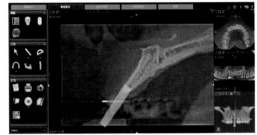

图5　CBCT模拟种植

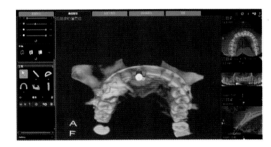

图6　CBCT模拟种植，显示种植体植入位置

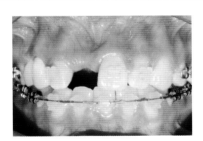

图7　患者正面咬合

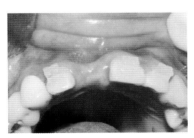

图8　患者𬌗面像，唇侧有骨缺损

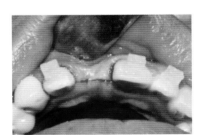

图9　切开

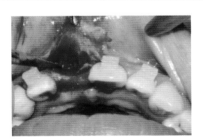

图10　锐性分离，保留骨膜于骨面

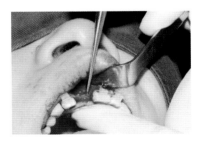

图11　劈开术区近中

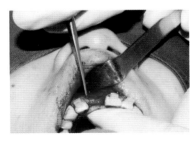

图12　劈开术区远中

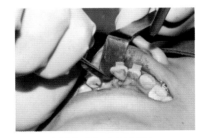

图13　专用凿子劈开术区牙槽

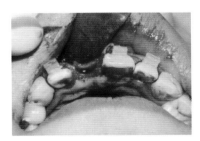

图14　劈开牙槽嵴顶，预备好窝洞

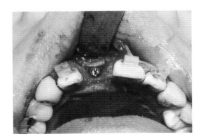

图15　植入种植体，使其就位

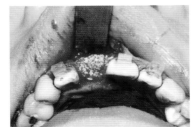

图16　填补骨粉

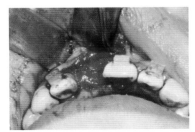

图17　双层盖膜

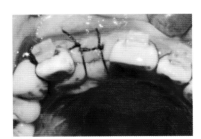

图18　缝合

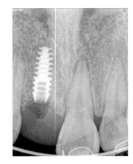
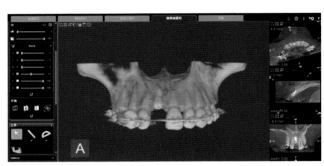
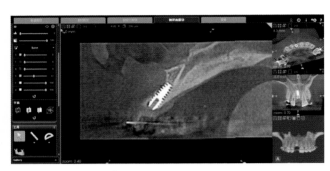

图19　术后6个月根尖片
检查　　图20　CBCT检查种植体　　图21　CBCT检查种植体骨结

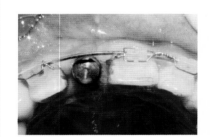
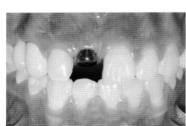
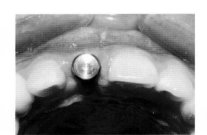
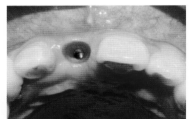

图22　更换临时基台　　图23　取模前去除弓丝托槽　　图24　取模前的口腔情况　　图25　取下临时基台

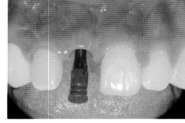
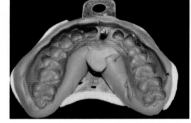
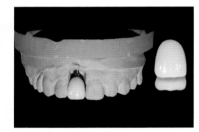
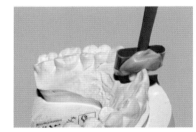

图26　取下临时基台　　图27　硅橡胶取模，安放种植体替代体　　图28　模型　　图29　牙冠就位器

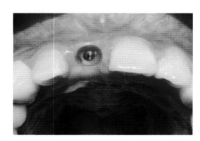
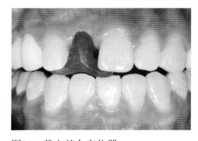
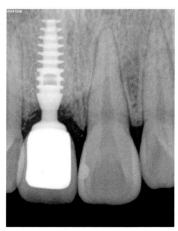

图30　取下临时基台　　图31　戴上基台定位器

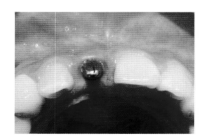
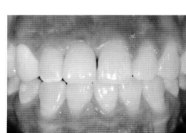

图32　修复基台就位　　图33　戴牙　　图34　X线检查

二、结果

患者对种植及修复效果满意。

三、讨论

缺牙后的牙槽嵴很快出现牙槽嵴吸收，贴别是上颌前牙区，因此进行种植手术通常需要不同程度的骨增量手术。对于牙槽骨中度吸收的病例，剩余的牙槽骨不足以保证种植体在正确的植入轴向、位点获得良好的初始稳定性，牙槽嵴劈开术联合GBR技术是解决这类病例较好的方法。

在国际口腔种植学会第四次共识性研讨中，专家们按照循证医学的原则，分析了大量文献并结合世界著名专家的观点得出这样的结论：在适应证选择适当的患者中，牙槽嵴扩张技术可以有效改善轻度吸收的无牙牙槽嵴的情况。种植体植入牙槽嵴劈开扩张技术增加骨量的植床，其存留率与植入天然骨种植体的相似。

本例病例不足的是选用Bicon种植体，Bicon种植体独特的斜肩设计为牙间乳头提供充足的空间，这种设计有利于美学修复；鳍式设计增加了与骨接触面积；血凝块儿成骨的成骨方式使得骨结合更加牢固。上部基台与种植体的连接方式是1.5°自锁锥度冷焊接连接，该连接方式消除了种植体与基台之间的微动，增加了细菌封闭，但这种连接方式没有抗旋转功能，受侧向力过大时，基台会松脱。本例患者是上颌右侧中切牙，受侧向力较大，在戴牙后3个月时，因咬硬物或使用不当导致基台连同牙冠脱落，在我科复诊使其就位，同时教会其自我处理方法。

参考文献

[1] 刘宝林, 林野, 李德华, 等. 口腔种植学: 特殊条件的种植外科. 北京: 人民卫生出版社, 2011.
[2] 林野, 邱立新, 胡秀莲, 等. 口腔种植学: 骨量不足的种植外科手术. 北京: 北京大学医学出版社, 2014.
[3] Schropp L, Wenzel A, Kostopoulos L, et al. Bone healing and soft tissue contour changes following single-tooth extraction: a clinical and radiographic 12-month prospective study. Int J Periodontics Restorative Dent, 2003, 23(4): 313-324.
[4] Araújo M G, Lindhe J. Dimensional ridge alterations following tooth extraction. An experimental study in the dog. J ClinPeriodontol, 2005, 32(2): 212-218.
[5] Bassetti MA, Bassetti RG, BosshardtDD. The alveolar ridge splitting/expansion technique: a systemaiicreview. J. Maxillofac. Oral Surg, 2014, 13(1): 67-72.

邱立新教授点评

此病例为上颌前牙单牙位骨劈开同期种植及GBR植骨病例，适应证选择合理，术前诊断充分，操作流程规范，最终修复效果满意。在上颌前牙区，尤其单牙缺失，剩余骨唇舌向厚度4~5mm, 选择骨劈开技术是合理的，邻间牙龈乳头的高度与邻牙牙槽骨的附着有关。骨劈开技术与GBR膜技术联合应用也是正确的，因单纯骨劈开技术会导致唇侧移位的骨板吸收。此病例在嵴顶根向2~3mm处采用不全厚层软组织瓣技术，即保留骨膜继续覆盖骨面上，防止骨吸收，但是此方法影响GBR植骨效果，从种植后6个月的CBCT影像图片看到，种植体唇侧，尤其中下1/3区无骨组织覆盖。X线拍照缺乏规范，图片大小、角度不一致。此外，由于修复基台穿龈部较细，对牙龈组织的支撑不足，导致种植修复体唇侧龈缘及根向丰满度不够。修复基台为钛金属基台，此病例也未进行软组织增量，软组织厚度不够，导致龈缘透金属色。

颏部自体块状骨移植联合GBR二期种植修复下前牙

黄海云　唐翠竹　周芹　朱震坤　徐欣　山东大学口腔医院种植中心

摘要

目的：研究颏部自体块状骨移植联合GBR技术应用于下颌前牙区种植修复的方法，评估下前牙区骨量不足的骨增量效果并探讨下前牙缺失的最有效种植修复设计。**材料与方法**：根据患者口内软组织情况及CBCT显示的骨质与量情况进行综合评估，牙外伤脱落后1.5个月牙龈愈合良好，软组织情况尚可，牙槽骨颊舌向宽度严重不足。考虑到患者颏部可取骨量充足且可采用同一手术切口，则一期手术于患者颏部取块状骨植于缺骨区，用钛钉固定，于缺骨间隙充填异种骨材料，联合GBR；待5个月后二期手术植入种植体；3.5个月后行种植后修复。**结果**：种植区骨缺损植骨后5个月颊舌向宽度明显增加，骨高度未见降低，术区新生骨密度良好，供骨区已基本恢复；种植体植入后初始稳定性及骨结合良好，牙龈形态恢复正常。术后3年随访种植体周围骨及软组织情况保持稳定。**结论**：通过颏部自体块状骨移植联合GBR，可以很好地恢复骨缺损并获得长期稳定种植修复效果乃至美学效果。术前良好的评估及治疗设计有助于达到很好的治疗效果。

在行临床种植修复过程中，受植区牙槽骨骨量是影响种植成败的重要因素，也是影响前牙美学修复的关键。由于下颌前牙区骨质的特点，牙槽骨本身颊舌向较窄及缺牙后牙槽骨的吸收，临床上常面临种植所需骨量不足的问题。目前可用于矫正牙槽骨骨缺损的技术有多种，针对不同的患者需要术前做好完整的评估及治疗设计，选择合适的骨增量技术，以期采用最优化的治疗程序获得最满意的治疗效果。

一、材料与方法

1. 病例简介　23岁男性患者，以主诉"下颌前牙缺失1个月余"就诊。现病史：1.5个月前，下颌前牙因外伤而脱落，未曾行任何治疗。口腔检查：全口卫生状况良好，牙龈色粉、质韧。下颌右侧中切牙缺失，缺牙区牙龈愈合良好，足量角化龈覆盖，牙槽骨唇侧丰满度不足。邻牙近远中距离约8mm，正中𬌗时𬌗龈距约7mm。对刃𬌗，下颌牙列中线偏左侧。面型左右对称，颞下颌关节运动无异常。CBCT检查显示：下颌右侧中切牙牙槽嵴顶呈薄刃状，颊舌向骨宽度严重不足；缺牙区近远中向宽度约8mm。骨质Ⅱ类。骨缺损面积大小约4.5mm×7.5mm。

2. 诊断　下颌牙列缺损（下颌右侧中切牙缺失）。

3. 治疗计划　颏部自体块状骨移植联合GBR二期种植修复下颌右侧中切牙。

4. 治疗过程　行颏部自体块状骨移植联合GBR的骨增量术。5个月后，行埋伏式种植体植入术。3.5个月后，行二期手术。3周后取模、戴牙。3年后复查。

详细如下：

（1）骨增量术：术前设计根据CBCT及患者口内情况设计取骨区域及范围。避开下颌舌侧孔、下颌切牙管，上缘应至少在前牙根尖下方5mm，

下缘位于下颌骨下缘5mm以上。同时手术应注意避免颏部外形改变。手术操作于下颌右侧中切牙牙槽嵴顶偏舌侧、下颌右侧尖牙近中、下颌左侧中切牙近中做梯形切口，翻瓣。缺牙区牙槽嵴严重水平向吸收，牙槽嵴顶唇侧缺骨，舌侧骨质菲薄；骨缺损稍凹陷，面积大小约4.5mm×7.5mm。于受骨区根方使用超声骨刀取大小约4mm×7mm×2mm的块状骨。球钻于受骨区钻孔数个，修整骨块锐利边缘遂将其植于缺骨区并用小钛钉固定。吸收性明胶海绵充填供骨区。于缺骨间隙及牙槽嵴顶部放置异种骨材料，联合GBR。严密缝合创口。术后拍摄CBCT，牙槽骨颊舌向宽度至少6~8mm，比术前增宽约6mm。

（2）种植体植入术（骨增量术后5个月）：术前检查口内情况显示牙槽骨丰满度及牙龈形态恢复良好。CBCT示供骨及受骨区新成骨良好。颊舌向骨宽度约7mm。与初植骨时相比减少约1mm。种植体植入术旋出黏膜下钛钉。于缺牙区牙槽嵴顶做横形切口，剥离黏骨膜瓣，显露术野，见术区骨质与量均可。植入Osstem GS（3.5mm×10mm）种植体1颗。置覆盖螺丝，严密缝合创口。

（3）种植后修复：种植体植入术后3.5个月复诊。口内检查示牙槽骨丰满度及牙龈形态良好。CBCT示种植体于牙槽骨内位置适中且周围骨结合良好。行种植二期手术，并于3周后取模、2周后戴牙。患者对修复效果满意。

（4）3年后复诊：下颌右侧中切牙种植体周围骨组织未见明显变化，软组织水平保持稳定，其他检查未见异常。

二、结果

植骨后5个月受骨区颊舌向宽度明显增加，骨高度得以保持；术区新生骨密度良好，供骨区骨愈合也基本完成并未出现任何不良并发症。种植体植

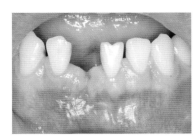

图1 术前口内检查

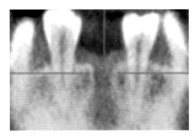

图2 术前CBCT冠状位

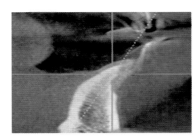

图3 术前CBCT矢状位

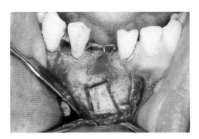

图4 术中矩形骨块切除

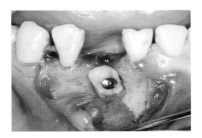

图5 术中完成骨块移植

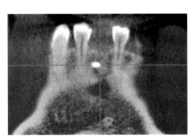

图6 术后CBCT冠状位

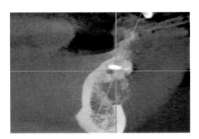

图7 术后CBCT矢状位

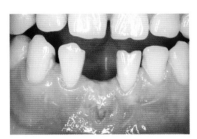

图8 种植体植入术前口内唇面像

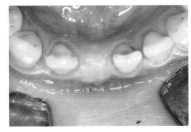

图9 种植体植入术前口内牙合面像

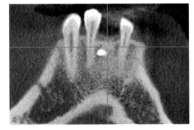

图10 术后5个月CBCT冠状位骨愈合情况

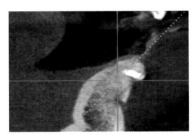

图11 术后5个月CBCT矢状位骨愈合情况

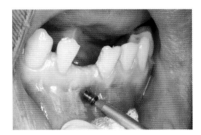

图12 术中钛钉取出

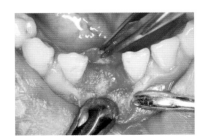

图13 术中牙槽嵴顶暴露

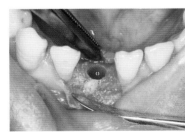

图14 术中备洞

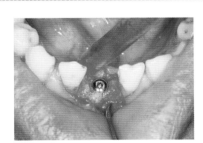

图15 种植体植入

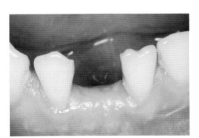

图16 种植体植入术后3.5个月（唇面像）

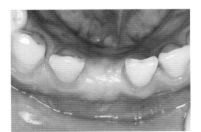

图17 种植体植入术后3.5个月（牙合面像）

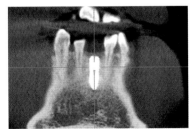

图18 CBCT示植入术后3.5个月冠状面

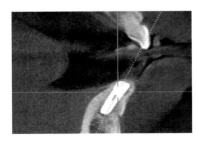

图19 CBCT示植入术后3.5个月矢状面

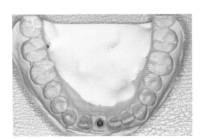

图20 修复模型牙合面像

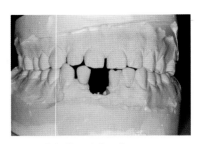
图21 修复模型咬合面像

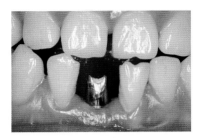
图22 修复基台戴入口内咬合面像

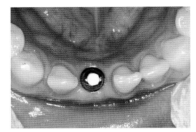
图23 修复基台戴入口内殆面像

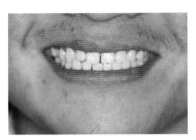
图24 最后修复体戴入口内

入时初始稳定性好，植入后3.5个月骨结合良好，牙龈形态恢复亦可。戴牙后患者对修复效果非常满意。术后3年追踪牙槽骨未见明显变化，种植修复体状况良好。

三、讨论

牙齿缺失通常会导致牙槽骨吸收，牙槽骨骨量的多少会直接影响种植的成败，特别是针对前牙区，骨量的不足常常会导致软组织退缩而影响修复的美观效果。另外，单纯的软组织的量也会影响种植修复效果。前牙区唇侧骨板较薄，主要是束状骨，在拔牙后4~8周发生快速骨吸收。鉴于即刻种植时骨和软组织的不稳定性及延期种植骨吸收严重的情况，待拔牙后1~2个月软组织已愈合，提出了延期即刻种植的概念。在本病例中，缺牙后1.5个月，牙龈愈合良好，同时又考虑到现有骨量不足以达到良好的初始稳定性，遂先行骨增量手术而后行种植体植入术。

目前可用于矫正牙槽骨缺损的技术有多种，可用于骨增量的生物材料亦是多种多样。自体骨一直是骨移植和骨再生过程的金标准，尤其是缺骨量较多或骨高度不足的病例在临床应用中仍是首选。有报道指出，单纯的自体骨移植或GBR并不能获得良好的骨增量，但是不同技术联合可获得良好的效果。本病例中，缺牙区主要表现为唇侧骨严重不足。采用下前牙区同一手术切口，于颏部取块状骨。术前应根据CBCT设计供骨区，在避开邻牙根尖区及切牙管、下颌舌侧孔等重要解剖结构的前提下，获得足够量的骨。以自体骨块恢复唇侧牙槽骨形态，异种骨材料充填间隙。另外，有研究表明，拔牙后牙槽骨的吸收是不可避免的，在牙槽嵴顶植入骨材料延缓或减轻骨的吸收使骨高度得以保持。本病例术后获得了满意的骨增量效果。3年内亦未发现明显的骨及软组织改变。同时不得不指出，近年来国内外越来越多的报道发现，于颏孔前区种植发生神经损伤、出血甚至致命性血肿等并发症，但随着CBCT在口腔种植中的广泛应用以及可视化新技术的出现，避开重要的神经、血管等重要解剖结构，完全可以有效避免并发症的出现。在临床中术前的评估与设计很重要，针对不同的情况，根据不同材料的性能，选择最佳的治疗方案，以期最优化的治疗而获得最满意的效果。

参考文献

[1] Pommer B, Tepper G, Gahleitner A, et al. New safety margins for chin bone harvesting based on the course of the mandibular incisive canal in CT. Clinical oral implants research, 2008, 19(12): 1312–1316.
[2] 田柳，周巧珍，郑瑞斌，等. 自体颏部块状骨移植二期种植修复上颌前牙区骨量不足的临床研究. 中国口腔种植学杂志，2014(2): 69–73.
[3] Isoda K, Ayukawa Y, Tsukiyama Y, et al. Relationship between the bone densityestimated by cone-beam computed tomography and the primary stability of dentalimplants. ClinicalOralimplants research, 2012, 23(7): 832–836.
[4] Schwartz–Arad D, Levin L. Intraoral autogenous block onlay bone grafting forextensive reconstruction of atrophicmaxillary alveolar ridges. Journal ofperiodontology, 2005, 76(4): 636–641.

倪杰教授点评

下颌前牙区一直都是骨量不足的薄弱区，而自体骨移植是骨移植和骨再生的金标准。本病例中，下颌骨骨量明显不足，尤其是在唇舌向。利用同一术区，自颏部取骨，并联合使用Bio-Oss®平滑过渡移植区锐利边缘部分，同期GBR，并行严密缝合。循证操作，因此可以获得可预期的良好结果。植入时良好充足的骨量对后期种植的结果亦可预期。

本病例选择严谨，方案成熟，适应证掌握恰当，手术操作熟练，术区避开所有重要解剖结构，结果可预期，是较好的前牙区美学病例。

建议：在CBCT证实骨量充足的条件下，可考虑行微创不翻瓣的种植术，可能会有更佳的软组织效果。

应用自体骨移植处理外伤术后骨量不足的种植修复

王丹宁 中国医科大学附属口腔医院种植中心

摘要

目的：外伤后骨量不足患者对其应用自体骨移植，评价其种植修复效果。**材料与方法**：患者因外伤后导致骨量不足，在下颌取出固定钛板的同时取下颌骨块移植到上颌缺骨区，进行自体骨移植。待骨块成活后再进行种植修复。**结果**：经过自体骨块移植，种植区可用骨宽度大幅提升，达到了种植骨量要求，经过种植修复治疗效果良好。**结论**：采用自体骨移植可以达到良好的骨增量效果。

一、材料与方法

1. **病例简介** 男性患者，患者上下前牙缺失，来诊检查。患者因外伤导致下颌颏骨骨折，已于口腔颌面外科进行了骨折复位钛板固定术，术后半年，骨折线愈合，现来诊检查可否修复缺失牙。体健。检查：上颌右侧中切牙、上颌左侧中切牙、下颌右侧尖牙缺失，上颌右侧侧切牙近中切角缺损，已做过根管治疗。上前牙牙槽骨菲薄，近远中距离正常，咬合稳定。上颌面部凹陷。CBCT检查见下颌仍有钛板固定，上前牙厚度过薄。

2. **治疗计划** 下颌取出钛板的同时取下颌骨块移植到上颌缺骨区，进行自体骨移植。待骨块成活后再进行种植修复。

3. **治疗过程** （1）术前拍片检查。（2）自体骨移植：拆除钛板，取下颌骨块，将骨块移植至上颌缺骨区，钛钉固定，表面覆盖Bio-Gide®膜。分别于植骨术后2个月、半年拍片检查。（3）种植手术：取出上颌钛钉，分别于上颌右侧中切牙、上颌左侧中切牙、下颌右侧尖牙位置各植入1颗种植体，埋置缝合。术后半年进行二期手术。（4）修复治疗：上颌右侧侧切牙纤维桩修复后备牙，上颌右侧中切牙、上颌左侧中切牙、下颌右侧尖牙转移取模工具，硬化塑料连接，聚醚取模。选择合适基台，制作二氧化锆全瓷牙冠。口内转移基台，加力固定，树脂封闭中央螺丝孔，3M树脂粘接牙冠。拍X线片检查有无粘接剂残留。分别于术后3个月、半年拍片检查。

二、结果

经过自体骨块移植，种植区可用骨宽度大幅提升，达到了种植骨量要求，经过种植修复治疗效果良好。采用自体骨移植可以达到良好的骨增量效果。

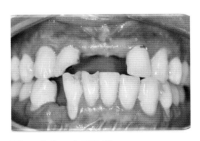

图1 术前口内正位像

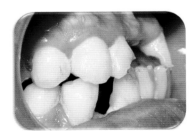

图2 术前口内侧位像

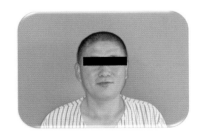

图3 术前正位像

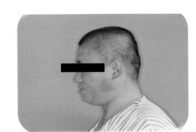

图4 术前侧位像

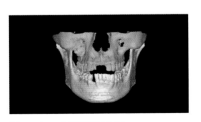

图5a、b 术前CBCT检查

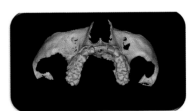

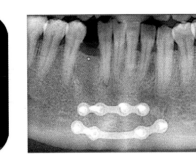

图6a、b 术前CBCT检查

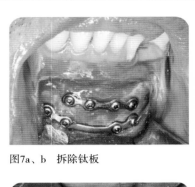
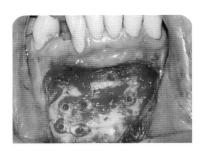
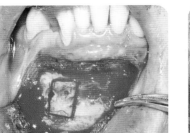
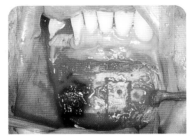

图7a、b　拆除钛板

图8a、b　取下颌骨块

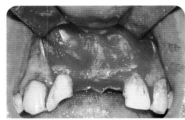
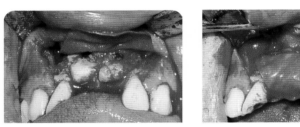
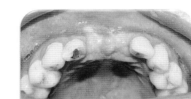
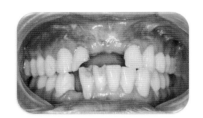
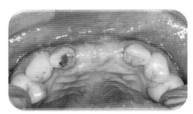

图9a～d　将骨块移植至上颌缺骨区，钛钉固定，表面覆盖Bio-Gide®膜

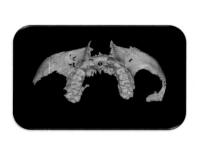
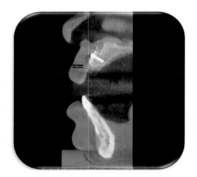

图10a、b　植骨术后2个月口内像

图11a、b　植骨术后半年口内像

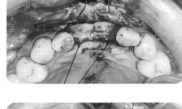
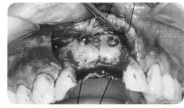
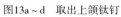
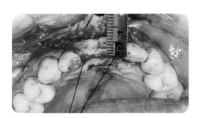
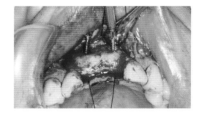

图12a、b　植骨术后半年CBCT检查

图13a～d　取出上颌钛钉

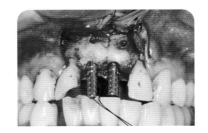
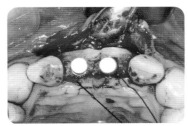
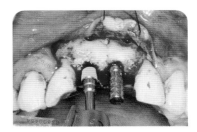

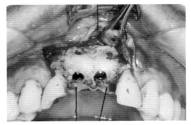
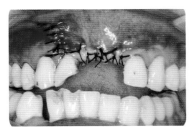
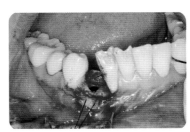
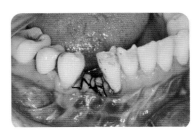

图14a~h 分别于上颌双侧中切牙、下颌右侧尖牙位点各植入1颗种植体,埋置缝合

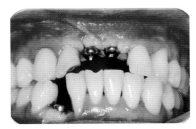

图15 术后半年进行二期手术

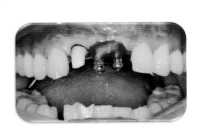
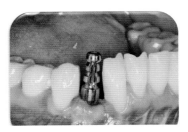
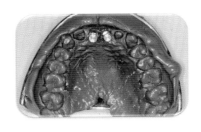
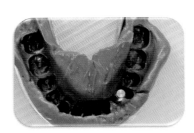

图16a~d 上颌右侧侧切牙纤维桩修复后备牙,上颌双侧中切牙、下颌右侧尖牙位点转移取模工具,硬化塑料连接,聚醚取模

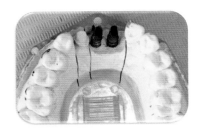
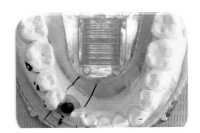
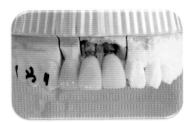
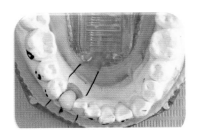

图17a~d 选择合适基台,制作二氧化锆全瓷牙冠

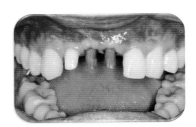
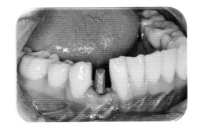
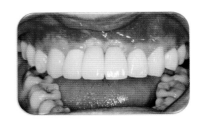
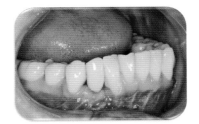

图18a~d 口内转移基台,加力固定,树脂封闭中央螺丝孔,3M树脂粘接牙冠

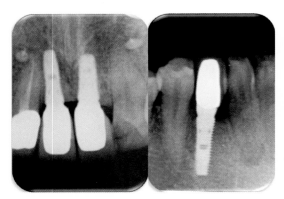

图19　拍X线片检查有无粘接剂残留

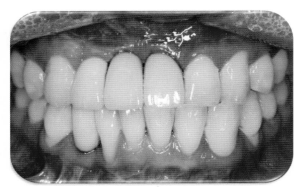

图20a、b　种植修复后3个月复查口内像

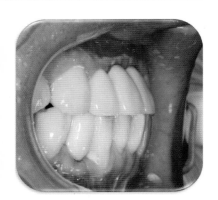

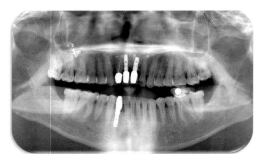

图21　种植修复后3个月复查曲面片

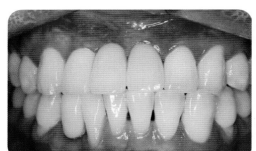

图22a、b　种植修复后半年复查

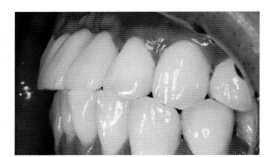

三、讨论

CBCT的应用：更精准地掌握种植区的骨质条件、可用骨高度及宽度；了解附近重要的解剖结构，防止损伤；分辨率高、X线辐照剂量小、投照时间短、费用低；更加方便、快捷、准确。

GBR的应用：骨移植材料分为异种骨、人工骨、同种异体骨和自体骨。异种骨移植是指其他种类动物骨骼中提取，经过加工处理的骨移植材料。常见为牛骨中提取的纯无机骨基质（Bio-Oss®）或珊瑚人工骨。其优点是成骨好，组织反应小，使用方便，临床最为常用。人工骨移植指生物陶瓷类的磷酸三钙（TCP）、羟基磷灰石（HA）、骨形成蛋白（BMP）、生物活性玻璃、磷酸钙水门汀（CPC）等。优点是提供框架结构，具有良好的骨引导活性，而缺点是无骨诱导性。

同种异体骨移植通常从尸体骨中获得，常用为脱钙冻干骨，优点是成骨好，缺点是容易传染疾病。对于剩余骨量少，有较大组织缺损，我们通常选用自体骨块进行移植。自体骨移植：髂骨、肋骨、颅骨、上颌隆突、下颌骨外侧和种植窝制备过程中的剩余骨。优点是成骨快，缺点是损伤大、手术时间长。本病例选择下颌骨骨块移植是为了尽可能减少手术创伤，同时又有良好的成骨效果。

曲哲教授点评

前牙区牙齿缺失后常常会呈现菲薄牙槽嵴的表现，水平骨缺损严重，需要行外置式植骨以恢复牙槽嵴的宽度，一般情况下多选择口内供骨区，如下颌颏部和下颌升支。本病例选择于下颌颏部在取出骨折钛板的同时于颏部取骨，手术创伤小，不另外开辟视野，术后骨增量效果显著，为种植手术的成功提供了重要保证。但如在种植手术前结合手术导板设计，术中在数字化手术导板的指导下植入种植体，将进一步提高修复的美学效果。

上颌后牙区垂直骨增量延期种植

方玉柱 何冰浩 张家港玉蕙口腔医院种植修复科

摘要

目的：在后牙区垂直骨量严重缺损时，应用引导骨再生技术完成骨增量，延期植入种植体，获得满意的临床修复效果。**材料与方法**：42岁女性患者。上颌右侧第一磨牙缺失多年，骨缺损严重，上颌右侧第二前磨牙远中骨吸收至根尖1/3。一期手术行上颌右侧第二前磨牙拔除，上颌右侧第一前磨牙远中、上颌右侧第二磨牙近中做垂直切口，翻瓣，去皮质骨化后，在骨缺损区域铺盖混合患者自体血液的Bio-Oss®骨粉，膜钉固定可吸收胶原膜，完成软组织无张力严密缝合。术后CBCT检查。一期手术17个月后上颌右侧第二前磨牙、上颌右侧第一磨牙植入Ankylos® 4.5mm×8mm种植体2颗，同期行右侧上颌窦内提升术。种植手术后6个月后行根向复位瓣解决颊侧角化龈不足，2周后行临时冠修复，2个月后取模完成最终修复。**结果**：上颌后牙区垂直骨增量术后17个月CBCT显示骨量稳定，行种植术，颊侧根向复位瓣稳定，效果肯定，最终完成修复体。**结论**：上颌后牙区垂直骨量缺损，应用GBR技术可以避免上颌窦外提升术的创伤风险与修复"黑三角"问题，同时亦可获得满意的骨增量效果，获得满意修复效果。

上颌后牙缺失多年，常见牙槽骨垂直向骨缺损严重，伴角化龈缺损。常见骨增量方法为上颌窦外提升术，但是相对创伤较大，修复时临床牙冠过长，冠根比不协调，近远中易出现"黑三角"问题。除此之外，骨增量可选择外置植骨，GBR是现在临床常用且成熟技术，成骨稳定。颊侧角化龈不足，可选择转瓣、移植瓣、根向复位瓣等术式解决，根向复位瓣相对创伤小。本文通过1例，展示上颌后牙区垂直骨量不足、颊侧角化龈不足时，GBR与根向复位瓣的具体应用。

一、材料与方法

1. **病例简介** 42岁女性患者，因右侧上颌后牙缺失多年来我院就诊。口内检查显示：患者上颌右侧第一磨牙缺失，右侧第二前磨牙为烤瓷修复体，牙根远中暴露颈部1/3。CBCT显示：上颌右侧第一磨牙区域牙槽骨高度不足2~3mm，水平宽度尚可，上颌右侧第二前磨牙牙根远中牙槽骨吸收至根尖区；上颌窦内有一个垂直间隔，窦底黏膜厚度尚可，未见异常。术前患者全身状况良好，无烟酒嗜好，无手术禁忌证。

2. **诊断** 牙列缺损，慢性牙周炎。

3. **治疗计划** 上颌右侧第二前磨牙拔除同期行上颌右侧第一磨牙、上颌右侧第二前磨牙区域牙槽骨GBR，6~8个月后行种植手术同期上颌右侧第一磨牙行上颌窦内提升术，6个月后修复。

4. **治疗过程**

（1）GBR：常规消毒铺巾后，用必兰行STA局部浸润麻醉。麻醉起效后，拔除上颌右侧第二前磨牙，于上颌右侧第一前磨牙颊侧偏远中、上颌右侧第二磨牙颊侧偏近中做垂直切口延伸至黏膜转折处，于黏膜瓣基底部行松弛切口，形成梯形瓣，翻开全厚瓣。彻底刮净上颌右侧第二前磨牙拔牙窝炎性组织，冲洗，2mm钻于牙槽骨骀面、颊侧钻孔，达骨松质。用一次性

针管于患者手臂抽取2mL血液混合Bio-Oss®骨粉0.5g。用2颗膜钉腭侧固定Bio-Gide®可吸收胶原膜25mm×25mm，于牙槽嵴顶处填入骨粉血液混合物。覆盖胶原膜，颊侧用3颗膜钉固定，严密缝合。术后常规医嘱，并交代患者冰敷1天，勿挤压植骨区域。

（2）种植手术：6个月后未复诊，17个月后患者复诊。CBCT显示骨增量区骨量稳定，CBCT显示上颌右侧第二前磨牙牙槽骨可用高度约10mm、上颌右侧第一磨牙牙槽骨可用高度约5.5mm，牙槽骨宽度尚可。常规消毒铺巾，术区于局部浸润麻醉下行牙槽嵴切口，翻开全厚瓣，逐级预备种植窝，导向杆确定方向，上颌右侧第一磨牙同期行上颌窦内提升术，植入骨粉0.25g，植入种植体Ankylos® 4.5mm×8mm 2颗，安装覆盖螺丝，严密缝合。术后常规医嘱。

（3）种植二期手术：种植6个月后，复诊，见颊侧角化龈不足，颊系带附着过低，行保留牙龈乳头的垂直切口，延伸至黏膜转折处，骀面偏腭侧一字型切口取出覆盖螺丝及膜钉，上愈合帽，根向复位瓣缝合。常规医嘱。

（4）上部修复：2周后复诊，牙龈良好，取模制作临时冠，8周后再次取模制作最终修复体，完成。

（5）材料：植骨材料：Bio-Oss®骨粉0.75g，Bio-Gide®胶原膜25mm×25mm；种植体：Anyklos® 4.5mm×8mm2颗。

二、结果

右侧上颌后牙区GBR术后，当天CBCT显示：上颌右侧第一磨牙区牙槽骨垂直骨量由术前3.22mm增至6.74mm，上颌右侧第二前磨牙区由术前4.13mm增至11.38m。术后4个月牙槽骨高度降低，上颌右侧第一磨牙区为5.74mm、上颌右侧第二前磨牙区为10.37mm，吸收约1mm。术后17个月复诊时，植骨区域骨密度增强，垂直骨量与术后4个月时基本保持一致。

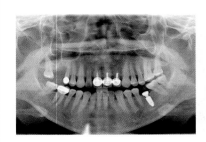

图1 术前全景

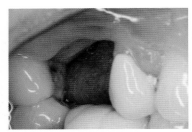

图2 术前可见牙槽骨顶端垂直向吸收严重

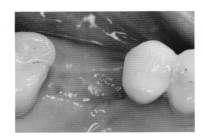

图3 术前可见牙槽骨顶端垂直向吸收严重

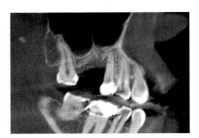

图4 CBCT显示牙槽骨高度上颌右侧第一磨牙位点3.22mm，上颌右侧第二前磨牙位点4.13mm

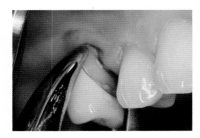

图5 拔除上颌右侧第二前磨牙

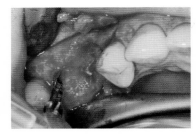

图6 2mm先锋钻钻孔达骨松质

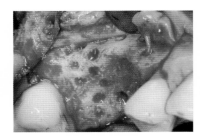

图7 2mm先锋钻钻孔达骨松质

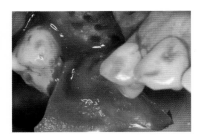

图8 2mm先锋钻钻孔达骨松质

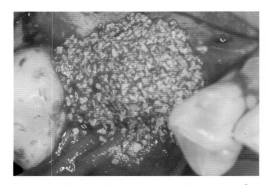

图9 可吸收胶原膜腭侧膜钉固定，填入Bio-Oss®骨粉自体血混合物

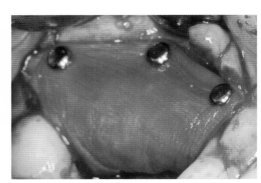

图10 颊侧膜钉固定Bio-Gide®可吸收胶原膜

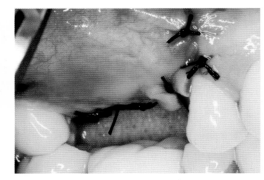

图11 褥式+间断无张力缝合

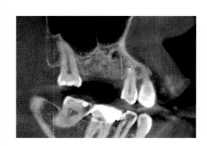

图12 GBR术后上颌右侧第一磨牙处6.74mm，上颌右侧第二前磨牙处11.38mm

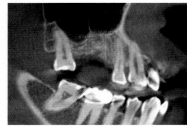

图13 GBR术后4个月，GBR术后17个月，牙槽骨高度稳定上颌右侧第一磨牙处约5.7mm，上颌右侧第二前磨牙处约10.2mm

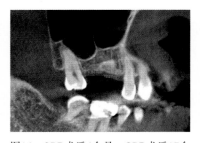

图14 GBR术后4个月，GBR术后17个月，牙槽骨高度稳定上颌右侧第一磨牙处约5.7mm，上颌右侧第二前磨牙处约10.2mm

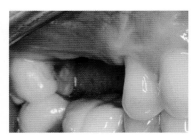

图15 GBR术后17个月口内像

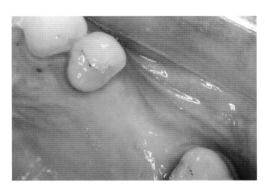

图16　GBR术后17个月口内像

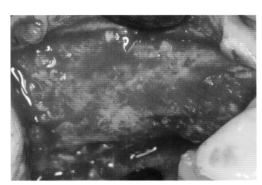

图17　翻瓣可见成骨良好

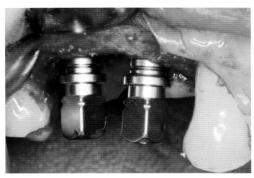

图18　上颌右侧第一磨牙位点行上颌窦内提升，上颌右侧第二前磨牙、第一磨牙位点分别植入Ankylos® 4.5mm×8mm种植体

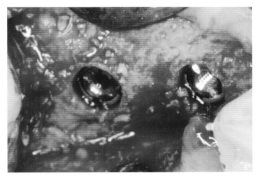

图19　上颌右侧第一磨牙位点行上颌窦内提升，上颌右侧第二前磨牙、第一磨牙位点分别植入Ankylos® 4.5mm×8mm种植体

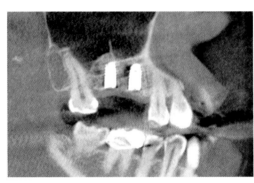

图20　种植术后

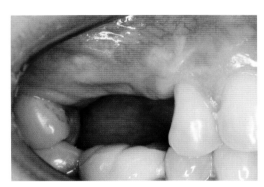

图21　种植6个月后颊侧角化龈明显不足，偏腭侧切口翻瓣见种植体周围骨良好

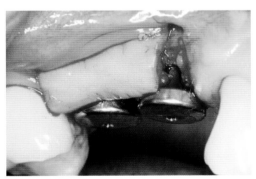

图22　垂直切口延伸至黏膜转折处，根向复位瓣缝合盐酸米诺环素软膏保护伤口

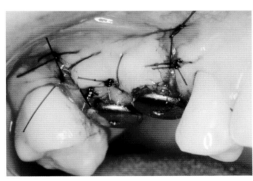

图23　垂直切口延伸至黏膜转折处，根向复位瓣缝合盐酸米诺环素软膏保护伤口

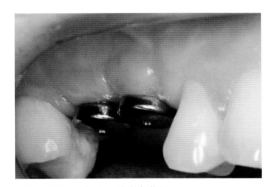

图24　2周后颊侧3mm稳定角化龈

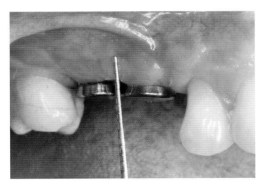

图25　2周后颊侧3mm稳定角化龈

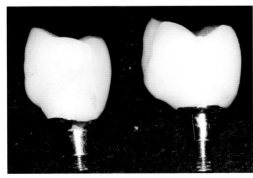

图26　临时冠二次修改，颊侧颈部浅凹型

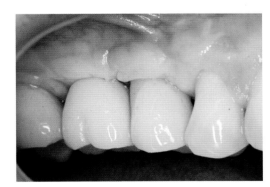

图27　临时冠戴入

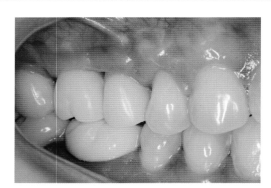
图28　临时冠戴入2个月后

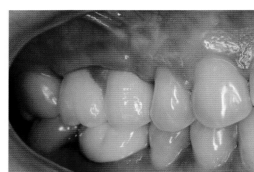
图29　最终修复完成

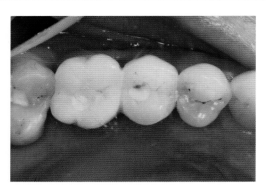
图30　最终修复完成

种植术后6个月翻瓣未见牙槽骨吸收，种植平台上成骨良好，未见明显骨吸收。根向复位瓣术后2个月，牙龈稳定，颊系带根向移位。最终冠修复后，功能良好，软组织形态良好。

三、讨论

上颌后牙区骨量不足：上颌后牙缺失多年，常见牙槽骨垂直向骨缺损严重。分为3类情况：（1）主要由于上颌窦气化造成骨量不足，无牙槽骨顶端吸收，此类行上颌窦提升来完成骨增量较合适。（2）主要由于牙槽骨顶端吸收，此类行GBR来完成骨增量较合适（此病例上颌右侧第二前磨牙区域）。（3）两种吸收皆有的情况，此类需要GBR与上颌窦提升来完成骨增量（此病例上颌右侧第一磨牙区域）。第2、第3种情况如行单纯用上颌窦提升来完成骨增量，会造成修复时临床牙冠过长，冠根比不协调，近远中易出现"黑三角"问题。

颊侧角化龈不足：严重骨缺损区域往往伴有角化龈不足：（1）转瓣：小区域的转瓣比较简单，大区域的转瓣需要较大的切口。前牙区相对简单，后牙区操作有一定难度。（2）移植瓣：基本可以解决任何一种牙龈不足问题，缺点是需要两处创伤。（3）根向复位瓣：需要保留牙龈乳头，偏腭侧切口，可解决少量的角化龈不足。

参考文献

[1] 康博、刘成军、刘国红、汪竹红、谢嘉宁、张梓博、林丽娥. 牙种植体周围骨缺损引导骨组织再生后骨结合的生物力学研究. 中国口腔种植学杂志. 成都. 卫生部口腔种植中心. 2009年01期.

[2] 吴敏节、张相晖、邹立东、梁峰. 临时冠成型术后1年牙龈稳定性的临床观察. 北京大学学报. 2014年06期.

[3] 陈光、薛毅、马飞、吴仲寅、李凤、赵然、焦国良. GBR技术在齿槽外科的临床应用特点探讨. 临床口腔医学杂志. 武汉：临床口腔医学杂志社. 2014年02期.

[4] 王国世、魏明贵、李韶伟、沙烟直. 基于CT成像的GBR术中两种植骨材料变化的比较分析优先出版. CT理论与应用研究. 北京：CT理论与应用研究杂志编辑部. 2014年05期.

[5] 余玲梅、施斌. 临时冠对美学区单颗种植修复体美学效果的影响. 樊明文. 口腔医学研究. 武汉：武汉大学口腔医学院. 2012年06期.

宋应亮教授点评

上颌后牙缺失伴有严重骨缺损以及角化龈丧失是口腔种植的难点。该病例选择了拔牙同期GBR延期种植，在二期手术中选用了根向复位瓣的方式增加了部分角化龈，有效降低后期种植体周围炎的发生率。修复选择了螺丝固位单冠修复的方式有待商榷，因两种种植单冠之间牙龈乳头缺失容易食物嵌塞，如后牙区采用联冠修复还可以有效分散侧向𬌗力对种植体的干扰。建议随访观察。

双侧上颌窦底外提升术后种植修复1例

夏婷　李峥嵘　刘诗瑶　施斌　武汉大学口腔医学院·口腔医院种植科

摘要

目的：探讨上颌后牙区可用骨高度严重不足情况下，行双侧上颌窦底外提升术后延期植入种植体，行种植体支持的固定桥修复的效果。**材料与方法**：上颌双侧后牙拔除3个月后，CBCT示窦底可用骨高度仅约3mm，行双侧上颌窦底外提升术，延期植入种植体，分别进行上颌双侧后牙区种植体支持的局部固定桥修复。**结果**：该病例双侧上颌窦底外提升术后延期植入种植体，行种植体支持的固定桥修复。完成种植修复3个月至1年后复查，种植体周围骨整合良好，咬合功能恢复效果好。**结论**：上颌后牙区严重的垂直向骨缺损时，通过上颌窦底外提升术可以达到良好的骨增量效果，并最终达到良好的种植修复效果。

上颌后牙缺失后由于解剖因素、上颌窦气化和牙槽骨吸收等原因造成该区域骨量不足、牙槽骨高度不足，使种植体植入受限。上颌窦底提升术是目前实现上颌窦区骨增量的最为有效而可靠的方法。根据ITI口腔种植临床指南的推荐，当上颌窦底到牙槽嵴顶的骨高度 < 5mm时，推荐使用上颌窦底外提升术延期植入种植体。本病例上颌双侧后牙拔除3个月后，CBCT示窦底可用骨高度仅约3mm，行双侧上颌窦底外提升术，延期植入种植体，分别进行上颌双侧后牙区种植体支持的局部固定桥修复。完成种植修复3个月至1年后复查，种植体周围骨整合良好，咬合功能恢复效果好。

一、材料与方法

1. **病例简介**　60岁男性患者，左下后牙缺失数月，右上、左上、右下修复体咀嚼不适数月。患者左下后牙数月前拔除，未行修复治疗。右上、左上、右下修复体松动。要求种植修复。否认系统病史。检查：口外检查：面下1/3高度正常。无明显面部不对称，肿胀或擦伤。无颞下颌关节弹响或张口受限和偏斜。口内检查：下颌左侧第一前磨牙缺失，缺牙间隙咬合距离良好，近远中距离正常，颊舌向宽度7~8mm。上颌右侧第二前磨牙至右侧第二磨牙固定桥修复，松动Ⅰ°，扣（＋）。上颌左侧尖牙至左侧第二磨牙远中单端悬臂桥修复，松动Ⅲ°，上颌左侧第二前磨牙扣（＋）。下颌右侧第一前磨牙至右侧第二磨牙远中单端悬臂桥修复，松动Ⅰ°~Ⅱ°，下颌右侧第一前磨牙、第一磨牙扣（＋）。下颌右侧中切牙、下颌左侧中切牙至左侧尖牙烤瓷桥修复，松动Ⅰ°，扣（－）。上颌左侧中切牙牙体变色，松动Ⅱ°，扣（－）。烤瓷桥修复区牙龈红肿。上颌右侧中切牙唇侧近中见瘘管。口腔卫生差，全口牙龈萎缩，软垢（＋），牙石（＋）。前牙覆𬌗覆盖正常，双侧后牙咬合关系稳定。影像学检查：患者自带曲面断层片显示上颌右侧第二前磨牙、上颌左侧第二磨牙、上颌左侧第二磨牙、下颌右侧第一前磨牙根尖周暗影，牙槽骨吸收至根尖1/3；下颌右侧第二前磨牙牙周膜增宽影像；下颌左侧第一前磨牙可用牙槽骨高度为13~14mm，骨质正常，无疏松影

像，下颌左侧第二前磨牙牙周膜增宽影像。

2. **诊断**　下颌肯氏Ⅲ类牙列缺损；上颌右侧第二前磨牙、上颌右侧第二磨牙、上颌左侧第二前磨牙、下颌右侧第一前磨牙慢性根尖周炎；慢性牙周炎。

3. **治疗计划**　告知患者需拆除口内不良修复体，进行牙周系统治疗，拔除不能保留的患牙。缺牙部位的修复方案设计为拆除上颌右侧第二前磨牙至右侧第二磨牙固定桥及上颌左侧尖牙至左侧第二磨牙单端悬臂桥，拔除上颌右侧第二前磨牙、上颌右侧第二磨牙、上颌左侧第二前磨牙，待拔牙创愈合3个月后来我科复诊，行双侧上颌窦底外提升术进行垂直向骨增量，延期植入种植体。拆除下颌右侧第一前磨牙至右侧第二磨牙单端悬臂桥，拔除下颌右侧第一前磨牙至右侧第一磨牙，待拔牙创愈合3个月后来我科复诊，行种植体支持的固定桥修复。下颌左侧第一前磨牙缺牙区行种植体支持的单冠修复。告知患者治疗风险，患者同意该治疗方案。

4. **治疗过程**

（1）初诊检查。进行口内软硬组织检查，向患者介绍治疗方案。制取上下颌研究模型。

（2）术前准备。完善牙周系统治疗。拆除口内不良修复体，拔除没有保留价值的患牙。

（3）术前检查。拆除上颌左侧尖牙至左侧第二磨牙单端悬臂桥，拔除上颌左侧第二前磨牙3个月后来我科复诊，CBCT示上颌双侧后牙区窦底可用骨高度严重不足，左侧最低处仅约2.4mm，右侧最低处仅约3.3mm，拟行双侧上颌窦底外提升术，延期植入种植体，行种植体支持的局部固定桥修复。

（4）术前1周检查血常规、凝血功能及传染病4项，全口洁牙。

（5）左侧上颌窦底外提升术。术前测量血压和心率。常规消毒、铺巾。上颌左侧第二前磨牙至左侧第二磨牙缺牙区局麻下行牙槽嵴顶横行切口及近远中垂直切口，翻瓣，暴露上颌窦外侧壁，超声骨刀制备骨窗，揭开

骨壁，用剥离器械轻轻提升上颌窦底黏膜，逐步植入Bio-Oss®大颗粒骨粉1g，复位骨板，覆盖Bio-Gide®膜，严密缝合切口。

（6）下颌左侧第一前磨牙种植体植入手术。常规消毒、铺巾。下颌左侧第一前磨牙缺牙区局麻下行牙槽嵴顶横行切口，翻瓣，见唇侧有骨缺损，预备种植窝洞，植入1颗Zimmer® 3.7mm×11.5mm种植体，安装覆盖螺丝。于唇侧骨缺损处植入Bio-Oss®小颗粒骨粉0.25g，覆盖Bio-Gide®膜。严密缝合切口。

（7）上颌左侧第二前磨牙、第二磨牙种植体植入手术。左侧上颌窦底外提升术后9个月复诊，CBCT示窦底骨增量明显，可用牙槽骨高度约13mm。常规消毒、铺巾。上颌左侧第二前磨牙至左侧第二磨牙缺牙区局麻下行牙槽嵴顶横行切口，翻瓣，预备种植窝洞，将1颗Zimmer® 4.7mm×11.5mm种植体植入上颌左侧第二前磨牙窝洞中，将1颗Zimmer® 4.7mm×10mm种植体植入上颌左侧第二磨牙窝洞中，安装覆盖螺丝。严密缝合切口。

（8）右侧上颌窦底外提升术。常规消毒、铺巾。上颌右侧第二前磨牙至右侧第二磨牙缺牙区局麻下行牙槽嵴顶横行切口及近远中垂直切口，翻瓣，暴露上颌窦外侧壁，超声骨刀制备骨窗，揭开骨壁，用剥离器械轻轻提升上颌窦底黏膜，逐步植入Bio-Oss®大颗粒骨粉0.75g，复位骨板，覆盖Bio-Gide®膜，严密缝合切口。

（9）下颌右侧第二前磨牙至右侧第二磨牙种植体植入术。常规消毒、铺巾。下颌右侧第二前磨牙至右侧第二磨牙缺牙区局麻下行牙槽嵴顶横行切口，翻瓣，预备种植窝洞，将2颗Zimmer® 4.7mm×11.5mm种植体分别植入下颌右侧第二前磨牙、第一磨牙窝洞中，将1颗Zimmer® 4.7mm×10mm种植体植入下颌右侧第二磨牙窝洞中，安装覆盖螺丝。严密缝合切口。

（10）下颌左侧第一前磨牙、上颌左侧第二前磨牙、上颌左侧第二磨牙种植二期手术。

（11）二期手术1个月后复诊，制取下颌左侧第一前磨牙、上颌左侧第二前磨牙、上颌左侧第二磨牙种植体水平印模。

（12）取模1个月后，戴入下颌左侧第一前磨牙、上颌左侧第二前磨牙至左侧第二磨牙修复体。

（13）上颌右侧第二前磨牙、上颌右侧第二磨牙种植体植入术。右侧上颌窦底外提升术后8个月复诊，CBCT示窦底可用牙槽骨高度约13mm。常规消毒、铺巾，上颌右侧第二前磨牙至右侧第二磨牙缺牙区局麻下行牙槽嵴顶横行切口，翻瓣，将1颗Zimmer® 4.7mm×11.5mm种植体植入上颌右侧第二前磨牙窝洞中，将1颗Zimmer® 4.7mm×10mm种植体植入上颌右侧第二磨牙窝洞中。安装覆盖螺丝。严密缝合切口。

（14）上颌右侧第二前磨牙至右侧第二磨牙、下颌右侧第一前磨牙至右侧第二磨牙种植二期手术。

（15）制取上颌右侧第二前磨牙至右侧第二磨牙、下颌右侧第一前磨牙至右侧第二磨牙种植体水平印模。

（16）取模1个月后，戴入上颌右侧第二前磨牙至右侧第二磨牙、下颌右侧第一前磨牙至右侧第二磨牙修复体。

（17）医嘱及周期性复诊。告知患者口腔清洁方法及义齿的使用和维护，提醒患者戴牙后1个月、3个月、6个月以及以后每年复诊。

二、结果

该病例双侧上颌窦底外提升术后延期植入种植体，行种植体支持的固定桥修复，下颌行种植体支持的局部固定桥修复。完成种植修复3个月至1年后复查，种植体周围骨整合良好，咬合功能恢复效果好。

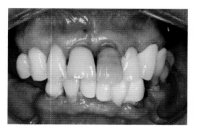

图1　种植修复前口内咬合情况

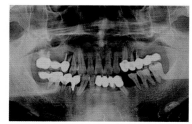

图2　初诊检查曲面断层片

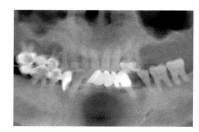

图3　左上后牙拔除3个月后复诊曲面断层片

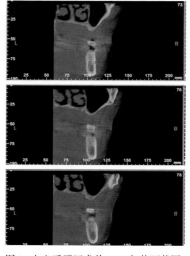

图4　左上后牙区术前CBCT矢状面截图

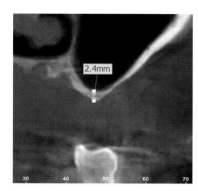

图5 左上后牙区术前CBCT矢状面截图

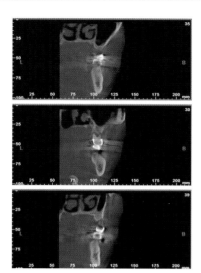

图6 初诊检查右上后牙区CBCT截图

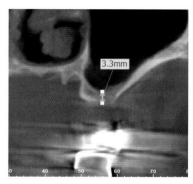

图7 初诊检查右上后牙区CBCT截图

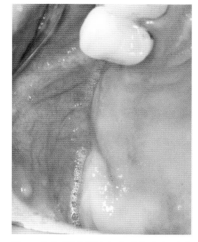

图8 右上后牙术区完善术前准备后殆面像

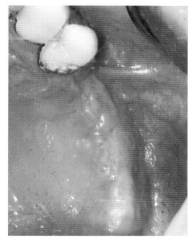

图9 左上后牙区完善术前准备后殆面像

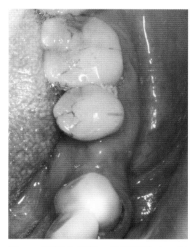

图10 下颌左侧第一前磨牙位点一期术前殆面像

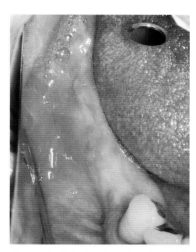

图11 右下后牙区完善术前准备后殆面像

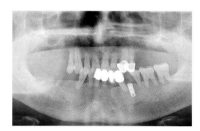

图12 左上后牙区外提升2个月后

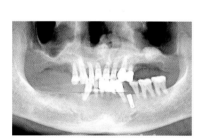

图13 左上后牙外提升9个月后

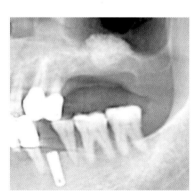

图14 左上后牙外提升术9个月后

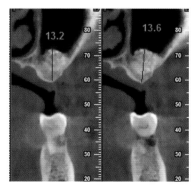

图15 左上后牙外提升术9个月后

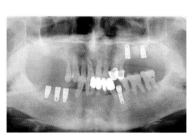

图16 左上后牙种植体植入2个月后

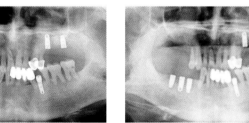

图17 左上后牙二期术前

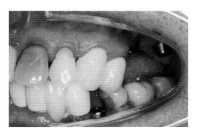

图18 左侧戴牙前侧方咬合

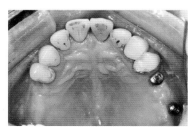

图19 左上后牙区戴牙前殆面像

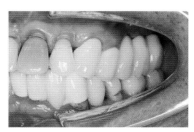

图20 左侧戴牙后侧方咬合像

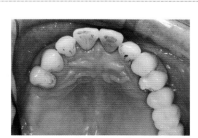

图21 左上后牙戴牙后

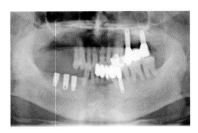

图22　左侧戴牙当天曲断

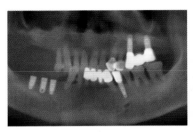

图23　右上后牙区外提升术8个月后

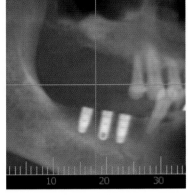

图24　右上后牙区外提升术8个月后

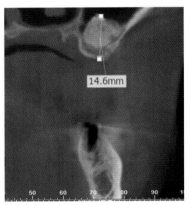

图25　右上后牙区外提升术8个月后

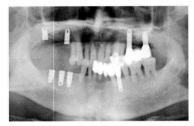

图26　右侧二期术前

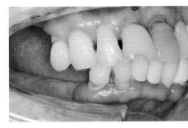

图27　右侧术前侧方咬合像

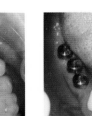
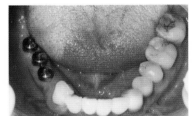

图28　右侧戴牙前侧方咬合

图29　右上后牙戴牙前𬌗面像

图30　右下后牙戴牙前𬌗面像

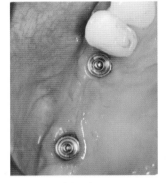

图31　右上桥基台

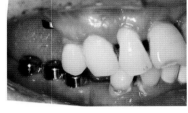

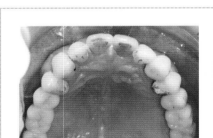

图32　上颌戴牙后

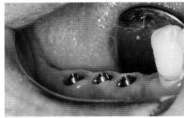

图33　右下桥基台就位于种植体

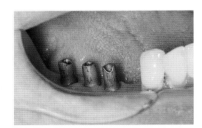

图34　右下修复基台就位于桥基台

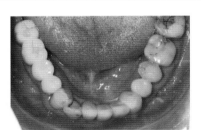

图35　下颌戴牙后

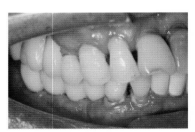

图36　戴牙后右侧侧方咬合像

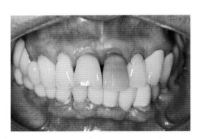

图37　戴牙后咬合像

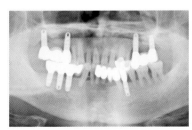

图38　右侧戴牙当天曲面断层片

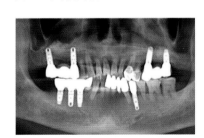

图39　右侧戴牙3个月后复查曲面断层片

三、讨论

1. 上颌窦底外提升术　上颌窦底外提升术，即侧壁开窗技术，是常用的垂直向骨增量术式之一。就增加上颌后部骨高度、允许植入理想长度的种植体而言，应用上颌窦底外提升术是一项获得文献充分证实的可靠性治疗程序。根据ITI口腔种植临床指南的推荐，当上颌窦底到牙槽嵴顶的骨高度＜5mm时，推荐使用上颌窦底外提升术延期植入种植体。在本病例中，术前CBCT检查示窦底可用骨高度严重不足，左侧最低处仅约2.4mm，右侧最低处仅约3.3mm，且患者上颌窦内未见病理性改变，全身情况良好，没有上颌窦底外提升术的禁忌证。拟行上颌窦底外提升术，延期植入种植体。

在上颌窦底外提升术操作过程中，应该先使用骨移植材料充填最难以达到的部位，最后充填最容易达到的部位。这样可以在可视的情况下确保充填材料间没有缝隙。关于骨移植材料的颗粒大小，至今仍存有争议。理想的骨移植材料颗粒大小应该是大颗粒的，直径1~2mm。这样上颌窦底的骨移植就会更快、更廉价，因为只需使用少量的骨移植材料即可。上颌窦底骨移植完成后，应该在其表面覆盖生物膜材料。这样做可以改善来自上颌窦内的血供，避免软组织塌陷影响植骨的量。

本病例中经上颌窦底外提升术后，窦底可用骨高度增加了10~12mm，为后期植入10mm及以上长度的种植体提供了有利条件。修复后3个月至1年随访，种植体骨结合良好。

2. 桥基台的应用　本病例种植修复涉及口腔内4个象限，其中右上后牙区、左上后牙区及右下后牙区均为多颗种植体支持的固定桥修复。该病例使用了Zimmer®种植系统，其基台与植体连接利用了莫氏锥度（1°），若采用常规六角基台修复，则只能选择粘接固位方式，才能获得修复体被动就位。但是粘接固位易发生粘接剂残留的问题而引起种植体周围疾病，并且不方便长期维护和清洁。在该病例，修复体设计为螺丝固位，需要使用Zimmer®种植系统的锥形基台。锥形基台是一体式钛合金部件，具有4.5mm直径平台和突起的、15°锥形侧壁的中间部分。这一角度可允许种植体相互之间偏离平行30°以内。使用锥形基台后，上部局部固定桥制作成螺丝固位，既容易获得共同就位道，又在种植体和修复体之间起到一个应力分散的作用。当修复体上应力过大时，首先传递到锥形基台上，锥形基台螺丝松动或折断，对种植体起到一定的保护作用。

参考文献

[1] Stelzle F, Benner K U. An animal model for sinus floor elevation with great elevation heights. Macroscopic, microscopic, radiological and micro-CT analysis: ex vivo. Clin Oral Implants Res, 2010, 21(12): 1370–1378.
[2] 周磊. 上颌窦底提升术的研究进展. 国际口腔医学杂志, 2011, 38(1): 1–6.
[3] 陈, 布瑟, 威斯梅杰. 上颌窦底提升的临床程序. 北京：人民军医出版社. 2012.
[4] Tatum H, Jr. Maxillary and sinus implant reconstructions. Dent Clin North Am, 1986, 30(2): 207–229.
[5] Boyne P J, James R A. Grafting of the maxillary sinus floor with autogenous marrow and bone. J Oral Surg, 1980, 38(8): 613–616.
[6] Chaushu G, Mardinger O, Calderon S, et al. The use of cancellous block allograft for sinus floor augmentation with simultaneous implant placement in the posterior atrophic maxilla. J Periodontol, 2009, 80(3): 422–428.
[7] Dasmah A, Hallman M, Sennerby L, et al. A clinical and histological case series study on calcium sulfate for maxillary sinus floor augmentation and delayed placement of dental implants. Clin Implant Dent Relat Res, 2012, 14(2): 259–265.
[8] Degidi M, Daprile G , Piattelli A. RFA values of implants placed in sinus grafted and nongrafted sites after 6 and 12 months. Clin Implant Dent Relat Res, 2009, 11(3): 178–182.
[9] Ferreira C E, Novaes A B, Haraszthy V I, et al. A clinical study of 406 sinus augmentations with 100% anorganic bovine bone. J Periodontol, 2009, 80(12): 1920–1927.
[10] Fugazzotto P A , Vlassis J. Long-term success of sinus augmentation using various surgical approaches and grafting materials. Int J Oral Maxillofac Implants, 1998, 13(1): 52–58.
[11] Tarnow D P, Wallace S S, Froum S J, et al. Histologic and clinical comparison of bilateral sinus floor elevations with and without barrier membrane placement in 12 patients: Part 3 of an ongoing prospective study. Int J Periodontics Restorative Dent, 2000, 20(2): 117–125.

余占海教授点评

本病例属于上颌后牙可用骨高度严重不足的病例。作者在全面的口腔检查和CBCT对双侧上颌窦区的骨组织结构检查后，确定采用双侧上颌窦底外提升术，延期植入种植体，并最终进行上颌双侧后牙区种植体支持的局部固定桥修复。其治疗方案的选择是正确的，治疗中遵循了上颌窦底提升术的基本操作常规，在完成种植修复3个月和1年后复查，种植体周围骨整合良好，咬合功能恢复效果好，总体修复效果是满意的。本病例同时选用了Zimmer®种植系统的锥形基台，修复体的长期效果有待继续观察总结。

前牙美学区多颗牙连续缺失伴水平骨量不足的种植修复

郑小菲　袁泉　莫安春　四川大学华西口腔医院种植科

摘要

目的：牙齿缺失后骨宽度不足是限制种植修复实施的因素之一。骨劈开技术可以实现牙槽嵴水平向骨增量。本文展示1例前牙美学区多颗牙连续缺失伴水平骨量不足的情况下微创骨劈开的病例。**材料与方法：**48岁女性患者，口内多颗前牙缺失，要求种植修复。临床检查发现前牙美学缺失区牙槽嵴宽度不足。CBCT显示缺牙区牙槽嵴宽度为2~4mm。设计牙槽嵴顶正中切口，进行微小翻瓣，保留唇颊侧软组织瓣的附着。定位，刃状骨凿行骨劈开，使唇颊侧额骨板发生青枝骨折并侧向移位。手动扩孔钻进行种植窝的精细预备，并收集自体骨屑，植入Bicon种植体，回填自体骨于牙间隙内。软组织瓣减张严密缝合创口。植入6个月后行二期手术，最终完成上部修复。**结果：**术后CBCT影像显示牙槽嵴宽度增加2~3mm，唇侧骨板与基底骨相连，未发生游离、折断。最终修复体戴入9个月后复诊，可见牙槽嵴丰满度理想，修复体周围牙龈成形良好，龈缘水平稳定。放射学检查示种植体骨结合良好，边缘骨水平稳定。**结论：**不进行唇颊侧翻瓣的微创骨劈开技术不仅创伤小，并且可以减少骨板的吸收，是一种可行的水平骨增量方法。

前牙缺失后导致的牙槽嵴吸收，尤其是水平方向的骨量不足，限制了种植体的使用。在骨质厚度不足的情况下，常采用骨劈开技术利用骨组织的黏弹性增加唇腭侧骨板之间的宽度，实现水平向骨增量，进行同期种植。但是，常规的骨劈开技术需行较大的软组织翻瓣，尤其是唇颊侧大翻瓣，阻断了骨板来自软组织的血供，造成后期的骨板吸收，影响远期修复效果。本病例报道一种改良的微创骨劈开技术在美学区多颗前牙连续缺失中的应用。

一、材料与方法

1. 病例简介　48岁女性患者，口内多颗牙齿缺失，要求种植修复治疗。口内检查：上颌左侧尖牙近中面龋洞，上颌右侧第一磨牙至右侧第一前磨牙、上颌左侧第一前磨牙至左侧第二磨牙、下颌右侧第二前磨牙残根，上颌右侧尖牙至左侧侧切牙缺失，缺牙区牙槽嵴丰满度欠佳。上颌正常牙弓弧度消失，低笑线。CBCT检查示前牙缺牙区牙槽嵴宽度不足，宽2~4mm。残留牙根短，未行根管治疗。

2. 诊断　（1）上颌右侧尖牙至左侧侧切牙缺失。（2）上颌右侧第一磨牙至右侧第一前磨牙、上颌左侧第一前磨牙至左侧第二磨牙、下颌右侧第二前磨牙牙残根。（3）上颌左侧尖牙龋坏。

3. 治疗计划　（1）上颌左侧尖牙牙行牙体牙髓治疗后冠修复。（2）行全口洁治。（3）拔除残根，上颌右侧第一前磨牙、上颌右侧第一磨牙、上颌左侧第一前磨牙至左侧第一磨牙位点植入种植体。（4）上颌右侧尖牙、上颌右侧中切牙至左侧侧切牙位点骨劈开同期植入种植体。

4. 治疗过程　常规消毒铺巾麻醉，在上颌右侧尖牙至左侧侧切牙区牙槽嵴顶做横行切口，上颌左侧尖牙区行龈沟内切口，上颌左侧第一前磨牙颊侧做垂直减张切口，进行微小翻瓣，仅暴露牙槽嵴顶，避免唇颊侧翻瓣，可适当翻起腭侧黏骨膜瓣。先锋钻定位，11号外科直刀片沿牙槽嵴顶正中做骨切口，刃状骨凿插入骨切口中沿种植体植入方向劈开牙槽嵴，深度短于拟植入种植体3mm。在行骨劈开过程中，手指放于劈开位点的唇颊侧，感知劈开的力度，同时稳定唇颊侧骨板。当唇颊侧骨板侧向移动合适距离后，使用Bicon系列手动扩孔钻逐级制备种植窝，挤压劈开的唇腭侧骨板，同时收集自体骨屑，最后于上颌右侧尖牙、上颌右侧中切牙至左侧侧切牙位点植入Bicon种植体4颗（4mm×11.0mm）。将收集的自体骨屑与THP人工骨粉混合物充填于种植体近远中侧的骨间隙，松弛软组织瓣，无张力下严密缝合创口。一期术后6个月行二期手术，安装牙龈成形器。制取印模并完成最终修复。

二、结果

术后CBCT影像显示种植区牙槽嵴宽度增加2~3mm，唇侧骨板与基底骨相连，未发生游离、折断。最终修复体戴入6个月后复诊可见上颌右侧中切牙位点种植体唇侧瘘管，咬合力检测发现上、下颌前牙咬合接触，调整咬合。最终修复体戴入9个月后复诊，上颌右侧中切牙位点种植体唇侧瘘管减小，牙槽嵴丰满度理想，修复体周围牙龈成形良好，龈缘水平稳定。

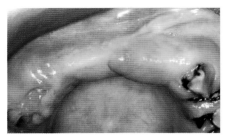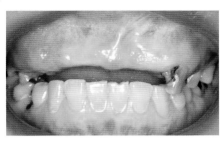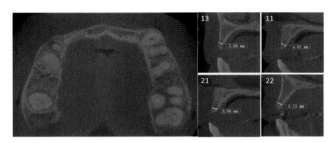

图1　术前口内像和CBCT影像。a、b. 术前口内像可见上颌多颗牙缺失，缺牙区牙槽嵴宽度不足，唇侧倒凹，牙弓正常弧度消失；c. 术前CBCT影像显示上颌前牙区牙槽嵴宽度不足，宽2~4mm

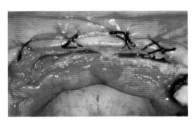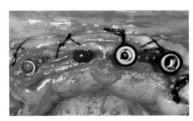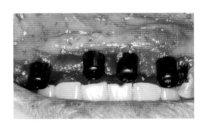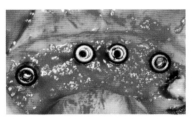

图2a~d　一期手术过程：行嵴顶切口，颊侧不翻瓣，进行适当的腭侧翻瓣，暴露牙槽嵴顶。外科刀片在刃状牙槽嵴上进行定位，刃状骨凿劈开狭窄牙槽嵴，唇颊侧骨板向外侧扩张后，在上颌右侧尖牙、右侧中切牙、左侧中切牙、左侧侧切牙进行种植窝的预备，植入Bicon种植体，种植体周围的骨间隙内植入人工骨粉

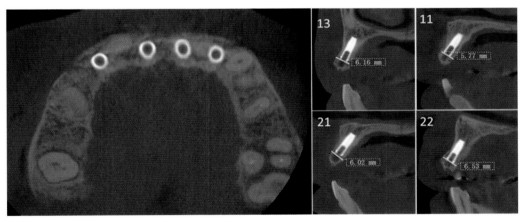

图3　种植体植入术后的CBCT影像

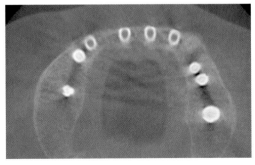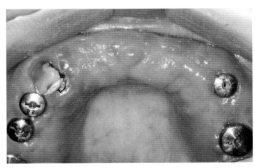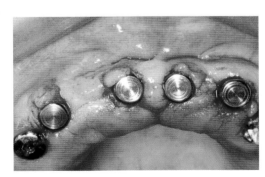

图4　骨劈开同期植入种植体6个月后进行二期手术。a. 二期术前CBCT影像；b. 二期术前口内𬌗面像，可见牙槽嵴丰满度度良好；c. 牙龈成形器在口内就位

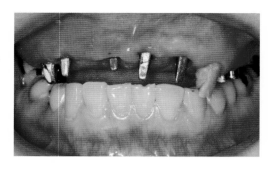
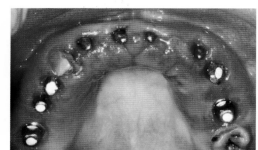
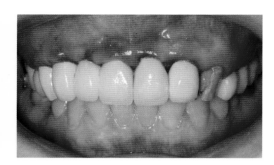
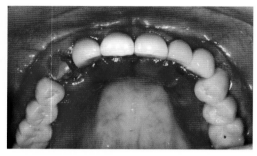
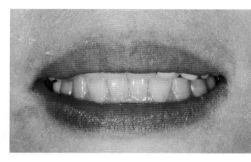

图5 戴入最终修复体。a、b. 永久基台在口内就位后的唇颊侧观和𬌗面观；c、d. 永久修复体戴入即刻可见修复体周围软组织尚未达到理想形态，仍稍有红肿，牙弓弧度得到恢复；e. 修复戴入后的微笑观

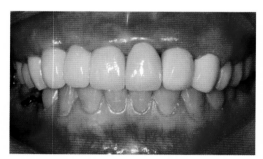
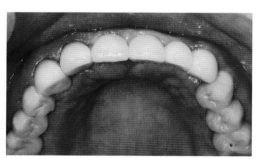

图6a、b 最终修复完成后2周复诊口内像，可见软组织红肿消失

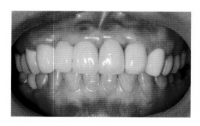
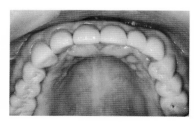
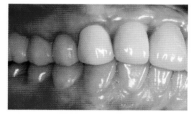
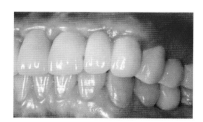

图7 最终修复完成后6个月复诊。a. 上颌右侧中切牙位点种植体唇侧可见小的瘘管；b. 牙弓弧度良好，牙槽嵴丰满度得到维持；c、d. 种植体周围软组织袖口成形良好，龈缘水平稳定

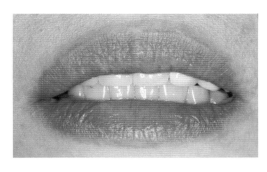
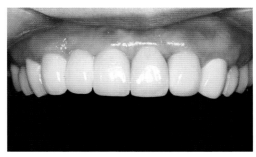
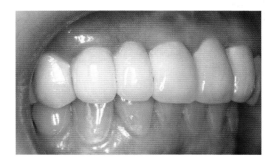
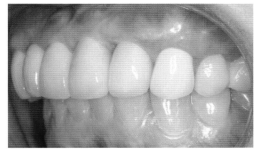
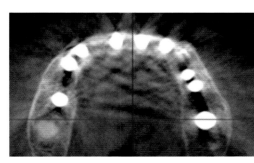

图8　修复完成9个月后随访。a. 微笑像；b~d. 口内照显示修复体周围软组织稳定，上颌右侧中切牙位点种植体唇侧瘘管减小；e. CBCT影像

三、讨论

本病例采用微小的软组织切口设计，不分离唇颊侧黏骨膜，仅暴露牙槽嵴顶部位和腭侧适量骨板。此技术中不进行唇颊侧翻瓣优点有：（1）由于微小翻瓣，术后出现的肿胀疼痛等软组织反应轻微。（2）骨劈开过程中，唇颊侧黏膜和骨膜仍附着在骨板上，在唇颊侧骨板侧向移位时可发挥稳定作用。（3）发生青枝骨质或移位的唇颊侧骨板在进行骨重建过程中，由于保留了骨板来自唇颊侧黏骨膜的血供，可以减少唇颊侧骨板的吸收。

此报道病例通过微创的骨劈开方法有效地实现了水平向骨增量。经过9个多月随访观察显示，种植体周围骨量稳定，修复体周围软组织成形良好并且龈缘水平稳定，种植牙行使功能良好。患者对修复体的美观和功能均较满意。

参考文献

[1] Hahn J. Clinical uses of osteotomes. J Oral Implantol, 1999, 25(1): 23–29.

[2] Santagata M, Guariniello L, D'Andrea A, Tartaro G. A modified crestal ridge expansion technique for immediate placement of implants: a report of three cases. J Oral Implantol, 2008, 34(6): 319–324.

[3] Chiapasco M, Zaniboni M, Boisco M. Augmentation procedures for the rehabilitation of deficient edentulous ridges with oral implants. Clin Oral Implants Res, 2006 Oct, 17 Suppl 2: 136–159.

[4] Tolstunov L, Hicke B. Horizontal augmentation through the ridge–split procedure: a predictable surgical modality in implant reconstruction. J Oral Implantol, 2013, 39(1): 59–68.

宫苹教授点评

骨增量技术的发展为牙种植修复治疗开拓了一个更高的平台，扩大了适应证。本团队通过对本病例各项资料的详细分析、评估，针对患者要求、咬合关系及缺牙区软硬组织结构，制订了严谨、科学、可靠的治疗方案，采用唇颊侧不翻瓣的改良微创骨劈开技术，较精准地在增加缺牙区牙槽骨宽度时同期成功植入种植体，术后反应轻微，保证了骨增量区血供，获得了良好的种植修复功能及美观效果。病例图片及文字资料真实、清晰，展示了完整的治疗过程，并且对治疗中出现的问题及原因进行了认真分析，结果可信。由于上颌右侧中切牙区修复后不久即出现瘘管，要考虑到该部位是否骨缺损，存在较深种植体周袋，应该进行及时处理，并需要长期的临床追踪观察。

上颌前牙垂直骨量不足——Onlay植骨数字化导板辅助延期种植即刻修复

李刚　刘艳　李凯欣　广州德伦口腔数字化种植中心

摘要

目的：探讨对上颌前牙美学区存在垂直向骨缺损的病例，自缺牙处基骨部取自体块状骨行骨增量手术的成骨效果及对种植美学修复的意义。**材料与方法**：对1例上颌右侧中切牙缺失的患者进行临床检查，缺牙区牙槽嵴明显凹陷，CBCT显示牙槽嵴呈"V"形骨缺损，骨高度明显不足，使用超声骨刀进行缺牙区基骨部取骨，骨块修整后与受植床紧密贴合，采用钛钉固定，植骨区域周围采用天博羟基磷灰石生物陶瓷颗粒填充，减张严密缝合创口。植骨6个月后在数字化导板的辅助下植入ICX植体1颗，并行CAD/CAM树脂临时冠即刻修复。**结果**：通过缺牙区基骨部取骨行Onlay植骨垂直向骨增量，植骨效果良好，6个月后在数字化导板的辅助下植入植体，植体的三维位置方向良好，初始稳定性良好。术后即刻修复行牙龈诱导，形成了良好的牙龈外形。**结论**：美学区仅存在垂直向骨量不足时，在缺牙区基骨部取骨行Onlay植骨垂直向骨增量，可以避免开辟第二术区，减轻患者痛苦，并为种植修复奠定良好的骨组织基础，结合数字化导板的辅助下的种植体精确植入和临时冠修复可以获得满意的种植美学修复效果。

当前，种植修复已经成为口腔修复的常规治疗方法。但是美学高要求患者的上前牙美学区种植修复仍然是临床医师的一大挑战。种植体良好的三维位置方向是实现前牙美学修复的关键，而术区是否具有充分的软硬组织量又是能否实现这一关键的前提。然而，因骨萎缩、外伤、牙周牙髓疾病等原因造成的牙槽骨量不足是临床医师经常遇到的问题。在骨量不足的情况下要达到种植美学修复效果，骨增量是不可或缺的。目前较理想的骨增量的方法是骨移植，包括自体骨、同种异体骨、异种骨和人工合成骨移植。自体骨由于生物相容性良好，兼具骨诱导和骨传导的特性而被认为是骨移植的"金标准"。局部骨缺损需要小骨块移植时最常从口内获取移植骨，诸如种植区、颏部、外斜线、下颌升支、上颌结节。口内来源的自体骨块移植是重建骨缺损的可靠技术。本例采用种植区基骨部取骨，骨增量效果好，不用开辟第二术区，减轻患者术后不适，术后并发症少，在取骨量不大时具有独特优势。

一、材料与方法

1. 病例简介　25岁女性患者，因右上前牙外伤缺失多年就诊，要求种植修复。临床检查：上颌右侧中切牙缺失，中位笑线，中厚龈生物型，中度深覆𬒗。缺牙区近远中距约8mm，与邻牙协调。近远中龈乳头略微退缩、龈缘高度无明显降低，龈缘轮廓塌陷。邻牙健康，上颌左侧中切牙呈卵圆形。X线片示上颌右侧中切牙处呈"V"形骨缺损，近远中龈乳头处牙槽骨高度无明显降低，但缺隙正中央处垂直向骨缺损约4.5mm，可用骨宽度约8mm，可用骨高度约16mm，缺牙区基骨处唇侧骨板厚3~4mm，影像密度较高。

2. 诊断　上颌右侧中切牙牙列缺损。

3. 治疗计划　（1）先在缺隙基骨部取骨行Onlay植骨垂直向骨增量；（2）植骨6个月后设计制作数字化手术导板，在导板辅助下种植；（3）种植后视植体初始稳定性决定是否行即刻修复；（4）种植3个月后永久修复。

4. 治疗过程

（1）2015年8月：初诊，口内检查，X线检查，取研究模型制订治疗计划。

（2）2015年8月：Onlay植骨，局麻下于缺牙区牙槽顶偏腭侧行保留近远中龈乳头的梯形切口，翻瓣暴露骨缺损处和取骨区，发现口内情况与术前X线检查完全吻合，用超声骨刀于缺牙区基骨部取一约6mm×8mm×3mm大小骨块，略微修整骨块使之能与受植床紧密贴合，稳定就位于骨缺损处，再用一1.0mm×8mm钛钉于嵴顶处固定骨块。修整骨块的锐利边缘至圆钝后在周围间隙、移植骨表面和取骨区填入天博骨粉0.5g，覆盖Lyoplant12mm×25mm可吸收胶原膜1张。松弛骨膜，无张力严密缝合。术后10天拆线，创口愈合良好无感染，嵴顶部创口有轻微裂开，但是因为有胶原膜的保护移植骨块未受影响。

（3）2016年2月：设计制作手术导板，植骨6个月后复查，牙龈色形质正常，附着龈宽度、近远中龈乳头、龈缘位置与术前基本保持一致，但是龈缘轮廓变得明显饱满，与邻牙协调一致。X线检查示植骨愈合良好，未见明显吸收。植骨区骨高度与上颌左侧中切牙相比增长2.3mm，可用骨宽度达7.6mm，可用骨角度较佳，无明显倒凹。取模，制作美学蜡型，试戴，患者自觉满意后用3Shape D810扫描仪扫描，连同CBCT数据一起输入ICX-Magellan软件设计手术导板。设计完成后用Evisiontec 3D打印机打印手术导板。

（4）2016年2月：种植外科，局麻后先试戴导板，试戴合适后于牙槽嵴顶行保留两侧龈乳头的"H"形切口，小范围翻瓣，暴露钛钉，见钛钉仍然与骨面齐平，骨块未见明显吸收。取下钛钉，就位手术导板，在导板的指引下全程导航预备种植窝，植入ICX3.75mm×15mm植体1颗，植入扭矩大于50N·cm。术中检查植体位于牙槽嵴中央，釉牙骨质界下2mm，与近远中牙齿骨面距离大于1.5mm，唇侧骨板厚度大于2mm，腭侧骨板厚度大于1mm，术后X线检查位置方向均比较理想。

（5）2016年2月：术后拟合分析，将患者术后CBCT导入ICX-Magellan软件并与术前设计相拟合，发现虚拟植体（红线标记）与术后植体（绿线标记）能够基本上完全重叠，说明导板的准确性较高。

（6）2016年2月：即刻修复，术后即刻印模，灌模，选择穿龈高度理想的永久基台进行研磨，研磨完成后用3Shape D810扫描仪扫描，按照美学蜡型的外形CAD/CAM制作树脂临时冠。临时冠就位，调整咬合至无接触。

术后10天拆线。

（7）2016年4月：复查，牙龈颜色已基本恢复正常，"黑三角"仍然存在。

（8）2016年5月：永久修复，植体骨结合良好，软组织已基本稳定，取下临时冠，把原临时冠数据做略微修改，CAD/CAM制作全瓷冠永久修复体，换上全瓷冠完成永久修复。

二、结果

Onlay植骨术后，嵴顶部创口虽有轻微裂开，但是因为有胶原膜的保护移植骨块未受影响。由于没有开辟第二术区，术后患者无明显肿胀及其他并发症反应。6个月后移植骨块成骨良好，未见明显骨吸收。种植体植入后位置方向良好。术后即刻修复，很好的支撑住了软组织的外形，有利于形成良好的软组织形态，达到了较佳的美学修复效果。

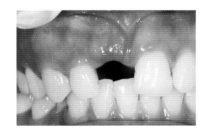
图1　术前口内正面像

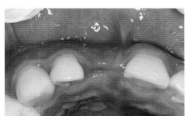
图2　术前口内𬌗面像

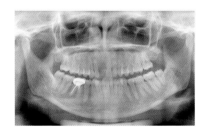
图3　术前全景片

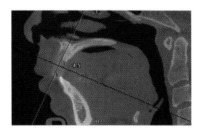
图4　植骨前与邻牙对比存在约4.5mm的垂直向骨缺损

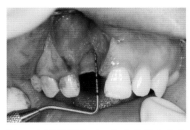
图5　翻瓣暴露术区，与术前检查完全吻合

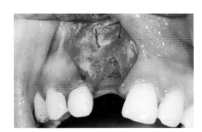
图6　超声骨刀取骨

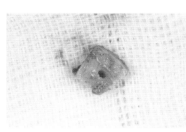
图7　取下的骨块

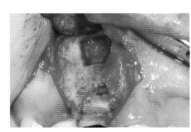
图8　骨块就位

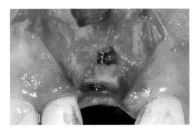
图9　钛钉固定骨块

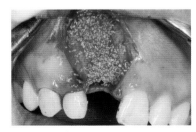
图10　填充和覆盖骨粉

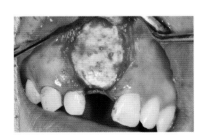
图11　盖胶原膜

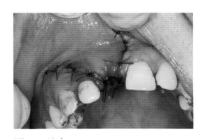
图12　缝合

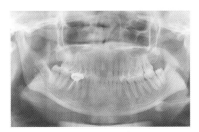
图13　植骨术后即刻全景片

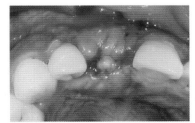
图14　植骨10天后拆线𬌗面像

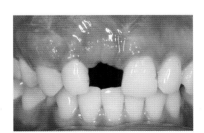
图15　植骨6个月后口内正面像

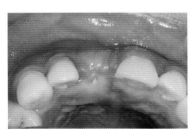
图16　植骨6个月后口内𬌗面像

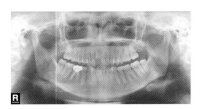

图17　植骨6个月后全景片

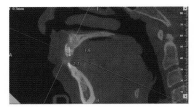

图18　植骨6个月后与邻牙对比骨高度过长2.3mm

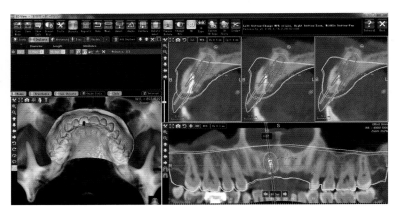

图20　导板设计

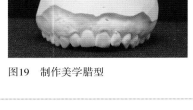

图19　制作美学腊型

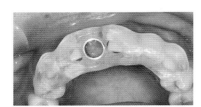

图21　试戴导板

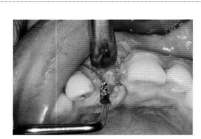

图22　"H"形切口，翻瓣，暴露钛钉

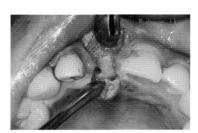

图23　取下钛钉

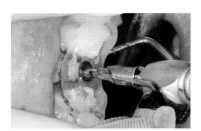

图24　全程导航备洞——先锋钻

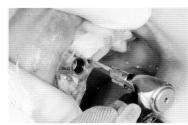

图25　全程导航备洞——扩孔钻

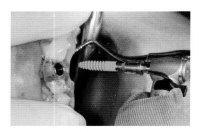

图26　导板引导下植入植体

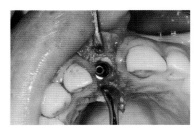

图27　术中检验植体位置，方向均较理想

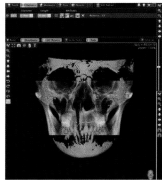

图29　术后CT与术前设计拟合

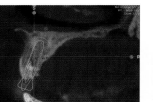

图28　种植术后CT矢状位片

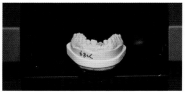

图30　虚拟植体（红线标记）与术后植体（绿线标记）能够基本上完全重叠

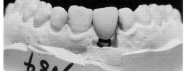

图31　3Shape D810扫描仪扫描基台

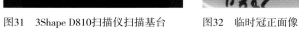

图32　临时冠正面像

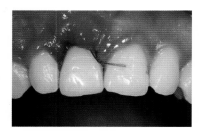

图33　术后当天临时冠就位

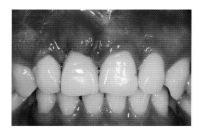

图34　种植手术10天后拆线

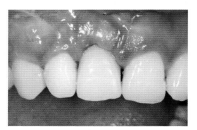

图35　术后1个月复查

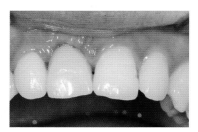

图36　术后3个月复查

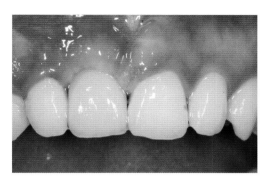

图37　永久修复完成正面像

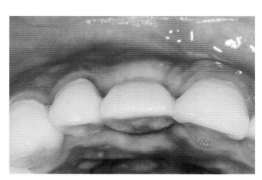

图38　永久修复完成𬌗面像

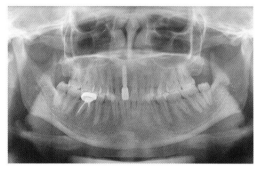

图39　永久修复完成全景片

三、讨论

1. 上颌前牙的美学修复是种植修复中的难点。完整的牙龈乳头，饱满的龈缘轮廓以及与邻牙协调一致的龈缘曲线对美学修复至关重要。Jovanovic提出，在美学区植骨以恢复高度和宽度，可以为周围软组织提供支持作用。而Chee和Jivraj则证明软硬组织缺损越严重，获得理想的美学修复则越困难。

2. 数字化技术在口腔种植中的应用从根本上改变了传统口腔修复的理念，使得口腔种植修复过程得以在术前进行方案规划和术后效果预测，推动口腔种植理论由传统的定性向定量化方向发展，正在掀起一场口腔种植技术革命。应用3D打印技术导板可将术前设计准确的转移到种植手术中，起到准确的导航作用，提高了种植手术的安全性、准确性和成功率。

3. 采用种植体支持的临时修复体对穿龈轮廓的精确塑形，对最终的美学效果有着重要的影响。本例采用永久基台+CAD/CAM制作的树脂临时冠，后期不需印模也不需拆卸基台直接更换为全瓷冠即可完成永久修复，减少患者就诊次数，节约患者和医生的时间，也避免了对生物学宽度的反复刺激。

参考文献

[1] Sarnachiaro GO, Chu SJ, Sarnachiaro E, Gotta SL, Tarnow DP. Immediate Implant Placement into Extraction Sockets with Labial Plate Dehiscence Defects: A Clinical Case Series. Clin Implant Dent Relat Res, 2015 Apr, 27.

[2] Migliorati M, Amorfini L, Signori A, Biavati AS, Benedicenti S. Clinical and Aesthetic Outcome with Post-Extractive Implants with or without Soft Tissue Augmentation: A 2-Year Randomized Clinical Trial. Clin Implant Dent Relat Res, 2015 Oct, 17(5): 983-995.

[3] Wong KC, Kumta SM, Geel NV, Demol J. One-step reconstruction with a 3D-printed, biomechanically evaluated custom implant after complex pelvic tumor resection. Comput Aided Surg, 2015, 20(1): 14-23.

[4] 贺刚, 陈峰, 陈治清. 四川大学华西口腔医学院. 数字化医患沟通在复杂种植病例中的应用. 中国口腔种植学杂志, 2012, v. 17: 120-123.

[5] Bauermeister AJ, Zuriarrain A, Newman MI. Three-Dimensional Printing in Plastic and Reconstructive Surgery: A Systematic Review. Ann Plast Surg, 2015 Dec 15.

[6] Pistilli R, Felice P, Piatelli M, Nisii A, Barausse C, Esposito M. Blocks of autogenous bone versus xenografts for the rehabilitation of atrophic jaws with dental implants: preliminary data from a pilot randomised controlled trial. Eur J Oral Implantol, 2014 Summer, 7(2): 153-171.

[7] Slagter KW, den Hartog L, Bakker NA, Vissink A, Meijer HJ, Raghoebar GM. Immediate placement of dental implants in the esthetic zone: a systematic review and pooled analysis. J Periodontol, 2014 Jul, 85(7): e241-250.

[8] Jovanovic, S. A. Bone rehabilitation to achieve optimal aesthetics. Pract Proced Aesthet Dent, 2007 Oct, 19(9): 569-576.

[9] Jivraj S, Chee W. Treatment planning of implants in the aesthetic zone. Br Dent J, 2006 Jul 22, 201(2): 77-89.

[10] 白石柱, 刘宝林, 陈小文等. 种植导板的制作及CAD-CAM技术的应用. 实用口腔医学杂志, 2011, v. 27: 138-142.

周磊教授点评

上颌前牙区单牙缺失时，虽然必然会出现牙槽骨唇侧嵴顶部高度及宽度的退缩，但通常在靠近根端也即基骨部位仍会有足够的宽度（厚度），该病例巧妙地利用了缺牙区基骨部位获得供骨源，此骨源与嵴顶处受区发育来源一致，且常为Ⅱ～Ⅲ类骨，既有一定的硬度吸收速度不会太快，又有较多微孔的血管生长进入，一期成活率高。

操作中保证植骨块成活的要素：（1）骨块尽量与受区紧密贴合；（2）伤口无张力缝合；（3）创缘互相间接合面尽量宽。该病例在术后10天复查时可见伤口有裂开，有植骨块坏死的风险。如果不采用小梯形切口，改用角形切口或常规梯形切口并采用褥式缝合增加创缘互相间接合面，则可大大降低伤口裂开的可能。

块状骨移植后种植修复1例

李明　杨益　汤春波　邱憬　金婷婷　张金芬　南京医科大学附属口腔医院种植修复科

摘要

目的：通过对前牙区宽度＜4mm的病例行块状骨移植，6个月后采用种植体植入，9个月后行修复治疗，评价块状骨移植后种植修复临床效果。**材料与方法**：对1例典型的前牙区宽度＜4mm患者进行全面检查分析，提出治疗方案，进行块状骨移植后种植修复，总结前牙区宽度＜4mm的病例的临床治疗经验。**结果**：移植块状骨存活，种植修复后义齿的美学和功能俱佳。**结论**：对于前牙区宽度＜4mm的病例，行块状骨移植后种植修复是一种稳定可靠的治疗方案。

近年来，随着车祸和外伤的增多，前牙区缺损凹陷的患者也越来越多。当局部骨宽度＜4mm时种植时，很难获得功能和美学俱佳的临床效果。笔者通过1例前牙区骨宽度＜4mm并伴有中部凹陷患者进行块状骨移植，6个月后种植修复，植骨后1年随访，获得了稳定的软硬组织效果。

一、材料与方法

1. **病例简介**　26岁男性患者，因为"右上前牙外伤缺失4个月余"来我院要求种植修复治疗。患者因外伤导致牙根折断4个月前在外院行牙齿拔除，未行义齿修复。临床检查：上颌右侧中切牙缺失，局部牙槽骨缺损。患者无系统性全身疾病史和抽烟史，无服用影响骨代谢药物史。

2. **诊断**　上颌右侧中切牙缺失伴局部骨缺损。

3. **治疗计划**　块状骨移植，6个月后种植修复。

4. **治疗过程**

（1）完善术前CBCT检查，制作研究模型，确定块状骨移植的部位，颏部取骨。

（2）块状骨移植：缺牙区以及下颌取骨区常规消毒铺巾，局部浸润麻醉，牙槽嵴顶水平向切口，近远中附加切口。缺牙区翻黏骨膜瓣，测量骨缺损区长度及宽度以确定取骨量。下颌取骨区手术为下颌前牙区的前庭沟做水平切口，止于双侧尖牙根尖区，全层翻瓣，充分暴露取骨区。根据骨缺损区所需骨量和形态，使用球钻定点，确定取骨的范围及形态。取骨区范围：上缘至少在下颌前牙根尖下方5mm，下缘位于下颌骨下缘上方5mm，两侧距离颏孔5mm以上，以防止颏神经损伤。用超声骨刀切开皮质骨层到达松质骨，在骨块表面钻数个小孔，用骨凿取出骨块。应在术中保证舌侧皮质骨的完整性，防口底出血。取骨区以吸收性明胶海绵充填，对位颏部肌

肉，间断缝合关闭伤口。在骨块移植受区皮质层钻孔，以增加移植骨块血供，对移植骨块进行修整，去除锐利的边缘并钻孔，使之能贴附于受植区而无翘动。使用1颗钛钉在移植骨块近牙槽嵴端1/3即距牙槽嵴顶约2mm处固定移植骨块使之固定良好。用自体皮质骨或松质骨混合人工骨材料Bio-Oss®（Geistlich，Switzerland）充填骨块边缘的缝隙弥补在愈合过程中的部分骨吸收，植骨量适当大于缺损。覆盖双层Bio-Gide®膜（Geistlich，Switzerland）。做广泛的骨膜切开，使软组织充分减张，间断缝合关闭伤口。服用抗生素5~7天，注意饮食和口腔卫生，2周拆线。

（3）骨移植术后6个月，拍摄CBCT和全景片观察移植骨愈合情况。移植骨块愈合良好在影像学表现为：移植骨块与牙槽嵴完全融合、边缘无明显分界线，取骨区创口愈合良好。

（4）种植体植入：缺牙区常规消毒铺巾，局部浸润麻醉，牙槽嵴顶水平向切口，翻颊侧黏骨膜瓣，取出固位钛钉，定位，备种植窝洞，病例植入Straumann® BL 3.3mm×12mm种植体，间断缝合关闭术创。种植体穿过移植骨块进入骨内；移植骨块中皮质骨比例较高，骨质较硬，扩孔和种植体旋入时对移植骨块辅助固定，防止骨块意外开裂和移位。

（5）种植体植入4个月后拍根尖片，观察种植体的骨结合情况。无异常情况行上部结构修复。

二、结果

术后X线片显示骨块固位良好。6个月后CBCT显示骨结合良好。1年后随访拍摄CBCT再次检查局部植骨区情况，显示良好的骨轮廓外形和唇侧骨厚度，功能和美学效果良好。

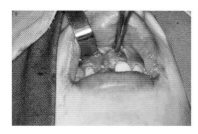

图1 局部切开翻瓣后，确定局部缺损的大小

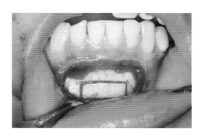

图2 超声骨刀切取与缺损区大致相等的骨块

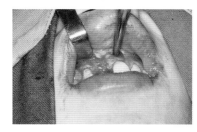

图3 受区骨皮质打孔，直至松质骨

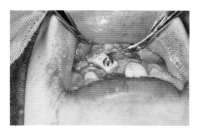

图4 修整骨块大小与受区贴合无翘动后，钛钉近牙槽嵴顶固定

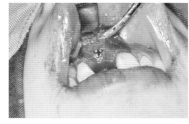

图5 移植骨块周围间隙处填充Bio-Oss®骨粉，填充略高于邻牙区骨质

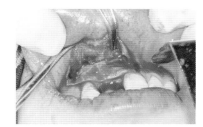

图6 Bio-Gide®双层膜覆盖植骨区

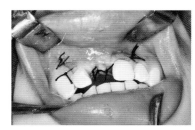

图7 软组织瓣减张后间断缝合创口

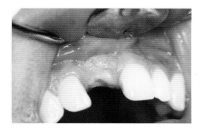

图8 6个月后，口内植骨区丰满

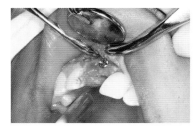

图9 小范围翻瓣后暴露钛钉

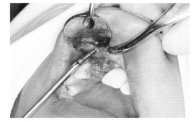

图10 取出钛钉

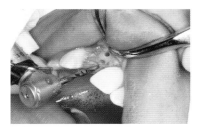

图11 偏腭侧备洞，钻针方向与邻牙大致平行

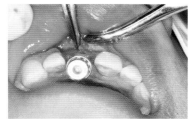

图12 导向杆显示较好的位置和方向

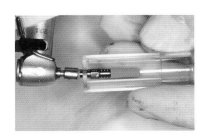

图13 植入Straumann® 3.3mm×12mm BL SLA表面处理种植体

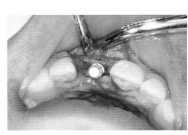

图14 种植体完全植入后𬌗面像

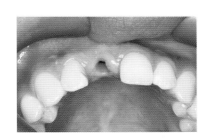

图15 二期手术后2周，牙龈袖口情况

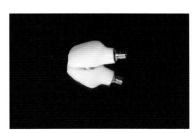

图16 全瓷冠

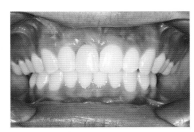

图17 牙冠戴入后当天，口内正面像

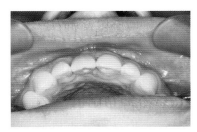

图18 牙冠戴入后当天，𬌗面像

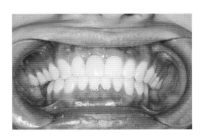

图19 修复后半年，口内正面像

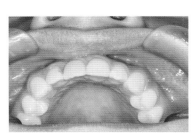

图20 修复后半年，𬌗面像

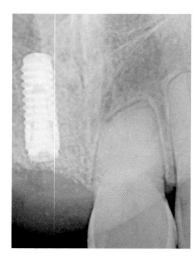

图21　种植体植入后根尖片

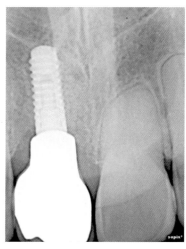

图22　戴牙后当天根尖片

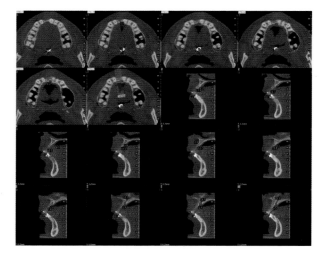

图23　植骨前CBCT

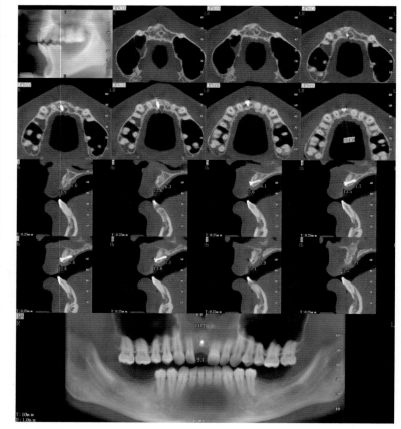

图24　植骨后半年CBCT

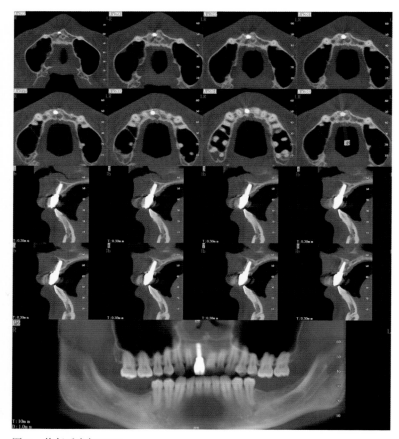

图25　修复后半年CBCT

三、讨论

1. 自体取骨的部位 在口腔临床手术中，如何选择骨块供区仍然需要综合各个方面因素进行综合考虑。选择在口内取骨，最常用的供体位点是颏部和外斜线。这两个区域提供骨量有限，但是有操作简便、面部轮廓改变较小、没有皮肤瘢痕、愈合期较短等优点。综合以上因素，故本研究选择颏部作为供骨区。

2. 螺钉固定部位与手术切口选择 目前，有学者通过单螺钉于骨块正中固定移植骨块，二期取出螺钉时，需将移植骨块颊侧软组织瓣全部剥离后，取出螺钉。研究表明，固定的稳定性和骨组织的血液供应是保证骨组织改建的两个关键要素。骨细胞需要距营养血管0.1mm之内才能生存，而血供中断可导致骨组织缺血性坏死。研究发现，新生血管在移植骨块中很少，表明皮质骨的致密结构是阻碍软硬组织的新血管的生长的一个物理障碍。笔者通过单钉近嵴顶固定颏部自体骨块。二期取出螺钉时，通过剥离较少的移植骨块颊侧软组织瓣，保护了珍贵的新生血管，保证移植骨块新建的血液供应，避免了移植骨块二次吸收与改建，保证了后期种植修复的功能与美学效果。

3. 颏部取骨并发症与处理 虽然从颏部取移植骨块具有显著的优势，但也有文献报道：颏部软组织感觉异常，和下前牙敏感性降低等是颏部取骨时损伤神经而可能会造成的术后并发症。取骨范围与这些并发症直接相关，因此，通过控制取骨范围，遵循颏部取骨手术的注意事项，即可防止以上并发症的发生。

通过单钉近嵴顶固定颏部自体骨块移植，改善上颌前牙区骨量不足，种植治疗后可取得良好的临床效果，但就本方法的长期效果还需要进一步的临床观察。

参考文献

[1] Philipp S, Christopher K, Jan-Falco W, et al. Horizontal alveolar ridge augmentation using autologous press fit bone cylinders and micro-lag-screw fixation: Technical note and initial experience-Journal of Craniomaxillofacial Surgery. Journal of cranio-maxillo-facial surgery : official publication of the European Association for Cranio-Maxillo-Facial Surgery, 2014, 42(5): 387-391.

[2] Chiu G S C, Chang C H N, Roberts W E. Bimaxillary protrusion with an atrophic alveolar defect: Orthodontics, autogenous chin-block graft, soft tissue augmentation, and an implant. American Journal of Orthodontics &Dentofacial Orthopedics, 2015, 147(1): 97-113.

[3] Joshi A. An investigation of postoperative morbidity following chin graft surgery. British Dental Journal, 2004, 196(4): 215-218.

[4] Acocella A, Bertolai R, Colafranceschi M, et al. Clinical, histological and histomorphometric evaluation of the healing of mandibular ramus bone block grafts for alveolar ridge augmentation before implant placement. Journal of cranio-maxillo-facial surgery : official publication of the European Association for Cranio-Maxillo-Facial Surgery, 2010, 38(3): 222-230.

[5] Samer George, Hakim, Harald, Kimmerle. Reverse sliding onlay graft from the chin for lateral reconstruction of the alveolar ridge. British Journal of Oral & Maxillofacial Surgery, 2013, 51(8): 978-980.

[6] Dds L W, GöranWidmark DDS PhD, Carl-Johan Ivanoff DDS PhD, et al. Morbidity after Chin Bone Harvesting-A Retrospective Long-Term Follow-Up Study. Clinical Implant Dentistry & Related Research, 2009, 11(2): 149-157.

[7] Raghoebar G M, Louwerse C, Kalk W W I, et al. Morbidity of chin bone harvesting. Clinical Oral Implants Research, 2001, 12(5): 503-507.

[8] Misch C M. Comparison of intraoral donor sites for onlay grafting prior to implant placement. International Journal of Oral & Maxillofacial Implants, 1997, 12(6): 767-776.

[9] Dds J C, Stefan Lundgren DOS PhD. Ramus or chin grafts for maxillary sinus inlay and local onlay augmentation: comparison of donor site morbidity and complications. Clinical Implant Dentistry & Related Research, 2003, 5(3): 154-160.

[10] Pommer B, Tepper G A, Zechner W, et al. New safety margins for chin bone harvesting based on the course of the mandibular incisive canal in CT. Clinical Oral Implants Research, 2008, 19(12): 1312-1316.

[11] 王凤, 张志勇, 黄伟, 等. 颏部自体块状骨移植二期种植修复的临床疗效评价. 口腔颌面外科杂志, 2012, 22(1): 42-46.

陈宁教授点评

本文报道1例上颌中切牙外伤性缺失的患者，缺牙区唇侧中部凹陷，骨宽度＜4mm。对患者进行了自体块状骨移植，并联合了GBR技术实现了骨增量。6个月后植入骨水平美学种植体，3个月后完成二期手术和冠修复。修复后半年随访，软硬组织稳定，修复效果理想。结果表明对于上前牙大块骨缺损，自体块状骨移植是常用的临床骨增量技术，结合GBR技术可以达到更加理想的效果。对于取骨区的选择，因颏部取骨虽然操作方便，但有可能损伤下颌切牙管神经，造成患者长期颏部麻木不适，应慎用。或者在颏部取骨时仅限于皮质骨，以免损伤下颌切牙管神经和牙根。

双侧侧壁开窗上颌窦底提升术延期种植修复

石姗　曲哲　张翔　大连市口腔医院种植科

摘要

目的：本文介绍侧壁开窗上颌窦底提升手术、延期种植手术及永久修复过程。**材料与方法**：上颌双侧第一磨牙和第二磨牙因牙周病拔除10年的患者，中年女性，口腔功能受到影响，要求种植修复缺失牙齿。排除系统性疾病及磨牙症。口内检查可见上颌双侧第一磨牙和第二磨牙缺失共4颗。由于长时间牙齿的缺失，缺牙区牙槽骨吸收明显，双侧可用骨高度均小于4mm，为植入理想直径的种植体，本例采用一期侧壁开窗双侧上颌窦底提升术，术中应用CGF，二期植入种植体的修复设计。患者种植体植入6个月后复诊，种植体稳定性良好，行种植体支持式烤瓷冠永久修复。**结果**：术后1年复诊，双侧上颌窦可用骨高度增量明显。植入种植体后6个月复诊，影像学检查显示种植体周围骨结合良好，效果稳定，最终完成修复体戴入，患者对美观效果和咀嚼功能满意。修复后12个月复诊，患者自觉无不适，口内检查无异常，牙龈软组织稳定，患者对种植义齿修复效果满意。**结论**：上颌后牙长期的牙齿缺失导致可用骨高度严重不足，可通过侧壁开窗上颌窦底提升术明显改善可用骨高度，简化复杂病例为常规病例，能成功地完成种植修复治疗。这不仅提升了患者的生活质量，而且大大地满足了患者对美观及功能的心理需求。

上颌第一磨牙和第二磨牙是口腔行使咀嚼功能至关重要的牙齿。上颌后牙的长期缺失，不仅对咀嚼功能影响大，还间接地影响患者的全身健康，而且伴随着对颌牙的伸长，甚至还严重影响患者的心理健康，所以患者修复的愿望非常迫切。上颌牙槽嵴顶到上颌窦底的距离即可用骨高度 > 12mm时，不需要进行上颌窦底提升，常规植入种植体即可。因为种植体植入区是否具有足够量的健康骨组织是骨内种植成功的关键因素之一。然而上颌后牙拔除后，由于缺牙区牙槽骨吸收以及上颌窦气腔化现象，常常导致牙槽嵴顶与上颌窦底距离过小，种植区垂直骨量不足。目前针对上颌后牙区骨量不足而进行牙种植术所采取的措施主要有穿牙槽嵴顶上颌窦底提升术（即上颌窦底冲顶术）和侧壁开窗上颌窦底提升术。当可用骨高度介于8～12mm，骨质密度尚可，从正常预备的种植窝入路，用骨挤压器械将上颌窦底轻度提升，可以植入10～14mm长的种植体，即上颌窦底冲顶术。冲顶术最多可顶起窦底4mm左右。而经侧壁开窗上颌窦底提升术是经颊侧骨壁切开翻瓣，在直视下完全剥离窦底黏膜，将骨移植物放置于窦底骨壁与黏膜之间，术后使骨嵴垂直高度增加。可用骨高度介于5～8mm者，可同期植入种植体；如可用骨高度 < 5mm，则应先行上颌窦底提升术，根据骨形成的情况，经6个月或更长时间后再进行种植手术。

一、材料与方法

1. 病例简介　51岁女性患者，主诉上颌双侧后牙缺失10年。10年前因牙周病，于本院拔除双侧上颌后牙，影响口腔功能，现要求种植修复缺失牙齿。否认高血压、糖尿病、心脏病史，否认药物及材料过敏史。患者无不良嗜好及磨牙症。口内检查见上颌左、右第一磨牙和第二磨牙缺失，颌间距离尚可，缺牙区牙龈色粉，质地坚韧。放射线检查：CBCT见上颌多颗后牙缺失，测量缺牙区颌骨高度：上颌右侧可用骨高度约1.0mm，上颌左侧可用骨高度约2.4mm。

2. 诊断　上颌牙列缺损。

3. 治疗计划　上颌双侧侧壁开窗上颌窦底提升术恢复种植空间＋种植义齿修复缺失牙齿。

4. 治疗过程

（1）术前常规种植检查，通过CBCT对骨质量进行测量及评估，应用invivo-5软件确定拟植入种植体的规格。

（2）常规消毒铺巾，局部麻醉下行左右侧壁开窗上颌窦底提升术，小心分离窦底及周围黏膜，植入CGF与Bio-Oss®骨粉的混合物，盖Bio-Gide®膜，缝合，观察随诊。

（3）上颌双侧侧壁开窗上颌窦底提升术后1年复诊，CBCT影像学检查上颌窦底至牙槽嵴顶的骨增量情况，测得右侧：可用骨高度约16.00mm，可用骨宽度约11.80mm；左侧：可用骨高度约14.61mm，可用骨宽度约11.02mm。

（4）上颌窦底提升术后1年，常规消毒铺巾，局部麻醉下在上颌右侧第一磨牙、第二磨牙及左侧第一磨牙、第二磨牙的牙槽嵴顶行"一"字形切口，翻瓣，用小球钻为种植体植入位点定位，先锋钻定向，放置标示杆确定种植体方向，方向无误后，严格按照ITI种植系统要求用扩孔钻逐级预备种植窝，于上颌双侧第一磨牙位点各植入Straumann® SLA 4.1mm×12mm（SP，RN）种植体1颗，上颌双侧第二磨牙位点各植入Straumann®SLA 4.8mm×10mm（SP，WN）种植体1颗，放置愈合帽，缝合手术切口。

（5）种植体植入术后6个月，影像学检查见种植体周围无病变影像，动度测量仪测量种植体ISQ值 > 70。

（6）安装印模帽及替代体，3M聚醚橡胶取模，制作并戴入个性化基台和烤瓷冠，修复缺失牙。

（7）修复完成后12个月患者复诊，自述修复体使用中无不适症状，口内检查，种植义齿修复区域牙龈无明显红肿疼痛，义齿松动度（-），叩痛（-），行影像学检查显示种植体骨结合良好。

（8）材料：种植系统（Straumann®，Switzerland）；大颗粒Bio-Oss®骨粉（Switzerland，Geistlich）和Bio-Gide®可吸收性胶原膜瑞士，Geistlich），CGF。

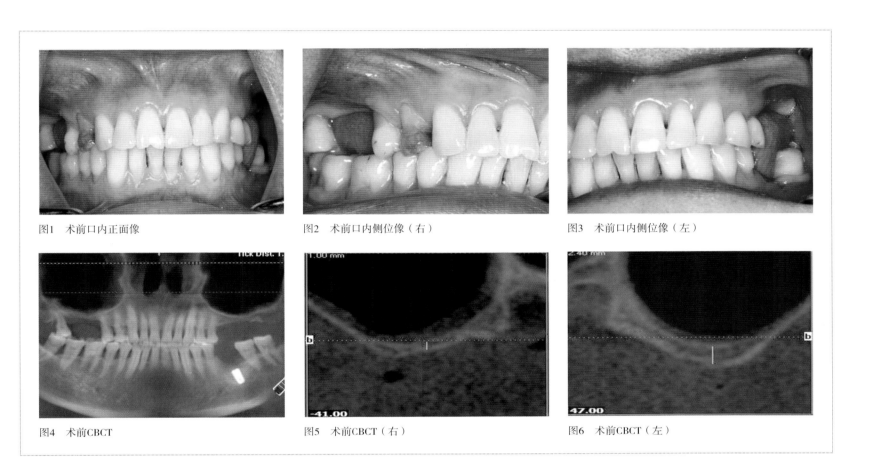

图1 术前口内正面像　　　图2 术前口内侧位像（右）　　　图3 术前口内侧位像（左）

图4 术前CBCT　　　图5 术前CBCT（右）　　　图6 术前CBCT（左）

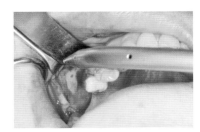
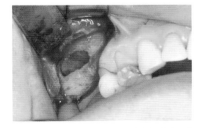
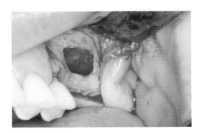
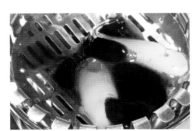

图7 翻瓣　　　图8 术中行侧壁开窗上颌窦底提升术，完全分离窦底黏膜（右）　　　图9 术前侧壁开窗上颌窦底提升术（左）　　　图10 获取CGF

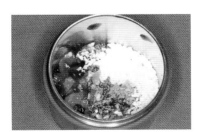
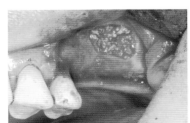
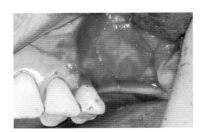
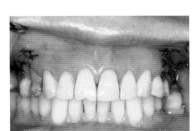

图11 CGF碎屑混合骨粉（Bio-Oss®）　　　图12 植入混合物　　　图13 盖Bio-Gide®膜　　　图14 缝合，术后口内正面像

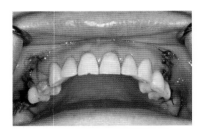

图15　术后口内殆面像

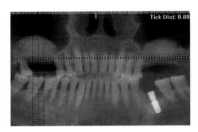

图16　术后CBCT

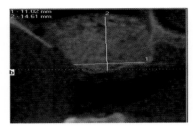

图17　术后CBCT（左）

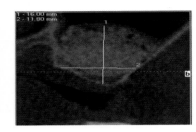

图18　术后CBCT（右）

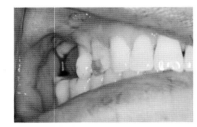

图19　术后1年，牙龈色粉，质坚韧（右）

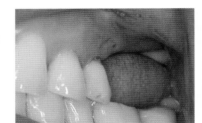

图20　术后1年侧位观（左）

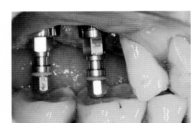

图21　预备种植窝，种植体就位

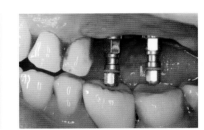

图22　种植体就位（左）

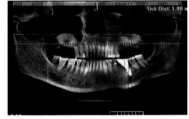

图23　术后1年CBCT

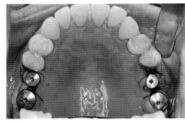

图24　安放愈合帽，严密缝合

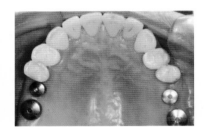

图25　种植术后6个月殆面像

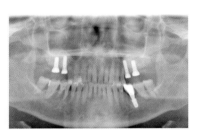

图26　术后6个月曲面断层片

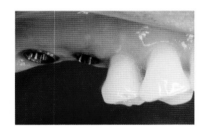

图27　术后6个月侧面像（右）

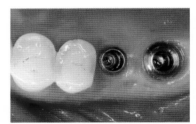

图28　术后6个月殆面像，取下愈合帽，袖口形态良好（左）

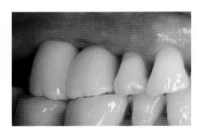

图29　佩戴义齿（侧面像右）

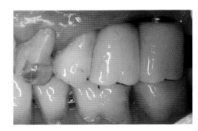

图30　佩戴义齿（侧面像左）

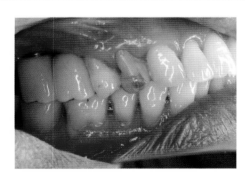

图31　永久修复12个月（右）

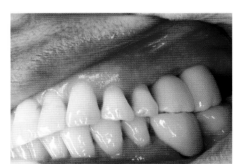

图32　永久修复12个月（左）

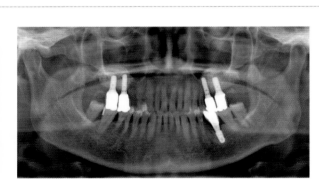

图33　修复后12个月曲面断层片

二、结果

1. 侧壁开窗上颌窦底提升术后1年复诊，双侧上颌窦可用骨高度增量明显。

2. 植入种植体后6个月复诊，影像学检查及动度测量显示种植体周围骨结合良好，最终完成修复体戴入，患者对修复效果满意。

3. 修复后12个月复诊，患者自觉无不适，口内检查无异常，牙龈软组织稳定，影像学检查未见种植体周围病变。

三、讨论

上颌后牙区牙缺失后，由于上颌窦的气化及牙槽嵴的吸收，使得种植可用骨高度减低，不足以容纳常规高度的种植体，这就需要我们采用外科手术的方法来增加种植区的牙槽嵴高度，即抬高上颌窦底，补充不足的骨量。

目前，侧壁开窗上颌窦底提升术和穿牙槽嵴顶上颌窦底提升术是常见的窦底提升方式，是上颌后牙区行之有效的骨增量方式。选择穿牙槽嵴顶上颌窦底提升术，应确保上颌窦底垂直骨高度至少达到5mm。因为穿牙槽嵴顶上颌窦底提升术最多可顶起窦底4mm左右，其所增加的骨量有限。而且穿牙槽嵴顶上颌窦底提升术也有其局限之处，如是在非直视下操作，对上颌窦底解剖结构的把握上具有经验性，增加了出现上颌窦底黏膜穿孔的风险。

侧壁开窗上颌窦底提升术在上颌窦形成新骨方面具有通用性和可预期性，许多研究和Meta分析证实，经侧壁开窗上颌窦底提升术后，临床上可以获得种植体的成功。经侧壁开窗上颌窦底提升术具有在直视下操作的优点，可以获得理想的骨增殖量，对于可用骨高度<5mm的患者具有显著的改善骨量的作用。

本病例在上颌双侧均使用了侧壁开窗上颌窦底提升术，一方面是由于缺牙时间过长，患者的双侧上颌后牙区骨量严重不足，可用骨高度均小于5mm；另一方面也是为了满足患者对咀嚼功能的要求，并提高种植成功的概率。

患者因长期缺牙导致上颌双侧后牙区骨量严重不足，行侧壁开窗上颌窦底提升术后，骨量增加明显，种植体骨结合良好，临床效果显著。

这不仅提升了患者的生活质量，而且大大地满足了患者对美观及功能的心理需求。

参考文献

[1] Lee JH, Kim JH, Jeon JH. Bone regeneration of macropore octacalcium phosphate–coated deproteinized bovine bone materials in sinus augmentation: aprospective pilot study. Implant Dent, 2015, 24(3): 275–280.

[2] LeblebiciogluB, RawalS, Mariotti A. A review of the functional and esthetic requirements for dental implants. J Am Dent Assoc, 2007, 138(3): 321–329.

[3] Dikicier S, Dikicier E, Karacayli U. Maxillary sinus augmentation and implant placement using venous blood without graft material: a case letter. J Oral Implant, 2014, 40(5): 615–618.

[4] Yu B, Wang Z. Effect of concentrated growth factors on beagle periodontal ligament stem cells in vitro. Mol Med Rep, 2014, 9(1): 235–242. DENTISTRY, 2014, 23(2): 168–174.

[5] 宿玉成. 现代口腔种植学. 1版. 北京: 人民卫生出版社, 2004.

[6] 徐星天, 王佐林. 上颌窦外提升术的临床研究进展. 口腔颌面外科杂志, 2010, 02：145–149.

曲哲教授点评

上颌后牙区骨量不足的种植病例在临床上经常碰到，详细的术前检查是确定治疗方案的基础。术前CBCT检查以确定上颌缺牙区的剩余牙槽嵴高度、上颌窦底的形态、上颌窦内的解剖结构和上颌窦内黏膜等状况。当余留牙槽嵴高度不足时，选择手术方案应该结合剩余牙槽嵴高度和密度、上颌窦的解剖形态以及手术创伤的大小综合考虑。CGF中富含的纤维蛋白凝块比PRF中的大得多，而且更黏稠，纤维蛋白的含量也更多，CGF具有促进组织生长和愈合的能力，本病例在手术中使用CGF膜保护上颌窦黏膜，同时促进骨再生，最终骨增量效果非常好。此病例从术前检查、手术方案的确定、种植手术的实施以及最后的修复效果对临床有一定的指导意义。

上颌前牙区严重骨缺损Onlay植骨后数字化种植修复1例

崔军　济南市口腔医院口腔种植诊疗中心

摘要

目的：报道1例应用外置法（Onlay）植骨技术和口内数字化扫描技术进行前牙区多牙缺失个性化修复的病例。**材料与方法**：取一侧下颌骨外斜线1cm×1cm大小骨块移植修复上颌前牙区骨缺损，6个月后植入种植体。采用3 shape TRIOS口内数字化扫描技术行个性化美学修复。**结果**：骨块移植后6个月，上颌右侧中切牙缺牙区骨缺损得到有效修复，种植体植入后骨结合良好。二期手术后，制作个性化基台并行全瓷冠修复，戴牙后定期复诊，患者对牙齿外观满意，咬合、发音功能恢复良好。**结论**：采用Onlay植骨重建上颌前牙区骨缺损临床效果可靠，配合应用口内数字化扫描技术，制订以修复为导向的个性化种植美学修复方案，简便有效。

因外伤导致的上颌前牙缺失，特别是连续多牙缺失，对患者的容貌、发音、咬合功能及心理影响较大，亟须功能与美学修复。口腔种植修复是解决此类难题的有效方法。然而，前牙外伤缺失往往伴有较严重的软硬组织缺损，加之上颌前牙区的种植修复存在较高的美学风险，故此类种植修复治疗多需要选择正确的骨增量技术并配合个性化修复方案才能达到长期稳定的美学修复效果。本文报道了1例上颌前牙区多牙缺失伴明显骨缺损的种植修复过程。

一、材料与方法

1. 病例简介　24岁女性患者，主诉为"上前牙外伤缺失10年，要求种植修复"。10年前，患者因外伤于外院拔除2颗上前牙，后行活动义齿修复。现因义齿不舒适、美观性差、咬合功能低等原因来我科要求种植修复。既往体健，否认系统病史、传染病史、药物过敏史，无吸烟史。专科检查：双侧颌面部基本对称，开口型、开口度正常，双侧颞下颌关节未及弹响和压痛。上颌右侧中切牙，上颌右侧侧切牙缺失，缺牙区牙槽嵴低平，唇侧凹陷。上颌左侧中切牙牙冠变色、Ⅱ°松动，上颌右侧尖牙牙龈退缩、牙颈部暴露。下颌前牙突出，下颌左侧中切牙冠折，下颌右侧中切牙伸长，殆龈距3~4mm。牙龈、黏膜未见明显异常。CBCT示：上颌右侧中切牙、上颌右侧侧切牙缺失，缺牙区牙槽骨厚度约3mm，可用骨高度约10mm，Ⅱ类骨质。上颌左侧中切牙牙根明显吸收，可用牙槽骨厚度约7.3mm，可用骨高度约12mm。低位笑线，中厚龈生物型。

2. 诊断　上颌牙列缺损（上颌右侧中切牙、上颌右侧侧切牙缺失）伴骨缺损；上颌左侧中切牙牙根吸收；前牙反殆。

3. 治疗计划　（1）种植外科前骨增量术：左侧下颌骨外斜线取游离骨块修复上颌右侧中切牙区骨缺损。（2）种植外科：骨移植6个月后上颌右侧中切牙区植入种植体，同期微创拔除上颌左侧中切牙即刻种植。（3）二期种植体暴露术：完成二期愈合基台连接。（4）上部结构修复：数字化

扫描获取口内数据，制作个性化基台及全瓷联冠修复体修复上颌前牙多牙缺失。

4. 治疗过程

（1）2014年11月：初诊，拍CBCT，取研究模型，制订治疗方案。向患者告知种植修复计划、风险、费用、预后等，患者知情同意治疗，签署手术同意书，完善术前各项检查，约日手术。

（2）2014年12月：于本院手术室行左侧下颌骨外斜线骨移植术。常规消毒铺巾，4%阿替卡因肾上腺素（必兰）注射液局部浸润麻醉。左侧下颌骨沿外斜线做前庭沟切口，暴露取骨部位，裂钻定点确定骨块大小（1cm×1cm），超声骨刀截骨后用骨凿取下。修整取骨区锐利边缘，止血后缝合创口。上颌右侧中切牙、上颌右侧侧切牙沿牙槽嵴顶做延长切口，翻黏骨膜瓣，暴露唇侧骨缺损区，并用球钻修整受植床，形成新的骨创面。修正游离骨块与受植床贴合，并用钛螺钉固定。骨块周围缝隙处填塞Bio-Oss®小颗粒，覆盖海奥生物膜。唇侧黏骨膜瓣做松弛减张处理，拉拢缝合牙龈。移植骨块从供区断离到植入受植区的时间在20min以内。

（3）2015年6月：种植外科。骨增量术后半年，CBCT显示移植骨块愈合良好，未见明显吸收，上颌右侧中切牙可用骨厚度约6mm。常规消毒铺巾，4%阿替卡因肾上腺素（必兰）注射液局部浸润麻醉，上颌左侧中切牙微创拔除，沿牙槽嵴顶做延长切口，翻黏骨膜瓣，取出钛钉。上颌右侧中切牙、上颌左侧中切牙位点定位，逐级备洞，上颌右侧中切牙位点植入3.5mm×9mm种植体（Astra Osseospeed），上颌左侧中切牙位点植入4.0mm×11mm种植体（Astra Osseospeed），骨缺损区填塞Bio-Oss®小颗粒，覆盖海奥生物膜。植入扭矩均达30~35N·cm。

（4）2015年10月：二期手术。局麻下切开黏骨膜，暴露种植体并取出封闭螺丝，安放愈合基台。

（5）2015年11月：数字化扫描取模。上颌右侧中切牙、上颌左侧中切

牙取愈合基台，3 Shape TRIOS口内扫描获取数据，数字化设计打印3D模型，CAD/CAM技术制作纯钛个性化修复基台及全瓷冠桥。

（6）2015年12月：最终修复。最终修复体粘接固位。

（7）2016年4月：随访。下颌骨外斜线骨块移植术后16个月、种植体上部结构最终修复后4个月复查，牙龈健康，患者咬合、发音功能恢复良好，对外形满意。

二、结果

下颌骨外斜线骨块移植术后6个月，上颌右侧中切牙缺牙区骨丰满度良好，16个月复查，移植骨块未见明显吸收。种植术后影像学确认种植体植入方向良好，骨结合良好。上部结构修复后，患者对牙齿外观满意，咬合、发音功能恢复良好。

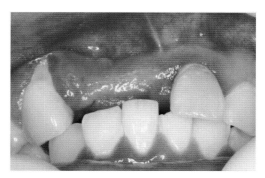

图1 术前口内咬合像

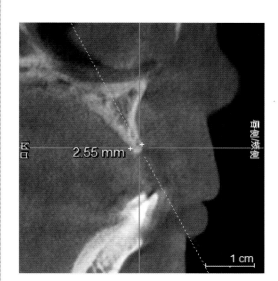

图4 术前CBCT显示上颌右侧中切牙缺牙区牙槽骨宽度约2.5mm，可用骨高度12mm

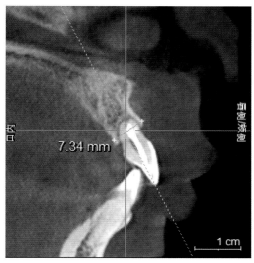

图2 术前CBCT显示上颌左侧中切牙牙根吸收，牙槽峰宽约7.3mm

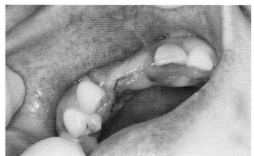

图5 Onlay植骨术手术切口

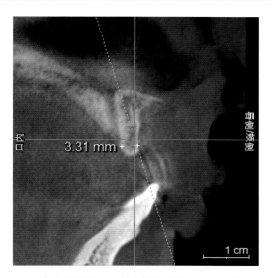

图3 术前CBCT显示上颌右侧中切牙缺牙区牙槽骨宽度约3.3mm，可用骨高度12mm

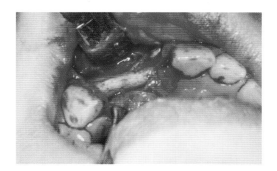

图6 Onlay植骨术翻瓣后见缺牙区牙槽骨薄

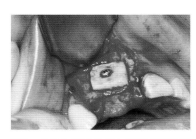

图7 骨块钛钉固位于上颌右侧中切牙唇侧骨缺损区

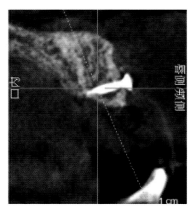

图8 Onlay植骨术后6个月CBCT显示上颌右侧中切牙缺牙区骨增量

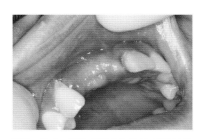

图9 Onlay植骨术后6个月口内相显示缺牙区牙槽峰丰满

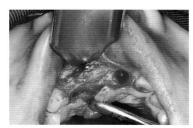

图10 Onlay植骨术后6个月行种植体植入术，微创拔出上颌左侧中切牙，翻瓣见上颌右侧中切牙缺牙区骨增量明显

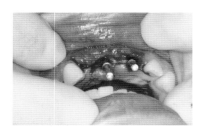

图11 上颌双侧中切牙位点植入种植体方向良好

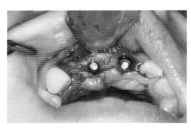

图12 上颌双侧中切牙位点种植体植入后，可见种植体唇侧骨板丰满

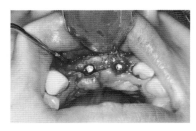

图13 上颌左侧中切牙位点种植体周围间隙填塞Bio-Oss®小颗粒

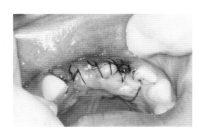

图14 种植体植入术严密缝合创口

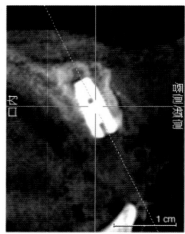

图15 上颌右侧中切牙位点种植体植入术后CBCT显示种植体轴向良好，唇侧骨板丰满

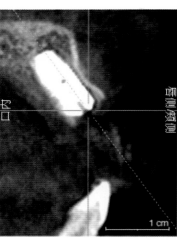

图16 上颌左侧中切牙位点种植体植入术后CBCT显示种植体轴向良好，唇侧骨板保留

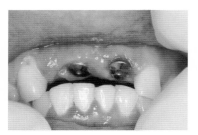

图17 二期手术2周后口内咬合像

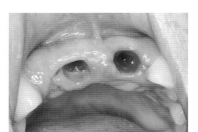

图18 取愈合基台后，牙龈袖口形态良好，牙龈无红肿

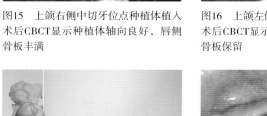

图21 数字化扫描获得下颌模型数据

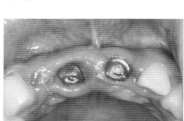

图22 安装个性化修复基台殆面像

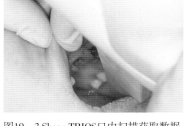

图19 3 Shape TRIOS口内扫描获取数据

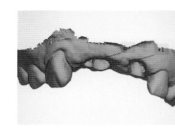

图20 数字化扫描获得上颌模型数据

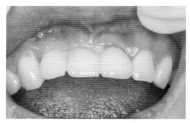

图23 全瓷冠桥最终修复完成后唇侧像

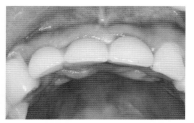

图24 全瓷冠桥最终修复完成后殆面像

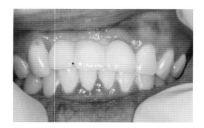

图25 全瓷冠桥最终修复完成后咬合像

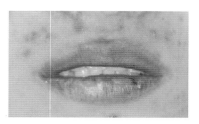

图26a、b 全瓷冠桥最终修复完成后正面微笑像

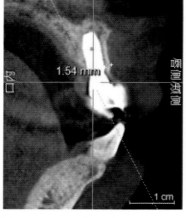

图27 Onlay植骨术后16个月，戴牙后3个月，CBCT显示上颌右侧中切牙位点种植体唇侧骨板稳定未见明显吸收，骨结合良好

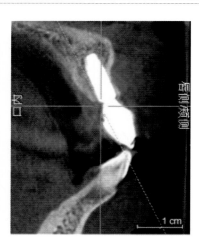

图28 Onlay植骨术后16个月，戴牙后3个月，CBCT显示上颌左侧中切牙位点种植体唇侧骨板稳定未见明显吸收，骨结合良好

三、讨论

外伤导致的上颌前牙连续缺失往往伴有严重的骨缺损，自体骨移植依然是目前修复骨缺损效果最确定的方法。下颌骨外斜线取骨是目前种植前最常用的取骨部位，它具有创伤小，术后并发症少，对患者的外形及功能不造成影响等优点，同时，下颌骨为膜性成骨，植骨成活率高，吸收少，且多为骨皮质，有利于维持种植体周围骨组织的稳定及保证长期成功。本病例行下颌骨外斜线骨块移植术后6个月，16个月复查，口内见上颌前牙区牙槽嵴丰满，CBCT显示移植骨块未见明显吸收，种植体骨结合良好。

美学区的种植治疗被视为复杂或高度复杂的临床程序，需按照以修复为导向的理念进行完善的术前计划和精确的外科、修复操作。目前，随着种植数字化修复技术的发展，以及患者对生活质量和美观要求越来越高，上颌前牙区种植修复的原则和方法都有了极大的发展，更加注重个性化美学修复。本病例运用种植数字化修复技术，直接在患者口内扫描获取数据，快捷精准，避免重复取模，无须印模材，成本低，节约时间，缩短义齿加工周期。并且在义齿加工过程中省略了传统修复代型转移带来的巨大误差。数字化设计加工制作个性化基台，个性修复，量牙定制，同时降低了加工总费用（和种植体厂家的成品基台价格相比较）。本病例最终修复完成后3个月随访，患者咬合、发音功能良好，牙龈形态良好，患者对外观满意。

外置法植骨技术重建缺牙区骨缺损安全、有效，种植修复长期临床效果可靠。上颌前牙区连续多颗牙缺失应以修复为导向，运用种植数字化修复技术，提供个性化治疗方案，以获得良好的美学修复效果。

本病例中，我们运用外置法植骨技术，并通过种植数字化修复技术，对上颌前牙区连续多颗牙齿缺失伴严重骨缺损进行了个性化、精确化的功能重建。目前获得了良好的修复效果，远期效果还有待进一步观察。

陈德平教授点评

前牙美学区种植修复属于复杂甚至是高度复杂的治疗，牙缺失位点的三维可用骨量及软组织条件对最终治疗效果影响很大。本病例根据患者口内具体情况，诊断明确，治疗设计合理，尤其是选择自体骨增量的方式扩增牙槽嵴，为后期种植植入创造了理想条件，保证了后期可预期的效果；先进的数字化技术在制作上部修复体的环节进行了临床尝试，也是本病例的亮点。

不过，在本病例中也有一些细节值得关注，这样对最终的美学修复呈现才更有保障：（1）自体骨移植手术时近中手术切口距离植骨区较近，对植骨区的愈合有潜在风险；（2）种植手术时2颗种植体间距较大，导致最终修复时右侧中切牙修复体形态欠佳，种植术前如先进行性修复设计及相应手术模板指引手术，效果可能更好；（3）临时修复体的应用对最终修复体形态的确认以及种植体周围软组织的塑形非常关键；（4）本病例中，数字化印模技术也需要配合传统印模技术，因为设计制作的金属基台，其直径、肩台所在位置与龈缘的关系，需要在模型上确认。

美学区牙列缺损伴硬组织重度缺损的种植修复

丁晓晨　柳慧芬　周子谦　童昕　秦海燕　南京市口腔医院种植科

摘要

目的：通过综合序列方案治疗一则美学区牙列缺损伴硬组织重度缺损的病例，探讨其临床效果与意义；**材料与方法**：27岁男性患者，因埋伏牙拔除术及根端囊肿摘除术致上颌右侧中切牙区硬组织重度缺损、上颌左侧中切牙不适，上颌左侧中切牙于我院牙体牙髓科行RCT（root canal treatment），上颌右侧前牙区唇侧软组织瘢痕明显，局部牙龈色素沉着。上颌右侧尖牙因外伤松动拔除。上颌右侧侧切牙、第一前磨牙因外伤于他院行RCT和全冠修复。种植外科：利用颏部取块状自体骨行Onlay植骨术，联合CGF（concentrated growth factors）混合Bio-Oss®骨粉进行骨增量手术，3周后待术区软组织愈合利用上颌右侧侧切牙和第一前磨牙行临时联冠修复。半年后摄片示植骨块成活，于上颌右侧中切牙位点和尖牙位点各植入1颗种植体（登腾，一代），局部Bio-Oss®骨粉二次植骨。种植术后6个月，种植体骨结合完成，行二期手术与牙龈成形术。种植修复：上颌右侧中切牙和尖牙利用登腾钛合金临时基台制作种植体支持式临时冠（DMG树脂），上颌右侧侧切牙和第一前磨牙临时单冠修复，软组织塑形1个月，形成良好的软组织外形。最终修复，拟单冠修复所有患牙。上颌左侧中切牙牙体预备，上颌右侧侧切牙、第一前磨牙基牙修整，种植区开窗取模，2周后完成最终单冠釉锆修复。**结果**：颏部取块状自体骨联合CGF混合Bio-Oss®骨粉可较好地修复重度牙槽骨缺损，为后期的种植提供了充足的骨量；种植体支持式临时冠进行牙龈塑形，不仅可以形成良好的袖口结构，还可以建立协调的邻牙软组织形态；运用单冠釉锆完成种植体、天然牙的联合修复，既安全又美观，最终修复体从色、形、质上达到协调一致，龈缘、龈乳头健康，患者对修复效果非常满意。**结论**：多科室的联合治疗对于这种美学区多颗牙受损并伴有严重硬组织缺损的牙列缺损病例非常重要，完善的治疗计划，系统的序列治疗，加上患者良好的依从性，才能使美学区的种植修复得以功能和美观的恢复。

　　上前牙区牙列缺损的种植修复常常因为其缺牙区骨质条件的不足成为美学高风险区，通过骨增量手术可以改善严重吸收的牙槽嵴高度与厚度，不仅使得拟种植区骨量满足种植要求，在前牙缺牙区更是恢复美观的基础。本病例中采用颏部取块状自体骨联合人工骨伴CGF恢复上前牙区硬组织重度缺损，后期单冠釉锆完成最终修复，获得良好的美观效果。

一、材料与方法

　　1. 病例简介　27岁男性患者，主诉：上前牙缺失6个月余。现病史：患者6个月前上颌右侧中切牙因牙龈反复肿痛于我院外科就诊，摄片时发现上颌右侧中切牙根折影像、根尖囊性病变及上颌前牙区2颗埋伏多生牙，遂转我院颌面外科病房行上颌右侧中切牙拔除术、埋伏牙拔除术及囊肿摘除术；上颌右侧尖牙6年前因车祸于他院拔除，后行桥体修复，现自觉影响美观和功能，要求种植修复。既往体健，否认心脏病、糖尿病、高血压等系统性疾病史，否认药物过敏史、金属过敏史。一般检查：上颌右侧中切牙、尖牙缺失，上颌右侧侧切牙金属桩核在位，上颌右侧侧切牙、第一前磨牙备牙状，牙龈退缩，肩台位于龈上1~2mm，缺牙区牙龈未见明显红肿，牙槽嵴吸收明显，前牙区Ⅰ度深覆𬌗，覆盖正常，后牙咬合中性关系，口腔卫生状况一般，未见明显龈上结石，颞下颌关节未见明显异常。特殊检查：CBCT检查示上颌右侧中切牙区骨缺损明显，上颌右侧侧切牙、第一前磨牙、上颌左侧

中切牙见根充影像，根尖未见明显低密度影。

　　2. 诊断　（1）牙列缺损（上颌右侧中切牙、尖牙缺失）；（2）上颌右侧侧切牙、右侧第一前磨牙、左侧中切牙牙体缺损；（3）上颌右侧前牙区颌骨缺损。

　　3. 治疗计划　（1）拔除上颌右侧侧切牙至左侧中切牙区埋伏多生牙，摘除囊肿（颌面外科完成）。（2）上颌右侧中切牙区行骨增量手术：Onlay植骨（Bio-Oss®骨粉+CGF）。（3）上颌右侧中切牙、尖牙位点进行种植手术。（4）上颌右侧第一前磨牙至左侧中切牙单冠釉锆修复。

　　4. 治疗过程

　　（1）上颌前牙区埋伏多生牙拔除，囊肿摘除（颌面外科完成）。

　　（2）上颌左侧中切牙行RCT治疗（牙体牙髓科完成）。

　　（3）Onlay植骨（Bio-Oss®骨粉+CGF）：术前用10mL专用采血管进行静脉采血，立即放入Medifuge（silfradent，Italy）离心机的转筒中，设置制备CGF程序，旋转离心12min。收集离心产物，备用；常规消毒铺巾，局麻下切开上颌右侧中切牙受骨区牙龈，全层翻瓣，暴露植骨床，清理原拔牙创肉芽、瘢痕组织，修整牙槽骨，测量受区骨缺损大小；局麻下于下颌左侧侧切牙至右侧侧切牙区膜龈联合下方2~3mm处做倒梯形瓣，翻瓣，根据受区骨缺损大小，于下颌前牙区根尖下5mm处，超声骨刀微创截骨（16mm×13mm），口外放置于生理盐水中待用，薇乔可吸收缝线缝合

供区牙龈；修整移植骨块，受区备滋养孔，钛钉将骨块固定于上颌右侧中切牙区唇侧；用骨研磨器将修整剩余的骨块磨碎，混合CGF、Bio-Oss®骨粉，充填于植骨块与受区牙槽骨间隙，放置CGF隔膜、双层可吸收生物膜（Bio-Gide®，13mm×25mm）进行覆盖，薇乔可吸收缝线无张力缝合牙龈；术后CBCT示骨块固位良好，牙槽嵴宽度增加明显；术后3周复查，上颌右侧中切牙区软组织愈合良好，唇侧骨板丰满，凹陷消失，利用上颌右侧侧切牙和第一前磨牙行临时联冠修复。术后3个月CBCT示，移植骨块固位良好，唇腭向骨宽度恢复明显。

（4）种植体植入：Onlay植骨后6个月患者复诊，软组织健康，CBCT示：移植骨块与受区牙槽骨结合良好，牙槽骨宽度明显增加，术前行SimPlant种植模拟；局麻下切开上颌右侧中切牙至右侧尖牙区牙龈，全层翻瓣，见上颌右侧中切牙位点宽度恢复明显，唇侧移植骨块与受区牙槽骨结合完全，拧出钛钉，逐级钻孔，植入1颗种植体（Dentium，一代，3.6mm×12mm），上颌右侧尖牙位点唇侧轻度凹陷，系列钻孔后植入1颗种植体（Dentium，一代，3.6mm×12mm），唇侧放置Bio-Oss®骨粉，覆盖双层Bio-Gide®生物膜，薇乔可吸收缝线严密缝合术创；术后CBCT示种植体位置良好。种植术后10天复诊，术区牙龈愈合良好。

（5）二期手术与牙龈成形术：种植术后6个月，患者复诊，术区牙龈色、形、质正常，拍摄CBCT示上颌右侧中切牙、上颌右侧尖牙位点种植体

周围骨结合良好，植体唇侧骨板厚度恢复到2mm左右；局麻下，上颌右侧中切牙、尖牙区做横行切口，暴露种植体愈合螺丝，安装临时基台，行牙龈成形术。牙龈塑形1个月后，上颌右侧中切牙、上颌右侧尖牙区牙龈现良好的袖口结构，色泽健康，龈缘外形与邻牙协调一致。

（6）最终修复：上颌左侧中切牙牙体预备，上颌右侧侧切牙、第一前磨基牙肩台修整，上颌右侧中切牙、尖牙种植区开窗硅橡胶取模，2周后完成最终铸瓷修复。但考虑到患者年轻且患牙咬合空间小、咬合力量较大，最终修复体改用新一代瑞典瓷（釉锆，杭州而曼）材料进行单冠修复，这种材料的全瓷一体化设计，可以避免崩瓷；纳米仿生表面，可以预防过度磨耗，加之单冠的设计，可以实现美观和功能上的统一。

二、结果

颏部取块状自体骨联合CGF混合Bio-Oss®骨粉可较好地修复重度牙槽骨缺损，为后期的种植提供了充足的骨量；种植体支持式暂时冠进行牙龈塑形，不仅可以形成良好的袖口结构，还可以建立协调的邻牙软组织形态；运用单冠釉锆完成种植体、天然牙的联合修复，既安全又美观，最终修复体从色、形、质上达到协调一致，龈缘、龈乳头健康，患者对修复效果非常满意。

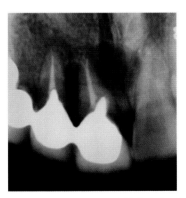 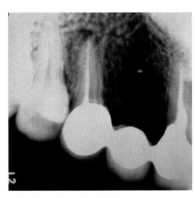 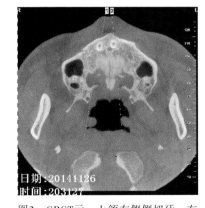 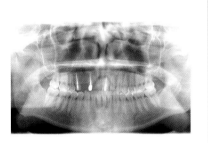

图1、图2 根尖片示上颌右侧侧切牙至左侧中切牙根方见2颗埋伏多生牙，上颌右侧中切牙根折影像，根周见低密度影，上颌右侧尖牙缺失

图3 CBCT示：上颌右侧侧切牙、左侧中切牙根尖区见2颗倒置埋伏多生牙影像

图4 全景片示：上颌前牙区埋伏多生牙拔除术与囊肿摘除术后，上颌左侧中切牙见根充影像

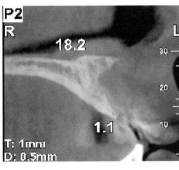 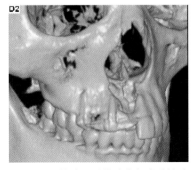 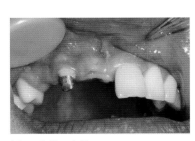

图5、图6 CBCT矢状位与三维重建示：上颌前牙区埋伏多生牙拔除术与囊肿摘除术后6个月，种植术前像，见上颌右侧中切牙缺牙区骨缺损明显

图7 术前口内像

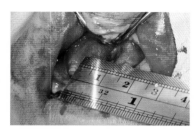
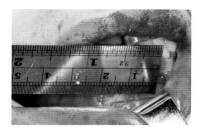

图8、图9　测量上颌右侧中切牙缺牙区与颏部取骨区宽度与高度

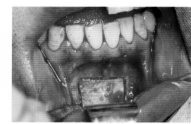

图10　颏部方块取骨

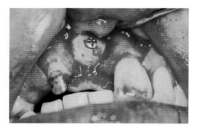

图11　通过1颗种植钉将移植骨块固定于上颌右侧中切牙缺牙区牙槽嵴唇侧的骨缺损区域

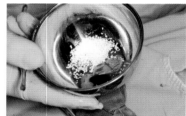
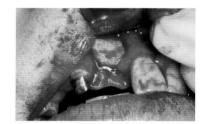

图12~图14　混合CGF、Bio-Oss®骨粉与自体骨充填骨块与受区骨间隙,覆盖CGF隔膜与Bio-Gide®可吸收生物膜

图15　植骨区与颏部取骨区严密缝合

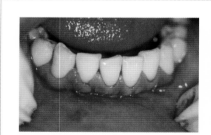

图16　植骨区与颏部取骨区严密缝合

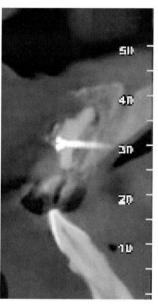
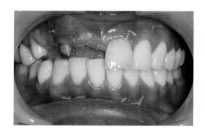

图18　术后3周复查

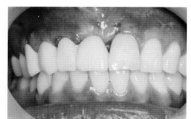

图19　临时桥体修复

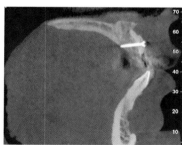

图20　矢状面:Onlay植骨术后6个月

图17　CBCT示:Onlay植骨术后

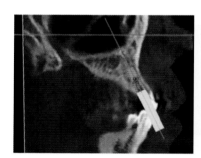

图21　SimPlant种植术前模拟

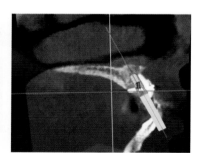

图22　SimPlant种植术前模拟

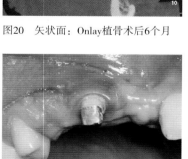

图23　种植术前口内像

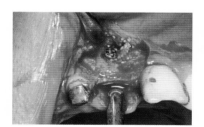

图24　翻瓣,暴露种植钉

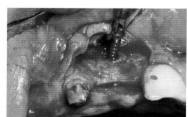

图25　拧出种植钉

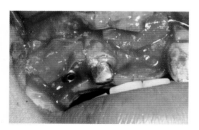

图26　上颌右侧中切牙、尖牙缺牙区植入2颗种植体,上颌右侧尖牙缺牙区唇侧放置骨粉,覆盖双层Bio-Gide®可吸收生物膜,严密缝合

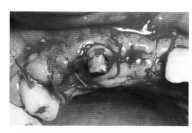

图27 上颌右侧中切牙、尖牙缺牙区植入2颗种植体，上颌右侧尖牙缺牙区唇侧放置骨粉，覆盖双层Bio-Gide®可吸收生物膜，严密缝合

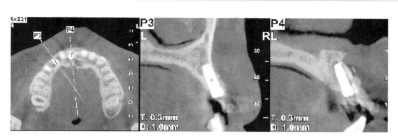

图28 CBCT示：种植术后

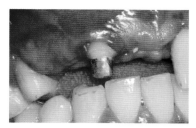

图29 种植术后10天复查

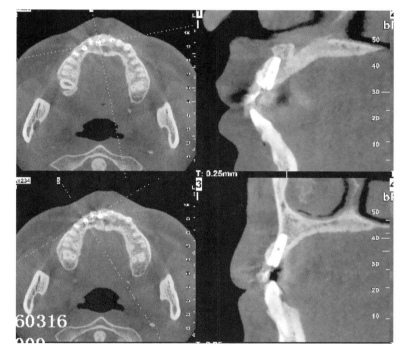

图30 CBCT示：种植术后6个月复查

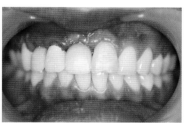

图31 上颌右侧第一前磨牙至左侧中切牙铸瓷修复

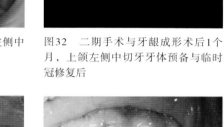

图32 二期手术与牙龈成形术后1个月，上颌左侧中切牙牙体预备与临时冠修复后

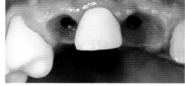

图33 袖口殆面像

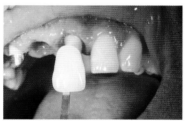

图34 切端比色2M1，颈部比色2M2

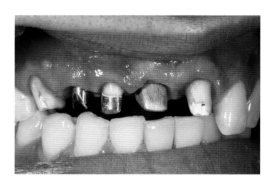

图35 上颌右侧中切牙、尖牙基台口内像

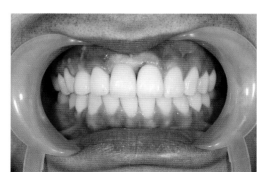

图36 二期手术与牙龈成形术后

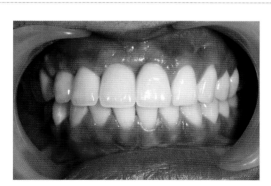

图37 釉锆修复口内像

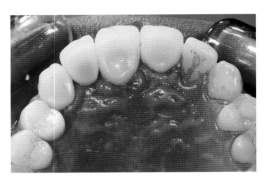
图38　釉锆修复口内像

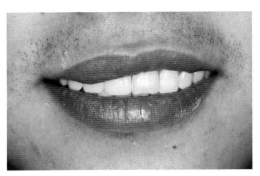
图39　釉锆修复口外像

三、讨论

上颌前牙区大面积骨缺损是临床上常遇到的情况，长期缺牙、外伤、严重感染、肿瘤等疾病均会引起上颌前牙区牙槽骨的吸收，严重影响了患者的生活质量。本病例中，患者上颌前牙区有外伤、囊肿病史及上颌埋伏多生牙拔除手术史，这些因素综合作用使得了上颌前牙区骨缺损过大，患者自身骨修复能力无法恢复到合适的状态，最终导致了种植骨量严重不足，无法行常规种植手术，患者美观和功能也受到严重影响。CBCT显示，患者上颌前牙区颊舌向骨量仅剩约1.1mm骨板，垂直高度也有少量吸收。在治疗方案的制订中，我们考虑了传统的活动义齿修复、固定桥修复以及骨增量手术后行种植修复等多个方案，患者最终选择了骨增量手术后的种植修复。

骨增量手术需要考虑恢复骨量和形态两方面的因素。患者骨缺损量大，无法通过传统GBR手术恢复，而单纯使用块状骨移植技术较难以恢复缺牙区牙槽骨的形态细节，因此在手术时同时进行了GBR和Onlay植骨手术。考虑到需要恢复的骨量较大，我们采用了CGF技术，通过将人工骨粉和自体骨研磨骨粉和浓缩生长因子混合，能够缩短骨愈合的时间。CGF技术制备方法简单，内含VEGF、PDGF、TGF-β和IGF等生长因子，可与骨粉混合成水泥状，充填于游离骨块和牙槽嵴间隙处，使得局部富集大量促进骨和血管生成的生长因子，加速了骨块的存活和愈合。

本病例中在二期手术前，临时桥体修复上颌右侧中切牙、上颌左侧中切牙及上颌右侧侧切牙、上颌右侧尖牙之间牙龈见"黑三角"，通过二期手术和单冠临时修复体进行牙龈形态的诱导，最终修复时该"黑三角"区域已消失。

本病例通过外科和修复方法的干预，为患者恢复了较为理想的上颌前牙区的美学形态。在对于此类大量骨缺损的病例中，术前应制订系统的治疗方案，严格按照步骤进行临床操作。

参考文献

[1] 罗三莲, 童昕, 高太智, 顾晔. 浓缩生长因子复合Bio-Oss骨粉对前牙三壁骨缺损患者种植疗效及新骨形成的影响. 山东医药, 2015(33): 8-10.

[2] Rodella LF, Favero G, Boninsegna R, Buffoli B, Labanca M, Scarì G, Sacco L, Batani T, Rezzani R. Growth factors, CD34 positive cells, and fibrin network analysis in concentrated growth factors fraction. Microsc Res Tech, 2011, 74(8): 772-777.

[3] Uckan S, Veziroglu F, Dayangac E. Alveolar distraction osteogenesis versus autogenous onlay bone grafting for alveolar ridge augmentation: Technique, complications, and implant survival rates. Oral Surg Oral Med Oral Pathol Oral Radiol Endod, 2008, 106(4): 511-515.

[4] Dayangac E, Araz K, Oguz Y, Bacanli D, Caylak B, Uckan S. Radiological and Histological Evaluation of the Effects of Cortical Perforations on Bone Healing in Mandibular Onlay Graft Procedures. Clin Implant Dent Relat Res, 2016 Feb, 18(1): 82-88.

[5] Liu Y, Wang Y, Wang D, Ma J, Liu L, Shen Z. Self-glazed zirconia reducing the wear to tooth enamel. Journal of the European Ceramic Society, 2016, 36(12): 2889-2894.

宋应亮教授点评

病例前期在外科进行囊肿摘除，然后于颏部块状取骨联合人工骨伴CGF恢复缺损，再行种植体植入，后期又采用过渡义齿进行牙龈塑形以及天然牙种植牙联合修复，最终获得良好的美观效果。很好地体现了多学科的融合和统一。治疗过程条理清晰，处置细致。建议增加患者随访资料，观察效果。

数字化技术引导下的下颌骨个性化软硬组织功能重建

朱丽琴 王群 李志勇 王慧明 浙江大学医学院附属第一医院口腔种植中心

摘 要

目的：针对1例因外伤致下颌骨牙列、牙龈及牙槽骨大部分缺损患者的个性化功能重建，探讨数字化技术在颌骨软硬组织缺损修复中的作用和临床效果。**材料与方法**：25岁男性患者，因外伤致下颌骨粉碎性骨折后多颗牙缺失要求种植修复。通过术前行CBCT检查并进行计算机辅助设计模拟植骨块的形状、大小、制作种植外科导板，在数字化技术的引导下完成植骨、种植及上部结构修复，最终恢复了患者的功能和良好的外形。并且临床随访半年。**结果**：通过计算机辅助设计、模拟植骨块的形状与大小，精准完成下颌骨缺损的修复。并利用数字化外科导板引导种植体植入使得种植体方向、位置良好。最终完成的修复体恢复了患者的面部外形和咀嚼功能，获得满意结果。**结论**：数字化影像技术和数字化外科技术是治疗个性化和精准化的基础。在数字化技术引导下进行下颌骨软硬组织缺损修复重建可获得功能和外形的统一。

外伤、肿瘤等原因能引起颌骨软硬组织缺损，而修复和重建颌骨软硬组织充满挑战。通过联合应用数字化影像技术、数字化外科技术及口腔种植技术，使得个性化、精准化重建颌骨软硬组织成为可能，并能获得满意的功能与外观。

一、材料与方法

1. 病例简介 25岁男性患者，因面部外伤下颌骨粉碎性骨折后致多颗牙缺失1年，现要求种植修复。否认全身系统性疾病史，否认吸烟史，否认磨牙症。专科检查：面部可见明显外伤后瘢痕；开口度、开口型正常；上颌左侧中切牙至左侧尖牙、下颌左侧中切牙至左侧第二前磨牙缺失；上颌右侧中切牙、下颌左侧第一磨牙牙冠折裂；下颌右侧中切牙Ⅲ°松动，2/3牙根暴露；下颌骨缺牙区牙槽骨低平，低于舌腹，附着龈丧失；上颌骨缺损区牙槽骨高度可，但厚度较邻牙扁平；上颌缺牙区牙龈及右下颌前牙区前庭沟可见瘢痕；剩余牙咬合关系正常，口腔卫生情况良好。CBCT检查示：上颌左侧中切牙至左侧尖牙、下颌左侧中切牙至左侧第一前磨牙缺失，下颌左侧第二前磨牙残根；下颌骨可见内固定钛板；下颌缺牙区牙槽骨呈倒锥形缺损；上颌骨牙槽骨高度良好，厚度约5mm。

2. 治疗计划 （1）CBCT扫描后利用计算机辅助设计（CAD）软件设计下颌缺牙区植骨块大小与形状及种植体植入位置。（2）骨增量技术：拆除骨内固定钛板并拔除下颌左侧第二前磨牙、下颌右侧中切牙，以非血管化髂骨移植术修复下颌骨缺损。（3）附着龈和前庭沟重建：腭部游离龈瓣移植术，重建下颌缺牙区附着龈和前庭沟。（4）CBCT扫描植骨后下颌骨，并行计算机辅助设计（CAD）与制作（CAM）种植外科导板。（5）种植外科：应用种植外科导板于下颌左侧中切牙、下颌左侧尖牙至左侧第二前磨牙位点植入种植体。同时通过自由手于上颌左侧中切牙、尖牙位点植入种植体。（6）种植二期手术：利用原种植外科导板行下颌种植体二期手术。

同时自由手行上颌种植体二期手术。（7）种植体上部结构修复及折裂牙修复。

3. 治疗过程

（1）术前设计、制订治疗方案：患者先行CBCT检查及颌骨三维重建，再用计算机辅助设计（CAD）模拟缺骨区植骨形状和尺寸，缺骨区呈倒锥形。并根据上颌研究模型模拟排牙及种植体植入位置和方向。

（2）植骨手术：于全麻下进行骨内固定钛板取出术，下颌左侧第二前磨牙、右侧中切牙拔除术及右髂骨移植术。术中采用左下颌前庭沟及左颌下双切口，暴露受植区，术中可见下颌骨呈倒锥形缺损，拆除钛板，并用球钻修整骨床。取右髂骨骨块，并根据术前设计进行塑形和修整，放入植骨床与植骨床贴合，用两枚长钛钉将植骨块固定于下颌骨上，骨块周围缝隙处以松质骨填塞，创口严密缝合。术后行影像学检查。

（3）附着龈和前庭沟重建：下颌骨骨增量术后3个月，取左腭部约30mm×15mm×1mm大小半厚瓣，移植于下颌骨缺牙区髂骨骨膜上，将原嵴顶黏膜推向颊侧。游离腭黏膜组织瓣与周围黏膜及骨膜缝合固定，并放置碘包轻轻加压固定。

（4）附着龈移植术后2个月，黏膜瓣明显存活。CBCT扫描下颌骨显示移植骨块愈合良好，未见明显吸收。再次行计算机辅助设计（CAD）与制作（CAM）种植外科导板。

（5）种植外科：髂骨移植术后5个月、附着龈和前庭沟重建后2个月行下颌骨缺牙区种植手术。术中先拆除固位钛钉，然后应用外科导板于下颌左侧中切牙、下颌左侧尖牙至左侧第二前磨牙位点植入种植体。左上前牙于半年前通过自由手植入2颗种植体，并行GBR手术。所有种植体均埋入愈合。

（6）种植二期手术：下颌种植体植入3个月后行CBCT检查示种植体骨结合良好，移植骨块未见明显吸收。在手术导板的引导下准确切开黏膜，安放愈合基台，形成良好的种植体颈部袖口。

（7）种植体二期术后半个月，上下颌取模制作种植上部结构，并准确地戴入口内，调整咬合，种植保护殆，最终完成口内种植永久修复。影像学检查：种植牙冠完全就位，无粘接剂残留。

（8）上颌右侧中切牙行瓷贴面修复、下颌左侧第一磨牙行保护冠修复。最终咀嚼功能及外形恢复良好，患者满意。

（9）随访：患者最终戴牙6个月后复诊，种植修复体完好，种植牙周软组织与相邻牙齿牙龈健康。CBCT显示移植骨及种植体周未见明显骨吸收。

二、结果

通过计算机辅助设计、模拟植骨块的形状与大小，精准完成下颌骨缺损的修复。并利用数字化外科导板引导种植体植入使得种植体方向、位置良好。最终完成的修复体恢复了患者的面部外形和咀嚼功能，获得满意结果。

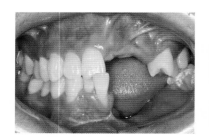

图1　全口正面像

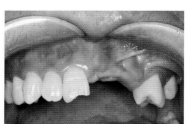

图2　上颌正面像

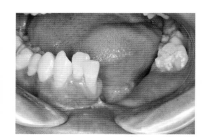

图3　下颌正面像

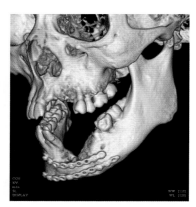

图4　CBCT扫描后缺牙区三维成像

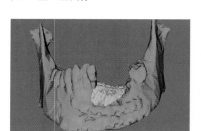

图5　模拟植骨

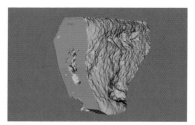

图6　植骨块形状与大小

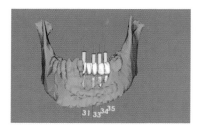

图7　模拟种植体植入位置

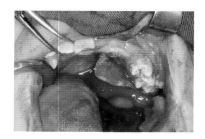

图8　左腭侧取半厚黏膜瓣

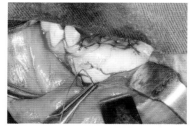

图9　黏膜瓣移植于缺牙区牙槽嵴顶并行前庭沟加深术

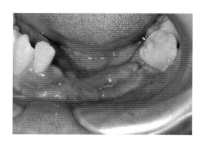

图10　黏膜瓣移植后1个月生长情况

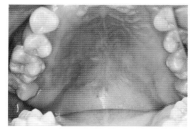

图11　左腭侧术后1个月黏膜愈合情况

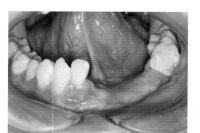

图12　黏膜瓣移植2个月后明显存活正面像

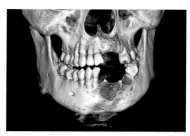

图13　CBCT示移植骨块生长良好

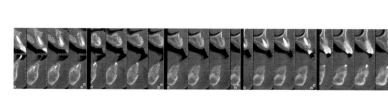

图14　CBCT示移植骨块生长良好

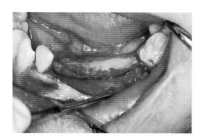

图15　术区切开牙龈暴露骨面

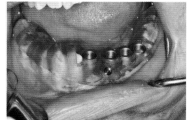

图16　安放并固定导板

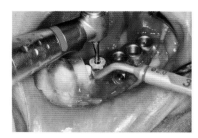

图17　根据导板逐级预备种植窝

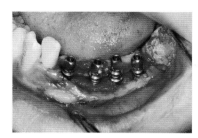

图18　植入种植体

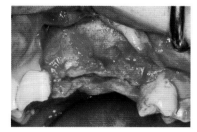

图19　术区翻瓣

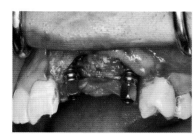

图20　种植体植入

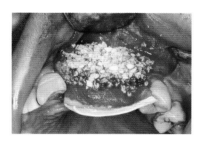

图21　放置骨粉

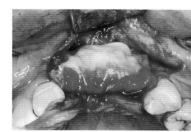

图22　覆盖骨膜

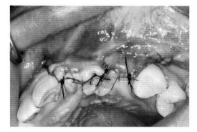

图23　缝合

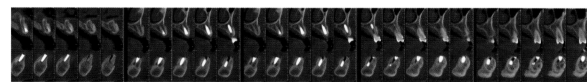

图24　下颌种植体植入后3个月影像学检查

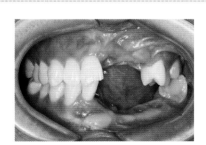

图25　种植体牙龈袖口形成

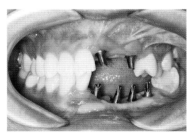

图26　种植体上部结构完成：安放基台

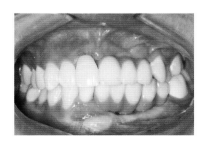

图27　上颌右侧中切牙、下颌左侧第一磨牙修复完成全口正面像

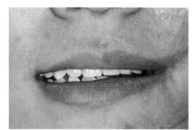

图28　永久修复后微笑像

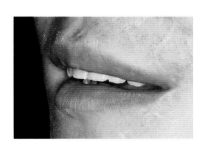

图29　左侧像

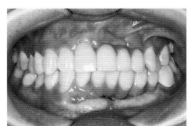

图30　修复半年后全口正面像

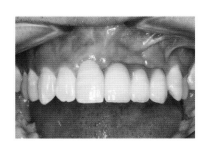

图31　修复半年后上颌正面像

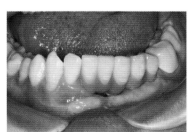

图32　修复半年后下颌正面像

三、 讨论

外伤、肿瘤等原因能引起颌骨软硬组织缺损，个性化、精准化重建软硬组织是目前临床治疗的热点。

数字化影像技术和数字化外科技术是治疗个性化和精准化的基础。该病例通过CBCT检查、颌骨三维重建及移植骨块设计模拟使得术中快速、准确塑形髂骨骨块，大大减少了手术时间、增加了移植骨块存活概率，而且更好地恢复了下颌骨弧度。在种植外科导板的引导下植入种植体，保证了良好的种植体方向，有利于上部结构的制作和殆力分布传导。

因此，在数字化技术引导下进行下颌骨软硬组织缺损修复重建可获得功能和外形的统一。

参考文献

[1] Moldovan I, Juncar M, Dinu C, Onisor-Gligor F, Rotar H, Bran S, Baciut G. Mandibular reconstruction using free vascularized iliac crest grafts and dental implants. Clujul Med, 2015, 88(3): 391-394.

[2] Fretwurst T, Nack C, Al-Ghrairi M, Raguse JD, Stricker A, Schmelzeisen R, Nelson K, Nahles S. Long-term retrospective evaluation of the peri-implant bone level in onlay grafted patients with iliac bone from the anterior superior iliac crest. J Craniomaxillofac Surg, 2015 Jul, 43(6): 956-960.

[3] Azuma M, Yanagawa T, Ishibashi-Kanno N, et al. Mandibular reconstruction using plates prebent to fit rapid prototyping 3-dimensional printing models ameliorates contour deformity. Head Face Med, 2014, 10: 45.

[4] Foley BD, Thayer WP, Honeybrook A, McKenna S, Press S. Mandibular reconstruction using computer-aided design and computer-aided manufacturing: an analysis of surgical results. J Oral Maxillofac Surg, 2013 Feb, 71(2): e111-119.

[5] Meloni SM, De Riu G, Pisano M, Massarelli O, Tullio A. Computer assisted dental rehabilitation in free flaps reconstructed jaws: one year follow-up of a prospective clinical study. Br J Oral Maxillofac Surg, 2012 Dec, 50(8): 726-731.

[6] Essig H, Rana M, Kokemueller H, von See C, Ruecker M, Tavassol F, Gellrich NC. Pre-operative planning for mandibular reconstruction-a full digital planning workflow resulting in a patient specific reconstruction. Head Neck Oncol, 2011 Oct 3, 3: 45.

谢志坚教授点评

外伤、肿瘤等原因都会引起颌面部软硬组织不同程度的缺损，如何精准地实现颌面部软硬组织的重建是目前临床治疗的热点。数字化影像技术和数字化外科技术是治疗个性化和精准化的基础。该病例通过计算机辅助设计、模拟植骨块的形状与大小，精准完成下颌骨缺损的修复，并利用数字化外科导板引导种植体植入使得种植体方向、位置良好，最终完成的修复体恢复了患者的面部外形和咀嚼功能。该病例在修复治疗上有一定难度，病例图像资料、辅助检查图文资料齐全，治疗过程描述清晰，是一份较为优秀的病例报道。

外置式植骨联合即刻修复在前牙种植修复中的应用

王战昕　曲哲　赵佳明　大连市口腔医院种植科

摘要

目的：本病例探讨上颌右侧中切牙缺失，骨宽度严重不足的病例，应用外置式植骨技术增加可用骨宽度，延期植入种植体并采用即刻修复技术，联合全瓷美学修复，从而获得较好的美学种植修复效果。**材料与方法**：21岁男性患者，上颌右侧中切牙缺失要求种植修复。口内检查见上颌右侧中切牙缺失，唇舌向牙槽嵴丰满度欠佳，拍摄CBCT示可用骨宽度仅为2.24mm，唇侧骨板明显凹陷。下颌后牙区外斜线取骨外置式植骨增加可用骨宽度，6个月后复查拍摄CBCT示缺牙区骨量充足，遂种植并即刻修复，7个月后永久修复。**结果**：应用外置式植骨骨增量技术，有效地增加了缺牙区骨量。种植后采用即刻修复有效地引导了其周围软组织成形，通过复诊调改形成了比较好的牙龈轮廓和牙龈乳头，再通过个性化氧化锆基台及全瓷冠最终修复，获得比较理想的种植修复美学效果。**结论**：外斜线来源的自体块状骨由于为皮质骨，吸收慢，因此为外置式植骨的首选，本病例的植骨材料既选择了外斜线来源的自体块状骨，亦获得了理想的骨增量，植骨效果可靠而稳定，为种植美学效果的实现奠定了硬组织基础，同时即刻修复可以兼顾早期骨结合与软组织成形，缩短了患者缺牙期，并辅以个性化氧化锆基台及全瓷冠的永久修复，最终获得令人满意的美学效果。

种植修复因其较高的成功率、对邻牙没有损伤且咀嚼功能高等特点被广泛应用，并已成为牙齿缺失患者首选的修复方式。现今美学是前牙修复的关键，然而对于一些严重的骨缺损患者，必须在种植手术前辅以骨增量技术，才能为前牙种植美学修复奠定硬组织基础。即刻修复可以兼顾早期骨结合与软组织成形，缩短了患者缺牙期，从而获得较好美学治疗的效果。

一、材料与方法

1. 病例简介　21岁男性患者，1年前右上前牙缺失，可摘局部义齿修复，因摘带不便，影响美观，现要求种植修复，口内检查见上颌右侧中切牙缺失，唇舌向牙槽嵴丰满度欠佳，拍摄CBCT示：上颌右侧中切牙可用牙槽骨高度为20.75mm，可用骨宽度为2.24mm，唇侧骨板有凹陷。

2. 诊断　上颌牙列缺损（右侧上颌中切牙缺失）。

3. 治疗计划　（1）由于缺牙区可用骨宽度不足，拟行外斜线取骨后水平向植骨。（2）拆线后佩戴可摘局部义齿进行过渡，定期复查，视CBCT回报骨增量情况进行择期种植。（3）植入种植体后视种植体的初始稳定性进行即刻修复，同时行软组织诱导成形。（4）软组织诱导成形后完成永久修复，最终拟个性化氧化锆基台和全瓷冠修复。

4. 治疗过程

（1）术前检查：明确诊断，拍摄CBCT示：上颌右侧中切牙可用牙槽骨高度为20.75mm，可用骨宽度为2.24mm，唇侧骨板可见明显凹陷，明确治疗计划。

（2）外置式植骨术：行外斜线取骨同时于右侧上颌中切牙缺牙区水平向植骨。局麻下于缺牙区牙槽嵴顶行梯形切口，翻瓣显露骨面，见牙槽嵴顶呈刃状，唇侧骨面制备骨孔。局麻下拔除下颌右侧第三磨牙并于右侧外斜线取骨，骨块贴合上颌右侧中切牙缺牙区唇侧骨面，钛钉固定骨块，碎骨块与骨粉填充骨块与植骨床间的间隙，植骨区覆盖胶原膜，膜钉固定胶原膜，缝合创口。术后10天拆线并佩戴过渡义齿。

（3）外置式植骨术后复查：术后随访，拍摄CBCT检查骨结合情况。术后7个月，CBCT示：骨增量效果稳定，可用骨宽度为7.35mm，无明显骨吸收，适合常规种植后即刻修复。

（4）种植手术并即刻修复：常规植入种植体（Straumann® SLA，3.3mm×14mm，NC，BL，Switzerland），当天即刻修复。术前试戴预先于模型上用丙烯酸树脂制作好的Index非印模式转移装置，常规种植，翻瓣后见固位钉没有任何暴露，显示自体骨吸收少，术后以丙烯酸树脂连接开窗转移杆及转移装置，通过转移装置将种植体方向转移到石膏模型上，在石膏模型上用硬质树脂聚合瓷在临时基台上制作螺丝固位的临时冠。患者试戴临时修复体，进行调改，避免正中和前伸咬合接触，最后用聚合瓷的体瓷以及切端瓷封闭螺丝孔，抛光。

（5）种植术后定期复查：每月对患者复查1次，每次复诊时对患者牙龈形态、咬合状况及口腔卫生情况进行评估，观察临时修复体的穿龈轮廓，必要时对其颈部外形进行调整，参照邻牙软组织曲线，为软组织创造空间或者提供支持，使临时修复体对种植区域牙龈软组织进行诱导成形。患者于3个月复查时，将临时修复体取下并将颈部加宽以减小"黑三角"间隙，患者6个月复查时见近中牙龈乳头较前有向下充盈的趋势。

（6）永久修复：牙龈塑形7个月后，牙龈形态稳定，制取终印模行个性化全瓷基台及全瓷冠修复：在患者口内将开窗转移杆连接于种植体上，在转移杆与牙龈袖口的空隙内用Filtek Z350 XT流动树脂填充，制作个性化转移杆；用DMG Honigum Pro-Light和Mono硅橡胶行开窗取模；硅橡胶印模上使用分离剂和人工牙龈硅橡胶；技工室制作好永久修复体，口内试戴永久修复Zenostar个性化全瓷基台，戴入永久修复全瓷冠。

（7）材料：CBCT（kavo卡瓦，Germany）；骨粉（Geistlich Bio-Oss®，Switzerland）；胶原膜（Geistlich Bio-Gide®，Switzerland）；种植体（StraumannSLA®，3.3mm×14mm，NC，BL，Switzerland）；丙烯酸树脂（Pattern Resin，GC，Japan）；Filtek Z350 XT流动树脂（3MESPE，USA）；DMG Honigum Pro-Light和Mono硅橡胶（DMG，Germany）；人工牙龈硅橡胶（Coltene，Switzerland）；全瓷冠（Wieland，Germany）。

二、结果

通过外置式植骨有效地增加了缺牙区可用骨宽度，CBCT复查示骨增量效果稳定，无明显骨吸收，延期种植时翻瓣后见固位钉没有任何暴露，自体骨吸收少，为前牙种植美学修复奠定了硬组织基础。种植后采用即刻修复

的临时冠有效地引导了其周围软组织成形，形成了比较好的牙龈轮廓和牙龈乳头充填，再通过戴入个性化氧化锆基台及全瓷冠，最终获得比较理想的种植修复美学效果，患者对种植体周围软组织及永久修复体的颜色、形态表示满意。

1. 评价方法 根据Fürhauser等的种植体红色美学分值（pink esthethic score，PES）和Belser等提出的白色美学分值（white esthethic score，WES）对种植体修复后的软组织和修复体的美学结果进行评估。

2. 结果分析 永久修复戴牙当天，红色美学评分如下：近中龈乳头为2分，远中龈乳头为2分，龈缘形态为2分，软组织形态为2分，软组织颜色为2分，软组织质地为2分，牙槽突外形为2分，总分为14分（满分14分）。白色美学分值（WES）评分如下：牙冠形态为1分，牙冠外形轮廓为1分，牙冠颜色为2分，牙冠表面质地为2分，透明度/个性化为2分，总分8分（满分10分）。

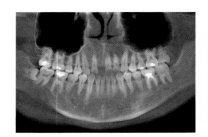
图1 植骨前CBCT检查

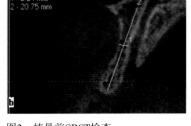
图2 植骨前CBCT检查

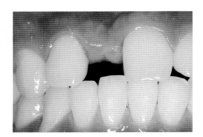
图3 植骨术前口内照正面像

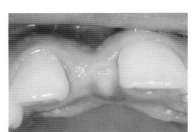
图4 植骨前口内照殆面像

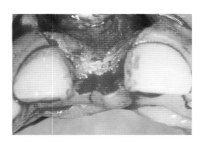
图5 翻瓣见唇侧骨壁明显凹陷呈刃状

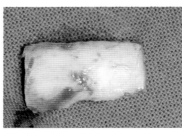
图6 外斜线取骨

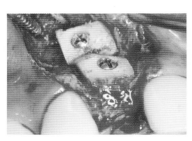
图7 外斜线取骨置于唇侧，钛钉固定

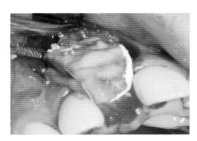
图8 骨粉充填间隙，覆盖胶原膜

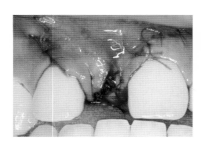
图9 严密缝合

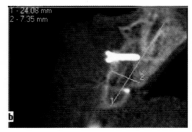
图10 种植前CBCT检查

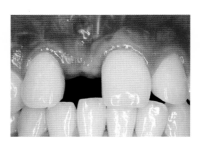
图11 种植术前口内像

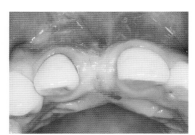
图12 种植术前口内殆面像

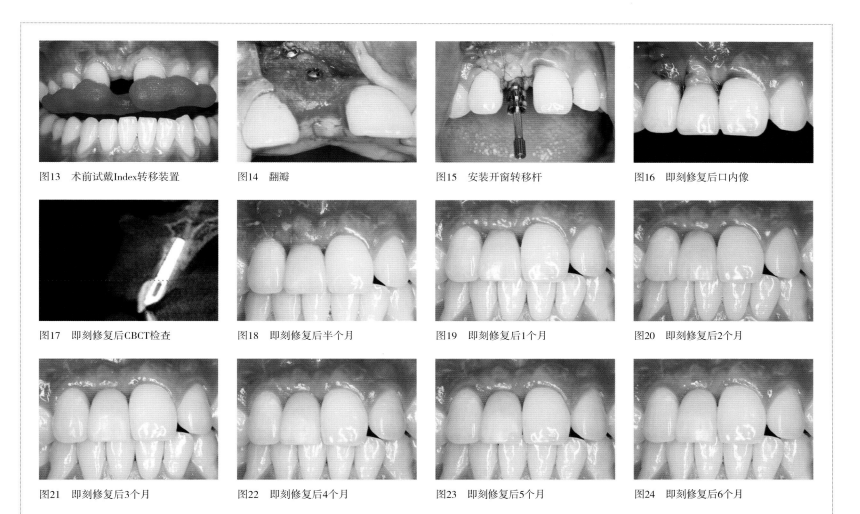

图13 术前试戴Index转移装置　　图14 翻瓣　　图15 安装开窗转移杆　　图16 即刻修复后口内像

图17 即刻修复后CBCT检查　　图18 即刻修复后半个月　　图19 即刻修复后1个月　　图20 即刻修复后2个月

图21 即刻修复后3个月　　图22 即刻修复后4个月　　图23 即刻修复后5个月　　图24 即刻修复后6个月

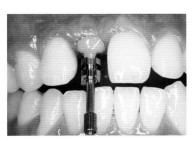

图25 个性化转移杆转移牙龈形态

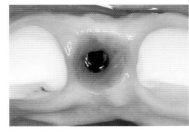

图26 永久修复袖口

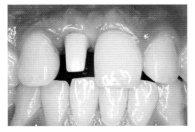

图27 个性化基台

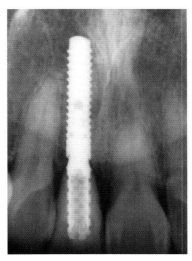

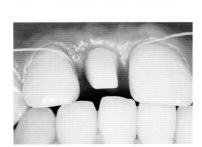

图28 避免粘接剂滞留

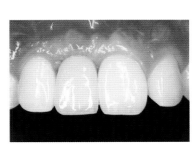

图29 永久修复体牙列局部像

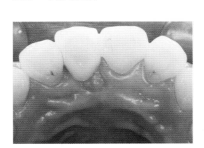

图30 永久修复体𬌗面像

图31 永久修复体根尖放射线片

三、讨论

1. 种植修复作为修复牙列缺损及缺失的重要手段，已经逐渐被患者广泛接受。植入区有足够的牙槽骨量是保证牙种植成功的一个前提条件。但由于各种原因（牙周病、外伤及肿瘤等）长期缺牙导致的种植区骨吸收及骨缺损，而造成牙槽嵴骨量不足，限制了种植技术的应用。种植修复需要充足的骨量才能在牙槽骨中获得理想的种植体植入位置及初始稳定性，进而形成良好的骨结合。应用合适的骨增量技术可以将存在骨缺损的牙槽嵴进行重建，从而达到种植修复所需的骨量要求。

2. 骨移植中自体骨可以来自外斜线骨块、颅骨骨块、颏部骨块和髂骨骨块等，对于缺损量不是很大的最常用的就是外斜线取骨。这个手术方式具有创伤小、术后并发症少和不影响患者外形的优点。下颌骨为膜内成骨，且多为皮质骨，成骨概率高，Schward-Arad也在实验中证明了在颌面部的缺损中膜性成骨能够获得较好的骨愈合。此方法主要是利用了具有活性的外置骨其表面具有完整的成骨能力及成骨环境。而植骨成功的关键在于自体骨活性、严格的接触面无菌环境及自体骨与骨床的密合度。另外由于软组织瓣关闭创口困难，所以需要做一定减张处理，如果手术创口较大，可能在早期发生组织瓣裂开，极有可能造成植骨失败，所以术中要保证在无张力的情况下缝合创口。

3. 即刻修复技术Brånemark早期的骨结合理论提出种植体在植入后必须有3～6个月的无负荷愈合期，认为这是形成种植体骨结合界面的必需条件之一。越来越多的临床研究表明，种植体在暴露的情况下可以正常愈合，也有学者在实验中发现微小的动度对骨整合的影响不大。本病例患者身体健康，依从性好，口腔卫生状况较好，邻牙健康，种植牙区无炎症及其他病灶，有良好而稳定的咬合关系，无夜磨牙症，经外置式植骨后也有良好的骨量和骨质，唇侧无骨缺损，因此本病例符合即刻修复的适应证。即刻修复后的临时修复体应尽量避免功能性负重，因此本病例患者在试戴临时修复体时，将其调𬌗至前伸𬌗和正中𬌗时均与对颌牙无接触，但仍然有嘴唇、舌头等软组织带来不可避免的侧向力。同时，临时修复体可以减少甚至避免患者牙齿缺失的时间，更重要的是可引导牙龈组织以类似天然牙颈部的形态生长，有助于充分保存牙龈乳头的丰满度，获得良好的穿龈轮廓和过渡带形态，最大限度地获得美学治疗效果。

参考文献

[1] Schward-Ara D, Levin L. Intraoral autogenous block onlay bone grafting for extensive reconstruction of atrophic maxillary alveolar ridge. J Periodontol, 2005, 76(4): 636–641.

[2] Schward-Ara D, Levin L. Multitier technique for bone augmentation using in traoral autogenous bone blocks. Implant Dent, 2007, 16(1): 5–14.

[3] Degidi M, Nardi D. One abutment at one time: non–removal of an immediate abutment and its effect on bone healing aroundsubcrestal tapered implants. Clin Oral Implants Res, 2011, 22(11): 130–137.

[4] Fürhauser R, Florescu D. Evaluation of soft tissue around single–tooth implant crowns: the pink esthetic score. Clin Oral Implants Res, 2005, 16(6): 639–644.

宿玉成教授点评

本病例为美学区种植修复病例。前牙区常常伴随有唇侧骨板的吸收，导致缺牙区骨厚度不良，常常需要采取块状骨移植的方式进行骨增量手术。本病例采取了下颌外斜线处取骨，最终的成骨效果良好。作者选择了延期种植即刻修复的方式，并对软组织进行了6个月的牙龈塑形，获得了良好的牙龈形态，最终的美学效果理想。本病例临床步骤完整，清晰，资料全面，美中不足的是缺乏术后CBCT，临床长期效果有待观察。

下颌骨肿瘤切除后软硬组织重建与种植修复

庄锐 刘长营 韩正学 李钧 耿威 首都医科大学附属北京口腔医院种植科

摘要

下颌骨肿瘤术后的颌骨重建常伴有颌骨骨高度不足以及附着龈丧失，增加种植修复后并发症的可能，严重影响患者的生活质量。**目的**：应用牵张成骨术、异种脱细胞真皮基质修复膜、黏膜保护板以及CAD/CAM技术，探索解决颌骨缺损患者软硬组织重建的最佳治疗方案。**材料与方法**：下颌骨左侧中央性鳞癌切除术同期行腓骨瓣移植重建下颌骨患者，术后5年于腓骨移植骨块行垂直牵张成骨术，增加牙槽骨骨高度，牵张成骨术后4个月，进行以修复为导向的软组织重建和种植修复，待植入种植体骨结合后，采用异种脱细胞真皮基质修复膜重建软组织，应用可摘义齿与临时修复基台制作黏膜保护板，辅助固定修复膜，形成种植体周围移动度较差软组织，以起到封闭硬组织与口腔环境的目的，待重建的软组织形成后，采用CAD/CAM纯钛切削支架复合桥修复缺失牙，恢复功能。**结果**：患者下颌种植修复后，骨结合稳定，软组织封闭良好，很好的恢复了患者的外形及功能，提高了患者的生活质量，随访2年余，牵张成骨术区骨结合及软组织重建区黏膜均未见明显异常，患者感受较好。

肿瘤切除、外伤及炎症等各种原因均可造成下颌骨不同程度的骨缺损，进而导致患者严重的颜面畸形以及咀嚼、语言、吞咽、呼吸等功能障碍，严重影响患者的生活质量。因此下颌骨重建修复的目的不仅是恢复下颌骨的连续性和面部外形，更是为了恢复患者部分咀嚼、言语等生理功能。目前关于下颌骨肿瘤术后颌骨缺损的修复方法比较多，由于血管化游离腓骨肌瓣移植可获得充分血供，骨长度充足，腓骨骨皮质较厚，适于牙种植体的植入，移植后可同期修复软组织缺损，抵抗感染能力强，近年来在临床中被广泛应用于修复下颌骨缺损。但应用血管化游离腓骨肌瓣移植重建下颌骨后常伴有骨高度不足和附着龈丧失的缺点，增加了种植修复后并发症的可能，合理地应用牵张成骨术可以有效增加骨高度，为种植体植入提供较好的骨床。在颌骨缺损重建的同时，导致大量口腔黏膜，尤其是附着龈丧失。已有学者明确指出。附着龈能够防止细菌向种植体表面的龈方侵犯，进而防止骨吸收，有利于清洁，也有利于种植体袖口的维持与健康，保证种植修复的长期效果。附着龈丧失后的软组织重建是下颌骨缺损重建后种植修复中最具挑战性的一部分。我们应用可摘局部义齿结合临时修复基台制成的黏膜保护板辅助固定异种脱细胞真皮基质修复膜，行软组织重建术。与传统的打包缝合固位、牙周敷料固位等方法相比，黏膜保护板不仅大大提高了固位力，防止修复膜移位，而且黏膜保护板具有体积小，易拆卸、早期恢复了部分咀嚼功能以及提高患者术后感受等优点。下颌骨重建后的种植修复是通过移植的腓骨块承受咬合力，所以其上部修复结构应尽可能精密、有效分散咬合力并且有助于患者保持口腔卫生。采用CAD/CAM制作纯钛切削支架复合桥，重量轻，强度高，结构精密，树脂牙可吸收咬合力，减少腓骨块负重，方便义齿维护修理，恢复了咀嚼功能和面部外形，取得了满意的临床效果，为颌骨缺损后软硬组织重建与种植修复提供了新方法。

一、材料与方法

1. 病例简介 53岁男性患者，主诉为"下颌左侧牙缺失5年，求种植修复下颌缺失牙"，来我院种植科就诊。现病史：下颌骨左侧中央性鳞癌切除术并行腓骨肌皮瓣移植术后5年余，定期复查，未见明显异常。口内检查下颌右侧中切牙至下颌左侧第三磨牙缺失，缺牙区无成形牙槽骨，牙槽嵴低平，平整度欠佳，表面覆盖游离龈，附着龈丧失，黏膜未见明显红肿，缺牙区唇颊沟消失，𬌗龈间距较大，对颌无缺失牙。下颌左侧缺牙区上下颌骨水平位置关系异常。术前曲面体层片放射线片显示，腓骨块骨愈合良好，与余留牙槽骨之间垂直高度差异较大。

2. 诊断 （1）下颌牙列缺损；（2）附着龈缺失；（3）下颌骨缺损；（4）左侧下颌骨中心性鳞癌术后。

3. 治疗计划 （1）骨增量：腓骨移植块行垂直牵张成骨术以增加牙槽骨垂直高度。（2）以修复为导向的整体设计。（3）种植外科：应用外科导板在下颌左侧中切牙、下颌左侧尖牙、下颌左侧第二前磨牙以及下颌左侧第一磨牙处植入种植体。（4）软组织重建：应用可摘局部义齿结合临时修复基台制作黏膜保护板，辅助固定异种脱细胞基质修复膜，行软组织重建术。（5）CAD/CAM技术制作上部修复结构：采用CAD/CAM技术，制作种植体支持式的纯钛切削支架复合桥以恢复缺失牙。

4. 治疗过程

（1）向患者及家属交代病情、治疗计划及相关事宜，签署知情同意书。

（2）骨增量：左下颌骨中心性鳞癌切除术+腓骨肌皮瓣移植术后5年，腓骨块骨愈合良好，术后每年定期复查，各项常规检查未见明显异常，于腓骨中段安装垂直牵引器，行下颌骨横向切开牵张成骨术，5天静止期，每日牵引4次，每次牵引0.2mm，共牵引12天，稳定期为2个月，患者下颌牙槽嵴高度明显增加。

（3）诊断模板及外科模板：取出牵引器后4个月，于种植外科前评估患者颌面部丰满度、牙槽嵴状况、上下颌水平位置关系，放射线评估、经济评估以及心理预期评估。制作诊断模板和放射线模板，戴入放射线模板扫描CBCT，选择在下颌左侧中切牙、尖牙、第二前磨牙、第一磨牙位点植入种植体。制作牙支持式外科导板，试戴、消毒以备术中使用。

（4）种植外科：常规口内口外消毒铺巾，切开翻瓣，应用外科导板，分别在设计植入种植体处定位，先锋钻、成型钻逐级扩孔，各植入1颗种植体（Straumann® SLActive，SP，4.1mm×12mm，RN），安装封闭螺丝，术中见下颌骨中线处腓骨远中接骨处（下颌右侧中切牙位点远中）三角形骨质缺损，同期植入Bio-Oss®小颗粒骨粉，覆盖口腔修复膜（海奥），复位软组织，拉拢缝合创口，置引流条，术毕。术后4天复诊去除引流条，术后14天复诊拆线。

（5）可摘局部义齿修复：种植外科后2个月，种植体骨结合良好，种植位点处黏膜未见明显红肿，聚醚硅胶制取上下颌印模，硅胶制取咬合记录，1周复诊试戴可摘义齿，调磨，抛光。

（6）软组织重建及黏膜保护板固定：种植外科术后4个月，曲面体层片示种植体骨结合良好，下颌右侧中切牙至下颌左侧第二磨牙区黏膜为游离龈，黏膜移动度大，无附着龈，颌龈距较大。口内外消毒，铺巾，必兰局麻，切开下颌右侧中切牙至下颌左侧第一磨牙区黏膜层，行骨膜上翻瓣，暴露种植体位点，生理盐水浸泡异种脱细胞真皮基质修复膜，将修复膜缝合于创口边缘黏膜及骨膜上，暴露种植体位点。制作黏膜保护板：于下颌左侧中切牙、下颌左侧尖牙、下颌左侧第二前磨牙安装临时修复基台，在种植体对应位点开孔并抛光，口内试戴确认义齿可完全就位，覆盖橡皮章，隔绝自凝树脂刺激，口内重衬，可摘局部义齿通过重衬材料与临时修复基台粘接牢固，可摘局部义齿连同临时修复基台取下，去除橡皮障，修整义齿边缘，抛光，完成黏膜保护板制作，重新戴入黏膜保护板，将碘仿纱固定于可摘义齿与异种脱细胞真皮基质修复膜之间，锁紧临时修复基台螺丝，通过黏膜保护板固定异种脱细胞真皮基质修复膜及碘仿纱条，每周复诊冲洗换药，3周后去除碘仿纱，患者缺牙区牙槽嵴表面附着龈形成良好，更换愈合基台，2周复诊。

（7）CAD/CAM技术制作上部修复结构：安装印模帽和定位柱，制取种植体水平初印模，灌注石膏模型，口外制作个性化开窗印模托盘，制作个性化的夹板式开窗印模式转移杆，口内安装个性化转移杆并重新连接，使用聚醚硅橡胶制取开窗式种植体水平印模，硅橡胶咬合记录。制作修复体美学蜡型，修复体龈方留有卫生通道，口内试戴并调整，CAD/CAM口外扫模型及修复体美学蜡型，回切得到纯钛金属支架形态，设计表面点状固位形态，整体切削纯钛支架，口内试戴支架合适，重新上𬌗架排列树脂人工牙，采用冷凝注塑技术完成金属树脂复合桥修复体。安装八角基台，纯钛切削支架树脂复合桥戴入口内，调整咬合，螺丝固位，光固化树脂封闭螺丝孔。

二、结果

患者每年定期复查，种植体稳固，咬合关系良好，口内卫生状况良好。拍曲面体层放射片显示，种植体骨结合良好，下颌左侧中切牙种植体近中骨缺损处骨质愈合良好，边缘骨无明显吸收。

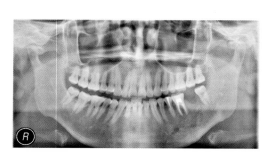

图1 下颌骨左侧中央性鳞癌切除术前

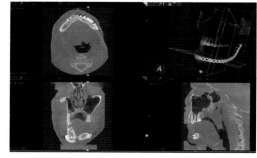

图2 种植修复初诊，CBCT骨量评估

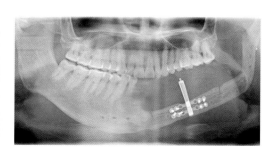

图3 安装垂直牵张成骨器

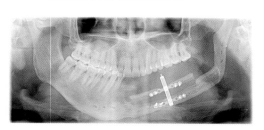

图4 牵张成骨术第12天

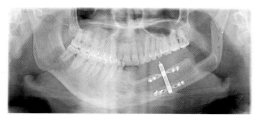

图5 牵张成骨术后1个月

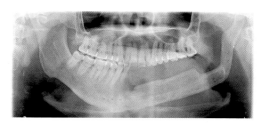

图6 牵张成骨术后2个月

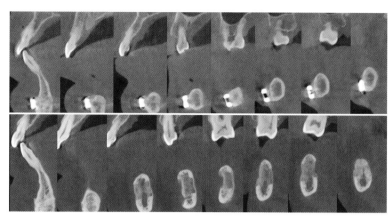

图7　牵张成骨术后2个月，术前术后冠状面骨高度对比（上图：术前，下图：术后）

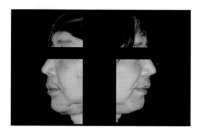

图10　种植外科前侧面型评估

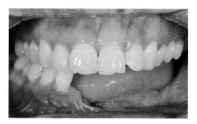

图8　牵张成骨后口内正面像

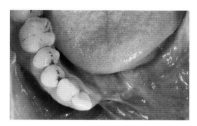

图9　牵张成骨后下颌𬌗面像

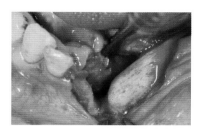

图11　种植外科术中切开翻瓣，见移植腓骨骨块牵张成骨后骨宽度及高度充足，但下颌骨牵张成骨区牙槽嵴顶在上颌牙弓颊侧，上下颌骨水平位置关系异常，且近中接骨处三角形骨缺

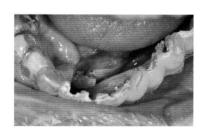

图12　安放牙支持式种植导板

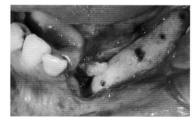

图13　球钻定位，先锋钻确定方向，成型钻逐级扩大

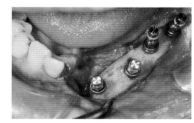

图14　植入种植体

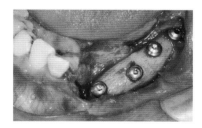

图15　安装封闭螺丝

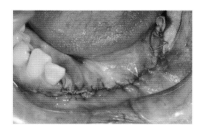

图16　埋入式愈合，置引流条并严密缝合

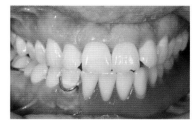

图17　可摘局部义齿戴入口内正面像

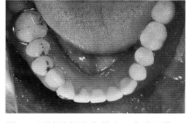

图18　可摘局部义齿戴入口内𬌗面像

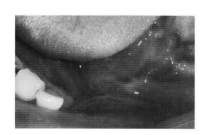

图19　软组织重建术前口内下颌左侧像

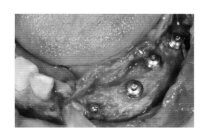

图20　切开黏膜层，行骨膜上翻瓣，暴露种植体

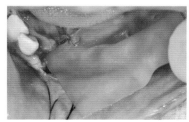

图21　生理盐水浸泡异种脱细胞基质修复膜，修整形状

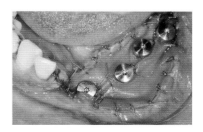

图22　异种脱细胞真皮基质修复膜缝合于骨膜及创口边缘黏膜

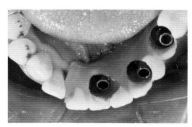

图23　更换临时修复基台，口内试戴可摘义齿，确定开孔不影响义齿完全就位

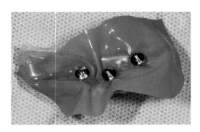

图24 植骨前口内殆面像

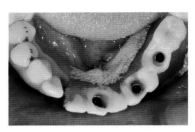

图25 术区放置碘仿纱，用黏膜保护板辅助固定，锁紧临时修复基台螺丝

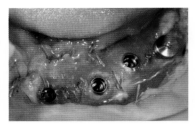

图26 软组织重建术后1周复诊，软组织重建术区愈合良好，未见明显感染迹象，冲洗换药

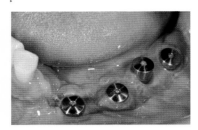

图27 软组织重建术后3周更换愈合基台

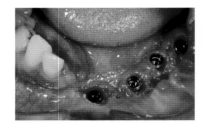

图28 愈合基台牙龈成形2周复诊，袖口形态良好，制取初印模

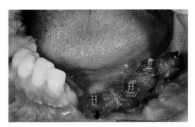

图29 制取终印模，个性化转移体口内重新连接固定，个性化开窗式托盘制取种植体水平终印模

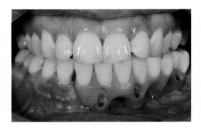

图30 口内试戴修复体美学蜡型，修复体组织面预留清理通道

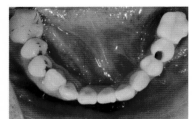

图31 口内试戴修复体美学蜡型，殆面像

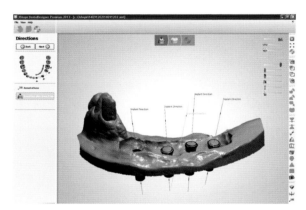

图32 CAD/CAM扫描终印模

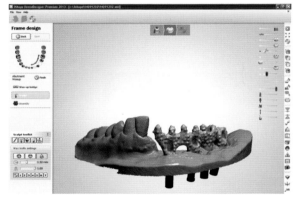

图33 扫描美学蜡型，回切得到纯钛支架形态，设计表面点状固位形态

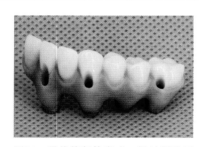

图34 最终修复体完成，螺丝开孔于唇颊侧，修复体软组织面设计清理通道，有利于义齿清理，保护软组织

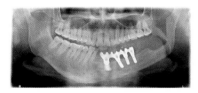

图35 戴入最终修复体后曲面体层片

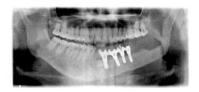

图36 修复后1年复诊，曲面体层片

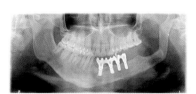

图37 修复后2年复查，曲面体层片

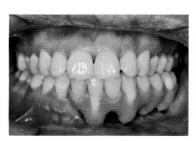

图38 修复后2年复查，口内正面像，术区附着龈色、质未见明显异常

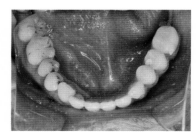

图39 修复后2年复查，殆面像

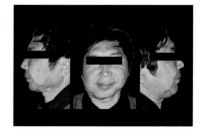

图40 修复2年后复诊，面型检查

三、讨论

1. **异种脱细胞真皮基质修复膜和黏膜保护板的应用** （1）异种脱细胞真皮基质修复膜：传统的软组织重建取材多为游离腭部结缔组织瓣或邻近黏膜瓣转瓣，虽然可以有效地重建软组织，但增加患者痛苦，取材有限。异种脱细胞真皮基质修复膜来源于牛皮，去除了可诱发宿主免疫排斥反应的细胞成分以及病毒、细菌等成分，组织相容性好，保留了天然的胶原纤维空间结构，可引导细胞长入，促进血管化和上皮的形成，其胶原纤维随组织的重建逐渐降解，质地柔软，可随意剪裁缝合，使用方便，并且采用冻干工艺，保存和运输方便，不受供区影响，取材来源充足，减少患者术后不适感。因此可以用来重建种植体周围软组织，以增加种植体周围软组织长期稳定性和义齿修复后患者的舒适感。（2）黏膜保护板：无论是自体上腭结缔组织瓣还是异种脱细胞真皮基质修复膜，术后均需要固定移植物，减少因肌肉收缩运动引起的移植组织移位，保护创口，促进愈合。传统方法通常采用加压打包缝合、牙周敷料等固定移植的软组织瓣，但患者术后感受差，影响咀嚼功能，固定效果欠佳。本病例中，我们团队创新性的使用可摘局部义齿结合临时修复基台制成黏膜保护板，固定碘仿纱和修复膜，不仅制作方便，而且较传统方法大大提高了固定效果，促进创口愈合，减少对患者咀嚼和言语功能的影响，患者术后感受较好。通过2年多的随访观察，软组织重建区黏膜色质未见明显异常，软组织封闭效果良好。

2. **CAD/CAM纯钛切削支架复合桥** 腓骨瓣重建下颌骨外形时，为尽量恢复双侧面型的对称性，常以下颌骨基底部为外形参照，而天然下颌骨多呈现由基底部向牙槽嵴顶呈舌侧倾斜走行，即外形最突点在下颌骨基底部。垂直牵张成骨后，牙弓中后段牙槽嵴顶位置多位于上颌牙弓颊侧，虽然有效地增加了种植区骨量，但牵张成骨区方向不利于咬合力的传导与分散。另外，对于腓骨瓣重建下颌骨缺损并行牵张成骨的患者，虽有报道其与种植体的骨结合强度可以承受上部义齿传递的咬合力，但其整体结构、微观结构以及肌肉附着有别于天然牙槽骨。所以设计上部修复结构时，我们从保证修复体强度、减小修复体重量，吸收分散咬合力的角度进行选材和设计，故本病例中采用数字化种植修复技术，CAD/CAM纯钛切削支架，减轻修复体重量，避免悬臂梁，使用树脂牙有效吸收分散咬合力，减小对移植腓骨的力学传导，左侧第二前磨牙和第一磨牙与对颌牙负重初期脱离咬合，待观察确定软硬组织稳定后，再行渐进性负重。在复合桥组织面设计卫生通道，辅助提高患者维护口腔卫生效果，提高远期种植修复效果，通过2年多的随访观察，目前牵张成骨区骨结合及上部修复结构未见明显异常。

3. **牵张成骨的骨增量技术** 牵张成骨术经过多年的实验与临床研究，适应证明确，技术日臻成熟，对于大于8mm的垂直骨缺损，且缺损牙位大于2个单位，使用经典骨增量方法，如外置法植骨、GBR植骨无法重建缺损骨量时，牵张成骨术可以作为一个有效的替代方法，尤其适用于肿瘤切除术后腓骨瓣重建颌骨连续性后的骨量不足。本病例中应用垂直牵张成骨术，有效增加了移植腓骨骨块的高度，为种植体植入提供了充足的垂直骨量。本病例中虽然垂直骨量增加充分，但骨增量的方向与理想的种植体植入位点和方向有所偏差，不利于修复后咬合力的分散，即垂直骨增量的方向有待改进，以修复为导向的垂直骨增量技术是今后需研究解决方向，以达到骨增量可以适应个性化的种植体植入位点和方向。

参考文献

[1] Hayter JP, Cawood JI. Oral rehabilitation with endosteal implants and free flaps. Int J Oral Maxillofac Surg, 1996 Feb, 25(1): 3–12.
[2] Liu C, Su Y, Tan B, Ma P, Wu G, Li J, Geng W. Reconstruction of attached soft tissue around dental implants by acelluar dermal matrix grafts and resin splint. Int J Clin Exp Med, 2014 Dec 15, 7(12): 4666–4676.
[3] 宿玉成. 口腔种植学. 2版. 人民卫生出版社, 2014: 444–445.
[4] 张陈平, 张志愿, 季彤, 胡永杰, 韩正学, 徐立群. 腓骨肌瓣结合牙种植牵张器在下颌骨功能重建耳鼻喉头颈外科, 2004, 11(5): 281–284.

冯海兰教授点评

该病例难度大，观察时间长，资料比较完整。应用了牵张成骨，制作黏膜保护板，CAD/CAM切削支架等技术完满地完成了病例，并且有2年观察时间。不足之处：中央性鳞癌恶性程度高，文中缺少对患者的付出及病程预后的交流。

CGF在侧壁开窗上颌窦提升术同期种植病例中的应用

王金玲　曲哲　郭英　刘明丽　大连市口腔医院种植科

摘要

目的：本文介绍1例上颌后牙区牙齿缺失通过侧壁开窗上颌窦提升术并同期种植的病例。**材料与方法**：54岁男性患者。3个月前因牙周病拔除上颌后牙。上颌右侧第一磨牙及第二磨牙缺失放射线片显示缺牙区可用骨宽度分别为8.7mm、10mm，可用骨高度2.4mm、1.6mm。采用侧壁开窗上颌窦提升术增加垂直骨量，由自体静脉血制备CGF膜与可吸收胶原膜（Bio-Gide®）联合用于贴附提升后的上颌窦底黏膜与侧壁骨窗，同时CGF、自体红细胞、血小板与去蛋白牛骨基质（DBBM，Bio-Oss®）混合作为骨缺损填充材料，并同期植入种植体，6个月后行永久修复。**结果**：患者术后复诊观察无鼻腔渗血、感染及上颌窦炎发生，植骨区创口愈合良好，修复效果满意。复查示骨增量效果稳定，无明显骨吸收。种植体获得良好的骨结合，种植体颈部无明显骨吸收，周围牙龈组织健康，患者对修复效果满意。**结论**：CGF用于侧壁开窗上颌窦底提升联合GBR骨移植术能有效地增加垂直骨量，同期种植体植入能获得良好的骨结合，并可以一定程度上减轻术后反应、并发症，有效地扩大种植适应证，解决了上颌后牙骨高度不足的问题，提高了治疗的满意度。

上颌后牙区单颗或多颗牙缺失在临床患者中较为常见，而且由于解剖因素，上颌窦情况和牙槽骨吸收等原因常常造成该区域垂直骨量不足，从而给种植体的植入造成影响。上颌窦底提升术是有效解决上颌骨后部骨量不足的方法之一，Boyne和James在1980年首次提出了经前庭沟切口进行上颌窦底植骨术，植骨材料取自髂骨的松质骨及骨髓。1986年Tatum可定了这一手术方法并加以改进。此后，经过不断的改良日臻完善。本病例研究上颌窦底剩余垂直骨高度不足时同期侧壁开窗上颌窦提升术的临床应用，观察术后的上颌窦有无炎症反应、龈软组织的愈合情况骨增量情况，以及修复后种植体的骨结合及颈部骨吸收情况，患者对种植修复的满意程度等。

一、材料与方法

1. 病例简介　54岁男性患者，体健，排除系统性疾病，3个月前因牙周病拔除右上部分后牙，临床检查发现，上颌右侧第一磨牙及第二磨牙缺失，缺牙区表面黏膜平整无异常，上颌右侧第三磨牙牙冠近中倾斜，CBCT显示上颌右侧第一磨牙和第二磨牙可用骨宽度分别为8.7和10mm，可用骨高度分贝为2.4和1.6mm。

2. 诊断　上颌牙列缺损。

3. 治疗计划　（1）侧壁开窗技术提升右侧上颌窦，GBR与CGF膜联合应用，上颌右侧第一磨牙、第二磨牙位点同期植入种植体；（2）6个月后永久修复。

4. 治疗过程

（1）常规消毒铺巾，局麻下于上颌右侧第一磨牙及第二磨牙区牙槽嵴做横切口，近中垂直辅助切口。在距牙槽嵴顶约5mm处使用超声骨刀去骨，完成开窗，暴露上颌窦底黏膜。分离黏膜达到足够的高度。上颌右侧第一磨牙和第二磨牙位点按照取Straumann®操作系统逐级备洞。取患者静脉血于试管中离心分离，将中层CGF压成膜，于上颌窦黏膜下方植入CGF膜和胶原膜重叠的双层膜。将底层的红细胞及血小板与骨粉混合，植入上颌窦腔内。植入（Straumann® 4.1mm×10mm、4.8mm×10mm），颊侧牙槽骨开窗处植入1.0g Bio-Oss®骨粉，Bio-Gide®胶原膜覆盖骨窗，其上方覆盖CGF膜。无张力严密缝合创，术后X线显示，植体位置方向良好。

（2）6个月后复查种植体周围骨结合良好，取种植体水平印模，完成修复。

（3）材料种植体：SLA表面软组织水平种植体（Straumann®，Switzerland）；骨替代材料DBBM：Bio-Oss®（GeistlichPharma，Switzerland）；可吸收胶原膜：Bio-Gide®（GeistlichPharma，Switzerland）；浓缩生长因子（CGF）膜：自体静脉血制备；种植体稳定性测量仪（Osstell ISQ，Sweden）；聚醚橡胶（3M公司，USA）；氧化锆全瓷冠（Cercon，Germany）。

二、结果

本病例是1例后牙牙槽嵴高度严重不足应用侧壁开窗上颌窦提升手术联合CGF并同期种植植入的病例。患者术后CBCT显示人工骨区域骨密度增强，种植体和周围骨结合良好，种植体周围无明显暗影。无鼻腔渗血、感染及上颌窦炎发生，植骨区创口愈合良好，患者对修复效果满意。

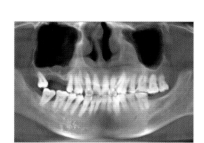

图1　术前CBCT

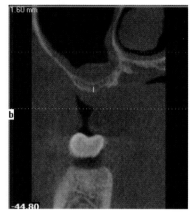

图2　术前上颌右侧第一磨牙骨量测量

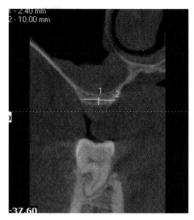

图3　术前上颌右侧第二磨牙骨量测量

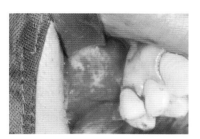

图4　翻瓣暴露颊侧骨板

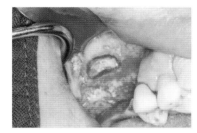

图5　超声骨刀外侧骨壁开窗

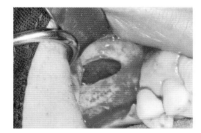

图6　分离上颌窦黏膜，检查的完整性

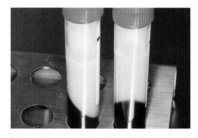

图7　取30mL血液，离心结束后，血液会分为3层

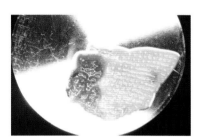

图8　压制后成薄膜状

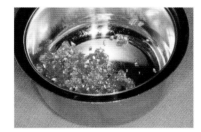

图9　取下部红细胞、CGF与Bio-Oss®骨粉混匀

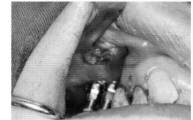

图10　CGF膜与Bio-Gide®膜衬入上颌窦底，骨腔内植入骨粉并植入植体，扭矩35N·cm

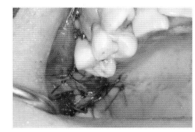

图11　缝合、完成植入

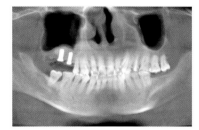

图12　术后当天CBCT

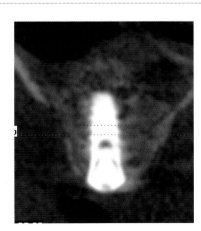

图13　术后当天CBCT

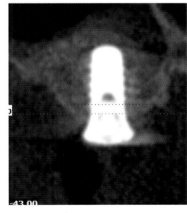

图14　术后当天CBCT

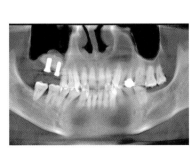

图15　术后6个月复查CBCT

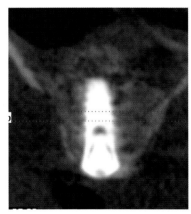

图16　术后6个月复查CBCT

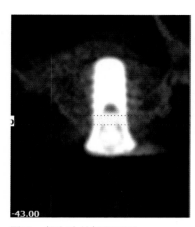

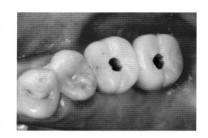

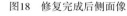

图18　修复完成后侧面像　　　　图19　修复完成后𬌗面像

图17　术后6个月复查CBCT

三、讨论

上颌窦提升术是种植修复中解决上颌后牙区骨量不足时最常用的技术，包括侧壁开窗上颌窦底提升术和穿牙槽嵴顶上颌窦提升术。1996年，Jensen等提出将RBH分为4类。A类：RBH≥10mm，可采用常规的种植方法；B类：7mm≤RBH≤9mm，可采用单纯穿牙槽嵴顶上颌窦底提升术植入种植体；C类：4mm≤RBH≤6mm，采用上颌窦外提升植骨术植入种植体；D类：RBH<4mm时，一般采用上颌窦开窗植骨延期种植植入术。本研究结果证实，应用CGF在侧壁开窗上颌窦底外提升植骨术中，获得了良好的初始稳定性，不仅扩大了种植的适应证，而且减少了手术次数、缩短了疗程，消除患者义齿修复需要磨切邻牙不可逆性损伤等。

骨移植材料的使用可以为种植体提供良好的初始稳定性及为新骨的形成提供空间。但近年来，对于侧壁开窗上颌窦提升术需不需要使用骨移植材料存在争议。目前认为最佳的植骨材料是自体骨，但由于自体骨骨量有限且易吸收，人工骨可在一定时间内维持骨间隙同时具有成骨作用。因此，经过大量的临床试验证明自体骨与人工骨的混合骨材料取得了较理想的效果。

参考文献

[1] Jensen OT, ShulmanLB, BlockMS, et al. Report of the sinus consensus of 1996. The International journal of oral &maxillofacial implants, 1998, 13 Suppl: 11-45.

[2] Mendonca-CaridadJJ, NunezM, Juiz-Lopez P, et al. Sinus floor elevation using a composite graft: clinical outcome of immediate implant placement. Int J Oral Maxillofac Implants, 2013, 28(1): 252-260.

[3] 邓燕, 杨旭, 刘学, 等. 窦底骨高度小于5mm行上颌窦内提升术的临床疗效. 南昌大学学报: 医学版, 2015, 55(2): 58-61.

[4] Lin IC, GonzalezAM, ChangHJ, et al. A 5-year follow-up of 80 implant in 44 patients placed immediately after the lateral trap-door window procedure to accomplish maxillary sinus elevation without bone grafting. Int J Oral Maxillofac Implants, 2011. 26(5): 1097-1086.

[5] Lutz R, Berger-Fink S, StockmannP, et al. Sinus floor augmentation with autogenous bone vs. a bovine-derived xenograft-a-5-year retrospective study. Clin Oral Implants Res, 2015, 26(6): 644-648.

李德超教授点评

上颌后牙区患者多见垂直骨高度不足，解决方案之一是上颌窦底提升技术，主要包括穿牙槽嵴顶上颌窦底提升术和上颌窦侧壁开窗上颌窦底提升术，按Jensen等RBH分类，RBH<4mm一般采用上颌窦底提升植骨，延期种植植入，该病例中上颌右侧第一磨牙和第二磨牙可用骨高度分别为2.4mm和1.6mm，同期植入难度大，充满挑战性，可能由于该病例应用了CGF，CGF含有大量的生长因子能够促进早期创口的愈合，促进术区迅速骨化，使种植体与周围骨结合良好，该病例减少了手术次数，缩短了疗程，由于该病例为个案报道，建议增加病例数，同时延长观察时间，为同行提供更加可靠的数据。

改良牙槽嵴顶结缔组织转瓣术在上颌前牙美学区的应用

朱震坤 孙睿男 徐欣 山东大学口腔医院种植科

摘要

在前牙美学区种植中，临床常见的现象：一期手术常规植入植体或进行GBR骨增量，二期术前已完成骨结合并已获得唇侧1~2mm厚骨板的情况下，唇侧软组织凹陷，丰满度不足。本文针对此现象，在二期手术时运用改良牙槽嵴顶结缔组织转瓣术，配合使用螺丝固位临时冠进行牙龈塑形，显著改善了上颌前牙区软组织的丰满度，获得了良好的牙龈形态。

上颌前牙区为美学区，患者对美观效果要求高。随缺牙时间增长及种植体植入后的骨结合过程，唇侧骨板会有不同程度吸收，造成种植体二期手术前唇侧丰满度不足，影响后期修复的美学效果。种植体周围软组织移植是解决此问题的有效方法。由Scharf和Tarnow提出的上腭结缔组织转瓣技术是目前临床常用的软组织增量方式，此术式虽然有着单一手术切口并可提供带蒂结缔组织瓣的优点，但其缺点也不可避免，如：腭侧切口范围大，术后创口恢复的时间长；极易造成腭侧上皮瓣坏死脱落，手术失败；易损伤鼻腭神经导致术后不适感强烈；操作难度大等，不利于在临床推广使用。我们结合临床实践中的总结，基于由Scharf和Tarnow提出的上腭结缔组织转瓣技术，逐步设计出改良牙槽嵴顶转瓣技术。二期手术应用此技术并结合临时冠牙龈塑形，可得到良好的软组织丰满度及龈缘形态，现报道1例。

一、材料与方法

1. 病例简介 23岁男性患者，上颌左侧中切牙因外伤拔除1个月余。口内检查见邻牙良好，牙周健康，对刃𬌗，CBCT检查示上颌左侧中切牙缺失，上颌左侧中切牙牙位颊侧骨厚度约6.5mm。

2. 诊断 牙列缺损（上颌左侧中切牙缺失）。

3. 治疗计划 一期植入Straumann®骨水平种植体，二期行改良牙槽嵴顶转瓣术，临时冠牙龈塑形，个性化全瓷基台全瓷冠修复。

4. 治疗过程

（1）2013年10月29日：行一期种植体植入手术，常规于上颌左侧中切牙位点植入Straumann® 3.3mm×12mm骨水平种植体1颗，种植体颈缘位于邻牙釉牙骨质界下3mm，无附加手术，初始稳定性佳，置覆盖螺丝，拉拢缝合。

（2）2014年2月20日复诊：口内检查可见上颌左侧中切牙位点软组织愈合良好，唇侧软组织丰满度欠佳，唇侧最凹点距离邻牙唇侧突度最高点假象连线约2mm，拍摄X线检查示种植体骨结合良好；于上颌左侧中切牙位点局麻下行二期手术，上颌左侧中切牙位点同时行软组织转瓣技术，具体过程如下：局麻下缺牙间隙牙槽嵴顶范围内，距离邻牙约1mm行全厚垂直切口，注意保留牙龈乳头，垂直切口唇侧勿超过嵴顶唇边缘。牙槽嵴顶偏腭侧行半厚"一"水平切口，与近远中垂直切口相连。刀片自半厚水平切口入路后，尽量斜向腭侧锐切除上皮组织，并在刀片可及的位置做全厚切断结缔组织。剥离器向唇侧翻开全厚瓣，并向龈方游离直至牙槽嵴顶唇侧，形成唇面骨膜袋。取出种植体覆盖螺丝，旋入合适愈合基台。镊子夹持唇侧全厚瓣，刀片锐分离上皮与结缔组织，将全厚瓣切分为两部分：上皮组织瓣和带蒂结缔组织瓣，应注意上皮组织瓣勿过薄过长；将内侧半厚带蒂结缔组织瓣向唇侧根方翻转折叠入唇面骨膜袋中；拉拢缝合。

（3）2014年3月14日复诊：拆线，见上颌左侧中切牙唇侧丰满度明显增加；椅旁制作上颌左侧中切牙种植体支持式螺丝固位临时冠，行牙龈塑形。

（4）间断复诊2个月：调整临时冠形态，逐步进行牙龈塑形，最终塑形效果满意。

（5）2014年5月20日复诊：上颌左侧中切牙牙位行个性化转移取模，选择个性化氧化锆基台全瓷冠修复。

（6）2014年6月10日复诊：戴冠，无牙龈压迫现象，患者满意。

二、结果

通过二期手术同期行软组织转瓣术，患者唇侧软组织丰满度增加且不会产生额外瘢痕，未造成牙龈乳头退缩；并经临时冠牙龈塑形后，得到了满意的美学修复效果。

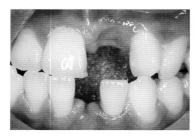

图1 口内检查见上、下颌左侧中切牙缺失，邻牙良好；对刃𬌗；龈缘轻度红肿

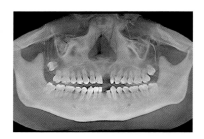

图2 X线检查示上、下颌左侧中切牙缺失

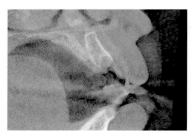

图3 CBCT示上颌左侧中切牙骨量及骨质，间隙适合种植，无须附加手术

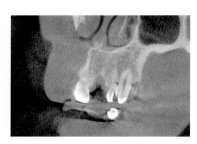

图4 CBCT示上颌左侧中切牙骨量及骨质，间隙适合种植，无须附加手术

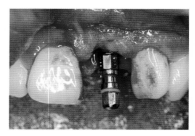

图5 一期手术：植入Straumann®骨水平种植体3.3mm×12mm 1颗

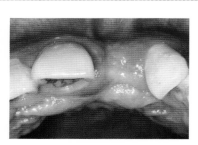

图6 二期手术前口内检查：上颌左侧中切牙唇侧软组织丰满度欠佳，凹陷约2mm

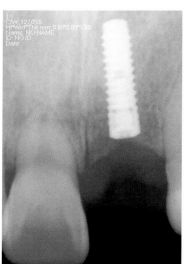

图7 X线检查示上颌左侧中切牙位点种植体骨结合良好

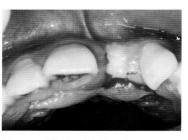

图8 于牙槽嵴顶范围切口切开

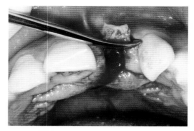

图9 向唇侧翻开全厚瓣，形成唇侧骨膜袋

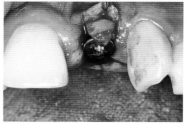

图10 锐分离全厚瓣为上皮及结缔组织瓣两部分

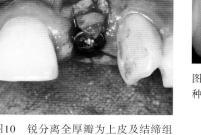

图11 将内侧半厚带蒂结缔组织瓣向唇侧根方翻转折叠入唇面骨膜袋中

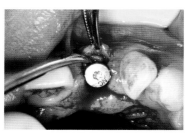

图12 拉拢缝合

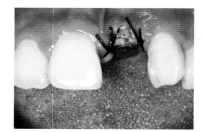

图13 二期手术2周后拆线，可见上颌左侧中切牙唇侧软组织增量满意

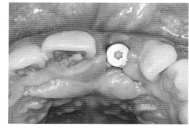

图14 二期手术2周后拆线，可见上颌左侧中切牙唇侧软组织增量满意

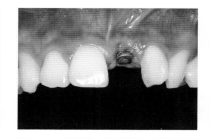

图15 椅旁制作种植体支持式螺丝固位临时冠

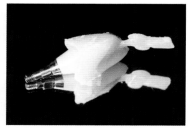

图16 椅旁制作种植体支持式螺丝固位临时冠

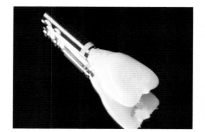

图17 第一次复诊调整临时冠形态，牙龈塑形

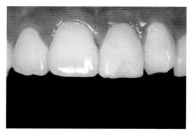

图18 第二次复诊调整临时冠形态，牙龈塑形

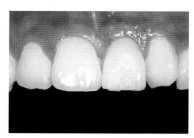

图19 个性化转移取模

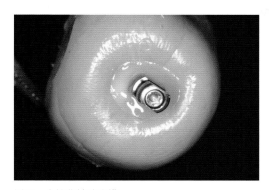

图20 个性化转移取模

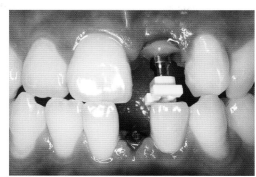

图21 个性化转移取模

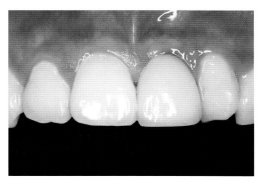

图22 终修复体戴入，无牙龈压迫现象，患者对美学效果满意

三、讨论

种植体周软组织在获得种植治疗成功的功能和美学修复方面扮演着重要的角色。临床进行种植体周软组织移植的目标主要是创造稳定的种植体周软组织环境，维持软组织生物学封闭和降低种植体周围炎发生率。软组织转瓣手术对单颗前牙唇侧丰满度增加的效果已有许多研究报道证实，且此病例采用创伤较小的改良牙槽嵴顶转瓣手术，患者术后反应小，腭侧无不适。另外，种植体支持式的临时冠修复对牙龈塑形，特别是龈乳头的恢复有很大帮助，且具有引导种植体周围软组织愈合的作用。本方法适用证为单颗牙缺失，二期术前种植体唇侧骨板1~2mm，唇侧软组织丰满度轻度不足的骨水平种植体埋置式愈合病例。具有血供良好，结缔组织瓣易固定，供区仍有黏膜保护以及创伤小、操作性强的优点。同时配合临时冠牙龈塑形，可得到良好的美学效果。但转瓣厚度有局限，对适应证选择及远期效果应追踪观察。

参考文献

[1] Klinge B, Flemmig T F. Tissue augmentation and esthetics (Working Group 3). Clin Oral Implants Res, 2009, 20(s4): 166-170.

[2] Sclar A. Soft tissue and esthetic considerations in implant therapy. Quintessence, 2003.

[3] Scharf DR, Tarnow DP. Modified roll technique for localized alveolar ridge augmentation. Int J periodontics Restorative Dent , 1992, 12(5): 415-425.

[4] Man Y, Wang Y, Qu Y, et al. A palatal roll envelope technique for peri-implant mucosa reconstruction: a prospective case series study. Int J Oral Maxillofac Surg, 2013, 42(5): 660-665.

[5] Fang W, Ma W, Ma WG, et al. A new submerged split-thickness skin graft technique to rebuild peri-implant keratinized soft tissue in composite flap reconstructed mandible or maxilla. Oral Surg Oral Med Oral Pathol Oral Radiolo, 2012, 113(3): e4-e9.

[6] 余玲梅, 施斌. 临时冠对美学区单颗种植修复体美学效果的影响. 口腔医学研究, 2012, 28(6): 550-555.

[7] 胡秀莲, 林野, 于海燕, 等. 种植暂时修复体在上颌前牙种植美学修复中软组织处理技术. 中国口腔种植学杂志, 2012, 17(1): 18-20.

[8] 宿玉成. 种植外科中的软组织处理及其美学效果. 中华口腔医学杂志, 2006, 41(3): 148-150.

倪杰教授点评

本病例采用的改良结缔组织转瓣技术roll technique，Patrick Palacci教授（2008）有较为详尽的描述。本病例中，术者采用保留龈乳头的切口，从腭侧取瓣的改良结缔组织转瓣术，能够较好地改善唇侧小范围的软组织缺损，同时，结合种植体支持的临时冠修复对牙龈的塑形，达到较好的美学效果。该手术对于术者的要求较高，操作难度大，术后并发症较多，成功率相对较低，最好在显微镜下行微创操作，方可达到较为完美的效果。

该术式的不足点在于：可提供的结缔组织瓣量有限，只能运用于唇颊侧少量软组织缺失的情况下，且远期效果有待观察。

保留上颌窦假性囊肿经牙槽嵴顶上颌窦底提升及即刻种植病例1例

龚婷 吴庆庆 杨醒眉 四川大学华西口腔医院种植科

摘 要

目的: 上颌后牙区拔牙后常常因为骨高度不足而不能行常规种植术,上颌窦底提升技术有效地解决了这一难题,通过剥离并抬起上颌窦底黏膜,同时在窦底下方植入骨移植材料,从而增加缺牙区牙槽突高度,满足种植体植入的需要。而在上颌窦黏膜病理情况下,是否进行上颌窦底提升还存在着争议,并且即刻种植能否和上颌窦底提升同时进行仍有不同的观点。本病例提供了解答以上问题的参考。**材料与方法:** 患者老年男性,上颌右侧第一磨牙牙冠近远中向折裂,上颌右侧第二磨牙牙缺失,要求种植修复。术前CBCT显示上颌右侧第一磨牙牙槽骨吸收至根中1/3,矢状面CBCT测量剩余骨高度为4.28mm,上颌右侧第二磨牙剩余骨高度为2.14mm,上颌窦黏膜呈半球形不透光影像,边界清楚,对骨组织无破坏。患者要求种植修复。手术为拔除牙,经上颌右侧第一磨牙牙槽嵴顶上颌窦底提升后于上颌右侧第一磨牙、第二磨牙位点各植入常规种植体,使用大直径愈合帽对上颌右侧第一磨牙牙位的创口进行关闭,4个月后进行最终修复。**结果:** 种植术后无异常,术后4个月复查CBCT,上颌窦黏膜恢复正常,种植体根尖部有新骨包绕,进行最终修复后患者较为满意。术后1年复诊,软组织健康,患者自觉使用良好。**结论:** 仅从本病例的短期随访可看出,保留上颌窦假性囊肿经牙槽嵴顶上颌窦底提升及即刻种植是可行的,然而这一结论还需要更多临床病例实践及更长的随访来证实。**讨论:** 上颌窦假性囊肿存在时进行上颌窦提升的方法,回顾文献发现主要有如下3种方法:(1)摘除囊肿延期上颌窦提升;(2)摘除囊肿同期上颌窦提升;(3)保留囊肿同期上颌窦提升。近来有较多的文献报道保留上颌窦假性囊肿行上颌窦底提升是可行的,从本病例患者并无任何并发症也可佐证这一方法的安全性。而本病例还存在一个问题即为患牙未拔除,我们尝试了上颌窦底提升后即刻植入,以缩短治疗时间,从本病例看来该方法是可行的,值得在临床上推广。

上颌后牙区拔牙后常常因为骨高度不足而不能行常规种植术。造成这种情况的主要原因有两个:一个是上颌窦的气腔性扩大,另一个是拔牙后骨吸收。随着种植外科技术的突飞猛进,上颌窦底提升技术有效地解决了这一难题,目前,临床上常用的上颌窦底提升术式包括:上颌窦侧壁开窗法,以及经牙槽嵴顶上颌窦底提升术。

上颌窦囊肿是常见的上颌窦良性疾病,关于其命名和发病机制都存在争议,根据它的临床特征和生物学行为,可将上颌窦囊肿为3类:上颌窦黏液囊肿、潴留性囊肿及假性囊肿。假性囊肿被认为是牙源性感染所致,在影像学中的表现为:位于上颌窦底黏膜上方,呈球形或半球形不透光影像,边界清楚,对骨组织无破坏,常无临床症状,在放射学检查时偶然发现。长期以来,上颌窦囊肿被认为是上颌窦提升植骨的禁忌证,这是因为:(1)黏液囊肿为上颌窦真性囊肿,会侵犯周围骨壁,并且囊肿的存在会使黏膜膨胀而菲薄,较易在上颌窦提升过程中发生破裂,黏液外溢造成周围组织感染。(2)上颌窦囊肿的存在改变了上颌窦正常的引流状态,手术将上颌窦底黏膜提升,进一步压缩了囊肿原有空间,进一步加重了上颌窦引流的障碍,易造成上颌窦炎症。然而,近来有较多临床报道认为上颌窦假性囊肿并非上颌窦提升的禁忌证,保留上颌窦假性囊肿行上颌窦底提升术的并发症少。

而拔除患牙后行上颌窦提升及植入植体目前仅有少量文献报道,本病例为

在保留上颌窦假性囊肿情况下,经牙槽嵴顶上颌窦底提升及即刻种植在一次手术完成,节约了治疗时间,减少了患者痛苦,对临床治疗有一定启发意义。

一、材料与方法

1. **病例简介** 67岁患者男性,上颌右侧第一磨牙牙冠近远中向折裂,上颌左侧第二磨牙牙缺失,黏膜未见明显异常,口腔卫生良好。术前CBCT显示上颌左侧第一磨牙牙槽骨吸收至根中1/3,矢状面CBCT测量剩余骨高度为4.28mm,上颌右侧第二磨牙剩余骨高度为2.14mm,上颌窦黏膜呈半球形不透光影像,边界清楚,对骨组织无破坏,无临床症状及无上颌窦相关病史,患者要求种植修复。

2. **诊断** 上颌右侧第一磨牙牙冠折,上颌右侧第二磨牙牙缺失,上颌窦假性囊肿。

3. **治疗计划** 拔除上颌右侧第一磨牙,上颌右侧第一磨牙、第二磨牙位行经牙槽嵴顶上颌窦底提升后植入种植体。

4. **治疗过程** 于上颌右侧第一磨牙、第二磨牙牙位行颊腭侧局部麻醉后,上颌右侧第一磨牙截冠分根,上颌右侧第一磨牙位翻瓣后使用DASK钻配合止动环行经牙槽嵴顶上颌窦底提升,使用4mm高度的止动环时突破上颌窦底,分离上颌窦黏膜后,于上颌右侧第一磨牙牙位牙冠之间扩孔,

利用牙冠稳定扩孔钻，扩孔到直径4.5mm时，拔除患牙，搔刮拔牙窝后，可见于牙槽间隔处制备的种植窝，使用DASK钻配合止动环行经牙槽嵴顶上颌窦底提升，使用6mm高度的止动环时突破上颌窦底，分离上颌窦黏膜，鼓气法确定

上颌窦黏膜完整后填入吸收性明胶海绵缓冲，植入骨胶原，于上颌右侧第一磨牙、第二磨牙牙位均植入5mm×10mm植体，上颌右侧第一磨牙位使用直径9.5mm的愈合帽关闭创口，上颌右侧第二磨牙牙位使用常规愈合帽关闭创口。

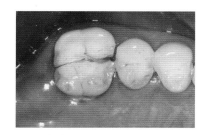

图1　术前𬌗面像，上颌右侧第一磨牙冠折，上颌右侧第二磨牙缺失

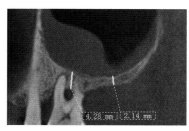

图2　术前CBCT示剩余骨高度不足，上颌窦黏膜假性囊肿

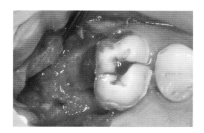

图3　上颌右侧第一磨牙截冠分根，上颌右侧第二磨牙位点翻瓣

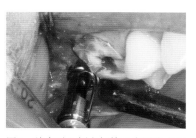

图4　首先对上颌右侧第二磨牙位点进行经牙槽嵴顶上颌窦底提升

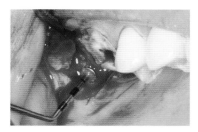

图5　突破上颌窦底后分离上颌窦黏膜

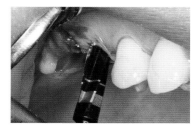

图6　在分根之间扩孔，利用牙冠稳定扩孔钻

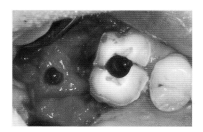

图7　上颌右侧第一磨牙位点扩孔到直径4.5mm后，𬌗面像

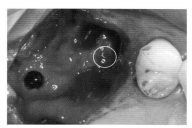

图8　上颌右侧第一磨牙位点配合止动环突破上颌窦底

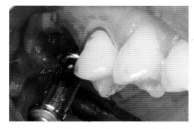

图9　上颌右侧第一磨牙位点配合止动环突破上颌窦底

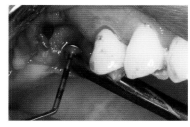

图10　分离上颌右侧第一磨牙位点上颌窦黏膜

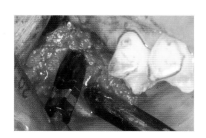

图11　填骨粉后，上颌右侧第一磨牙位点使用直径5mm钻备孔

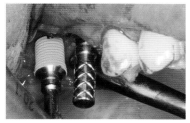

图12　上颌右侧第一磨牙位点及上颌右侧第二磨牙位点各植入5mm×10mm种植体

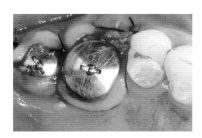

图13　使用愈合帽关闭创口

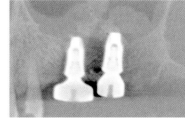

图14　术后CBCT显示上颌窦黏膜完整，种植体根尖周有骨粉包绕

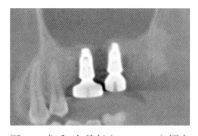

图15　术后4个月复查CBCT，上颌窦黏膜恢复正常，种植体周有新骨形成

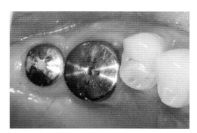

图16　口内像见黏膜正常

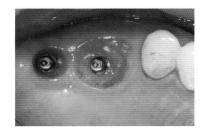

图17　取下愈合帽后见种植体周围为健康角化龈

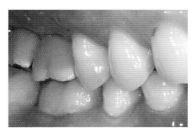

图18　最终修复

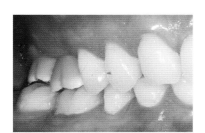

图19　术后1年复查颊面像

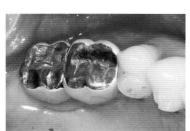

图20　术后1年复查𬌗面像

二、结果

种植术后无异常，术后4个月复查CBCT，上颌窦黏膜恢复正常，种植体根尖部有新骨包绕，进行最终修复后患者较为满意。术后1年复诊，软组织健康，患者自觉使用良好。仅从本病例的短期随访可看出，保留上颌窦假性囊肿经牙槽嵴顶上颌窦底提升及即刻种植是可行的，然而这一结论还需要更多临床病例实践及更长的随访来证实。

三、讨论

上颌窦假性囊肿存在时进行上颌窦提升的方法，回顾文献发现主要有如下3种方法：（1）摘除囊肿延期上颌窦提升；（2）摘除囊肿同期上颌窦提升；（3）保留囊肿同期上颌窦提升。

摘除囊肿延期上颌窦提升为局麻下外侧壁入路，摘除部分上颌窦囊肿壁，使其自行萎缩，关闭口腔黏膜入路。3个月后二次侧壁开窗行上颌窦底提升及植骨。该方法的优点为避免了囊肿对上颌窦提升的影响，但是缺点为治疗时间长，患者需经受至少两次手术，并且二次入路时，必须在第一次开窗的外围重新开窗，抬起上颌窦黏膜，这是因为第一次开窗的窗口处形成了软组织瘢痕，不易剥离且极易脆裂。

摘除囊肿同期上颌窦提升方法中，文献报道有多种摘除囊肿术式，包括直接摘除后使用胶原膜修复黏膜穿孔，使用注射器吸出囊液从而不需要胶原膜修补等，该方法避免了囊肿对上颌窦提升的影响，并且相比摘除囊肿延期上颌窦提升，缩短了整体治疗时间，但是摘除囊肿增加了手术时间及操作难度，还可能增加手术费用。

保留囊肿同期上颌窦底提升方法中，在2007年Ofer Mardinger发表了病例回顾性研究，回顾了109例上颌窦侧壁提升的病例，其中8例有APC，平均随访20个月，保留APC同期行侧壁提升，两例术中上颌窦黏膜穿孔，其中一例术中有液体流出并且术后1个月有上颌窦炎，但是全都成功修复。因此，作者认为，上颌窦假性囊肿并不是上颌窦提升的禁忌证，鉴于该试验中低的上颌窦黏膜穿孔率及上颌窦炎发生率，可以认为伴APC行上颌窦侧壁提升时安全的，但是对于大的囊肿或者不能明确诊断时，建议延期行上颌窦提升术，在2011年Nukhet Celebi报道了4例在上颌窦囊肿存在下进行上颌窦提升，其中2例为上颌窦侧壁提升，2例为经牙槽嵴顶上颌窦底提升，并指出此为第一次文献报道保留APC同期经牙槽嵴顶上颌窦底提升，由于经牙槽嵴顶上颌窦底提升手术相比侧壁提升更为微创和省时，本病例选择了经牙槽嵴顶上颌窦底提升。

而关于即刻种植和上颌窦底提升同时进行，已有文献报道了对53位患者进行拔牙后经牙槽嵴顶上颌窦底提升，同期植入共68颗种植体，平均随访9.76年，存活率100%，因而本病例采用了该方法，然而由于磨牙区拔牙窝较大，采用普通直径的愈合帽不能完全关闭上颌右侧第一磨牙牙位的创口，因而采用了直径9.5mm的愈合帽关闭创口。

本病例术后4个月，上颌窦黏膜恢复正常，考虑为由于假性囊肿多为牙源性感染所致，故拔除患牙后，上颌窦黏膜有恢复正常的可能性，然而恢复正常的时间不确定，与影像诊断方法、囊肿大小均有一定关系。在自然情况下，Giotakis等通过总结多篇文献，得出30%左右的APC会自发性消失，50%~60%会保持不变，而只有8%~20%会增加，双侧囊肿和高度>20mm是囊肿增大的风险因素。而在囊肿在经历上颌窦提升后的变化则少有报道。个案报道了保留囊肿同期上颌窦提升后，在术后1年或6个月出现囊肿消失的情况。本病例则为在术后4个月时发现囊肿消失。

基于本病例的治疗过程和随访情况下，保留上颌窦假性囊肿经牙槽嵴顶上颌窦底提升及即刻种植是可行的，为临床治疗方法选择提供了一定的参考，然而这一方法还需更多临床病例实践及更长的随访来证实。

参考文献

[1] Simon BI, Greenfield JL. Alternative to the gold standard for sinus augmentation: osteotome sinus elevation. Quintessence Int, 2011, 42: 863-871.
[2] Kara IM, Kucuk D, Polat S. Experience of maxillary sinus floor augmentation in the presence of antral pseudocysts. J Oral Maxillofac Surg, 2010, 68: 1646-1650.
[3] Celebi N, Gonen ZB, Kilic E, Etoz O, Alkan A. Maxillary sinus floor augmentation in patients with maxillary sinus pseudocyst: case report. Oral Surg Oral Med Oral Pathol Oral Radiol Endod, 2011, 112: e97-102.
[4] Cortes AR, Correa L, Arita ES. Evaluation of a maxillary sinus floor augmentation in the presence of a large antral pseudocyst. J Craniofac Surg, 2012, 23: e535-537.
[5] Lin Y, Hu X, Metzmacher AR, Luo H, Heberer S, Nelson K. Maxillary sinus augmentation following removal of a maxillary sinus pseudocyst after a shortened healing period. J Oral Maxillofac Surg, 2010, 68: 2856-2860.
[6] Pikos MA. Maxillary sinus membrane repair: update on technique for large and complete perforations. Implant Dent, 2008, 17: 24-31.
[7] Manor Y, Mardinger O, Bietltitum I, Nashef A, Nissan J, Chaushu G. Late signs and symptoms of maxillary sinusitis after sinus augmentation. Oral Surg Oral Med Oral Pathol Oral Radiol Endod, 2010, 110: e1-4.
[8] Mardinger O, Manor I, Mijiritsky E, Hirshberg A. Maxillary sinus augmentation in the presence of antral pseudocyst: a clinical approach. Oral Surg Oral Med Oral Pathol Oral Radiol Endod, 2007, 103: 180-184.
[9] Bruschi GB, Crespi R, Cappare P, Bravi F, Bruschi E, Gherlone E. Localized management of sinus floor technique for implant placement in fresh molar sockets. Clin Implant Dent Relat Res, 2013, 15: 243-250.
[10] Giotakis EI, Weber RK. Cysts of the maxillary sinus: a literature review. Int Forum Allergy Rhinol, 2013, 3: 766-771.
[11] Zhang SJ, Song YL, Wei HB, Ren S. Cyst decreased in size post maxillary sinus floor augmentation surgery in diabetic patient: A case report. International Journal of Surgery Case Reports, 2015, 16: 171-173.
[12] Tang ZH, Wu MJ, Xu WH. Implants placed simultaneously with maxillary sinus floor augmentations in the presence of antral pseudocysts: a case report. Int J Oral Maxillofac Surg, 2011, 40: 998-1001.

柳宏志教授点评

上颌磨牙区由于上颌窦气化或者本身牙槽嵴的萎缩，常常导致垂直向骨量不足，上颌窦底提升技术以及短植体的应用使得这一难题得以解决。该病例的巧妙之处在于扩孔时保留了患牙，起到了定向导板及支撑阔孔钻的作用，在此基础上再进行上颌窦内提升，植骨后植入种植体，能够获得很好的初期稳定性，同时应用大直径愈合帽，解决了软组织量不足的问题。

上颌第二磨牙牙槽骨高度仅有2.14mm，采用上颌窦内提升很难获得良好的初期稳定性，本病例能够获得良好骨结合，只能是个例而已，不宜推广使用。

多种骨增量技术在先天多数牙缺失种植修复的联合应用

陈莉 李晋蒙 罗维佳 胥一尘 欧国敏 四川大学华西口腔医院种植科

摘要

目的：先天牙缺失患者常伴有牙槽嵴不同方向上的严重骨缺损，本文通过一先天性多数牙缺失病例探讨经上颌窦侧壁开窗上颌窦底提升术、自体骨移植术、骨劈开术等多种技术联合应用完成骨增量的治疗效果。**材料与方法**：选取先天性多数牙缺失伴牙槽嵴高度、宽度严重不足的病例1例。分次于双侧后牙区行经上颌窦侧壁开窗上颌窦底提升术合并GBR技术，自左下颌角外斜线处取骨行左下后牙区自体骨植骨术，于右下颌后牙区行牙槽嵴骨劈开术增加牙槽嵴水平骨宽度。5个月后，影像学及口内复查示骨增量效果良好，共植入Straumann®种植体12颗，后戴临时冠重建咬合关系。戴临时冠5个月后行固定修复。此期间同期观察牙槽骨骨量、骨质及咬合关系的改变。**结果**：经上颌窦侧壁开窗上颌窦底提升、牙槽嵴骨劈开、Onlay植骨等骨增量手段可有效诱导骨组织再生，成骨效果理想，牙槽嵴宽度、高度及丰满度增加，种植体与周围骨组织形成良好的骨结合。经临时冠重建咬合关系，在戴牙后取得较为满意的最终修复效果。**结论**：先天多数牙缺失患者在全口牙槽嵴高度及宽度骨量严重不足情况下，联合应用多种骨增量手段，能有效扩增牙槽嵴的高度和宽度，成骨效果较为理想。大大降低后期种植体植入难度。结合临时冠重建患者咬合，恢复患者正常咬合关系及面下1/3外形，最终获得满意的临床修复效果。

先天性牙缺失为发育性的一颗或多颗牙缺失，是人类发育畸形中常见的现象之一。多数牙缺失是指先天性缺失6颗或6颗以上牙齿，其常伴有剩余牙形态位置异常、牙列余留散在间隙、咬合关系紊乱、面下1/3短小等症状。相关报道采用骨结合种植体修复该类缺失牙，取得令人满意的效果。但此类患者缺牙区又常伴有牙槽嵴不同方向上的严重骨量不足，这对于种植固定修复造成极大困难。

由于种植体周围需要充足的骨量才能保软硬组织的远期稳定性，而先天多数牙缺失的患者骨量不足往往严重，因此单一的骨增量方式往往不能达到最佳的效果。对于此类复杂牙列缺损伴严重骨量不足的患者，多种骨增量方式联合应用更易达到最佳骨增量效果。本病例中，根据患者不同位点不同程度的骨缺损，采用骨劈开术、Onlay植骨术、GBR等多种骨增量技术联合应用的方式达到较好的骨增量效果，最终获得患者满意的修复效果。

一、材料与方法

1. 病例简介 19岁女性患者，2014年7月以"先天多牙缺失10余年"于我院就诊。自诉全身身体状况可，未发现少汗、毛发稀疏等口腔颌面外其他系统性异常症状。既往史无特殊。上颌双侧侧切牙、双侧第一前磨牙至第二磨牙、下颌双侧中切牙、双侧第二前磨牙至第二磨牙缺失，上颌左侧尖牙异位，上颌左侧侧切牙缺牙间隙过大；上颌右侧中切牙畸形牙，未见明显松动；上颌双侧乳侧切牙、下颌左侧乳切牙滞留，松动Ⅱ°；牙龈及黏膜未见明显红肿；咬合紧，面下1/3距离明显不足，开口约两横指半，中笑线。全口口腔卫生状况尚可，牙龈未见明显退缩，菌斑、软垢（±），BOP（－），未探及深牙周袋。影像学检查：（外院CBCT）上颌双侧侧切

牙、双侧第一前磨牙至第二磨牙、下颌双侧中切牙、双侧第二前磨牙至第二磨牙缺失，上颌左侧尖牙异位；上颌双侧乳侧切牙、下颌左侧乳切牙滞留，牙槽骨吸收至根尖1/3~1/2；上颌右侧第一前磨牙至第二磨牙牙槽嵴宽度为3.8~4.3mm，高度为2~4mm；上颌左侧第一前磨牙至第二磨牙牙槽嵴宽度为2.3~3mm，高度为3~4mm；上颌左侧侧切牙缺牙区牙槽嵴宽度约4.5mm，高度约11.7mm；下颌左侧第二前磨牙至第二磨牙区管嵴距6mm，牙槽嵴宽度为3.5~6.5mm；下颌右侧第二前磨牙至第二磨牙水平骨宽度不足，垂直骨高度尚可，管嵴距约10mm，牙槽嵴宽度为4.0~6.5mm。

2. 诊断 牙列缺损。

3. 治疗计划 种植固定修复（短牙弓设计）：（1）上颌双侧第一前磨牙至第一磨牙区行经上颌窦侧壁开窗上颌窦底提升术，下颌左侧第二前磨牙、第一磨牙区行Onlay自体骨块移植，下颌右侧第二前磨牙、第一磨牙区行牙槽嵴骨劈开术。（2）拔除滞留乳牙。（3）上颌双侧侧切牙、双侧第一前磨牙至第一磨牙、下颌双侧第二前磨牙、双侧第一磨牙区植入种植体，最终行氧化锆全瓷冠修复。（4）上颌右侧中切牙畸形牙行全瓷单冠修复，上颌左侧尖牙行根管治疗后，全瓷冠修复为上颌左侧第一前磨牙，下颌双侧侧切牙间行全瓷固定桥修复。（5）治疗过程中行咬合重建。

4. 治疗过程

（1）初诊：完成口内检查，与患者详细介绍病情并反复沟通治疗计划，完成相关术前检查，排除手术禁忌。

（2）植骨手术：①双侧经上颌窦侧壁开窗窦提升术。常规消毒铺巾，术区必兰局部浸润麻醉。于术区牙槽嵴顶稍偏腭侧做近远中向切口，近远中牙槽嵴颊侧做垂直梯形附加切口，剥离全厚黏骨膜瓣，收集自体血液备用，

充分显示上颌窦外侧骨壁。术前利用影像学资料确定开窗位置，定位，超声骨刀于上颌窦外侧壁做1cm×2cm椭圆形切口，窗口下缘高于窦底，至周围透出淡蓝色上颌窦黏膜，利用剥离子轻轻剥离并抬高上颌窦底黏膜同时旋入窗口骨壁至窦底黏膜下方，鼓气试验（-）。将收集的自体血同骨替代材料2.5g混匀后部分填入上颌窦黏膜底，窗口覆盖胶原膜，缝线固定。将剩余混合骨粉填于牙槽嵴颊腭侧，覆盖胶原膜。黏膜瓣充分减张后，严密缝合。②下颌左侧第二前磨牙和第一磨牙区Onlay自体骨移植。常规消毒铺巾，术区必兰局部浸润麻醉，于术区至下颌角外斜线牙槽嵴顶稍偏舌侧做近远中切口，近远中做前庭沟向附加切口，剥离全厚黏骨膜瓣，自体血液收集备用。于下颌角外斜线处利用超声骨刀做1cm×2cm箱状切口，至骨松质，取出骨块。修整自体骨块及受骨区使其尽可能紧密贴合后，在受骨区骨面钻若干小孔至骨松质后，利用钛螺钉固定移植骨块于下颌左侧第二前磨牙和第一磨牙区牙槽嵴处。修整供骨区及受骨区边缘过锐骨缘及骨尖，供骨区内填入吸收性明胶海绵，将收集的自体骨屑、骨替代材料0.5g与自体血混合，填入植骨块周围间隙，胶原膜覆盖，减张缝合。③下颌右侧第二前磨牙和第一磨牙区牙槽嵴骨劈开术。常规消毒铺巾，术区必兰局部浸润麻醉，于术区牙槽嵴顶正中稍偏舌侧做近远中向切口，近远中做前庭沟向附加切口，剥离全厚黏骨膜瓣。大球钻修整骨尖及刃状牙槽嵴，利用超声骨刀做近远中向水平切口，深度约8mm，之后用超声骨刀于牙槽嵴颊侧做殆龈向垂直切口，切透骨皮质全层，达骨松质。使用骨劈开器沿水平切口方向劈开牙槽嵴，并挤压劈开的唇侧骨板。骨劈开完成后，将收集的自体骨屑、骨替代材料1.0g同术中收集的自体血混合后填入唇腭侧骨板之间的间隙及唇侧骨板凹陷处，覆盖胶原膜，减张缝合。

（3）种植体植入术：常规消毒铺巾，必兰局部浸润麻醉，于种植区牙槽嵴顶做水平向切口，翻开黏膜骨瓣，球钻定位，逐级备洞，于上颌右侧侧切牙位点植入Straumann®骨水平种植体（3.3mm×10mm，NC）1颗，于上颌左侧侧切牙位点植入Straumann®骨水平种植体（3.3mm×10mm，NC）2颗，于上颌右侧第一前磨牙位点植入Straumann®软组织水平种植体（4.1mm×10mm，RN）1颗，于上颌右侧第二前磨牙、第一磨牙区各植入Straumann®软组织水平种植体（4.8mm×10mm，RN）1颗，于上颌左侧第二前磨牙区植入Straumann®骨水平种植体（4.1mm×10mm，RC）1颗，于上颌左侧第一磨牙区植入Straumann®骨水平种植体（4.8mm×10mm，

RC）1颗，于下颌右侧第二前磨牙、第一磨牙区各植入Straumann®骨水平种植体（4.1mm×8mm，RC）1颗，初始稳定性良好，术后常规医嘱。5个月后，于下颌左侧第二前磨牙、第一磨牙位点植入Straumann®软组织水平种植体（4.1mm×6mm，RN）2颗，初始稳定性良好，术后常规医嘱。

（4）二期手术：种植体植入5个月后CBCT复查，骨增量情况和种植体稳定性良好，于种植位点常规行二期手术并取模，制作临时冠。

（5）戴用临时冠：二期手术1周后，上颌右侧第一前磨牙至第一磨牙、下颌右侧第二前磨牙和第一磨牙行种植临时基台式临时冠修复，重建咬合关系。

（6）戴用临时冠复查：戴临时冠1个月后复查，检查双侧颞下颌关节及相关咀嚼肌群功能，未见异常，患者诉临时冠适应良好，面下1/3外形满意。

（7）最终修复：戴临时冠7个月后完成最终修复。

（8）使用材料：种植体：瑞士Straumann®公司SLA种植体：骨水平（3.3mm×10mm，4.1mm×8mm，4.1mm×10mm，4.8mm×10mm）与软组织水平（4.1mm×6mm，4.1mm×10mm，4.8mm×10mm），超声骨刀：意大利Silfradent®超声骨刀。

二、结果

上颌右侧第二前磨牙至第一磨牙区经上颌窦侧壁开窗上颌窦底提升术后，牙槽嵴高度由之前3.8~4.3mm增加至约16.75mm，5个月后吸收至13.75mm；上颌左侧第一前磨牙至第一磨牙区经上颌窦侧壁开窗上颌窦底提升术后，牙槽嵴高度由之前2~4mm增加至约14.29mm，5个月后吸收至12.75mm；下颌左侧第二前磨牙和第一磨牙自体骨移植后，牙槽嵴宽度的由之前3.5~6.5mm增加至7.60~11.17mm，牙槽嵴高度由之前6mm增加至约10.07mm，5个月后牙槽嵴宽度维持在6.05~10.64mm，高度维持在约8mm；下颌右侧第二前磨牙和第一磨牙牙槽嵴宽度由之前4.0~6.5mm最终维持在6.39~10.67mm。

最终于戴临时冠5个月后戴最终修复体，临床检查种植体稳定，修复体被动就位，咬合关系良好。患者对全瓷冠形态、色泽及咀嚼功能满意。影像学显示：骨替代材料植入区域密度增强，骨量维持良好。种植体与周围骨结合良好，修复体边缘密合。

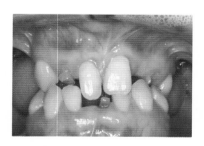

图1 术前口内正面像示：多牙缺失，咬合关系异常

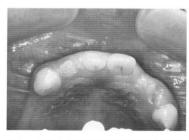

图2 术前上颌殆面像示后牙区牙槽嵴宽度不足，上颌左侧侧切牙缺牙间隙大

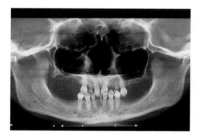

图3 术前CBCT重建曲面断层放射片示全口多牙缺失

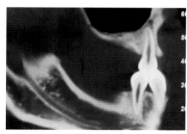

图4 术前CBCT矢状面示后牙区牙槽嵴垂直骨高度不足

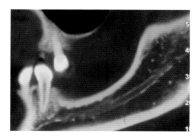

图5　术前CBCT矢状面示后牙区牙槽嵴垂直骨高度不足

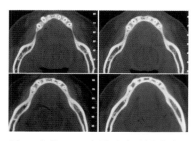

图6　术前CBCT水平面示下颌后牙区牙槽嵴骨宽度不足

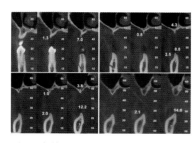

图7　术前CBCT右侧上下颌牙槽嵴冠状面

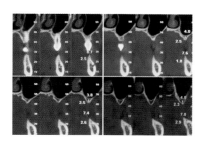

图8　术前CBCT左侧上下颌牙槽嵴冠状面

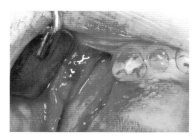

图9a、b　超声骨刀行经上颌窦侧壁开窗窦底提升术

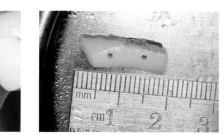

图10a、b　左下颌后牙区行下颌角外斜线取骨Onlay自体骨移植，同期GBR

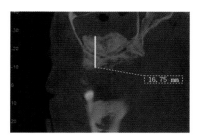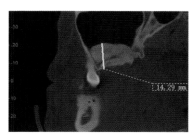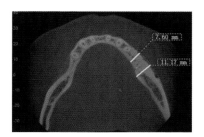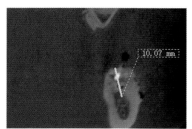

图11a～d　上颌两侧及下颌右侧区骨增量术后CBCT示骨增量效果良好

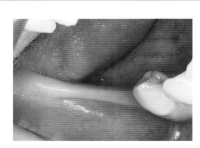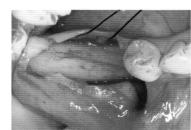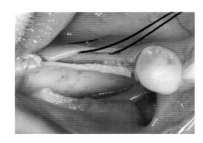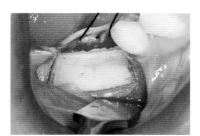

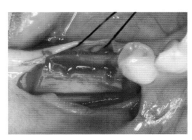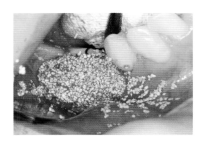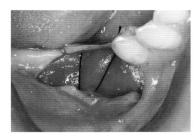

图12a～g　右下颌后牙区牙槽嵴骨劈开术，同期GBR

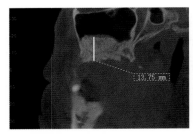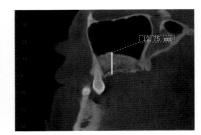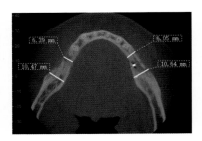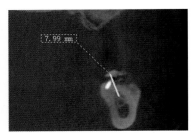

图13a~d 骨增量手术5个月后复查CBCT示骨量维持良好

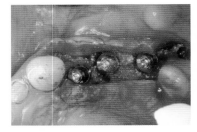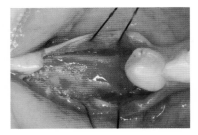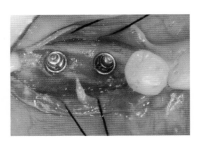

图14 上颌缺牙区种植体植入

图15a、b 右侧下颌后牙区种植体植入

图16 上颌两侧及下颌右侧区种植体植入术后曲面体层放射线片

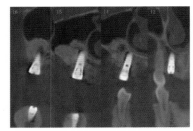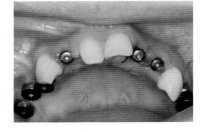

图17a、b 种植体植入5个月后复查CBCT示种植体周围骨结合良好

图18 二期手术

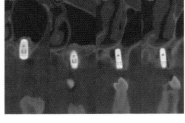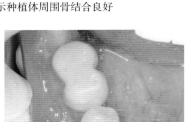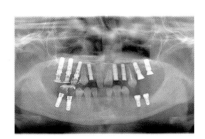

图19a、b 右侧上下颌后牙区临时冠

图20 下颌右侧区后牙种植体植入后曲面体层放射线片

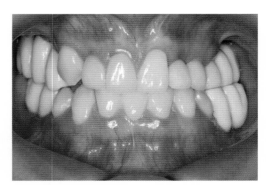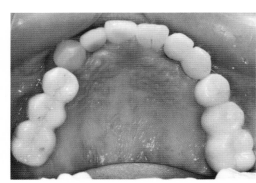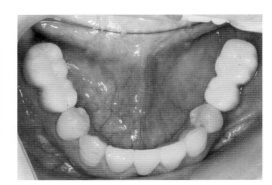

图21 最终修复正面像

图22 最终修复上颌𬌗面像

图23 最终修复下颌𬌗面像

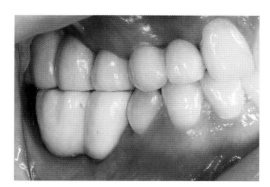
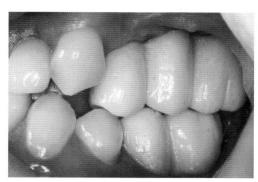
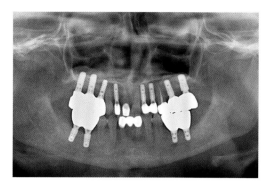

图24　最终修复右侧像　　　　　　图25　最终修复左侧像　　　　　　图26　最终修复后曲面体层放射线片

三、讨论

1. 先天性多数牙缺失骨增量方式的选择　先天性多数牙缺失具有缺牙数量多、骨量严重不足、咬合关系异常等特点，且这类患者多为年轻患者、期望值高，属于极复杂的牙列缺损修复。对于此类骨量严重不足能否采取合适的骨增量技术进行有效的骨量扩增是后期种植修复的基础。此例患者双侧上颌后牙区严重骨高度及骨宽度不足，术者采用经上颌窦侧壁开窗提升窦底提升术，相较经牙槽嵴顶窦底提升术，该术式可提升高度高、提升范围大、视野清晰，尤其适用于此类多颗后牙区骨高度严重不足的情况。而右下颌牙槽嵴宽度的不足的区域，采用了风险相对更小、术式相对简单的骨劈开术，可以有效进行牙槽嵴骨宽度扩增的同时尽可能减少术区创伤。

2. 先天性多数牙缺失全口修复设计　先天性多数牙缺失的患者治疗由于涉及多次骨增量手术。在整体设计种植修复方案时，应尽可能避免不必要植骨区域骨增量手术的设计。该例患者下颌中切牙缺失，该区域骨量严重不足，且缺牙间隙近远中向小，最终选用固定全瓷桥对该区域缺失牙进行修复，避免了下颌前牙区的自体骨移植手术。上颌左侧尖牙属于异位牙，在根管治疗基础上进行冠修复为前磨牙，在达到最佳的美观效果的同时充分保留原有恒牙。此类患者的全口修复设计应从整体全面考虑，尽可能减少骨增量手术创伤，合理利用口内剩余牙齿进行最优修复设计。

参考文献

[1] Dhanrajani P J. Hypodontia: etiology, clinical features, and management. Quintessence International, 2002, 33(4): 294–302.

[2] Vastardis H. Vastardis, H. The gentics of human tooth agenesis: new discoveries for understanding dental anomalies. American Journal of Orthodontics & Dentofacial Orthopedics, 2000, 117(6): 650–665.

[3] Dahlin C, Simion M, Hatano N. Long–term follow-up on soft and hard tissue levels following guided bone regeneration treatment in combination with a xenogeneic filling material: a 5–year prospective clinical study. Clinical Implant Dentistry & Related Research, 2010, 12(4): 263–270.

[4] Wang HL, Misch C, Neiva RF. "Sandwich" bone augmentation technique: rationale and report of pilot cases. Int J Periodontics Restorative Dent, 2004, 24: 232–245.

宫苹教授点评

先天性多颗牙缺失伴骨量不足、咬合异常者进行牙颌修复具有极大的挑战性。本病例根据该患者要求及条件，综合分析各项指标，联合应用多项骨增量技术，有效改善了缺牙区骨量，并成功完成种植体植入和修复，短期效果稳定，功能良好。

该病例治疗方案严谨、合理，科学性较强。治疗计划详细、完整，可行性高。尤其在如何有效降低手术及修复风险的治疗措施方面制订了系统的方案，获得较为满意的咬合重建功能和美学效果。临床资料翔实、完整，图片清晰。充分体现出这是一个经验丰富、技术全面的医生治疗团队精诚合作完成的优秀病例。

由于患者先天性多颗牙缺失，涉及咬合重建，数字化导板引导可更精确、微创完成治疗。建议对颞下颌关节及远期修复效果追踪观察，以获得更为有力的临床证据。

正畸联合Onlay植骨修复上颌侧切牙的美学修复

周宏志　曲哲　田芳　张竹花　关昌俊　大连市口腔医院第三门诊部

摘要

目的：探讨在单颗前牙根尖囊肿摘除后缺失严重骨缺损时，利用Onlay植骨进行骨增量的临床效果。**材料与方法**：25岁女性患者，上颌左侧侧切牙缺失1年余，临床检查见缺牙区唇侧严重骨缺陷，左侧上颌尖牙近中倾斜，经系统的正畸治疗后1年，CBCT证实牙槽骨厚度仅为2mm骨高度18mm。于缺牙区行Onlay植骨，同期行GBR技术。8个月后植入Bego 3.25mm×13mm种植体1颗，并在唇侧骨板外放置Bio-Oss®骨粉，覆盖可吸收性胶原膜，严密缝合创口。6个月后拍摄CBCT可见，种植体愈合良好，行二期手术。2周后，行种植体印模转移技术，氧化锆全瓷冠修复，1年后复查。**结果**：Onlay植骨后32个月复查，CBCT示种植体周围骨密度致密，唇侧骨增量明显。修复体戴入当天，牙冠形态、色泽逼真，牙龈曲线正常，唇侧骨轮廓良好，但牙龈因挤压略发白，近中龈乳头未完全充满邻间隙。1年后复查，上颌左侧侧切牙牙龈颜色、质地正常，点彩清晰，龈曲线与邻牙自然协调，牙龈乳头完全充满邻间隙，美学效果令人满意。**结论**：前牙严重骨缺损时，应用Onlay植骨技术，可以有效地减少骨量丧失，保证种植体同期植入，同时联合GBR技术，可获得良好的骨增量效果，不仅手术创伤小、大大缩短了治疗时间，而且可以取得满意持久的软硬组织美学效果。

随着人们对前牙美学的要求越来越高，上颌前牙区单颗牙缺失的种植修复治疗已经成为口腔医生面临的巨大挑战之一。由于上颌前牙牙槽突唇侧骨壁往往很薄，根尖上方常伴有骨凹陷，所以牙齿拔除后易出现唇侧骨板吸收或缺损，长期缺牙将导致骨量不足或伴软组织不足等问题，进而影响种植修复的最终效果。本病例利用Onlay植骨技术，同期植入种植体并行GBR进行骨增量，获得满意持久的临床美学效果。

一、材料与方法

1. 病例简介　25岁女性患者，上颌左侧侧切牙曾因根尖囊肿拔除3年余，未行任何修复治疗。因患者存在缺牙间隙较小、左侧上颌尖牙近中倾斜、中度深覆𬌗、下颌牙列拥挤、中线不齐等问题，而患者对美观要求较高，已于正畸科矫治1年余，处于保守阶段来我科就诊。全身情况良好。全口卫生状况一般。上颌左侧侧切牙缺失，唇侧牙槽骨凹陷明显；邻牙未见明显倾斜，对颌牙未见伸长；近远中间隙约为7mm，略大于正常牙冠的近远中宽度。患者的笑线呈中位高度，微笑时暴露上颌前牙部分牙冠及龈乳头。牙龈组织学类型为薄龈生物型和高弧线形。CBCT示：上颌左侧侧切牙缺牙处骨密度尚可，骨高度约为15mm，骨厚度仅为2mm左右，近远中宽度约为7mm。缺隙两侧牙槽嵴高度尚可。

2. 诊断　上颌牙列缺损。

3. 治疗计划　根据临床和放射线检查并结合患者的美学期望值，进行美学风险评估。患者美学期望值高，笑线为中位高度，牙龈生物型属于高弧线形、薄龈生物型，牙槽嵴有明显的垂直向骨缺损，所以此病例具有中高度美学风险。进行一期Onlay植骨，二期种植。拟于缺牙处植入Bego 3.25mm×13mm种植体，并行骨增量治疗，种植体愈合方式为潜入式，后期行全瓷冠修复。

4. 治疗过程

（1）手术过程：常规消毒铺巾（仰卧位），上颌左侧侧切牙缺牙处阿替卡因肾上腺素（必兰）局部浸润麻醉，牙槽嵴顶黏膜直线切开并做远中垂直松弛切口，翻起黏骨膜瓣，充分暴露术区，见上颌左侧侧切牙唇侧骨板凹陷明显。取骨钻修整牙槽嵴顶，于下颌外斜线处取骨，植入上颌骨缺损处，同时行GBR技术，牙槽嵴顶植入混合了自体新鲜血液的Bio-Oss®骨粉0.5g，覆盖Bio-Oss®生物膜，缝合固定。黏膜瓣准确、无张力复位，单纯间断缝合法严密缝合。常规术后医嘱8个月后行种植体植入术。于上颌左侧侧切牙植入Bego 3.25mm×13mm种植体1颗，初始稳定性良好，术后常规抗感染。

（2）术后6个月拍摄CBCT显示种植体愈合情况及唇侧植骨区骨增量效果均良好。行种植二期手术，接入愈合基台。

（3）2周后待牙龈袖口形成，种植体印模转移，氧化锆全瓷冠制作并戴入。1年后复查。

二、结果

种植体植入6个月后复诊，CBCT显示种植体周围骨影像较为致密，骨增量明显。临床上检查发现上颌左侧侧切牙牙槽突丰满，骨轮廓改善，软组织愈合良好，种植体稳定。最终种植修复体协调地融入自然牙列中，与对侧同名天然牙牙冠的形态、色泽和大小完美匹配。全瓷冠戴入当天，牙龈曲线正常，因牙龈受压缺血，龈缘暂时性发白；近中龈乳头未完全充满邻间隙，半年后复查，临床检查发现上颌左侧侧切牙牙龈色泽及形态良好，附着龈上点彩明显，龈乳头充满邻间隙，骨轮廓美观，牙龈曲线自然协调。患者对治疗效果非常满意。15个月后再次复查，上颌左侧侧切牙的软组织更加自然协调，随着牙槽骨的改建，形成完美的唇侧骨轮廓。CBCT示唇侧增量的骨粉被吸收，新骨长入，骨皮质形成。

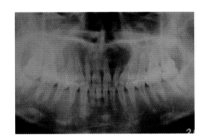

图1　上颌左侧侧切牙根尖囊肿

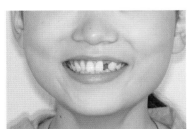

图2　上颌左侧侧切牙拔除3年后颌面部正面像：微笑时暴露上颌前牙全部牙冠及龈乳头，笑线为中位高度

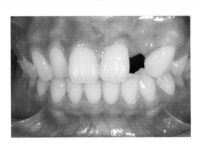

图3　上颌左侧侧切牙缺失正面像：缺牙间隙较小，轻度深覆𬌗，下颌牙列拥挤，中线不齐等

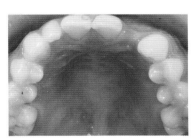

图4　上颌左侧侧切牙缺失𬌗面像

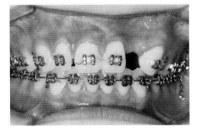

图5　矫正口内正面像

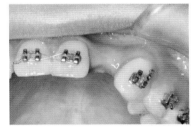

图6　矫正口内𬌗面像

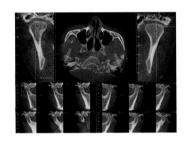

图7　矫正后颞下颌关节关系

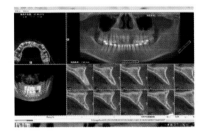

图8　术前CBCT：上颌左侧侧切牙bone W=2mm L=18mm

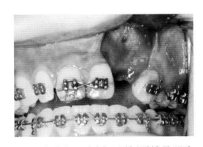

图9　术中切开翻瓣，唇侧牙槽骨凹陷明显

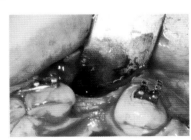

图10　术中翻瓣后𬌗面像，缺牙区牙槽嵴较窄

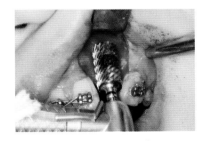

图11　修整受植区牙槽骨形态

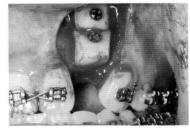

图12　Onlay植骨

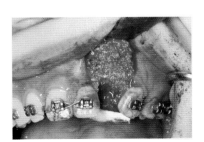

图13　植入混合了患者自体血液的Bio-Oss®骨粉

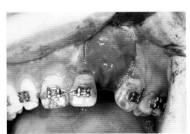

图14　覆盖胶原生物膜

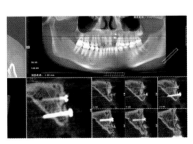

图15　植骨术后8个月后CBCT显示骨宽度增加

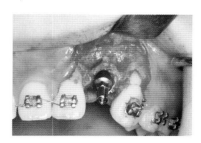

图16 于上颌左侧侧切牙植入Bego 3.25mm×13mm种植体1颗

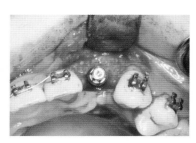

图17 种植体𬌗面像，周围骨厚度尚可，唇侧稍有凹陷

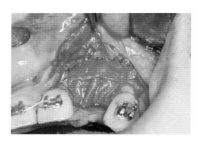

图18 唇侧填入骨粉覆盖胶原膜

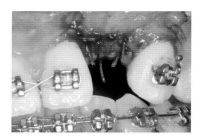

图19 无张力严密缝合创口

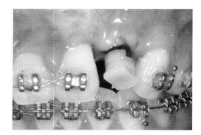

图20 取模转移

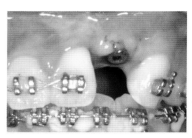

图21 二期手术安放愈合基台

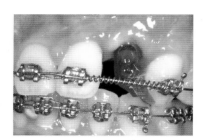

图22 就位帽确定种植体转移状况

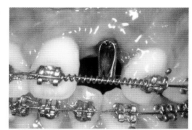

图23 基台就位

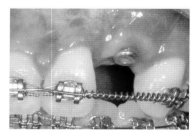

图24 牙龈愈合良好，无感染

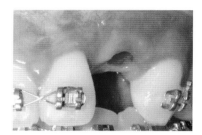

图25 牙龈袖口正面像，形态良好

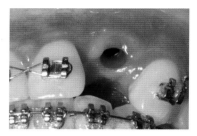

图26 牙龈袖口𬌗面像，形态良好

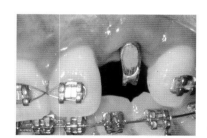

图27 安放基台

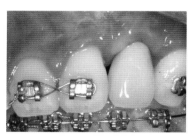

图28 氧化锆全瓷冠戴入当天，牙龈曲线正常，因牙龈受压缺血，龈缘暂时性发白。近中龈乳头尚未充满邻间隙

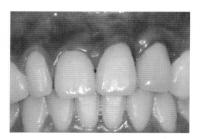

图29、图30 修复后5个月复诊，上颌左侧侧切牙牙龈乳头充满邻间隙，牙龈点彩清晰，轮廓自然协调

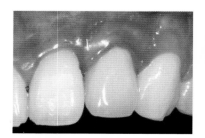

图31 修复后15个月后随着牙龈的改建，形成完美的唇侧骨轮廓

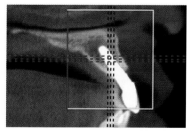

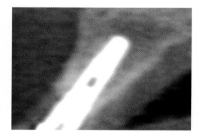

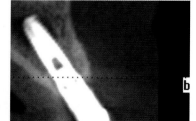

图32~图34 植骨术后22个月（修复后5个月）CT：唇侧过增量的骨粉被吸收，新骨长入，骨皮质形成

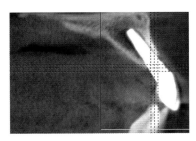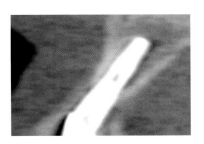

图35、图36 植骨术后32个月（修复后15个月）CT：种植体周围骨组织稳定，未见明显吸收

三、讨论

单个前牙缺失牙槽骨剩余量往往不足，尤其是根尖囊肿摘除术后，骨质丧失较多，欲获得长期稳定的美学效果需进行适当的硬组织和（或）软组织增量治疗。有时单一技术的运用往往不能达到良好的效果，GBR联合Onlay技术是一种有效的综合性的创伤比较小的骨增量技术。当仅存在水平向骨缺损时，采用骨劈开和骨挤压技术可以最大限度地保存骨组织，减少骨量损失和骨穿孔的概率；还可以保证种植体植入，提高种植体的初始稳定性。同时与Onlay技术联合运用，在唇侧骨板外放置骨代用品，可以起到"三明治"植骨的效果，但要保证唇侧骨板的血运和骨板外无残留软组织。

植骨块的成骨能力与植骨块内存活的骨细胞密切相关，而保证植骨块内骨细胞成活与精细的外科技术，尽可能短的离体时间及植骨块的来源和特性有关。有研究报道早期有生命的移植骨细胞形成的新骨通常对术后4~8周内的骨痂形成是非常重要的，若植入时移植骨无活细胞成分，新骨形成完全由受植区细胞衍生，则新骨形成将延迟。影响植骨块成活的另外一个重要因素是稳定固定移植骨块，如骨块不能稳定固位，将直接影响骨块的再血管化，进而导致组织细胞缺氧。

对移植骨块的功能性刺激有利于植骨块根据移植区域的机械负荷进行重塑与改建，减少移植骨块因缺乏机械刺激引起的吸收。移植骨块的胚胎发育时组织来源不同，细胞信号的传导机制不同，分化过程及骨组织生理过程也不相同，影响了移植骨块的成活与改建，目前的研究认为移植骨块内骨松质由于存在丰富的血管与细胞成分，有利于植骨块的血管化与新骨生长。

此病例虽然在戴冠当天牙龈乳头未充满邻间隙，但考虑到牙周手术骨增量效果很好，患者已获得硬组织支持，后期的美学效果可以预测，所以此病例未做临时冠塑行牙龈，直接永久修复，事实证明，1年后复诊效果良好，随着时间的推移牙龈达到理想的效果。从植骨（2013年2月18日）到修复后完成（2015年10月28日），唇侧骨增量骨粉被吸收，骨皮质形成，固定骨块的钛钉位置消失，但还需从更长的时间进行观察。

参考文献

[1] 王兴，刘宝林. 中国口腔种植临床精萃，2014年卷，北京，人民军医出版社，2014.
[2] 崔宏燕，李建慧，邸萍，等. 如何修复口腔种植美学区域中种植体与天然牙间的"黑三角". 中国口腔种植学杂志，2009, 14: 8-9.
[3] 宿玉成. 现代口腔种植学. 2版. 北京：人民卫生出版社，2014.
[4] Wagenberg B, Froum SJ. Int J Oral Maxillofac Implants. Int J Oral Macillofac Implants, 2006, 21(1): 71-80.
[5] Richard M. 口腔种植图谱：手术与修复. 陈江主译. 福州：福建科学技术出版社，2006: 31-120.

曲哲教授点评

本病例由于缺牙间隙小，种植术前配合正畸治疗有效地增加了缺牙区近远中间隙距离，为种植手术提供了前提条件。由于缺牙时间较长，牙槽骨吸收导致骨量不足，水平骨缺失严重，需要行外置式植骨以恢复牙槽嵴宽度，于外斜线处取骨，取出骨块主要为皮质骨，术后吸收少，和颏部取骨比较并发症少，采用超声骨刀分离骨块，微创出血少，减少了患者的不适感，同时术中联合应用GBR技术，获得了理想的骨增量效果。但种植体植入方向略偏颊侧，对最终美学修复效果有一定影响，如在种植手术前结合手术导板设计，术中在种植数字化手术导板的指导下植入种植体，将进一步提高修复的美学效果。

Onlay植骨术联合GBR种植修复上前牙区硬组织缺损

储顺礼　周延民　赵静辉　李春艳　付丽　阿兰　李艳秋　高东辉　张明锐　张丽娜　吉林大学口腔医院种植科

摘要

目的：探讨上前牙区骨质严重缺损呈反𬌗状态时Onlay植骨联合GBR技术骨增量后延期种植效果。**材料与方法**：选择上颌前牙缺牙伴严重骨缺损病例，骨呈反𬌗状态，根据术前检查评估骨缺损情况，采用Onlay植骨技术联合GBR技术恢复骨缺损，延期6个月进行Straumann®种植体植入术联合GBR，而后6个月进行永久修复，完成最终治疗。3年复查效果可靠。**结果**：自体骨Onlay植骨恢复了一定程度的骨缺损，患者最终获得了满意的修复效果，美学与功能均达到了理想的效果。**结论**：自体骨Onlay植骨技术进行骨增量，效果可靠，因为存在个体差异等无法控制Onlay骨移植的吸收。

种植牙修复是牙列缺损和牙列缺失修复最重要的手段，但若要维持其长期稳定性，种植体周围必须要有足够的稳定的骨质。由于外伤、长期缺牙、肿瘤切除等引起的上前牙区骨量不足在临床较为常见，限制了种植牙的应用，常常需要通过骨增量的方法改善局部区域的骨质骨量。本病例患者骨缺损严重，呈反𬌗状态，通过Onlay植骨联合GBR以及延期种植技术修复缺失牙和改善局部外形。

一、材料与方法

1.**病例简介**　42岁男性患者，体健，无既往病史，上前牙因外伤而致脱落5个月就诊。检查：正侧面观上唇丰满度不佳，上颌双侧中切牙、右侧侧切牙牙缺失，缺失区骨与下颌相比呈反𬌗状态，骨缺损严重，四环素牙，口腔卫生状况佳。CBCT片见上颌双侧切牙牙槽嵴顶区骨宽度约2mm，上颌右侧侧切牙牙槽嵴顶区骨宽度约4mm，缺牙区骨自牙槽嵴顶向鼻底区逐渐增宽。

2.**诊断**　牙列缺损伴上前牙区骨缺损。

3.**治疗计划**　自颏部区域取自体骨，行上颌前牙区Onlay植骨联合GBR修复骨缺损，待6个月后植入Straumann®种植体联合GBR，种植体骨性结合后永久修复。

4.**治疗过程**　局部麻醉下，上颌前牙区梯形切口，翻瓣，搔刮净局部软组织，暴露植骨区，用测量尺测量植骨范围大小。局部麻醉下前牙区根方颏部骨质区，龈缘下3mm处做一约20mm长的横向切口，翻瓣充分暴露取骨区，测量尺测量定位取骨区位置及尺寸，用超声骨刀切开骨质，形成两块长方形取骨块（13mm×8mm，13mm×11mm），预计分别置入左右侧上前牙区。在骨块离断前制备固定螺丝通道，薄片状骨凿轻撬开骨块，修整外形

及边缘锐利处盐水浸泡备用。用球钻在上颌前牙区植骨床制备出血孔，将骨块采用螺丝固定于上颌前牙区唇侧受植区，周边填塞Bio-Oss®胶原块及海奥生物膜，减张缝合创口。术后10天拆线可见创口愈合良好，马里兰桥临时修复，CBCT片示植骨区宽度情况，可见平均增加4mm颊侧宽。

6个月后牙槽黏膜愈合好，拍摄CBCT片可见骨愈合良好，牙槽嵴顶区骨吸收平均约1.6mm，越靠近根方骨吸收越少，骨宽度基本满足常规种植牙修复。遂局麻下梯形切口，暴露植骨区，可见骨块愈合良好，但近牙槽嵴顶区仍有明显骨吸收，约2.5mm，卸下固定螺丝。定位，钻孔，逐级扩大，植入Straumann®种植体（3.3mm×10mm），放置封闭螺丝，唇侧再次填塞Bio-Oss®胶原块、PRF膜及海奥生物膜，拉拢缝合创口。术后10天拆线创口愈合良好，马里兰桥临时修复。

待6个月骨结合后拍摄CBCT，可见种植体骨结合好，种植体唇侧骨质丰满。局麻下切开牙槽嵴顶区牙龈后暴露种植体，可见有骨质覆盖在封闭螺丝表面，修整骨后更换愈合基台，缝合创口。马里兰桥临时修复。

牙龈愈合3个月稳定后制取种植牙全口印模和模型，制作个性化基台和全瓷单冠。体内安装，粘固固位，完成永久修复。

常规3年后复查，牙龈形态如同刚刚戴牙时，软组织丰满度略有下降，但并没有发生退缩；CBCT显示上颌右侧中切牙、侧切牙种植体唇侧骨质与种植体上部修复前相比，吸收了近1mm，上颌右侧侧切牙唇侧骨吸收少，但种植体唇侧均有超过1.5mm的骨包绕。

二、结果

采用Onlay植骨术可以获得较为满意的骨增量效果，但需结合GBR，甚至需要二次GBR，因为存在个体差异等无法控制Onlay骨移植的吸收。

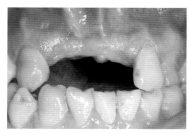
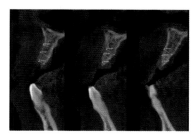
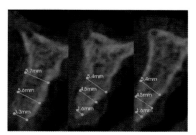
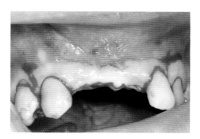

图1~图3　上颌右侧中切牙至尖牙缺失，缺失区骨与下颌相比呈反𬌗状态，CBCT片见上颌双侧中切牙牙槽嵴顶区骨宽度约2mm，上颌右侧侧切牙牙槽嵴顶区骨宽度约4mm，缺牙区骨自牙槽嵴顶向鼻底区逐渐增宽

图4　上前牙区梯形切口

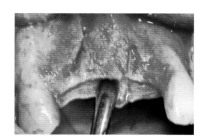
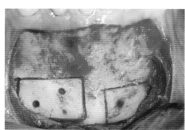
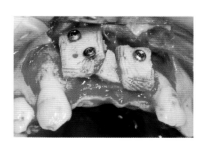
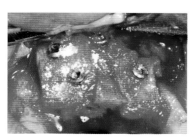

图5　暴露受植区

图6　超声骨刀切开两块长方形取骨块（13mm×8mm，13mm×11mm）

图7　固定骨块至受植区

图8　周边填塞Bio-Oss®胶原块

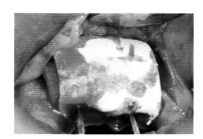
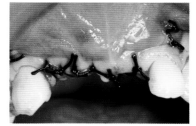
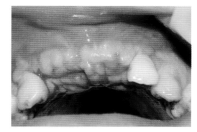
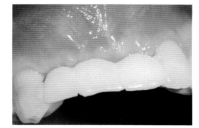

图9　周边覆盖海奥生物膜

图10　减张缝合创口

图11　术后10天创口愈合情况

图12　马里兰桥临时修复

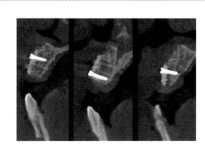
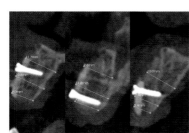
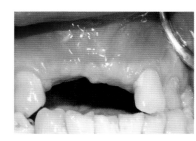
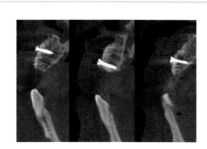

图13　CBCT片示植骨区宽度情况

图14　CBCT片示植骨区宽度情况

图15　牙槽黏膜愈合好

图16　6个月后CBCT片示受植区骨愈合良好

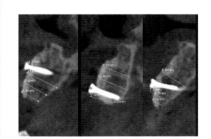
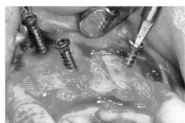
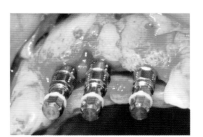
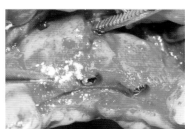

图17　6个月后CBCT片示受植区骨愈合良好

图18　卸固定螺丝

图19　植入Straumann®种植体

图20　填塞Bio-Oss®胶原块

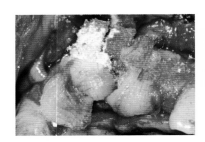

图21　植入PRF膜

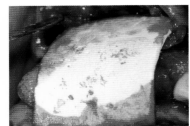

图22　置海奥生物膜

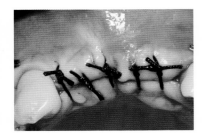

图23　拉拢缝合创口

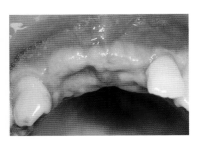

图24　术后创口愈合

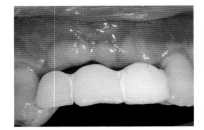

图25　马里兰桥临时修复

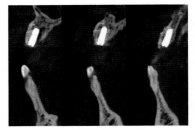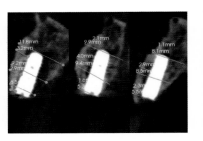

图26、图27　种植术后6个月CBCT片示上颌双侧中切牙、右侧侧切牙骨愈合良好，种植体唇侧骨质丰满

图28　二期手术，更换愈合基台

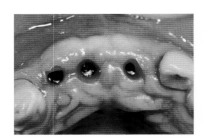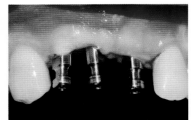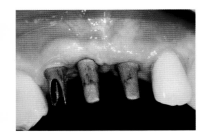

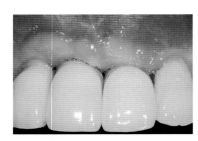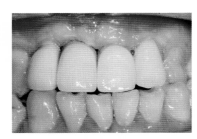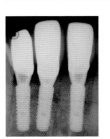

图29～图34　牙龈愈合3个月稳定后，制取模型，制作个性化基台和全瓷单冠，粘固

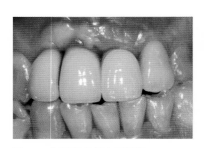

图35　3年后常规复查正面像

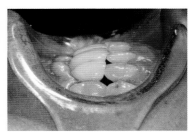

图36　3年后常规复查侧面像

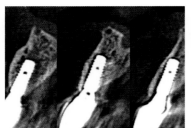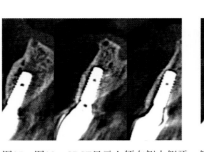

图37、图38　CBCT显示上颌右侧中侧牙、侧切牙种植体唇侧骨质与种植体上部修复前相比，吸收了近1mm，上颌右侧侧切牙唇侧骨吸收少，但种植体唇侧均有超过1.5mm的骨包绕

三、讨论

上前牙区缺牙后牙槽嵴常常会很快吸收，常规种植难以进行，常需要合并骨增量方可行种植修复。对于严重骨量不足病例，采取自体骨Onlay骨移植是这类病例的良好解决方案，自体骨具有良好的骨传导性、引导性和骨诱导性，是骨移植的"金标准"。自体骨供骨区可选择颏部骨、下颌升支骨、上颌结节骨、髂骨、肋骨、腓骨等，较少量的取骨可自口腔内局部取骨，创伤相对较小。颏部骨、下颌升支骨等属于膜内化骨，再血管化快、取骨量较丰富、手术入路简单，其骨吸收相对较少；而髂骨、肋骨等属于软骨内化骨，取骨量丰富、手术入路复杂，其骨吸收相对较多。本病例中，患者颏部骨比较丰满，可满足植骨需要，而且颏部骨主要为皮质骨比较致密，与髂骨（骨松质多）植骨相比植入后骨吸收相对较少，在纠正骨缺损方面更加稳定。

Rasmusson等研究认为Onlay植骨后延期植入种植体可使骨-种植体界面受到保护，进而获得良好的骨结合及种植体的稳定性。Listrom等研究认为块状骨移植后至少6个月植入种植体，并且种植体植入后应有6个月的完全无负重期，才能使骨块、种植体与受植区达到良好骨结合。部分学者认为尽早植入种植体可以减少植骨后的骨吸收，Mccarthy等报道了颏孔区取骨移植到上颌前牙区后，平均5个月行种植体植入手术，3年的累计成功率为97.1%。也有临床病例证实骨块植入3个月后骨完全融合，种植体完全可以获得初始稳定性。林野等认为临床移植的骨块若全为自体骨，种植体应该在植骨后3~4个月植入，植体植入后2~3个月开始修复。本病例在应用自体骨植骨的同时，应用了GBR技术，加入了人工材料，一般按延期6个月植入种植体效果会更佳。

本病例中，对该患者进行Onlay植骨联合GBR技术修复骨缺损效果良好，6个月CBCT可见种植区骨宽度增加明显，延期种植时结合GBR获得了满意的效果。

自体骨Onlay植骨技术能获得很好的修复效果，但仍需注意一些问题，如适宜的血运、植入骨与宿主骨紧密连接、良好的固定、充足的软组织、术区不受力、操作时间短、精细的口腔护理等，这些也是自体骨Onlay骨移植技术获得成功的关键。

参考文献

[1] Schwartz-Arad D, Levin L. Intraoral autogenous block Onlay bone grafting for extensive reconstruction of atrophic maxillary alveolar ridges. J Periodontol, 2005, 76: 636–641.

[2] Donos N, Kostopoulos L, Tonetti M, et al. Long-term stability of autogenous bone grafts following combined application with guided bone regeneration. Clin Oral Implants Res, 2005, 16(2): 133–139.

[3] Gielkens PF, Bos RR, Raghoebar GM, et al. Is there evidence that barrier membranes prevent bone resorption in autologous bone grafts during the healing period? A systematic review. Int J Oral Maxillofac Implants, 2007, 22(3): 390–398.

[4] Aghaloo TL, Moy PK. Which hard tissue augmentation techniques are the most successful in furnishing bony support for implant placement? Int J Oral Maxillofac Implants, 2007, 22 Suppl: 49–70.

[5] Rocchietta I, Fontana F, Simion M. Clinical outcomes of vertical bone augmentation to enable dental placement: a systematic review. J Clin Periodontol, 2008, 35(8 Suppl): 203–215.

[6] Younis M, Elshahat A, Elhabbaa G, et al. Onlay bone graft maintenance using guided bone regeneration, platelet rich plasma and their combination. J Craniofac Surg, 2014, 25(6): 2237–2240.

[7] 马昕, 席兰兰, 王昭领, 等. 颏部块状骨Onlay植骨在上颌前牙区种植修复的临床应用. 口腔医学研究, 2014, 30(10): 986–992.

曲哲教授点评

本病例由于牙槽骨吸收严重，没有充足的骨量来植入种植体，采用外置式骨移植（Onlay植骨）分阶段手术方式重建了上颌骨骨缺损并最终进行种植修复。自体骨因其同时具备骨传导性和骨诱导性，是骨移植的"金标准"，被认为是最佳的骨移植材料。但自体骨移植通常伴随明显的骨吸收，影响骨增量的效果，本病例中，作者联合利用GBR技术来减少骨量的吸收，最终骨重建效果良好。但在种植设计时，植入种植体数量和位置有待进一步考量，植入多颗种植体对植入位置要求较高，稍有不当将严重影响最终美学效果，如术中在种植数字化手术导板的指导下植入种植体，将大大提高修复的美学效果。

下颌骨大范围缺损的功能性重建：单层血管化腓骨瓣种植固定修复的临床效果初探

司家文　史俊　沈国芳　上海交通大学医学院附属第九人民医院口腔颅颌面科

摘要

目的： 本文报道4例复发性下颌骨成釉细胞瘤切除致下颌牙颌组织大范围缺损患者的治疗结果，并对非上置法单层血管化腓骨瓣种植固定修复的临床效果进行初步评估。**材料与方法：** 利用计算机辅助外科技术对4例复发性成釉细胞瘤患者进行虚拟手术设计，以修复为导向确定腓骨瓣大小及位置并制作手术导板指导一期手术完成。二期手术拆除重建钛板后对患者植骨区软硬组织进行评估并设计种植修复方案。最终植入骨结合种植体并装入种植固定义齿重建患者的咀嚼和发音功能。**结果：** 4例患者一期手术均成功，术后随访12~24个月未见肿瘤复发及移植骨失败表现。种植前评估：腓骨移植区附着龈大部消失，表面软组织厚度不一，前庭沟和颌舌沟变浅、消失，移植腓骨横断面高度平均值为11.75mm，通过骨髓中心宽度平均值为9.88mm。4例患者均按照数字化种植手术设计准确植入3~6颗Straumann®种植体，并完成上部固定义齿修复。种植义齿修复完成后平均随访6~18个月，未见明显种植体周围骨吸收及种植修复体松动、断裂，患者咀嚼及发音功能恢复良好。**结论：** 个性化、精确化计算机辅助外科技术的应用使在单层血管化腓骨瓣进行种植固定修复成为可能，应用该治疗方法能够有效地重建患者的咀嚼与发音功能，近期效果满意。

下颌骨是颌面部重要组成部分，外伤、肿瘤、先天畸形导致的下颌骨缺损严重影响患者的容貌及咀嚼、语言、吞咽等生理功能，对患者的日常生活及身心健康产生极其不利的影响。自从1989年Hidalgo首次报道应用腓骨肌瓣修复下颌骨缺损以来，腓骨肌（皮）瓣以其解剖恒定、骨量充足、血运丰富等优势广泛应用于各类下颌骨缺损及部分上颌骨缺损修复的临床实践中，特别是对于大范围下颌骨缺损的患者，腓骨肌（皮）瓣已成为临床治疗的首选方案。然而，由于腓骨植骨区软硬组织解剖结构的巨大改变，对于下颌骨大范围缺损血管化腓骨瓣重建后牙列缺失（损）的修复治疗正成为愈发突出的临床挑战。

近年来，国内外基于单层血管化腓骨瓣种植修复的临床案例和重度骨吸收无牙颌种植固定修复治疗的广泛开展在一定程度上提示我们对于某些较大范围下颌骨缺损病例，在非上置法单层血管化腓骨瓣上依然可以选择种植固定修复治疗方案，进而个性化重建患者牙颌功能。本文即介绍4例复发性下颌骨成釉细胞瘤切除并行单层血管化腓骨瓣重建后进行种植固定修复的治疗结果和随诊分析，并就其中存在的经验和问题进行初步的探讨。

一、材料与方法

1. 病例简介

4例患者中，男2例，女2例，平均年龄30岁，临床及术后病理诊断为复发性成釉细胞瘤。

2. 治疗过程

（1）术前对患者上、下颌骨及双侧腓骨进行层厚为0.625mm的薄层CT扫描，获取病灶部位的二维和三维图像资料，用多普勒彩超检测双侧胫前、胫后及腓动、静脉的血管直径和血流情况，排除血管变异。应用Simplant软件在下颌骨病灶外1cm对下颌骨进行虚拟病灶切除术。由健侧残端下颌骨利用镜像技术重建患侧下颌骨，选取一侧腓骨在其外踝上方8cm以上进行虚拟截骨和塑形，并植入下颌骨缺损区。参照对颌牙体长轴方向及修复科医生建议，在移植腓骨上虚拟植入3~6颗种植体，从而确定未来缺损区𬌗关系，并以此为依据调整和最终确定腓骨块移植位。根据上述虚拟手术数据制作下颌骨工作模型及手术导板，并对重建钛板进行预弯。

（2）一期手术：采用全麻鼻插管，切开暴露下颌骨病变后，根据手术导板及术前设计切除病灶并切取腓骨瓣，常规塑形后以重建钛板固定于下颌骨缺损区，其中一例患者同期进行了种植体植入手术。在显微镜下分别将腓骨上的腓动、静脉与颌外动脉、面总静脉吻合，确认血流通畅后常规分层关创。

（3）种植前软硬组织评估：一期手术后常规随访12~24个月，确认患者愈合良好且无肿瘤复发后于全麻下拆除下颌骨钛板，钛板取出术后半年复诊行颌面部专科检查及正中𬌗位颌面部CT扫描，重点评估患者颞下颌关节状态、植骨区黏膜形态、质地及移植腓骨愈合状态。应用Simplant软件重建颌面部CT数据并测量移植腓骨任意6个横截面的平均宽度和高度。

（4）种植手术与设计：取口内石膏模型，将试排牙或安装可摘义齿后的𬌗关系扫描形成STL数据文件，应用Simplant软件重建颌面部CT数据并导入重建𬌗关系扫描数据，根据重建𬌗关系设计种植体植入数量、位置及角度。根据上述虚拟手术数据制作种植导板后，翻瓣暴露植骨区并按术前设计植入3~6颗Straumann®种植体［（3.3~4.1）mm×（10~12）mm］，常规对位缝合后行埋入式愈合。

（5）种植固定修复与随访：种植术后3个月以针状电刀切开种植体表面软组织，检查植体愈合及稳定性良好后戴入愈合基台，后牙区域软组织较厚可用带有临时冠的暂基台替代愈合基台进行牙龈成形。2~3周后种植体周围软组织形态稳定，通过开窗式取模精确转移种植体位置，并最终进行种植体支持式螺丝固位固定桥修复。

（6）修复后随访时间最短6个月，最长18个月，随访检查包括：评估颞下颌关节、咬合及发音功能，观察植骨区黏膜形态，检查种植修复体有无松动、脱落、断裂，拍摄全景片等。

二、结果

所有患者均手术成功，病情无复发，腓骨瓣存活良好，无坏死及骨不连表现，1例患者一期手术后出现排异反应，经手术清创并早期拆除重建钛板后痊愈。4例患者移植腓骨的三维形态均满足种植体植入的基本要求（平均宽度9.16mm；平均高度13.23mm），共植入17颗种植体，其中1例患者因张口受限，有1颗种植体未用于最终修复，成为Sleep implant（表1）。

单层腓骨移植术后牙槽突及附着龈缺如，唇、颊侧黏膜与口底软组织或皮瓣直接缝合，前庭沟和颌舌沟消失，而腓骨表面软组织厚度不一，特别是后牙区域，种植体穿龈高度常可大于10mm，应用带有临时冠的暂基台替代愈合基台可明显改善较厚软组织牙龈成形的效果，减少黏膜反复覆盖愈合基台及软组织炎症的情况。

修复体均采用铸造纯钛固定桥修复缺损区牙列，通过调整咬合接触，适当减径，降低牙尖斜度，以减少种植体受到的扭力。另一方面，通过调磨基托组织面，使之离开黏膜约2mm，并加强口腔卫生宣教工作，用沾有氯己定的牙刷、牙间隙刷清除菌斑及食物残渣，以避免种植体周围炎的发生。

修复完成后患者配合随访，定期检查见所有种植修复体稳固无损坏，末次随访拆除固位螺丝观察修复体下方黏膜均未见明显种植体周围炎表现，仅1例患者种植体与皮瓣移行处有红肿表现，全景片显示所有种植体周围骨质无阴影，种植体骨结合良好。所有患者咬合及发音功能恢复良好，患者对治疗结果均满意。值得注意的是，2例患者一期手术后出现渐进性患侧颞下颌关节区张口疼痛伴不同程度张口受限，种植固定修复3个月后关节症状均消失。

三、典型病例

1. 病例简介 35岁女性患者，2006年于上海市第九人民医院因下颌骨成釉细胞瘤行下颌骨成釉细胞瘤切除术+下颌骨髂骨植骨术，术后定期随访无复发，2010年于缺牙区行种植牙修复治疗，2013年复诊查见下颌骨植骨区及左下颌骨体部成釉细胞瘤再发，遂行左下颌骨成釉细胞瘤扩大切除术+血管化腓骨重建术，手术顺利，术后患者愈合可，下颌牙列大部缺失。2014年2月患者于我院行下颌骨重建钛板拆除术，术后愈合良好，患者要求恢复下颌牙齿咬合，经沟通拒绝牵引成骨及其他骨增量手术，选择直接行牙种植术+螺丝固位桥修复下颌牙列缺损。专科检查：面部不对称，右颊较左侧饱满，颞下颌关节（temporal-mandibular joint，TMJ）无弹响，张大口诉左侧TMJ关节痛，触及左TMJ区压痛，双侧下颌下缘见横行手术瘢痕，未见明显红肿及瘘口。主动张口度约三横指，开口型无偏斜，下颌左侧第二磨牙至右侧第一磨牙缺失，下颌腓骨重建处愈合良好，无明显红肿及瘘口，缺牙区垂直间隙15~20mm，下颌缺牙区大部附着龈缺失，左后牙区前庭沟结构缺失。头面部CT示下颌腓骨骨愈合良好，垂直及水平骨量可满足牙种植术最低要求。

2. 治疗过程

（1）将试排牙或安装可摘义齿后的𬌗关系扫描形成STL数据文件，应用Simplant软件重建颌面部CT数据并导入重建𬌗关系扫描数据，根据重建𬌗关系设计种植体植入数量、位置及角度，分别于下颌左侧第二磨牙、第一磨牙位点，下颌左侧第一磨牙、第二前磨牙位点，下颌左侧第一前磨牙、尖牙位点，下颌左侧侧切牙、中切牙位点、下颌右侧第一前磨牙、尖牙位点、下颌右侧第一磨牙位点各植入1颗标准Straumann®牙种植体（3.3mm×10mm）并选择埋入式愈合。

（2）种植术后3个月进行二期手术，检查植体愈合及稳定性良好后戴入愈合基台。待软组织稳定后，通过开窗式取模精确转移种植体位置并排牙，其中应遵循三大原则：其一是建立稳定的静态咬合接触，使咬合力能够有效地分散至多个方向；其二是建立与上颌牙列协调一致的𬌗曲线并适当减径，降低牙尖斜度，以减少种植体受到的扭力；其三是通过制备支架光滑的组织面，并使之离开下方黏膜约2mm。

（3）在患者口内试戴修复体，检查患者面部突度、面下1/3垂直距离及上下颌咬合关系，最终进行种植体支持式螺丝固位固定桥修复。

（4）治疗结果与术后1年随访。在本病例的治疗中，由于患者拒绝进行骨增量手术，我们利用计算机辅助设计技术与数字化种植导板在单层血管化移植腓骨上精确植入6颗种植体，并成功修复患者下颌牙列缺失。1年的临床随访显示，患者面部外形恢复稳定，咬合关系良好，牙龈无红肿，种植体无松动，患者对治疗效果十分满意。

表1 患者情况概述

编号	性别	年龄（岁）	缺牙区域	腓骨宽均值（mm）	腓骨高均值（mm）	种植体植入数量（颗）	Sleep implant数量（颗）
病例1	女	35	下颌左侧第二磨牙至右侧第一磨牙	8.67	13.86	6	0
病例2	男	22	下颌左侧第一前磨牙至右侧第二磨牙	10.61	12.69	3	0
病例3	男	38	下颌左侧第二磨牙至右侧中切牙	9.14	14.16	4	1
病例4	女	25	下颌左侧第二磨牙至右侧侧切牙	8.22	12.21	4	0

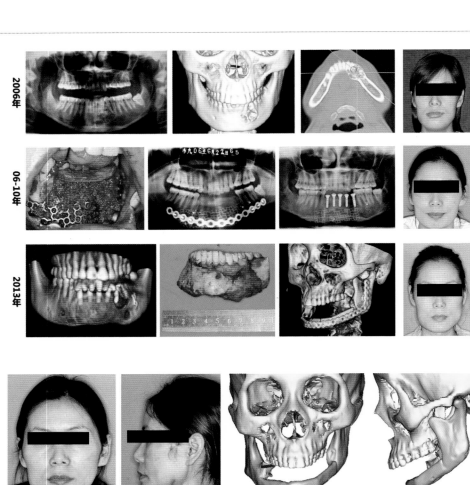

图1　典型病例：患者2006年诊断为左下颌骨成釉细胞瘤，2006—2010年先后完成了下颌骨部分切除、非血管化髂骨移植以及种植牙修复治疗，2013年复诊发现肿瘤复发，随即利用计算机辅助外科技术切除下颌右侧第一磨牙至左侧第二磨牙的下颌骨并同期进行了单层血管化腓骨的重建

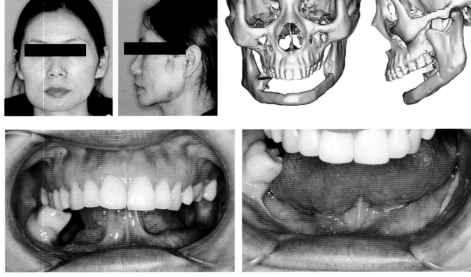

图2　单层腓骨植骨区垂直骨量比较有限，而患者拒绝牵引成骨等骨增量手术，要求种植牙固定修复，因此进行了单层腓骨种植牙修复设计并打印了种植导板

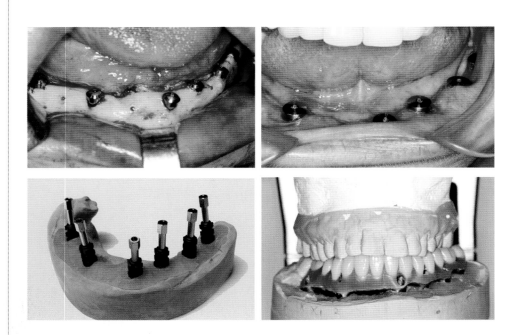

图3　术中翻瓣暴露腓骨，植入6颗种植体，二期手术放入愈合基台，软组织愈合良好，采用开窗式取模，利用CAD/CAM技术制作纯钛支架并试排牙

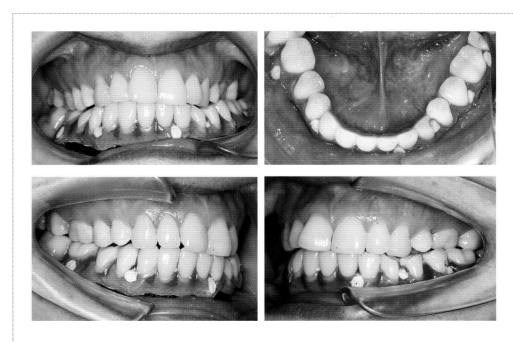

图4　修复体试戴，调殆至咬合稳定

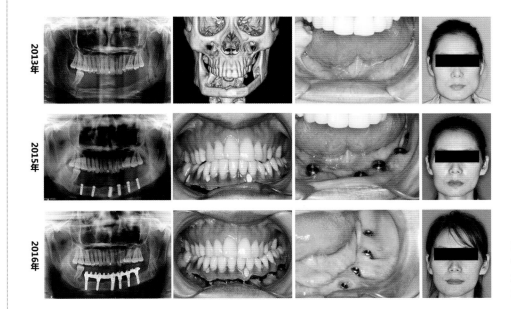

图5　患者定期复诊，临床及影像学检查显示，单层血管化腓骨瓣种植固定修复后1年患者面部外形恢复良好，咬合关系稳定，种植体周围软硬组织无明显炎症，种植体无松动，修复体无破损，患者对治疗效果十分满意

四、讨论

自1989年Hidalgo等首先将血管化的腓骨肌皮瓣应用于下颌骨缺损修复以来，大量临床与基础研究证实，采用血管化腓骨瓣重建下颌骨外形和功能是安全有效的手段，特别是对于大范围下颌骨缺损的患者，腓骨肌（皮）瓣已成为临床治疗的首选方案。腓骨瓣解剖恒定，血运丰富，抗感染能力强，可提供20~26cm长度的骨，且骨膜和骨髓双重血供可保证骨切断、塑形时每个骨段都有充足的血供，移植后易于成活，因此特别适合进行三维立体塑形从而更加准确地恢复下颌骨形态。然而，由于大范围下颌骨缺损患者缺失的牙齿较多，腓骨移植区往往无附着龈，也缺少传统义齿修复所必需的前庭沟和舌颌沟，因此绝大多数的腓骨重建案例只恢复了下颌骨连续性和面部外

形协调性，并不能真正达到下颌功能的有效恢复。

从20世纪90年代到21世纪初，种植义齿技术引入下颌骨缺损修复领域为真正意义上的下颌骨功能重建开辟了一条新的途径。在目前的各种游离骨瓣中，腓骨最接近下颌骨的皮质/松质骨比例，其双层皮质骨结构，非常有利于牙种植体的植入，使种植体获得最大程度的骨性结合。有文献显示，牙种植体植入腓骨后，种植体周围的骨吸收远远低于髂骨瓣的骨吸收。然而，由于单层腓骨瓣周径较小，移植后植骨区垂直高度较低，许多学者认为其不适合直接进行种植体植入和固定修复，进而提出了平行植骨技术（double barrel technique）、复层骨块移植技术（onlay bone grafting）、牵引成骨技术（distraction osteogenesis）等来解决腓骨修复下颌骨缺损后骨垂直高度的不足，但这些技术依然存在着影响骨组织血供，增加骨坏死危险性，增

加手术次数与治疗周期等缺点。

随着数字化影像技术、计算机辅助外科技术、复杂种植修复技术等临床诊疗技术的快速发展，很多重度骨吸收无牙颌种植固定修复治疗均得到很好的效果，而国内外学者也偶有报道基于单层血管化腓骨瓣种植修复的临床案例，这均提示我们对于某些较大范围下颌骨缺损病例，在非上置法单层血管化腓骨瓣上依然可以选择种植固定修复治疗方案，进而个性化重建患者牙颌功能。

本研究中4例下颌骨大范围缺损患者均为中青年人，颌骨切除前咀嚼功能基本正常，术前沟通均明确表示要求种植体支持式固定义齿修复，而治疗的难点就在于要在术前设计时充分考量面部外形、骨组织稳定性、种植体周围骨量及咬合重建4方面的条件要求，具体说来即在缺损修复设计时不仅根据下颌骨正常形态塑形腓骨瓣，还要参考口腔修复医生和口腔技工对种植固定修复的要求对腓骨段的三维形态和角度进行匹配，从而使腓骨瓣的植入位置既符合下颌骨牙弓形态又能够支持种植固定修复。

由于腓骨周径往往小于下颌骨，我们在修复设计特别是后牙区种植体植入的设计时参考了重度无牙颌患者种植固定修复的思路，将牙列修复到后牙第一磨牙水平，且允许种植体虚拟植入位置位于上颌牙的颊侧。另一方面，牙种植修复的效果及预后取决于种植体理想的位置与周围骨量，我们的测量结果显示移植后的腓骨平均宽度为9.16mm，平均高度为13.23mm，三维形态能够满足种植体植入的基本要求，但由于植骨区域骨量的局限性，因而对种植体的合理选择和精确植入要求颇高。我们认为，在非叠层血管化腓骨［骨量仅支持（3.3~4.1）mm×（10~12）mm种植体］，亦可以在良好术前设计的基础上获得满意的功能修复，而利用计算机辅助设计技术与数字化种植导板技术可以帮助临床医生在较为苛刻的条件下实现最佳的治疗效果。当然，本文所述治疗方法还有待通过有限元分析、殆力测量及更长期的临床观察来验证其可行性和持久性。

参考文献

[1] 毛驰, 俞光岩. 游离腓骨瓣在口腔下颌骨功能性重建中的应用. 现代口腔医学杂志, 2002, 16(4): 376–378.

[2] van Gemert JT, van Es RJ, Rosenberg AJ, van der Bilt A, Koole R, Van Cann EM. Free vascularized flaps for reconstruction of the mandible: complications, success, and dental rehabilitation. Journal of oral and maxillofacial surgery : official journal of the American Association of Oral and Maxillofacial Surgeons, 2012, 70(7): 1692–1698.

[3] Anne-Gaelle B, Samuel S, Julie B, Renaud L, Pierre B. Dental implant placement after mandibular reconstruction by microvascular free fibula flap: current knowledge and remaining questions. Oral oncology, 2011, 47(12): 1099–1104.

[4] 林野, 王兴, 毛驰, 蔡志刚, 李健慧, 邱立新, 等. 功能性颌骨重建61例临床分析. 中国口腔颌面外科杂志, 2006, 4(1): 14–19.

[5] Nocini PF, Albanese M, Castellani R, Zanotti G, Canton L, Bissolotti G. Application of the "All-on-Four" concept and guided surgery in a mandible treated with a free vascularized fibula flap. The Journal of craniofacial surgery, 2012, 23(6): e628–631.

[6] Freudlsperger C, Bodem JP, Engel E, Hoffmann J. Mandibular reconstruction with a prefabricated free vascularized fibula and implant-supported prosthesis based on fully three-dimensional virtual planning. The Journal of craniofacial surgery, 2014, 25(3): 980–982.

[7] Schepers RH, Raghoebar GM, Vissink A, Lahoda LU, Van der Meer WJ, Roodenburg JL. Fully 3-dimensional digitally planned reconstruction of a mandible with a free vascularized fibula and immediate placement of an implant-supported prosthetic construction. Head & neck, 2013, 35(4): E109–114.

[8] Okay DJ, Buchbinder D, Urken M, Jacobson A, Lazarus C, Persky M. Computer-assisted implant rehabilitation of maxillomandibular defects reconstructed with vascularized bone free flaps. JAMA otolaryngology-- head & neck surgery, 2013, 139(4): 371–381.

[9] Carini F, Francesconi M, Saggese V, Monai D, Porcaro G. Implant-supported rehabilitation of a patient with mandibular ameloblastoma. Annali di stomatologia, 2012, 3(2 Suppl): 21–25.

[10] Broer PN, Tanna N, Franco PB, Thanik VD, Levine SM, Garfein ES. Ten-year evolution utilizing computer-assisted reconstruction for giant ameloblastoma. Journal of reconstructive microsurgery, 2013, 29(3): 173–180.

[11] Dawood A, Tanner S, Hutchison I. Computer guided surgery for implant placement and dental rehabilitation in a patient undergoing sub-total mandibulectomy and microvascular free flap reconstruction. The Journal of oral implantology, 2013, 39(4): 497–502.

[12] Mertens C, Decker C, Engel M, Sander A, Hoffmann J, Freier K. Early bone resorption of free microvascular reanastomized bone grafts for mandibular reconstruction--a comparison of iliac crest and fibula grafts. Journal of cranio-maxillo-facial surgery : official publication of the European Association for Cranio-Maxillo-Facial Surgery, 2014, 42(5): e217–223.

[13] Sonmez TT, Prescher A, Salama A, Kanatas A, Zor F, Mitchell D. Comparative clinicoanatomical study of ilium and fibula as two commonly used bony donor sites for maxillofacial reconstruction. The British journal of oral & maxillofacial surgery, 2013, 51(8): 736–741.

[14] Shen Y, Guo XH, Sun J, Li J, Shi J, Huang W. Double-barrel vascularised fibula graft in mandibular reconstruction: a 10-year experience with an algorithm. Journal of plastic, reconstructive & aesthetic surgery : JPRAS, 2013, 66(3): 364–371.

[15] Ch'ng S, Ashford BG, Clark JR. Alignment of the double-barrel fibula free flap for better cosmesis and bone height for osseointegrated dental implants. Plastic and reconstructive surgery, 2013, 132(4): 688e–689e.

[16] Cheung LK, Chua HD, Hariri F, Pow EH, Zheng L. Alveolar distraction osteogenesis for dental implant rehabilitation following fibular reconstruction: a case series. Journal of oral and maxillofacial surgery : official journal of the American Association of Oral and Maxillofacial Surgeons, 2013, 71(2): 255–271.

张志勇教授点评

作者使用Simplant软件进行了下颌骨的虚拟切除，在镜像技术下重建患侧下颌骨，并在术前以修复为导向设计了植体的位置和数目。通过上述技术的应用，最大可能地在获得良好的上下颌位关系情况下固定移植骨块，为后期功能性修复提供条件。

上部修复体采用了高架桥的形式，有利于患者进行后期的清洁维护。修复完成后患者面部外形恢复稳定，咬合关系良好；随访期内也没有软组织相关并发症产生。

对于进行骨瓣移植重建的病例，伴随肿瘤切除，患者损失了大量的软硬组织。因此我们除对硬组织进行有效重建外，还应充分考量软组织的质和量，以及穿龈基台高度等问题，以期获得长期稳定的效果。

GBR、GTR联合Er激光在种植修复中的应用——美学区严重软硬组织缺损病例1例

卢海宾　张雪洋　苏媛　黄雁红　容明灯　李少冰　陈沛　广东省口腔医院牙周种植科

摘 要

目的：探讨GBR联合GTR在美学区严重软硬组织不足病例种植修复中的应用。**材料与方法**：1名男性健康患者，由于不良修复体及严重牙周炎的原因，导致上颌右侧中切牙唇侧软硬组织严重缺损，牙根暴露至根尖区，同时，上颌右侧侧切牙近中牙槽骨也缺损至根尖。通过拔除上颌右侧中切牙，8周后利用GBR联合GTR技术修复了上颌右侧中切牙及侧切牙的软硬组织缺损。6个月后延期植入1颗骨水平（3.5mm×14mm）种植体，埋入式愈合6个月。在二期手术的同时进行了带蒂结缔组织移植术，改善了唇侧牙龈的质和量，然后制作临时修复体，进行牙龈塑形及牙龈诱导，并通过Er：YAG激光修整牙龈形态，改善了牙龈的色、形、质，6个月后行永久修复。**结果**：通过GRB联合GTR技术，不仅在上颌右侧中切牙位点获得了良好的骨增量效果，上颌右侧侧切牙近中颊侧骨缺损及牙周组织也获得了再生，并一定程度上增加了唇侧软组织的厚度。植入种植体后，术区愈合正常，术后6个月X线检查时：种植体与牙槽骨形成良好的骨结合。在二期手术的同时进行的带蒂结缔组织移植术，显著改善了唇侧角化牙龈的质和量，为临时修复体进行牙龈塑形提供了软组织基础。术后上颌右侧中切牙唇侧牙龈表面仍存在大面积红色肉芽样愈合不良组织，通过Er：YAG激光的修整，牙龈形态质地得到了明显改善，红色愈合不良区域基本消除。戴入临时修复体对牙龈软组织进行诱导塑形6个月后，直至修复体颈部龈缘的水平、弧度、轮廓与邻牙基本一致。最终修复完成后，修复体的形状、轮廓和表面特征与邻牙较为接近，色泽保持了一致，美观度较高。牙龈的颜色、质地健康自然，龈缘的水平、弧度及丰满度邻牙协调一致，近中及远中牙龈乳头充盈，消除了"黑三角"，红白美学都获得了较佳的临床效果。**结论**：尽管上颌前牙区的软组织及骨缺损类型千变万化，但只要掌握了不同情况的处理原则，前牙区的种植美学修复时可预期的。

前牙承担着维持面部美观和语音的功能，在前牙美学区域的种植义齿不仅要完成对缺牙区结构和功能的恢复，而且还要求恢复软硬组织的形态，并使其与邻牙相协调，达到美观自然的效果。笔者在面对上颌右侧中切牙唇侧存在软硬组织严重缺损，上颌右侧侧切牙近中牙槽骨也缺损至根尖的复杂病例时，通过GBR联合GTR、延期种植、带蒂结缔组织移植、激光修整软组织，临时冠牙龈诱导等技术的联合应用，最终获得了良好的红白美学效果。现在报道如下：

一、材料与方法

1. 病例简介　31岁男性患者，2014年7月18日因"右上前牙牙根暴露数年，影响美观"就诊。患者右上前牙10多年前因烂牙曾行修复治疗（具体不详），近年来，该牙出现牙龈退缩，牙根暴露，影响美观。检查：上颌右侧中切牙为塑料冠修复，边缘不密合。叩（－），松（－）。唇侧牙龈退缩至根尖区，根面暴露，表面可见大量牙结石。牙龈少许红肿，BOP（＋）。牙齿排列不齐，上颌左侧侧切牙为反𬌗。X线检查：上颌右侧中切牙根管内可见螺纹桩影像，未行根管治疗，唇侧牙槽骨缺如，牙根暴露。上颌右侧侧切牙近中唇侧牙槽骨缺损。

2. 治疗计划　拔除上颌右侧中切牙，8周后GBR联合GTR，延期种植，二期手术及软组织手术，临时冠行牙龈诱导，延期修复。

3. 治疗过程

（1）术前准备：常规术前检查，排除手术禁忌证。术前MCT检查。

（2）拔牙：必兰局麻下微创拔除上颌右侧中切牙，自然愈合8周。

（3）GBR联合GTR修复上颌右侧中切牙及侧切牙骨组织缺损：常规消毒铺巾，必兰行局部浸润麻醉，沿着上颌右侧中切牙牙槽嵴顶做水平切口，并向两侧邻牙做龈沟内切口，于上颌右侧侧切牙及上颌右侧中切牙远中做避让牙龈乳头的松弛切口，翻瓣，充分暴露术区，见上颌右侧中切牙唇侧牙槽骨明显缺损，腭侧牙槽骨宽度不足，上颌右侧侧切牙近中唇侧牙槽骨缺损，牙根暴露，清理肉芽组织及纤维组织，清洁上颌右侧中切牙根面，用自体骨屑对上颌右侧侧切牙根面进行覆盖，然后在上颌右侧中切牙及上颌右侧侧切牙骨缺损区填塞骨代用品，植骨区域表面覆盖可吸收屏障膜，覆盖上颌右侧中切牙及上颌右侧侧切牙，同时进行GTR及GBR修复骨缺损组织。术区轻度过量植骨，以代偿后期骨改建时期的吸收。松弛骨膜后减张缝合，严密关闭创口。愈合6个月。期间，由于上颌右侧侧切牙牙髓逐渐失去活力，因此，进行了根管治疗。

（4）植入种植体：常规消毒铺巾，必兰行局部浸润麻醉，沿着上颌右侧中切牙牙槽嵴顶做水平切口，并向两侧邻牙做龈沟内切口，暴露术区，小

球钻定位，在拔牙窝的腭侧壁，相当于舌隆突的方向上定点，颊舌向位于唇侧牙弓连线内侧最少2mm，并保证唇侧至少2mm的骨板厚度，近远中向平分修复空间，逐级备洞，植入骨水平（3.5mm×14mm）种植体1颗，植入扭矩约35N·cm。种植体肩部位于唇侧预期龈缘以下3mm。埋入式愈合。术后常规口服抗生素，复方氯己定含漱液保持局部口腔卫生，术后10天复诊拆线。6个月后复诊。

（5）二期手术及带蒂结缔组织移植：常规消毒铺巾，必兰行局部浸润麻醉，于种植体表面的牙龈设计圆形手术切口，其中，唇侧为半厚瓣切口，以利于组织瓣的转折，近远中为全厚瓣切口，腭侧切口为半厚瓣切口，并腭侧潜行锐分离，以获取带蒂结缔组织瓣，术中保证腭侧供区表层软组织至少1.5mm的厚度，以避免坏死。将取出的结缔组织转折，置入唇侧的潜行隧道处，缝合固定。球钻去除种植体顶部过量的牙槽骨，暴露种植体，取出覆盖螺帽，放入愈合基台。

（6）临时冠进行牙龈塑形及Er：YAG激光修整软组织形态：二期手术2周后复诊，转移取膜，采用临时基台加人工临时牙冠诱导牙龈成形。在上颌右侧中切牙临时冠的唇侧，存在大面积红色肉芽样组织，采用Er：YAG激光进行了牙龈的修整，经过3次修整后，唇侧红色肉芽样组织基本消除，牙龈表面质地也得到了改善。在戴入临时冠的第1个月和第3个月进行穿龈处加粗继续诱导，直至牙龈形态与对侧同名牙协调一致。6个月后进行个性化转移，完成最终修复。

二、结果

通过GRB联合GTR技术，不仅在上颌右侧中切牙位点获得了良好的骨增量效果，上颌右侧侧切牙近中颊侧骨缺损及牙周组织也获得了再生，并一定程度上增加了唇侧软组织的厚度。植入种植体后，术区愈合正常，术后6个月X线检查示：种植体与牙槽骨形成良好的骨结合。在二期手术的同时进行的带蒂结缔组织移植术，显著改善了唇侧角化牙龈的质和量，为临时修复体进行牙龈塑形提供了软组织基础。术后上颌右侧中切牙唇侧牙龈表面仍存在大面积红色肉芽样愈合不良组织，通过Er：YAG激光的修整，牙龈形态质地得到了明显改善，红色愈合不良区域基本消除。戴入临时修复体对牙龈软组织进行诱导塑形6个月后，直至修复体颈部龈缘的水平、弧度、轮廓与邻牙基本一致。最终修复完成后，修复体的形状、轮廓和表面特征与邻牙较为接近，色泽保持了一致，美观度较高。牙龈的颜色、质地健康自然，龈缘的水平、弧度及丰满度邻牙协调一致，近中及远中牙龈乳头充盈，消除了"黑三角"，红白美学都获得了较佳的临床效果。

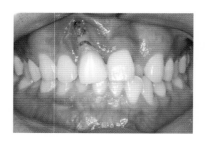

图1　术前正面像

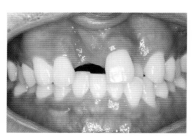

图2　拔牙术后8周正面像

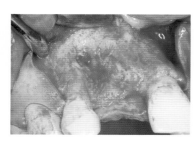

图3　切开翻瓣正面像（避让牙龈乳头）

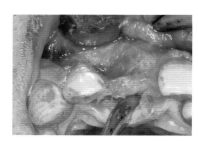

图4　切开翻瓣𬌗面像

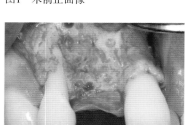

图5　去皮质化

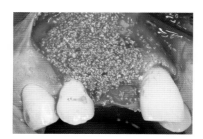

图6　放置植骨材料正面像

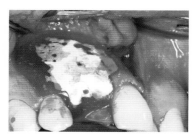

图7　放置胶原膜

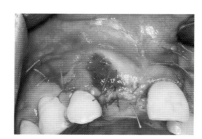

图8　缝合正面像

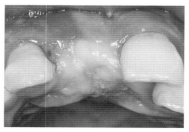

图9　植骨术后4周𬌗面像

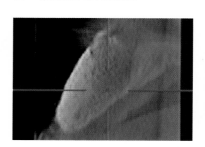

图10　植骨术后6个月X线检查

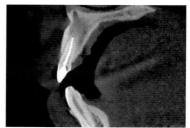

图11　植骨术后6个月上颌右侧侧切牙X线检查

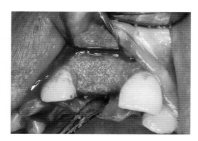

图12　植骨术后6个月牙槽骨形态

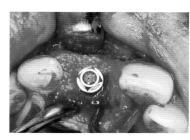

图13 放置种植体殆面像

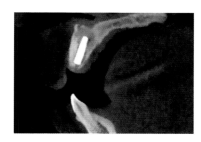

图14 种植体植入后X线检查

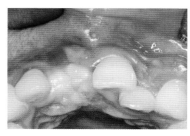

图15 种植术后6个月殆面像

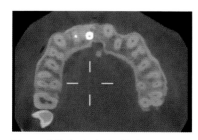

图16 种植术后6个月X线检查

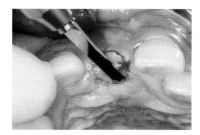

图17 潜行锐分离

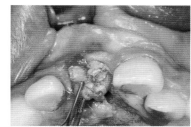

图18 取出带蒂结缔组织

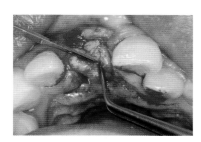

图19 刀片去上皮化

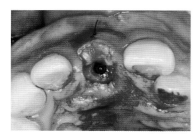

图20 垂直褥式缝合

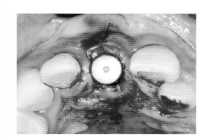

图21 放置愈合基台殆面像

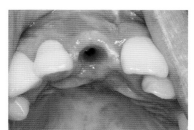

图22 愈合2周后

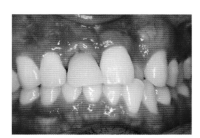

图23 戴临时冠

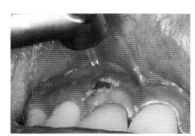

图24 进一步用Er激光去除表面红色肉芽组织

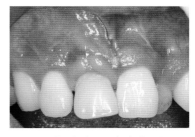

图25 2周后复诊，红色肉芽组织面积较前减少

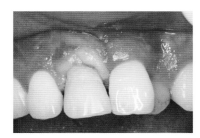

图26 戴入调整后的临时冠

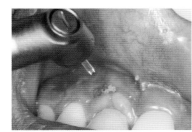

图27 进一步用Er激光去除表面红色肉芽组织

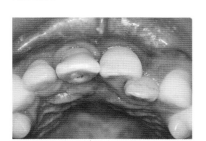

图28 牙龈塑形完成殆面像

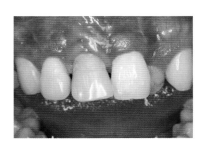

图29 牙龈塑形完成正面像

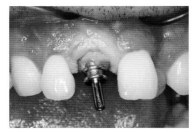

图30 口内放置转移杆

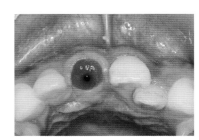

图31 戴牙前的牙龈形态殆面像

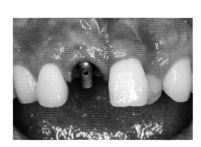

图32 口内放置基台

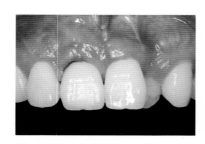
图33　戴入永久修复体正面像

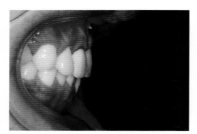
图34　戴入永久修复体侧面像

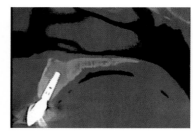
图35　戴入永久修复体后X线检查

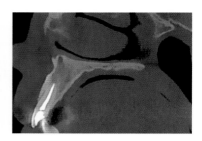
图36　上颌右侧侧切牙X线检查

三、讨论

本病例是1例上颌右侧中切牙唇侧存在软硬组织完全缺损，并伴有上颌右侧侧切牙近中唇侧牙槽骨缺损至根尖的复杂病例，临床上处理起来较为棘手。因为前牙美学区域的种植义齿不仅要完成对缺牙区结构和功能的恢复，还要求恢复软硬组织的形态，并使其与邻牙相协调，达到美观自然的效果。在本病例中，不仅仅存在上颌右侧中切牙严重的软硬组织不足，上颌右侧侧切牙近中唇侧也存在严重的牙槽骨缺损。因此，除了需要上颌右侧中切牙位点引导骨组织再生之外，我们还需要在上颌右侧侧切牙位点能够引导组织再生，重新获得牙周组织的形成。

本病例中GBR联合GTR成功应用的关键在于以下几点：空间、清创、血供及软组织关闭。首先：上颌右侧中切牙上颌右侧侧切牙牙槽骨缺损的类型为凹型骨缺损，为植骨材料提供了空间，有利于新骨的形成；其次：彻底清理受区纤维肉芽组织，使得植骨材料与自体骨能够直接结合，避免干扰。上颌右侧侧切牙彻底的根面处理也有利于新骨的形成，重新获得牙周组织的再生；再次：球钻去皮质化，开放骨髓腔，保证了术区有充足的血供，促进新骨形成及改建；最后：充分松解软组织，无张力的关闭窗口，达到了一期愈合。

软组织处理也是前牙区美学种植的一大难点。在本病例中，上颌右侧中切牙唇侧软组织缺损至根尖，我们采用了拔除上颌右侧中切牙后自然愈合的方法，尽管自然愈合后，缺损区的软组织表面存在大面积的红色肉芽组织样结构，但总解决软组织从无到有的问题。再通过二期手术时进行的带蒂结缔组织移植，增加了其厚度，并改善了软组织的质和量的问题，为后期的牙龈塑形提供了软组织基础。

上颌右侧中切牙唇侧红色肉芽组织样结构严重影响了最终的美学效果，如何改善其质地、颜色也是一种挑战。铒激光（Er：YAG）是一种波长为2.94μm的固体脉冲激光，其波长恰好位于水的最高吸收峰值，铒激光照射至肉芽组织能够将其直接气化。其作用Er：YAG穿透力弱，只作用于组织的表面，不需要打麻药就可以基本达到无痛的效果，并且具有止血效果好，灭菌效果强的特点。因此，我们选择了Er：YAG激光处理，经过3次处理后，牙龈形态质地得到了明显改善，红色肉芽样愈合不良区域基本消除。

本病例完成最终修复体之前，制作种植牙临时冠代替牙龈成形器，对牙龈软组织进行诱导塑形，使种植冠冠颈部龈缘接近自然牙齿状态，使龈缘光滑、美观，与邻牙协调一致。最终修复后，红白美学都获得了较佳的临床效果。

尽管上颌前牙区的软组织及骨缺损类型千变万化，但只要掌握了不同情况的处理原则，前牙区的种植美学修复时可预期的。

参考文献

[1] Jivraj, S., W. Chee. Treatment planning of implant in the aesthetic zone. Br Dent J, 2006, 201(2): 77-89.

[2] Clementini M1, Morlupi A, Canullo L, Agrestini C, Barlattani A. Success rate of dental implants inserted in horizontal and vertical guided bone regenerated areas: a systematic review. Int J Oral Maxillofac Surg, 2012 Jul, 41(7): 847-852.

[3] Zambon R1, Mardas N, Horvath A, Petrie A, Dard M, Donos N. The effect of loading in regenerated bone in dehiscence defects following a combined approach of bone grafting and GBR. Clin Oral Implants Res, 2012 May, 23(5): 591-601.

[4] Petrungaro, PS. Maintenance of soft-tissue emergence profile around dental implant in the esthetic zone. Dent Implantol Update, 2009, 20(9): 65-72.

[5] Fornaini C, Merigo E, Vescovi P, Bonanini M, Antonietti W, Leoci L, Lagori G, Meleti M. Different laser wavelengths comparison in the second-stage implant surgery: an ex vivo study. Lasers Med Sci, 2015 Aug, 30(6): 1631-1639.

王丽萍教授点评

在前牙美学区种植首先要考虑美学问题，为了获得较好的美学效果和长期稳定，必须有充足的水平向和垂直向的骨量。修复单颗缺失牙时，牙间乳头能否得到支撑与邻牙牙槽嵴的高度有关。

本病例种植区唇侧软硬组织严重缺损，邻牙近种植区的唇侧牙槽骨也缺损至根尖，种植术前对牙槽骨进行骨增量，选择GBR联合GTR、延期种植、带蒂结缔组织移植、激光修整软组织，临时冠牙龈诱导等技术，手术过程体现了作者扎实的治疗技术，也取得了理想的效果。但沿着感染过的牙根表面进行牙槽骨再生是不可预期的，远期的修复效果有待进一步随访观察。

种植导板联合骨劈开在上颌前牙区狭窄牙槽嵴的应用

朱羽婕 屠逸琳 丁浩然 王庆 复旦大学附属中山医院口腔科

摘要

目的： 本文将报道1例对上颌前牙外伤缺失后牙槽嵴狭窄的患者，运用计算机设计，3D打印种植导板指导种植位点，联合应用骨劈开技术进行个性化修复重建的病例。**材料与方法：** 首先通过扫描石膏模型和CBCT数据导入彩立方植牙与定位器定制系统，虚拟植入Bego Semados® S 3.75mm×11.5mm的种植体2颗，3D打印2.0mm先锋钻导板。术中在导板指导下，2.0mm先锋钻备孔确定植入位点和方向。依次用OSSTEM® ESSET KIT片切轮和11.5mm的Ⅰ号和Ⅱ号成型钻对植牙位点进行骨扩张，扭矩<35N·cm，转速25r/min。实际准备植入3.25mm×11.5mm种植体，使用对应的3.25mm扩孔钻在不冲水、低速、低扭矩条件下对植牙窝进一步备孔（扭矩<35N·cm，转速25r/min）。备孔完成后，依次植入Bego Semados® S 3.25mm×11.5mm的种植体2颗，初始稳定性均达到了30N·cm以上，未发生骨壁折裂现象，连接愈合基台，然后在唇腭侧以及骨劈开处放置Bio-Oss®小颗粒骨替代材料，覆盖Bio-Gide®胶原膜。唇侧黏膜减张后拉拢缝合。最后完成唇系带成形术。过渡期采用邻牙支持式粘接固定桥。4个月后常规取模，采取3Shape比色软件和Vita3D Master比色板人工选色相结合方式进行比色。最终完成冠桥修复。**结果：** 种植体顺利按照计划的方向植入，初始稳定性好，未发生骨板折裂的情况，术后即刻CBCT显示种植体按预期方向和深度植入，唇腭侧骨增量影像明显。4个月后复诊，唇侧牙龈形态丰满，完成二期取模。上部结构修复后，患者对外形、颜色满意。**结论：** 对于前牙区牙槽嵴狭窄的牙列缺失患者，联合应用计算机设计种植导板和骨劈开技术，以及3Shape软件比色与3D Master比色板人工选色相结合进行比色，不仅可以保证种植体按计划方向植入并提高了初始稳定性，而且更好恢复修复体的色泽，更逼真。使缺牙获得功能和美观的统一与成功。

一、材料与方法

1. 病例简介 50岁男性患者，无不良嗜好，全身情况良好。上颌前牙因外伤缺失20多年，后长期佩戴活动假牙，但自觉义齿固位不佳，咀嚼效能较低，现要求行种植修复；患者因习惯原活动义齿的修复效果，要求牙齿排列上不做明显改动。既往体健，否认系统病史、传染病史、药物过敏史，无吸烟史，无口服双膦酸盐药物史。专科检查：颜面部基本对称，开口型、开口度正常，双侧关节区无压痛及弹响。上颌右侧尖牙与左侧切牙连续缺失，缺失区牙槽嵴狭窄，唇侧吸收较明显，高度略降低。黏膜无破溃，邻牙无松动，上颌右侧第一前磨牙扭转。上下中线不齐，上唇系带附着低。口腔卫生较好，双侧颌下及颈部未及肿大淋巴结，余未见明显异常。患者中位笑线，厚龈生物型，正常交流时仅露出前牙区切中1/3，不露龈。CBCT检查：鼻腭神经管粗大，上颌右侧尖牙区牙槽嵴顶宽度不足3mm，高度约17.2mm；上颌左侧切牙区牙槽嵴顶宽度也不足3mm，距切牙孔的有效骨高度不到12mm。

2. 诊断 上颌牙列缺损。

3. 治疗计划 患者经济状况好，医从性好，对治疗过程要求严谨。在充分沟通交流后，患者要求在减少创伤和痛苦的前提下，完成种植固定修复。考虑到患者缺失区牙槽嵴狭窄，唇侧吸收较明显，高度略降低，设计方案定为上颌右侧尖牙和左侧切牙区植入2颗种植体，植入区设计导板并进行骨劈开手术，同期GBR。按原活动义齿形态修复成种植支持式冠桥。

4. 治疗过程

（1）术前取研究模，扫描石膏模型后和CBCT数据导入彩立方植牙与定位器定制系统，计划植入Bego Semados® S 3.75mm×11.5mm的种植体2颗，虚拟设计种植体植入效果，3D打印2.0mm先锋钻导板。

（2）术中：①牙槽嵴顶偏腭侧切口切开黏骨膜翻瓣，腭侧瓣剥离暴露并游离鼻腭神经，使其避开植牙区。②导板就位固定后，2.0mm先锋钻备孔确定植入位点和方向。③取出导板，采用Osstem® ESSET KIT的直径13mm的片切轮预备牙槽嵴顶切口线，近邻牙处用直径7mm的片切轮预备。依次选用11.5mm长的Ⅰ号和Ⅱ号成型钻对植牙位点进行骨扩张，扭矩<35N·cm，转速25r/min。根据术区实际条件，准备植入直径3.25mm×11.5mm的种植体，使用对应的3.25mm扩孔钻在不冲水、低速、低扭矩条件下对植牙窝进一步备孔（扭矩<35N·cm，转速25r/min）。④备孔完成后，依次植入Bego Semados® S 3.25mm×11.5mm的种植体2颗，初始稳定性均达到了30N·cm以上，未发生骨壁折裂现象，均连接愈合基台。⑤在唇侧骨皮质上打孔，然后在唇腭侧以及骨劈开处放置Bio-Oss®小颗粒骨替代材料，覆盖Bio-Gide®胶原膜。唇侧黏膜减张后拉拢缝合。最后完成唇系带成形术。⑥术后1周拆线，种植愈合期采取邻牙粘接支持式过渡义齿。采用everStick®树脂增强型纤维带和聚合瓷制作过渡义齿，义齿形态根据患者要求，遵循其原活动义

齿的形态。用流动树脂将修复体两翼粘接到邻牙舌面上，过渡义齿组织面形成略凸向牙槽窝的卵圆形，并与牙龈轻接触。调𬌗至正中位轻咬合，前伸𬌗无干扰，最终形成一个不干扰种植体愈合封闭性，同时又能维持种植区软组织形态的过渡义齿，定期随访。⑦术后4个月临床检查显示术区愈合良好，软组织丰满，黏膜无红肿和明显退缩。CBCT显示种植体周围无明显阴影，成骨效果良好。⑧常规连接取膜杆开窗取膜，采用3Shape口内扫描上颌牙列，利用其附带的比色软件比色其邻牙颜色（4M3）。同时采用Vita 3D-MASTER比色板在自然光线下，比色4M1，分别制作两副相同形态、不同颜色的全瓷冠桥修复体，在患者口内试戴后，依据患者主观倾向，最终选择了4M1色修复体。

二、结果

种植体顺利按照计划的方向植入，初始稳定性好，未发生骨板折裂的情况，结合GBR，预期成骨效果良好。术后CBCT显示种植体按预期方向和深度植入，唇腭侧骨增量影像明显。4个月后复诊，唇侧牙龈形态丰满，完成二期取模。上部结构修复后，患者对外形、颜色满意。

对于前牙区牙槽嵴狭窄的牙列缺失患者，联合应用计算机设计种植导板和骨劈开技术，可以保证种植体按计划方向植入并提高了初始稳定性；3Shape比色与3D Master比色板相结合进行比色，能更好恢复修复体的色泽，更逼真。可以使缺牙获得功能和美观的统一与成功。

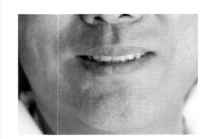
图1 初诊时正面像

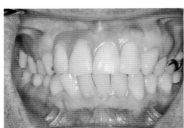
图2 初诊时佩戴旧义齿像

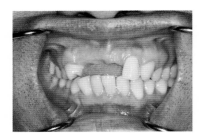
图3 摘下活动义齿后正面像

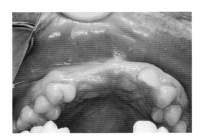
图4 摘下活动义齿后𬌗面像

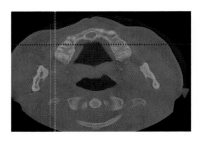
图5 术前CBCT示鼻腭神经管粗大

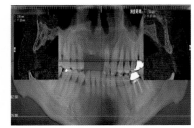
图6 术前CBCT示13区牙槽嵴顶宽度不足3mm，高度约17.2mm；上颌左侧中切牙区牙槽嵴顶宽度也不足3mm，距切牙孔的有效骨高度不到12mm

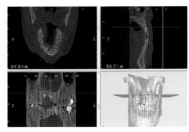
图7 导板设计过程

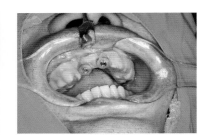
图8 术中口内导板试戴

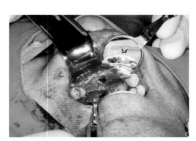
图9 翻瓣后暴露鼻腭神经

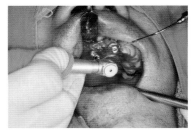
图10 导板指导下定位

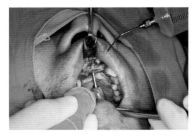
图11 骨劈开

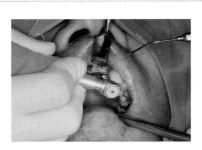
图12 挤压撑开牙槽嵴

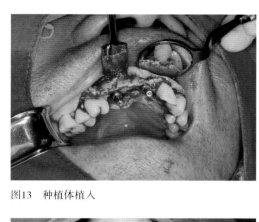

图13 种植体植入

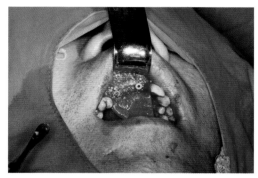

图14 种植体与牙槽窝之间植骨

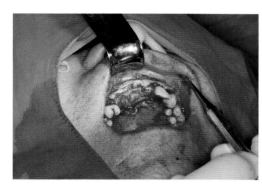

图15 骨膜覆盖

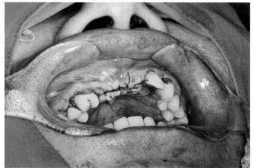

图16 口内缝合

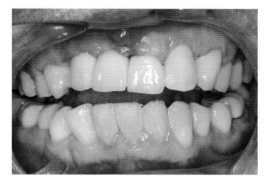

图17 邻牙粘接支持式过渡义齿

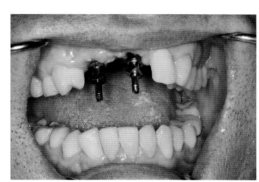

图18 常规连接取膜杆开窗取膜

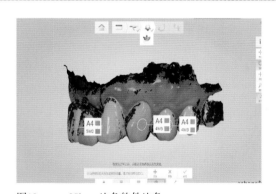
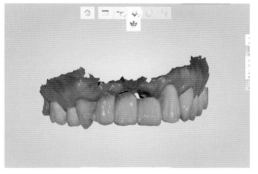
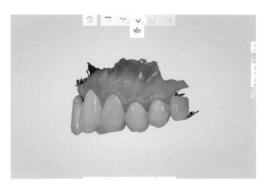

图19a～c 3Shape比色软件比色

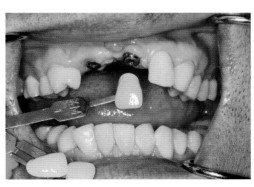

图20 Vita 3D Master比色板比色

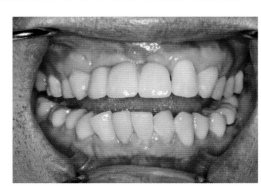

图21 口内试戴 4M3

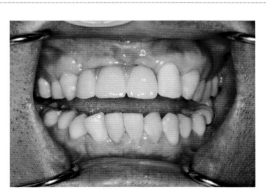

图22 口内试戴 4M1

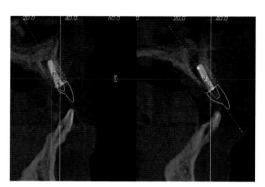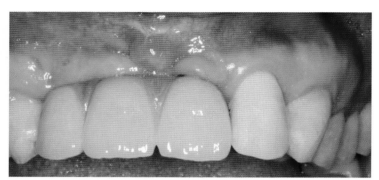

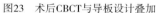

图23 术后CBCT与导板设计叠加   图24 修复后局部正面像

三、讨论

患者牙列缺失20余年,长期佩戴活动假牙,局部缺牙区牙槽骨宽度丧失明显,根据计算机设计软件提示,在上颌右侧尖牙和左侧中切牙区植入种植体后,均存在骨量不足,种植体暴露,种植体根部进入切牙孔等问题,因此该病例需要考虑骨增量手术。根据术前CBCT对颌骨宽度和骨质分析,最终选择骨劈开手术。

为了确保骨劈开后种植体植入方向以及避免骨板折裂可能,我们设计了先锋钻导板而不是全程导板。计划由先锋钻钻孔后,引导骨劈开的方向。术中以导板定位,2.0mm先锋钻备孔到预定深度,确定了植入方向。采用片切轮和成型钻相结合的方法,对植牙位点进行骨劈开和扩张,最终II号成型钻为2.2mm×3.6mm,达到了植牙窝安全扩张的目的。

临床实际选择了Bego Semados® S直径3.25mm的种植体,是考虑到此型号种植体根部较细,而颈部实际为3.75mm平台。其较细的根部非常适合这种骨量不足的患者,也避免了根方过度挤压造成骨应力过大的问题;而膨隆的颈部可以提供更好的初始稳定性,而且3.75mm平台也提供

了安全有效的机械强度,避免了一些窄颈种植体可能出现的机械强度不足的问题。

在植入种植体之前,为了进一步避免骨挤压应力过大造成骨壁折裂可能,我们用种植体相对应的扩孔钻在低速、低扭力、不冲水的条件下,对种植窝进行了制备,以形成合适的植牙窝形态。同时这种方法采集了一些自体骨屑和人工骨混合后,进行GBR术。

为了提高骨增量手术效果,关键点之一保持植骨区形态稳定不受压。传统活动义齿易造成植骨区组织面受压,影响GBR成骨效果;而邻牙支持式固定义齿的应用,既避免了传统义齿的弊端,也避免了种植体支持式即刻修复带来的手术风险。

为了使患者对最终修复体的颜色更满意,我们采用了3Shape附带的比色软件和VITA 3D Master比色板自然光下人工比色相结合的方法,对邻牙进行比色,并制作了两副形态相同、不同颜色的修复体。虽然口内效果显示,软件比色与天然牙颜色更接近,但患者主观倾向希望选择颜色更明亮的色泽。因此在前牙比色时,既要真实反应天然牙实际颜色,但也要考虑患者往往带有主观倾向,这是比色软件尚存的不足之处。

参考文献

[1] Schwartzmann M. Use of collagenmembranes for guided bone regeneration: a review. Implant Dent, 2000, 9(1): 63–66.

张志勇教授点评

本例为美学区多颗连续牙缺失的种植修复,观察患者临床牙冠形态,为薄龈生物型,属于高风险复杂的种植修复病例。

术前口内检查显示患者缺牙区唇侧骨板吸收明显,影像学检查证实了唇侧骨板的大面积缺损和粗大的切牙孔。作者采用了牙支持的先锋钻导板,同时术中配合骨劈开技术,既能够使得种植体植入术前设计的修复为导向的位置,又使得同期种植联合骨增量技术成为可能,减少了手术干预次数和治疗时间。本病例在种植手术完成后,临时牙对软组织的塑形和引导方面有所欠缺。

多种骨增量技术在双侧上颌后牙区种植中的应用

雷群　吴东　黄文秀　陈江　杨进　林兆楠等　福建医科大学附属口腔医院种植科

摘要

目的：上颌后牙区因牙缺失和上颌窦腔气化常伴有牙槽嵴垂直及水平方向的骨量不足，本文观察1例运用多种骨增量方法和种植外科技术完成上颌后牙区种植固定修复的临床效果。**材料与方法**：本病例患者因长期牙周病和修复体的刺激导致双侧上颌后牙区广泛的骨缺损，术者通过颏部取骨，应用骨环技术、Onlay植骨、GBR、经牙槽嵴顶上颌窦底提升术和高压氧治疗同期或延期植入种植体并最终完成种植修复。**结果**：临床观察显示种植位点和骨增量区创口愈合良好，颏部供区无并发症的发生，全景片显示种植体骨结合良好，所有种植体在功能性负载后均成功。**结论**：上颌后牙区骨量严重不足时，种植体植入部位避开上颌窦底较低区域，利用颏部自体骨移植及多种种植外科技术的应用能成功完成种植修复治疗，高压氧作为辅助治疗有利于软硬组织的愈合。

种植体植入区是否具有充足的健康骨组织是种植修复成功的关键因素之一。然而因既往牙周病的破坏，上颌后牙拔除后，缺牙区牙槽嵴吸收以及上颌窦腔气化现象，常导致种植区骨量严重不足。此外，上颌后牙区骨质较为疏松，导致上颌后牙区的种植修复一直是临床治疗的难点。目前，通过源于口内的自体骨移植及多种骨增量外科技术的联合应用，避免了复杂的上颌窦侧壁开窗行窦底提升术，减少创伤，缩短治疗期，取得了良好效果。

一、材料与方法

1. **病例简介**　60岁女性患者，全身情况良好，双侧上后固定假牙松动半年余，要求种植修复。多年前因牙齿缺失行双侧上颌后牙区固定义齿修复，今因假牙松动，咬合痛，无法咀嚼就诊我科。既往体健；否认"心脏病、高血压、糖尿病"等全身系统性疾病；否认药物过敏史和传染病病史。检查：口腔卫生状况一般，菌斑指数=1，BI=1~2，PD=2~4mm，探及部分位点附着丧失；上颌右侧第二前磨牙和第一磨牙缺失，上颌右侧第一前磨牙至第三磨牙固定桥修复；上颌左侧第二前磨牙和第一磨牙缺失，上颌左侧第一前磨牙至第三磨牙固定桥修复；义齿Ⅱ°~Ⅲ°松动，叩痛（++），牙龈红肿，舌黏膜未见明显异常，伸舌居中无偏斜。影像学检查：全景片示：上颌双侧第一前磨牙、第二磨牙、第三磨牙牙槽骨角形吸收达根尖，根尖暗影，缺牙区牙槽骨重度萎缩。

2. **诊断**　（1）牙列缺损；（2）牙槽骨中、重度萎缩。

3. **治疗计划**　（1）拆除上颌修复体，拔除无保留价值的基牙。（2）应用骨环技术、Onlay植骨、GBR、经牙槽嵴顶上颌窦底提升术和高压氧治疗同期或延期植入种植体。（3）延期完成种植体上部修复。（4）术后定期复查。

4. **治疗过程**

（1）第一阶段种植手术：双侧上颌后牙区翻瓣，取骨环钻颏部取骨，上颌右侧第二磨牙种植位点应用骨环技术植骨同期植入Straumann®种植体；上颌右侧第一磨牙种植位点行穿牙槽嵴顶上颌窦底提升，同期植入Straumann®种植体；颏部再次环状取骨，上颌右侧第一前磨牙拟种植位点颊侧Onlay植骨钛钉固定，同时植入Bio-Oss®骨粉，覆盖Bio-Gide®可吸收胶原膜引导骨再生（GBR），充分减张严密缝合。颏部左侧环形骨刀第3次取块状骨，上颌左侧第一前磨牙拟种植位点Onlay植骨钛钉固定；上颌左侧第一磨牙种植位点行穿牙槽嵴顶上颌窦底提升并同期植入种植体；上颌左侧第二磨牙拔牙窝位点保存，其余骨缺损区GBR，植入Bio-Oss®骨粉，Bio-Gide®可吸收胶原膜覆盖，减张缝合。术后接受一个疗程高压氧治疗。

（2）第二阶段种植手术：双侧上颌后牙区翻瓣去除植骨固定钛钉。上颌右侧第一前磨牙位点植入Straumann®种植体联合GBR，缝合切口。上颌左侧第一前磨牙、上颌左侧第二磨牙种植位点植入Straumann®种植体各1颗联合GBR，缝合切口。

（3）第二阶段种植体植入术后4个月，种植体水平取模，完成上部烤瓷桥固定修复。

（4）术后定期复查。

（5）材料：Straumann®种植系统，Bio-Oss®骨粉，Bio-Gide®胶原膜。

二、结果

术后患者颏部皮肤稍有感觉异常，4个月后逐渐消失，植骨区成骨良好，植入的种植体均形成骨结合，种植体周无暗影，种植修复后，牙龈和牙冠形态及色泽协调，功能良好。临床随访3年，种植体稳定，软硬组织健康，影像学检查未见明显边缘骨丧失，患者对治疗效果满意。

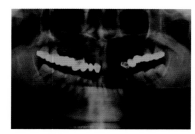

图1 术前全景片

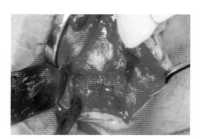

图2 右上后牙区切开翻瓣

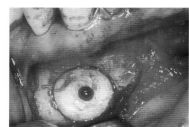

图3 颏部环钻取骨

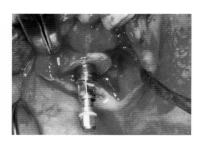

图4 上颌右侧第二磨牙位点应用骨环技术，同期植入种植体

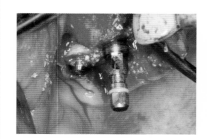

图5 上颌右侧第一磨牙位点上颌窦内提升同期植入种植体

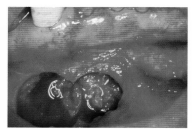

图6 颏部2次取骨

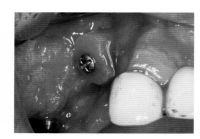

图7 上颌右侧第一前磨牙拟种植位点颊侧Onlay植骨钛钉固定

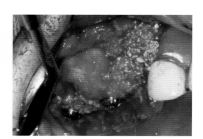

图8 骨块周围，骨缺损区植入Bio-Oss®骨粉

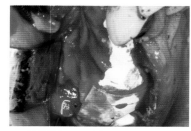

图9 植骨区覆盖Bio-Gide®可吸收胶原膜

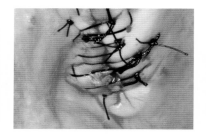

图10 术区充分减张严密缝合

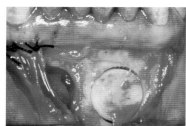

图11 颏部第3次取骨

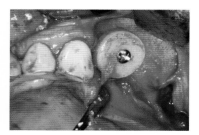

图12 上颌左侧第一前磨牙拟种植点颊侧Onlay植骨钛钉固定

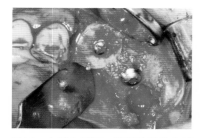

图13 上颌左侧第一磨牙种植位点行穿牙槽嵴顶上颌窦底提升并同期植入种植体

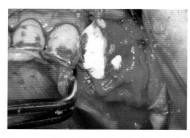

图14 上颌左侧第二磨牙拔牙窝位点保存，其余骨缺损区GBR，植入Bio-Oss®骨粉，Bio-Gide®可吸收胶原膜覆盖

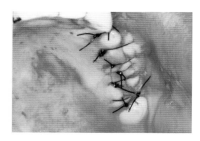

图15 术区充分减张严密缝合

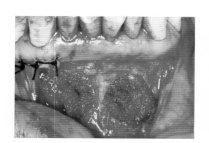

图16a、b 颏部供骨区吸收性明胶海绵填塞，创口分层严密缝合

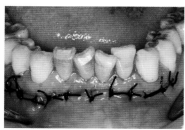

图17 第一阶段种植术后曲面全景片

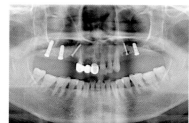

图18 第一阶段植骨和种植术后6个月曲面全景片

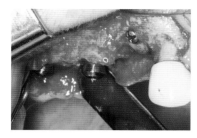

图19 右上后牙区切开翻瓣，去除骨块固定钛钉

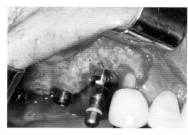

图20 上颌右侧第一前磨牙位点植入种植体

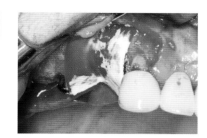

图21 骨缺损区GBR，缝合

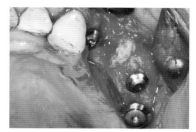

图22 左上颌后牙区切开翻瓣，去除骨块固定钛钉，上颌左侧第一前磨牙、第二磨牙位点植入种植体

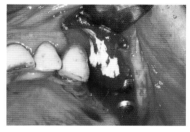

图23 骨缺损区GBR，缝合

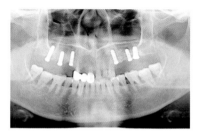

图24 第二阶段种植术后曲面全景片

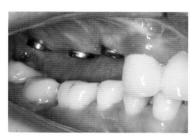

图25 上颌右侧后牙区种植术后4个月

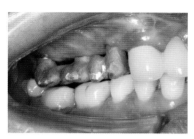

图26 上颌右侧第一前磨牙至第二磨牙试底冠

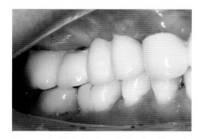

图27 上颌右侧第一前磨牙至第二磨牙烤瓷桥修复

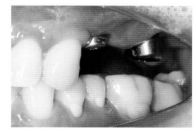

图28 上颌左侧后牙区种植术后4个月

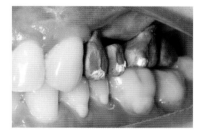

图29 上颌左侧第一前磨牙至第二磨牙试底冠

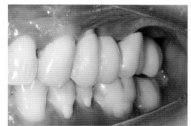

图30 上颌左侧第一前磨牙至第二磨牙烤瓷桥修复

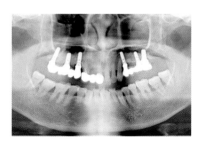

图31 种植修复完成后曲面全景片

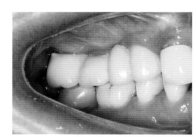

图32 上颌右侧后牙种植修复后2年复查

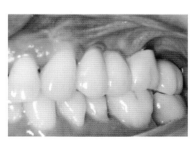

图33 上颌左侧后牙种植修复后2年复查

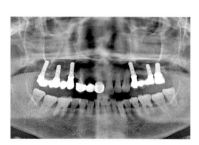

图34 种植修复后2年复查曲面全景片

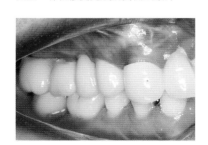

图35 上颌右侧后牙种植修复后3年复查

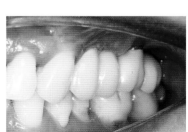

图36 上颌左侧后牙种植修复后3年复查

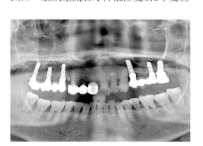

图37 种植修复后3年复查曲面全景片

三、讨论

目前临床上常用的垂直骨增量技术皆存在不足。GBR增高的骨量有限，传统的块状自体骨移植存在骨吸收问题并需二次手术进行种植，牵张成骨技术需要住院治疗并需二次手术种植。这些缺陷影响了垂直骨增量技术的应用和垂直骨增量的效果。环状植骨同期牙种植的骨环技术是自体骨移植的一种新术式，是以骨环的形式和种植体结合来修复骨缺损。该手术的主要优点在于：（1）植骨和种植体植入同期进行，大大缩短了治疗时间；（2）利用种植体与牙槽骨及环形移植骨块相互牵制作用增加了种植体的初始稳定性，增加了骨环的固位，这在牙槽嵴顶部骨不足导致的种植体不稳定时有突出的优势；（3）覆盖于牙槽嵴上的骨环增加骨量，减少软组织的萎缩；（4）由于种植体的支撑，骨吸收量明显减小。

本病例的骨环取自下颌颏部，之所以选择颏部是因为颏部为膜性成骨组织，同时含有更多的松质骨，抗感染能力强，移植后骨吸收少。据统计，单侧颏部可取最大骨块面积约为20mm×14mm，双侧颏部取骨量可满足2~4个牙位植骨的需要。颏部取骨手术入路简单，操作时间短，获取骨量多，是最佳的供骨区；但下颌颏部靠中线区主要为皮质骨，同时下颌正中舌侧有些不知名的小动脉，应尽量避免此区。

环状植骨结合同期牙种植技术是一种安全有效的牙槽骨严重缺损治疗方案，手术时间短，种植体稳定性高，术后骨吸收率低，美学外观理想。

参考文献

[1] 陈江. 口腔种植的风险防范. 1版. 北京: 人民军医出版社, 2015.
[2] 宿玉成. 现代口腔种植学. 2版. 北京: 人民卫生出版社, 2014.
[3] 王兴, 刘宝林. 中国口腔种植临床精粹. 1版. 北京: 人民军医出版社, 2015
[4] 梁晋, 姜宝岐. 环状植骨术同期牙种植临床效果的短期观察. 华西口腔医学杂志, 2014, 32(1): 40.

徐世同教授点评

上颌后牙区牙槽嵴严重吸收后虽然可通过上颌窦提升术获得足够长度的种植体植入，但种植义齿的冠高度往往过大，会产生过大的杠杆力，从而增加了种植体和基台折断、松动甚至脱落的风险。本文作者采用骨环移植增高牙槽嵴，较成功地解决了这一问题。然而，必须注意到，至目前为止，采用任何骨移植技术增高骨量，其结果仍然是不可预测性的。其风险主要来源于软组织的开裂或穿孔，导致移植骨块的吸收甚至坏死。遗憾的是，作者并未说明该病例有无软组织裂开的问题、如何预防和处理这一问题以及采用高压氧治疗的意义。

自体牙骨替代材料在美学区骨增量即刻种植的临床应用

周勇 郭建斌 吴东 黄文秀 陈江 周麟 林兆楠等 福建医科大学附属口腔医院种植科

摘 要

目的：观察拔除自体废弃牙椅旁制备为骨替代材料应用于前牙美学区骨增量即刻种植的临床效果。**材料与方法**：术前拔除患者自体废弃牙椅旁制备为骨替代材料，骨缺损区行骨增量并即刻种植，最终完成种植修复。**结果**：种植位点新骨形成及种植体骨结合良好，美学区种植修复获得了良好的软硬组织稳定性和较好的美学效果。**结论**：椅旁即刻制备的自体牙骨替代材料成骨效果良好，有望成为继自体骨和人工骨替代材料之后一种新型骨替代材料。

上颌前牙对于患者的美观极其重要，患者往往不能接受延期种植的缺牙期。美学区的种植不仅要满足功能需要，也要达到美学修复的诉求，因此美学区的种植修复一直是口腔种植领域的热点和难点。充足的骨量是美学区种植成功的基础，然而由于前牙区牙槽骨解剖因素以及牙周病、外伤、囊肿、根尖周病变等通常会导致牙槽骨骨量不足，需要在即刻种植的同期行引导骨再生。本病例拔除无法保留的患者自体牙，椅旁制备为骨替代材料充填骨缺损区并即刻种植，最终完成种植修复，取得了美学区种植功能和美学的协调统一。

一、材料与方法

1. 病例简介 53岁男性患者，无不良嗜好，全身情况良好。主诉：前牙修复体松动半年并部分脱落1周。现病史：患者多年前于外院行上颌前牙区烤瓷固定桥修复，近半年来修复"假牙"松动，1周前烤瓷牙部分崩裂影响咀嚼、美观和发音，遂就诊我科。既往史：患者平素体健，否认各类系统性疾病史，否认药物过敏史和传染病史。口腔检查：口腔卫生状况一般。上颌右侧尖牙至左侧尖牙固定桥崩瓷且部分脱落，留上颌双侧尖牙、双侧中切牙4颗基牙。上颌右侧尖牙冠折至龈下约3mm。上颌双侧中切牙冠部龋损，探及大量腐质。上颌双侧尖牙、双侧中切牙探及不同程度附着丧失，松动度Ⅱ°～Ⅲ°，牙龈红肿，质脆，触之易出血。影像学检查：曲面断层片示：上颌右侧尖牙至左侧尖牙牙槽骨高度不同程度吸收，基牙根尖周可见角形骨下袋，骨密度降低。CBCT示：上颌右侧尖牙至左侧尖牙牙槽嵴不同程度缺损，可用骨宽度约5mm，可用骨高度12~15mm。

2. 诊断 （1）上颌右侧尖牙至左侧尖牙不良修复体；（2）上颌右侧尖牙至左侧尖牙牙槽骨萎缩；（3）上颌右侧尖牙冠折；（4）上颌双侧尖牙、双侧中切牙重度牙周炎；（5）上下颌牙列缺损。

3. 治疗计划 （1）拆除不良修复体并拔除无保留价值的基牙。（2）拔除的自体牙椅旁制备为自体牙骨替代材料。（3）即刻种植。（4）自体

牙骨替代材料重建缺损牙槽嵴。（5）延期完成种植上部修复。

4. 治疗过程

（1）拆除不良修复体，微创拔除无法保留的自体牙。

（2）拔除的自体牙通过抽真空超声波加工设备和配套试剂椅旁制备为自体牙骨替代材料。刮除自体牙根面残存的牙周膜或软组织，使用带冷却水的器械磨除冠部龋坏组织，敲击粉碎，制备成颗粒直径800~1000μm的骨粉并剔除牙髓，在抽真空超声波自体牙骨替代材料加工设备中，使用配套试剂处理，经脱矿，过氧乙酸灭菌和中和清洗最终制备成自体牙骨替代材料。

（3）即刻种植。必兰局麻下常规消毒铺巾，行牙槽嵴顶水平切口，远中角形切口减张，翻瓣，暴露骨缺损区。清除种植位点炎性肉芽组织，逐级备洞，分别于上颌双侧尖牙、双侧中切牙位点植入4颗Bego®系统种植体。

（4）自体牙骨替代材料重建缺损牙槽嵴。球钻预备植骨床滋养孔，自体牙骨粉混合0.25g Bio-Oss®骨粉，充填植体唇侧颈部暴露区，覆盖Bio-Gide®可吸收胶原膜完成引导骨再生，严密缝合。术后7天拆除缝线。

（5）种植术后3个月完成种植上部修复。种植体植入后3个月，行二期翻瓣手术，连接愈合基台，牙龈成形，取得植骨区自体牙骨替代材料标本行病理组织切片，可见自体牙骨替代材料表面获得极佳的骨改建。种植体水平取模并最终完成种植体上部固定修复。

（6）材料：自体牙骨替代材料制备系统：抽真空超声波自体牙骨制备设备和配套试剂（VacuaSonic® and DecalSi-DM®，Korea）。Bego®种植系统（Bego®，Germany）。

二、结果

治疗完成后，种植修复体外形自然，色泽逼真，牙龈形态较为自然、健康，唇侧骨丰满度良好。种植体功能性负载6个月无松动脱落，曲面断层片显示，种植体骨结合良好，无明显边缘骨吸收。患者对于最终的修复效果满意。

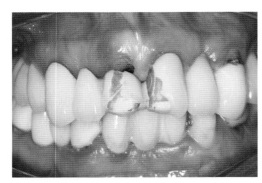

图1　不良修复体崩瓷，松脱（正面像）

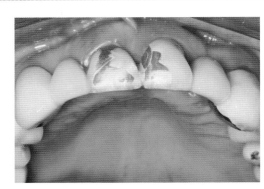

图2　不良修复体崩瓷，松脱（切端像）

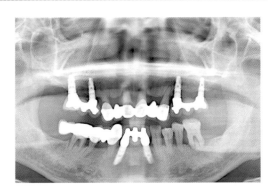

图3　术前曲面断层片示牙槽骨吸收

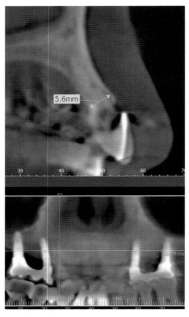
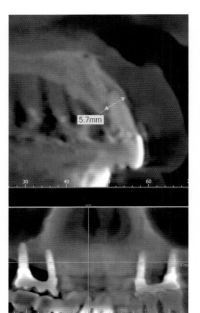
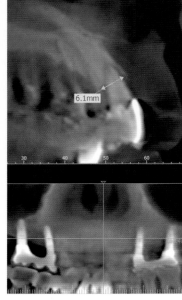
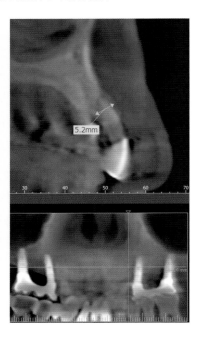

图4a~d　术前CBCT示牙槽嵴不同程度缺损

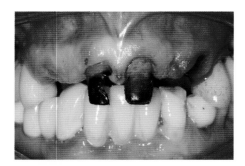
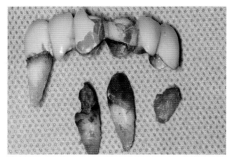

图5a、b　拆除不良修复体，微创拔除基牙

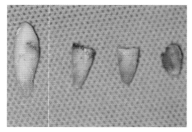
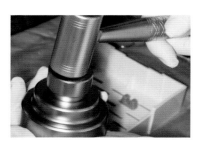
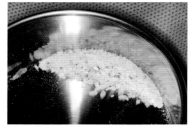
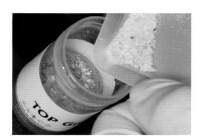

图6a~d　自体牙表面预处理，敲击粉碎

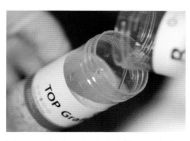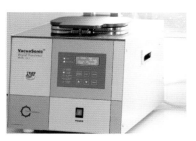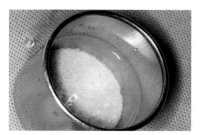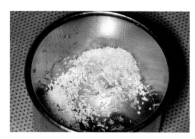

图7a~d　抽真空超声波自体牙骨替代材料加工设备中，使用配套试剂处理，经脱矿、过氧乙酸灭菌和中和清洗最终制备成自体牙骨替代材料

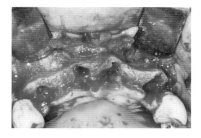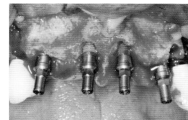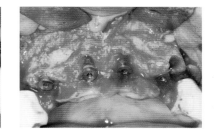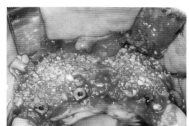

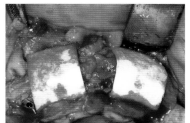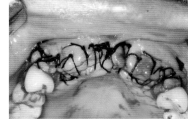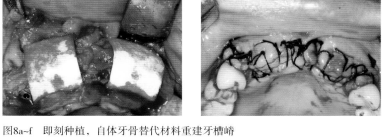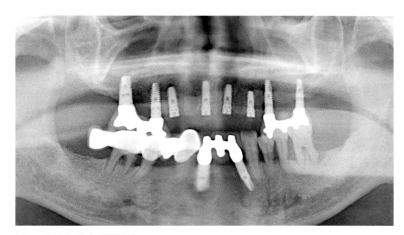

图8a~f　即刻种植，自体牙骨替代材料重建牙槽嵴

图9　种植术后曲面断层片

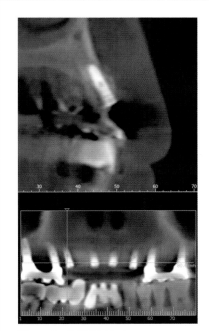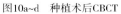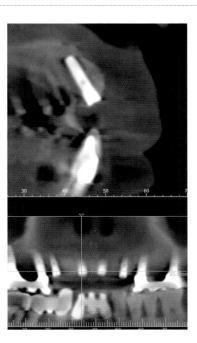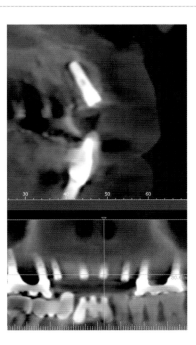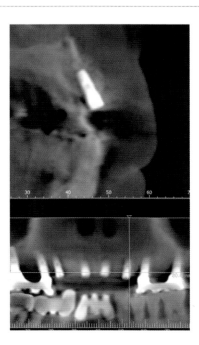

图10a~d　种植术后CBCT

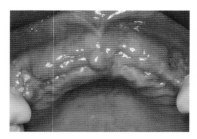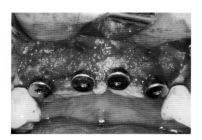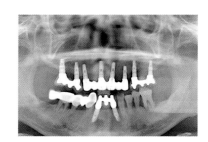

图11a、b　二期手术翻瓣，连接愈合基台

图12　自体牙骨替代材料的切片（HE染色）

图13　试戴金属内冠曲面断层片，修复体就位良好

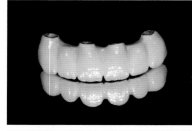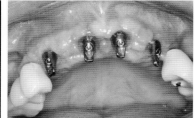
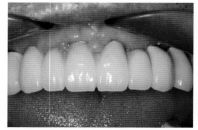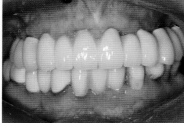

图14a~d　种植体水平取模并最终完成种植固定修复

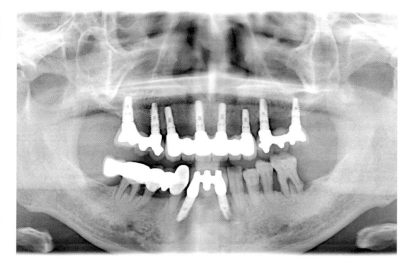

图15　种植修复后曲面断层片

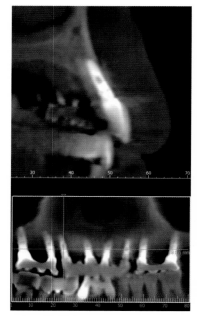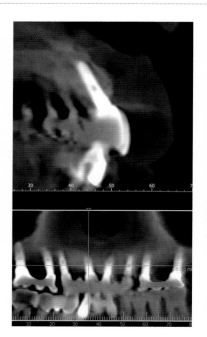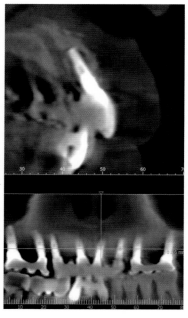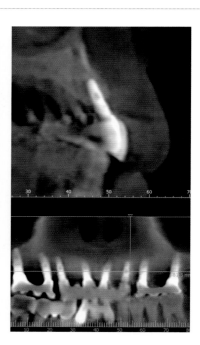

图16a~d　种植修复后3个月CBCT

三、讨论

上颌前牙美学区域种植修复的美学效果主要受到种植体周围是否有骨组织支持和修复体周围软组织的质与量的影响。多数患者很难接受位于美学区牙齿的缺失，希望尽早获得修复。即刻种植因其具有手术次数少，治疗周期短，可以在一定程度上减少牙槽骨吸收及种植体更易获得理想的植入位置等优点，在临床中越来越多地被应用。美学区种植修复因美学区牙槽嵴解剖因素和炎症，往往存在种植位点骨量不足的问题，需在种植体植入同期行引导骨再生。目前临床常见的骨替代材料有自体骨、同种异体骨、异种骨和合成骨，各类材料的临床应用均有其优缺点。近年来，有学者报道将无临床保留价值的自体牙拔除，制备成骨替代材料充填骨缺损区并最终完成种植修复，取得良好的临床效果。利用抽真空超声波制备自体牙骨粉，缩短将牙齿向骨替代材料转化加工所需的时间。有研究显示，牙本质富含骨形成蛋白（bone morphogentic protein，BMPs）。自体牙骨移植物的主要成分：脱矿牙本质基质，可以作为BMPs的优良载体，其可以在局部骨缺损区形成一个BMPs的缓释系统，促进骨重建。鉴于自体牙骨替代材料有良好的骨诱导性和骨传导性，以及患者易于接受的特点，越来越多地被应用于临床，取得了理想的治疗效果。

参考文献

[1] Young-Kyun Kim, Pil-Young Yun, In-Woong Um, et al. Alveolar ridge preservation of an extraction socket using autogenous tooth bone graft material for implant site development: prospective case series. J AdvProsthodont, 2014, 6: 521~527.
[2] Eun-SeokKim. Autogenous fresh demineralized tooth graft prepared at chairside for dental implant. Kim Maxillofacial Plastic and Reconstructive Surgery, 2015, 37: 8.
[3] 宿玉成. 现代口腔种植学. 2版. 北京: 人民卫生出版社, 2014.
[4] 王兴, 刘宝林. 中国口腔种植临床精粹. 1版. 北京: 人民军医出版社, 2015.
[5] 陈江. 口腔种植的风险防范. 1版. 北京: 人民军医出版社, 2015.

陈江教授点评

本病例术前拔除患者自体废弃牙椅旁制备为骨替代材料，骨缺损区行骨增量并即刻种植，最终完成种植修复。提出了一种骨替代材料的新理念。最终结果新骨形成及种植体骨结合良好，美学区种植修复获得了良好的软硬组织稳定性和较好的美学效果。种植体功能性负载6个月无松动脱落，优点在于充分利用新技术和患者自身牙齿制造出骨替代材料，病理切片证实有新骨形成，"变废为宝"节省患者的费用，并且达到微创的效果，但是由于牙齿的体量有限，植骨的体积受到限制。

自体牙骨移植材料在侧壁开窗上颌窦底提升后种植的临床应用

蒋剑晖　吴东　杨进　陈江　林东　林兆楠等　福建医科大学附属口腔医院种植科

摘要

目的：上颌窦底提升术是上颌后牙区垂直骨高度增量的常用方法。本文展示拔除自体废弃牙，椅旁制备为骨移植材料应用于侧壁开窗上颌窦底提升术骨增量的临床效果。**材料与方法：**选取上颌后牙种植位点垂直骨高度不足1例，应用术前拔除患者自体牙，椅旁制备为骨移植材料，采用侧壁开窗上颌窦底提升增加垂直骨高度，延期植入种植体，最终完成种植修复。**结果：**种植位点骨高度增加，种植体与新生骨骨结合良好，种植体周无暗影，周围牙龈组织健康，功能性负载后，种植牙功能良好。**结论：**侧壁开窗上颌窦底提升应用椅旁即刻制备的自体牙骨移植材料的成骨效果良好，自体牙骨替代材料有望成为继自体骨和人工骨移植材料之后一种新型植骨材料。

随着人们生活水平的提高，越来越多的患者开始选择种植修复，充足的骨量是种植修复的前提。上颌后牙区牙缺失在临床中较为常见，而且由于解剖因素，上颌窦气化和炎症破坏等原因常常造成该区域垂直骨量不足，给种植体的植入造成难度。上颌窦底提升是有效解决上颌窦后部骨量不足的方法之一，本病例研究自体牙骨移植材料在侧壁开窗上颌窦底提升骨增量中的临床应用。

一、材料与方法

1. 病例简介　61岁男性患者，全身情况良好。牙周科转诊，右上后牙周治疗失败，要求种植修复。患者多年前右上后牙出现反复疼痛、松动，牙龈红肿，于牙周科行牙周系统治疗未见好转，今牙周科转诊治疗，建议拔除患牙，拟种植修复。平素体健，否认严重系统性病史，否认药物过敏史和传染病史。口腔检查：口腔卫生状况一般。上颌右侧第一磨牙、第二磨牙冠部探及开髓洞形，叩痛（±），松动Ⅲ°，牙周探诊PD＞8mm，可探及根尖。牙龈红肿，质脆，探诊易出血。影像学检查：曲面全景片示：上颌右侧第一磨牙、第二磨牙已行根管治疗，牙槽骨角形吸收达根尖。CBCT示：上颌右侧第一磨牙种植位点窦嵴距约4.3mm，上颌右侧二磨牙种植位点窦嵴距约2.4mm，上颌窦内未见黏膜增厚。

2. 诊断　上颌右侧第一磨牙、第二磨牙重度牙周炎；牙槽骨萎缩。

3. 治疗计划　（1）术前拔除无保留价值的上颌右侧第一磨牙、第二磨牙，椅旁制备成自体牙骨粉；（2）待拔牙创软组织愈合后经外侧壁行上颌窦底提升，GBR；（3）上颌窦外提升6个月后植入种植体；（4）延期完成种植上部修复。

4. 治疗过程

（1）拔除牙周病治疗失败的自体牙。

（2）拔除的自体牙通过抽真空超声波加工设备和配套试剂椅旁制备为自体牙骨移植材料。刮除自体牙根面残存的牙周膜或软组织，使用带冷却水的器械磨除冠部充填物，敲击粉碎，制备成颗粒直径800~1000μm的骨粉并剔除根充物，在抽真空超声波自体牙骨移植材料加工设备中，使用配套试剂处理，经脱矿，过氧乙酸灭菌和中和清洗最终制备成自体牙骨移植材料。

（3）经外侧壁开窗行上颌窦底提升术。必兰局麻下常规消毒铺巾，行牙槽嵴顶水平切口，近中角形切口减张，全层剥离黏骨膜瓣，暴露上颌窦前外侧壁，超声骨刀切开骨壁，形成8mm×5mm骨窗，小心剥离窦膜，检查确认上颌窦黏膜完整后将混合Bio-Oss®骨粉和自体血的自体牙骨移植材料填塞入抬起的上颌窦底区黏膜下，填塞充分后，复位开窗骨片。同时行牙槽嵴顶水平骨增量，Bio-Gide®可吸收胶原膜覆盖术区，减张严密缝合。术后即刻曲面全景片及CBCT均提示：通过对比，上颌窦底获得了充足的垂直骨高度。

（4）上颌窦外提升植骨6个月后行种植体植入。上颌窦骨增量6个月后，CBCT显示上颌窦内成骨良好，骨高度充分满足种植体的植入，常规于上颌右侧第一磨牙、第二磨牙位点植入2颗Mis®种植体。术后影像学检查显示种植体位置方向良好，上颌窦底完整。

（5）种植体植入后4个月完成种植上部修复。二期手术翻瓣后见植体稳固，骨结合良好，更换封闭螺丝，连接愈合基台，诱导牙龈成形。种植体水平取模，联冠修复，患者对种植修复效果满意。

（6）材料：自体牙骨移植材料制备系统：抽真空超声波自体牙骨制备设备和配套试剂（VacuaSonic® and DecalSi-DM®, Korea）。Mis种植系统（Mis®，以色列）。

二、结果

该病例针对上颌后牙区骨量不足采用了侧壁开窗上颌窦底提升术，Bio-Oss®骨粉同椅旁制备的自体牙骨替代材料联合进行窦底骨增量。术后上颌窦底黏膜完整，CBCT显示植骨区域骨密度增强，种植体和周围骨结合良好，未出现感染和上颌窦炎等并发症。修复体与邻牙协调，功能良好，患者对最终修复效果满意。

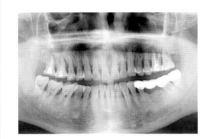

图1 拔牙术前曲面全景片示：上颌右侧第一磨牙、第二磨牙重度牙周炎

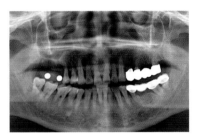

图2 上颌窦外提升术前曲面全景片示：窦嵴距不足

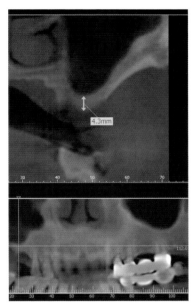

图3 CBCT示上颌右侧第一磨牙位点窦嵴距约4.3mm

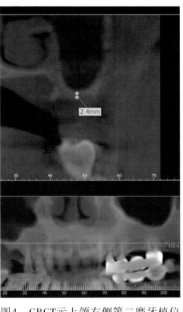

图4 CBCT示上颌右侧第二磨牙植位点窦嵴距约2.4mm

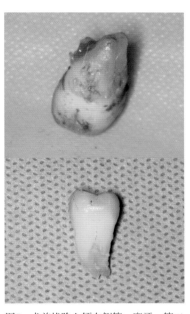

图5 术前拔除上颌右侧第一磨牙、第二磨牙自体牙，表面预处理，刮除软组织

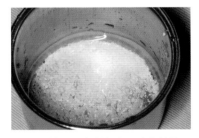

图6 自体牙椅旁制备成骨移植材料，同Bio-Oss®骨粉混合

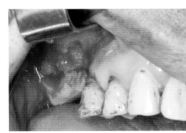

图7a~c 切开翻瓣，超声骨刀开窗，剥离窦底黏膜

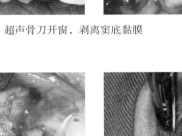

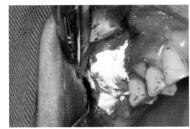

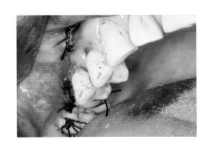

图8a~d 窦底黏膜下填入混合Bio-Oss®骨粉的自体牙骨移植材料，复位开窗骨片，行牙槽嵴顶水平骨增量引导骨再生，减张缝合

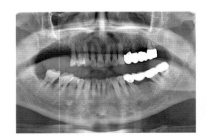

图9　上颌窦外提升术后曲面全景片
示：上颌窦底获得了充足的垂直骨高度

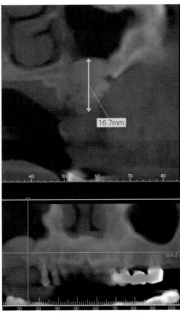

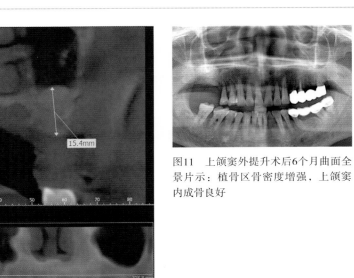

图11　上颌窦外提升术后6个月曲面全
景片示：植骨区骨密度增强，上颌窦
内成骨良好

图10a、b　上颌窦外提升术后CBCT示：上颌窦底获得了充足的垂直骨高度

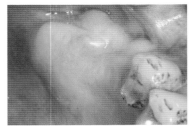
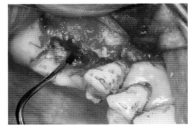
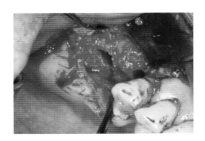
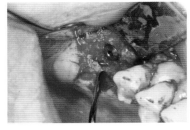

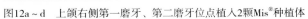

图12a～d　上颌右侧第一磨牙、第二磨牙位点植入2颗Mis®种植体

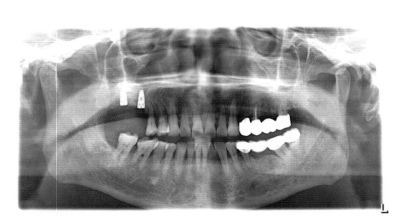

图13　种植体植入术后曲面全景片

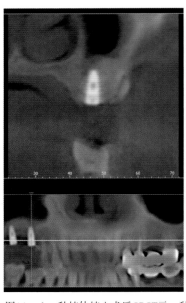
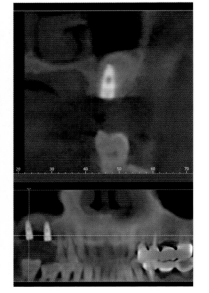

图14a、b　种植体植入术后CBCT示：种植体位置方向良好

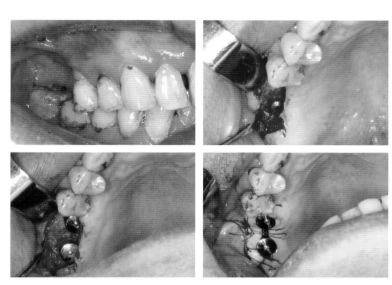

图15a~d 二期手术，种植体骨结合良好，连接愈合基台

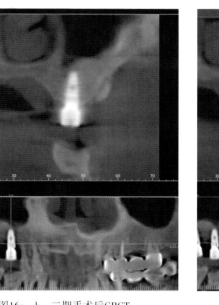

图16a、b 二期手术后CBCT

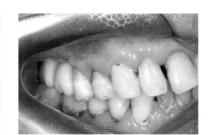

图17a、b 种植联冠修复

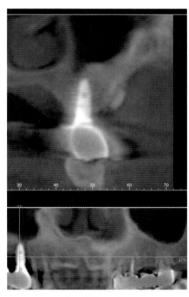

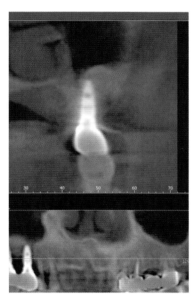

图18a、b 种植修复完成后CBCT

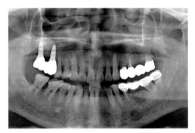

图19 种植修复完成后曲面全景片

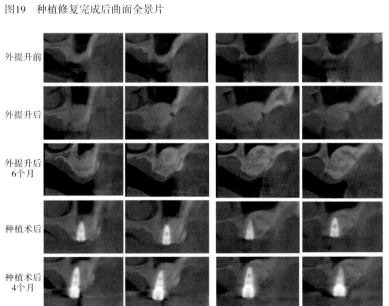

外提升前

外提升后

外提升后
6个月

种植术后

种植术后
4个月

上颌右侧第一磨牙位点　　　上颌右侧第二磨牙位点

图20 侧壁开窗上颌窦底提升各个时期CBCT对比

三、讨论

上颌窦提升术是种植修复中解决上颌后牙区骨量不足时最常用的技术，包括侧壁开窗上颌窦底提升和穿牙槽嵴顶上颌窦底提升术。上颌后牙缺失区剩余牙槽骨高度（residual bone height，RBH）通常是指上颌窦底至牙槽嵴顶之间的距离。1996年，Jensen等提出将RBH分为4类。A类：RBH≥10mm，可采用常规种植方法；B类：7mm≤RBH≤9mm，可采用单纯穿牙槽嵴顶上颌窦底提升术植入种植体；C类：4mm≤RBH≤6mm，采用上颌窦外提升植骨术同期植入种植体；D类：RBH＜4mm时，一般采用上颌窦开窗植骨延期种植体植入术。本病例缺牙区的RBH正好介于2~4mm，术者采用了侧壁开窗上颌窦底提升延期种植的方法，以期最大限度地降低手术风险并获得更有效的骨结合。

骨移植材料的使用可以为种植体提供良好的初始稳定性及为新骨的形成提供空间。目前认为最佳的植骨材料是自体骨，但由于自体骨骨量有限且易吸收，而人工骨可在一定时间内维持骨间隙同时具有成骨作用，往往采用自体骨和人工骨的混合使用以取得较理想的临床效果。Kim等报道了1例用患者废弃的自体牙椅旁制备成骨移植材料混合人工骨用于上颌窦底提升植骨，成骨效果良好，最终成功地完成种植修复。笔者认为自体牙骨移植材料的主要成分：脱矿牙本质基质有媲美自体骨的成骨诱导性和骨传导性。由于自体骨量有限，取骨创伤大，患者不易接受，临床应用受限制，但将患者废弃的自体牙即刻制备成骨移植材料，变废为宝，不失为继自体骨和人工骨移植材料之后一种新型骨替代材料。

参考文献

[1] Young-Kyun Kim, Pil-Young Yun, In-Woong Um, et al. Alveolar ridge preservation of an extraction socket using autogenous tooth bone graft material for implant site development: prospective case series. J AdvProsthodont, 2014, 6: 521-527.

[2] Eun-SeokKim. Autogenous fresh demineralized tooth graft prepared at chairside for dental implant. Kim Maxillofacial Plastic and Reconstructive Surgery, 2015, 37: 8.

[3] 宿玉成. 现代口腔种植学. 2版. 北京: 人民卫生出版社, 2014.

[4] 王兴, 刘宝林. 中国口腔种植临床精萃. 1版. 北京: 人民军医出版社, 2015.

邓春富教授点评

自体牙骨移植材料是继自体骨和人工骨移植材料之后的一种新型骨替代材料，能够被患者接受并改建成自体骨相同结构，具有良好的生物相容性和骨诱导性。本病例通过侧壁开窗上颌窦底提升术增加垂直骨量，采用自体牙骨移植材料与人工骨生物材料混合作为填充材料，术后经过CBCT检查成骨效果良好，并进行了常规种植和修复。达到了理想的治疗效果。自体牙骨移植材料临床应用时间较短，长期效果有待观察，建议作者对该病例定期随访。

下颌骨部分切除经髂骨移植后种植修复

廖健[1]　唐正龙[2]　张霁文[1]　姚超[1]　周武燕[1]　贾源源[1]　王冬香[2]　高琼[2]　王小玲[1]　王永[1]

1. 贵州医科大学口腔医学院附属口腔医院口腔修复科　2. 贵州医科大学口腔医学院附属口腔医院口腔颌面外科

摘要

目的：报道1例左侧下颌骨因肿瘤术后导致缺损，通过髂骨瓣移植并行种植修复的病例，通过对治疗效果观察，探讨此方法应用于临床的可能性。**材料与方法**：18岁女性患者，因"左下颌骨含牙囊肿"切除部分左侧下颌骨，并行髂骨移植术后11个月。检查见颜面部略不对称，下颌左侧侧切牙至智齿缺失，颌间距离较大，余牙排列正常。于局麻下在下颌左侧尖牙至第二磨牙对应位点植入Ankylos®植体5颗（3.5mm×14mm 2颗、3.5mm×11mm 1颗、4.0mm×11mm 2颗），下颌左侧第一前磨牙位点植体初始稳定性较差，中央螺丝覆盖，余植体均选安装愈合基台。种植术后5个月行二期手术下颌左侧第一前磨牙位点安装愈合基台。种植术后6个月取种植印模、咬合记录，设计烤瓷桥体修复，并增加牙龈瓷覆盖，完成左侧下颌修复。**结果**：通过术后复查，发现种植体稳定性良好，修复后见修复体周围软组织无不良反应。**结论**：下颌骨缺损后髂骨移植并行种植修复能获得良好的临床效果，恢复患者的外观及咀嚼功能。

下颌骨因肿瘤切除术后导致大部分缺损，严重影响患者的口腔咀嚼功能，降低患者的生活质量，通过髂骨瓣移植修复颌骨缺损，并通过种植修复治疗恢复患者的咀嚼功能，能极大地满足患者对美观和功能的需求。现对1例左下颌骨缺损后患者进行髂骨移植并延期种植修复的报道如下。

一、材料与方法

1. **病例简介**　18岁女性患者，2014年6月因"发现左下颌骨疼痛性包块4个月"就诊于我院口腔颌面外科。入院后诊断为左下颌骨含牙囊肿，并于当月全麻行"左下颌包块扩大切除术+左下颌骨部分切除术+左髂骨取出术+游离骨瓣修复术+左下颌骨钛板重建术+下颌左侧侧切牙至智齿拔除术"。2014年11月于颌面外科行"左下颌钛板取出术"。2015年5月就诊于我科。口腔检查：颜面部略不对称，下颌左侧侧切牙至智齿缺失，牙槽嵴高度及宽度较键侧严重不足，牙槽嵴顶角化龈较少，颌间距离约10mm，余牙排列关系正常。影像学检查：左侧下颌骨可见骨移植术后改变，下颌左侧侧切牙至智齿缺失，牙槽骨高度明显降低，移植髂骨与颌骨基骨大部分融合，下颌左侧侧切牙、尖牙、第二磨牙对应处仍可见舌侧皮质骨之间尚有骨缝，颊侧皮质骨连续，移植骨骨瓣骨小梁清晰。

2. **诊断**　牙列缺损；左下颌骨缺损髂骨移植术后。

3. **治疗计划**　为提高患者生活质量，拟行左下颌种植义齿修复，与患者沟通后，表示同意治疗方案，设计左下颌植入5颗种植体后烤瓷桥修复。

4. **治疗过程**　于局麻下沿牙槽嵴顶偏舌侧切开黏膜达骨面，剥离黏骨膜，暴露骨面。下颌左侧侧切牙至第一前磨牙对应区域牙槽嵴顶见一细小锐

利骨嵴，球钻整平牙槽嵴顶。戴入简易种植导板，在下颌左侧尖牙至第二磨牙对应位点用球钻定位。取出导板，先锋钻、扩孔钻逐级备洞，攻丝钻攻丝，冲洗，植入Ankylos®植体5颗：下颌左侧尖牙、第一前磨牙对应处植入直径为3.5mm，长度为14mm的植体；下颌左侧第二前磨牙对应处植入直径为3.5mm，长度为11mm的植体；下颌左侧第一磨牙、第二磨牙对应处植入直径为4.0mm，长度为11mm的植体。下颌左侧第一前磨牙位置植体植入后初始稳定性较差，中央螺丝覆盖，其余植体均选用GH3mm的愈合基台，无张力缝合，纱卷压迫止血。

种植术后5个月，二期手术，取出下颌左侧第一前磨牙区中央螺丝，安装愈合基台。种植术后6个月，取下所有愈合基台，连接转移杆，硅橡胶取模，记录咬合关系，设计烤瓷桥体修复，并增加牙龈瓷覆盖，试戴底冠、烤瓷桥，均合适后粘接固位，完成修复。

拟于种植术后3个月及修复后每年随诊复查，检查种植体稳定性、牙槽嵴吸收情况以及修复体周围软组织炎症情况；修复后1年、3年、5年行影像学检查，观察种植体周围情况、牙槽嵴吸收情况。

二、结果

种植术后3个月复查：软组织愈合良好，未见明显红肿渗出等不良症状，种植体无松动脱落。

修复后1个月复查：修复体周围卫生情况良好，软组织未见明显炎症反应，修复体未出现松动、崩瓷、破裂等情况。

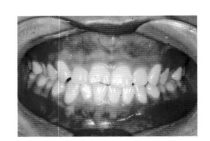

图1 首次入院口内正面像

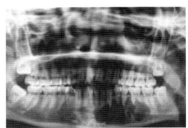

图2 首次入院曲面断层片

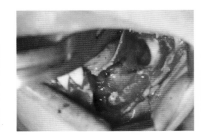

图3 包块切除术

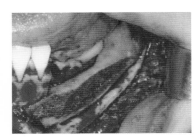

图4 髂骨移植术

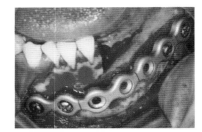

图5 钛板固定术

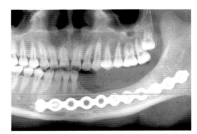

图6 移植术后CBCT影像

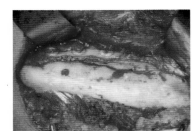

图7 钛板取出术后

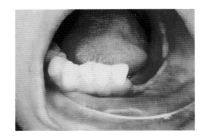

图8 髂骨移植术后11个月口内像

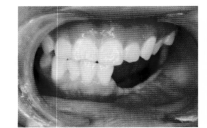

图9 移植术后颌间距离较大

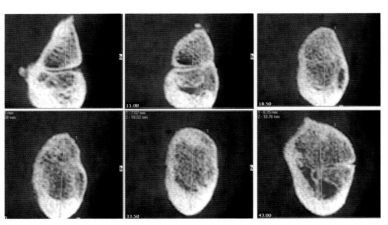

图10 髂骨移植术后11个月CT影像及测量数据（骨最小宽度/最大高度）（a. 下颌左侧侧切牙位点：3.25mm/18.75mm；b. 下颌左侧尖牙位点：4.50mm/16.25mm；c. 下颌左侧第一前磨牙位点：4.75mm/17.25mm；d. 下颌左侧第二前磨牙位点：6.25mm/18.28mm；e. 下颌左侧第一磨牙位点：7.02mm/18.02mm；f. 下颌左侧第二磨牙位点：8.25mm/18.26mm）

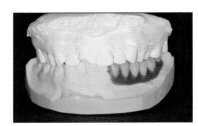

图11 排牙确定咬合关系

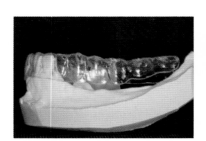

图12 制作种植简易导板

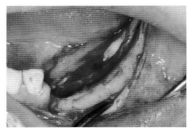

图13 种植术中翻瓣暴露术区

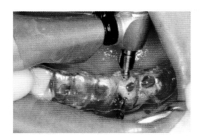

图14 应用简易导板定位

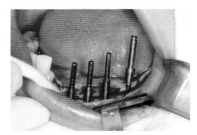

图15 种植术中平衡杆测量

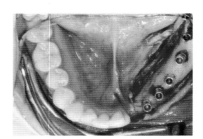

图16 植入后情况

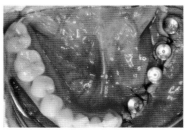

图17 安装愈合基台及中央螺丝

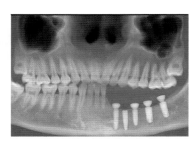

图18 种植术后CBCT影像

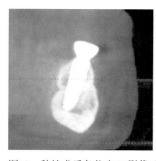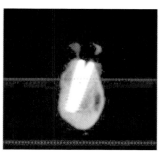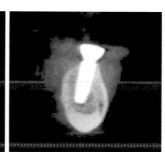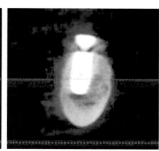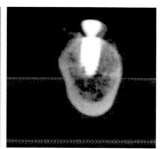

图19 种植术后各位点CT影像（a. 下颌左侧尖牙位点；b. 下颌左侧第一前磨牙位点；c. 下颌左侧第二前磨牙位点位点；d. 下颌左侧第一磨牙位点位点；e. 下颌左侧第二磨牙位点）

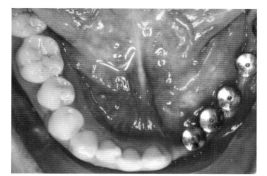

图20 种植术后6个月

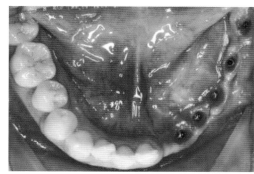

图21 取下愈合基台后软组织情况

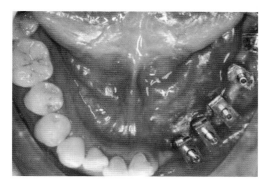

图22 安装转移杆取模

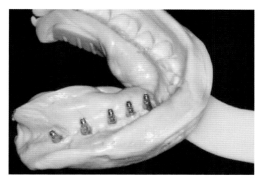

图23 硅橡胶取模（开窗式）

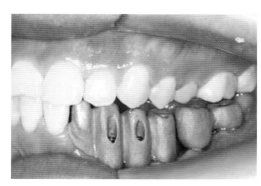

图24 试戴金属底冠

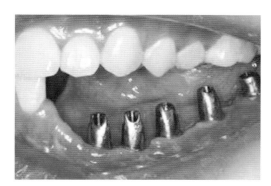

图25 安装基台

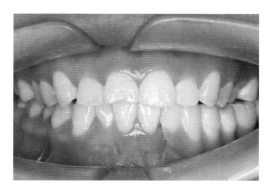

图26 修复完成（正面）

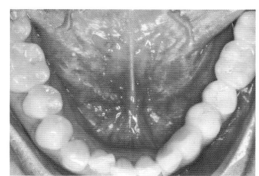

图27 修复完成（𬌗面）

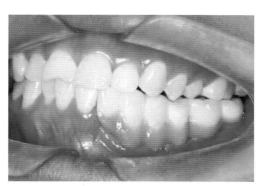

图28 修复完成（侧面）

三、讨论

种植时机的选择：（1）钛板由固位螺钉固定在髂骨瓣及下颌骨颊侧之间，固位螺钉穿入骨松质内，若在钛板取出前植入种植体，固位螺钉可能会阻挡植体的植入道。同时，髂骨移植后初期，骨吸收不稳定，有可能对植体植入后的长期效果产生不良影响。（2）钛板取出时同期植入种植体可减少手术次数，通常为理想的选择方案，但由于手术时间过长，且需从大外科手术室转移到种植手术室，转移过程中增加了感染的风险。（3）于钛板取出后延期植入种植体，虽增加了患者的缺牙时间，但此时移植骨骨吸收稳定，降低了植体植入后出现不良反应的风险，提高种植成功率，所以本病例中于此时机进行种植手术。

由病例资料中可以看到，在钛板拆除后可见下颌左侧侧切牙、尖牙、第二磨牙对应位置的髂骨瓣与下颌骨仅有颊侧骨皮质连续，而舌侧至中央仍有骨缝存在，发生骨不连，可能会导致移植骨瓣的稳定性下降。而种植体的植入恰恰能解决这一问题，将种植体穿通过骨缝，将两骨通过种植体连接，能极大增加移植骨瓣的稳定性。

大部分后牙游离缺失的种植修复治疗，颌位关系的恢复及种植位点的选择通常为首要考虑因素，通过术前诊断排牙及种植导板的制作能更好地制订手术方案，本病例中我们即通过术前排牙以确定患者的水平及垂直颌位关系，并制作简易导板于术中进行位点定位，根据术后植入植体位置来看，符合术前设计方案，修复后也可见患者获得良好的颌位关系，恢复了咀嚼功能。

患者髂骨移植术后，牙槽嵴高度极低，颌间距较大，前庭沟过浅，软组织松弛，影响手术过程及术后修复。因此设计手术切口位于牙槽嵴顶偏舌侧，以尽量多地保留附着龈。同时在缝合后可见愈合基台被松弛的软组织所覆盖，只能换用穿龈高度较大的愈合基台。而在修复时为弥补因过大颌间距离导致的修复间隙，我们采用牙龈瓷进行覆盖。由结果中可以看到，软组织与牙龈瓷之间过渡自然，修复后随诊也未见软组织有明显的不良反应。

髂骨含有丰富的骨松质，并被完整的骨皮质所包绕，其骨质密度与牙槽骨接近，是颌骨缺损后需植骨修复的理想选择，同时其又能为种植体提供良好的固位及埋植空间，所以髂骨移植联合种植修复以重建下颌骨，成为恢复下颌骨形态和功能的重要选择之一。

下颌骨部分缺损后髂骨移植并行种植修复，有良好的临床效果，恢复了颌骨缺损的患者的外观及咀嚼功能，提高了患者生活质量。

参考文献

[1] 刘宝林. 肿瘤术后颌骨缺损的功能重建. 中华口腔医学杂志, 2003, 38(1): 9–11.

[2] Bianchi B, Ferri A, Ferrari S, Leporati M, Copelli C, Ferri T, Sesenna E. Mandibular resection and reconstruction in the management of extensive ameloblastoma. J Oral Maxillofac Surg, 2013, 71(3): 528–537.

[3] Cuesta Gil M, Bucci T, Ruiz BD, Vila CN, Marenzi G, Sammartino G. Implant mandibular rehabilitation postoncologic segmental resection: a clinical report. Implant Dent, 2012 Apr, 21(2): 104–107.

[4] Sunday O Akintoye, Parascevi Giavis, Derek Stefanik, Lawrence Levin, Francis K Mante. Comparative osteogenesis of maxilla and iliac crest human bone marrow stromal cells attached to oxidized titanium–a pilot study. Clin Oral Implants Res, 2008 Nov, 19(11): 1197–1201.

[5] DP Uma Magesh, C Kumaravelu, G Uma Maheshwari. Efficacy of PRP in the Reconstruction of Mandibular Segmental Defects Using Iliac Bone Grafts, Journal of Maxillofacial and Oral Surgery, June 2013, 12(2): 160–167.

[6] Iuliu Moldovan, Mihai Juncar, Cristian Dinu, Florin Onisor–Gligor, Horatiu Rotar, Simion Bran, Grigore Baciut. Mandibular reconstruction using free vascularized iliac crest grafts and dental implants, Clujul Med, 2015, 88(3): 391–394.

[7] Soren Hillerup, Jens Jorgen Elberg, Jens Jorgen Thorn, Mikael Andersen. Reconstruction of Irradiated Mandible afterSegmental Resection of Osteoradionecrosis–A Technique Employing a Microvascular Latissimus Dorsi Flap and Subsequent Particulate Iliac Bone Grafting, Craniomaxillofac Trauma Reconstruction, 2014, 7: 190–196.

[8] Vivek Saxena , Anil Kumar Sethuram, Manish Mittal. Rehabilitation of a Patient with Central Giant Cell Granulomaof Mandible by Iliac Graft, Bone Distraction and Implant Retained Telescopic Prosthesis: a Two Year Follow Up, J Indian Prosthodont Soc, 2014 December, 14(Suppl. 1): S293–S298.

[9] Young–Hoon Kang, Hyun–Min Kim, June–Ho Byun, Uk–Kyu Kim, Iel–Yong Sung, Yeong–Cheol Cho, Bong–Wook. Stability of simultaneously placed dental implants with autologous bone grafts harvested from the iliac crest or intraoral jaw bone, BMC Oral Health, 2015, 15: 172.

王丽萍教授点评

因肿瘤、炎症、创伤等原因引起的颌骨缺损在临床十分常见，颌骨缺损通常都伴有牙齿缺失，不同程度地影响了患者的容貌、咀嚼、吞咽、语音等功能，对患者的生活和工作带来极大的不便，口腔种植的发展得益于外科技术的发展，颌骨缺损的修复重建应以修复为导向、多学科合作，尽可能地恢复颌面外形和咀嚼功能。

本病例中作者运用数字化影像技术，制作简易导板进行植入位点的定位，使种植体之间的距离达到安全范围。永久修复体的设计采用了粘接固位，对于多颗牙连续缺失的病例螺丝固位可能更有利于患者长期的卫生维护。

整个病例治疗思路清晰，通过多学科合作，对下颌骨缺损进行了个性化、精确化的功能重建，也取得了较好的修复重建效果。对于从侧切牙到第二磨牙的髂骨瓣与下颌骨在舌侧及中央部位的骨缝，经种植体植入后植体周围、骨缝情况可通过影像学检查，进一步随访观察。

下颌缺损的重建及修复——全程数字化的序列治疗

田陶然¹　马全诠¹　张陶¹　肖金刚²　蔡潇潇¹　1. 四川大学华西口腔医院种植科　2. 西南医科大学附属口腔医院种植科

摘要

目的： 本病例旨在通过利用、整合各种数字化技术，为成釉细胞瘤患者提供一个涵盖肿瘤外科、种植外科以及修复阶段，以精确、高效、可重复性高为特点的数字化下颌缺损重建及修复的序列治疗方案。**材料与方法：** 肿瘤外科中，我们采用了虚拟手术进行手术设计并预弯、成型钛板，在下颌骨扩大切除术后辅助进行血管化髂骨复合组织瓣移植以重建下颌骨形态。待移植骨瓣完全愈合后，通过数字化逆向设计，数字化外科导板辅助进行种植体植入。最后使用CAD/CAM技术制作3D打印钛合金支架以及氧化锆全瓷桥进行了种植支持的两段式固定修复。**结果：** 整个治疗流程未出现任何软硬组织并发症。各项治疗及数字化技术可预测性良好，逆向设计治疗方案实施顺利。永久修复后咬合稳定，口唇部软组织支撑充分，观察期内获得了理想的功能、美学效果。**结论：** 全程数字化的下颌缺损重建及修复的序列治疗方案在我们这个病例中获得了理想的修复效果。患者全程积极配合，对最终效果满意。远期效果有待进一步长期随访观察。

各种颌面部肿瘤常常导致大范围的颌骨缺损，伴随而来的颌面部畸形、牙列缺损更是在功能及美观两个层面对患者造成了影响。成釉细胞瘤是一种常见的牙源性肿瘤，由于其较强的侵袭性及潜在恶变倾向，在肿瘤外科治疗上往往采取扩大的颌骨切除术。现今，倚重经验以及术者判断的传统治疗方式在头颈肿瘤外科、种植外科以及种植修复过程中面临着各种各样的问题，包括技术敏感性高、难以定位、低效等。随着近年来数字化技术在各个行业的渗透，口腔医学也开始享受到科技发展带来的便利。在口腔种植领域的发展，主要体现在减少人为操作的误差，以及系统化地提高治疗可重复性之中。数字化手术设计、数字化手术导板、激光、CAD/CAM等技术的出现简化了治疗程序，提高了治疗质量，便利了医患沟通，降低了相关医疗风险。

在本病例中，患者在成釉细胞瘤扩大切除术后同期行血管化髂骨复合组织瓣移植术。二期种植外科手术植入5颗种植体。埋植愈合4个月后行两段式固定桥修复。为了贯彻以修复为导向的治疗理念，本病例在头颈肿瘤外科手术、种植外科及种植修复的治疗过程中使用了各种数字化辅助技术，以精确、高效地完成各项治疗，保证了治疗的可预测性，探索了各种数字化技术在种植治疗中的适应证。

一、材料与方法

1. 病例简介　44岁男性患者，主诉"右下颌骨肿瘤术后6年，复发2年"。患者自述6年前因下颌骨肿瘤，于外院行手术治疗。2年前检查无意发现肿瘤复发。门诊以"右侧下颌骨颏部成釉细胞瘤"收入院。17年前腹部外伤手术史，输血史，否认全身系统病史，否认吸烟、饮酒、夜磨牙等不良习惯，否认肝炎、结核等传染病史及药物过敏史。检查：颌面部对称，无畸形或缺损；右侧皮肤见5cm折形瘢痕；张口两横指；下颌运动正常；关节区无弹响、压痛；腮腺、颌下腺、舌下腺导管口无红肿及异常分泌物；面部皱眉、闭眼、鼓腮政策，口角无歪斜，颏部感觉麻木；口内上颌右侧中牙至左侧侧切牙、下颌右侧侧切牙至右侧第二磨牙为烤瓷牙，下颌右侧尖牙至右侧第一磨牙颊侧扪及肿块，大小约2cm×3cm，凸起于黏膜，质硬，光滑，边界清楚，触痛明显，口内黏膜无溃疡或斑块；牙列正常，无龋坏、松动；颌关系正常；舌运动自如。右下牙龈包块切取活检术提示："右下颌骨颏部"单囊性成釉细胞瘤，囊壁内见肿瘤上皮岛浸润。

2. 诊断　右下颌骨颏部成釉细胞瘤。

3. 治疗计划

（1）头颈肿瘤外科：颌面部CBCT扫描，软件设计颌骨切除范围后3D打印头模，预弯钛板。完善相关术前检查后，行右下颌骨肿瘤切除术及右下颌骨截断性切除术；同期使用血管化髂骨复合组织瓣修复颌骨缺损，延期修复。

（2）种植外科：确认髂骨移植瓣愈合效果后，结合CBCT数据，以修复为导向逆向设计数字化外科导板，于下颌左侧第一前磨牙、右侧中切牙、右侧第一前磨牙、右侧第二前磨牙及右侧第二磨牙位点植入种植体。

（3）二期种植暴露及修复：结合数字化外科导板，使用Er:YAG激光进行种植体暴露术。软组织愈合后取模，试戴美观蜡型，使用3D打印钛合金支架+氧化锆单冠修复下颌左侧第一前磨牙至右侧第一前磨牙；使用CAD/CAM种植支持氧化锆全瓷固定桥修复下颌右侧第二前磨牙至右侧第二磨牙。

4. 治疗过程

（1）头颈肿瘤术前准备：患者行病理诊断，放射性检查，明确肿瘤性质、大小后，行颅面部CT扫描（扫描电压120kV，电流300mA）。获得的影像学数据保存为dicom格式后导入Mimics建模软件，重建出颅骨及病变区域三维解剖模型。使用CAD，模拟切除病变区域并用镜像恢复正常下颌骨解剖形态。完成设计后，将STL格式文件导入快速成型系统，使用快速成型机分别打印病变骨骼头模以及重建后正常头模，以便于医患沟通、钛板预弯以及手术设计。

（2）肿瘤外科手术：完善术前检查，排除手术禁忌后，患者行全麻手术。麻醉后常规铺巾消毒，双侧颌下及颏下切口，解剖分离直至骨膜，切开骨膜附着，显露下颌骨病变组织下缘。口内沿舌侧龈缘切开，口内外术区穿通，充分暴露下颌骨病变；参考术前快速成型头模，将预成型个性化钛板与下颌骨定位成型。切除右颌下腺，制备供区血管颌外动脉及颈外静脉。参考术前设计供区骨瓣，于右髂区制备髂骨肌皮瓣，分别吻合右旋髂深动脉与颌外动脉，旋髂深动脉伴行静脉与颈外静脉，植入血管化髂骨肌皮瓣，与术前预弯钛板钛钉行坚强内固定。分层缝合供区受区，负压引流。

（3）术后1个月及6个月复查：未见病灶复发，下颌骨下缘轮廓良好，面下1/3对称性较差，下唇部明显塌陷。口内骨瓣存活良好。咬合稳定，张口型正常；张口度略小。下颌骨各项运动自如，关节区无弹响压痛。放射性检查未见复发及转移。

（4）种植外科术前设计：虽然下颌骨重建即刻行种植植入治疗效果已被认可，但仍存在稳定性较差，适应证较窄等问题。因此，我们选择了二期进行种植外科手术。肿瘤外科手术10个月后，口内检查无明显异常，软硬组织愈合良好，下唇部支撑不足，塌陷明显。行CBCT示骨量良好，下颌骨形态基本延续对称。关节区、咬合、张口检查同前。取研究模型制作美观义齿，用于评价口唇丰满度以及口内修复空间。考虑到前牙区垂直向修复空间较大而后牙区修复空间较小，我们选择两段式修复，即下颌左侧第一前磨牙至右侧第一前磨牙使用支架辅助种植支持的固定桥，通过下颌左侧第一前磨牙、右侧中切牙、右侧第一前磨牙3颗植体来恢复牙列以及部分缺失牙槽嵴形态；使用下颌右侧第二前磨牙、第二磨牙两颗植体的种植支持固定桥恢复下颌右侧第二前磨牙至右侧第二磨牙。确定修复方案后，美观义齿上用放射性阻射牙胶标记制作放射导板，进行CBCT检查制作数字化种植外科导板。导板制作完成后，口内试戴检查张口度，制作硅橡胶index便于术中导板的固定。

（5）种植外科手术：术前消毒硅橡胶Index以及数字化外科导板。患者常规消毒、预备铺巾后，使用硅橡胶Index辅助定位针口内固定数字化外科导板。固定后，利用In2Guide导板配套器械进行前部修复结构下颌左侧第一前磨牙、右侧中切牙、右侧第一前磨牙植入位点种植窝洞的全程导航，以确保将来支架修复区域植体间较好的平行度。下颌右侧第二前磨牙、第二磨牙位点的种植体植入受到开口度的限制。下颌术区牙槽嵴顶小翻瓣平整后牙区牙槽骨，略降低牙槽骨高度以提供必需的修复空间，随后再次使用数字化导板定位后牙植体位点。最终在直视下，精确控制植入深度，于下颌左侧第一前磨牙、右侧中切牙、右侧第一前磨牙、右侧第二前磨牙、右侧第二磨牙位点分别植入4.8mm×10mm、4.8mm×12mm、4.8mm×12mm、4.8mm×10mm、4.8mm×10mm Straumann® Bone Level种植体，初始稳定性尚可，植入扭矩15N·cm。埋植愈合，严密缝合关闭切口。术后放射性检查示种植体轴向、位置良好。

（6）种植体二期暴露：埋植愈合4个月后患者复查，口内、关节检查无明显异常，CBCT示种植体骨整合良好，无病理性改变。在一期手术中使用的数字化外科导板的辅助下，我们使用铒激光（Er：YAG）进行了种植体二期暴露。数字化外科导板进行精确的定位后，激光切割软硬组织不需要翻瓣以及缝合，减少了手术创伤；热效应的烧结也有良好的止血作用，术中未观察到明显的出血，术后更换大直径愈合帽。患者术后未报道明显不适及并发症。术后7天内，软组织可获得完全的愈合。

（7）取模及模型验证：种植体二期暴露手术7天后患者复诊，取下愈合帽后可见穿龈部分软组织愈合良好，未见明显红肿、渗出。前牙支架修复部分我们使用两步取模。首先使用闭口取模柱连接种植体，利用硅橡胶取初印模，超硬石膏灌注初模型。使用开口取模柱及GC树脂，在初模型上制备下颌左侧第一前磨牙、右侧中切牙、右侧第一前磨牙位点的个性化开口取模柱。个性化取模柱口内就位后，用GC树脂口内连接为一整体。同时，下颌右侧第二前磨牙、右侧第二磨牙位点连接闭口取模柱。使用硅橡胶制取终印模，超硬石膏灌注模型后制备石膏Splint，口内验证石膏无断裂，证明终模型准确无误。利用面弓转移上颌模型至𬌗架，记录并转移患者正中关系至𬌗架。

（8）试戴美观蜡型及3D打印钛合金支架：所有种植位点我们均选择了Straumann®粘接直基台进行改良螺丝固位的最终修复。其中，下颌右侧第二前磨牙、右侧第二磨牙两个位点的基台进行了适当地调磨以保证修复空间及共同就位道。随后我们以GC树脂为支架，参考种植外科手术前美观蜡型制备了两段式种植支持美观蜡型。这个美观蜡型的目的有二：①由于内部有GC树脂支撑，该美观蜡型可以在一定程度上承受压力，可用于验证咬合设计，进行功能评估。②用于考察唇部支撑、笑线位置等，进行美学评估。试戴蜡型后，按需适当调改，返回加工中心扫描回切，获得支架的三维数据。使用Concept laser® M2 Cusing® 3D打印激光熔覆钛合金支架。支架𬌗面开孔以备粘接后进行螺丝固位。口内试戴确定支架被动就位以及各牙位的修复空间，利用支架记录患者关节动态数据，转移至𬌗架指导最终修复体制作。

（9）最终修复：和患者充分沟通后，我们选择氧化锆全瓷CAM下颌右侧第二前磨牙至右侧第二磨牙种植支持固定桥以保证后部修复体的生物相容性及机械性能；选择氧化锆加饰面瓷单冠的方式修复下颌左侧第一前磨牙至右侧第一前磨牙以保证美学性能及后期维护。钛合金支架组织面及颊舌侧使用龈瓷恢复缺失的牙槽嵴形态。口内使用硅橡胶暂时粘接修复体后检查咬合并稍作调改。综合考虑种植体植入位点及牙颌的功能性运动，我们将前伸咬合设计为前牙均匀接触，左侧方运动设计为下颌左侧第一前磨牙、左侧第二前磨牙引导，右侧方运动设计为下颌右侧第一前磨牙、右侧第二前磨牙引导。调改完成后抛光上釉。下颌右侧第二前磨牙、右侧第二磨牙位点中央螺丝扭矩加至35N·cm后用玻璃离子进行氧化锆全瓷固定桥的粘接。下颌左侧第一前磨牙、右侧中切牙、右侧第一前磨牙位点基台内置小棉球，口内玻璃离子粘接支架及基台后从支架𬌗面开孔掏出小棉球，待粘接剂基本固化，移除下颌左侧第一前磨牙、右侧中切牙、右侧第一前磨牙位点中央螺丝后将支架及基台一并取出。口外去除粘接剂后玻璃离子粘接下颌左侧尖牙至右侧尖牙全瓷单冠。随后口内就位支架，中央螺丝扭矩加至35N·cm，弹性树脂封洞后玻璃离子粘接下颌左侧第一前磨牙、右侧第一前磨牙单冠。完成粘接后对患者进行口腔宣教，指导其进行修复体清洁，保证支架下间隙能够自主使用牙线。最终修复后曲面体层片示各修复体就位良好。

（10）材料：AFS-320激光快速成型机，Straumann®骨水平种植系统，In2Guide®数字化种植外科导板系统，STA®麻醉仪，Fotona®激光治疗仪，3Shape® Dental System® CAD系统，imes-icore® CORiTEC® 550i CAM系统，Concept Laser® M2 Cusing®金属激光熔覆系统。

二、结果

患者对最终的治疗效果十分满意。通过对比可以看出，最终修复后下唇丰满度较治疗前有明显改善，面部轮廓基本对称。螺丝固位的支架以及下方清洁间隙的设计为后期维护、复诊提供了便利。整个治疗流程以数字化技术贯穿首尾，辅以激光等技术的应用，充分体现了精确、快捷、可预测性好的特点。在观察期内，患者颌面部的美学及功能都获得了良好的恢复。

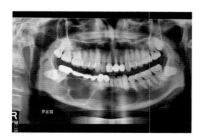

图1　肿瘤外科术前全景片

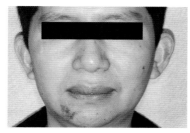

图2　肿瘤外科术前正面像，面下1/3基本对称

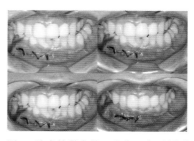

图3　肿瘤外科术前口内像，右下颌牙龈可见活检后缝线

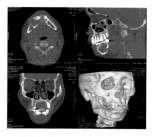

图4　肿瘤外科术前颌面部CBCT，可见颏部及右侧下颌骨大范围囊性病变

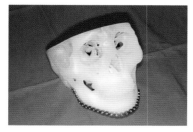

图5　快速成型机3D打印病变头模，利用镜像恢复头模术前预弯钛板

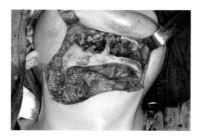

图6　肿瘤外科手术解剖暴露病变区域

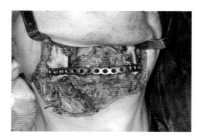

图7　肿瘤外科手术切除病变组织，对接固定术前预弯钛板

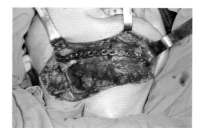

图8　肿瘤外科手术血管吻合及复合组织瓣的固位

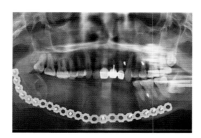

图9　肿瘤外科手术术后1个月复查全景片，移植骨瓣与下颌骨断端尚未完全骨性愈合

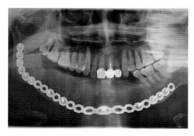

图10　肿瘤外科手术术后6个月复查全景片，移植骨瓣骨愈合良好

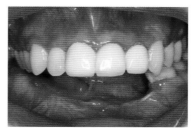

图11　种植外科手术前口内像

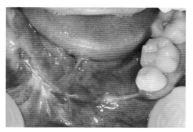

图12　种植外科手术前下颌𬌗面像

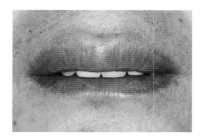

图13　种植外科手术前口唇正面像

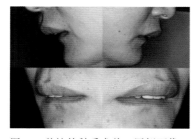

图14　种植外科手术前口唇侧面像，可见下唇塌陷明显

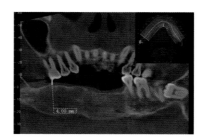

图15　术前CBCT，提示移植骨瓣形态、骨质骨量良好；右后牙区垂直向修复空间小

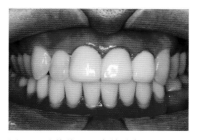

图16　试戴美观义齿兼放射导板正面像

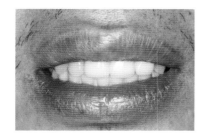

图17　试戴美观义齿兼放射导板口唇正面像

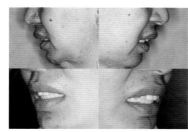

图18　试戴美观义齿兼放射导板口唇侧面像

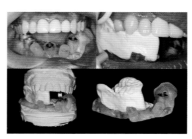

图19　口内试戴外科导板并制取硅橡胶Index便于手术定位

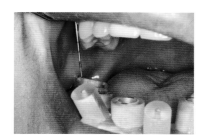

图20　后牙区开口度检查，大张口后导板上缘至对颌牙约7mm

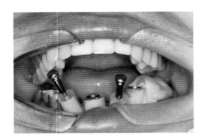

图21　种植外科手术，硅橡胶Index辅助定位针固定导板

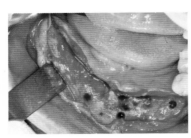

图22　种植外科手术，为了进行后牙区牙槽嵴修整及保证冠根向植入精度，行翻瓣术

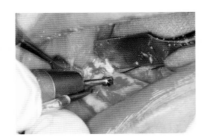

图23　种植外科手术，球钻修整后牙区牙槽骨，适当降低骨牙嵴高度以提供修复空间

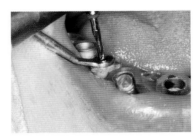

图24　种植外科手术，后部修复体位点使用外科手术导板辅助定位

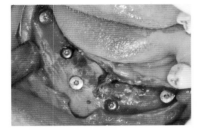

图25　种植外科手术，旋入覆盖螺丝或2mm愈合帽

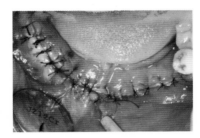

图26　种植外科手术，严密缝合关闭切口，埋植愈合

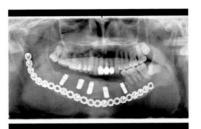

图27　种植外科手术术后全景片

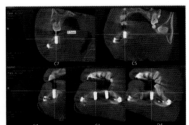

图28　埋植愈合4个月后CBCT

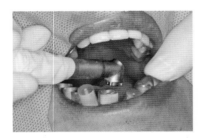

图29　在外科导板辅助下，使用铒激光对种植位点进行精确定位

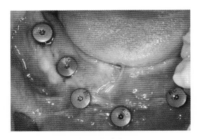

图30　旋入大直径愈合帽

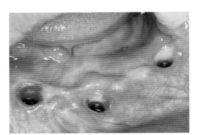

图31　种植二期暴露术后1周复诊，可见软组织愈合良好

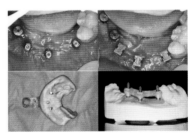

图32　使用闭口印模柱取模，制取前部修复体个性化取模柱

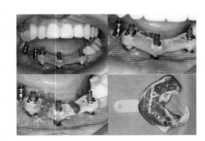

图33　使用个性化取模柱以及闭口取模柱，制取终模型

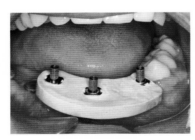

图34　口内石膏夹板验证无误

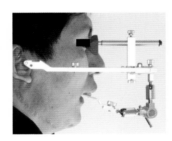

图35　面弓转移颌位关系

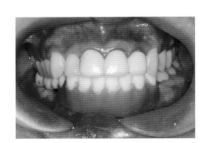

图36　美观蜡型试戴正面像

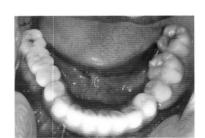

图37　美观蜡型试戴下颌𬌗面像

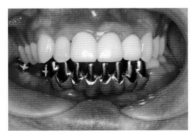

图38　口内试戴支架

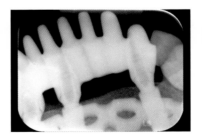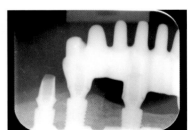

图39a、b　支架试戴后各牙位影像学检查就位良好

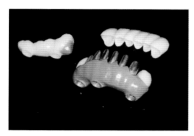

图40　最终修复体

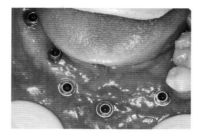

图41　口内基台就位

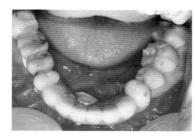

图42　使用硅橡胶暂时粘接修复体，稍调咬合

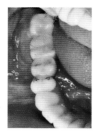

图43　左右侧方运动时咬合设计为前磨牙引导

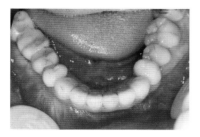

图44　前伸运动时咬合设计为前牙引导

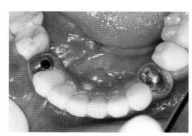

图45　口内重新就位前部修复体，棉球、弹性树脂封洞

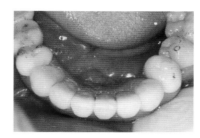

图46　完成最终修复体的粘接

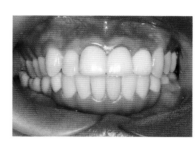

图47　戴牙后正面像

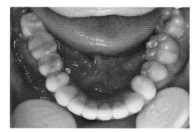

图48　戴牙后下颌𬌗面像

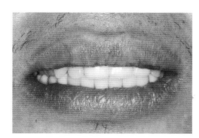

图49　戴牙后口唇正面像

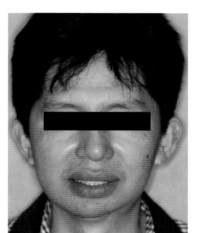

图50　戴牙后正面像

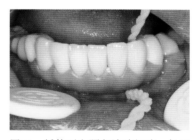

图51　桥体下方预留清洁间隙，保证良好自洁

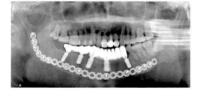

图52　戴牙后全景片

三、讨论

1. **以修复为导向的逆向设计**　传统的治疗方法倚重术者经验以及判断，难以避免地在治疗过程中以正向设计为主导，以外科为导向，即骨质骨量决定种植体植入位点，进而决定最终修复体位置。这样的正向设计可能导致前序治疗无法满足后续修复的要求，造成骨增量无法满足种植要求，或出现种植体植入位点、轴向不理想，影响最终修复治疗的情况。此外，在较为复杂的病例当中，传统治疗方法的可预测性常常不足，从而产生低于医生以及患者期望的治疗结果。近年来，以修复为导向的治疗理念受到各学科的广泛倡导。这一理念要求我们从最终修复体入手，结合患者的自身条件，由理想的修复方案逆向设计，倒推骨增量策略、种植体植入位点等前序治疗，从而在开始就充分考虑患者最终修复的美学、功能、发音及口腔卫生问题。数字化技术的迅速发展满足了修复导向治疗逆向设计的需要，更在治疗的精确快捷上予以保证。而将不同阶段碎片化数字化技术进行整合，一方面有利于

进行整体的逆向设计，保证修复为导向的治疗程序；一方面通过数字化辅助，前序治疗可在精度上为后续治疗提供保障。

对于某一特定患者，通过数字化模拟，我们可以使用逆向设计为主导的治疗设计为修复导向的治疗提供有力的支撑；通过数字化导板等技术，我们可以在很大程度上保证治疗的精确、快捷，弥补单纯经验操作的不足。而对于某一类患者，通过整合各种碎片化数字化技术，从术前的模拟，到术中的数字化辅助以及修复中的CAD/CAM技术，可以形成系统的、可预测性较高的、可重复性好的全程数字化治疗方案。

2. **成釉细胞瘤患者的全程数字化下颌骨缺损的序列治疗**　由于成釉细胞瘤较强的浸润性，该病患者多需要进行扩大的下颌骨切除，从而产生大范围的颌骨缺损，不同程度地影响牙颌各种功能。这一类的患者在下颌骨的重建以及牙列的修复上有如下特点：①重建下颌骨的形态、骨质骨量、愈合情况等个体差异大；②受坚强内固定钛钉及颌骨形态的影响，种植体植入精度要求高；③口内修复空间变化大，附着龈宽度小甚至缺如，修复设计多样。这

些特点使得传统的种植治疗难度大且可预测性低，难以获得理想的治疗效果。

在我们这个下颌骨成釉细胞瘤切除后重建修复的病例中，通过肿瘤外科手术、种植外科手术以及最后的修复阶段全程使用、整合多种数字化技术进行辅助，不同阶段间数据相互交联，从而在整体上保证了治疗的精准、高效及较高的可预测性。

（1）肿瘤外科阶段。由于较少的术后并发症以及稳定的骨吸收，血管化髂骨复合组织瓣是下颌骨缺损修复的应用最早以及最主要的供骨源之一。而在肿瘤外科重建手术过程中使用数字化模拟，3D打印头模及预弯钛板，在保证修复后下颌骨形态、骨质骨量的基础上，更进一步克服了血管化髂骨移植术的劣势：缩短了手术时间，减少移植骨块缺血时间从而减少术后并发症，利于受区供区愈合。我们的病例中可以观察到，下颌骨重建后形态基本对称，轮廓连续，为种植外科提供了较好的硬组织条件。

（2）种植外科阶段。通过制作诊断蜡型和CBCT检查，我们发现患者前、后牙区垂直向修复空间有较大的差异，因此我们计划采用两段式固定修复。对于垂直向骨缺失较大的下颌左侧第一前磨牙至右侧第一前磨牙，我们选择支架辅助的种植支持固定桥来恢复牙列以及部分牙槽骨的形态。而对于垂直向修复空间较小的下颌右侧颌第二前磨牙至右侧第二磨牙，我们选用种植支持固定桥进行修复。通过数字化模拟，逆向设计制备数字化外科导板，

在最终修复体的理想种植位点对种植体进行全程导航，保证了种植体的精确植入，为后期的修复创新奠定了基础。

（3）修复阶段。由于数字化种植外科保证了下颌左侧第一前磨牙、右侧中切牙、右侧第一前磨牙位点种植体间极佳的平行度，我们得以将最终修复体的粘接固位转换为螺丝固位。通过这样的转换，我们既保留了粘接固位在力学传导中的优势，通过粘接剂来缓冲非轴向力的同时避免应力集中于中央螺丝，也获得了螺丝固位在后期维护中的便利，避免了粘接固位可能的粘接剂残留导致的生物学并发症。而在最终修复体的制备中，我们使用CAD/CAM及激光熔覆钛技术3D打印钛合金支架以获得更好的精度及生物相容性，支架上使用全瓷单冠修复以利于后期维护。整个数字化辅助的治疗过程可预测性好、精准、高效，形成了对于成釉细胞瘤患者行之有效的数字化治疗方案。

然而，数字化技术在口腔医学的应用、推广仍然面临很多亟须解决的问题。各种数字化技术的适应证还需要不断探索，比如后牙区受制于𬌗龈距，数字化导板的应用常常受到限制；一些设备厂商不开放数据格式而导致不同厂商设备、产品数据链对接出现障碍；新技术应用于医学领域的固有壁垒；数字化设备的初始成本及学习曲线成本较大；种植体厂商与数字化设备厂商产品的相互兼容性仍待提高等等。对于我们的病例，虽然已经摸索出一套较为有效的全程数字化治疗方案，但是其长期的治疗效果仍然有待观察。

参考文献

[1] Chrysomali E, Leventis M, Titsinides S, Kyriakopoulos V, Sklavounou A. Odontogenic tumors. Journal of Craniofacial Surgery, 2013, 24(5): 1521–1525.

[2] Joda T, Katsoulis J, Brägger U. Clinical Fitting and Adjustment Time for Implant-Supported Crowns Comparing Digital and Conventional Workflows. Clinical implant dentistry and related research, 2015.

[3] Schepers R H, Raghoebar G M, Vissink A, Stenekes M W, Kraeima J, Roodenburg J L, Reintsema H, Witjes M J. Accuracy of fibula reconstruction using patient-specific CAD/CAM reconstruction plates and dental implants: A new modality for functional reconstruction of mandibular defects. Journal of Cranio-Maxillofacial Surgery, 2015, 43(5): 649–657.

[4] El-Kholey K. Efficacy and safety of a diode laser in second-stage implant surgery: a comparative study. International journal of oral and maxillofacial surgery, 2014, 43(5): 633–638.

[5] Levine J P, Bae J S, Soares M, Brecht L E, Saadeh P B, Ceradini D J, Hirsch D L. Jaw in a day: total maxillofacial reconstruction using digital technology. Plastic and reconstructive surgery, 2013, 131(6): 1386–1391.

[6] Joda T, Brägger U. Time-Efficiency Analysis Comparing Digital and Conventional Workflows for Implant Crowns: A Prospective Clinical Crossover Trial. International Journal of Oral & Maxillofacial Implants, 2015, 30(5).

[7] Joda T, Brägger U. Digital vs. conventional implant prosthetic workflows: a cost/time analysis. Clinical oral implants research, 2015, 26(12): 1430–1435.

[8] Qaisi M, Kolodney H, Swedenburg G, Chandran R, Caloss R. Fibula Jaw in a Day: State of the Art in Maxillofacial Reconstruction. Journal of Oral and Maxillofacial Surgery, 2016.

[9] 吴轶群, 张志勇, 张志愿, 黄伟, 赖红昌, 胡永杰, 张陈平. ITI种植体即刻植入血管化髂骨修复下颌骨缺损12例分析. 上海口腔医学, 2005(02): 103–107.

[10] Ayoub N, Ghassemi A, Rana M, Gerressen M, Riediger D, Holzle F, Modabber A. Evaluation of computer-assisted mandibular reconstruction with vascularized iliac crest bone graft compared to conventional surgery: a randomized prospective clinical trial. Trials, 2014, 15: 114.

[11] Wang Y-Y, Fan S, Zhang H-Q, Lin Z-Y, Ye J-T, Li J-S. Virtual Surgical Planning in Precise Maxillary Reconstruction with Vascularized Fibular Graft Following Tumor Ablation. Journal of Oral and Maxillofacial Surgery, 2016.

[12] Sailer I, Muhlemann S, Zwahlen M, Hammerle C H, Schneider D. Cemented and screw-retained implant reconstructions: a systematic review of the survival and complication rates. Clin Oral Implants Res, 2012, 23 Suppl 6: 163–201.

[13] Castillo-Oyagüe R, Lynch C D, Turrión A S, López-Lozano J F, Torres-Lagares D, Suárez-García M-J. Misfit and microleakage of implant-supported crown copings obtained by laser sintering and casting techniques, luted with glass-ionomer, resin cements and acrylic/urethane-based agents. Journal of dentistry, 2013, 41(1): 90–96.

宫苹教授点评

临床上颜面部肿瘤切除术后患者面部外形及功能的恢复十分复杂。该病例通过多学科联合，从治疗的安全可靠性及最终美观、功能修复设计出发，拟定了较为全面、系统、科学的治疗方案，综合应用肿瘤外科快速成型导板、血管化髂骨移植、种植术前设计及导板手术、激光二期手术等，获得了以修复为导向的良好治疗效果。病例图片及文字资料翔实、清晰，完整地展示了治疗过程中的各个技术细节，印证了数字化技术以及这一治疗程序在头颈肿瘤及相关颌骨重建中的重要临床价值。为我们展示了一个成功的颌骨良性肿瘤所致下颌骨缺损的重建与修复。需要注意的是，虽然整个治疗结束后6个月的观察期内患者获得了良好且稳定的修复效果，这种治疗方案的有效性及可靠性还有待更长期的随访观察。

基于软硬组织增量及软组织塑形的前牙种植修复1例

许铭炎 厦门市口腔医院种植2科

摘 要

目的：通过病例分析，评价种植同期软硬组织增量及软组织塑形在前牙美学区种植修复的效果。**材料与方法**：对1例上颌右侧中切牙松动拔除2年的病例进行美学风险评估分析，提出种植修复治疗方案，采用偏腭侧切口及潜入式愈合增加牙龈软组织量，植体植入同期引导骨再生解决骨量不足，并用临时修复体对上颌右侧中切牙牙龈进行塑形，2个月后，软组织塑形满意进行个性化转移并使用全瓷冠完成最终修复。终修复1年后，利用CBCT及红色美学指数（PES）分别评估骨组织增量及软组织美学效果。**结果**：种植修复获得了良好的美学效果，软硬组织增量明显且稳定性好。**结论**：软硬组织增量技术与软组织塑形相结合应用，可获得理想的种植美学修复效果。

上颌前牙区是口腔美学的关键区域，种植体周围充足健康的骨组织及软组织是上前牙种植修复能否保持长期的美观与功能的关键因素。引导骨再生（guided bone regeneration，GBR）为解决骨量不足提供了有效的方法，手术设计采用偏腭侧切口及潜入式愈合可增加唇侧软组织量，而植体周围软组织塑形则为种植体周围牙龈软组织红色美学的长期稳提供有效治疗手段，本病例正是基于软硬组织增量及软组织塑形而完成的，取得了良好的稳定美学效果。

一、 材料与方法

1. 病例简介 52岁男性患者，10年前上前牙因外伤折断行桩核冠修复，2年前因松动而拔除，曾行隐性活动义齿，现自觉不方便佩戴，要求种植修复。既往史:否认系统性疾病史，否认抽烟、饮酒及夜磨牙等不良习惯。临床检查:患者微笑照显示为低笑线；上颌右侧中切牙缺失，间隙约9.5mm，牙槽嵴中度吸收，牙龈为厚龈生物型，颊舌侧角化龈宽度尚可；上颌左侧中切牙外形呈圆三角形，颈部缩窄。局部牙龈红肿，牙周探诊出血，下前牙可见软垢，牙石及色素沉着。锥形束CT(CBCT)检查示上颌右侧中切牙牙槽嵴顶骨宽度约5.2mm，存在水平骨缺损区，骨高度(嵴顶至鼻底)约20.8mm，骨质密度尚可。

2. 诊断：上颌牙列缺损；牙龈炎。

3. 治疗计划 （1）完善牙周治疗；（2）利用简易种植导板引导种植手术并同期GBR骨增量；（3）手术切开采用偏腭侧水平切口并潜入式愈合；（4）临时修复体对牙龈软组织塑形；（5）种植义齿终修复；（6）定期随访。

4. 治疗过程

（1）完善牙周治疗由牙周科完成。

（2）种植修复前，对该患者的美学风险进行评估（表1）。

（3）利用CBCT指导种植体植入位置，接着制备口腔印模，利用压膜制作简易种植导板。

表1 美学风险评估表

美学风险因素	低	中	高
健康状况	健康,免疫功能正常		
吸烟习惯	不吸烟		
美学期望值			高
笑线	低位		
牙龈生物型	低弧形,厚龈生物型		
牙冠形态		颈部缩窄	
植入位点是否感染	无		
邻牙骨水平		到接触点5~6mm	
邻牙修复状态	无		
缺牙区间隙	单颗牙(>7mm)		
软组织解剖		软组织有缩窄	
牙槽嵴顶解剖		水平骨缺损	

（4）种植外科：常规消毒铺巾，必兰局部浸润麻醉下行上颌右侧中切牙牙槽嵴顶偏腭侧切口，上颌右侧侧切牙、左侧中切牙、左侧侧切牙行沟内切口，达骨膜下，翻瓣，修整牙槽嵴顶，定点，逐级备洞，植入Zimmer® TSV 3.7mm×13mm种植体，扭矩25N·cm，上3mm愈合帽，植体唇侧根部暴露约5mm，放置Bio-Oss®骨粉，Bio-Gide®膜覆盖，缝合固定，潜入式愈合。

（5）种植修复：术后当天利用树脂粘接桥进行临时修复；1周后拆线，伤口恢复良好；术后3个月，拆除粘接桥，见增生的牙龈组织环绕愈合帽，取下愈合帽，可见增生的牙龈组织颜色质地良好；利用转移杆制取印模，利用植体自带的转移杆调改为基台，制作螺丝固位的临时种植修复体，对牙龈进行塑形。牙龈塑形为期2个月，期间通过消减或添加树脂材料逐步建立了理想的穿龈轮廓。接着利用最终塑形的临时种植修复体作为个性化转移杆，将软组织形态精确地转移到模型上，进而拍摄佩戴临时种植修复体数码比色照片，一并送至技工室制作最终个性化钛基台及氧化锆全瓷冠。1周后，进行基台试戴及全瓷冠佩戴。

（6）随访：完成修复后，患者出国，经多次电话随访，诉无不适，形态及功能均满意；1年后回本科室复查，口内微笑照显示自信的笑容，软组织形态良好，龈缘位置协调，颜色及质地佳，近远中龈乳头充盈良好，关闭了修复初期的牙龈"黑三角"。采用Fürhauser等提出红色美学指数（Pink Esthetic Score，PES）标注对其软组织美学效果进行评估，种植修复刚完成时PES指数总分为9分，1年后PES指数总分为13分，提示永久修复完成1年后软组织美学达到稳定状态。CBCT示植体周围骨质密度均匀，唇侧骨壁约2.3mm，重建水平骨缺损。

（7）材料：种植机，Zimmer® TSV种植体，Bio-Oss®骨粉及Bio-Gide®胶原膜（Geistlich Biomaterials），基台，可乐丽菲露（kuraray，Japan），光固化机，临时冠材料（DMG，Germany）。

二、结果

采用软硬组织增量与软组织塑形理念，在牙槽骨缺损情况下的前牙美学种植区取得功能与美学满意效果，并持续保持稳定状态。

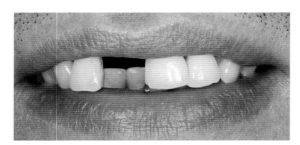

图1　术前局部微笑像

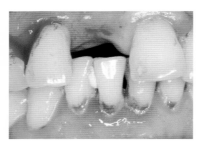

图2　术前上颌右侧中切牙区正面像

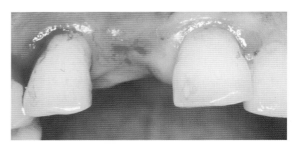

图3　术前上颌右侧中切牙区切面像

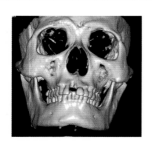

图4　术前CBCT三维重建上颌右侧中切牙骨缺损区

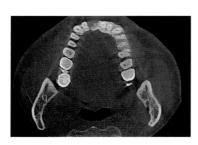

图5　术前CBCT横断面显示上颌右侧中切牙骨缺损区

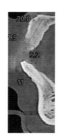

图6　术前CBCT上颌右侧中切牙区截图显示可用骨高度及宽度

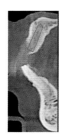

图7　CBCT指导种植体植入方向

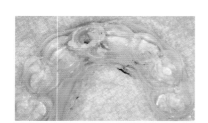

图8　简易种植导板

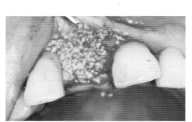

图9　种植体植入同期放置Bio-Oss®骨粉

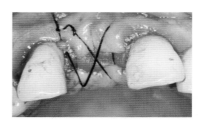

图10　植骨后加盖Bio-Gide®胶原膜，并拉拢缝合潜入式愈合

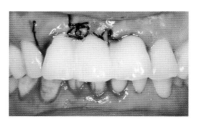

图11　种植术后即刻临时粘接桥修复唇面像

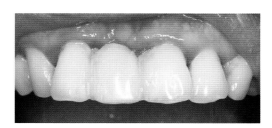

图12 拆线后临时粘接桥修复唇面像

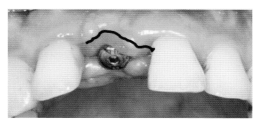

图13 术后3个月拆除粘接桥后的切面像

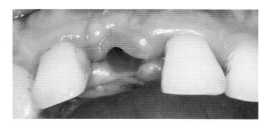

图14 术后3个月拆除粘接桥后的牙龈袖口

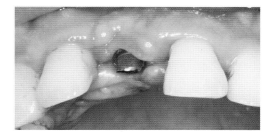

图15 临时基台试戴

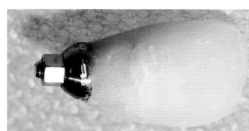

图16 种植体支持螺丝固位过渡义齿

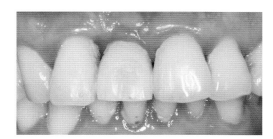

图17 种植体支持螺丝固位过渡义齿戴入后正面像

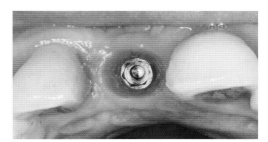

图18 牙龈塑形2个月后的牙龈袖口

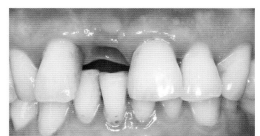

图19 牙龈塑形2个月后的牙龈形态正面像

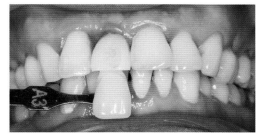

图20 口内比色照片

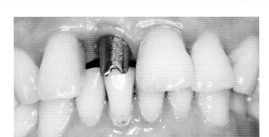

图21 个性化基台试戴

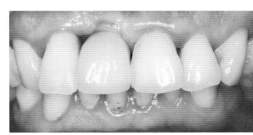

图22 全瓷冠戴入完成终修复正面像

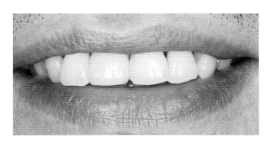

图23 终修复完成2年后的局部微笑像

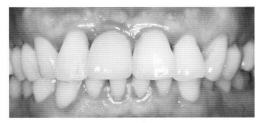

图24 终修复完成1年后的口内正面像

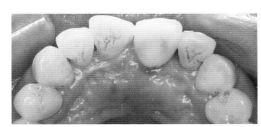

图25 终修复完成1年后的口内腭面像

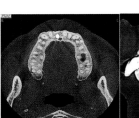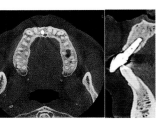

图26 终修复完成1年后的CBCT检查

三、讨论

1. **术前美学风险评估指导以修复为导向的种植设计** 上颌前牙区种植修复是美学风险的高发区，因此术前对患者进行美学风险评估，掌握美学风险的关键点，有利于种植计划的制订。根据《国际口腔种植学会（ITI）口腔种植临床指南第三卷》美学风险评估表，该患者的主要美学不利因素包括患者自身的美学期望值高，牙冠颈部缩窄，邻牙骨水平到接触点距离大于5mm；软组织有缩窄，牙槽嵴顶水平骨缺损等。因此，通过术前谈话，把可能发生的美学风险告知患者，降低美学期望值；在种植之前，充分考虑到以修复为主导，根据CBCT三维影像指导种植体植入的理想位置，并制作简易种植导板确定手术中以未来牙齿的位置方向指导种植体的植入；术中采用Bio-Oss®骨粉及Bio-Gide®膜进行GBR骨增量恢复牙槽嵴顶水平骨缺损；同期我们还进行了牙槽嵴顶偏腭侧水平切口及潜入式愈合，以增加软组织量，为将来用临时冠进行软组织成形打下基础；根据Tarnow原则，本病例邻牙骨水平到接触点距离大于5mm，则约56%的概率存在牙龈乳头不能充盈，出现邻牙间"黑三角"，因此我们设计通过利用临时种植修复体诱导种植体周围软组织塑形及在不影响邻牙协调情况下对牙冠略为改形降低邻牙骨水平到接触点距离，成功消除了种植牙冠相邻的"黑三角"，1年后随访，保持稳定协调的牙龈美学效果。

2. **应用临时种植修复体对前牙美学区进行牙龈塑形** 牙缺失后由于缺牙处牙槽嵴的改建及咀嚼刺激的丧失，导致牙槽嵴出现不可逆的吸收，致使覆盖在牙槽嵴上的牙龈组织缩窄及牙龈乳头萎缩消失，这是种植义齿产生"黑三角"的主要原因。因此，牙槽嵴缺损时，须经合适的软硬组织扩增，才能为重建理想的种植体周围软组织形态奠定基础。但由于种植体和天然牙与牙龈组织之间的生物学连接方式不同，使得种植体支持牙冠周围软组织理想形态的获得非常困难。有文献资料报道，良好的种植体穿龈轮廓可通过制作最终修复体之前使用临时种植修复体对种植体周围软组织进行干预和塑形来获得。本病例正是基于软硬增量基础上，在种植治疗的不同阶段采用不同的临时修复体是基于以下考量：（1）手术当天即刻用树脂粘接桥临时修复，是由于粘接桥依靠粘接力固位，不会对GBR手术区有压迫作用，影响成骨效果，并对牙龈软组织具有很好的支撑和维持外形作用；粘接桥属于固定修复，患者舒适度高，但不需磨除太多牙体组织造成邻牙损伤，而且能够较好满足患者的社会生活需求；虽然在使用过程中粘接桥有出现脱落现象，但研究表明，只要严格遵守粘接条件及调整咬合，其存留率达100%，再粘率为16.2%，因此对于不能使用即刻种植修复的患者，粘接桥是一种理想的临时修复方式。（2）种植体骨结合后采用种植体支持的螺丝固位的临时冠修复是由于成品的愈合帽与待充填穿龈空间不匹配，种植体周围软组织无法形成个性化的穿龈轮廓。螺丝固位便于临时修复体取戴，通过椅旁修改临时修复体外形，对种植体周围软组织形态进行干预和诱导，逐步建立理想的修复体形态、大小和穿龈轮廓。牙龈塑形完成后，应用个性化的转移技术将种植体周围软组织形态精准转移到模型上，为最终美学修复提供准确信息，避免了复杂的技工加工，节约了时间成本。

参考文献

[1] 宿玉成译. 国际口腔种植学会（ITI）口腔种植临床指南第一卷: 美学区种植治疗–单颗牙缺失的种植修复. 北京: 人民军医出版社 2008年.

[2] Fürhauser R, Florescu D, Benesch T, Haas R, Mailath G, Watzek G. Evaluation of soft tissue around single–tooth implant crowns: the pink esthetic score. Clin Oral Implants Res. 2005 Dec; 16(6): 639–644. Fürhauser R, Florescu D, Benesch T, Haas R, Mailath G, Watzek G. Evaluation of soft tissue around single–tooth implant crowns: the pink esthetic score. Clin Oral Implants Res, 2005 Dec, 16(6): 639–644.

[3] Zetu L, Wang Hoom–Lay. Management of inter–dental /inter–implant papilla, J Clin Periodontol, 2005, 32: 831–839.

[4] Tarnow DP, Magner AW, Fletcher P. The effect of the distance from the contact point to the crest of bone on the presence or absence of the interproximal dental papilla. J Periodontol, 1992, 63(12): 995–996.

[5] 邸萍, 林野, 罗佳, 崔宏燕, 于海燕, 任抒欣. 上颌前牙单牙种植修复中过渡义齿对软组织成型作用的临床研究. 北京大学学报: 医学版, 2012, 44(1): 59–64.

陈江教授点评

本文对1例上颌右侧中切牙松动拔除2年的病例进行美学风险评估分析，提出种植修复治疗方案，采用偏腭侧切口及潜入式愈合增加牙龈软组织量，植体植入同期引导骨再生解决骨量不足，并用临时修复体对上颌右侧中切牙牙龈进行塑形，进行个性化转移并使用全瓷冠完成最终修复。终修复1年后，利用CBCT及红色美学指数（PES）分别评估骨组织增量及软组织美学效果。优点在于术前评估较完善，采用软硬组织增量与软组织塑形理念，在牙槽骨缺损情况下的前牙美学种植区取得功能与美学效果，并且进行回访评价。对于种植外科技术创的处理有待改进，避免增加感染的风险，在修复牙冠是否可以考虑全瓷基台、全瓷冠修复已达到更佳的美学效果。

美学区连续多牙缺失伴牙槽骨严重缺损的种植修复

王庆福[1]　张健[1]　马晓丽[2]　1.天津市口腔医院（南开大学口腔医院）口腔种植中心　2.天津市口腔医院（南开大学口腔医院）国际诊疗中心

摘要

目的：通过1例美学区连续多牙缺失伴牙槽骨重度缺损患者的综合序列治疗，探讨相应的种植修复方法及效果。**材料与方法**：患者为年轻男性，外伤导致上颌右侧尖牙至左侧侧切牙连续缺失，同时伴随重度软硬组织缺损。前牙区深覆𬌗。治疗方案为I期在修复信息引导下进行根形Onlay植骨，骨块部位分别为上颌右侧尖牙、右侧中切牙、左侧侧切牙位点，同时联合人工骨（Bio-Oss®）行骨增量手术；植骨成骨期间行正畸治疗，改善前牙区覆𬌗覆盖关系；8个月后正畸治疗完成进入保持阶段，复查CBCT骨块成骨良好，骨增量效果明显；制作数字化种植外科导板，设计种植位点为上颌右侧尖牙、双侧中切牙、左侧侧切牙，修复方案为上颌右侧尖牙至右侧中切牙联冠修复，上颌左侧中切牙、侧切牙单冠修复。**结果**：下颌骨外斜线取骨的根形Onlay植骨很好地恢复了缺牙区严重骨缺损，同时以修复信息为引导的Onlay植骨可以为后续种植修复提供可靠的保证；种植外科阶段，采用数字化种植外科技术，既充分且准确地利用了前期骨增量，又保证了最终的修复效果。**结论**：针对美学区连续多牙缺失伴软硬组织重度缺损的患者，利用根形Onlay植骨联合GBR术可以很好地解决牙槽骨严重缺损；利用数字化种植外科导板辅助种植体植入，最终可有效恢复此类缺牙患者的功能和美观。

美学区的种植修复是种植领域的难点和重点。充足的骨量是美学区种植成功的基础。由于各种原因如长期缺牙、肿瘤、外伤等导致的缺牙区骨吸收及骨缺损，限制了种植修复技术的使用及修复效果。针对种植修复的骨增量方法有很多，如引导骨再生、骨劈开、外置式植骨术等。对于严重软硬组织缺损的患者，采用外置式植骨（Onlay植骨）联合引导骨再生术（GBR）是解决严重牙槽骨缺损的行之有效的方法。

美学区种植体三维位置的准确是决定修复效果的最关键因素。以修复为导向的数字化种植外科技术的应用，极大地提高了美学区种植体三维位置的精确程度，从而保证了最终美学修复效果。因此，采用Onlay植骨联合GBR术进行骨增量，然后在数字化外科导板引导下进行种植修复，是美学区连续多牙缺失同时伴随严重软硬组织缺损患者的可靠治疗方法。

一、材料与方法

1. **病例简介**　17岁男性患者，全身情况良好。患者1年前外伤导致上前牙连续缺失。检查：上颌右侧尖牙至左侧侧切牙缺失，缺牙区牙槽骨萎缩明显。前牙区深覆𬌗。CBCT检查：上颌右侧尖牙至左侧侧切牙缺牙区牙槽骨高度理想，唇侧吸收明显，嵴顶呈刃状，其中上颌右侧尖牙牙槽骨颊舌向厚度为3.5mm，右侧侧切牙为2.0mm，右侧中切牙为2.8mm，左侧中切牙为5.3mm，左侧侧切牙为2.7mm。

2. **治疗计划**　根据缺牙区剩余骨量及设想的最终修复方案，决定于上颌右侧尖牙、右侧中切牙、左侧侧切牙位点行Onlay植骨，同时联合GBR术。成骨期间，进行正畸治疗改善前牙区深覆𬌗。待成骨完成和正畸治疗结束后，制作数字化种植外科导板，在上颌右侧尖牙、双侧中切牙、左侧侧切牙位点设计种植体。在数字化导板引导下行种植体植入，并最终完成上部结

构修复。

3. **治疗过程**

（1）为患者制作诊断性义齿，用于指导根形Onlay植骨术。

（2）Onlay植骨：将受骨区梯形切口，全层翻瓣，暴露植骨床；在诊断性义齿的指导下，预备植骨床；于外斜线区采用环形取骨钻取根形骨3块，分别固定于上颌右侧尖牙、右侧中切牙、左侧侧切牙位点；修整骨块，并于植骨块间填充人工骨（Bio-Oss®），覆盖可吸收生物膜（Bio-Gide®）。

（3）Onlay术后8个月，成骨及正畸治疗均结束。复查CBCT见植骨区成骨良好，骨增量明显。上颌右侧尖牙至左侧侧切牙牙槽骨唇舌向厚度依次为7.3mm、7.4mm、5.5mm、7.4mm、6.9mm。

（4）以修复为导向三维设计软件中设计种植体的三维位置，制作数字化种植外科导板。在上颌右侧尖牙、双侧中切牙、左侧侧切牙位点设计种植体，修复方式为上颌右侧尖牙至右侧中切牙联冠，上颌左侧中切牙、侧切牙单冠修复。通过术前的三维设计，既充分、准确地利用了牙槽骨量，又保证了最终修复效果的可实现。

（5）种植术中全层翻瓣，可见骨块成骨稳定。数字化导板引导下于设计位点依次植入种植体（Straumann®），唇侧覆盖可吸收生物膜（Bio-Gide®）。

（6）种植术后6个月，复查见种植体三维位置理想，骨结合良好。种植体唇侧骨壁厚度均大于2mm。

（7）二期术后可见软组织袖口稳定、角化龈充足。

（8）完成上部结构修复，上颌右侧尖牙至右侧中切牙种植体支持桥体修复，上颌左侧中切牙、侧切牙单冠修复。理想地实现了最初的种植修复设

计，恢复了患者的功能与美观。

二、结果

根形Onlay植骨最大程度地利用了块状骨，节省了取骨量；同时诊断性

义齿指导根形骨块放置，提高了骨块位置的准确性，增加了骨块利用率。Onlay植骨联合GBR术有效且稳定地恢复了骨缺损。

种植术前设计数字化种植外科导板，保证了种植体三维位置的精确，为后期修复效果的长期稳定提供了根本保障。

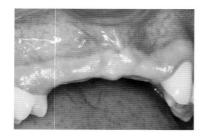

图1　术前口内正面像

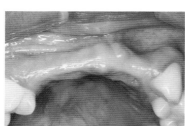

图2　术前口内殆面像

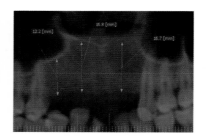

图3　缺牙区牙槽骨高度理想

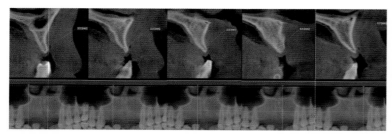

图4　上颌右侧尖牙至左侧侧切牙牙槽骨厚度依次为3.5mm、2.0mm、2.8mm、5.3mm、2.7mm，多处牙槽嵴呈刃状

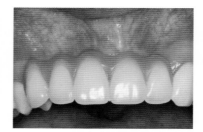

图5　植骨术前制作诊断性义齿

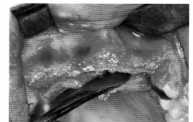

图6　全层翻瓣，牙槽骨萎缩严重

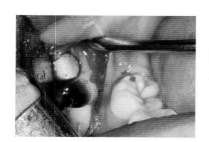

图7　下颌骨外斜线根形取骨

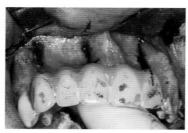

图8　诊断性义齿辅助定位骨块位置

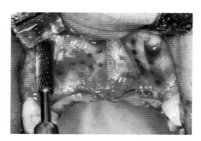

图9　预备植骨床

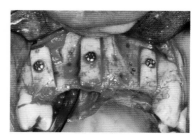

图10　钛钉固位根形骨块

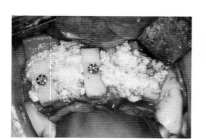

图11　Bio-Oss®骨粉填充

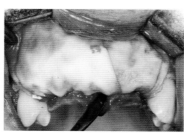

图12　覆盖Bio-Gide®膜

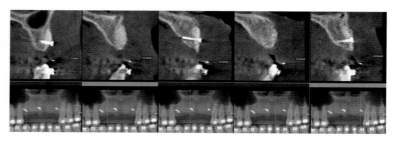

图13　Onlay植骨术后可见牙槽嵴宽度明显增加，上颌右侧尖牙至左侧侧切牙依次为7.3mm、7.4mm、5.5mm、7.4mm、6.9mm

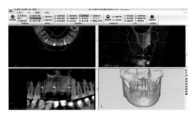

图14 术前进行种植体位置的精确设计，制作数字化种植外科导板

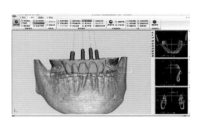

图15 以修复为导向设计种植体，修复方式为上颌右侧中切牙至尖牙连冠，上颌左侧中切牙和侧切牙单冠修复

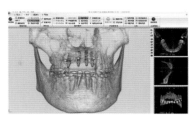

图16 种植体设计完成正面像

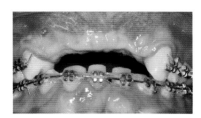

图17 种植术前口内像

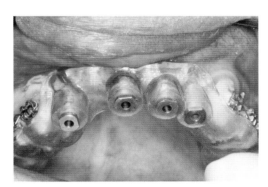

图18 数字化种植外科导板就位

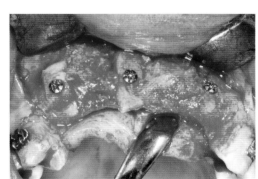

图19 全层翻瓣见成骨良好

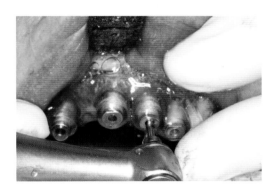

图20 数字化导板引导下预备种植窝洞

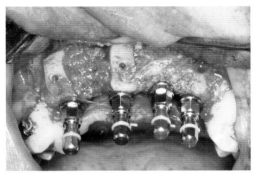

图21 种植体（Straumann®）植入完成

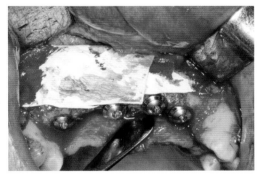

图22 覆盖Bio-Gide®膜

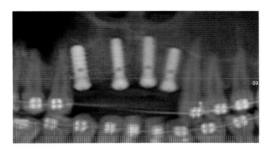

图23 种植体植入后复查CBCT

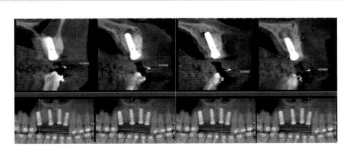

图24 种植体三维位置理想，唇侧骨壁厚度均大于2mm

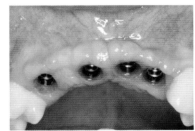

图25 二期术后可见软组织袖口稳定、角化龈充足

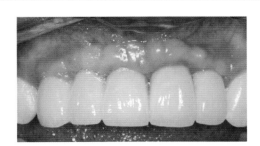

图26 完成上部结构修复，实现理想的最初设计

三、讨论

1. 自体骨仍被认为是最好的植骨材料，人体有许多部位可用来作为自体骨移植物的供区，如髂骨、颌面部骨等。供区的选择可根据所需骨的类型及骨量、操作的难易程度、并发症的多少等来决定。下颌骨外斜线作为供骨区有以下优点：下颌骨为膜性成骨组织，移植后骨吸收少；操作简单；手术时间短；并发症低等。根形Onlay植骨与GBR联合使用，提高了成骨效果，同时减少自体骨需求量。

2. 数字化种植外科技术应用于口腔种植具有许多优点，例如：提高种植体在牙槽骨中三维位置的准确性，减少或避免骨增量手术，同时有效避开危险区；通过骨组织信息与修复信息的整合，临床医生可以完成以修复为导向的种植体植入，从而获得理想的修复效果；可以实现不翻瓣的微创种植，缩短手术时间，减少术后不适、肿胀和疼痛。此外，临床医生可以通过数字化导板实现更精确的即刻修复。

3. 针对美学区连续多牙缺失伴软硬组织重度缺损的患者，利用根形Onlay植骨联合GBR术解决牙槽骨严重缺损，利用数字化种植外科导板辅助种植体植入，最终可有效恢复此类缺牙患者的功能和美观。

参考文献

[1] 宿玉成. 口腔种植学. 2版. 北京: 人民卫生出版社, 2014: 737-771.

[2] Pierrefeu, A. Pre-implantation bone graft coffering technique for posterior mandibular edentulism: between onlay grafting and regeneration. Rev Stomatol Chir Maxillofac, 2012, 113(4): p.322-326.

[3] Reyes A, Turkyilmaz I, Prihoda TJ. Accuracy of surgical guides made from conventional and a combination of digital scanning and rapid prototyping techniques. J Prosthet Dent, 2015, 113(4): p.295-303.

[4] Van Assche N, van Steenberghe D, Quirynen M, et al. Accuracy assessment of computer-assisted flapless implant placement in partial edentulism. J Clin Periodontol, 2010, 37(4): p.398-403.

[5] Hultin M, Svensson KG, Trulsson M. Clinical advantages of computer-guided implant placement: a systematic review. Clin Oral Implants Res, 2012, 23 Suppl 6: p.124-135.

[6] 刘宝林. 口腔种植学. 北京: 人民卫生出版社, 2011: 272-290.

[7] Schwartz-Arad, D, S. Dori. Intraoral autogenous onlay block bone grafting for implant dentistry]. Refuat Hapeh Vehashinayim (1993), 2002, 19(2): p.35-39, 77.

张健教授点评

在自体块状骨移植和种植体植入阶段，将修复信息的规范贯穿始终，保证了植骨与种植都以修复为引导，保证了骨增量后种植体按照正确的位置完成，恢复因连续缺失造成的严重软硬组织缺损的造成美学缺陷。如果在满足良好初期稳定性的前提下，通过即刻或早期修复，完成牙龈诱导成形，可能会获得乐观的美学效果。

双侧上颌巨大上颌窦多牙缺失伴同期多牙位内抬升+窦底黏膜破裂同期修补+种植体同期植入

徐俊华　王慧明　浙江大学医学院附属第一医院口腔种植中心

摘要

本病例患者是近80岁的老年患者，主诉是上颌多牙缺失不适应活动义齿修复5年，要求上颌缺损牙位进行种植固定修复。体检显示患者上颌余留2颗天然牙，其余上颌牙均缺失。CBCT显示患者双侧上颌窦低平巨大，窦内未见其他明显异常。诊断为上颌多牙缺失。因患者年龄较大，对复杂手术耐受能力较差：双侧上颌窦巨大而低平，并且牙槽基骨高度少于5mm，综合考虑后采用双侧上颌窦底内抬升术，同期植入Ankylos®系统种植体。在上颌双侧缺牙区进行连续的上颌窦底内抬升+同期种植体植入术；术中出现上颌窦底黏膜穿孔，采用胶原海绵进行修补后同期植入种植体。术后种植体骨结合良好，渐进性负重后完成永久修复。

一、材料与方法

1. 病例简介　78岁男性患者，全身情况良好，无抽烟史，无糖尿病史，无手术禁忌。口内上下颌多牙缺失，已做活动义齿修复1年，自觉咀嚼不适感明显，且活动义齿不稳，容易脱落。因此来种植中心，希望能够进行固定的种植修复。专科检查：患者口内上下颌多牙缺失，上颌余留右侧中切牙和左侧尖牙，其余上颌牙均缺失，活动义齿修复；下颌左侧尖牙、左侧侧切牙至右侧尖牙烤瓷长桥、双侧第一前磨牙存留，双侧第一磨牙、第二磨牙缺失。咬合关系稳定，上前牙唇倾明显，上颌牙弓较下颌牙弓明显偏小。CBCT显示：双侧上颌窦体积巨大，而且平坦，向前一直延伸到双侧侧切牙根尖区。

2. 治疗计划　患者一般情况良好，双侧上颌窦巨大且平坦，并且向前延伸到双侧上颌侧切牙根方，因此必须增加骨量才有可能植入种植体，实现上颌的种植固定修复。对于上颌窦底抬升增加骨量的常规方案有：上颌窦底外抬升植骨术，上颌窦底内抬升植骨术。但该患者植骨条件非常困难，对术式的选择增加了很大的挑战性。

采用外抬升术，可以大量植入人工骨粉增加后期的骨量，但是也有不可避免的弊端，如平坦的上颌窦底需要植入巨量骨粉，手术创伤大，植入物容易移动，成骨效果不良，影响上颌窦口的正常引流，造成术后并发症。

采用内抬升术，手术创伤小，但是对于余留牙槽骨的高度要求比较高，否则初始稳定性不够，植入的种植体容易松动脱落。此外对于菲薄的健康上颌窦底黏膜在盲视操作上出现穿孔破裂的可能性非常大，一旦出现手术当时的处理也是非常棘手的。

患者是一位年近80的老年患者，对于手术创伤的耐受程度相当有限，而且只愿意接受后期的固定种植修复。因此笔者与患者多次交流后，最后决定采用双侧上颌窦底内抬升手术+同期种植体植入术，采用种植体辅助固位装置来增加初始稳定性；短牙弓设计恢复必要的咬合。

3. 治疗过程

（1）术前准备：利用患者原有的活动义齿制作放射阻射的手术指引导板。戴入患者口内定位。CBCT再次进行上颌骨定位。

（2）术中佩戴导板定位：在相应牙位上做好植入定位。

（3）上颌左侧中切牙、侧切牙位点种植体植入：上颌左侧侧切牙位点进行上颌窦底内抬升植入Bio-Oss®小颗粒骨粉。植入Ankylos®种植体，术前设计已经注意规避切牙神经管。

（4）上颌左侧第一前磨牙、第一磨牙位点种植体植入：近中斜向制备种植窝，利用近中相对厚的上颌窦底骨壁以获得较好的种植体初始稳定性。上颌左侧第一前磨牙、第一磨牙位点颊侧少量骨缺损进行GBR修复同时在上颌左侧第一磨牙位点种植体头端接入Ankylos®的上颌窦底内抬升稳定膜钉，增加上颌左侧第一磨牙位点种植体的初始稳定性。

（5）上颌窦底穿孔的处理：上颌窦底黏膜修补同期完成Bio-Oss®骨粉植入，同期植入种植体。裁剪略大于种植窝洞的薄层胶原海面，覆盖于穿孔处，等待5min，待新鲜血液渗透吸收性明胶海棉块并形成凝血块。

（6）上颌右侧第二前磨牙至右侧侧切牙位点上颌窦底连续内抬升同期植入Bio-Oss®颗粒和种植体。同时使用Ankylos®专用膜钉增加种植体的初始稳定性。

（7）患者术后感觉比较疲劳，为了患者的安全没有马上进行全景和CBCT的检查。于术后1周进行CBCT的检查。CBCT示：每个窦底抬升后植入的种植体都被植入的Bio-Oss®骨颗粒充分包裹，并且在种植体尖部都有比较充分的Bio-Oss®骨颗粒支撑新骨生长空间。

（8）术后2个月CBCT示黏膜反应已经基本恢复，双侧上颌窦底连续内抬升效果良好，种植体周围新生骨质明显。

（9）术后7个月CBCT示种植体骨结合良好，上颌窦黏膜完全恢复健康，未发现任何的黏膜水肿、增生、慢性炎症的表现，原上颌窦黏膜穿孔左侧第一磨牙位点处的种植体骨结合良好，种植体周围新生骨质明显，健康。

二、结果

患者多年佩戴活动义齿，已经形成稳定的水平垂直关系。考虑患者是老年患者，尽量减少患者的奔波，最后修复体参考原修复体的垂直水平关系重建咬合关系。患者自觉新的义齿咀嚼舒适，进食效果较前活动义齿有极大的提高，患者非常满意。

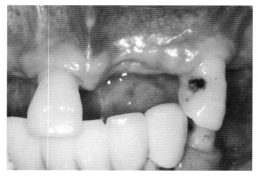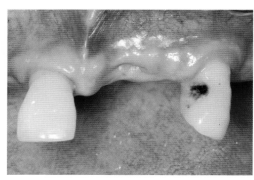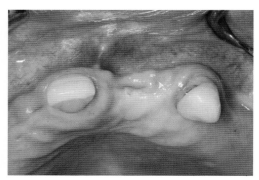

图1a～c　上颌右侧中切牙和左侧尖牙、下颌左侧尖牙余留，下颌左侧侧切牙至右侧尖牙烤瓷长桥，下颌双侧第一前磨牙存留，下颌双侧第一磨牙、第二磨牙缺失，上前牙唇倾明显，上颌牙弓较下颌牙弓明显偏小

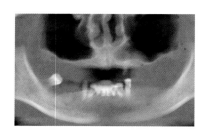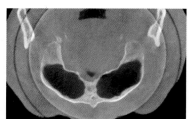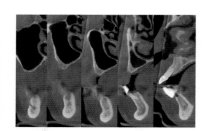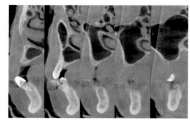

图2a～d　上颌右侧第一磨牙至左侧第一磨牙牙位连续CBCT牙弓截面变化，可见上颌窦体积巨大，窦底平坦，上颌窦向前延伸到侧切牙根尖区

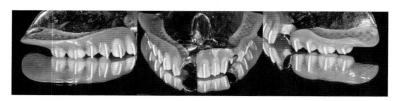

图3　利用患者原有的活动义齿制作放射阻射的手术指引导板

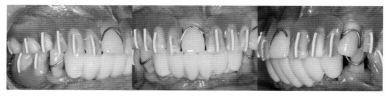

图4　戴入患者口内定位

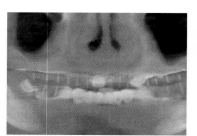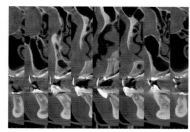

图5　CBCT再次进行上颌骨定位

图6　牙位：上颌右侧第二前磨牙至侧切牙、左侧中切牙、左侧侧切牙、左侧第一前磨牙、左侧第一磨牙位点截面

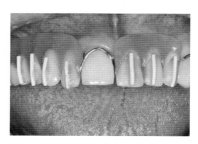

图7　术中佩戴导板定位：在相应牙位上做好植入定位

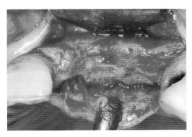 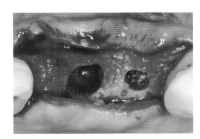 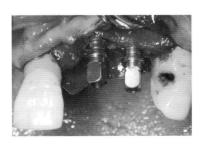 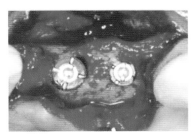

图8a~d　上颌左侧侧切牙牙位进行上颌窦底内抬升植入Bio-Oss®小颗粒骨粉，植入Ankylos®种植体，术前设计已经注意规避切牙神经管

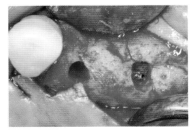 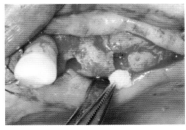

图9　在上颌左侧第一磨牙位点进行内抬升时出现上颌窦底黏膜的穿孔

图10a、b　裁剪略大于种植窝洞的薄层胶原海面，覆盖于穿孔处，等待5min，待新鲜血液渗透吸收性明胶海棉块并形成凝血块

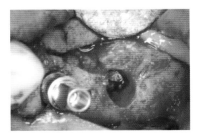 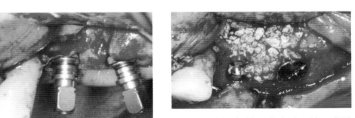

图11a、b　完成上颌左侧第一前磨牙、第一磨牙位点上颌窦底内抬升，植入Bio-Oss®骨粉，同期植入种植体

图12　上颌左侧第一前磨牙、第一磨牙位点颊侧进行GBR修复同时在上颌左侧第一磨牙位点种植体头端接入Ankylos®的上颌窦底内抬升稳定膜钉，增加上颌左侧第一磨牙位点种植体的初始稳定性

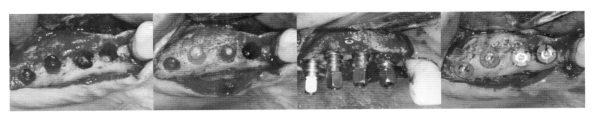 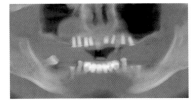

图13a~d　上颌右侧第二前磨牙至侧切牙上颌窦底连续内抬升同期植入Bio-Oss®颗粒和种植体，同时使用Ankylos®专用膜钉增加种植体的初始稳定性

图14　术后1周，上颌窦底黏膜水肿高峰期

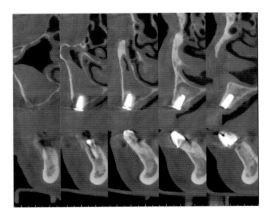 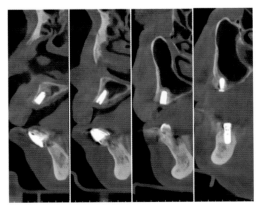 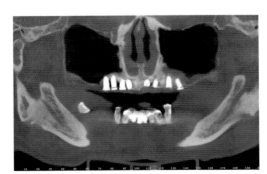

图15　上颌右侧第一磨牙至侧切牙位点截面

图16　每个窦底抬升后植入的种植体都被植入的Bio-Oss®骨颗粒充分包裹，并且在种植体尖部都有比较充分的Bio-Oss®骨颗粒支撑新骨生长空间

图17　术后2个月复查CBCT

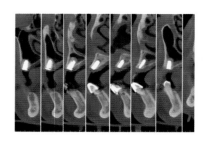

图18　上颌右侧第二前磨牙至侧切牙、左侧中切牙、左侧侧切牙、左侧第一前磨牙、左侧第一磨牙位点截面

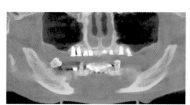

图19　术后7个月CBCT检查

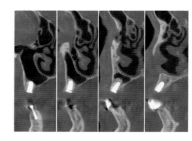

图20　上颌右侧第二前磨牙至侧切牙位点截面

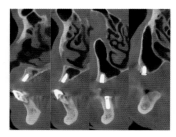

图21　上颌左侧中切牙、侧切牙、第一前磨牙、第一磨牙位点截面

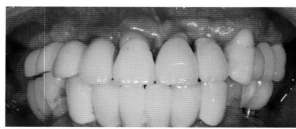

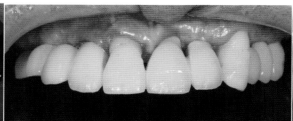

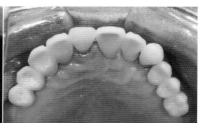

图22a～c　修复完成

三、讨论

1. 患者是老年患者，术式的选择应该创伤小，时间短，避免不必要的手术风险；尽量减少患者的就诊时间和复诊次数，提高患者的满意度。

2. 连续牙位的上颌窦底内抬升在处理一些因上颌窦巨大，骨量严重不足的上颌缺牙病例上有显著的优势；上颌窦底内抬升植入人工骨骨量需求少，植骨稳定，手术创伤小，可以同期植入种植体；但手术难度显著提高，处理不当会造成黏膜穿孔，种植体脱入上颌窦内等并发症。

3. 内抬升时出现窦底黏膜破裂并不少见，如果能够很好地再封闭穿孔，可以继续进行内抬升植骨。笔者曾经试用过多种办法包括用Bio-Gide®

膜来修补，但由于单膜极容易滑动，并且凝血块不稳定，容易使得穿孔越来越大，最后往往不得不放弃手术。目前笔者使用胶原海绵来修补内抬升的穿孔，获得了很好的效果。究其原因主要是胶原海绵会吸血膨胀，可以温和地堵住黏膜的破裂孔，容纳更多的凝血块使得胶原海绵非常稳定；其次在继续抬升植入人工骨颗粒的时候，胶原海绵可以温和地向上传递冲击力，减少再次因为突然的冲力造成破裂孔再次撕开。

4. 根据适用的修复原则来设计后期的咬合恢复，短牙弓、小创伤，简便快捷的治疗程序对于一些老年缺牙患者有独特的优势，不必片面追求完美的修复效果。以人为本才是临床医生的追求。

余优成教授点评

该病例是1例非常复杂的种植病例，涉及种植外科和种植修复的权衡，在骨量和解剖的极限条件下，满足患者固定修复的需求，该作者以患者为中心，制订了周密的术前计划。术前种植位点的选择和评估，导板的应用，骨增量手术的选择，术中上颌窦黏膜破裂的处理和种植体的斜向种植以及后期的短牙弓修复都体现了经验和技巧。

3D打印技术辅助前牙美学区域大范围骨缺损的种植修复治疗

张晓欣 张玉峰 吕坤 李峥嵘 张巧 施斌 武汉大学口腔医院种植科

摘要

目的： 探讨上颌前牙区严重软硬组织缺损Onlay植骨术后延期植入种植体的修复效果。**材料与方法：** 术前根据CT数据重建患处三维虚拟模型，再使用3D打印技术打印出实物模型，根据模型确定需要骨块的大小、长度、厚度、形状，确定具体手术方案。术中切取大小约4cm×1.5cm×0.8cm外侧髂嵴，将游离的髂骨植入上颌前份颌骨缺损区，弯折成两段，钛钉固定，联合应用Bio-Oss®骨粉和rhBMP2生物材料填补缝隙处，上覆Bio-Gide®膜。6个月后行钛钉取出术、种植体植入术、邻近瓣转移缺损修复术并在颊侧骨板薄弱处再次行引导骨组织再生术。1.5个月后戴黏膜支持式可摘局部义齿修复失牙。种植术后5个月行种植二期手术成形牙龈，3周后预备上颌右侧第一前磨牙并制取印模，1周后试金属底冠，3周后烤瓷冠修复缺失牙。**结果：** 上颌前牙缺失区新骨形成及种植体周围骨整合良好，牙龈和牙冠形态及色泽良好，美学效果满意。**结论：** 上颌前牙区严重骨缺损使用Onlay植骨术后延期植入种植体，应用3D打印技术确定所需骨块大小、长度、厚度、形状，联合应用Bio-Oss®骨粉、rhBMP2生物材料及Bio-Gide®膜修补骨缺损，应用临近瓣转移修补软组织缺损，可取得理想的修复效果。

　　上颌前牙对于患者的美观极其重要，因此在其缺失后行种植义齿修复时不仅要求恢复功能，还要求达到美学修复的效果。而前牙美学修复的基础是种植体周围足量的软硬组织。在本例研究中，患者上颌前牙多颗牙缺失伴上颌骨严重缺损，在应用3D打印技术确定所需骨块大小、长度、厚度、形状后取髂骨，使用Bio-Oss®骨粉、rhBMP2生物材料及Bio-Gide®膜修补骨缺损，6个月后一期种植手术同期行邻近瓣转移缺损修复术，极大地恢复了前牙区的软硬组织，烤瓷冠修复失牙，取得了良好的美学修复效果。

一、材料与方法

　　1.病例简介　男性患者，2013年5月不慎被扳手撞伤致颌面部骨折，曾于2013年05月20日在全麻下行骨折复位手术。口内检查：上颌前庭沟见长约12cm手术瘢痕，上颌右侧尖牙至左侧尖牙缺失，上颌右侧第一前磨牙牙体缺损，缺牙区牙槽骨厚度2~5mm。CBCT示上颌右侧尖牙至左侧尖牙缺失，缺牙区牙槽骨唇侧骨凹陷明显，上颌左侧中切牙至左侧尖牙区垂直骨量缺失明显。全口卫生良好。咬合可。

　　2.诊断　双侧上颌骨前颌区缺损（创伤性）。

　　3.治疗计划　根据3D打印模型确定需要骨块的大小、长度、厚度、形状，切取合适大小髂骨植入上颌前份颌骨缺损区，联合应用Bio-Oss®骨粉、rhBMP2生物材料和Bio-Gide®膜修复骨缺损。延期植入种植体。行软组织缺损修复术修复缺失的角化牙龈。二期手术成形牙龈，最终烤瓷冠修复失牙。

　　4.治疗过程

　　（1）术前准备：术前全口洁治。

　　（2）Onlay植骨术：患者取仰卧位，常规消毒、铺巾。于缺牙区牙槽嵴顶偏腭侧约2mm处做水平切口，切口向两端分别延伸至上颌右侧第一磨牙与左侧第一前磨牙颊侧牙槽黏膜，形成T形黏骨膜瓣。贴骨面翻起黏骨膜瓣，显露上颌骨前份骨面，术中见骨质缺损，以唇侧骨质缺损较为严重，左侧缺损较右侧严重。继续向上剥离软组织瓣，显露鼻底。在软组织瓣骨膜面做水平松弛切口，设计邻近瓣，将软组织瓣充分松解后，向下方调试，行邻近瓣转移缺损修复术。切取左侧游离髂骨（同时进行）：压紧髂嵴内侧皮肤，使髂嵴皮肤内移，顺髂嵴切开皮肤约6cm，切开皮肤、皮下组织及覆盖髂嵴的肌肉，切开骨膜，切断髂嵴内外唇之肌附丽，用骨膜剥离器及手术刀，按取骨范围，由上而下分离髂嵴及其下方内外侧骨膜和肌肉，用骨凿和电锯按所需大小、长度、厚度和形状，切取大小约4cm×1.5cm×0.8cm外侧髂嵴。骨创以骨蜡止血，安置mini负压单管引流，分层缝合骨膜、肌肉、皮下组织与皮肤，创部加压包扎。将游离的髂骨植入上颌前份颌骨缺损区，调试髂骨位置，将其弯折成为两端，用咬骨钳去除凸凹不平端，直至游离骨块贴合受植床。根据游离骨块厚度，选用马丁长螺钉。先用1颗9mm螺钉固定左侧游离髂骨，再用2颗11mm螺钉固定右侧游离髂骨。检查见2块游离骨块稳固。将Bio-Oss®骨粉（2g）混合rhBMP2（1mg）生物材料后，植入游离髂骨与受植床的缝隙处以及两段游离髂骨的弯折缝隙处，上覆Bio-Gide®膜。减张后严密缝合创口，行碘仿纱条反包扎固定。术毕，术中出血约100mL，未输血。因患者手术较大，手术部位涉及左侧髂部，且口腔内手术区域邻近呼吸道，故术后转入ICU密切观察。术后CBCT及螺旋CT片示骨块固位良好，极好得恢复了上颌骨前份唇侧丰满度。

　　（3）种植一期手术：患者取仰卧位，常规消毒、铺巾。沿上颌右侧尖牙至左侧尖牙牙槽嵴顶黏膜做切口，切口两侧分别向上颌右侧第一前磨牙及左侧第一前磨牙颊侧牙龈延伸，形成T形瓣，分别向唇、腭侧分离牙龈黏骨膜瓣。可见钛钉3颗，将其逐一取出。安装导向板，钻孔定位，逐级扩钻，在上颌双侧中切牙位点植入种植体2颗Ankylos®4.5mm×11mm，在上颌双侧尖牙位点植入2颗Ankylos®3.5mm×11mm，共4颗。去除上方连接螺丝及螺帽，检查种植体稳固，初始稳定性良好。于上颌左侧尖牙位点种植体植入处颊侧骨壁植入骨粉及生物膜，行引导骨组织再生术。于上颌右侧第一前磨牙及左侧第一前磨牙腭侧距龈缘约5mm处做切口，切口呈弧形平行于腭侧龈瓣之弧度，切透黏骨膜，形成腭侧牙龈邻近组织瓣，切开上颌左侧第一前磨牙腭侧牙龈连接处，将邻近组织瓣向前方牙槽嵴顶处转移，修复牙槽嵴顶处咀嚼黏膜缺损，行邻近瓣转移缺损修复术。减张后严密缝合创口。腭侧软组织缺损处以碘仿纱条反包扎固定。术毕，术中出血约200mL，未输血。

（4）戴过渡性活动义齿：种植手术1.5个月后戴黏膜支持式可摘局部义齿，调磨至前伸殆无干扰，黏膜无压迫。

（5）二期手术：种植手术5个月后复查，CBCT示种植体周围新骨形成骨结合良好，行二期手术上愈合基台成形牙龈。

（6）制取印模：2期手术后3周预备上颌右侧第一前磨牙，取聚醚印模，个性化比色。

（7）试底冠：1周后试戴金属底冠，查修复基台就位良好，金属底冠可获得共同就位道，边缘密合，修复空间足。

（8）戴牙：3周后戴最终修复体烤瓷冠。

二、结果

上颌前牙区严重骨缺损使用Onlay植骨术后延期植入种植体，应用3D打印技术确定所需骨块大小、长度、厚度、形状，联合应用Bio-Oss®骨粉、rhBMP2生物材料及Bio-Gide®膜修补骨缺损，应用邻近瓣转移修补软组织缺损，最终上颌前牙缺失区新骨形成及种植体周围骨整合良好，牙龈和牙冠形态及色泽良好，美学效果满意。

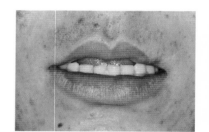

图1 患者术前口外像

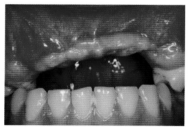

图2 患者术前口内像：缺牙区骨量不足，上颌左侧中切牙至左侧尖牙区域更为明显

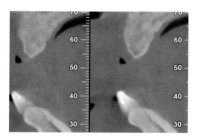

图3 患者术前CBCT，显示骨量不足，上颌左侧中切牙、尖牙位置骨量严重不足

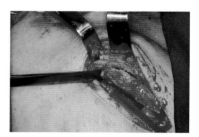

图4 分离组织，取自体髂骨

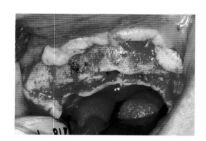

图5 上颌前牙区做梯形切口，缺牙区翻瓣后口内像

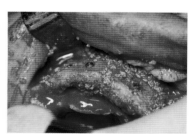

图6 髂骨移植，骨块间隙充填骨替代材料

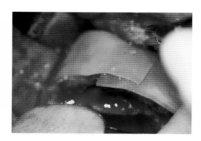

图7 覆盖生物膜

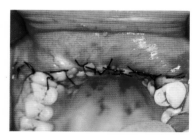

图8 缝合

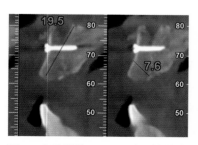

图9 术后拆线CBCT显示，植骨成功，移植骨块与术区固定稳定

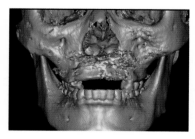

图10 三维重建，术前口内骨量情况，植骨骨块情况（自体骨块与人工骨粉），植骨术后骨量情况

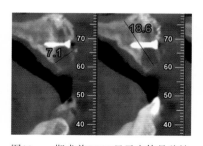

图11 一期术前CBCT显示自体骨移植骨轮廓清晰，骨髓腔疑似吸收，人工骨粉稳定，总体植骨效果良好

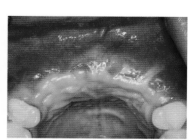

图12 术前口内像及咬合像

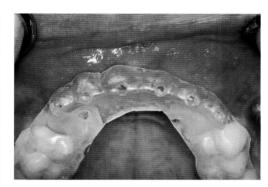

图13 种植手术导板口内像

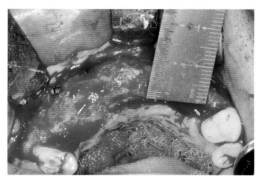

图14、图15 以手术导板定位，种植过程，在骨量不足的上颌右侧中切牙、左侧尖牙区域再一次GBR，种植体植入

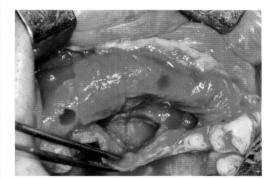

图16 全厚腭部旋转瓣设计

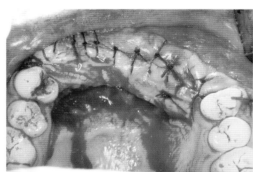

图17 牙槽嵴顶黏膜严密缝合

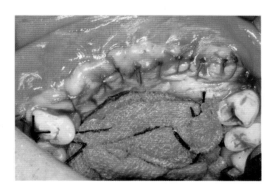

图18 在腭侧供应区塞入碘仿＋纱条纱布止血并严密缝合

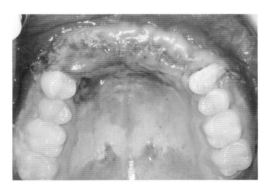

图19 术后2周拆线，并局部上药促进愈合

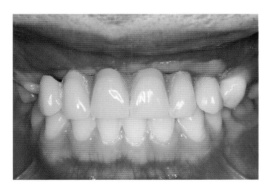

图20 一期术后1个月临时义齿修复口内像

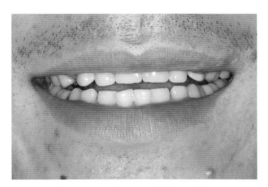

图21 一期术后1个月临时义齿修复口外像

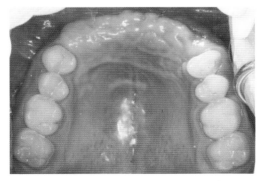

图22 一期间术后6个月，二期手术前口内像，腭部供区软组织愈合良好，牙槽嵴顶形成均匀的角化黏膜

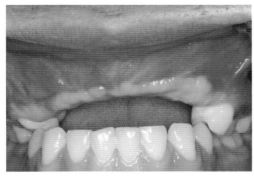

图23 二期术前口内像，移植角化黏膜状况良好

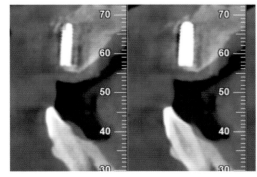

图24 二期术前CBCT（上颌右侧中切牙）

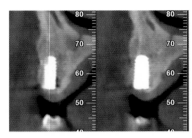

图25　二期术前CBCT（上颌右侧尖牙）

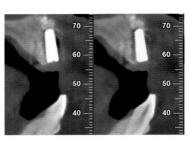

图26　二期术前CBCT（上颌左侧中切牙）

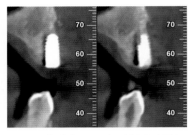

图27　二期术前CBCT（上颌左侧尖牙）

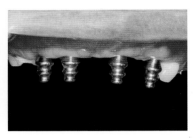

图28　种植牙常规取模

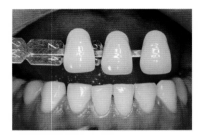

图29　比色

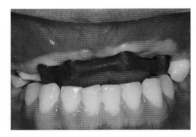

图30　戴牙前基台就位

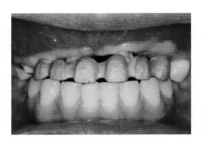

图31　种植牙底冠试戴

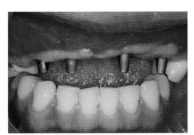

图32　种植牙戴冠过程，愈合基台取下前，修复基台就位

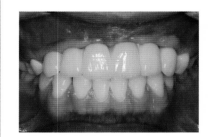

图33　戴牙后口内像，美观效果佳，咬合情况稳定

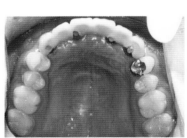

图34　𬌗面像

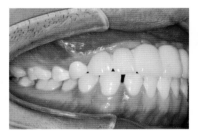

图35　右侧咬合像

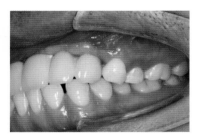

图36　左侧咬合像

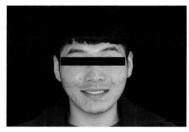

图37　戴冠后口外正面

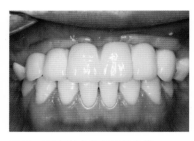

图38　戴冠后1个月复诊口内像

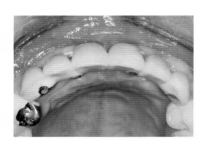

图39　戴冠后1个月复诊𬌗面像

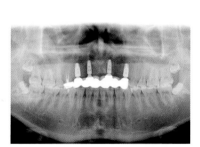

图40　戴冠后1个月复诊曲面断层片

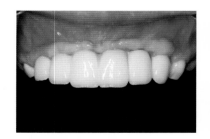

图41　戴冠后1年复诊口内像：牙龈及种植周围情况稳定

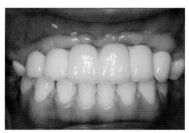

图42　正面咬合像

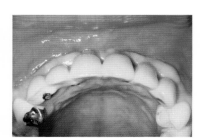

图43　𬌗面像

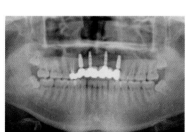

图44　戴冠后1年曲面断层，种植体周围未见明显透射影

三、讨论

1. 3D打印　3D打印技术又称快速成型技术，是根据"分层制造，逐层叠加"原理，快速制作所需物件三维实体的一种分层制造技术。3D打印技术可以制作任意复杂几何形状的实体，不受传统加工方法的限制。它的出现，开创了材料领域的新天地。在CT图像合成三维立体图像的软件出现之前，医生通过一系列的断层扫描图像来分析病情。随着三维医学影像技术的发展，已能够根据患者的CT数据重建患处三维虚拟模型来观察患处情况，但毕竟不如实物直观；引入3D打印技术后，利用患者的CT扫描数据重建患处CAD模型，再3D打印出实物模型，则可以在临床辅助诊断、复杂手术方案的确定、制作个性化假体等方面使诊断和手术更加直观化、实物化、具体化，因此3D打印技术在医学领域有着广泛的应用前景。

颌面部具有解剖结构复杂、血管神经丰富，以及与呼吸、咀嚼、吞咽及发音等功能密切相关的特点。该部位各种原因导致的颌面部缺损严重得影响患者生存质量和心理健康。传统的手术治疗颌面部缺损是通过X线片、CT影像学检查得到的数据，凭借医生的经验确定手术方案。而通过3D打印技术可以快速获得颌骨的数字化实体模型，供外科医生在术前确定手术方案、模拟手术过程、熟练手术操作、预计手术结果。术前策划流程图如下：

CT数据 → 逆向CAD建模 → 3D打印实体模型 → 术前策划

在本例中，患者双侧上颌骨前颌区创伤性严重骨缺损，CBCT示双侧上颌骨呈不规则缺损，骨宽度与骨高度均不足，利用患者的CT扫描数据重建患者CAD模型后，再3D打印出实物模型，根据对实物模型的测量和研究，了解所需骨块的大小、长度、厚度、形状，制订出手术取髂骨的部位为外侧髂嵴，大小约为4cm×1.5cm×0.8cm，需从中间弯折成两段以恢复牙弓曲线，骨块缝隙处需填补植骨材料。有了良好的术前策划，术前准备充足，术中基本按照术前策划进行，术后CT片示颌骨缺损修复效果良好，牙槽嵴厚度和高度增加明显。

2. Bio-Oss®骨粉和rhBMP2的联合应用　Bio-Oss®是从牛骨中提纯出来的碳酸盐磷灰石晶体，具有极佳的生物相容性，其晶体结构直径和人骨几乎没有差别，同时具有广泛交织的空隙系统，可以在缺损区提供理想的框架结构，并在人体内可降解吸收并逐渐被新生骨取代。但是其骨诱导作用较弱。

rhBMP-2是一种广泛分布于骨基质中的成骨活性最强的细胞因子，能够在体内外诱导血管周围游走的间充质细胞或骨髓基质细胞转化为软骨或骨细胞，促进骨组织修复。但在人体内易被蛋白酶分解，不能长时间有效发挥诱导作用，同时不具有支架作用。

在本病例中，联合应用Bio-Oss®和rhBMP-2，将Bio-Oss®的骨引导能力与rhBMP-2的骨诱导能力相结合，一方面BMP吸附于Bio-Oss®颗粒表面随着Bio-Oss®的吸收缓慢释放，骨诱导活性得以持续发挥；另一方面Bio-Oss®支架结构有利于新骨的长入维持缺损区外形。

参考文献

[1] Derby B. Printing and prototyping of tissues and scaffolds. Science, 2012, 338(6109): 921-926.
[2] Bibb R. Medical modelling: the application of advanced design and development techniques in medicine. Boca Raton: CRC Press, 2006: 15-16.
[3] Setiz H. Tille C. Irsen S. Etal. Rapid Prototyping models for surgical planning with hard and soft tissue representation. International Congress Series. 2004(1268) .
[4] 李珈萱, 乌日开西·艾依提, 赵梦雅, 滕勇. 3D打印技术助力临床医学的发展. 电脑知识与技术, 2013, 32: 7323-7326.
[5] Berglundh T, L indhe J. Healing around i mplants placed in bone defects treated w ith Bio-Oss. An experi mental study in the dog. ClinOral I mplantsRes, 1997, 8(2): 117.
[6] Schmitt J M, Buck DC, Joh SP , et al. Co mparison of porous bone mineral and biologically active glass in critica-l sized defects. J Periodonto, 1997, 68(11): 1043.
[7] 杨连甲, 金岩, 樊代明, 等. 骨形成蛋白在骨和牙胚中的分布（抗BMP单克隆抗体的特异性分析）. 中华口腔医学杂志, 1992, 27(2): 102.
[8] Wang HH, Sun CY, ShiTF, et al. Preparation , funda mental characteristics and biosafety evalution of co mpound rhBMP-2/CPC. JWuhanUniTech-M at. Sc. i Ed, 2006, 21(1): 116.

余占海教授点评

本病例为上颌前牙多颗牙缺失伴上颌骨严重缺损的病例，其临床种植治疗具有很大的挑战性。作者使用Onlay植骨术后延期植入种植体，应用3D打印技术确定所需骨块大小、长度、厚度、形状后取髂骨，并联合应用Bio-Oss®骨粉、rhBMP2生物材料及Bio-Gide®生物膜修补骨缺损，应用邻近瓣转移修补软组织缺损，取得了比较理想的种植修复效果。想与作者讨论的一点是：本病例修复完成后，牙龈形态略显美中不足，应还有提升和改进的可能。3D打印技术的合理应用，使临床诊断和植入手术更加直观化、实物化、具体化，在口腔种植领域应有良好的应用前景。

围绕前牙美学种植修复的多学科联合治疗

徐泽倩　周毅　梁珊珊　刘志坚　王贻宁　武汉大学口腔医院口腔修复科

摘 要

　　一年轻男性患者上前牙外伤后上颌右侧侧切牙缺损舌侧断至龈下，上颌右侧中切牙脱落。考虑到前牙区的美学风险高低，经过与患者沟通考虑采用以美学和功能性修复为导向的种植、正畸、牙周等多学科联合治疗的方案。上颌右侧侧切牙金属桩核修复后正畸牵引3个月，将上颌右侧侧切牙残根冠向牵引2mm，同时将上下前牙深覆𬌗关系调整至正常覆𬌗。上颌右侧中切牙位点植入Active3.5mm×13mm种植体同时采用GBR和GTR达到上颌右侧中切牙唇侧的硬组织和软组织增量。术后6个月二期手术取出钛网并冠延长上颌右侧侧切牙，通过种植临时牙进行牙龈袖口成形诱导3个月余，并最终达到上颌双侧中切牙、侧切牙牙龈高度、龈缘外形弧度及丰满度，龈乳头高度的相互协调。诱导完成后，个性化印模杆制取印模，CAD/CAM设计制作上颌右侧中切牙个性化氧化锆基台及最终修复体，上颌右侧侧切牙制作全冠，上颌左侧中切牙制作超薄贴面加宽上颌左侧中切牙近中。上颌右侧侧切牙至左侧中切牙的最终修复效果达到较为理想的白色美学和红色美学的协调性。

　　随着口腔医学的发展，"红白美学"在种植和固定修复中得到了越来越为广泛的关注。尤其是前牙区，在通过瓷修复体模仿天然牙的外形达到"白色美学"的同时，完善由游离龈、附着龈和龈乳头等软组织构成的"红色美学"，以达到"红白美学"相互协调的美学效果。

一、材料与方法

　　1. 病例简介　22岁男性患者，1个月前因外伤导致上颌右侧中切牙缺失和上颌右侧侧切牙残根。口外检查未见颌面部明显异常。唇的形状：长度正常，厚度正常，微笑时向下弯曲，下唇厚度约为上唇厚度的2倍。中位笑线。颞下颌关节动度基本对称，无明显关节弹响，开口型无偏斜，开口度46mm，咀嚼肌无明显压痛。口内检查：上颌右侧侧切牙残根，叩（−），舌侧折断至龈下2mm，上颌右侧中切牙缺失，牙槽嵴唇侧可见明显凹陷。上颌左侧中切牙松动Ⅰ°，叩（−）。口内未见其他修复体。缺牙间隙硬组织：水平向宽度不足，垂直向高度尚可。舌、口底、系带、唇颊、软硬腭、腺体无明显异常，上唇前庭沟较浅。中厚龈生物型。口腔卫生状况良好，上颌右侧侧切牙腭侧牙龈覆盖，全口无明显牙龈充血红肿，菌斑指数1。前牙区Ⅱ度深覆𬌗。上颌左侧第二磨牙颊倾，下颌左侧第二磨牙舌倾，上颌左侧第二磨牙与下颌左侧第二磨牙呈锁𬌗关系。𬌗面未见明显磨耗。CBCT示上颌右侧侧切牙残根，上颌右侧中切牙缺失；上颌右侧侧切牙已完善根管治疗，牙根长度14mm，上颌右侧中切牙唇侧骨壁呈凹陷，牙槽嵴顶宽度约4mm，上颌左侧中切牙牙根较短。

　　2. 诊断　上颌肯氏Ⅳ类牙列缺损（上颌右侧中切牙缺失）；牙体缺损（上颌右侧侧切牙残根）。

　　3. 治疗计划　（1）正畸：牵引上颌右侧侧切牙获得足够牙本质肩领，改善前牙深覆𬌗。（2）种植：钛网骨增量，同期植入种植体。（3）牙周：软组织增量，CTG移植，牙龈诱导成形，冠延长。（4）修复：冠修复上

颌右侧中切牙、侧切牙，贴面加宽上颌左侧中切牙分担上颌右侧中切牙较大间隙。

　　4. 治疗过程

　　（1）制作金属桩核：电刀修整上颌右侧侧切牙腭侧牙龈将位于龈下部分的腭侧牙体组织暴露，根管预备，制取印模，制作金属铸造桩。该铸造桩舌侧位于龈下部分高度抛光，肩台制作平齐现有龈缘。玻璃离子粘接金属桩及临时冠。

　　（2）正畸治疗：以上颌牙列为支抗牵引上颌右侧侧切牙牙根3个月，随着上颌右侧侧切牙牵出不断调短上颌右侧侧切牙临时冠长度，并完成冠方牵引2mm，在此过程中软组织发生冠方移动，达到软组织垂直向增量。此外通过正畸将上颌左侧中切牙的深覆𬌗调整成正常覆𬌗。

　　（3）种植一期手术植入植体：局麻下行系带延长术，作牙槽嵴顶偏腭侧水平切口加沟内切口，上颌右侧侧切牙远中、中切牙近中分别做松垂直向弛切口，翻开全厚瓣，暴露骨面，可见唇侧骨板呈凹陷型，牙槽嵴顶宽度约4mm，于邻牙连线的中点用球钻定点，预备种植窝洞，40N·cm植入Active 3.5mm×13mm植体。植体边缘距离邻牙距离约3mm。

　　（4）上皮下结缔组织瓣移植：局麻下，于患者上颌右侧前磨牙区腭侧做信封式切口，分离获得约6mm×15mm上皮下结缔组织瓣，缝合固定于唇侧黏骨膜瓣组织面，进行唇侧软组织增量，预防后期钛网暴露。

　　（5）钛网+植骨：根据CBCT影像3D打印上颌骨模型，在模型上成形修整钛网大小，植骨区域预备多个小皮质骨穿孔，开放髓腔以利于向植骨区生成血管，唇侧植入小颗粒Bio-Oss®骨粉与自体血、自体骨的混合物，覆盖成形的钛网，表面覆盖横向和纵向Bio-Gide®骨膜。做减张切口，4-0缝线行减张缝合，6-0缝线对位缝合。

　　（6）术后3周复查制作临时桥：术后3周复查术区软组织和硬组织水平向宽度显著增加。制作三单位树脂临时桥，过渡恢复缺牙区美观效果。同时

树脂临时桥桥体部分组织面呈卵圆形，于上颌右侧中切牙区成形卵圆窝。

（7）术后6个月二期手术取钛网+冠延长：术后6个月CBCT复查示上颌右侧中切牙区植体唇侧骨板约2.5mm，对于预防唇侧骨板吸收植体暴露及软组织的稳定性均提供了较好的条件。上颌右侧侧切牙做沟内切口，上颌右侧中切牙区做保留龈乳头牙槽嵴顶切口，翻开全厚瓣，暴露钛网，取出钛网，下方成骨效果较好，形成较为丰满的唇侧骨板。将愈合螺丝更换为人工树脂加高愈合基台以获得初步穿龈形态。上颌右侧侧切牙唇侧牙槽骨距离导板边缘4mm，故冠延长无须去骨，仅修整上颌右侧侧切牙牙龈形态，根向复位。6-0显微缝线对位缝合伤口。按照新龈缘高度重新牙体预备，重衬调整临时牙。

（8）种植临时牙牙龈袖口成形：原树脂穿龈部分初步形成牙龈袖口外形，袖口内软组织较为健康，色泽自然，有一定韧性。调整种植临时牙颈部形态至类似于天然牙根形态，使其具有一定牙龈成形效果而不过度挤压牙龈，并序列抛光形成较为光滑的颈部。戴牙后2周，4周复查发现上颌双侧中切牙间龈乳头成形效果较好，唇侧牙龈外形及高度与上颌左侧中切牙对称，远中龈乳头诱导效果欠佳。此外在上颌右侧中切牙龈缘近中转角处可见角化龈宽度不足，角化龈宽度不足2mm可能影响种植体周围软组织的健康。

（9）CTG移植增宽上颌右侧中切牙近中角化龈：在角化龈区内做切口，在固有层内分离角化龈推向前庭沟并用6-0缝线固定，准备受植床，从腭侧取与受植床大小基本一致的上皮下结缔组织修整至厚度均匀并用6-0缝线缝合固定至受植床，并缝合腭侧伤口。移植后1个月复查，上颌右侧中切牙近中角化龈增宽，移植区与周围组织无明显色差。

（10）制作个性化转移杆：硅橡胶复制临时牙颈部形态，取下临时冠后将转移杆固定于硅橡胶内替代体上，在硅橡胶与转移杆间注入高度自固化树脂（pattern Resin LS GC）制作成个性化印模杆。

（11）制取终印模：按照标准预备、抛光上颌右侧侧切牙全冠，上颌左侧中切牙贴面（加近中宽度，以弥补上颌右侧中切牙近中较宽的间隙），00排龈线排龈精修肩台，个性化印模杆在口内就位，制取上下颌硅橡胶印模，检查边缘清晰度无误后，将口内的个性化印模杆复位于硅橡胶印模中。

（12）转移𬌗平面：使用压舌板记录瞳孔连线与咬合平面的位置关系，并标记出患者的面中线，作为义齿制作中线的参考。

（13）戴终修复体：个性化基态就位后肩台部分位于龈下约0.5mm，且与龈缘曲线相协调。上颌右侧中切牙、侧切牙氧化锆全冠、上颌左侧中切牙贴面就位良好，边缘密合。上颌右侧侧切牙外形、颜色与左侧侧切牙基本对称一致，使用透明色试色糊剂贴面就位后颜色与上颌右侧侧切牙、右侧中切牙、左侧侧切牙协调，并可看到隐约黄白相间的横条纹。牙龈色泽自然，上颌右侧中切牙龈缘呈扇贝形与上颌左侧中切牙龈缘厚度，高度，外形基本一致。调𬌗抛光后，采用Bisco粘接剂粘接贴面，U200粘接氧化锆全冠，去除多余粘接剂，抛光。

（14）定期回访，并进行口腔卫生宣教。

（15）修复相关材料：金属桩核、玻璃离子水门汀、临时牙树脂、上颌右侧中切牙氧化锆个性化基台+氧化锆全冠、铸瓷贴面，上颌右侧侧切牙氧化锆全瓷冠，Bisco贴面粘接套装，U200。正畸相关材料：正畸托槽、弓丝、链状皮圈。种植相关材料：3.5mm×11.5mm Active植体、钛网、3D打印颌骨、Bio-Oss®骨粉、Bio-Gide®骨膜、缝线、显微刀片、显微镜、种植临时牙。

二、结果

本治疗为正畸、种植、修复、牙周等多学科联合治疗，通过种植+钛网植骨以及后期修复解决了上颌右侧中切牙缺失伴骨量和软组织量不足，通过正畸牵引改善了上颌右侧侧切牙牙体缺损伴牙本质肩领不足，同时调整了上颌左侧中切牙的深覆𬌗为正常覆𬌗，通过制作上颌左侧中切牙贴面分担近中间隙以改善前牙区缺牙间隙过大的问题，通过牙龈诱导及上皮下结缔组织移植完善了缺牙区软组织缺陷。术后的白色美学分析示，修复体的亮度、色调、表面细节，唇面突度与邻接天然牙协调，前牙宽长比在正常范围内，双侧切缘连线为对称的"海鸥形"曲线。术后红色美学分析示，双侧龈乳头充盈于外展隙中且左右两侧龈乳头高度对称，双侧牙龈龈缘曲线相协调呈扇贝形，左右侧龈缘高度对称，牙龈色泽、丰满度自然，质地与天然牙龈基本移植并与修复体自然过渡。达到了较理想的红色美学和白色美学效果。

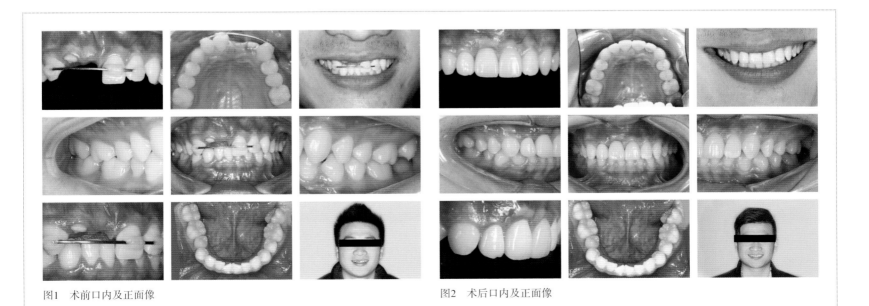

图1　术前口内及正面像　　　　　　　　　　图2　术后口内及正面像

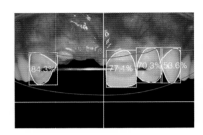

图3　术前白色美学分析

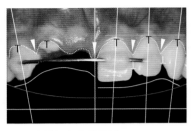

图4　术前红色美学分析

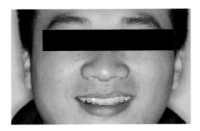

图5　DSD模拟术后修复效果

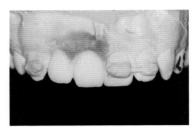

图6　制作诊断蜡型

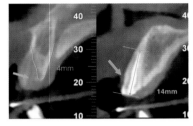

图7　上颌右侧中切牙唇侧骨板塌陷，上颌右侧侧切牙根长14mm，未见根尖炎症

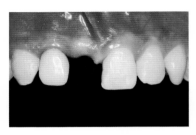

图8　玻璃离子粘接金属桩树脂临时冠

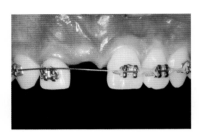

图9　正畸将残根冠向牵引2mm

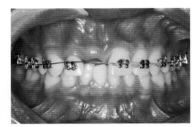

图10　正畸改善前牙区深覆𬌗

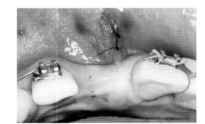

图11　系带延长术

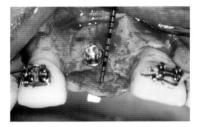

图12　植入3.5mm×13mm植体，牙槽嵴顶宽度不足唇侧骨板较薄

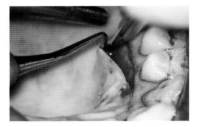

图13　显微手术：从腭部获取上皮下结缔组织游离瓣

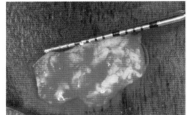

图14　获得5mm×14mm上皮下结缔组织游离瓣（CTG）

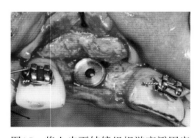

图15　将上皮下结缔组织游离瓣固定于翻起的全厚瓣组织瓣

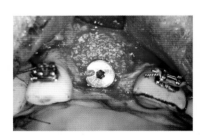

图16　植入自体血，自体骨粉与Bio-Oss®粉混合物

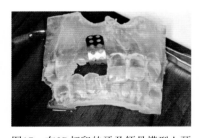

图17　在3D打印的牙及颌骨模型上预成形钛网

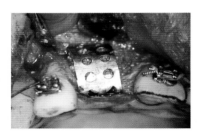

图18　置入钛网

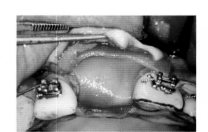

图19　置入横向纵向双层Bio-Gide®骨膜

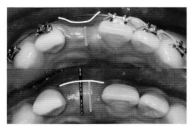

图20　𬌗面像术后6个月达到明显的软硬组织水平增量

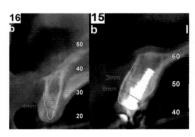

图21　术前与术后6个月CBCT对比示植体唇侧骨板丰满，厚度约3mm

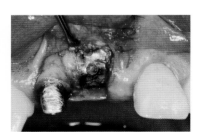

图22　二期取钛网

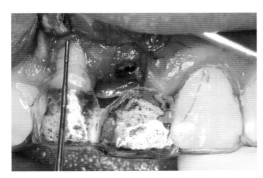

图23　导板指引下冠延长

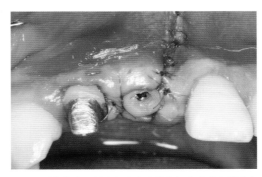

图24　对位缝合，树脂加高愈合基台初步形成穿龈形态

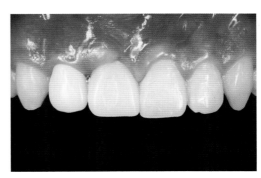

图25　临时牙诱导牙龈袖口成形效果，上颌右侧中切牙龈缘近中转角处角化龈宽度不足

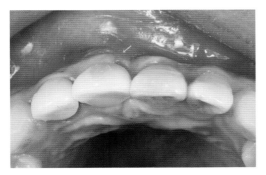

图26　临时牙诱导牙龈成形骀面像，上颌右侧中切牙龈缘近中转角处角化龈宽度不足

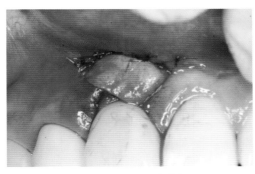

图27　上皮下结缔组织移植增宽角化龈

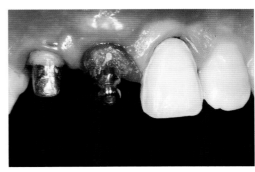

图28　上颌右侧侧切牙、左侧中切牙牙体预备后，制作个性化转移杆制

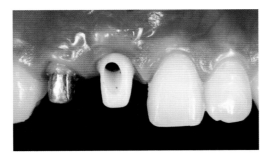

图29　个性化氧化锆基台

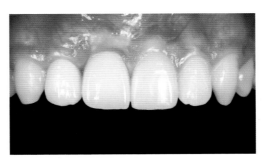

图30　最终修复效果

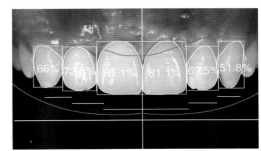

图31　白色美学分析

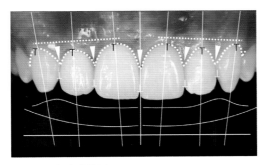

图32　红色美学分析

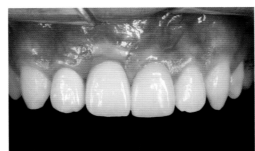

图33　术后2个月复查

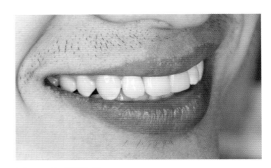

图34　术后微笑像

三、讨论

该患者外伤上颌右侧中切牙脱落，伤口自行愈合，外伤区域唇侧骨板出现了明显的吸收，而表现出上颌右侧中切牙区域软硬组织塌陷不足。前牙区拔牙后常常会导致同时出现牙槽嵴的吸收，而这种唇舌向和根向导致垂直和水平向骨缺损的吸收常常在拔牙后前3~4个月进展最快。为保证前牙区较

好的美观效果，引导骨再生术和上皮下结缔组织移植术进行水平向硬组织和软组织增量。常采用经CBCT软组织厚度分析该患者腭部软组织厚度平均大于3mm，作为上皮下结缔组织移植的供区厚度充足，可一次获得足够厚度的软组织瓣进行软组织增量，增加种植体唇侧牙龈的稳定性。而上颌右侧侧切牙舌侧断至龈下不可直接进行修复修治疗，可微创拔除行即刻种植修复，也可行正畸牵引被动萌出完成骨组织和软组织垂直向增量后即刻拔除种植，

或正畸牵引使残根获得充足的牙本质肩领以及舌侧断缘的暴露完成修复，若后期出现问题再将其更换为种植牙。因考虑到种植体与种植体之间无法形成丰满的牙龈乳头的美学风险要高于种植体与天然牙之间，且患者年龄较小，故考虑先保守在正畸牵引出的原残根上完善相关修复，若后期该残根修复失败再拔除行即刻种植，也使得上颌右侧侧切牙的整体修复寿命能够得到延长。此外患者前牙为深覆𬌗，对于远期修复预后不佳，故在正畸牵引残根的同时增加上前牙唇向倾斜度，减小前牙区覆𬌗深度，然而这也导致了缺牙间隙增大的问题，使得上颌右侧中切牙的修复间隙增大，因此考虑后期采用上颌左侧中切牙贴面和上颌右侧中切牙全冠共同分担近中因正畸导致的前牙区间隙，最终整体上达到了较为美观的红白美学效果龈乳头，龈缘曲线与全瓷修复体形成较为协调的整体。

1. 上皮下结缔组织移植的必要性　研究表明，薄龈生物型相比于厚龈生物型前牙美学区在种植术后龈缘的高度更易于发生退缩，前者的稳定性相对较低，这对于前牙种植美学修复来说是一大挑战。虽然没有足够的证据支持，但是短期来看，在种植术植体即刻植入后通过上皮下结缔组织瓣移植增加唇侧牙龈组织的厚度和质量以达到唇侧牙龈生物型的转变，有助于保证后期唇侧牙龈的稳定性。也就是说，薄龈生物型可以转变为具备厚龈生物型的形态和表现。然而成功与否取决于细致的患者选择和临床医生的精细操作。

2. 种植前正畸牵引的适应证和禁忌证　正畸牵引的定义指的是通过施加轻的牵引力使得牵引器连带牙齿整体向冠方移动以引导唇舌侧骨和软组织的冠向移动过程。推荐使用的牵引力大小为轻的持续的不超过每个月2mm的力量。种植前正畸牵引的适应证为仍存在健康的牙周组织，骨和牙骨质等。大多数情况下侧穿，根折，根充失败，根尖切除术失败或严重的根面且周围骨表现为唇侧骨吸收至根面中1/3的中度骨缺损的牙选择种植前正畸牵引。而他的禁忌证为牙根固连，牙骨质增生，慢性的不可控制的炎症病损等以及骨增量手术为指征的重度骨缺损的牙。

参考文献

[1] 宿玉成. 种植外科中的软组织处理及其美学效果. 中华口腔医学杂志, 2006, 41(03): 148–150.

[2] Buser D, Belser U, Wismeijer D, 宿玉成. 国际口腔种植学会(ITI)口腔种植临床指南第1卷, 美学区的种植治疗: 单颗牙缺失的种植修复. 北京: 人民军医出版社, 2008.

[3] Abrams H, Kopczyk RA, Kaplan AL. Incidence of anterior ridge deformities in partially edentulous patients. J Prosthet Dent, 1987, 57(2): 191–194.

[4] Hawkins CH, Sterrett JD, Murphy HJ, Thomas JC. Ridge contour related to esthetics and function. J Prosthet Dent, 1991, 66(2): 165–168.

[5] Tallgren A, Lang BR, Walker GF, Ash MM, Jr. Roentgen cephalometric analysis of ridge resorption and changes in jaw and occlusal relationships in immediate complete denture wearers. J Oral Rehabil, 1980, 7(1): 77–94.

[6] Seibert JS. Ridge augmentation to enhance esthetics in fixed prosthetic treatment. Compendium, 1991, 12(8): 548–552.

[7] Canullo L, Rasperini G. Preservation of peri–implant soft and hard tissues using platform switching of implants placed in immediate extraction sockets: a proof–of–concept study with 12– to 36–month follow–up. Int J Oral Maxillofac Implants, 2007, 22(6): 995–1000.

[8] Kan JY, Rungcharassaeng K, Morimoto T, Lozada J. Facial gingival tissue stability after connective tissue graft with single immediate tooth replacement in the esthetic zone: consecutive case report. J Oral Maxillofac Surg, 2009, 67(11): 40–48.

[9] Kan JY, Rungcharassaeng K, Sclar A, Lozada JL. Effects of the facial osseous defect morphology on gingival dynamics after immediate tooth replacement and guided bone regeneration: 1–year results. J Oral Maxillofac Surg, 2007, 65(1): 13–19.

[10] Ingber JS. Forced eruption: part II. A method of treating nonrestorable teeth––Periodontal and restorative considerations. J Periodontol, 1976, 47(4): 203–216.

[11] Alsahhaf A, Att W. Orthodontic extrusion for pre–implant site enhancement: Principles and clinical guidelines. J Prosthodont Res, 2016.

史久慧教授点评

　　这是一个利用多学科联合治疗技术，通过美学种植成功修复前牙缺失的复杂病例。通过正畸牵引的方法改善了上颌右侧侧切牙牙体缺损伴牙本质肩领不足的问题；在上颌右侧中切牙的种植过程中做系带延长术，采用了种植+钛网固定骨增量的方法，其钛网的成形利用了3D打印技术，并利用软组织移植解决了上颌右侧中切牙缺失伴骨量和软组织量不足的问题，在术后4周，再次移植结缔组织以解决上颌右侧中切牙近中转角处附着龈宽度不足的问题。最终达到了较理想的红白色美学及轮廓美学效果。

中度牙周炎并伴有种植体周围炎患者上颌后牙区瓣转移联合GBR行软硬组织增量术后种植修复治疗1例

王莹　徐燕　安徽省口腔医院牙周科

摘要

目的：GBR技术的成熟为解决种植骨量不足提供了一个可靠的技术保障。患者中大多数存在牙周方面疾病，口腔内易受感染。本文探讨软硬组织不足的牙周炎患者在牙周基础治疗后，行种植治疗，术中运用GBR及膜龈手术的临床效果。**材料与方法**：牙周基础治疗后，牙周组织恢复健康。拔除患牙后同期行种植修复，联合富血小板纤维蛋白（platelet-richfibrin，PRF）与Bio-Oss®进行骨增量。运用腭侧转移瓣进行减张缝合，冲洗，上黏膜保护剂（米诺环素）2周后拆线。6个月后行永久修复。对已存在种植体周围炎的植体在基础治疗后效果不佳，进而采用翻瓣手术处理。**结果**：修复后6个月，患者种植体稳定，种植体无松动，牙龈无红肿，种植修复体咀嚼功能良好，种植体周围骨吸收无明显变化。转移瓣供区受区愈合良好。

种植体的成功存活需要足够的软硬组织覆盖且软硬组织健康。但由于牙周炎，长期缺牙，根尖周炎等原因导致种植区骨吸收，造成牙槽嵴骨量不足限制了种植技术的使用。牙周炎的存在导致牙龈红肿易感染，不利于种植体的稳定。使用再生手段，运用GBR，GTR，生长因子，支架材料，术中注意感染的控制，术后做好后期维护治疗，可获得良好的效果。此病例在种植前期对患者行牙周基础治疗并长期口腔维护治疗。PRF富血小板纤维蛋白对骨再生具有促进作用，手术中应用PRF与Bio-Oss®行GBR技术改善牙槽嵴的高度及宽度以满足种植的需要，缝合中运用腭部转移瓣减张缝合。在上颌后牙区的种植中可以取得良好的治疗的效果。

一、材料与方法

1. 病例简介　50岁男性患者，左下后牙肿痛，右上牙冠折裂。患者自述左下牙肿痛，咬物痛1月余。右上牙冠部缺损多年。上颌右侧第一磨牙、第二磨牙缺失多年，数月前曾于外院行种植修复，种植区域牙龈不适，于2015年4月前来我院就诊。既往体健，否认系统病史，否认药物过敏史，无吸烟饮酒史。颌面部营养状态良好，颌面各部分之间比例协调，无颌面部畸形。无颞颌关节弹响或张口受限和开口偏斜。牙龈红肿，牙石（++），菌斑占有率为69.6%，以唇颊面为主，Ⅲ度深覆殆。下颌左侧尖牙唇侧牙龈红肿，叩（+）。上颌右侧第一磨牙、第二磨牙颊侧窦道，PD：5~6mm，BOP（+），全口行牙周检查示：PD：1~6mm，BI：2~4，BOP（+）百分比为39%。（详见牙周检查表1）曲面体层放射线片示全口牙槽骨Ⅰ°~Ⅱ°吸收。上颌左侧第二磨牙近中颊根纵向折断，轻度移位，牙槽骨吸收。下颌左侧尖牙，上颌右侧第二前磨牙根尖部存在直径约1cm卵圆形低密度阴影，边缘不清。

2. 诊断　广泛型中度慢性牙周炎；下颌左侧尖牙，上颌右侧第二前磨牙根尖周脓肿；上颌右侧第二前磨牙冠折至龈下4mm；上颌左侧第二磨牙根折；上颌右侧第一磨牙、第二磨牙种植体周围炎。

3. 治疗计划　牙周基础治疗；拔除上颌左侧第二磨牙，上颌右侧第一磨牙并行修复治疗（建议种植）；下颌左侧尖牙行RCT；种植体周非手术治疗若仍可探及深牙周袋行手术治疗。

4. 治疗过程

（1）第一步——术前检查：术前行口内软硬组织检查；拍CBCT，确定治疗方案；牙周检查（Florida）。

（2）第二步——口内治疗：下颌左侧尖牙行根管治疗；牙周基础治疗（全口龈上洁治、OHI、SRP、SPT）；对上颌右侧第一磨牙、第二磨牙种植体周专用维护工具行非手术治疗，龈下超声刮治后牙周袋内冲洗上药，置派力奥。

（3）第三步——种植手术：术前准备：测量血压，服用阿莫西林，抽10mL自体新鲜血液提取生长因子PRF，氯己定含漱，进行口腔消毒。必兰局部麻醉缺牙区，碘伏棉球口外消毒，铺巾；牙槽嵴顶纵向切口后翻开全厚黏骨膜瓣。球钻定位，先锋钻定深。插入指示杆确定方向后，麻花钻逐级制备窝洞至预定深度和直径。上颌左侧第二磨牙使用>35N·cm植入1颗5mm×11.5mm种植体，上颌右侧第二前磨牙使用>35N·cm植入1颗4mm×13mm种植体，旋入封闭螺丝。充填Bio-Oss®与PRF混合物，覆盖PRF膜，减张缝合。上颌左侧第二磨牙颊侧龈瓣加垂直切口充分减张，不能关闭切口，遂从腭侧转瓣完全覆盖关闭伤口。嘱患者抗感染治疗3天，交代术后注意事项。约7天后复诊拆线。

（4）第四步——种植二期手术（5个月后）：软硬组织状况良好。改良式切开嵴顶牙龈，取出上颌左侧第二磨牙，上颌右侧第一磨牙封闭螺丝后，旋入愈合帽，修整牙龈形态。严密缝合。

（5）第五步——取模（2周后）：种植取模，安装种植体转移体，聚醚取工作模型，藻酸盐取对颌模型。贵金属烤瓷冠修复。不适随诊。

（6）第六步——戴牙（2周后）：永久修复基台就位，试戴最终冠，调整咬合和邻接关系。形态和颜色患者满意后，中央螺丝施加35N·cm扭力，螺丝孔放置棉球，暂封王暂封螺丝口，玻璃离子粘接贵金属烤瓷冠，去除多余粘接剂（表2）。

（7）第七步——翻瓣术：牙周基础治疗后，上颌右侧第一磨牙、第二磨牙颊侧瘘管口未完全闭口，上颌右侧第二磨牙腭侧植体螺丝暴露两圈。局麻下上颌右侧第一磨牙、第二磨牙腭侧翻瓣，牙周袋内壁较多炎性肉芽，基台边缘存在部分粘接剂，清创去除肉芽，龈下喷砂，超声+手工器械去除表面粘接剂。检查无残留粘接剂及肉芽。米诺环素棉球处理5min，严密缝合后，袋内给药米诺环素。

（8）第八步——医嘱及周期性复诊：告知患者保持口腔卫生，避免咬硬物及过黏食物，同时教导患者口腔清洁方法及义齿使用和维护，要求患者定期复查。

（9）种植系统和种植体：BIOMET 3i（5mm×11.5mm，4mm×13mm）；Bio-Oss®与富血小板纤维蛋白（platelet-richfibrin，PRF）；常规种植外科器械；PRF制备仪器；Florida牙周电子探针；牙周基础治疗器械（超声龈上洁治器、超声龈下刮治器、Grace刮治器）。

二、结果

种植手术后上颌黏膜愈合良好，修复后X线片显示种植体周围骨结合良好。修复后6个月，患者种植体稳定无松动，牙龈无红肿，种植修复体咀嚼功能良好，种植体周围骨吸收无明显变化，转移瓣供区受区愈合良好。

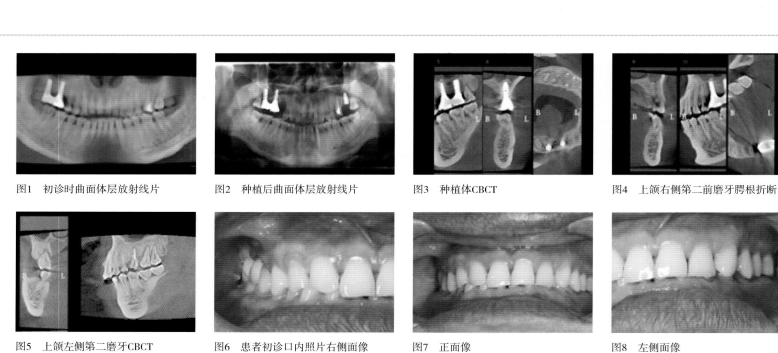
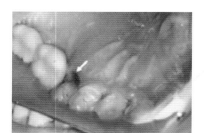
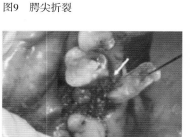
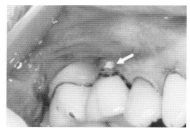
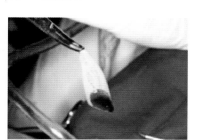
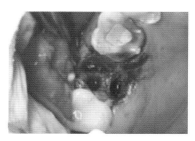
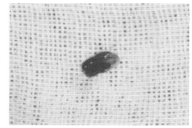
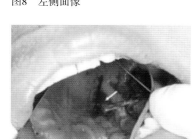
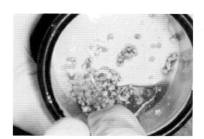

图1 初诊时曲面体层放射线片　图2 种植后曲面体层放射线片　图3 种植体CBCT　图4 上颌右侧第二前磨牙腭根折断
图5 上颌左侧第二磨牙CBCT　图6 患者初诊口内照片右侧面像　图7 正面像　图8 左侧面像
图9 腭尖折裂　图10 颊侧瘘管　图11 术中上颌左侧第二磨牙拔牙窝　图12 腭部转瓣
图13 缝合　图14 PRF　图15 PRF膜　图16 PRF+Bio-Oss®

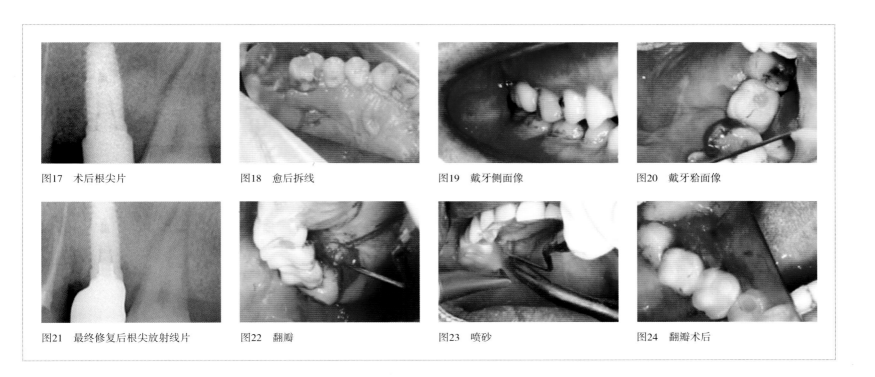

图17　术后根尖片　　　　图18　愈后拆线　　　　图19　戴牙侧面像　　　　图20　戴牙𬌗面像

图21　最终修复后根尖放射线片　　　　图22　翻瓣　　　　图23　喷砂　　　　图24　翻瓣术后

表1　初诊时牙周检查表

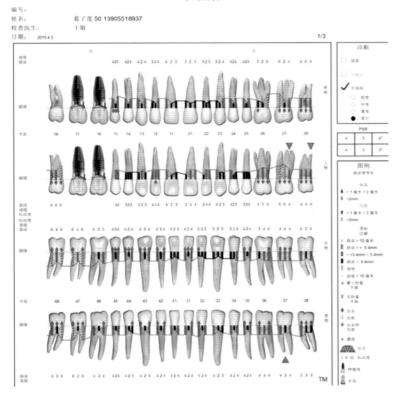

表2　戴牙后牙周检查表

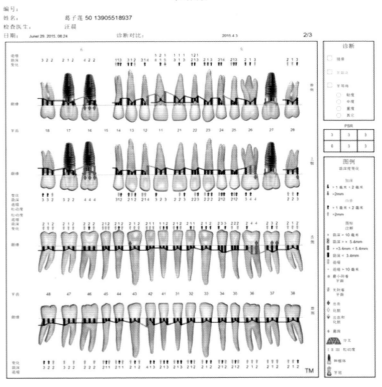

三、讨论

牙周炎引起牙槽骨吸收、牙齿松动，影响了牙周炎患者传统活动义齿和固定义齿的修复效果。随着种植材料的改进和种植技术的深入研究，种植修复技术已越来越广泛地应用于牙周病患者中，经过系统治疗的牙周炎已非种植修复治疗的禁忌证。研究表明，植入牙周炎患者骨内的种植体可以成功地进行骨整合。亦有学者从病原学角度分析，认为牙周致病菌存在与种植体失败没有必然的联系。某项前瞻性临床研究中指出，慢性牙周炎患者行种植治疗的长期疗效与牙周健康患者相当，在本病例中，术前进行牙周基础治疗，将PD控制在1～4mm，且BOP（＋）百分比为6.5%。进行口腔卫生宣教，使用牙线等辅助工具保持口腔清洁，使炎症性的感染得以控制。

造成口腔软硬组织缺损的因素是多种多样并且十分复杂。亚洲人种本身的颌骨发育较欧美人偏小，受经济及文化水平较低的影响，人们普遍对口腔卫生及护理的认识和重视程度不足，造成国人因牙周疾患加上长期不良习惯、不良的口腔保健、吸烟等进一步促进牙齿缺失的发生。拔牙后的牙槽嵴会形成一个三维性的骨质吸收导致骨量减少。而牙槽嵴在水平方向上的吸收萎缩比垂直方向的骨丧失高近3倍。有学者研究认为在拔牙后至3个月内，牙槽嵴宽度会减少，至嵴顶高度会降低。由于支持黏膜的硬组织发生萎缩，会造成膜龈交界线向舌侧的推移。因为牙槽嵴的吸收变形，种植体常常被植入在并不理想的位置，进而在最终修复完成后一些生物力学和美学的问题也会相继产生。

现在，这种缺憾可以通过进行骨增量的方法解决。GBR是骨增量的方法之一，GBR是通过生物膜在软组织与骨缺损之间建立一屏障，阻挡纤维组织长入骨缺损区，创造出骨组织优势生长的环境，最终达到骨性愈合，本病例中运用PRF+Bio-Oss®，PRF应用于种植手术后可促进黏膜愈合，减轻黏膜肿胀程度，减少术后出血。疏松的纤维蛋白网状结构有利于诱导细胞迁移和细胞增殖。血小板随着纤维降解而不断激活，延长了细胞因子的作用时间。这些细胞因子与纤维蛋白共同发挥作用，促进骨组织的生成和软组织愈合，增加了抗感染能力。与骨代用品联合应用，加快了骨代用品的吸收和新生骨的形成，促进了牙龈组织的愈合。颊侧龈瓣加垂直切口充分减张，不能关闭切口，遂从腭侧转瓣完全覆盖关闭伤口。获得了良好的临床效果。

种植体周围炎（peri-implantitis）是指种植体周围炎症造成了种植体周围的骨组织丧失。导致种植体周围骨组织吸收的主要原因。林野等对种植修复效果10年回顾性研究表明：因种植体周围骨吸收导致种植体脱落，占脱落种植体的97.06%。对种植体周围炎有效的治疗可以提高种植修复长期成功率，本病例对于种植体周围炎先采用机械清创术（mechanical debridement）与局部抗菌药物联合应用。手工刮治和超声洁治能够清理菌斑和牙结石，该方法对种植体周围炎有一定疗效。但该方法费时费力，而且不能完全清除掉细菌，尤其是在菌斑或牙结石位置较深时，机械清除就会受到限制。因此，临床通常会在机械清创后使用大量的抗生素协助治疗。然而频繁使用抗生素会导致细菌产生耐药性，影响长期治疗效果。效果不佳后采用手术治疗。

参考文献

[1] Ellegaard B, Baelum V, Karring T. Implant therapy in periodontally compromised patients. Clin Oral Implants Res. 1997 (8): 180–188.

[2] Nevins M. Will implants survive well in patients with a history of in-flammatory periodontal disease.

[3] AL De Boever, M Quirynen, Wim Coucke, et al. Clinical and radio-graphic study of implant treatment outcome in pefiodontally susceptible and non-susceptible patients: a prospective long-term study. Clin Oral Implants Res, 2009, 20(12): 1341–1350.

[4] 毛晶晶, 何家水, 郑先附, 等. 富血小板纤维蛋白在犬上颌窦底提升中促骨缺损修复的作用. 安徽医科大学学报, 2010, 45(2): 176–179.

[5] 周延民. 在种植临床的应用. 中国口腔种植学杂志, 2009, 14(2): 12–13.

[6] 林野, 李健慧, 邱立新, 等. 口腔种植修复临床效果十年回顾研究. 中华口腔医学杂志, 2006, 41(3): 131–135.

[7] Sbordone L, Ramaglia L, Gulletta E, Iacono V. Recoloni-zation of the subgingival microflora after scaling and root planning in human periodonti-tis. J Periodontol, 1990, 61: 579–584.

[8] Kepic TJ, O'Leary TJ, Kafrawy AH. Total calculus removal: an attainable objective? J Periodontol, 1990, 61: 16–20.

[9] Walker CB, Karpinia K, Baehni P, Chemotherapeutics: antibiotics and other antimicrobials. Periodontol, 2004, 36: 146–165.

陈宁教授点评

本文报道了1例牙周炎患者在牙周基础治疗后，运用GBR及转瓣手术行即刻种植治疗的临床效果。同时对该患者已有种植体周围炎的种植体，采用翻瓣清除炎性组织的手术处理。结果显示，牙周基础治疗后，牙周组织恢复健康。拔除患牙后同期行种植修复，联合PRF与GBR进行骨增量。5个月后完成二期手术和冠修复。修复后6个月，患者种植体稳定，种植体无松动，牙龈无红肿，种植修复体咀嚼功能良好。患有种植体周围炎的植体炎症得到控制，种植体周围骨吸收无明显变化。但是对于种植体周围炎单纯采取翻瓣清除肉芽组织和消炎的方法并不能彻底解决种植体周围炎的问题，另外文中对即刻种植的描述和照片，以及种植体的数量也不一致，同时应增加治疗后的影像学检查及照片。

美学区连续牙列缺损种植修复：附1例病例报道

王园园　黄元丁　重庆医科大学附属口腔医院种植科

摘要

目的：探索美学区连续牙列缺损伴软硬组织大量缺失的种植修复效果；**材料与方法**：综合运用Onlay自体骨移植术、游离腭侧带上皮结缔组织瓣移植术等传统软硬组织增量技术，在前牙连续牙列缺损并伴软硬组织大量缺失的区域，分期进行软硬组织增量，并最终进行以修复为导向的种植；**结果**：患者水平骨量及垂直骨量均得到较好修复，并以修复为导向完成了最终的种植手术，取得了患者较满意的修复效果；**结论**：对于各种原因导致的前牙美学区连续牙列缺损并伴软硬组织大量缺失的病例，可以结合Onlay自体骨移植术、游离腭侧带上皮结缔组织瓣移植术等传统的软硬组织增量技术，对不同患者制订个性化的治疗方案，并最终取得良好的美学及功能效果。

导致前牙美学区牙列缺损的原因很多，如外伤、先天发育不全、炎症、肿瘤等。而因囊肿或肿瘤引起的牙列缺损常伴有缺牙区局部软硬组织的大量缺损，为后期修复带来挑战。本治疗组结合Onlay自体骨移植术、游离腭侧带上皮结缔组织瓣移植术等传统的软硬组织增量技术，为一例因前牙区巨大根尖囊肿引起的牙列缺损并伴有软硬组织大量缺失的病例，个性化设计了治疗方案，并最终取得较满意的美学及功能效果，为今后临床应用提供参考。

一、材料与方法

1. 病例简介　46岁男性患者，上前牙缺失半年，要求种植修复。患者半年前因上前牙反复发炎，X线片发现上前牙区根尖囊肿，外院手术后致上前牙缺损，未行任何修复，现至我科要求种植修复。无种植相关系统疾病，无吸烟史。检查：患者口腔卫生一般，上颌双侧中切牙缺失，缺牙区垂直骨量及水平骨量大量缺失，局部瘢痕明显，上颌右侧侧切牙松动Ⅲ°。CBCT示：上颌双侧中切牙缺失，缺牙区垂直骨量及水平骨量大量缺失，上颌右侧侧切牙牙槽骨吸收至根尖，根尖暗影明显；上颌双侧中切牙鼻嵴距约3mm，牙槽骨宽度3~4mm。

2. 诊断　上颌双侧中切牙根尖囊肿术后、牙列缺损。

3. 治疗计划　运用Onlay自体骨移植术、游离腭侧带上皮结缔组织瓣移植术等传统软硬组织增量技术，在前牙连续牙列缺损并伴软硬组织大量缺失的区域，分期进行软硬组织增量，并最终进行以修复为导向的种植。

4. 治疗过程

（1）拔出上颌右侧侧切牙，并同期于上颌右侧侧切牙、左侧中切牙缺牙区唇侧Onlay自体骨移植以改善骨缺损。

（2）Onlay自体骨移植术后7个月行腭侧带上皮游离结缔组织瓣移植以增加缺牙区角化龈。

（3）黏膜移植术后2个月行上颌右侧侧切牙、左侧中切牙种植体植入术，同期行上颌右侧中切牙区Onlay同种异体骨移植术以改善其垂直向骨缺损。

（4）种植术后7个月临时冠牙龈个性化成形术。

（5）临时冠牙龈个性化成形1个月后个性化取模，并完成最终全瓷修复。

二、结果

本组病例中患者因前牙区大面积根尖囊肿导致上颌双侧中切牙缺失，上颌右侧侧切牙松动Ⅲ°，并伴有缺牙区垂直骨量及水平骨量大量缺失，局部软组织瘢痕明显，已基本丧失种植修复所需软硬组织条件，本治疗组通过一期行Onlay自体骨移植以改善骨缺损，腭侧带上皮游离结缔组织瓣移植以增加缺牙区角化龈而改善缺牙区软组织缺损，为种植创造了基本所需软硬组织条件后，再行二期修复为导向的种植修复，最终完成了上颌右侧侧切牙、上颌左侧中切牙、上颌右侧中切牙的种植修复，并取得了较满意的美学及功能效果。

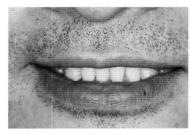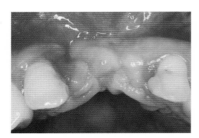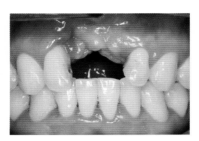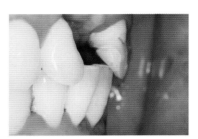

图1a~d 术前口内照显示上颌双侧中切牙缺牙区软硬组织缺损明显，对应牙槽嵴水平向骨缺损致丰满度完全丧失，上颌左侧中切牙松动Ⅲ。

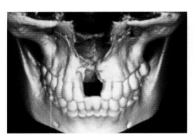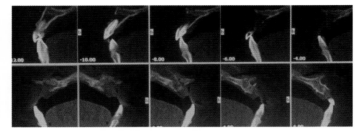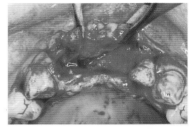

图2a、b 术前CBCT显示上颌左侧中切牙根尖区暗影，上颌双侧中切牙缺牙区垂直骨吸收

图3 上颌右侧侧切牙、左侧中切牙缺牙区唇侧Onlay自体骨移植以改善骨缺损

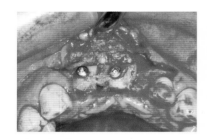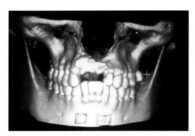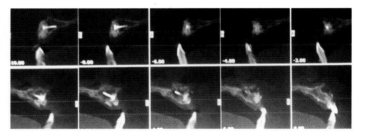

图4 殆面像

图5a、b Onlay自体骨移植术后7个月CBCT

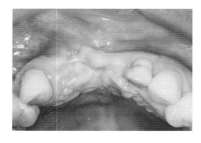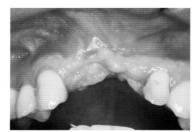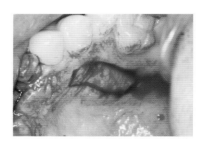

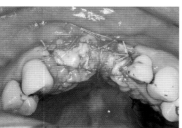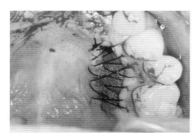

图6a~e Onlay自体骨移植术后7个月行腭侧带上皮游离结缔组织瓣移植以增加缺牙区角化龈

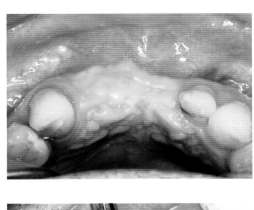
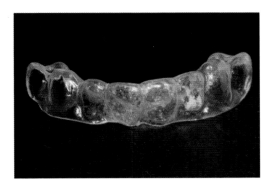
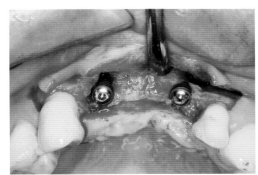

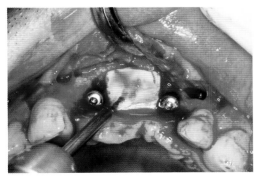
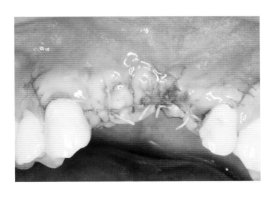

图7a～e　黏膜移植术后2个月行上颌右侧侧切牙、左侧中切牙种植体植入术，同期行上颌右侧中切牙区Onlay同种异体骨移植术以改善其垂直向骨缺损

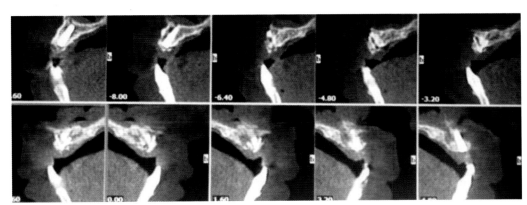

图8　种植术后CBCT

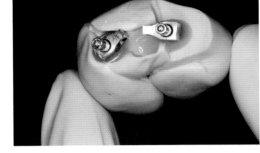

图9　临时冠牙龈个性化成形1个月后个性化取模

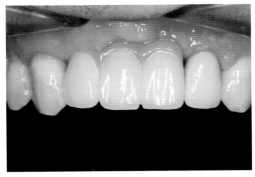
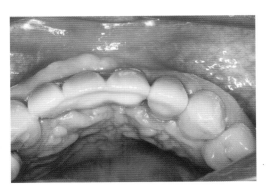
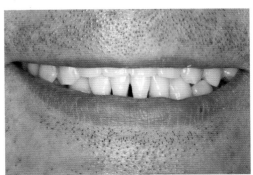

图10a～c　最终全瓷冠修复

三、结论

牙列缺损或牙列缺失患者的种植修复或咬合重建的治疗过程中，局部骨量不足或软组织不足成为限制治疗效果的一个重要因素，而前牙区不仅涉及患者咀嚼发音等口腔功能，还涉及美学修复效果，为临床治疗带来巨大挑战。

现在常用的增加局部骨量的方法主要有：（1）引导骨组织再生术（guided bone regeneration，GBR）；（2）牵张成骨术（distraction osteogenesis，DO）；（3）骨劈开术；（4）Onlay自体骨块移植修复术；（5）上颌窦内/外提升术等。其中Onlay植骨术术后效果最为肯定，其成功率为92%~100%，但Onlay自体骨块移植修复术因受到局部血供及软组织量的影响，术后牙槽嵴高度等增量平均仅为5.6mm，宽度等增量则平均为3.8mm。

现在常用的软组织增量的方法主要有：（1）带蒂结缔组织瓣转移修复术；（2）带上皮游离结缔组织瓣转移修复术；（3）去上皮游离结缔组织瓣转移修复术等。其中最常用的增加局部角化龈的方法是带上皮游离结缔组织瓣转移修复术，术后效果肯定，成功率达95%以上。

本病例中的患者因前牙区巨大根尖囊肿引起的牙列缺损伴有软硬组织大量缺失，无直接种植修复的软硬组织条件，故本治疗组先一期采取Onlay自体骨移植术、游离腭侧带上皮结缔组织瓣移植术等传统的软硬组织增量技术改善原缺牙区局部软硬组织条件后，再二期行种植修复，最终取得了较满意的修复效果。

综上所述，对于较复杂的前牙美学区连续牙列缺损并伴有大量软硬组织缺失的患者，我们需结合患者实际情况，合理运用口腔颌面修复重建外科的多种手术方式，为患者提供一个合理的综合性的个性化治疗方案；本治疗组即采取Onlay自体骨移植术、游离腭侧带上皮结缔组织瓣移植术等传统的软硬组织增量技术，获得了较肯定的临床效果，具有较强的可操作性，值得临床借鉴及推广。

参考文献

[1] Lorenzoni M1, Pertl C, Zhang K, Wimmer G, Wegscheider WA. Immediate loading of single-tooth implants in the anterior maxilla. Preliminary results after one year. Clin Oral Implants Res, 2003 Apr, 14(2): 180–187.
[2] Devorah Schwartz-Arad. Surgical Success of Intraoral Autogenous Block Onlay Bone Grafting for Alveolar Ridge Augmentation. Implant dentistry, 2005 Jun, 14(2): 131–138.
[3] Kamperos G1, Zambara I, Petsinis V, Zambaras D. The impact of buccal bone defects and immediate placement on the aesthetic outcome of maxillary anterior single-tooth implants. J Oral Implantol, 2016 Apr 14.
[4] Burgueño-Barris G1, Cort é s-Acha B, Figueiredo R, Valmaseda-Castellón E. Aesthetic perception of single implants placed in the anterior zone. A cross-sectional study. Med Oral Patol Oral Cir Bucal, 2016 Mar, 31: 0.
[5] Petsos H, Trimpou G, Eickholz P, Lauer HC, Weigl P. The influence of professional competence on the inter-and intra-individual esthetic evaluation of implant-supported crowns in the anterior maxilla. Clin Oral Implants Res, 2016 Mar 23.

付钢教授点评

本病例为美学区连续牙列缺损伴软硬组织大量缺失的高度复杂前牙病例，术者通过两次Onlay植骨增加种植位点骨量，通过结缔组织瓣移植增加术区角化龈为二期修复打下了较为坚实可靠的软硬组织基础。通过二期的临时冠塑形、个性化取模、全瓷冠修复等美学修复手段完成了整个病例。尽管在最终修复体上应用牙龈瓷进行了一定的牙龈软组织弥补，但是由于该患者是低位笑线并无碍观瞻。当然对于这类大量硬组织扩增和软组织移植的患者，其长期美学效果尚需继续观察和评估。

上颌前牙含牙囊肿术后重度骨缺损种植修复

焦铁军　刘亚林　天津医科大学口腔医院种植科

摘要

目的：种植修复含牙囊肿术后重度骨缺损前牙1例。**材料与方法**：由于大量骨缺损，无法植入种植体，先于外斜线取骨，缺牙区行Onlay植骨，6个月切开术区，成骨良好，取出植骨钉，植入种植体，3个月后行冠修复。**结果**：冠修复后，修复效果尚可，"黑三角"明显，1年后复查，"黑三角"变小，牙龈健康，效果满意。**结论**：含牙囊肿术后造成重度骨缺损，通过Onlay植骨后，骨缺损恢复良好，种植修复后，获得了满意的效果。

一、材料与方法

1. 病例简介　22岁女性患者，主诉右上门牙先天缺失，要求种植修复。患者上颌右侧中切牙先天缺失，2年前缺牙区因牙源性囊肿行手术治疗，现影响美观，要求种植治疗。全身状况良好。检查：上颌右侧侧切牙缺失，缺牙区牙槽嵴颊侧明显凹陷，上颌右侧尖牙牙龈退缩明显，无松动，近中倾斜，口腔卫生良好，咬合关系良好。CBCT检查：上颌右侧侧切牙缺牙区垂直向水平向骨量均不足，尤其水平向吸收明显，且颊舌侧相通，Invivo软件设计修复体为导向的种植体植入位置，可见种植体唇侧及远中大量不规则骨缺损，无法同期植入种植体。美学风险评估见表1。

表1

美学风险因素	风险水平		
	低	中	高
健康状况	健康，免疫功能正常		免疫功能低下
吸烟习惯	不吸烟	少量	大量
患者的美学期望	低	中	高
笑线	低位	中位	高位
牙龈生物型	低弧线形，厚龈生物型	中弧线形，中厚龈生物型	高弧线形，薄龈生物型
牙冠形态	方圆形		尖圆
位点感染状态	无	慢性	急性
邻牙牙槽嵴高度	到接触点≤5mm	到接触点5.5~6.5mm	到接触点≥7mm
邻牙修复状态	无修复体		有修复体
缺牙间隙状态	单颗牙（≥7mm）	单颗牙（≤7）	2颗牙或2颗牙以上
软组织解剖	完整		缺损
牙槽嵴解剖	无骨缺损	水平向骨缺损	垂直向骨缺损

2. 诊断　上颌右侧侧切牙缺失。

3. 治疗计划　考虑患者年龄，不想预备完好的邻牙，期望获得一个长期功能稳定的固定修复。根据临床检查，CBCT检查，美学风险的评估我们制订了治疗计划。（1）骨增量：外斜线骨移植，增加骨宽度及尽可能增加骨高度。（2）种植外科：骨移植后6个月依据修复为导向的原则，行种植体植入。（3）修复：制作个性化基台，全瓷冠增加美学效果。

4. 治疗过程

（1）种植外科：牙槽嵴定切口附加上颌右侧尖牙区远中垂直切口，术区可见明显凹陷型缺损，上颌右侧侧切牙区远中骨高度下降，去净软组织后，受区预备营养孔。唇腭侧联通，根据骨缺损量，右侧外斜线取骨，骨块约9mm×13mm×5mm，腭侧联通处腭侧放入Bio-Gide®生物膜，Bio-Oss®骨粉混合自体血植入交通处，修正骨块与受区贴合，骨块放置稍靠冠方以期望能够增加垂直向骨量，两颗植骨螺钉固定，表面覆盖Bio-Oss®骨粉，并双层覆盖Bio-Gide®物膜，由于植骨量过大，无法保证无张力缝合，这对于术后愈合尤其重要，延长远中切口至上颌右侧切牙远中，充分减张后严密缝合。术后静滴抗生素5天，口洁素饭后漱口，12天拆线时可见创口无裂开。6个月后复诊，上颌左侧侧切牙缺牙区牙槽嵴丰满度明显增加，CBCT示唇舌向骨量增加明显，联通处成骨良好，上颌右侧尖牙牙近中骨量恢复效果佳，但骨高度的恢复没有达到预期。牙槽嵴顶切开黏骨膜，取出植骨钉，骨块稳定，成骨良好，唇侧骨宽度增加明显，骨量充足，远中骨高度稍增加，以修复为导向，植入种植体（Straumann® 3.3mm×12mm）等待愈合。

（2）种植修复：由于患者出国留学，未行种植临时义齿修复，种植体植入3个月后取模制作个性化基台，全瓷冠，戴入口内，刚戴入时牙龈发白，10min后恢复，可见近远中"黑三角"明显。X线片示种植体周围骨结合良好，冠就位。患者满意重修复效果，1年后复查，远中"黑三角"几乎消失，近中"黑三角"明显变小，X线片示种植体周围骨结合良好，种植体周围骨高度未见吸收，牙龈形态更自然，牙龈健康，患者主诉满意。

二、结果

前牙含牙囊肿术后大量骨缺损，通过Onlay植骨后增加骨量，行种植修复，获得了满意的效果。

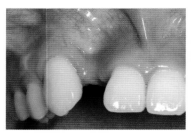
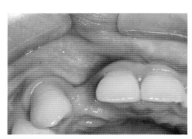
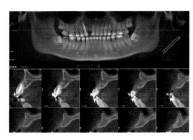
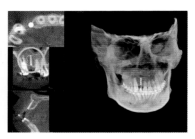

图1a、b 上颌右侧侧切牙位点缺失，缺牙区牙槽嵴颊侧明显凹陷，上颌右侧尖牙位点牙龈退缩明显，无松动，近中倾斜

图2 上颌右侧侧切牙位点垂直向水平向骨量均不足，尤其水平向吸收明显，且颊舌侧相通

图3a~c Invivo软件设计修复体为导向的种植体植入位置，可见种植体唇侧及远中大量不规则骨缺损，无法同期植入种植体

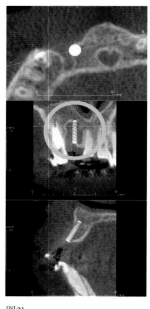
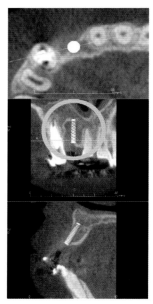
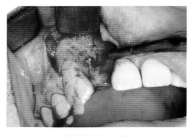

图4a、b 牙槽嵴定切口附加上颌右侧尖牙位点远中垂直切口，术区可见明显凹陷型缺损，上颌右侧侧切牙位点远中骨高度下降，去净软组织后，唇腭侧联通

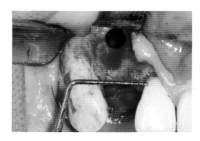
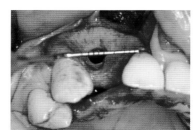

图3b

图3c

图5a、b 术区水平向和垂直向骨缺损

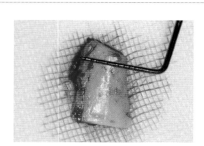
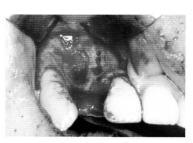
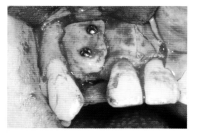

图6 右侧外斜线取骨，骨块约9mm×13mm×5mm

图7a、b 受区打营养孔，腭侧联通处腭侧放入Bio-Gide®生物膜，Bio-Oss®骨粉混合自体血植入交通处，修正骨块与受区贴合，2颗植骨螺钉固定

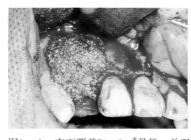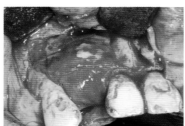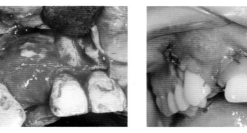

图8a、b　表面覆盖Bio-Oss®骨粉，并双层覆盖Bio-Gide®生物膜

图9a、b　延长远中切口至上颌左侧中切牙远中，充分减张后严密缝合

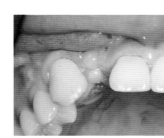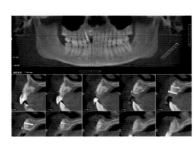

图10a、b　6个月后复诊，上颌左侧侧切牙位点牙槽嵴丰满度明显增加

图11　CBCT示唇舌向骨量增加明显，联通处成骨良好，上颌右侧尖牙牙近中骨量恢复效果佳

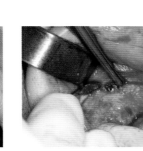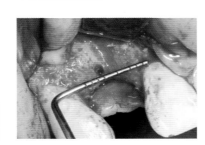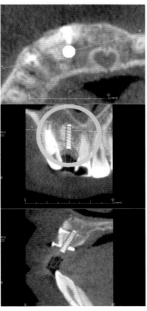

图13a、b　牙槽嵴顶切开黏骨膜，取出植骨钉，骨块稳定，成骨良好

图14　唇侧骨宽度增加明显，骨量充足，远中骨高度稍增加

图12　Invivo软件设计修复体为导向的种植体植入位置，可见种植体周围有充足骨量

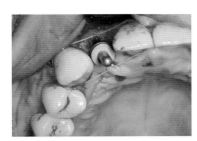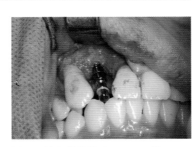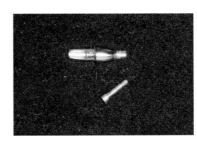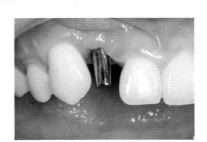

图15　修复为导向

图16　植入种植体（Straumann® 3.3mm ×12mm）

图17　制作个性化基台

图18　永久修复时的牙龈袖口

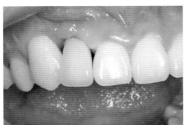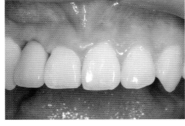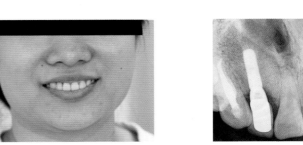

图19a、b　全瓷冠，戴入口内，刚戴入时牙龈发白，10min后恢复，可见近远中"黑三角"明显图

图20　患者对效果满意，微笑像

图21　X线片示种植体周围骨结合良好，冠就位

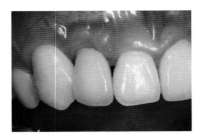
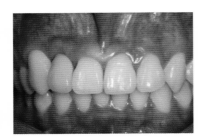
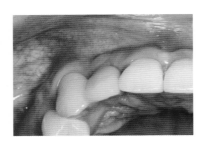

图22a~c　1年后复查，远中"黑三角"几乎消失，近中"黑三角"明显变小，牙龈形态更自然，牙龈健康

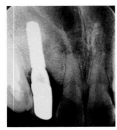
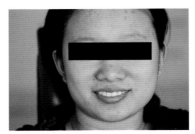
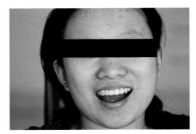

图23　X线片示种植体周围骨结合良好，种植体周围骨高度未见吸收

图24a、b　患者表示很满意，微笑像，大笑像

三、讨论

种植修复由于其修复效果好并能保持长期稳定已被科学界所接受，成为目前缺牙患者首先的治疗方法，含牙囊肿造成的骨量缺损往往是大量的，影响了种植修复的美学效果和长期稳定。需要骨重建后方能植入种植体，被认为是重度骨量不足，包括垂直向或（和）水平向不足。外置法植骨技术是口腔颌面外科中涉及颌骨外科常用的手术技术，也是一项成熟的技术。临床上常采用的技术是先行外置法植骨修复骨缺损，植骨愈合后二期植入种植体。

植骨块的成骨能力与植骨块内存活的骨细胞密切相关，保证植骨块内骨细胞成活与精细的外科手术技术，尽可能短的离体时间及植骨块的来源和特性有关。另一个重要因素是稳定固定植骨块。如植骨块不稳定固定，将直接影响骨块的再血管化，进而导致组织细胞缺氧，软骨形成或骨块坏死。缝合也是非常重要的，如果不能够充分减长严密缝合，将会有可能导致植骨块大量吸收，甚至骨块坏死。

对于前牙囊肿术后造成的大量骨缺损病例，我们可以通过Onlay植骨来增加骨量，以恢复骨弓轮廓，在以修复为导向的位置植入种植体，最终可以获得满意的效果。

参考文献

[1] Aghaloo TL1, Moy PK. Which hard tissue augmentation techniques are the most successful in furnishing bony support for implant placement? Int J Oral Maxillofac Implants, 2007, 22 Suppl: 49–70.

[2] J Chivte P, Patel N, Jamkhande A. Alveolar ridge augmentation with autogenous mental block harvested using ultrasonic bone surgery (USBS) and platelet rich plasma: a case report. Tenn Dent Assoc, 2014 Fall–Winter, 94(2): 9–14; quiz 15–16.

[3] Lee HG1, Kim YD2. J Korean Assoc Volumetric stability of autogenous bone graft with mandibular body bone: cone–beam computed tomography and three–dimensional reconstruction analysis. Oral Maxillofac Surg, 2015 Oct, 41(5): 232–239.

[4] Saijo H, Sugiyama M, Kanno Y, Ohkubo K, Hoshi K, Takato T. A 2–Stage Reconstruction of the Jaw Using Vascularized Bone and Secondary Alveolar Ridge Augmentation With Particulate Cancellous Bone and Marrow. Implant Dent, 2016 Apr, 25(2): 302–306.

张健教授点评

自体块状骨移植，彻底解决了因囊肿造成的局部严重骨缺损，保证了种植需要的周围基本骨量，获得了较满意的最终美学效果，如患者接受（如不接受应说明）建议可以接受正畸治疗，恢复上颌右侧尖牙的正确位置，以便种植体植入更理想的位置，获得理想的美学效果。另外，在美学区选择软组织水平种植体的适应证应明确说明。

多学科联合前牙美学区种植义齿修复1例

陈庆生 董孝立 尚斌 卢敏 杭州口腔医院城西分院特需科

摘 要

在口腔种植治疗中，许多病例涉及口腔领域中其他的多个学科，需要多学科联合治疗，才能达到良好的效果。在该病例中，正畸、种植、修复、牙周多学科序列联合治疗，获得很好的美学效果，为种植修复的长期稳定提供保障。种植义齿修复已经成为缺失牙修复治疗的常规方法，成功的种植修复必然是具有软硬组织的健康，协调的牙列。尤其近几年，患者对美学的关注度越来越高，种植医生在实施治疗前必须要联合多学科设计完整的治疗计划。将多学科的知识、技术、经验结合在一起的综合治疗计划是非常必要的。口腔多学科联合治疗已经成为一种发展趋势并日益受到重视。

一、材料与方法

1. 病例简介 17岁女性患者，于2013年5月1日来本院就诊。前牙不齐；检查：上颌左侧中切牙缺失，上颌左侧侧切牙移位，上颌右侧中切牙与左侧侧切牙之间有约3mm间隙，前牙牙列不齐，下颌中线右侧偏移4mm，浅覆𬌗浅覆盖，上颌右侧中切牙切端牙体缺损。

2. 诊断 （1）上颌左侧中切牙缺失；（2）牙列不齐；（3）上颌右侧中切牙牙体缺损。

3. 治疗过程

（1）通过1年半正畸获得上颌左侧中切牙修复空间。

（2）2014年10月10日：一期种植手术。①翻瓣，发现唇侧骨量不足，有明显的凹陷。②超声骨刀切开上颌左侧中切牙牙槽嵴顶。骨劈开，钻孔，植入Straumann®种植体3.3mm×14mm BL。③唇侧骨增量（GBR）。

（3）2015年3月23日：二期种植手术。前牙软组织量明显不足。

（4）2015年7月14日：行软组织移植。腭部取不带上皮的结缔组织，结缔组织移入受体区，术后2周，移植的结缔组织已经成活。

（5）软组织手术后5个月修整牙龈上皮：上颌右侧中切牙的近中用片段贴面修复形态，切端用树脂充填，调整上颌右侧侧切牙的牙龈穿龈轮廓，转移穿龈轮廓，比色，最终修复体，氧化锆基台一体冠，螺丝固位。

二、结果

治疗后3个月复查，唇侧软组织轮廓丰满对称，患者满意。

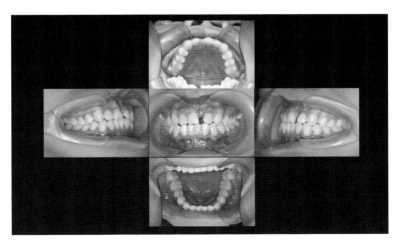
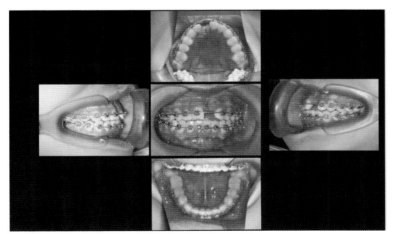

图1a、b 2014年9月26日，通过1.5年正畸获得上颌左侧中切牙修复空间

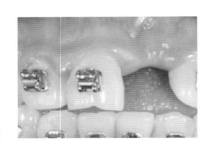
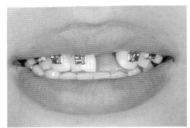
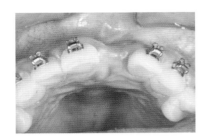
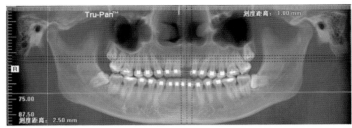
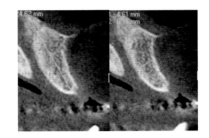

图2a～e 2014年9月26日准备予以种植

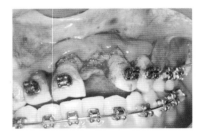
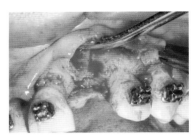
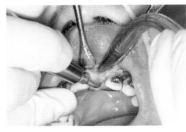
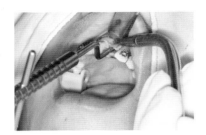

图3 翻瓣　　　　　　　图4 发现唇侧骨量不足，有明显的凹　　图5 超声骨刀切开上颌右侧中切牙牙　　图6 骨劈开
　　　　　　　　　　　　　　陷　　　　　　　　　　　　　槽嵴顶

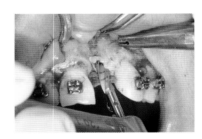
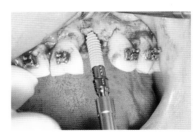
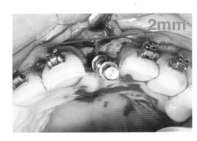

图7 转孔　　　　　　　图8 植入Straumann®种植体3.3mm×　　图9 良好的三维位置
　　　　　　　　　　　　　14mm BL

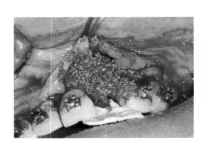
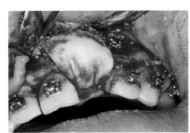
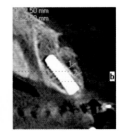

图10a、b 唇侧骨增量（GBR）　　　　　　　　　　　　　　　　　　　图11 手术后影像

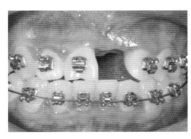
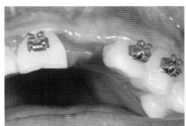
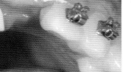
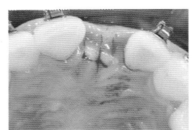
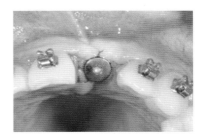

图12a~d 2015年3月23日种植二期

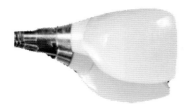

图13a、b 种植二期手术后临时冠修复

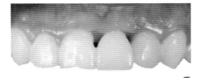
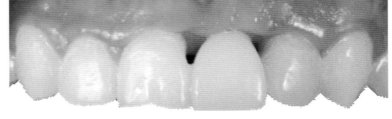

图14 前牙软组织量明显不足

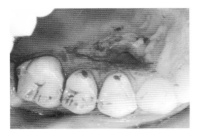
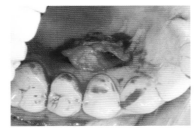

图15a、b 2015年7月14日行软组织移植

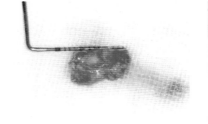

图16a、b 腭部取不带上皮的结缔组织

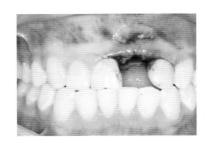
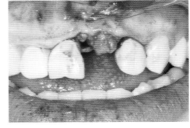
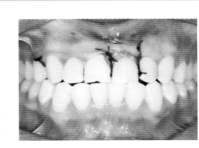

图17a~d 结缔组织移入受体区

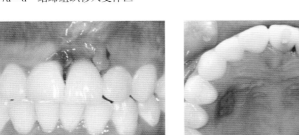
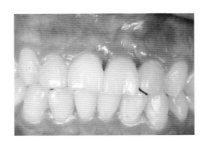

图18a、b 2015年8月2日（软组织手术后2周）移植的结缔组织已经成活

图19 2015年12月11日，软组织手术后5个月

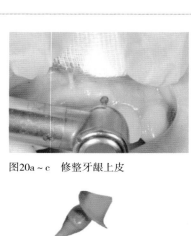
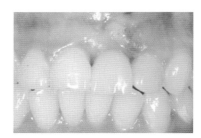
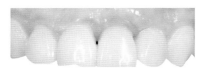
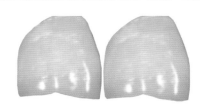

图20a～c　修整牙龈上皮

图21　上颌右侧中切牙的形态需要调整

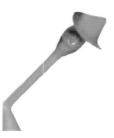
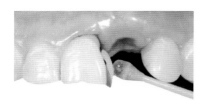
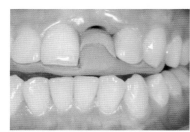
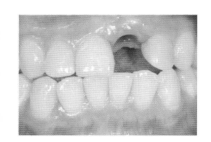

图22a、b　上颌右侧中切牙的近中用片段贴面修复形态

图23a、b　上颌右侧中切牙的切端用树脂充填

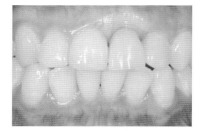
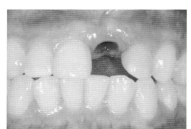
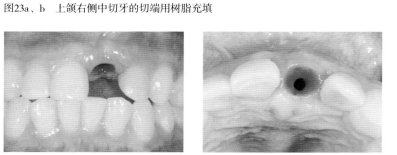

图24a、b　调整上颌右侧侧切牙的牙龈穿龈轮廓

图25a、b　获得良好的穿龈轮廓

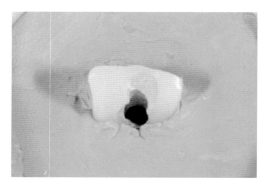
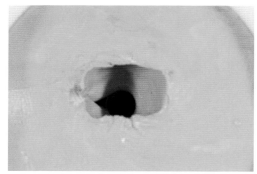
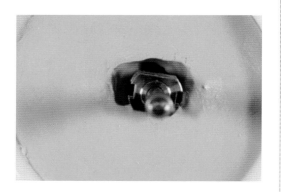

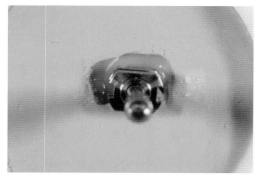
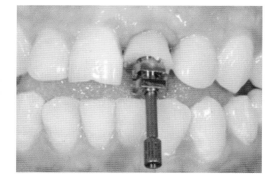
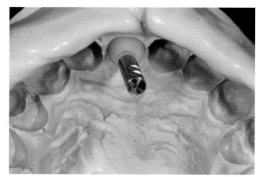

图26a～f　转移穿龈轮廓

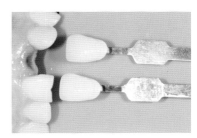

图27 比色

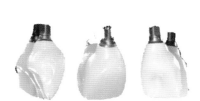

图28 最终修复体，氧化锆基台一体冠，螺丝固位

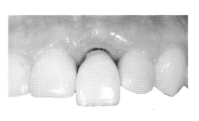

图29a、b 2016年3月2日最终修复体

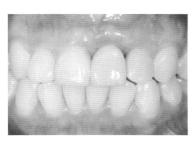

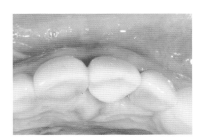

图30 唇侧软组织轮廓丰满对称

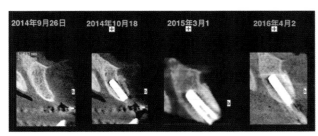

图31 影像学检查

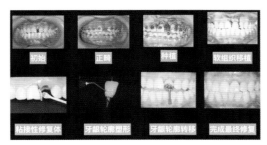

图32 治疗的过程

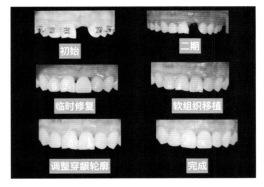

图33 软组织塑形

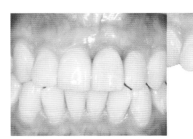

图34a、b 3个月复查

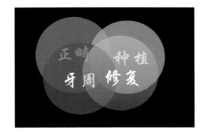

图35 该病例历时3年，正畸、牙周、修复、种植多学科联合完成

参考文献

[1] Sullivan HC, Atkins JH. Free autogenous gingival grafts, l. Principles of successful grafting. Periodontics, 1986, 6(3): 121-129.

[2] Gordon HP, Sullivan HC, Atkins JH. Free autogenous gingival grafts, Supplemental findings-histology of the graft site. Periodontics, 1968, 6(3): 130-133.

[3] Chen ST, Buser D. Clinical and esthetic outcomes of implants placed in postextraction sites. Int J Oral Maxillofac Implants, 2009, 24(Suppl): 186-217.

[4] Sclar AG. 口腔种植的软组织美学. 北京: 人民军医出版社 2009.

[5] Fu PS, WuYM, Tsai CF, et al. Immediate implant placement followingminimally invasive extraction : A case reportwith a 6-year follow-up. Kaohsiung J Med Sci, 2011, 27(8): 353-356.

余优成教授点评

该病例的诊断在临床上比较多见，多学科联合治疗是处理此类患者的最佳手段，避免了单一学科处理的局限性和不足，可以达到良好的美学和功能效果。该病例在处理骨量不足方面采取了骨劈开技术，将种植体植入理想的三维位置，后期的软组织处理，考虑不够充分，在二期手术和种植体支持的临时修复体完成后，发现软组织量不足，采取游离结缔组织瓣修复弥补了软组织不足的难题。虽然解决了暂时性的软组织问题，由于软组织的支撑及长期稳定取决于牙槽骨的高度，是否能够获得长期稳定的美学效果有待进一步的观察。该作者通过前牙区的修复治疗，改变牙齿的外形和邻接点解决了"黑三角"问题，有力地体现了多学科联合治疗的优势。

牙周病患者下前牙种植修复病例报道及讨论

浦益萍　上海交通大学附属第九人民医院口腔外科

摘要

目的：介绍1例牙周病患者下颌前牙区软硬组织缺损的种植病例。**材料与方法**：1例下颌前牙缺失的患者采用种植义齿修复时，因牙周病导致失牙，种植区软硬组织量不足，无法直接植入种植体。作者先予下前牙区牙槽骨GBR增量，运用骨粉、生物屏障膜和钛钉固定增加种植区牙槽骨量。6个月后行下前牙区种植，植入Straumann®骨水平种植体2颗（下颌双侧侧切牙）。二期愈合后行种植桥修复。**结果**：经过3~15个月的随访观察，种植修复复体在观察期内无破损，牙龈健康，未见牙龈继续退缩与种植体周围炎的发生。**结论**：牙周病患者经系统牙周治疗后可行种植修复。GBR技术能有效恢复因牙周病造成的牙槽骨量缺失。下颌前牙区作为种植修复的"难点区域"经有效牙槽嵴扩增技术和牙周维护并非种植修复的禁忌区。而远期效果需进一步跟踪观察。

一、材料与方法

1. 病例简介　32岁女性患者，下前牙松动后拔除，要求固定修复。患者自觉下前牙松动数年，3个月前拔除，未行临时修复，影响美观、社交及身心健康。故至我院门诊，要求修复下前牙。既往体健，否认全身系统性疾病，否认传染病史、药物过敏史，否认义齿修复史。母亲有"牙周炎"病史。检查：颌面部检查：颜面部表情自然，意识清楚，左右对称，比例协调，无颜面部肿胀发红，无关节弹响及张口受限，开口型正常。口内检查：下颌双侧中切牙、侧切牙缺失，缺牙间隙14mm，牙槽嵴宽度约4mm。全口腔卫生一般，下颌双侧第一前磨牙间牙龈红肿，质地较软，有较多牙石，下颌双侧尖牙近中牙周袋探诊深度1.5mm。上下牙咬合稳定，前牙浅覆𬌗、浅覆盖。CBCT检查示下颌缺牙区牙槽嵴宽度3.1~3.5mm，牙槽嵴高度降低约1.5mm。

2. 诊断　牙列缺损（下颌双侧中切牙、侧切牙缺失）；牙周炎。

3. 治疗计划

治疗难点：（1）患者患有牙周炎，未经控制的牙周病对种植体的长期稳定健康是明显的危险因素。（2）患者下前牙区因牙周病造成牙槽骨吸收，拔牙后更有明显的牙槽骨量不足，种植体植入的高度宽度均不足。因此种植术前需进行牙槽骨增量。

考虑到患者年龄、经济状况、口腔检查情况等，建议行种植修复。由于患者牙周病尚未控制，修复前先行牙周治疗。牙周情况稳定后，行牙槽骨增量。6~8个月后行种植体植入术。告之患者治疗方案、时间、费用、预后及相关问题，患者同意治疗方案。

4. 治疗过程　牙周科牙周序列治疗后，牙周情况稳定。术前1周取研究模，进行模型研究。

（1）牙槽嵴增量手术：①告之患者手术可能出现的风险和并发症，患

者表示知情同意。②术前0.5%碘伏含漱1min，含漱3次，术区常规消毒，铺巾。③术区必兰局部浸润麻醉下，在下颌左侧侧切牙至右侧侧切牙牙槽嵴顶做梯形切口（下颌双侧尖牙唇侧辅助切口），翻瓣，发现牙槽骨吸收明显。去除骨皮质，在下颌左侧侧切牙至右侧侧切牙牙槽嵴顶及唇侧植入Bio-Oss® 0.5g，覆盖Bio-Gide® 25mm×25mm 1块，钛钉固定生物屏障膜，唇侧黏膜瓣充分减张后严密缝合。④术后予以抗生素，漱口水，止痛片，嘱保持口腔卫生。⑤术后10天拆除缝线，术后见牙槽嵴黏膜愈合良好，缺牙区牙槽嵴高度宽度饱满。口腔卫生情况一般，嘱继续保持口腔卫生。

（2）术后随访1个月、3个月、6个月随访，牙槽嵴宽度高度稍有吸收，黏膜健康，口腔卫生情况良好。

（3）术后10个月，行种植体植入术：①告之患者种植手术可能出现的风险和并发症，患者表示知情同意。②术前0.5%碘伏含漱1min，含漱3次，术区常规消毒，铺巾。③术区必兰局部浸润麻醉下，在下颌左侧侧切牙至右侧侧切牙做梯形切口，翻瓣，发现牙槽骨高度宽度稍有吸收，但宽度高度保存良好。取出固定用钛钉。使用Straumann®种植系统球钻定位，扩孔钻逐级备洞，种植窝预备至直径3.3mm，深度10mm。将种植体Straumann® BL 3.3mm×10mm NC植入种植窝，初始稳定性大于35N·cm。种植体颈部平面于邻牙釉牙骨质界下3mm，骨平面以下0.5mm。④旋入种植体覆盖螺丝。由于唇侧颈部少量骨质缺损，种植手术中同时行骨增量手术。骨增量手术采取Bio-Oss®骨粉和Bio-Gide®生物膜联合应用。缝合创口，种植体埋入式愈合。1周后拆线。

（4）种植二期手术：种植术后3个月，种植体周围软组织愈合良好，X线片示：种植体与骨结合良好。二期手术，局麻下切开黏膜，取出覆盖螺丝，上愈合基台，缝合，行种植体软组织塑形。

（5）取模：2周后牙龈成形良好，取下愈合基台。进行闭口式种植体

水平取模。取出模型后，连接种植替代体，替代体颈部灌入牙龈硅橡胶，灌石膏模型后送技工室制作。

（6）戴牙：取模后10天戴牙，Ti基台就位顺利，手动扳手旋紧基台至35N·cm，检查全瓷冠邻接松紧合适，调𬌗。固定种植义齿时，先上紧基台，在螺丝孔中塞入少量暂封剂以防螺丝孔被树脂堵住。SAC自粘接树脂水门汀粘接全瓷冠。

（7）维护：嘱患者定期复查，并行口腔卫生维护。复诊检查内容包括种植体周围组织，牙周情况，骨吸收等。修复后1个月、3个月、6个月、15个月种植修复体稳定无破损，牙龈无红肿，种植体骨水平稳定。

二、结果

经过3~15个月的随访观察，种植修复体在观察期内无破损，牙龈健康，未见牙龈继续退缩与种植体周围炎的发生。

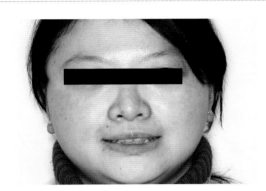
图1　患者下前牙缺失，面部改变不明显

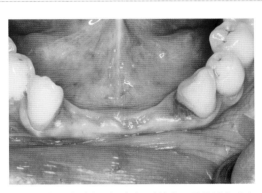
图2　下颌双侧中切牙、侧切牙缺失，牙槽嵴宽度小于4mm，高度降低约1mm

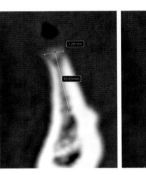
图3　CBCT下颌缺牙区牙槽嵴宽度3.1~3.5mm，牙槽嵴高度降低1.5mm

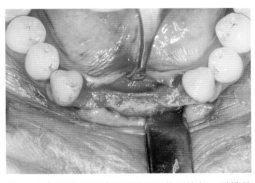
图4　术中见缺牙区唇侧牙槽骨吸收不均匀，牙槽骨宽度<3.5mm

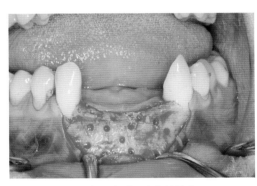
图5　术中去除唇侧骨皮质，准备植骨床

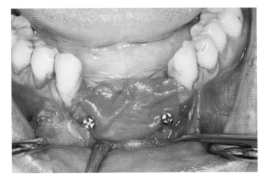
图6　缺牙区唇侧钛钉固定Bio-Gide®生物膜25mm×25mm 1块

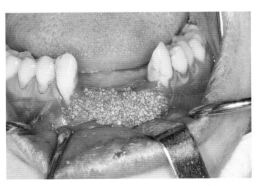
图7　缺牙区唇侧与生物膜之间植入Bio-Oss®骨粉0.5g

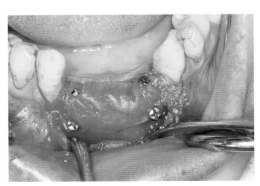
图8　下颌双侧侧切牙牙槽嵴顶钛钉固定生物膜

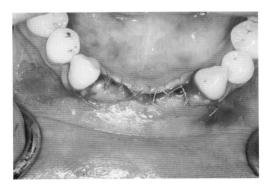
图9　减张严密缝合

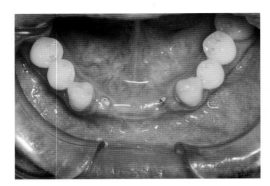

图10　术后3个月复诊，牙槽嵴宽度高度稍降低，嵴顶固定钛钉可见

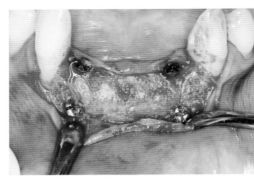

图11　CBCT下颌缺牙区牙槽嵴宽度>5.5mm，高度水平与邻牙骨水平一致

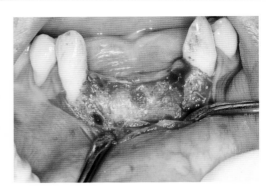

图12　二期手术术中植骨区牙槽骨宽度>5.5mm

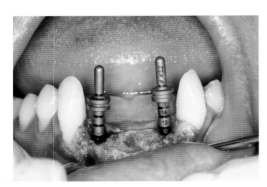

图13　去除固定钛钉

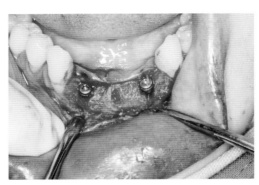

图14　植入Straumann®骨水平种植体3.3mm×10mm NC 2颗，初始稳定性>35N·cm

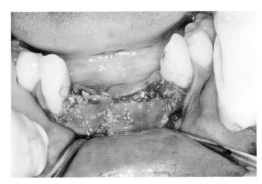

图15　种植体唇侧颈部缺损处植入Bio-Oss®骨粉约0.1g，覆盖Bio-Gide®生物膜13mm×13mm两块，严密缝合

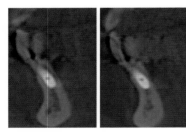

图16　种植术后3个月影像学检查种植体骨结合好，唇侧丰满

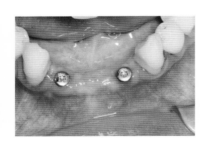

图17　种植二期手术更换愈合基台，牙龈愈合良好

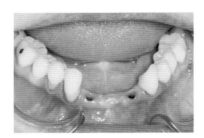

图18　种植体周围牙龈袖口愈合好，无红肿出血

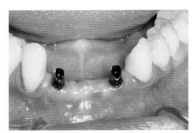

图19　种植闭口式取模后制作完成修复体，戴入Ti基台

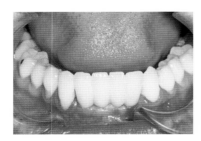

图20　氧化锆种植桥初戴

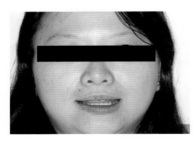

图21　患者下前牙缺失修复完成

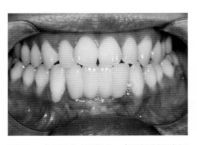

图22　术后3个月随访，邻牙牙龈稍红肿，种植体周围牙龈无红肿，软组织水平稳定

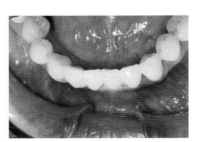

图23　术后15个月随访，种植体唇侧牙槽骨水平稳定，无明显吸收

三、讨论

1. 牙周病及牙周病的治疗 牙周病是累及四种牙周支持组织的炎症性、破坏性疾病。牙周病在我国患病率极高，其患病率甚至超过龋病。牙周病对口腔内各个区域牙齿易感性不同，根据牙菌斑、牙石、炎症程度、牙槽骨吸收程度等综合分析表明，最易受累的为下颌切牙。研究，下切牙容易缺失原因可能是由于其牙槽骨较薄，更容易遭到牙周病的破坏，唾液导管开口于附近，唾液分泌化学因子，影响口腔酸碱度等，导致菌斑，牙石容易在此沉积有关。牙周病的治疗一般分为4个阶段：第一阶段的基础治疗，包括口腔卫生宣教，洁牙术，根面平整术。第二阶段牙周手术治疗，包括翻瓣术，植骨术，引导组织再生术等。第三阶段修复治疗阶段，一般在牙龈的外形和龈缘位置已基本稳定时。第四阶段牙周支持治疗，也称维护期。有学者认为，对于牙周病伴牙列缺损的患者，一般都需要进行牙周病的修复治疗。进行牙列缺损修复的同时，万万不可忽视对牙周病的维护。

2. 牙周病修复治疗时机和方法 牙周病的患牙在牙周治疗后，牙龈红肿消退，没有明显探诊出血，牙龈边缘稳定，牙周袋的深度＜2mm，才可开始修复治疗。对于涉及上下前牙的美学学修复，一般在牙周病基础治疗后3~6个月再进行修复治疗。牙周病患者的牙列缺损修复方法根据缺失牙的部位、缺牙数量、缺牙区牙槽骨吸收情况、余留牙牙体、牙周组织的健康状况，患者的医从性及经济条件等综合考虑选择合适的修复方法。本病例患者下颌双侧中切牙、侧切牙缺失，缺失牙两边余留牙牙周情况尚可，且患者较为年轻，故考虑邻牙不受损的种植修复方案。由于牙槽骨骨量不足情况，必须先行骨增量手术。

3. 下前牙区种植修复的难点 影响前牙种植修复美学效果的主要因素是种植体周围足够的骨组织支持及周围软组织质与量的状态。通常认为上前牙区是口腔修复中的美学区域。对上前牙区的软硬组织的恢复有大量的研究和关注。然而，对于同样位于牙弓前部的下前牙区的研究和关注远不及上颌美学区。多数患者的下前牙区牙槽骨宽度较窄，拔牙后牙槽骨吸收使得牙槽骨量进一步不足。若患者因牙周病造成失牙则牙槽骨往往无法满足最基本的种植骨量要求。因此下颌前牙区也成为了种植的"难点区域"之一。处理下前牙区牙槽骨量不足的患者时，我们常用Onlay植骨、牵引成骨技术等，但由于这些技术创伤较大有时并不能为患者所接受。同时Onlay植骨和牵张成骨也存在着新骨吸收的问题，因此GBR仍是临床上运用最广泛的技术之一。本病例患者拔牙后唇侧牙槽骨吸收明显，在种植手术同期通过Bio-Oss®骨粉与Bio-Gide®生物膜联合应用，钛钉固定生物膜维持骨增量空间，有效地恢复了牙槽骨唇舌侧宽度和一定程度增加了牙槽骨的高度，满足了种植区域的骨量，为软组织的稳定创造了支持条件。

下颌前牙区牙周的维护和种植体的长期健康：由于下颌前牙区的解剖和易感性并未改变，种植修复后的下前牙区仍是牙周病（种植体周围炎）的危险区域，牙周（种植体周）的长期维护尤为重要。本病例中患者依从性较好，但在保持牙周（种植体周）的菌斑控制方面依然存在一定问题，同时由于患者的家族史，我们不能忽视种植体周围炎发生的可能性。软硬组织的长期稳定健康也需要进一步的长期随访。

参考文献

[1] Levin L, Ofec R, Grossmann Y, et al. Periodontal disease as a risk for dental implant failure over time: A long-term historical cohort study. J Clin Periodontol, 2011, 38(8): 732-737.

[2] Gianserra R, Cavalcanti R, Oreglia F, et al. Outcome of dental implants in patients with and without a history of periodontitis: a 5-year pragmatic multicentre retrospective cohort study of 1727 patients. Eur J Oral Implantol, 2010, 3(4): 307-314.

[3] Huh YH. Shin HJ, Kim DG, et al. Full mouth fixed implant rehabilitation in a patient with generalized aggressive periodontitis. J Adv Prosthodont, 2010, 2(4): 154-159.

[4] Sachdeo A, Haffajee AD, Socransky SS. Biofilms in the edentulous oral cavity. J Prosthodont, 2008, 17(5): 348-356.

[5] Roccuzzo M, De Angelis N, Bonino L, et al. Ten-year results of a three-arm prospective cohort study on implants in periodontally compromised patients. Part I: implant loss andradiographic bone loss. Clin Oral Implants Res, 2010, 21(5): 490-496.

[6] Serino G, Strom C. Peri-implantitis in partially edentulous patients: association with inadequeate plaque control. Clin Oral Implants Res, 2009, 20(2): 169-174.

[7] Pinho MN, Roriz VL, Novaes AB, Jr, Taba M, Jr, Grisi MF, de Souza SL. Titanium membranes in prevention of alveolar collapse after tooth extraction. Implant Dent, 2006, 15: 53-61.

[8] Darby I, Chen ST, Buser D. Ridge preservation techniques for implant therapy. Int J Oral Maxillofac Implants, 2009, 24(Suppl): 260-331.

[9] Barone A, Aldini NN, Fini M, Giardino R, Calvo Guirado JL, Covani U. Xenograft versus extraction alone for ridge preservation after tooth removal: a clinical and histomorphometric study. J Periodontol, 2008, 79: 1370-1377.

[10] Araújo MG, Lindhe J. Dimensional ridge alterations following tooth extraction. An experimental study in the dog. J Clin Periodontol, 2005, 32: 212-220.

[11] Kjetil Misje, Tore Bjørnland, Erik Saxegaard, et al. Treatment outcome of dental implants in the esthetic zone: a 12-to 15-year retrospective study. Int J Prosthodont, 2013, 26(4): 365-369.

王佐林教授点评

牙周病患者，下颌前牙拔除前常常已经存在有骨吸收，牙拔除后通常有颊侧骨组织倒凹，骨松质过少血供不佳、距口底或患病天然牙较近等问题。下颌前牙区位于舌下腺开口处，如牙周疾病未得到控制，种植体周围更容易因为食物及软垢积聚导致种植体周围炎症，因此美学及失败的风险均较高。该区域一般采用GBR术、骨劈开、牵张成骨、Onlay植骨术等方式解决不同程度的骨吸收。GBR术中骨再生空间、良好的血供及创口的无张力缝合直接影响骨再生的效果。本病例中，术者较好地为移植的骨组织材料提供了再生空间，创口进行了减张缝合，在二次手术前获得了较好的骨组织增量，术后修复效果良好。如能比较GBR术后当天和种植术前缺牙区CBCT骨量的变化，能更好地反映GBR术后骨组织吸收情况。同时修复时可见患者双侧下颌尖牙牙龈红肿、探针出血，说明该患者需进一步加强口腔卫生宣教，提高口腔清洁意识，以保证种植体的长期稳定。

骨劈开联合GBR技术在上颌前牙缺牙区过窄牙槽嵴种植修复中应用

李自良[1]　贺钧[2]　1. 昆明医科大学附属口腔医院种植修复科　2. 昆明医科大学口腔医学院

摘要

目的：探讨骨劈开后行GBR术后延期植入种植体在上颌前牙缺牙区窄牙槽嵴的种植修复效果。**材料与方法**：18岁女性患者，因车祸致上颌右侧中切牙脱落7年；检查发现上颌右侧中切牙唇侧倒凹明显，上颌左侧中切牙冠折，CBCT显示上颌右侧中切牙缺牙区牙槽嵴顶菲薄，厚度<3mm；拟行上颌左侧中切牙骨劈开同期，延期植入种植体，同时行上颌左侧中切牙全冠修复。在局麻下翻瓣，采用超声骨刀结合骨劈开工具（Hufridy®）劈开牙槽骨，并填充Bio-Oss®骨粉形成"三明治"样结构，盖Bio-Gide®膜，严密缝合创口。6个月后植入Ankylos® C/X植体1颗（3.5mm×14mm），植入后6个月后行二期手术，二期手术后3个月完成最终修复。期间临时冠引导牙龈成形，同期完成上颌左侧中切牙全冠修复。**结果**：上颌右侧中切牙种植修复获得满意的效果；美学效果恢复良好。**结论**：前牙区缺牙致牙槽嵴宽度<3mm也可通过骨劈开行延期种植获得理想的美学修复效果。

种植治疗已成为公认的修复牙齿与牙列缺失的最佳方法。由于炎症、牙周病、外伤等多种因素导致上颌前牙缺失的患者缺牙区牙槽嵴较窄，缺牙区骨量不足是一个临床难题。大多数学者认为在上颌前牙区牙槽嵴宽度为3~5mm时，通过使用骨劈开术来增加牙槽嵴的宽度，能够获得足够骨宽度及软组织量以达到满意后期种植美学修复。然而，临床上也存在上颌前牙缺牙区牙槽嵴宽度<3mm时的病例，这样的病例能否行骨劈开联合GBR技术手术进行种植修复，笔者经过术前精心的准备，对本例CBCT显示上颌前牙缺牙区牙槽嵴宽度<3mm的患者行骨劈开联合GBR技术手术后行种植修复，最后获得满意修复效果。现就以下几个方面进行讲解。

一、材料与方法

1. 病例简介　18岁女性患者，无不良嗜好，身体情况良好。上前牙缺失7年余。患者诉7年前由于车祸致使右上前牙脱落，期间曾行活动义齿修复，但自觉不适，影响美观和发音，遂于我院就诊治疗。患者既往体健，否认全身系统性疾病，否认药物过敏史，否认传染病史。口内上颌右侧中切牙缺失，近远中间隙宽约8mm，缺牙区牙槽骨凹陷明显。上颌左侧中切牙冠1/3折断，牙冠变色，叩痛（−），无松动。上颌中线偏右，上下中线不齐。口腔卫生可，牙龈色粉质韧。患者中低笑线，正常覆𬌗覆盖。CBCT示：上颌右侧中切牙牙槽嵴水平向骨吸收明显，测量宽度为2mm，垂直高度未见明显降低，Ⅲ类骨。上颌左侧中切牙根管内见高密度充填影像。

2. 诊断　上颌牙列缺损。

3. 治疗计划　（1）上颌右侧中切牙拟行骨劈开及GBR技术。（2）延期种植修复。（3）上颌左侧中切牙拟行全冠修复。

4. 治疗过程

（1）骨劈开联合GBR技术进行骨增量手术：术前谈话签字，口服阿莫西林胶囊1g，氯己定漱口水含漱3次，常规消毒铺巾后，4%阿替卡因肾上腺素（必兰）于上颌右侧中切牙区行浸润麻醉，于上颌右侧中切牙牙槽嵴顶做横行切口，唇侧做附加切口，翻瓣，暴露术野，可见上颌右侧中切牙唇侧骨量不足，牙槽嵴呈刃状。超声骨刀于唇侧骨面确定劈开范围，骨劈开工具（Hufridy®）由牙槽嵴顶常规骨劈开，劈开后嵴顶宽度约5mm，见血供丰富，将Bio-Oss®骨粉与生理盐水充分混匀后填入上颌右侧中切牙骨劈开处，Bio-Gide®胶原膜覆盖骨粉，固定生物膜并充分减张后严密缝合口。1周后复诊，创口愈合良好，无明显炎症，缺牙区唇侧明显丰满。

（2）种植体植入手术：术前准备：骨劈开术后6个月复诊，见上颌右侧中切牙区软组织完全愈合，缺牙区唇侧明显丰满，CBCT示上颌右侧中切牙骨劈开区牙槽嵴宽度恢复良好，嵴顶宽度为6.0mm。术前制订计划，拟骨劈开术后半年植入Ankylos® C/X 3.5mm×14mm种植体1颗。种植手术：术前谈话签字，口服阿莫西林胶囊1g，氯己定漱口水含漱3次，常规消毒铺巾，4%阿替卡因肾上腺素（必兰）于上颌右侧中切牙区行浸润麻醉，于上颌右侧中切牙牙槽嵴顶做横行切口，两侧做龈沟内切口，暴露术区，于牙槽嵴顶植入Ankylos® C/X 3.5mm×14mm植体1颗，扭矩35N·cm，旋入覆盖螺丝，严密对位缝合。1周后复诊，创口愈合良好，无明显炎症。二期手术：一期手术6个月后复查，拍摄根尖片见种植体周新骨形成骨结合良好，行二期手术，上高度为3mm的愈合帽。

（3）修复阶段：制作过渡义齿：二期手术后2个月，见上颌右侧中切牙牙龈愈合良好，牙龈袖口成形良好，种植体无松动，取模型，选择永久前牙美学基台，基台就位，行上颌左侧中切牙行牙体预备。上颌右侧中切牙基台水平取模，上颌左侧中切牙常规取模。期间上颌双侧中切牙临时冠修复，引导上颌右侧中切牙牙龈软组织成形。

（4）戴牙：1个月后软组织成形满意，二氧化锆全瓷冠永久修复。拍摄CBCT示种植体唇侧骨板均≥2mm，腭侧骨板≥1.8mm。

（5）复诊：戴牙后1个周、2个月复查，种植牙均稳固，软硬组织稳定，外形满意。

二、结果

骨劈开术后6个月复查时，见增加水平骨量为：4mm。最终修复时，CBCT见种植体颊侧骨板厚度均≥2mm，腭侧骨板≥1.8mm。戴牙1个月复诊时，口内检查见上颌右侧中切牙牙槽突丰满，种植体无松动。牙龈色泽及形态良好，牙龈曲线较为协调，上颌两中切牙牙冠修复体自然融合于牙列中。患者对最终修复效果满意。再次对患者进行口腔卫生宣教，预约3个月后复诊。

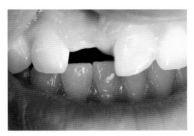

图1　术前口内咬合像

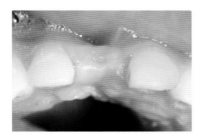

图2　术前口内𬌗面像

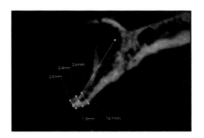

图3　术前CBCT

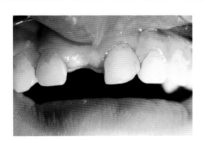

图4　骨劈开术切口设计

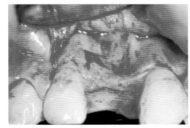

图5　骨劈开术中像，翻瓣后可见缺牙区唇侧骨板明显缺损

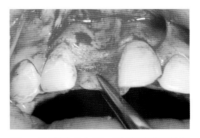

图6　骨劈开术中像，缺牙区嵴顶骨宽度约为2mm

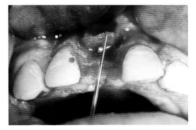

图7　骨劈开术中像，骨劈开缺牙区牙槽嵴顶后唇侧骨板被抬起，唇腭侧宽约5.5mm

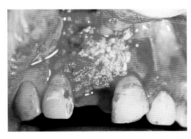

图8　骨劈开术中像，于缺牙区唇侧植Bio-Oss®骨粉

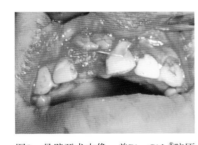

图9　骨劈开术中像，盖Bio-Gide®胶原膜于所植骨粉表面

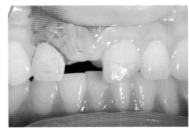

图10　骨劈开术后6个月复诊，可见缺牙区唇侧较骨劈开术前明显丰满

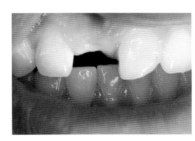

图11　术前正面咬合像

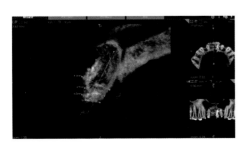

图12　术后6个月CBCT

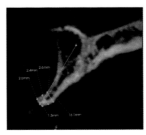

图13　术前对比

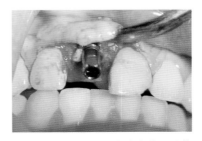

图14　种植体植入手术术中像，植体植入位置（平分近远中径、唇腭侧骨板）、方向

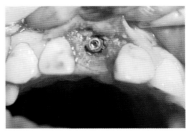

图15　种植体植入手术术中像，植体顶端位置、深度（平均位于嵴顶下0.5mm）

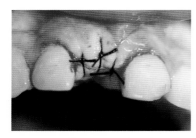

图16　种植体植入手术术中像，创口严密对位缝合

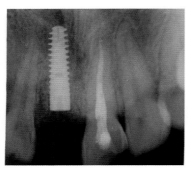

图17　种植体植入术后根尖片

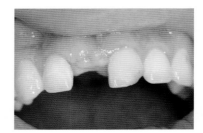

图18　一期术后6个月口内唇侧像

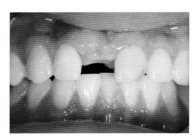

图19　一期术后6个月口内咬合像

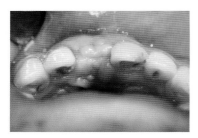

图20　一期术后6个月口内𬌗面像

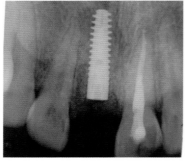

图21　一期术后6个月根尖片，种植体周围可见新骨形成

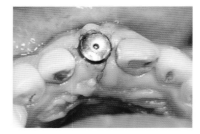

图22　二期手术𬌗面像，穿龈高度为3mm愈合帽

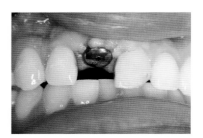

图23　二期手术唇面像，穿龈高度为3mm愈合帽

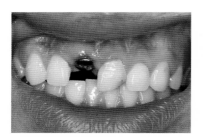

图24　二期手术后2个月时缺牙区牙龈情况良好（唇面像）

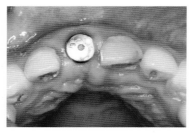

图25　二期手术后2个月时缺牙区牙龈情况良好（𬌗面像）

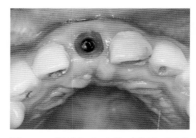

图26　二期手术后2个月时缺牙区牙龈情况良好（袖口）

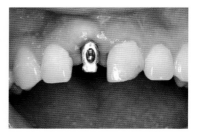

图27　选择前牙美学基台戴入口内，引导牙龈成形

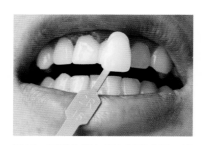

图28　同期上颌左侧中切牙备牙，过渡性义齿修复

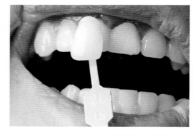

图29　同期上颌左侧中切牙备牙，过渡性义齿修复

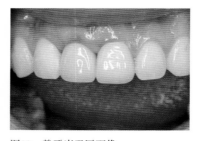

图30　戴牙当天唇面像

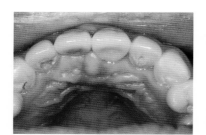

图31　戴牙当天𬌗面像

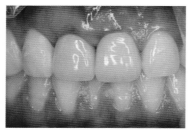

图32　戴牙当天咬合像

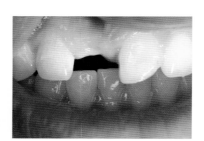

图33　术前对比像

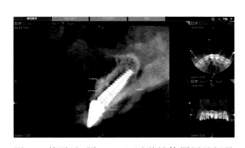

图34　戴牙后1周，CBCT示种植体周围见新骨形成，骨宽度最窄为6.5mm，最宽为9.4mm

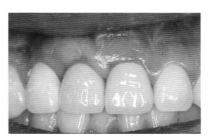

图35　戴牙后，2个月

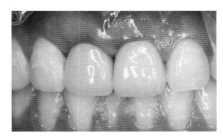

图36　戴牙后当天对比像

三、讨论

天然牙丧失后，牙槽嵴宽度的减少比高度减少明显。Tan等的回顾性研究中发现：拔牙后6个月，拔牙窝牙槽嵴的骨宽度将下降29%~63%，骨高度下降11%~22%。该患者因外伤缺牙长达7年之久，长期使用活动义齿，致使牙槽嵴受压迫，种植区牙槽嵴厚度不足，测量宽度为2.4mm，常规植入困难。对于骨宽度不足的狭窄牙槽嵴，临床上有Onlay植骨技术、引导骨组织再生技术、骨劈开技术、水平向牵张成骨技术等解决方案。自体骨移植其成功率为60%~93%，但Onlay植骨存在有供骨区并发症、移植骨块的量有限、不可预测的骨吸收量、伤口裂开导致移植骨块暴露、需开辟第二术区等缺点，患者往往不愿采用这种较为复杂的技术。单纯GBR技术报道的成功率为86%~98.3%，但需要的治疗时间较长，大量植骨后一旦膜暴露，植骨失败的概率则大为增加。牵张成骨的水平向牵张器有一定的体积，在口腔内放置对牙槽嵴宽度有一定的要求，临床上应用有一定的困难。骨劈开术在上颌前牙区牙槽嵴宽度为3~5mm时来增加牙槽嵴的宽度，是一种能够获得足够骨量条件、软组织条件以达到后期种植美学修复成功的有效方法。但对于宽度小于3mm的窄牙槽嵴该术式效果如何？本病例中我们告知该患者几种治疗方案及风险后，患者选择创伤较小，治疗时间相对较短的骨劈开术的治疗方案。我们通过骨劈开术联合GBR技术进行骨增量手术，并盖Bio-Gide®膜以保持内部的稳定环境，延期种植以保证种植体植入方向，最终修复前制作临时冠，引导牙龈软组织成形，使得牙龈弧度更加自然，也保证了后期美学修复的成功。上颌左侧中切牙同时进行修复治疗使得两中切牙形态颜色更加协调美观。

针对美学区单牙缺失的治疗，当牙槽嵴宽度<3mm时，同样可以尝试通过骨劈开手术以增加骨宽度，从而保证将种植体植入理想位置，可获得最终理想的美学修复效果。

参考文献

[1] 谢志刚, 肖旭辉. 骨劈开技术在增加上颌狭窄牙槽嵴骨宽度中的应用. 国际口腔医学杂志, 2014(04): 373–377.

[2] Tan W L, Wong T L, Wong M, et al. A systematic review of post–extractional alveolar hard and soft tissue dimensional changes in humans. Clinical Oral Implants Research, 2012, 23(s5): 1–21.

[3] Chiapasco M, Romeo E, Vogel G. Tridimensional reconstruction of knife–edge edentulous maxillae by sinus elevation, onlay grafts, and sagittal osteotomy of the anterior maxilla: preliminary surgical and prosthetic results. International Journal of Oral and Maxillofacial Implants, 1998, 13: 394–399.

[4] Bahat O, Fontanessi R V. Efficacy of implant placement after bone grafting for three–dimensional reconstruction of the posterior jaw. International Journal of Periodontics & Restorative Dentistry, 2001, 21(3).

[5] Buser D, Bragger U, Lang N P, et al. Regeneration and enlargement of jaw bone using guided tissue regeneration. Clin Oral Implants Res, 1990, 1(1): 22–32.

[6] 陈广华, 栾明亮, 董凯丽, 等. 骨劈开技术在上颌前牙区种植的临床效果观察. 口腔医学, 2012(11): 695–697.

[7] 邱立新, 林野, 王兴, 等. 骨劈开技术在上颌前牙种植外科中的应用. 中国口腔种植学杂志, 2000(02): 67–69.

季平教授点评

采用骨劈开技术的最大并发症是骨板的断裂和吸收，其次是由于劈开方向与种植体最佳植入角度之间的差异导致修复效果不理想。在一次法骨劈开技术中，同期植入种植体往往会面临以上问题；而采用该病例中的骨劈开夹层植骨技术，则可以在获得明确的牙槽骨宽度增量效果的同时，为二期的种植体植入提供灵活的自由度，因此本病例采用的方法不失为一种骨劈开技术的改良和补充。然而，需要商榷的是：

（1）患者女性18岁，不是进行永久性种植体修复的最佳年龄阶段；

（2）种植体植入位点略靠近颊侧，逼近美学极限，幸采用角度基台挽救了美学修复效果；

（3）未使用个性化全瓷基台，修复体透光度不足；

（4）第二次手术（种植体植入术）后等待6个月，报道未提及原因。

骨扩张技术在上颌前牙牙槽骨严重水平吸收患者的应用

裴仲秋　重庆医科大学附属口腔医院修复科

摘要

目的：通过该病例，评价骨扩张技术在对窄小牙槽嵴厚度增加的作用及效果。**材料与方法**：18岁男性患者，6年前外伤后上颌右侧切牙缺失。CBCT检查缺牙区骨厚度<3mm，骨高度未发生降低。必兰局麻下，经牙槽嵴顶梯形切口，翻瓣，暴露术区。使用Osstem骨扩张工具，首先进行牙槽嵴顶修整至与上颌左侧切牙颈部协调。然后在水冷下，800r/min的速度，以直径1.8mm预备骨扩张隧道，再使用骨扩张器械，水冷下，20r/min进行骨扩张至直径3.5mm，长度11.5mm扩张钻颈部平齐牙槽嵴顶。在以800r/min的速度，使用安卓健工具盒备孔，攻丝，植入Anthogyr 3.4mm×12mm种植体1颗。种植体唇侧覆盖Bio-Oss®人工骨和Bio-Gide®生物膜。薇乔4-0缝线严密缝合。愈合6个月后二期牙龈成形，取模，完成最终修复。**结果**：骨扩张技术以微创的方式，拥有不用开辟第二术区的优点，结合个性化切削基台的使用，可获得良好的红白美学效果。**结论**：骨扩张技术应用在前牙骨吸收严重区域，可以取得良好的修复效果。

上颌前牙区是牙种植中美学必须充分考虑的区域。得到前牙区牙种植美学的效果，除了医师的正确手术操作外，缺牙区需要有足够的骨高度、厚度。但临床上患者由于缺牙不同原因和缺牙时间长短，牙槽骨在垂直向和水平向通常有不同程度的吸收。骨水平吸收的程度不同，临床上可以选择GBR、骨劈开、骨扩张、Onlay植骨、钛网等技术，及这几种技术联合使用。当水平骨厚度为2~3mm时，骨扩张技术联合GBR技术，可以在一个术区，以微创的方式完成种植手术，并且获得良好的红白美学修复效果。

一、材料与方法

1. 病例简介　18岁男性患者，患者要求以简单、微创方式用种植牙修复外伤前牙缺失。6年前外伤后上颌右侧中切牙缺失，缺牙后使用胶链活动义齿修复缺牙至今。全身体健，无高血压、心脏病、糖尿病等疾病，无药物过敏。上颌右侧中切牙缺失，近远中距较上颌左侧中切牙小1.5mm。牙槽嵴顶高度与邻牙协调，唇侧凹陷。浅覆𬌗浅覆盖，低位笑线。CBCT检查缺牙区骨唇舌向厚度大约2.5mm，鼻嵴距约14mm。

2. 诊断　上颌右侧中切牙缺失，伴牙槽嵴水平严重吸收。

3. 治疗计划　上颌右侧切牙缺失牙使用骨扩张的术式，扩张唇舌向骨壁，避免开辟第二术区取骨，结合GBR技术，一次完成种植体植入。二期采用保留龈乳头技术暴露种植体，取模以后采用个性化基台，一次完成最终修复。

4. 治疗过程

（1）术前口内正位照和切线位照，术前CBCT显示：上颌右侧切牙唇舌向骨厚度2.5mm，鼻嵴距>14mm，唇舌侧骨板之间有大约1.5mm骨松质。治疗设计：采用骨扩张的方式，在使用种植扩孔钻备洞以前，扩张唇舌向骨厚度，减少扩孔钻对骨的切削，尽可能保护骨组织。

（2）必兰局麻下，在上颌右侧中切牙牙槽嵴顶做"一"字形切口，分离上颌右侧侧切牙、左侧中切牙唇侧龈沟，分别在上颌右侧侧切牙、左侧中切牙远中做垂直切口至前庭沟，形成一个梯形切口。剥离牙龈，暴露骨面。上颌右侧中切牙牙槽嵴顶与上颌左侧中切牙牙颈部形态不协调，缺牙区牙槽嵴高度更偏切方。

（3）使用Osstem公司骨扩张工具盒内的骨修整钨钢钻，修整牙槽嵴顶形态，使之与上颌左侧中切牙牙槽骨形态协调，呈弧形平整的备洞平面。

（4）在生理盐水冷却下，800r/min的速度，以直径1.8mm预备骨扩张隧道，制备骨扩张隧道时，注意沿骨松质区域预备，避免骨皮质穿孔。再使用逐级使用骨扩张器械，水冷下，20r/min进行骨扩张至直径3.5mm，长度11.5mm扩张钻颈部平齐牙槽嵴顶。这时上颌右侧切牙唇侧骨壁较扩张前向唇侧凸起，唇侧骨向牙冠方向有大约3mm的骨裂。保持大约5min，反旋取出骨扩张钻。

（5）使用Anthogyr 3.4mm直径的扩孔钻，在生理盐水冷确下，800r/min的速度，调整种植窝唇舌向，近远中方向，并且深度达到12mm，上颌右侧切牙唇侧骨壁有大约长度8mm、宽度1mm骨缺损。

（6）植入1颗Anthogyr 3.4mm×12mm的种植体，最终植入位置调整指示点位于唇侧正中，种植体颈部平面位于骨面下0.5mm，种植体穿出方向位于舌侧窝。唇侧骨壁使用小球钻打孔，穿透骨皮质，释放骨松质内的成骨细胞。

（7）使用15号刀片，近远中向切断根方黏膜瓣骨膜，充分松弛黏膜瓣，为植骨后无张力缝合做准备。

（8）唇侧植入Bio-Oss®骨粉0.25g 1瓶，骨粉表面覆盖Bio-Gide® 1张，并插入腭侧龈瓣内固定。

（9）维桥4-0缝线无张力缝合切口，缝合以后，对位良好，黏膜瓣位置无改变，切口无发白，愈合无张力。

（10）愈合6个月后，二期手术前拍牙片显示种植体骨整合良好。二期牙龈成形时，保护龈乳头，仅切开缺牙区中间部分，暴露并取下种植体颈部覆盖螺丝，更换愈合基台，此时上颌右侧切牙唇侧牙龈水平更偏切缘。唇侧牙龈丰满度与上颌左侧切牙比较没有明显差异。

（11）因为上颌右侧切牙唇侧牙龈水平更偏切缘，取模以后，使用个性化切削基台，将上颌右侧切牙龈缘位置预先设定在上颌左侧切牙龈缘水平

下1mm，在此基础上完成氧化锆全瓷冠制作，使全瓷冠牙龈水平与上颌左侧切牙一致，减少个性化牙龈成形医患所花费的诊疗时间。因为上颌右侧切牙近远中径较上颌左侧切牙小大约1.5mm，所以为获得上颌右侧切牙、上颌左侧切牙对称效果，将上颌右侧切牙远中做宽1.5mm，覆盖在上颌右侧切牙近中缘处。

（12）个性化切削基台戴入口内，形成良好的龈缘形态，并且支撑起龈乳头。戴入氧化锆全瓷冠，非常好地完成最后修复效果。

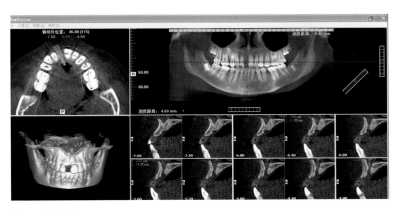

图1　患者术前CBCT

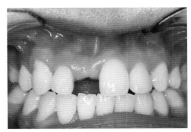

图2　术前正位像

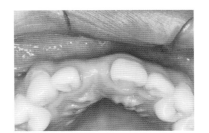

图3　术前切端像

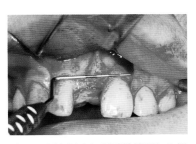

图4　上颌右侧中切牙牙槽嵴顶与上颌左侧中切牙牙颈部形态不协调，缺牙区牙槽嵴高度更偏切方

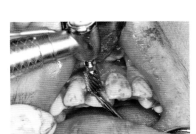

图5　Osstem公司骨扩张工具盒内的骨修整钨钢钻，修整牙槽嵴顶形态

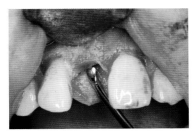

图6　上颌右侧中切牙牙槽嵴顶呈弧形平整的备洞平面

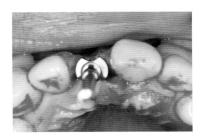

图7　以直径1.8mm扩孔钻预备骨扩张隧道，制备骨扩张隧道时，注意沿骨松质区域预备，避免骨皮质穿孔

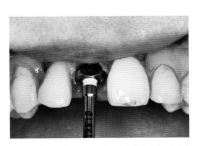

图8　扩孔钻备洞时位于上颌右侧中切牙缺牙区中间区域

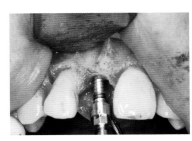

图9　水冷下，20r/min进行逐级骨扩张

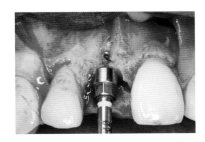

图10　骨扩张至直径3.5mm，长度11.5mm，扩张钻颈部平齐牙槽嵴顶。这时上颌右侧中切牙唇侧骨壁较扩张前向唇侧凸起，唇侧骨向牙冠方向有大约3mm的骨裂

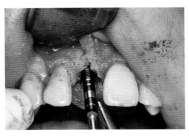

图11　Anthogyr 3.4mm直径的扩孔钻，在生理盐水冷却下，800r/min的速度，调整种植窝唇舌向，近远中方向，并且深度达到12mm

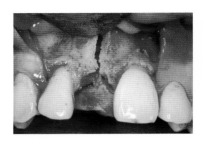

图12　上颌右侧中切牙唇侧骨壁有大约长度8mm、宽度1mm骨缺损

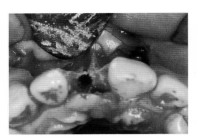

图13　备洞完成后切端像

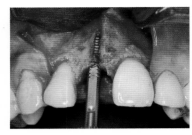

图14　植入1颗Anthogyr 3.4mm×12mm的种植体，最终植入位置调整指示点位于唇侧正中，种植体颈部平面位于骨面下0.5mm

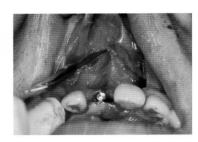

图15　使用15号刀片，近远中向切断根方黏膜瓣骨膜，充分松弛黏膜瓣

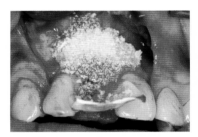

图16　唇侧植入Bio-Oss®骨粉

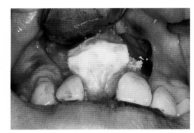

图17　骨粉表面覆盖Bio-Gide®膜

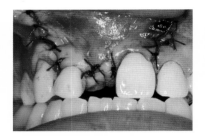

图18　缝合后正面像

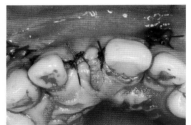

图19　缝合后切端像

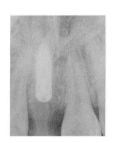

图20　种植术后6个月X线片显示骨整合良好

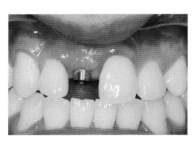

图21　安装愈合基台正面像

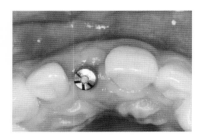

图22　安装愈合基台切端像

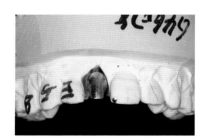

图23　模型上个性化基台正面像

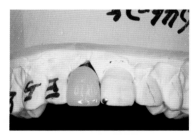

图24　模型上完成的氧化锆全瓷冠

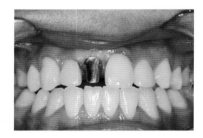

图25　口内戴入个性化基台正面像

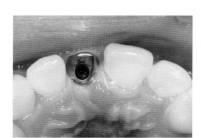

图26　口内戴入个性化基台切端像

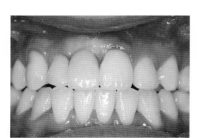

图27　最终修复体正面像

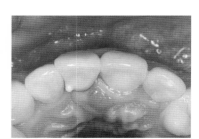

图28　最终修复体切端像

二、讨论

1. 上颌前牙缺失以后，最佳修复时间是牙拔除后1个月，否则牙槽骨会发生垂直向和水平向吸收，特别是在未成年儿童因龋齿，外伤发生牙缺失，因年龄过小，无法接受种植修复，骨吸收更为严重。

2. 为解决上前牙骨水平吸收，常选用的方法有GBR、骨劈开、Onlay植骨、钛网、骨撑开等技术。GBR是一项基础技术，通常单独使用或联合其他方式使用。骨劈开技术，适用于密质骨内有松质骨，但劈开过程易唇侧骨板根方折断，且唇侧骨板方向不容易控制，种植体植入方向易出现偏唇侧等问题，导致上部修复美学问题。Onlay植骨植骨是骨水平吸收的治疗金标准，但是要开辟第二术区，缺牙区近远中宽度偏小时移植的骨块不好固定，放置。需要做2次手术，整个治疗时间会延长，这也是Onlay植骨不足之处。钛网技术对于修复水平骨缺损有较好效果，但是单独使用对于同期植入时种植体固位，保存剩余牙槽骨没有帮助，而且需要二期手术时翻较大牙龈瓣取出，给患者带来较大不适。骨撑开技术，相对操作简单，不用开辟第二术区，尽可能保护术区剩余牙槽骨，减少种植备洞对牙槽骨切削。但该技术制备完种植窝时，骨壁通常会出现骨裂、骨缺损，但是植入种植体后能达到较好的初始稳定性，缺损牙槽骨通过GBR技术，或联合钛网能够一次手术既解决水平骨量不足，又能植入种植体。

3. 二期修复上部牙冠时，通常需要个性化牙龈成形，但这样会增加就诊次数，延长治疗时间，使用个性化切削基台，预设牙冠边缘位置，一次性修复最终修复体，也能达到一个满意的效果。

参考文献

[1] Martin W C, Morton D, Buser D. Pre-operative analysis and prosthetic treatment planning in esthetic implant dentistry. ITI Treatment Guide, 2007.
[2] Ella B, Laurentjoye M, Sedarat C, et al. Mandibular ridge expansion using a horizontal bone-splitting technique and synthetic bone substitute: an alternative to bone block grafting? International Journal of Oral & Maxillofacial Implants, 2014, 29(1).
[3] Pelo S, Boniello R, Gasparini G, et al. Horizontal and vertical ridge augmentation for implant placement in the aesthetic zone. International journal of oral and maxillofacial surgery, 2007, 36(10): 944-948.
[4] Louis P J, Gutta R, Said-Al-Naief N, et al. Reconstruction of the maxilla and mandible with particulate bone graft and titanium mesh for implant placement. Journal of Oral and Maxillofacial Surgery, 2008, 66(2): 235-245.
[5] Kolerman R, Nissan J, Tal H. Combined Osteotome - Induced Ridge Expansion and Guided Bone Regeneration Simultaneous with Implant Placement: A Biometric Study. Clinical implant dentistry and related research, 2014, 16(5): 691-704.
[6] Tang Y L, Yuan J, Song Y L, et al. Ridge expansion alone or in combination with guided bone regeneration to facilitate implant placement in narrow alveolar ridges: a retrospective study. Clinical oral implants research, 2015, 26(2): 204-211.

季平教授点评

患者上颌右侧中切牙外伤缺失达6年，存在明显的水平骨吸收，嵴顶处宽度仅2.5mm，因此采用水平骨增量技术是必然选择。从该患者的情况来看，骨扩张技术确是其中一个选择，该病例保留了大部分的唇侧骨板，一定程度上获得了唇侧骨板的扩张，且种植体植入位点和方向都得到了充分的保证，最终修复结果也较为满意，是一个成功的前牙美学区骨扩张技术案例。然而，仍有以下问题值得商榷：

（1）患者男性18岁，虽青春期结束但上颌前牙列仍会缓慢调整，在这个年龄阶段进行前牙美学区种植容易在数年后出现美学问题；

（2）病例没有展示术后CBCT，唇侧骨板情况未知；

（3）使用金属切削基台不利于前牙美学区修复体的美学效果重建；

（4）一次牙龈塑造成形长期效果如何缺乏随访观察。

牵张成骨、颅骨外板皮质骨复合组织移植、数字化种植多技术联合应用完整修复下颌骨体软硬组织节段缺损及重建咬合功能

王涛[1]　张碧[1]　张书桓[2]　1. 重庆医科大学附属口腔医院颌面外科　2. 重庆医科大学附属口腔医院晶美义齿制作中心

摘 要

外伤、肿瘤切除等原因导致下颌骨体包括牙列的软硬组织节段缺损的咬合功能及外形的重建修复具有挑战性，目前自体骨腓骨皮瓣修复成为了主要手段，但仍存在受区损害，骨量不足，难以种植修复，需要补充牵张成骨或植骨手术等缺点；钛网加髂骨移植修复需要足够的软组织和骨组织，强度不够，易吸收种植修复困难，远期效果不佳；单纯牵张成骨也存在新生成骨骨量、强度不足等缺点。目前还未见在下颌骨节段缺损牵张成骨的新骨上种植成骨的病例报道。本病例报道在牵张成骨形成成骨支架基础上，补充移植颅骨外板、颅骨皮质骨屑与髂骨取骨髓细胞之混合组织，最后获得稳定、强壮丰满、塑形美观稳定的基骨，且感觉神经恢复，种植牙完整修复上下颌的咬合功能及外形。

一、材料与方法

1. 病例简介　55岁男性患者，1年前因车祸至胸廓损伤、血气胸、左下颌骨体粉碎性骨折伴牙列缺损，左上颌牙槽嵴骨折伴牙列缺损。在外院急救治疗和颌骨复位坚强内固定，后出现下颌骨折处感染，拆除钛板内固定装置，反复清理坏死骨组织，加强抗感染，因患者外形功能均损害严重，长期遗留感染灶，情绪抑郁，伤后近1年后转入本院，请求解除病痛，治愈感染，恢复咬合功能和面部外形轮廓。入院时检查发现：畸形较重，左面部塌陷，下颌骨体部分缺损，下颌遗留一脓道。咬合紊乱，左侧下牙均缺失，左上后牙仅剩部分牙根，且部分牙槽骨缺损。CBCT显示下颌骨骨折断端移位，远中骨断端部分吸收严重，只剩皮质骨。情绪低落，心理抑郁，且具有自杀倾向。

2. 治疗过程

（1）第一阶段：彻底清除下颌骨炎性坏死感染灶，拔除上颌残余牙根；以成型钛板临时恢复和固定颌骨及颌间关系6个月。

（2）第二阶段：下颌骨牵张成骨，形成骨支架，部分修复骨缺损持续7个月。

（3）第三阶段：取颅骨外板皮质骨加髂骨骨髓组织混合，游离移植补充加强下颌骨新生骨支架，并覆盖生物膜，生长6个月；左上颌窦外提升，植入颅骨皮质骨屑、Bio-Oss®骨粉与髂骨骨髓混合组织；左上颌骨外侧颅骨外板Onlay植骨。

（4）第四阶段：数字化设计；制作数字化外科导板；精准植入为修复上颌牙缺损的种植体，上颌前牙区行GBR美学种植；取全厚腭黏膜大面积组织移植，形成左下颌前庭沟和牙龈。

（5）第五阶段：从质和量上为患者获得了强壮而丰满的上下颌骨基骨；4个月后完成种植上部结构修复。

二、结果

治疗完成1年后。重建修复了患侧部分前庭沟，和美观健康牙龈结构，1年后复查无炎症不适；种植牙重建修复了上下颌正常的牙列，咬合功能恢复稳定；面型轮廓和牙美学修复良好；使患者濒于崩溃的心理得到拯救，重建生活自信心。

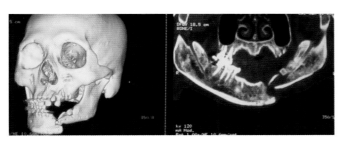

图1 初诊时CT资料 骨折断端移位严重，远中骨断端部分吸收严重，只剩皮质骨

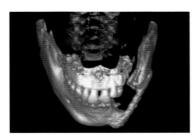

图2 第一阶段治疗后CBCT 成型钛板临时固定恢复颌骨及颌间关系

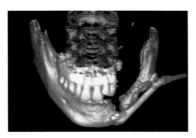

图3 第二阶段治疗后CBCT 牵张成骨稳定6个月后，形成骨支架，仍留部分缺陷

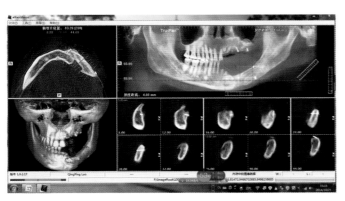

图4 第三阶段治疗后CBCT 颅骨外板皮质骨加髂骨骨髓细胞移植补充加强下颌骨新生骨，上颌窦外提升同时植入颅骨皮质骨屑加Bio-Oss®骨粉，外侧颅骨外板Onlay植骨，半年后显示颌骨基骨强壮而丰满，属Misch分类Ⅱ类骨

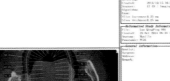

图5 数字化设计

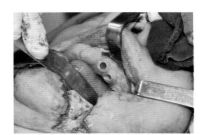

图6 制作数字化外科导板

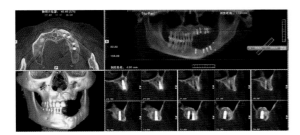

图7 精准植入为修复上颌牙缺损的种植体

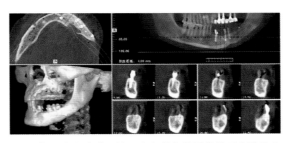

图8 第五阶段从质和量上为患者获得了强壮而丰满的上下颌骨基骨，4个月后完成种植上部结构修复

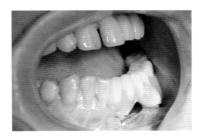

图9 1年后复查无炎症不适，牙龈健康

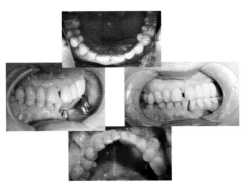

图10 咬合关系及咬合功能恢复良好、稳定

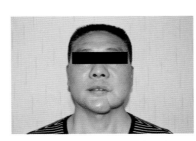

图11 面型轮廓和牙美学修复良好

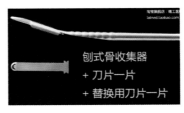
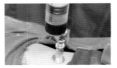
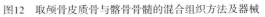
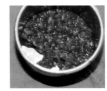
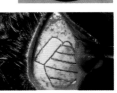

图12 取颅骨皮质骨与髂骨骨髓的混合组织方法及器械

三、讨论

第一阶段：彻底清理坏死炎症软硬组织，彻底治愈感染，利用成型钛板临时重建颌骨间关系非常必要，但由于慢性感染时间长、形成瘢痕重，减张困难，需要充分剥离，成型钛板固定后，颌间牵引钉辅助牵引固定。

第二阶段：下颌骨牵张成骨，为了防止牵张骨盘发生血供不足，截骨时保留了远中残端的下颌神经血管束，治疗结束后还奇迹般地恢复了患侧下唇的感觉，同时获得了一定的骨支架。

第三阶段：取出牵张器时近中骨断端与牵张骨盘因有早接触，实际难以密合，留有间隙、成骨量不足等缺陷，牵张新骨质无论和量都难以满足种植修复的条件，取颅骨外板，并使用刨式骨收集器获取一定量颅骨皮质骨屑，穿刺髂骨取骨髓细胞与之混合。因为髂骨骨髓细胞富含骨母细胞、骨髓干细胞等复合成分，能提高移植骨的成功率和减低吸收率。半年后原骨缺损重建处生长的基骨强壮而丰满，成为Misch分类Ⅱ类骨，而且塑形美观，避免了单纯牵张成骨新成骨上种植失败率高，且易引发骨折并发症的缺陷；在这阶段由于左上颌窦气化严重，也取丰富的自体颅骨皮质骨屑，植入颅骨皮质骨屑加1/3的Bio-Oss®骨粉，完成了左上颌窦外提升，同时外侧颅骨外板

Onlay植骨。这种颅骨皮质骨与髂骨骨髓的混合组织在需要大量自体骨游离移植修复时是一种优良的方法，加上头皮切口隐秘，半年后难以寻找瘢痕，值得推广。

第四阶段：利用数字化技术精确设计种植体位置和型号，制作数字化外科导板，下颌则以高架桥方式修复，上下颌骨植入奥齿泰种植体各4颗。由于患侧伤后口底与颊黏膜连成一片，完全没有前庭沟解剖形态，更无附着龈，种植修复极为不利，在术中切取腭正中2cm×4cm全厚黏骨膜，游离移植固定在下颌新成骨表面，以形成前庭沟和附着龈。术中，患侧口内沿新成骨表面纵行切开至骨膜，松解暴露部分骨面，用000的尼龙线，以引导针穿下颌骨缘，将移植腭黏膜固定在颌骨上。由于表面软组织厚，固定较困难，移植黏膜贴合不够紧密，约1/3靠后的移植腭黏膜发生了坏死，但最终获得了部分牙槽嵴顶和附着龈，为种植奠定了软组织条件。另外，口周瘢痕畸形限制张口度，影响种植体植入操作，按瘢痕整形功能美学原则设计，锯齿状全程切除瘢痕，种植手术完成后，解剖口轮匝肌，完成皮肤整形。

第五阶段：由于下颌骨重建体部位置所限，种植体角度偏颊侧，修复过程中利用了个性化基台基本修复。

参考文献

[1] Boonzaier J, Vicatos G, Hendricks R. Repair of segmental bone defects in the maxilla by transport disc distraction osteogenesis: Clinical experience with a new device. Annals of maxillofacial surgery, 2015, 5(1): 85.
[2] Tessier P, Kawamoto H, Posnick J, et al. Taking calvarial grafts, either split in situ or splitting of the parietal bone flap ex vivo-tools and techniques: V. A 9650-case experience in craniofacial and maxillofacial surgery. Plastic and reconstructive surgery, 2005, 116(5): 54S-71S.
[3] Chiapasco M, Brusati R, Galioto S. Distraction osteogenesis of a fibular revascularized flap for improvement of oral implant positioning in a tumor patient: a case report. Journal of oral and maxillofacial surgery, 2000, 58(12): 1434-1440.
[4] Bodard A G, Bemer J, Gourmet R, et al. Dental implants and microvascular free fibula flap: 23 patients. Revue de stomatologie et de chirurgie maxillo-faciale, 2008, 109(6): 363-366.
[5] Smolka W, Eggensperger N, Carollo V, et al. Changes in the volume and density of calvarial split bone grafts after alveolar ridge augmentation. Clinical Oral Implants Research, 2006, 17(2): 149-155.
[6] van Gemert J T M, Van Es R J, Van Cann E M, et al. Nonvascularized bone grafts for segmental reconstruction of the mandible-a reappraisal. Journal of oral and maxillofacial surgery, 2009, 67(7): 1446-1452.

季平教授点评

该病例由于外伤、感染造成的颌面部结构、功能缺损，以及面部对称美的破坏，造成患者生理和心理上的双重打击。该报道中的外科、种植及修复团队完成了非常杰出的重建工作，充分运用水平牵张成骨+Onlay颅骨重建技术，重建了患者强健的下颌骨基骨，为后期的下颌后牙区种植提供了硬组织条件。然后，在种植前进行腭部带上皮角化牙龈移植，重建了一定的附着龈组织，并最终完成了固定种植义齿修复，手术和修复的成功为患者带来了生活的信心和希望。该病例充分展示了多学科交叉在颌面部创伤重建中的作用，只可惜临床资料缺失较多，难以完美展示整个治疗经过。如果能够在各个阶段补充影像资料，则不失为创伤重建外科+口腔种植修复协作的经典病例。

美学区引导骨再生延期种植修复病例1例

于惠 烟台市口腔医院种植科

摘要

目的：美学区连续多颗牙齿缺失，严重骨缺损是大面积自体骨材料引导骨再生（GBR）手术的适应证。本病例旨在探讨利用异种骨移植材料配合屏障膜技术代替自体骨移植材料进行引导骨再生（GBR）治疗，修复美学区严重骨缺损的成骨效果及对种植美学修复的意义。**材料与方法**：49岁女性患者，上颌右侧中切牙至左侧第一前磨牙因龋坏拔除20余年，曾行可摘局部义齿修复，义齿戴用不适要求种植修复治疗。缺损区可用骨宽度不足3mm，先行单独骨增量治疗，使用Bio-Oss®骨粉及双层Bio-Gide®胶原膜、钛膜、PRF膜。8个月后，缺损区成骨效果明显，进行上颌双侧中切牙、左侧尖牙、左侧第一前磨牙种植体植入手术，同期进行上颌左侧尖牙、左侧第一前磨牙GBR治疗，安放覆盖螺丝。6个月后，进行种植二期手术，安放愈合基台。3周后进行种植体支持的过渡性修复，进行软组织塑形。6个月后，软组织稳定，进行上颌右侧中切牙、左侧第一前磨牙单冠修复及上颌左侧中切牙至左侧尖牙固定桥修复。**结果**：永久修复后随访2年，种植体与周围骨结合良好，骨量稳定，美学效果稳定，患者满意。**结论**：（1）相比于大面积自体骨材料移植，骨粉及屏障膜联合使用的优点明显，避免患者的二次创伤，减小患者的精神和经济负担，术中及术后并发症少，供骨量充足，适应证选择恰当，同样可以达到预期的成骨效果。（2）采用临时冠进行软组织的引导和塑形可以获得最佳的美学效果，并使修复的结果更加具有可预期性。（3）修复后随访2年，骨量稳定，软组织稳定，患者满意，但远期效果有待于进一步观察。

前牙美学修复是目前国际上临床研究的热点。美学种植包括：白色美学、轮廓美学和红色美学。种植治疗的白色美学是指修复体的形态、色泽与周围牙列协调一致。种植治疗的轮廓美学是指种植位点的唇侧骨弓轮廓与周围牙列协调一致，形成稳定自然的根样突起。种植治疗的红色美学是指种植体周围软组织的龈缘形态和牙龈曲线与周围牙列协调一致。随着材料学和技工工艺的进步发展，制作出逼真的修复体已经可以实现。但要实现轮廓美学和红色美学却是一项具有挑战性的工作。充足的骨量和足够的软组织量是实现轮廓美学和红色美学的两个基本条件。而充足的骨量被认为是足够软组织量的基础。因此，在骨吸收以后如何通过各种手段实现骨增量，从而为种植体的植入提供足够的三维空间，成为能否实现种植美学的关键。美学区连续多颗牙齿缺失，可用骨宽度严重不足是自体骨移植材料进行GBR手术的适应证。常用的自体骨供骨区分为口腔内和口腔外供区。口腔外的供区主要是髂骨；口腔内的供骨区包括上颌结节、下颌升支、下颌颏部等。尽管自体骨移植是重建外科的传统治疗程序，但在骨增量治疗存在着严重的局限性：（1）自体骨移植后骨吸收明显；（2）新开辟的供骨区增加了创伤部位，延长手术时间，增加患者的痛苦和医疗费用；（3）存在供骨区并发症风险；（4）对广泛的骨缺损，存在自体骨骨量受限的问题。针对以上不足，对于连续多颗牙齿缺失，可用骨宽度严重不足的病例，使用异种骨移植材料及屏障膜，同样可以达到理想的骨增量效果。配合过渡性修复体对牙龈进行塑形，可以最大限度地恢复前牙区的美学效果。

一、材料与方法

1. 病例简介 49岁女性患者，上颌多颗牙因龋拔除20余年，曾行可摘局部义齿修复，义齿戴用不适要求种植修复治疗。既往体健，否认系统性疾病及过敏史。临床检查：上颌右侧中切牙至左侧第一前磨牙缺失，上颌右侧中切牙至左侧尖牙缺牙区唇侧明显凹陷。中厚龈生物型。下颌前牙明显过长唇倾。邻牙健康。全口卫生状况良好。未发现颞下颌关节病症及磨牙症。卵圆面型，低位笑线。CBCT检查：上颌右侧中切牙至左侧尖牙缺牙区可用骨高度充足，宽度2.0~2.8mm不等。上颌左侧第一前磨牙牙缺牙区可用骨宽度6~7mm，高度17mm。

2. 诊断 上牙列缺损。

3. 治疗计划 （1）上颌右侧中切牙至左侧第一前磨牙缺牙区使用异种骨移植材料及屏障膜进行单独骨增量治疗。（2）上颌双侧中切牙、左侧尖牙、左侧第一前磨牙缺牙区延期种植。（3）上颌右侧中切牙至左侧第一前磨牙种植区过渡性修复进行牙龈塑形。（4）上颌右侧中切牙、左侧第一前磨牙单冠修复；上颌左侧中切牙至左侧尖牙固定桥修复。

4. 治疗过程

（1）上颌右侧中切牙至左侧尖牙单独骨增量治疗（2012年8月）：常规消毒铺巾，术前美学风险评估为中风险，术前种植治疗外科风险评估为高风险。上颌右侧中切牙至左侧第一前磨牙缺牙区行梯形切口，翻开黏骨膜瓣，上颌右侧中切牙至左侧尖牙缺牙区唇侧明显凹陷，枪钻备孔去皮质化，上颌右侧中切牙至左侧尖牙缺牙区唇侧植入Bio-Oss®骨粉，表面覆盖钛膜、双层Bio-Gide®胶原膜及PRF膜，根方小钛钉固定。创口充分减张，严密缝合。术后曲面断层片及平行投照根尖片显示：缺牙区骨密度明显增高。

（2）延期种植（2013年3月）：缺牙区唇侧丰满度明显改善，牙龈未见明显红肿，口腔卫生状况良好。CBCT显示：缺牙区骨增量明显。上颌右侧中切牙可用骨宽度约7.9mm，上颌左侧中切牙可用骨宽度约7.7mm，上颌左侧侧切牙可用骨宽度约8.0mm，上颌左侧尖牙牙可用骨宽度约6.2mm，缺牙区可用骨高度均充足。制作诊断蜡型，患者满意，制作压模导板。常规消毒铺巾，缺牙区局麻，嵴顶偏腭侧切开牙龈附加上颌左侧第一前磨牙远中斜行切口，翻开黏骨膜瓣，微创拔除上颌左侧第一前磨牙残根，压膜导板指导下，在上颌双侧中切牙、左侧尖牙、左侧第一前磨牙位点常规预备种植窝，植入4颗SIC种植体（上颌双侧中切牙、左侧第一前磨牙位点4.0mm×11.5mm；上颌左侧尖牙位点4.0mm×13mm），植入扭矩≥25N·cm，安放覆盖螺丝，上颌左侧尖牙、左侧第一前磨牙颊侧植入Bio-Oss®骨粉，表面覆盖Bio-Gide®胶原膜及PRF膜，减张缝合。术后平行投照根尖片及曲面断层片显示：种植体植入方向、位置可。

（3）种植二期手术（2013年9月）：种植区牙龈未见明显红肿，唇颊侧丰满度良好，口腔卫生状况良好。平行投照根尖片显示：种植体与周围骨结合良好。常规铺巾消毒，缺牙区局麻，嵴顶偏腭侧切开牙龈，取出覆盖螺丝，ISQ值测量：均≥70，安放愈合基台，缝合创口。术后平行投照根尖片显示：愈合基台就位。

（4）过渡性修复（2013年9—10月）：缺牙区唇颊侧丰满度良好，牙龈袖口色形质未见明显异常。行种植体水平聚醚开窗取模，上颌双侧中切牙、左侧尖牙、左侧第一前磨牙制作临时固定桥，临时修复体戴入患者口

内，聚四氟乙烯膜及流动树脂封闭螺丝孔。平行投照根尖片显示：冠边缘密合，无粘接剂存留。

（5）永久修复（2014年3月）：过渡性修复6个月后，牙龈稳定，进行永久修复。进行个性化转移体种植体水平聚醚开窗取模，制作上颌右侧中切牙、左侧第一前磨牙CAD/CAM钴铬烤瓷单冠及上颌左侧中切牙至左侧尖牙CAD/CAM钴铬烤瓷固定桥。基台戴入口内就位良好。烤瓷冠边缘密合；邻接区位置、大小、形态及松紧度均适宜；固位、稳定性好；修复体形态及颜色与邻牙及患者面型协调一致。平行投照根尖片显示：冠与基台边缘密合，无粘接剂残留。

（6）修复后第1年复查（2015年3月）：修复体完整，烤瓷冠边缘密合；邻接区松紧度均适宜；固位、稳定性好；牙龈未见明显红肿等异常表现；软组织稳定；口腔卫生状况良好。CBCT显示：种植体周围骨量稳定。

（7）修复后第2年复查（2016年3月）：修复体完整，烤瓷冠边缘密合；邻接区松紧度均适宜；固位、稳定性好；牙龈未见明显红肿等异常表现；软组织稳定；口腔卫生状况良好。CBCT显示：种植体周围骨量稳定。

（8）材料：Bio-Oss®骨粉（Bio-Oss®，Geistlich，Swizerland），Bio-Gide®胶原膜（Bio-Oss®，Geistlich，Swizerland），钛膜，PRF膜，小钛钉。

二、结果

本病例是1例美学区连续多颗牙齿缺失，可用骨宽度严重不足，利用异种骨移植材料配合屏障膜技术代替自体骨移植材料进行引导骨再生延期种植修复的病例。从大面积单独骨增量、延期种植到二期手术，术后均无感染及创口裂开的发生。配合过渡性修复进行牙龈塑形，获得了满意的临床效果。修复后临床随访2年，骨量稳定，软组织稳定，美学效果稳定，患者满意。

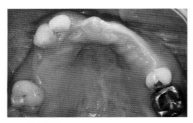

图1　口内殆面像

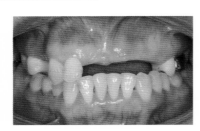

图2　口内正面像

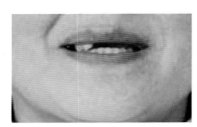

图3　面部照片

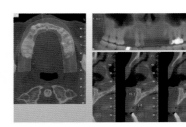

图4　上颌右侧中切牙CBCT

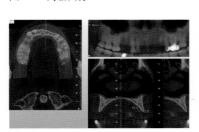

图5　上颌左侧中切牙CBCT

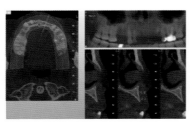

图6　上颌左侧侧切牙CBCT

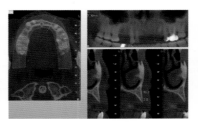

图7　上颌左侧尖牙CBCT

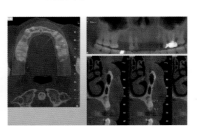

图8　上颌左侧第一前磨牙CBCT

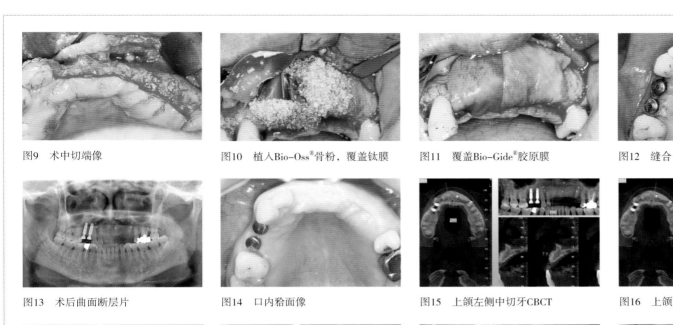

图9 术中切端像　　图10 植入Bio-Oss®骨粉，覆盖钛膜　　图11 覆盖Bio-Gide®胶原膜　　图12 缝合

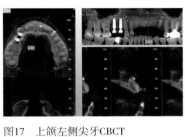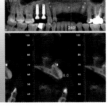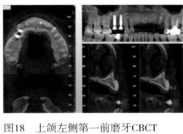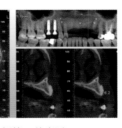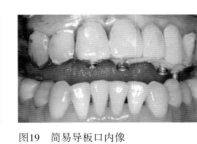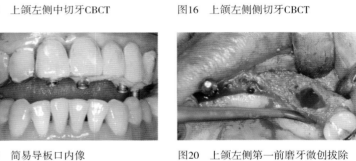

图13 术后曲面断层片　　图14 口内殆面像　　图15 上颌左侧中切牙CBCT　　图16 上颌左侧侧切牙CBCT

图17 上颌左侧尖牙CBCT　　图18 上颌左侧第一前磨牙CBCT　　图19 简易导板口内像　　图20 上颌左侧第一前磨牙微创拔除

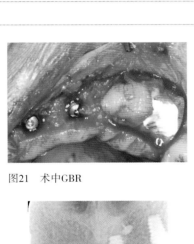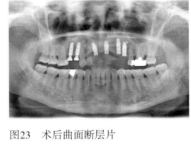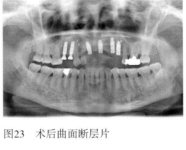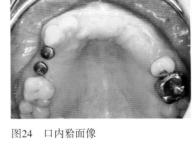

图21 术中GBR　　图22 缝合　　图23 术后曲面断层片　　图24 口内殆面像

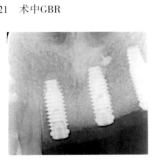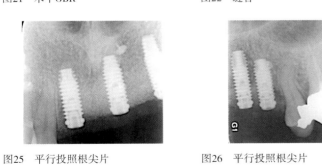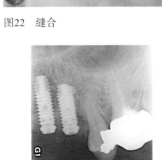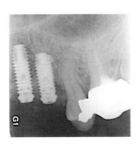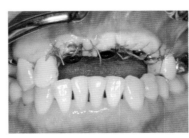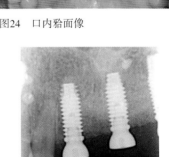

图25 平行投照根尖片　　图26 平行投照根尖片　　图27 口内正面像　　图28 平行投照根尖片

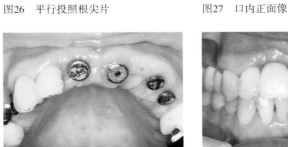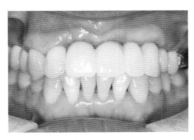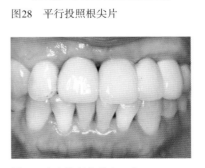

图29 平行投照根尖片　　图30 口内殆面像　　图31 临时修复体　　图32 永久修复体戴入口内

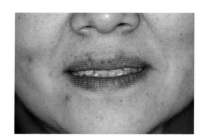

图33　面部照片

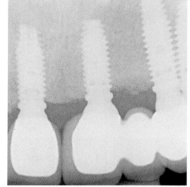

图34　平行投照根尖片

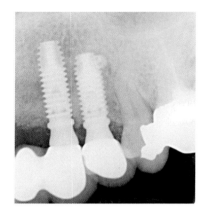

图35　平行投照根尖片

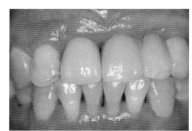

图36　口内正面像

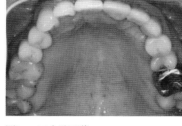

图37　口内𬌗面像

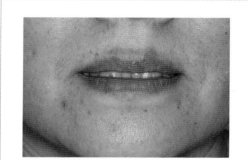

图38　面部照片

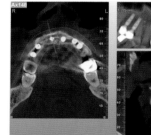

图39　上颌右侧中切牙CBCT

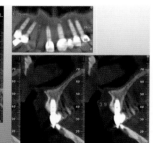

图40　上颌左侧中切牙CBCT

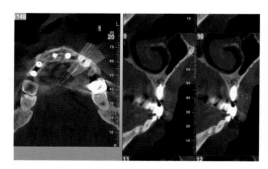

图41　上颌左侧尖牙CBCT

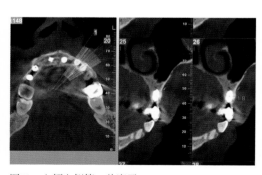

图42　上颌左侧第一前磨牙CBCT

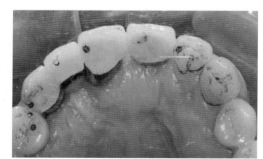

图43　口内𬌗面像

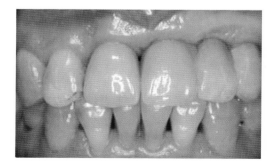

图44　口内正面像

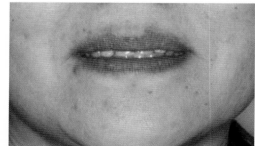

图45　面部照片

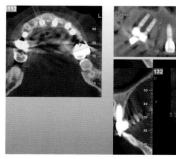

图46　上颌右侧中切牙CBCT

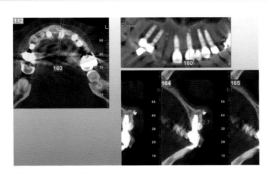
图47　上颌左侧中切牙CBCT

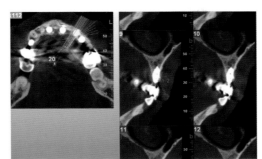
图48　上颌左侧尖牙CBCT

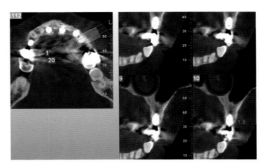
图49　上颌左侧第一前磨牙CBCT

三、讨论

牙齿缺失后由于失去咬合力的生理刺激，牙槽突尤其是上前牙槽突唇侧骨质较薄、缺乏束状骨，因此拔牙后会出现唇侧骨质缺损的现象。骨量不足患者占种植修复患者的50%~70%，而缺牙区牙槽突骨量不能满足常规种植体的植入，需要骨量重建后方能植入种植体被认为是重度骨量不足，这类患者约占缺牙患者30%。因此，解决骨量不足是种植外科的首要任务。

缺牙区牙槽骨骨缺损根据骨缺损的形态是否有利于GBR分为有利型骨缺损和不利型骨缺损。有利型骨缺损通常指三壁或者四壁骨缺损，通过GBR，容易维持骨缺损形态，同时又有充足的成骨细胞来源，成骨效果可靠。不利型骨缺损常指一壁或者二壁骨缺损，这种骨缺损通过常规的骨增量技术不容易维持住骨缺损的形态，成骨效果不确定。不利型骨缺损通常建议进行自体骨块移植配合屏障膜技术。

本病例连续多颗牙齿缺失20余年，可用骨宽度严重不足，最窄处仅为2.0mm，为不利型骨缺损。术前常规进行风险评估，种植治疗外科风险为高风险，美学风险评估为中风险。与患者交流，鉴于自体骨块移植的以

上不足，患者选择使用异种骨移植材料及屏障膜进行骨增量治疗。8个月后，唇侧丰满度明显改善，骨增量明显，从2.2~4.4mm不等。延期植入种植体时，对于骨量薄弱位点同期进行GBR治疗，最大程度保证了种植体的稳定性。二期手术时测量ISQ值均≥70，证明种植体稳定性良好，配合软组织塑形技术、个性化印模技术的使用均为获得良好的美学修复效果提供重要保障。

相比于大面积自体骨材料移植，骨粉及屏障膜联合使用的优点明显，避免患者的二次创伤，减小患者的精神和经济负担，术中及术后并发症少，供骨量充足，适应证选择恰当，同样可以达到预期的成骨效果。本病例虽为不利型骨缺损，但患者身体健康，无骨质疏松；牙周健康；邻牙健康；黏膜健康，规避了引导骨再生的高风险和中风险因素。外科操作中，枪钻去皮质化最大程度保证受骨床良好的血供；使用双层Bio-Gide®胶原膜及钛膜、PRF膜，充分保证屏障膜的效应期及Bio-Oss®骨粉的稳定性；无张力关闭创口，术后无感染，这些都是骨增量效果显著的重要保障。永久修复后连续观察2年时间，拍摄CBCT，发现骨量稳定，软组织稳定，患者满意，其骨量及美学效果的长期稳定性有待于进一步追踪观察。

参考文献

[1] Gottlow J, Barkarmo S, Sennerby L. An experimental comparison of two different clinically used implant designs and surfaces. Clin Implant Dent Relat Res, 2012, 14(11): 204–212.

[2] Happe A, Korner G, Nolte A. The keyhole access expansion technique for flapless implant stage–two surgery: technical note. Int J Periodontics Restorative Dent, 2010, 30(3): 97–101.

[3] Chiapasco, M. M. Zaniboni. Clinical outcomes of GBR procedures to correct peri-implant dehiscences and fenestrations: a systematic review. J Clin Oral Implant Res, 2009, 20(4): 113–123.

[4] Clementini, M. Success rate of dental implants inserted in horizontal and vertical guided bone regenerated areas: a systematic review. Int J Oral Maxillofac Surg, 2012, 41(7): 847–852.

[5] Leziy, S., B. Miller. Implant–supported reconstruction in the esthetic zone. Compend Contin Educ Dent, 2011, 5: 25–32.

[6] 宿玉成. 口腔种植学. 北京: 人民卫生出版社, 2014: 241–271, 451–481, 521–546.

倪杰教授点评

本病例为前上颌美学区多颗牙连续缺失，属于高度复杂的美学病例。患者失牙时间较久，20余年，致其水平向骨量明显不足。由于是不利型骨缺损，因此除了使用Bio-Oss®及Bio-Gide®双层膜技术行骨增量外，还使用钛膜进行稳定，以确保可预期的GBR效果。患者的厚龈生物性及低位笑线，同时采用分期手术的方式，进一步降低了治疗风险。本病例的优点在于能够通过稳定的GBR技术获得可预期的水平向骨增量效果，且该患者美学要求不高。2年回顾检查，可见稳定的水平向骨量及良好的牙龈美学外形。但仍要考虑更好的软组织诱导，以达成更好的软组织美学效果。

重度牙周炎拔牙后牙槽嵴保存新方法与延期种植

丁宇翔　刘平　张林林　钟良燕　梁珊　胡开进　第四军医大学口腔医院口腔外科

摘要

拔牙后牙槽窝的自然愈合过程伴随着牙槽嵴的吸收，引起牙槽嵴三围的减少，外伤、牙周炎等因素拔牙的患者其牙槽骨缺损更加严重，导致软组织萎缩和骨量不足，给后期种植牙修复带来困难。牙槽嵴保存技术能够使牙槽嵴吸收减少，最大限度保存和重建牙槽嵴的高度和宽度以适应后期种植修复的需要。目前流行的牙槽嵴保存术多采用异种骨移植+屏障膜+滑行瓣或游离组织瓣关闭拔牙创，而滑行瓣需附加手术切口，导致术区前庭沟变浅；游离腭部软组织瓣需开辟新的术区，创伤大且游离组织瓣不易存活。本病例报道讨论一种重度牙周炎患者拔牙后牙槽嵴保存、重建缺损的新方法，不翻瓣，分离牙龈，采用微创法拔除患牙，清理肉芽组织，将Bio-Oss®植骨材料与血液混合，充填至牙槽窝并适当塑形，颊、舌侧牙龈下方骨膜下制作隧道，将Bio-Gide®可吸收膜塞入颊、舌侧牙龈袋内跨骑式覆盖拔牙创，用"8"字缝合法固定。术后10天拆线，术后即刻、24周拍摄螺旋CT，观察牙槽嵴顶宽度及高度的变化。植骨术后7个月行延期种植一期手术，5个月后完成二期手术及冠修复。这种牙槽嵴保存新方法可以维持牙槽嵴的骨量，并重建牙周炎导致的牙槽嵴缺损。虽然膜暴露于口腔环境内过早吸收，但无大面积植骨颗粒脱落及新骨形成不佳，后期软硬组织愈合良好，延期种植治疗效果良好。

外伤、牙周炎等均会导致牙槽骨的缺损，为后期的修复治疗带来困难。拔牙窝若不经过干预而任其自然愈合，牙槽骨会有较多的吸收，这得到了广泛的认同。在牙槽窝自然愈合的过程中会发生牙槽嵴的吸收和软组织的塌陷，拔牙术后6个月内牙槽嵴高度的40%和宽度的60%会发生吸收。拔牙术后牙槽嵴的骨量情况对延期种植非常重要，且与种植体长度和直径的选择密切相关，进一步还会影响种植体的远期稳定性及存留率。

牙槽嵴保存术是指在拔牙术后立即进行的一类既能最小化减少牙槽嵴的骨吸收，又能重建骨缺损的干预技术。Lekovic等的研究表明，牙槽窝植骨和引导骨再生（GBR）技术对于牙槽嵴骨量的保存有重要意义，但是这种保存术需要较长的手术过程和较高的费用。我们之前的研究表明拔牙前槽嵴骨缺损＞5mm时，牙槽嵴保存术可明显提高牙槽嵴骨量，并为延期种植提供良好的条件。

目前流行的牙槽嵴保存术多采用异种骨移植+屏障膜+滑行瓣或游离组织瓣关闭拔牙创。在拔牙窝内充填植骨材料后，在表面覆盖一层屏障膜，一方面可防止充填材料溢出，另一方面可防止牙龈成纤维细胞的长入而影响骨愈合。滑行瓣或游离组织瓣关闭拔牙创的目的是防止屏障膜暴露，过早吸收。但是，上述方法存在以下问题：（1）通过滑行瓣手术关闭拔牙创时常需附加切口，增加手术创伤，导致术区前庭沟变浅等。（2）通过游离腭侧软组织瓣移植关闭拔牙创时需开辟新的术区，创伤大、手术时间长，增加患者痛苦且游离组织瓣不易存活。

本病例报道介绍一种重度牙周炎患者拔牙后牙槽嵴保存、重建缺损的新方法，并观察对延期种植的影响。

一、材料与方法

1. 病例简介　50岁女性患者，没有系统性疾病史。

2. 诊断　下颌左侧第一磨牙重度牙周炎伴近中根折裂。

3. 治疗计划　拔牙并行牙槽嵴保存术、延期种植修复。

4. 治疗过程　术前半小时服用广谱抗生素，常规消毒，阿替卡因肾上腺素（必兰）注射液进行局部浸润麻醉。分离牙龈，并使用微创拔牙钳小心拔除牙齿，尽量减少颊舌向摇动，减少对牙齿颊、舌侧骨板的损伤，用刮匙仔细去净肉芽组织。将Bio-Oss®植骨材料与血液混合，使用大小合适的器械（如骨膜分离器或刮匙）将植骨材料充填至牙槽窝内并进行适当的塑形，充满牙槽窝而不溢出。颊、舌侧牙龈下方骨膜下制作隧道，将Bio-Gide®可吸收膜依据牙龈瓣的形状进行修剪，血液润湿，塞入颊、舌侧牙龈袋内跨骑式覆盖拔牙创，用"8"字缝合法固定Bio-Gide®膜。术后立即拍摄螺旋CT，术后口服抗生素3天，10天后拆线。观察术后创口愈合情况，以及有无排异反应（肿胀、炎症等局部症状，充填物向外溢出，肉芽组织增生等）。术后4周、12周、24周复诊，24周复查CBCT，比较观察植骨区骨组织影像变化情况，测量牙槽嵴宽度及高度的变化。植骨术后7个月行国产威高（WEGO）种植体植入一期手术，4个月后完成二期手术，再1个月后完成冠修复。

二、结果

这种牙槽嵴保存新方法可以维持牙槽嵴的骨量，并重建牙周炎导致的牙槽嵴缺损。虽然膜暴露于口腔环境内过早吸收，但无大面积植骨颗粒脱落及新骨形成不佳，后期软硬组织愈合良好，延期种植治疗效果良好。

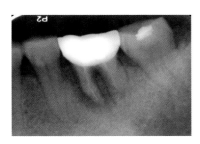

图1　下颌左侧第一磨牙咬合痛，根尖片示重度牙周炎，牙槽骨吸收明显

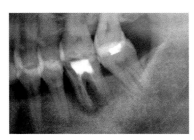

图2　拆除冠修复体，复查全景片示近中根折裂，牙槽骨吸收明显

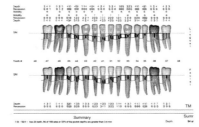

图3　佛罗里达探针检查示下颌左侧第一磨牙颊、舌侧深牙周袋，骨质缺损明显

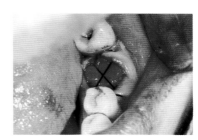

图4　牙槽嵴保存新方法

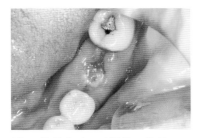

图5　植骨术后10天拆线，发现Bio-Gide®膜暴露于口腔环境内，过早吸收，有肉芽组织长入，无大面积植骨颗粒脱落

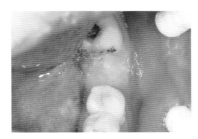

图6　植骨术后12周复诊，软组织愈合良好并开始上皮化，牙槽嵴形态保存良好

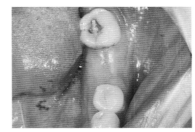

图7　植骨术后24周复诊，软组织愈合良好并上皮化，牙槽嵴形态保存良好，宽度略减少

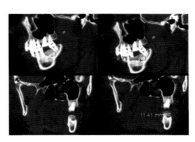

图8　植骨术后即刻拍摄螺旋CT，可见植骨材料充满拔牙窝，重建了牙槽嵴缺损（尤其是颊侧）

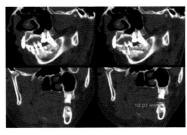

图9　植骨术后24周复查螺旋CT，骨量测量显示植骨术后即刻和24周相比，高度无明显变化，宽度减少约1.4mm；牙槽嵴得到保存和重建

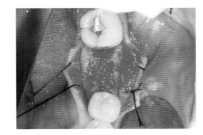

图10　植骨术后7个月行延期种植一期手术，切开牙龈，翻瓣，牙槽嵴顶清晰可见植骨颗粒与纤维组织交织在一起，质地较疏松

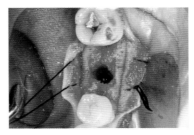

图11　刮除嵴顶表面约1mm疏松的骨粉-纤维组织后，常规预备种植窝，新生骨组织较正常骨组织密度低

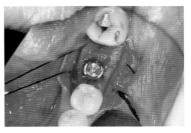

图12　植入国产威高（WEGO）5.0mm×11mm种植体，扭矩>35N·cm，初始稳定性良好

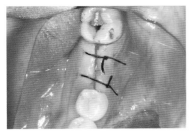

图13　埋入式愈合

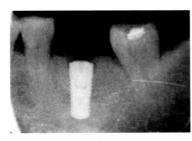

图14　根尖片示种植体植入位置理想

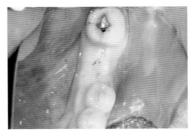

图15　一期术后4个月行二期手术，种植体表面软组织愈合良好

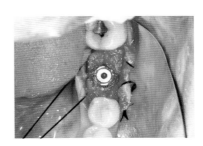

图16　切开牙龈，翻瓣显露种植体

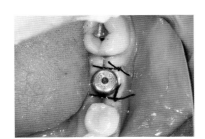

图17　连接愈合基台，缝合切口

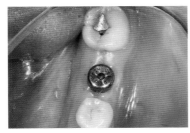

图18　种植二期术后1个月，愈合基台周围软组织稳定

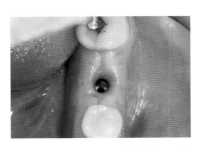

图19　取下愈合基台，穿龈袖口上皮健康

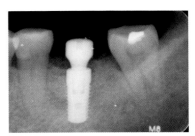

图20　根尖片显示种植体形成稳定的骨结合

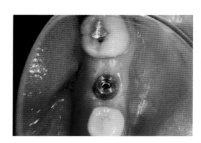

图21　安装成品修复基台

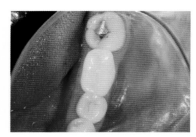

图22　粘接全瓷冠（殆面像）

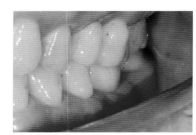

图23　粘接全瓷冠（颊面像）

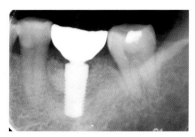

图24　冠修复后行使咀嚼功能6个月，根尖片示骨结合稳定，未发现明显颈部骨吸收

三、讨论

牙周炎尤其是重度牙周炎引起牙槽骨丧失而导致牙齿明显松动而最终脱落。对于牙周炎症导致牙槽骨组织严重破坏而无法保留的患牙，如果计划种植修复，则必须尽早拔除以防止牙槽骨的进一步丧失，采用适当的植骨材料和手术方法重建牙槽骨的缺损，延期种植重建牙齿的生理功能。

不能保存的患牙及时拔除，并直接于牙槽窝内进行骨移植，具有操作简便、创伤小、材料来源丰富等优点，也是目前临床上最常用的保持和重建牙槽嵴高度及宽度的方法。目前流行的牙槽嵴保存术多采用异种骨移植＋屏障膜＋滑行瓣或游离组织瓣关闭拔牙创。采用腭部游离上皮－上皮下结缔组织瓣移植关闭拔牙创，避免在拔牙创处行翻瓣手术，使拔牙创膜－龈联合保留在原位，可增厚唇侧软组织和边缘龈。也可采用旋转腭瓣覆盖拔牙创，有效保护牙槽骨高度、宽度，并且在最终修复中取得理想的唇侧龈缘和牙龈乳头形态。但是，上述方法存在明显不足：（1）通过旋转瓣手术关闭拔牙创时可因翻瓣导致术区骨质破坏吸收。（2）通过滑行瓣手术关闭拔牙创时常需附加切口，增加手术创伤，导致术区前庭沟变浅等。（3）通过游离腭侧软组织瓣移植关闭拔牙创时需开辟新的术区，创伤大、手术时间长，增加患者痛苦且游离组织瓣不易存活，可导致最终手术的失败。

我们对传统的牙槽嵴保存手术方法进行了改良，即不需增加任何切口，不用翻瓣，在牙槽窝内植入材料后，在其表面覆盖一层屏障膜即可，不需滑行瓣或游离组织瓣严密关闭拔牙创。结果显示虽然Bio-Gide®可吸收膜暴露于口腔环境内，有过早吸收，10天拆线时发现无大面积植骨颗粒脱落，拔牙创面在4周复诊时已经被新生肉芽组织覆盖，12周及24周复诊时，软组织愈合良好并上皮化。影像学检示植骨材料与新生骨融合良好，牙槽嵴高度、宽度得到良好的保存和重建，植骨术后即刻和24周相比，高度无明显变化，宽度减少约1.4mm。植骨术后7个月行延期种植一期手术时，牙槽嵴顶清晰可见植骨颗粒与纤维组织交织在一起，质地较疏松，刮除嵴顶表面约1mm的疏松骨粉－纤维后，常规预备种植窝，新生骨组织较正常骨组织密度低，但并不影响种植体的初始稳定性，植入扭矩大于35N·cm。一期手术4个月后行二期手术时发现种植体周围硬、软组织愈合良好，无骨吸收。二期手术后1个月发现穿龈袖口健康，常规取模，制作全瓷冠，2周后完成冠修复。行使咀嚼功能6个月后复查种植体周围组织稳定，未发现颈部骨吸收。

改良法牙槽嵴保存术操作方法简单、创伤小，在严重牙周病的病例中能明显保存和重建牙槽骨的高度和宽度，硬、软组织愈合良好，且延期种植的效果良好。

参考文献

[1] Ara ú jo MG, Lindhe J. Ridge alterations following tooth extraction with and without flap elevation: an experiment study in the dog. Clin Oral Implants Res, 2009, 20(6): 545–549.

[2] Wang RE, Lang NP. Ridge preservation after tooth extraction. Clin Oral Implants Res, 2012, 23 Suppl 6: 147–156.

[3] Lekovic V, Kenney EB, Weinlaender M, Han T, Klokkevold P, Nedic M, Orsini M. A bone regenerative approach to alveolar ridge maintenance following tooth extraction. Report of 10 cases. Periodontol, 1997, 68(6): 563–570.

[4] 庞超远, 丁宇翔, 秦瑞峰, 侯锐, 周宏志, 胡开进. 不同骨缺损情况下牙槽嵴保存术对延期种植的影响. 牙体牙髓牙周病学杂志, 2014, 24(5): 286–290.

[5] Moon JW, Sohn DS, Heo JU, Kim JS. Comparison of Two Kinds of Bovine Bone in Maxillary Sinus Augmentation: A Histomorphometric Study. Implant Dentistry, 2015, 24(1): 19–24.

[6] Pang C, Ding Y, Zhou H, Qin R, Hou R, Zhang G, Hu K. Alveolar ridge preservation with deproteinized bovine bone graft and collagen membrane and delayed implants. J Craniofac Surg, 2014, 25(5): 1698–1702.

[7] Campana V, Milano G, Pagano E, Barba M, Cicione C, Salonna G, Lattanzi W, Logroscino G. Bone substitutes in orthopaedic surgery: from basic science to clinical practice. J Mater Sci Mater Med, 2014, 25(10): 2445–2461.

[8] Stimmelmayr M, Allen EP, Reichert TE, Iglhaut G. Use of a combination epithelized–subepithelial connective tissue graft for closure and soft tissue augmentation of an extraction site following ridge preservation or implant placement: description of a technique. Int J Periodontics Restorative Dent, 2010, 30(4): 375–381.

[9] Bitter RN. A rotated palatal flap ridge preservation technique to enhance restorative and hard and soft tissue esthetics for tooth replacement in the anterior maxilla. Int J Periodontics Restorative Dent, 2010, 30(2): 195–201.

李德华教授点评

关于诊断，"下颌左侧第一磨牙近中根折伴局限性重度牙周炎"较为恰当。该病例完整展示了术后伤口愈合的全过程，为牙槽窝植骨开放愈合术式提供了一个临床佐证，整个病例完成较好。鉴于本病例骨吸收较局限，第二前磨牙根远中有完整骨壁包绕（术前根尖片示），如牙槽窝颊、舌侧骨壁存在（病例报道中没有相关信息），也可考虑单纯植入Bio-Oss®胶原骨或者拔牙后常规愈合。

数字化外科技术辅助上颌骨缺损重建种植修复

单小峰 梁节 孟兆强 蔡志刚 北京大学口腔医院口腔颌面外科

摘要

长期以来口腔颌面头颈部肿瘤切除后在该区域造成的组织缺损一直是困扰患者和医生的难题。对于患者及其家庭来讲，他们将面临着由于颌面部缺损而不能正常融入日常生活的困扰，而作为医者也很大地挫伤其对于头颈外科治疗的信心。而上颌骨是颌面缺损修复最复杂的部分。上颌骨作为力柱位于颅底和上颌牙列之间，起着支持咬合压力、封闭口鼻腔、支撑眼球和面部软组织的作用，并且也是面部表情肌附着之处。上颌骨的缺损将会导致面部软组织塌陷、眼球下坠、复视、口鼻腔相通、吞咽困难等等严重功能障碍。上颌骨的修复方法有多种，包括使用传统赝复体修复阻塞口鼻腔相通、带蒂组织瓣封闭口鼻腔改善进食和发音，以及近来出现使用血管化游离肌骨组织瓣修复上颌骨、辅以种植修复技术，上颌骨的功能和形态可得以基本恢复。

理想的上颌骨缺损修复应满足：填补缺损部位，关闭口鼻交通；恢复面中部器官的重要功能，如咀嚼、语言功能；为周围软组织提供足够的骨性支撑；恢复面部的美学特征。近年来，数字化技术在医学领域日益普及，其可以为临床医师提供三维实物模型，术前进行可视化手术设计和模拟，协助制订复杂手术方案，精确制作个性化修复假体，术中导航精确实现术前设计，术后量化评估手术效果。数字化外科技术在口腔颌面外科中的应用，让实现复杂软硬组织缺损的功能性重建成为可能。现报道1例上颌骨骨化纤维瘤患者，借助数字化外科技术行上颌骨肿瘤切除并使用腓骨瓣修复，最后完成种植修复，实现形态和功能的重建。

一、材料与方法

1. 病例简介 24岁男性患者，因"左侧上颌骨膨隆1年"就诊，发现左侧上颌骨肿物累及左侧上颌骨，局麻下取活检病理报道为左上颌骨骨化纤维瘤，肿瘤累及上颌左侧切牙至上颌左侧第二磨牙、左侧上颌前壁、后壁及下壁。手术需几乎切除整个左侧上颌骨，仅眶下缘及眶底可以保留。考虑患者年轻，对外形要求较高，并希望进行种植义齿修复，决定采用数字化外科技术，对上颌骨缺损行骨瓣修复，最后完成种植修复。

2. 治疗过程

（1）第一次手术：切除肿瘤、腓骨瓣修复上颌骨缺损。使用Proplan设计软件，确定手术需要切除的范围，并确定使用腓骨肌皮瓣修复上颌牙槽突缺损，使用游离腓骨植骨恢复颧牙槽嵴支柱，术中使用外科导航技术确定肿瘤切除范围并保证颌骨精确修复。左侧上颌骨肿瘤切除及使用腓骨瓣修复重建的手术按照术前设计，在Brainlab手术导航系统指引下顺利实施，术后恢复良好。

（2）第二次手术：取出钛板钛钉，并行牙龈移植术。术后1年时见腓骨和上颌骨愈合良好，但是游离植骨部分骨吸收明显。患者及家属无法确定

什么时候开始种植修复，但是希望先手术取出钛板钛钉，并行牙龈移植手术，为以后的种植修复做出准备。所以此次手术取钛板时，于新的牙槽嵴顶行角型切口，在腓骨骨膜上方翻瓣，取出钛板钛钉，并将黏膜瓣缝合于龈颊沟位置处，形成龈颊沟。根据左侧牙槽突牙龈缺损面积于右侧腭部切取大面积腭黏膜，以缝线固定。术后恢复良好。

（3）第三次手术：种植体植入术，外置法植骨术。取钛板及牙龈移植手术后1年，患者决定行种植牙手术。CT检查发现上颌骨腓骨移植后骨吸收非常明显，游离腓骨完全消失，血管化腓骨脱钙明显，骨皮质变薄、骨密度降低。考虑到腓骨修复后缺乏左侧颧牙槽嵴支柱，决定术中取左侧下颌骨外斜线处骨皮质行游离植骨修复支柱，并取左侧髂骨的骨松质和骨皮质在种植体植入同期行外置法植骨术。由于腓骨骨皮质较薄，决定在行种植体植入时行充分利用双层骨皮质，植入4颗4mm×15mm的NobelSpeedy™ Replace®的种植体。根据术前设计，确定种植体植入位置，打印种植手术导板。手术中发现腓骨骨质吸收非常严重，腓骨骨质吸收后成纸样厚度，骨质软，充分暴露腓骨的颊侧及上方，在导板引导下植入4颗种植体，初始稳定性约10N·cm。然后于左侧下颌骨外斜线取2cm×3cm骨皮质，植于左侧颧牙槽嵴处恢复支柱，使用钛板钛钉固定。同时于髂骨取骨松质混合Bio-Oss®人工骨植于腓骨上方、种植体根方，使用Bio-Gide®胶原膜覆盖，并在骨髓腔内充填骨松质使种植体能够最大范围接触骨质。同时切取髂骨内侧骨皮质，植于腓骨外侧，使用钛钉固定，增加骨厚度。术后恢复良好。

（4）第四次手术：种植二期。种植体植入后5个月，行种植二期手术。检查见软组织恢复良好，但是左侧上颌无龈颊沟。术中仍选择牙槽嵴顶切口，于骨膜上方翻瓣，取出植骨时固定的钛板钛钉。再次行牙龈移植术，上颌左侧第二磨牙颊侧牙龈移植术困难，遂局部转瓣使补充种植体周围角化牙龈。

（5）种植二期后1个月：术后1个月复查，发现上颌左侧第二磨牙、上

颌左侧第二磨牙种植体周围牙龈红肿，使用水激光去除肉芽组织，仔细研究CT，决定拔除上颌左侧第一前磨牙种植体，清创，同期植骨，局部腭黏膜瓣覆盖创面，并补充颊侧牙龈。清创后1个月及2个月复查，伤口恢复良好，局部感染消失。遂决定开始义齿修复。和患者充分沟通，考虑方便以后清洁，决定采用杆卡式活动修复。

二、结果

随访1年，功能良好，患者满意。局部软组织情况良好，无进一步骨吸收。

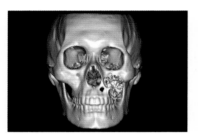

图1　术前CT，示肿瘤侵犯上颌骨

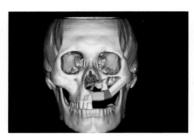

图2　术前设计切除肿瘤范围及腓骨重建方案

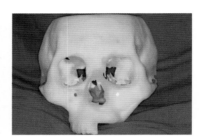

图3　按照术前设计打印三维头模

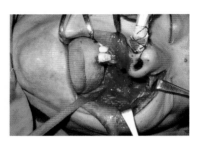

图4　导航引导下切除上颌骨肿物，示缺损范围

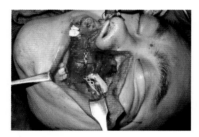

图5　腓骨瓣重建上颌骨缺损

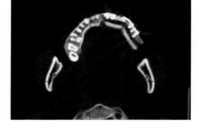

图6　CT显示牙槽突部分重建的腓骨影像

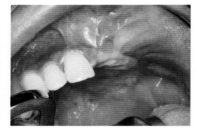

图7　取钛板、牙龈移植及龈颊沟成形；术前

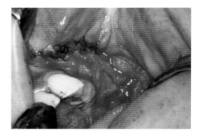

图8　腓骨骨膜上翻瓣，取出钛板，固定颊黏膜于龈颊沟处

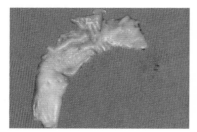

图9　腭部切取角化黏膜

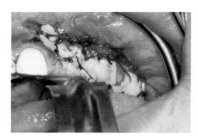

图10　腭黏膜移植

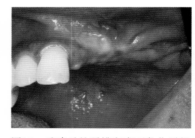

图11　重建后的牙槽突表面角化牙龈及龈颊沟

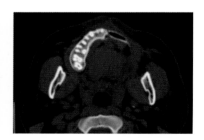

图12　种植前CT，骨吸收非常明显

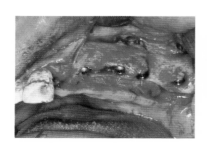

图13　种植体植入，示腓骨仅预留少量骨皮质，骨皮质内为空腔，原重建颞牙槽嵴支柱的游离腓骨被完全吸收

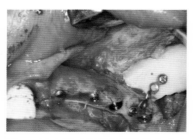

图14　取左侧下颌骨外斜线骨皮质重建颞牙槽嵴支柱，钛板钛钉固定

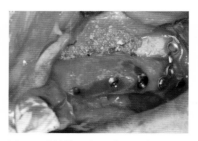

图15　种植体根方及腓骨腔内植入松质骨

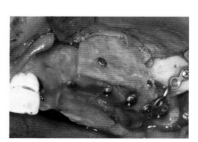

图16　腓骨颊侧外置法植入髂骨骨皮质，增加外侧骨皮质厚度

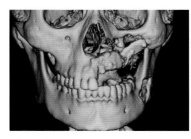

图17　术后CT

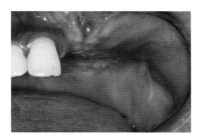

图18　种植2期手术术前

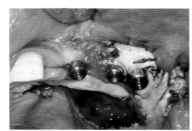

图19　牙龈移植并旋转腭黏膜瓣

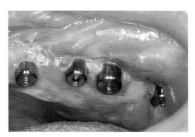

图20　种植2期后1个月，上颌左侧第一前磨牙位点种植体感染，予以拔除。上颌左侧尖牙、第一前磨牙牙龈红肿

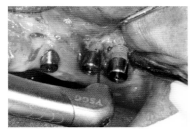

图21　水激光清理种植体周围肉芽组织

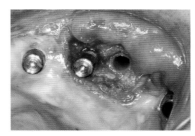

图22　拔除上颌左侧第一前磨牙种植体

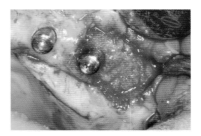

图23　拔除种植体后植骨

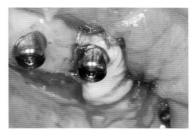

图24　转腭黏膜瓣，关闭植骨区

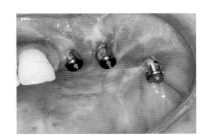

图25　术后1个月复查，上颌左侧尖牙种植体周围炎症消失

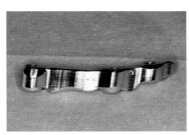

图26　种植修复过程。选用杆卡式修复

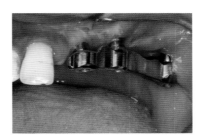

图27　口内像

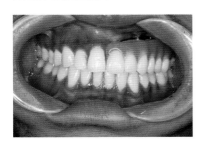

图28　义齿就位

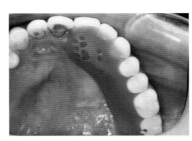

图29　𬌗面像

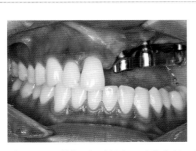

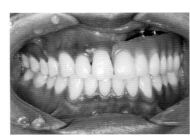

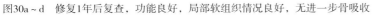

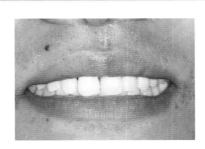

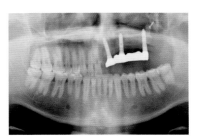

图30a～d　修复1年后复查，功能良好，局部软组织情况良好，无进一步骨吸收

三、讨论

腓骨是管状骨，在种植体植入时提供双层骨皮质固定，可以达到很好的骨结合。本病例在腓骨修复术后2年才接受种植体植入术，由于腓骨处于无应力状态，血管化腓骨出现严重的骨吸收，而作为颧牙槽嵴支柱的游离腓骨完全被吸收掉。导致在种植体植入同期需要大量游离植骨，也是造成以后出现种植体周围感染的原因。所以，上颌骨骨重建后，早期种植修复可能是需要注意的问题。Urken等最早提出腓骨修复同期种植，台湾长庚医院在这方面也做了大量的工作，这也是我们今后工作努力的方向。

颌骨重建后采用固定修复还是活动修复一直是一个值得讨论的问题。固定修复的难度更大，需要更多的种植体，也有更好的功能。而活动修复需要较少的种植体，随访和口腔清洁更简单，费用也更低。同样考虑到便于患者清洁，本病例采用杆卡式修复，有很好的义齿固位，同时患者非常容易清洁种植体周围。

颌骨重建后的软组织处理是种植义齿修复需要面对的一个问题。颌骨重建手术后缺乏正常的牙龈及龈颊沟结构，往往在新重建的腓骨表面有较厚的皮岛或者黏膜组织，术后容易出现种植体周围炎或种植体周围黏膜炎。本患者在软组织处理中，作者应用了腭黏膜移植术及局部转邻位瓣的方法来使种植体周围形成角化牙龈的包绕，对形成健康的种植体周围环境有着重要的意义。

上颌骨重建后种植修复过程复杂、难度较大，但是可以真正实现形态和功能的重建，明显提高患者的生活质量。对于接受骨重建的上颌骨缺损患者，应尽量实现种植义齿修复。

参考文献

[1] Futran ND, Mendez E. Developments in reconstruction of midface and maxilla. Lancet Oncol, 2006, 7: 249–258.
[2] 梁节, 单小峰, 黄进伟 等. 数字化技术辅助游离组织瓣在颌骨缺损重建中的应用. 中华显微外科杂志, 2014, 37: 316–322.
[3] Shan XF, Chen Hm, Liang J, et al. Surgical reconstruction of maxillary and mandibular defect using a printed titanium mesh. J Oral Maxillofac Surg, 2015, 73(7): 1437. e1–9.
[4] Shan Xf, Chen HM, Liang J, et al. Surgical navigation–assisted mandibular reconstruction with fibula flaps. Int J Oral Maxillofac surg, 2016, 45: 448–453.
[5] Urken M, Buchbinder D, Costantino P, Sinha U, Okay D, Lawson W. Oromandibular reconstruction using microvascular composite flaps. Report of 210 cases. Arch Otolaryngol Head Neck Surg, 1998, 124: 46–55.
[6] Raoul G, Ruhin B, Briki S, Lauwers L, Haurou Patou G, Capet JP. Microsurgical reconstruction of the jaw with fibular grafts and implants. J Craniofac Surg, 2009, 20(6): 2105–2117.
[7] Gürlek A, Miller M, Jacob R, Lively J, Schusterman M. Functional results of dental restoration with osseointegrated implants after mandible reconstruction. Plast Reconstr Surg, 1998, 101(3): 650–659.
[8] 林野, 王兴, 毛驰, 等. 功能性颌骨重建61例临床分析. 中国口腔颌面外科杂志, 2006, 4: 14–19.
[9] Anne–Gaelle B, Samuel S, Julie B, et al. Dental implant placement after mandibular reconstruction by microvascular free fibulaflap: current knowledge and remaining questions. Oral Oncol, 2011, 47: 1099–1104.

顾晓明教授点评

这是BITC北京赛区获得一等奖的病例。该病例取胜于：（1）个性化系统设计思路清晰（2）数字外科虚拟现实技术的应用纯熟；（3）病例的复杂程度和技术高难度；（4）正确处理各种意外情况的应变能力；（5）种植手术和修复的规范性；（6）功能和形态修复效果的满意程度；（7）临床资料的真实性和完整性；（8）临场的精彩表达。病例中出现的腓骨严重萎缩问题，除了作者提示的应力性废用或屏蔽外，可能还存在骨瓣的血供能否长期维持的问题。为此，作者应对此类修复给出比较明确的种植时机。而对于骨的良性病变，是否可以在一期手术时尽可能多地保留角化龈组织，也是值得商榷的。尽管如此，这个成功病例对于同类修复重建手术具有重要的示范意义。

小直径骨水平种植体修复水平向骨量不足连续多牙缺失临床观察

吴王喜 广东省口腔医院种植中心

摘 要

本研究治疗策略上运用小直径骨水平种植体，作为骨增量的有效辅助手段，修复水平向骨量不足连续缺牙位点具备3点优势：（1）维持种植体与邻牙、种植体间正常间隔的前提下，精确分配缺牙间隙，得到近似天然牙的修复体形貌；（2）支持连续单冠设计，避免整体多单位上部结构连接体下方难以自洁，降低种植体周软组织的生物学风险；（3）将穿龈轮廓转移到基台上进行设计，降低因增量骨吸收种植体颈部暴露的美学风险。因而采用小直径骨水平种植体修复水平向骨量不足连续多牙缺失位点，得以最大限度地恢复天然牙列的生理状况。

一、材料与方法

1. 病例简介 19岁女性患者，上颌右侧第一磨牙至尖牙连续缺失，要求种植牙固定修复。右上颌缺牙区水平向骨量不足，为刃状牙槽嵴。CBCT水平面截图及矢状面截图显示缺牙区牙槽嵴水平向骨量不足。

2. 治疗过程

（1）上颌右侧第一磨牙至尖牙缺牙区植入种植体。术中翻瓣显示缺牙区呈刃状牙槽嵴且唇侧骨板明显倒凹，分别于上颌右侧尖牙、上颌右侧第一前磨牙植入Straumann® BL NC 3.3mm×12mm种植体2颗，上颌右侧第二前磨牙植入Straumann® BL NC 3.3mm×10mm种植体1颗，上颌右侧第一磨牙植入Straumann® BL RC 4.1mm×8mm种植体1颗，上颌右侧第一磨牙、第二前磨牙同期行经牙槽嵴入路上颌窦提升术，颊面观显示种植体植入后维持自体颊侧骨板的完整性，小直径种植体按同名天然牙近远中距分配缺牙间隙，并保留充分的种植体与邻牙间隔1.5mm，种植体间距3mm，且4颗种植体获得平行的就位方向，𬌗面观显示种植体准确的颊舌轴向，获得修复体轴向受力的前提，且每颗种植体均获得与天然同名牙相近的生理轴向，术中植入Bio-Oss®无机小牛骨颗粒及Bio-Gide®胶原膜恢复牙槽嵴天然外形，种植体采用埋入式愈合，术后即刻牙槽嵴由刃状恢复为平坦状，术后即刻的曲断资料显示4颗种植体平行分布，CBCT水平截面及矢状截面显示水平向获得明显骨增宽。

（2）一期术后4个月显示缺牙区牙槽嵴水平向宽度较前明显改善，CBCT显示移植材料吸收改建，曲断显示种植体颈部骨水平稳定，常规二期手术就位穿龈愈合基台。

（3）全部种植体上部结构采用可铸金基台单冠修复，上颌右侧尖牙至第二前磨牙为个性化金基台外金瓷单冠，上颌右侧第一磨牙为个性一体化冠，石膏模型在𬌗架上评价基台的合理性及精确性，基台的合理性由三方面进行评价，首先采用原厂基台，确保了基台与种植体连接的精确性，最大程度减少远期各种机械及生物学并发症，其次权衡基台自身强度与修复空间的关系，增加基台体量可增加基台抗力，然而单方面增加基台体量则减少修复空间，无法保证修复体的形态及充分的外展，修复体充分的外展是种植体周软组织自洁的生理基础，最后权衡基台穿龈过渡带形态，从组织关爱的理念设计，在确保基台强度的前提下，尽量预留更多的种植体基台间空间以允许软组织充填。附带说明，本例虽为单冠修复，但仍需确保每个基台的共同就位道，唯有获得每个基台的共同就位道，才能最大程度减少倒凹区，减少远期生物学并发症，同时也支持后期单一地对每个修复体进行维护。

二、结果

戴牙时可见种植体周软组织袖口健康，种植体唇侧质地坚实宽平的软组织，基台口外就位后如模型分析，𬌗面预留极量的修复空间，连续单冠就位后显示与天然牙近似的局部形貌，戴牙后曲断显示原厂基台就位后与种植体间呈现的极佳的界面一体性，上颌右侧尖牙位点矢状截图显示种植体唇侧连续完整骨板，上颌右侧第一前磨牙骨板受伪影干扰未能清晰显现，水平截面图分别显示种植体中段及颈部水平界面的牙槽嵴宽度，同时在修复体水平显示连续单冠修复体的合理间隔分布。

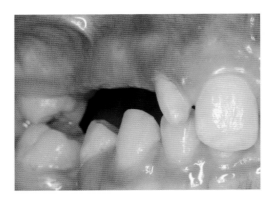

图1　咬合正面像显示原治疗病史

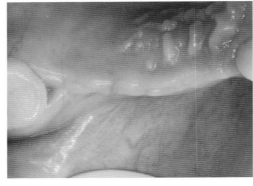

图2　右上颌缺牙区殆面像显示水平向骨缺损

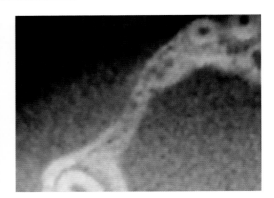

图3　治疗前CBCT水平面截图

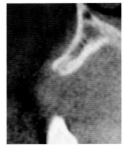

图4　治疗前上颌右侧尖牙位点CBCT矢状面截图

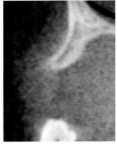

图5　治疗前上颌右侧第一前磨牙位点CBCT矢状面截图

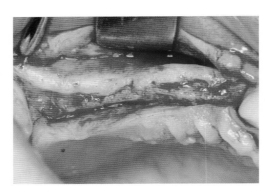

图6　术中翻瓣显示刃状牙槽嵴

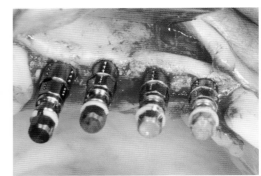

图7　种植体植入近远中轴向

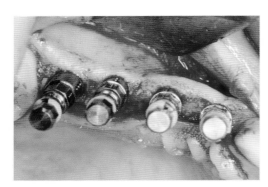

图8　种植体植入的颊舌轴向

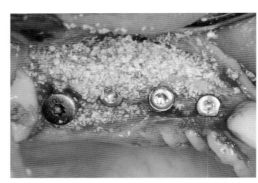

图9　术中同期植骨恢复牙槽嵴外形

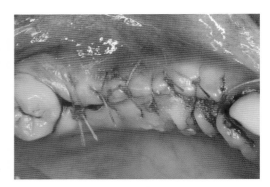

图10　术后即刻增量后牙槽嵴宽度

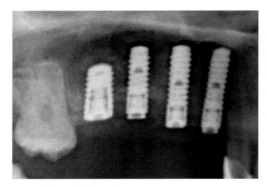

图11　术后即刻曲面断层局部

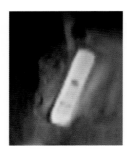

图12　术后即刻上颌右侧尖牙位点矢状面图

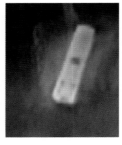

图13　术后即刻上颌右侧第一前磨牙位点矢状面图

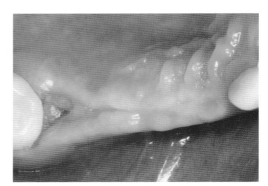

图14　一期手术4个月后殆面像显示水平宽度改善

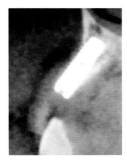
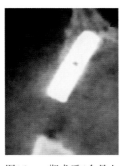

图15 一期术后4个月上颌右侧尖牙位点CBCT矢状面截图

图16 一期术后4个月上颌右侧第一前磨牙位点CBCT矢状面截图

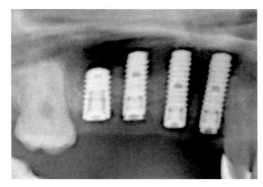

图17 期术后4个月曲断局部

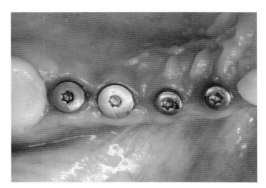

图18 二期手术穿龈愈合基台

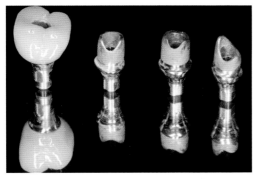

图19 修复体的制作

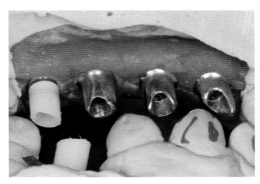

图20 铸造金基台咬合空间殆面像

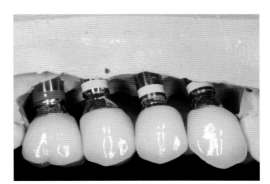

图21 单冠口外颊侧像

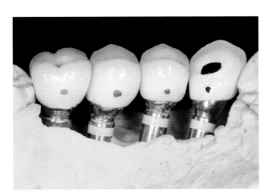

图22 单冠口外舌侧像

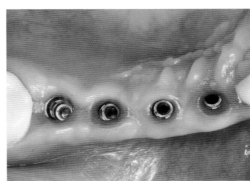

图23 种植体袖口情况

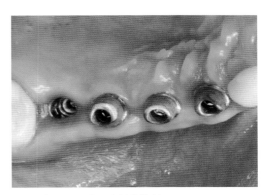

图24 铸造金基台口内就位情况

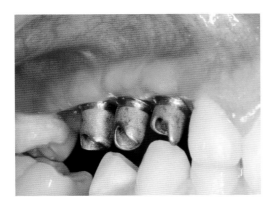

图25 铸造金基台口内殆面间隙

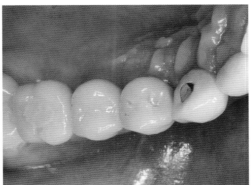

图26 冠修复体口内就位后殆面像

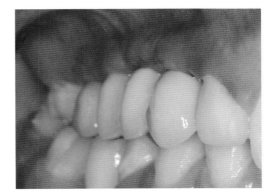

图27 冠修复体口内就位后正面像

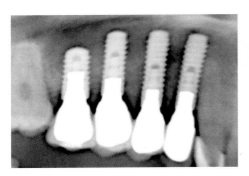
图28 戴牙后曲面断层局部

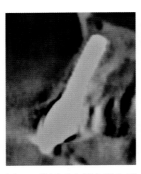
图29 戴牙后上颌右侧尖牙位点CBCT矢状截图显示种植体唇侧连续骨板

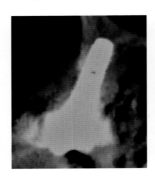
图30 戴牙后上颌右侧第一前磨牙位点CBCT矢状截图伪影明显

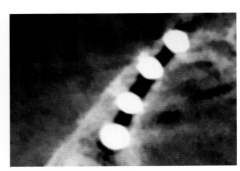
图31 戴牙后种植体颈部水平面骨量情况

三、讨论

小直径骨水平种植体有利于精确分配缺牙间隙，支持连续单冠设计，将穿龈轮廓转移到基台上进行设计，作为骨增量的有效辅助手段，有效修复水平向骨量不足连续多牙缺失位点，得以最大限度地恢复天然牙列的生理状况。

参考文献

[1] Arisan V, Böl ü kbaşi N, Ersanli S, Ozdemir T. Evaluation of 316 narrow diameter implants followed for 5-10 years: a clinical and radiographic retrospective study. Clin Oral Impl Res, 2010, 21(3): 296-307.

[2] Sohrabi K, Mushantat A, Esfandiari S, Feine J. How successful are small-diameter implants? A literature review. Clin. Oral Impl. Res, 2012, 23(5): 515-525.

[3] Galindo-Moreno P, Nilsson P, King P, Becktor J, Speroni S, Schramm A, Maiorana C. Clinical and radiographic evaluation of early loaded narrow diameter implants-1-year follow-up. Clin. Oral Impl. Res, 2012, 23(5): 609-616.

[4] do Nascimento C, Miani PK, Pedrazzi V, Gonçalves RB, Ribeiro RF, Faria AC, Macedo AP, de Albuquerque RF Jr. Leakage of saliva through the implant-abutment interface: in vitro evaluation of three different implant connections under unloaded and loaded conditions. Int J Oral Maxillofac Implants, 2012, 27(3): 551-560.

[5] Koutouzis T, Wallet S, Calderon N, Lundgren T. Bacterial colonization of the implant-abutment interface using an in vitro dynamic loading model. J Periodontol, 2011, 82(4): 613-618.

[6] Shemtov-Yona K, Rittel D, Levin L, Machtei EE. Effect of Dental Implant Diameter on Fatigue Performance. Part I: Mechanical Behavior and Part II: Failure Analyses. Clin Implant Dent Relat Res, 2014, 16(2): 172-177.

王丽萍教授点评

该病例治疗思路清晰，计划周密，临床资料完整，治疗程序规范，充分体现了这是一个经验丰富、技术全面的医生完成的优秀病例。

在一些牙槽嵴宽度不足，使用小直径骨水平种植体不失为骨增量的有效辅助手段，但与标准直径的种植体相比，小直径种植体的骨结合面积与抗折强度均有所减少，因此要考虑生物力学因素，适当减轻咬合力。

本病例采取了单冠修复，也考虑了基台强度和修复空间的关系，如果采用一段式螺丝固位可能更有利于长期的卫生维护。

本病例种植体数目设计成3颗是否会更合理？这样可以避免种植体之间的距离过近，临床上是以最大限度地获得种植体之间的组织支持为目标，制订连续多颗牙种植治疗计划时，应该考虑到相邻种植体会导致风险增加而且对外科植入技术要求极高。

前牙区结缔组织移植在种植支持固定修复上颌无牙颌美学中的应用病例报道

范新平　上海范博口腔门诊部

摘要

目的：评估在种植第二阶段手术时，通过上颌腭侧获取游离结缔组织瓣改善上颌半口缺失前牙区美学中的应用效果及技术特点。**材料与方法**：选择1例在上海范博口腔门诊部就诊的上颌全口牙缺失的患者，上唇丰满度不够，在上颌双侧后牙区种植8~10颗种植体，前牙区用烤瓷桥体来修复，在前牙区唇侧制备两个"口袋"形半厚瓣，接受腭侧两块游离结缔组织游离移植，增加唇侧软组织厚度，以改善全口牙缺失后上唇塌陷的软组织问题。**结果**：移植后结缔组织成活，术后6周牙槽嵴唇侧黏膜软组织平均增厚1.57mm，修复后3个月牙槽嵴唇侧黏膜软组织平均增厚维持在1.55mm；增厚的前牙区软组织宽度达到28.6mm。种植支持的固定修复完成后前牙排列美观，上唇丰满度得到有效改善，面下部美观效果好，效果稳定，患者满意。**结论**：用腭侧游离结缔组织瓣增加上半口牙缺失前牙区唇侧软组织厚度，改善因全口牙缺失导致上唇轻度到中度塌陷，恢复其丰满度的美学效果良好，方法简单，而且明显降低患者成本。

上颌无牙颌种植修复主要有固定种植义齿修复和活动覆盖义齿修复，但是大部分无牙颌的患者都希望有一副固定的假牙，而不喜欢活动的假牙。全口牙弓种植支持的固定义齿在修复无牙上颌生物学和功能方面是一个很好的治疗方案。但是对上颌无牙颌的患者来说，由于上颌牙缺失后牙槽骨向心性吸收，上唇塌陷，呈现无牙面容，因此恢复患者面部美观和上唇支持，是非常重要的，上颌无牙颌种植支持的固定义齿由于没有唇颊侧基托，不利于恢复上唇的支持及面下部的美观。本文通过在上颌后牙区种植8~10颗种植体，前牙区用烤瓷桥修复前牙缺失，并且在种植二期阶段在前牙区唇侧黏膜下制备两个相连的"口袋"形半厚瓣，从上颌腭部两侧获取两块游离结缔组织瓣移植到制备的"口袋"内，增加上颌无牙颌前牙区软组织厚度，从而达到改善上颌无牙颌上唇支持及面下部美观。国内外尚没有类似报道。

一、材料与方法

1. 病例简介　65岁女性患者，全身健康，余留牙为上颌右侧第二磨牙、右侧第二前磨牙、右侧第一前磨牙、右侧尖牙、下颌右侧第三磨牙，其余缺失3个月。主诉：要求固定修复全口牙缺失，并恢复上唇丰满度。检查：上唇塌陷，侧貌鼻唇沟大于90°。上颌右侧第二磨牙、右侧第二前磨牙、右侧第一前磨牙、右侧尖牙松动Ⅱ°，冠根比例失调，牙龈萎缩，探及明显的牙周袋；下颌右侧第三磨牙烤瓷冠，X线片示已做根管治疗，未探及明显牙周袋；余牙全部缺失，拔牙创口愈合，X线检查上颌双侧后牙区骨高度4mm~15mm，骨宽度6mm~10mm；下颌骨高度9mm~13mm，骨宽度7mm~10mm。上前牙区上颌右侧中切牙、侧切牙区骨宽度不足。

2. 治疗过程

（1）拔除上颌右侧第二磨牙、第二前磨牙、第一前磨牙、尖牙。

（2）6周后双侧上后牙区种植各4颗种植体，二期手术同时上颌右侧尖牙至左侧尖牙区域通过游离结缔组织瓣移植增加唇侧丰满度，不足再通过烤瓷冠弥补，上部结构采用种植支持的烤瓷固定桥修复，下颌种植6颗种植体，上部结构通过烤瓷桥修复。

（3）二期修复前先完成临时全口活动义齿，在磨除唇侧基托前后对患者的上唇支持及面下部美观、前牙颈部位置、前牙长度、前倾度等进行评估，确定大概需要增加的软组织厚度和宽度，保存患者口内外正位和侧位照片，并与患者充分讨论。

（4）受备区准备：全口牙缺失前牙区唇侧软组织"口袋"形半厚瓣手术区准备：参照Toyohiko等的方法，稍作改进，从上唇系带一侧做"一"字形纵向切口，从切口两侧黏膜下用Hu-Friedy KO1/2牙周龈切刀分别剥离黏膜，形成两个相邻的"口袋"形半厚瓣，至需要的范围，待用。

（5）硬腭结缔组织瓣切取方法：用2%必兰局部行浸润麻醉后，根据所需结缔组织瓣的大小，从上颌第一磨牙近中腭侧开始，在距腭侧龈缘3mm处硬腭上先做相应长度平行龈缘的"一"字形切口至黏膜下，然后从黏膜下用15#尖刀片锐分离该黏膜瓣，暴露其下方的结缔组织，大小应视需取结缔组织大小而定，但不要超过腭中缝，然后在黏膜下沿切口向深方从两侧及底部至骨面保留骨膜，切取结缔组织瓣，并用刀片剥离结缔组织瓣至完全游离。取出结缔组织瓣后，根据受备区大小修整结缔组织瓣形状与大小，使其与软组织凹陷区制备的"口袋"大小与形状基本吻合，除去结缔组织瓣上的脂肪组织，暂放于受备区黏膜下待用。关闭腭部创口：将腭侧的黏膜瓣复位，用水平悬吊缝合使瓣复位，术后用牙周塞治剂填塞。一般不需特殊处理。

（6）用4-0的聚乙醇酸可吸收性丝线在"口袋"形半厚瓣的口袋底部从黏膜表面穿针进入剥离的黏膜下到切口处穿出，悬吊水平辱式缝住从腭侧获取的游离结缔组织瓣，把两块游离结缔组织瓣缓慢拉入剥离好的黏膜下，到位后把"口袋"形半厚瓣的口袋对位间断缝合。

（7）术前术后观察与测量：术前术后评估：全口牙缺失的唇侧软组织厚度的测量：分别在术前、术后6周、修复后3个月从唇系带起点3mm距唇系带两侧5mm处测量黏膜表面到牙槽骨面的距离，术后测量值与术前测量值之差就是所获得的增加的软组织厚度。

（8）所得游离结缔组织厚度的测量：测量游离结缔组织的长度、宽度和厚度；比较术后所获得的软组织厚度与切取的结缔组织厚度。

（9）患者的满意度评价：前牙美观、上唇支持、面下部美观、发"S"音情况。

二、结果

没有发生结缔组织瓣坏死或局部坏死，所有的游离结缔组织瓣全部成活。患者术后疼痛感不明显，从腭侧切取的结缔组织厚度平均为1.71mm，从上颌腭部左右两侧获得的结缔组织长度相加平均为28.6mm；术后6周测量在游离结缔组织瓣移植于上颌无牙颌前牙区唇侧软组织凹陷区域，凹陷明显变浅，软组织厚度增加1.57mm，与从腭侧获得的结缔组织厚度没有显著差别；前牙区软组织显著增厚；软组织上颌无牙颌种植支持的烤瓷桥修复后，上前牙长度、位置、排列患者满意；上唇丰满度明显改善，面下部美观得到改善，患者对咀嚼功能、上唇支持、面下部美观满意，发"S"音也没有明显异常。术后6个月唇侧软组织厚度没有明显变化，软组织厚度增加维持在1.55mm。术后半年、1年、3年牙槽嵴黏膜与桥体组织面贴合紧密，软组织厚度得以很好的维持。

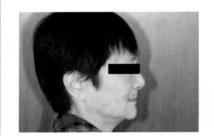
图1　种植术前侧面像

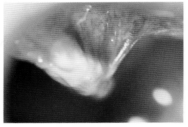
图2　CTG移植前口内牙槽嵴侧面照显示凹陷区

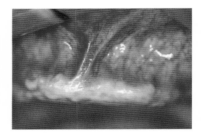
图3　CTG移植前口内正面像

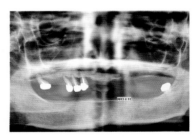
图4　术前全景片

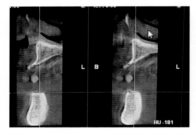
图5　术前前牙区骨

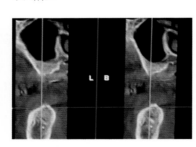
图6　术前后牙区骨

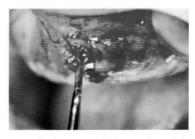
图7　前牙区CTG受植床"口袋"形半厚瓣制备

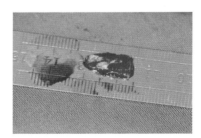
图8　从腭侧获取的CTG

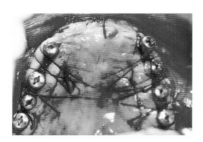
图9　种植二期手术与腭侧创口悬吊缝合

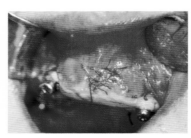
图10　受植区创口缝合

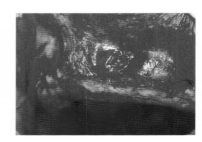
图11　CTG植入受植区"口袋"形半厚瓣内完成

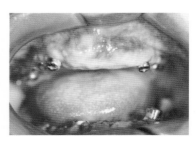
图12　CTG移植后6周

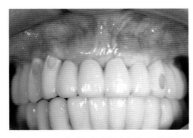

图13　CTG移植后6周固定烤瓷修复口内正面像

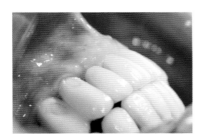

图14　CTG移植6周后固定修复口内侧面像

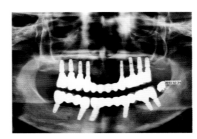

图15　修复后全景片

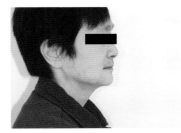

图16　CTG移植后6周口内种植固定修复后侧面像

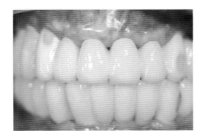

图17　戴牙后半年前牙正面像

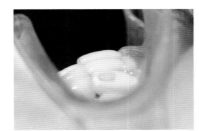

图18　口内前牙区侧面像

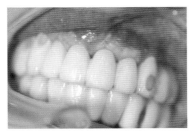

图19　口内前牙区正面像

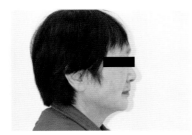

图20　侧貌

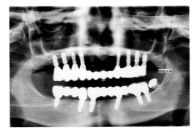

图21　术后3年全景片

三、讨论

　　游离结缔组织移植应用很广泛，可以用于从牙龈萎缩的牙根表面覆盖，拔牙创口的关闭，即刻种植时的软组织封闭，在种植前，种植中、种植二期，及修复后都可以应用结缔组织瓣来改善或解决软组织问题，及解决种植修复后的软组织并发症等。结缔组织瓣的厚度与所取部位的黏膜厚度有关，一般腭侧黏膜厚度不应小于3mm。从上颌腭侧能获得的黏膜长度、宽度、厚度取决于腭侧黏膜本身的情况，及医生的手术技巧。本研究从上颌腭侧一侧获得的结缔组织厚度平均1.71mm，可以明显地增加前牙区软组织厚度。从上颌腭部两侧获得的两块结缔组织长度相加平均28.6mm，可以明显增加前牙区至少4个前牙区的范围的软组织厚度。该手术没有出现结缔组织瓣感染、坏死脱落的问题，在前牙区软组织制备的黏膜下"口袋"形半厚瓣有来自骨膜和黏膜的双重血供，而且瓣的稳定性好，因此移植瓣的成活率很高。

　　当上颌有牙时，上唇主要是通过上颌牙槽嵴的形状和上前牙冠的颈部轮廓决定的。当上颌半口牙缺失后，上颌牙槽骨向内向上吸收，没有足够的骨组织支持导致软组织塌陷，临床上呈现上唇缺乏支持，甚至塌陷，面下部呈现无牙面型，因此义齿修复时，上颌前牙不得不要放在上牙槽嵴的前面，利用唇侧基托，这样才能保证上唇的丰满度。种植支持的全口覆盖义齿可以通过基托恢复上唇丰满度及面下部美观，而种植支持的固定义齿却没有基

托。这样种植修复医生就必须在牙种植前和患者充分沟通，除了对患者的全身健康状况、喜好、发音要求、经济条件、口腔卫生等情况做一个了解之外，还要对患者的口内外情况做一个评估，如面部支持、上唇与审美平面的关系（凸面型还是凹面型）、上唇长度、丰满度、上前牙的长度、位置、笑线、上下颌骨关系、黏膜厚度、牙弓间的关系、骨的质量、牙冠与骨的关系、发音区等做一个全面的评估，先做一副临时的传统全口义齿或半口活动义齿，根据患者的各种条件和要求，CBCT确定可能获得的种植体的位置，最终确定确定适合做什么类型的义齿。面部支持是一个关键的因素，对无牙上颌前牙区主要是通过活动义齿的唇颊侧基托和假牙的位置的获得。上唇的丰满度及上下唇与审美平面的关系主要是靠全口义齿唇侧基托和前面假牙的位置来恢复。因此模拟固定修复，先测量唇侧基托厚度，然后去除活动义齿的唇侧基托来分析患者的面部支持和上唇的支持情况，预测最终的修复效果，因为从腭侧能获得结缔组织瓣厚度有限，一般2mm左右，因此轻度或中度的上牙槽萎缩，临床上呈现Angle I类或II类骨面型适合用软组织移植来弥补。本文通过腭侧结缔组织瓣来恢复前牙区软组织厚度，代替基托厚度，本文唇侧黏膜厚度在术后6周平均增加1.57mm，同时因为黏膜增厚，前牙区假牙也可以往唇侧排列1.57mm，恢复上唇的丰满度，从而改善面下部美观。

　　牙龈瓷在全口固定种植修复中广泛使用于代替缺失的牙周组织，因为

能够恢复上唇的支持，能够恢复口内口外的美观，但是由于使用牙龈瓷给口腔清洁带来困难，所以它的使用也受到限制。为了更好地获得美观的效果，临床医生更注意集中在拔牙时保存牙槽嵴和软组织。无牙颌的每种修复方法的利弊应该与患者讨论协商，最终的修复效果应该是可以预测的。对那些严重牙槽嵴吸收的患者，全口种植支持的覆盖义齿还是一种恢复功能和美观的可行的修复方法。但对大多数患者来说，只要经济条件、全身健康状况以及局部解剖条件允许，他们还是喜欢选择种植固定义齿。但是这种修复的局限性必须跟患者解释讨论，固定义齿不可能修复硬组织和软组织。因为牙槽骨的向心性吸收，这可能导致一个不好的唇支持，以及对面下1/3的美观产生不利的影响，特别对那些薄唇的患者。对薄唇的患者，由于前牙区假牙前后位置的变化会立刻对面下部的美观产生影响。根据研究，前牙拔除后，由于这些病原学因素的影响，脂肪、结缔组织的减少，支配上唇的肌肉也会发生变化，导致上唇人中区域的变形。为了避免这些美学上的影响，临床医生应该在拔牙是很好的保存牙槽嵴。在拔牙的时候最大限度地保存软组织和硬组织显得非常重要。对于那些严重牙槽嵴吸收，呈现Angle Ⅲ类反𬌗面型的患者，上唇严重塌陷，上下颌间距离最增加，自体骨移植，骨劈开，正颌外科等方法常常被使用，水平向前移垂直向下降上颌骨，重新定位上颌骨的位置，重建上颌骨，便于植入合适大小的种植体。或使用种植支持和软组织混合支持的覆盖义齿，前牙区使用唇侧基托，假牙前移，恢复上唇的支持，改善面部美观。种植支持的全口固定义齿与覆盖义齿相比，因为没有基托，没有悬臂梁，或最多一个悬臂梁，不影响发音，没有异物感；种植体的位置比较理想，种植体的数量上颌8~10颗，对口腔清洁比覆盖义齿有更高的要求，适合于Angle Ⅰ类或Ⅱ类骨面型，不需要面部支持，厚唇或有足够的上唇支持，低笑线，上唇的长度26~30mm。

大部分无牙颌患者，由于上颌牙槽骨的向心性吸收，不可避免地会对上唇和面部的支持产生不利的影响。本文主要是对一些轻度或中度的上颌牙槽骨吸收，存在少量的硬软组织缺损，唇侧软组织丰满度不足，上下颌骨的关系呈Angle Ⅰ类或Ⅱ类，在双侧尖牙区及尖牙以后的区域植入8~10颗种植体，前牙区不放植体，双侧采用螺丝固位或粘接固位种植支持的烤瓷桥修复，前牙区在种植二期外科手术是采用黏膜下双"口袋"形部分瓣，从腭侧获取结缔组织，植入前牙区，6周后前牙区黏膜增厚平均1.57mm，明显改善前牙区软组织厚度，前牙可以向唇侧前移1.57mm，可以不需要用牙龈瓷前牙烤瓷，这样前牙向唇侧的倾斜度、前牙的长度等美观效果明显改善，上唇的支持以及面下1/3的美观效果明显改善。游离结缔组织移植不仅可以增加种植体唇侧软组织丰满度，而且恢复的唇侧组织形态、质地、颜色与相邻软组织接近。本研究中一次结缔组织移植手术应用于种植二期后软组织凹陷，6周后软组织厚度增加的厚度平均达到1.57mm；修复3个月后软组织厚度依然稳定，没有显著变化。所有患者对结缔组织瓣移植手术后效果满意，但远期效果的稳定性有待进一步研究，Wiesner G等在后牙非美学区使用结缔组织移植，6个月后软组织厚度增加保持在1.3mm。Speroni等研究显示牙种植体周牙龈移植在移植术后8个月后趋于稳定，3年后增加的黏膜厚度还维持在1.4mm。

本文用腭侧游离结缔组织，通过黏膜下的"口袋"形黏膜瓣微创牙周手术重建上颌无牙颌前牙区唇侧软组织丰满度；恢复上唇及面下部美观，该方法安全可行、方法简单，效果满意，弥补了上颌无牙颌带来的软组织缺陷，而且显著降低患者成本。但移植物的长期稳定性有待进一步大样本的长期追踪研究。

参考文献

[1] Calvani L, Michalakis K, Hirayama H. The Influence of Full–Arch Implant–Retained Fixed Dental Prostheses on Upper Lip Support and Lower Facial Esthetics: preliminary Clinical Observations; Eur J Esthet Dent, 2007, 2: 420–428.

[2] Toyohiko Hidaka, Daisuke Ueno. Mucosal dehiscence coverage for dental implant using sprit pouch technique: a two–stage approach. J Periodontal Implant Sci, 2012, 42: 105–109.

[3] Nicola U, Caro P. Treatment plan for restoring the edentulous maxilla with implant–supported restoration: Removable overdenture versus fixed partial denture design; J Prosthet Dent, 1999, 82: 188–196.

[4] Bidra AS. Three–dimensional esthetic analysis in treatment planning for implant–supported fixed prosthesis in the edentulous maxilla: review of the esthetics literature. J Esthet Restor Dent, 2011, B23N4: 219–236.

[5] Khojasteh A, Mohajerani H, Momen–Heravi F, Kazemi M, Alikhasi M. Sandwich bone graft covered with buccal fat pad in severely atrophied edentulous maxilla: acliinical report. J Oral Implantol, 2011, V37N3: 361–366.

[6] Rojas–Vizcaya F. Rehabilitation of the maxillary arch with implant–supported fixed restorations guided by the most apical buccal bone level in the esthetic zone: a clinical report. J Prosthet Dent, 2012, V107N4: 213–220.

[7] Bidra AS, Agar JR. A classification system of patients for esthetic fixed implant–supported prostheses in the edentulous maxilla. Compend Contin. Educ Dent, 2010, V31N5: 366–368, 370, 372–374.

[8] Wiesner G, Esposito M, Worthington H, Schlee M. Connective tissue grafts for thickening peri–implant tissues at implant placement. One–year results from an explanatory split–mouth randomized controlled clinical trial. Eur J Oral Implantol, 2010, 3: 27–35.

[9] Speroni S, Cicciu M, Maridati P, Grossi GB, Maiorana C. Clinical investigation of mucosal thickness stability after soft tissue grafting aroud implants: A 3–year retrospective study. Indian J Dent Res, 2010, 21: 474–479.

王佐林教授点评

游离结缔组织移植可以在一定程度上弥补由于骨组织量不足导致的丰满度欠佳的问题。本病例患者颊侧骨组织存在明显倒凹，通过腭侧结缔组织瓣恢复前牙区软组织厚度，代替基托厚度，增加了上唇的丰满度，治疗创伤小，美观效果比较满意。术者并对该方法的手术要点进行了分析，理论结合实际。但需要注意的是，种植体的位置及上下颌颌骨关系仍然依靠骨组织条件及位置所决定。软组织的稳定仍需要骨组织的支持。患者右上颌尖牙及前磨牙区域种植体穿出位点位于牙颈部，说明该种植体唇倾角度大。种植体与修复体轴向不一致时，种植体周长期骨吸收情况需持续观察。另外病例照片拍摄角度及完整性还可以进一步加强。

两次内提升解决上颌窦极度骨量不足的种植修复

冯波　长沙市口腔医院种植中心

摘要

目的：本文介绍了采用两次上颌窦内提升术配合短种植体的应用，解决上颌后牙区极度骨量不足下种植的手术过程及修复结果。**材料与方法：**35岁男性患者，无吸烟史，全身状况良好，无手术禁忌证。上颌左侧磨牙缺失，要求种植修复，患者不接受上颌窦外壁开窗手术，上颌左侧第一磨牙考虑采取内提升同期植入大直径植体，上颌左侧第二磨牙两次内提升方式，每次提升约4mm，同时植入Bio-Oss®与自体骨的混合物进行治疗，第二次植入大直径植体，半年后再行二期手术，常规修复。**结果：**患者术后反应均轻，上颌窦黏膜完整，成骨效果良好。戴入牙冠后行驶功能良好。**结论：**两次上颌窦内提升术及配合短种植体的应用能有效减轻患者术后反应，及减少骨粉的应用，降低手术成本及风险，具有良好的临床疗效。

上颌后区天然牙齿脱落引起剩余牙槽嵴萎缩和吸收，上颌窦的气化，使得上颌窦底距牙槽嵴顶高度下降，这两种因素导致的牙槽骨的垂直高度不足对我们种植手术提出很大挑战。目前常用的方法，上颌窦内提升（又称上颌窦冲顶）和上颌窦外提升（经上颌窦外侧壁开窗）以及Onlay植骨3种方式来增加上颌后牙区的骨高度，本研究是纳入标准为上颌窦骨高度不足1mm，按以往治疗方案必须采用上颌窦外提升方式的患者。开放式上颌窦底提升术首先由Tatum应用于临床，目前已成为上颌后牙区骨量不足种植修复的常规方法；常规开放式提升是在上颌窦前侧壁处开窗，通过特制的提升工具将上颌窦底黏膜提升，在提升的上颌窦底处放置移植骨块或人工骨粉，同期或分期植入种植体，常规的侧壁开窗手术操作难度大，尤其是面颊比较肥胖的患者，手术操作更加困难，而且手术时间相对较长，患者的术后反应非常大，面部肿胀严重，费用高，患者不易接受，为了解决这些问题，笔者采用一种新的改良式手术方式——两次内提升手术方式，对骨量不足1mm的上颌后牙区需要进行种植的患者进行治疗，有效解决以上这些问题，获得良好的临床效果。

一、材料与方法

1. 病例简介 35岁男性患者，上颌左侧第一磨牙及第二磨牙缺失，要求种植修复，临床及实验室检查均无种植手术禁忌证，CBCT检查上颌窦底距离上颌左侧第一磨牙骨高度约3mm，距第二磨牙骨高度约1mm，上颌窦内黏膜健康，和患者协商准备在上颌左侧第一磨牙处常规内提升，同期植入MegaGen®6mm×6mm大直径植体，上颌左侧第二磨牙处行两次内提升手术，上颌左侧第一磨牙位点在半年后行二期手术时，在上颌左侧第二磨牙位点也将植入短粗植体。上颌左侧第二磨牙在第一磨牙修复完成后半年行二期手术，种植体骨整合良好，取模制作义齿，戴牙。

2. 治疗过程

（1）手术方法：术前所有患者摄CBCT，根据底壁剩余牙槽骨的高度、宽度、骨质密度及上颌窦窦腔和黏膜情况及近中余留天然牙的牙根方向及与上颌窦腔的关系等做出种植修复计划，术前精确测量上颌窦底至牙槽骨的高度，确定第一次内提升的位置及种植位点。

（2）必兰局麻下从牙槽嵴顶切开缺牙区及两侧邻牙牙周膜，全层翻起黏骨膜瓣，暴露牙槽嵴顶，然后定点种植位点，用环形取骨钻根据在牙槽嵴顶种植位点定位，磨出环形的内提升圈，一定不要磨破上颌窦底黏膜，也可以直接用4.2mm Summers骨凿直接提升，将牙槽嵴顶骨块直接推入上颌窦内，刚刚有落空感就停止提升，再一次确认上颌窦黏膜未破，因我们预备的种植道比较大，加上骨质不厚，我们也比较容易看清上颌窦底黏膜，然后用上颌窦外提升的器械对上颌窦底黏膜稍作分离，再用Summers骨凿再提升一次，将骨块推入上颌窦3~4mm，用骨粉输送器植入人工骨粉，在牙槽嵴顶盖上生物膜，然后严密缝合术创，1周后拆线，半年后，再次从牙槽嵴顶切开黏骨膜，找到原定种植位点，进行常规备洞，再次进行上颌窦内提，植入骨粉，同期植入种植体，缝合术创，根据植入植体的初始固位力，决定修复时间为种植术后6个月。术中如果出现上颌窦黏膜穿破，我们还是可以继续分离，然后将Bio-Gide®胶原膜推送进上颌窦底与黏膜之间，注意胶原膜要比种植道大一倍以上，再送人骨粉，再盖膜。

（3）术后常规使用抗生素，同时患者应避免感冒及进行大运动量锻炼或擤鼻等动作，避免窦底黏膜受到过大压力。每次术后摄X片，观察窦底黏膜位置的改变。

（4）材料：奥地利WH种植机，MegaGen®大直径种植体（6mm×6mm），种植工具盒，环形取骨钻，上颌窦内、外提升工具盒，Bio-Oss®，Bio-Gide®。

二、结果

患者两次手术都很成功，术后无感染，术区无明显肿胀，患者无明显 不适。但是第一次植入骨粉后的照片与半年后照片还是稍有差别，顶部骨粉有下垂趋势，形状变成锥形，所以进行第二次内提升手术必须再次植入骨粉。完成上部修复结构后，义齿目前均行使功能良好。

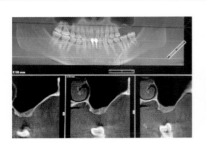

图1 上颌左侧第一磨牙CBCT显示骨高度4.5mm

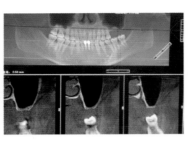

图2 上颌左侧第二磨牙CBCT显示骨高度不到1mm

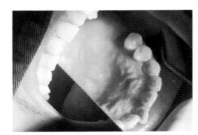

图3 患者口内像

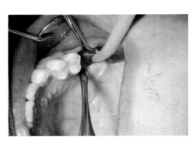

图4 常规牙槽嵴顶切口，翻瓣

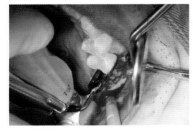

图5 上颌左侧第一磨牙用环形取骨钻取骨保留上颌窦底1mm骨高度

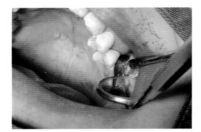

图6 环钻预备种植道

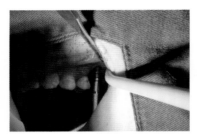

图7 利用Summers骨凿进行上颌窦内提升2mm

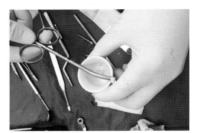

图8 使用骨粉输送器

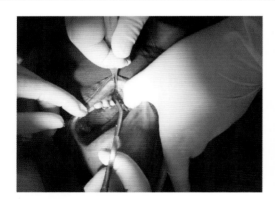

图9 上颌窦内植入Bio-Oss®

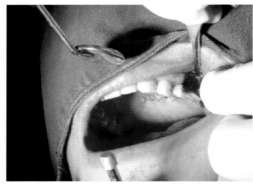

图10 上颌左侧第一磨牙位点植入MegaGen® 6mm×6mm植体

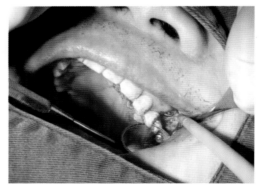

图11 植入后可看到上颌左侧第二磨牙位点上颌窦底淡蓝色影像

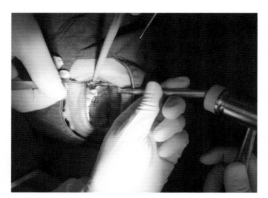

图12 直接利用Summers骨凿进行上颌窦内提升

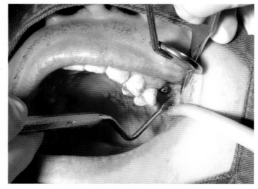

图13 利用骨膜剥离器进行上颌窦底黏膜剥离

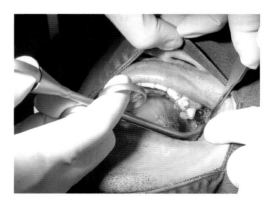

图14 骨粉输送器对上颌左侧第二磨牙位点植骨

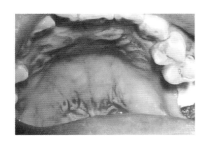

图15　上颌左侧第二磨牙位点盖Bio-Gide®

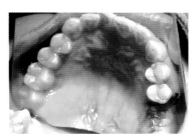

图16　缝合

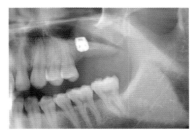

图17　术后X线可见上颌左侧第二磨牙有柱形植骨影像

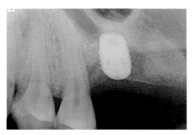

图18　术后6个月可见上颌左侧第一磨牙、第二磨牙位点均成骨良好

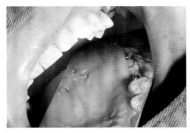

图19　上颌左侧第二磨牙位点环钻取骨备种植道

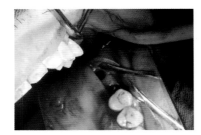

图20　Summers骨凿内提，再次植骨

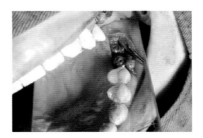

图21　上颌左侧第二磨牙位点植入MegaGen®6mm×6mm植体，同期行上颌左侧第一磨牙二期手术

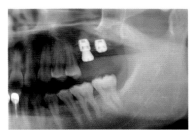

图22　上颌左侧第二磨牙位点种植术后照片

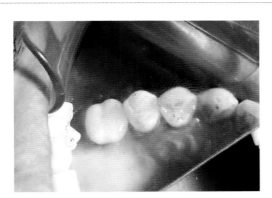

图23　上颌左侧第一磨牙位点氧化锆全瓷修复戴牙

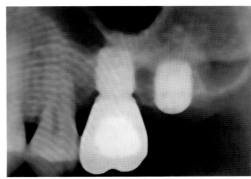

图24　上颌左侧第二磨牙位点植入植体半年后

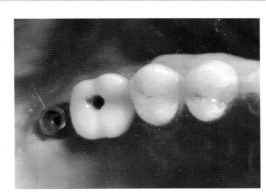

图25　上颌左侧第二磨牙位点上基台

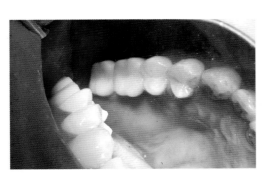

图26　上颌左侧第二磨牙位点戴牙，光固化树脂封闭中央螺丝孔

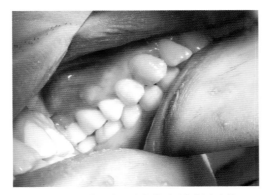

图27　上颌左侧第二磨牙位点戴牙后颊侧咬合像

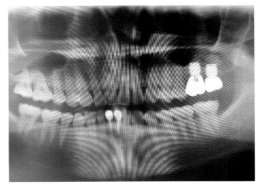

图28　戴牙后曲面体层放射线片

三、讨论

1. 上颌窦提升术　上颌窦提升术是解决上颌后牙区因骨量不足而影响牙种植术实施的有效方法，依据术式不同区分为上颌窦外提升术和上颌窦内提升术，其中经上颌窦前壁入路的上颌窦外提升术已经取得了较好的临床效果，但存在手术复杂、创伤大、植骨量多、并发症多等不足。近几年应用于临床经牙槽嵴顶入路的上颌窦内提升术克服了上述不足，取得了一定的临床效果。但对于存留牙槽骨高度1mm的病例，采用牙槽嵴顶进路鲜有医生采用，本研究采用两次内提升的方式，每次提升幅度控制在4mm以下，有效减小上颌窦黏膜穿孔的风险，为临床医生提供一种更便捷微创简单的方法，同时缩短手术操作时间，减小患者的术后反应。环形取骨钻使种植道的自体骨得到充分的保留，使得种植体顶部有足够的自体骨，利于两个方向的同时成骨，加快了骨整合的时间。同时粗大的种植道在牙槽嵴顶进路，使得手术术野更加清晰可见，操作更加简便。

2. 改良环钻上颌窦提升技术　改良环钻上颌窦提升技术即内嵌式上颌窦提升术，其是使用环钻进行种植窝洞的预备，钻至窦底1mm处，对骨块进行敲击，使得窦底发生骨折，骨块进入上颌窦，上颌窦黏膜及骨块同时被提升，植入骨粉。该方法能在最大限度上保留自体骨、减少植骨材料、减轻患者的经济负担。保护上颌窦黏膜，减少黏膜穿孔率。骨板在提供成骨细胞来源的同时其与上颌窦黏膜并未剥离，这为骨板提供了良好的血供，利于提升位点的骨结合。

3. 短种植体　短种植体在临床已经应用了好些年，一般学者认为，增加种植体的直径和长度，可以增加骨与种植体的接触面积，增强种植体和周围骨组织的抗压和抗剪切能力，进而增强种植体的长期稳定性。有学者对种植体的直径和长度对分散咬合力的影响的研究比较，发现复杂的咀嚼运动中，种植体的直径对分散咬合力的影响最大，Le Gall MG等学者认为，在减少应力传导，增加直径比增加长度的作用更大，而我们在本研究中应用的种植体直径都在6mm~7mm，长度也为5mm~7mm，所以能够很好地分散咬力。同时，Schulte等学者也认为，对于天然牙须遵循的冠根比的概念，对于种植修复未必适用，那些成功的种植体的冠根比与失败的种植体没有明显的区别。同时颈部粗大的植体，牙冠颈部更加粗大，修复后的颈缘线更加美观，也能更好预防水平向的食物嵌塞。

4. 上颌窦内提升术　上颌窦内提升术所能提升的高度也是大家关注的问题。提升过高易导致上颌窦黏膜撕裂穿孔，特别是在提升高度超过5mm时黏膜撕裂风险明显增加。动物实验也表明，提升越高，种植体顶部的骨再生就越少，种植体行使功能能力也就下降，容易导致种植义齿失败，因此本研究采取两次内提升，每次提升控制在4mm以下，也可以有效避免黏膜穿孔的风险。

综上所述，两次上颌窦内提升术及配合短种植体的运用，是解决上颌后牙区极度萎缩牙槽嵴患者种植义齿修复的一种极有临床价值的方法，此方法通过两次提升植骨，在保证种植体获得足够支持的前提下减小上颌窦底黏膜提升的程度和范围，因提升的范围小，也有效减少骨粉的使用，降低患者的费用，更重要的是缩短每次手术时间，有效减轻患者术后反应，使种植患者对种植手术不再恐惧。

参考文献

[1] Teng M, Liang X, Yuan Q, et al. The inlay osteo-tome sinus augmentation technique for placing short implants simultaneously with reduced crestal bone height. A short-term follow-up. Clin Implant Dent Relat Res, 2013, 15(6): 918-926.

[2] Pereira CC, Gealh WC, Nogueira LM, et al. Piezosurgey applied to implant dentistry. clinical and biological aspects. J Oral Implantol, 2012 Jun 4.

[3] 宿玉成等. 现代口腔种植学. 北京: 人民卫生出版社, 2版, 97-98.

[4] 任志伟, 韩红娟. 模板定向在牙种植中的应用. 中国口腔种植学杂志, 1999, 4, (2): 84-85.

[5] Schult J, Flores AM, Weed M. Crown-to-implant rations of single tooth implant-supported restorations. Journal of prosthetic Dentistry, 2007, 98(1): 1-5.

[6] Schult J, Flores AM, Weed M. Crown-to-implant rations of single tooth implant-supported restorations. Journal of prosthetic Dentistry, 2007, 98(1): 1-5.

[7] Cavicchia F, Bravi G. Localized augmentation of the maxillary sinus floor through a coronal approach for the placement of implants. Int J Periodont Rest Dent, 2001, 21(6): 475-485.

[8] Nkenke E, Schlegel A, Schultze-Mosgan S, et al. The endoscopeically controlled osteotome sinus floor elevateon: a preliminary prospective study. Int J Oral Maxillofac Implants, 2002, 17(4): 557-566.

[9] 黄代营, 陈松龄, 周苗, 等. 冲顶式上颌窦底提升植骨同期牙种植的实验研究. 中山大学学报: 医学科学版, 2005, 26 (2): 168-171.

谢志坚教授点评

上颌窦提升术是解决上颌后牙区因骨量不足而影响牙种植术实施的有效方法。对于上颌窦底骨高度少于1mm的，常规采用上颌窦外提升，但是侧壁开窗式的外提升存在一定操作难度，同时加重术后反应。该病例通过两次上颌窦内提升植骨，在保证种植体获得足够支持的前提下减小上颌窦底黏膜提升的程度和范围，缩短每次手术时间，有效减轻患者术后反应。这种改良的上颌窦提升法在一定程度上降低手术难度、减轻术后反应，具有一定临床意义。该病例图像资料采集齐全，治疗过程描述清晰。存在的不足之处是口腔内的图像资料欠规范。

牙周炎患牙的位点保存术及延期种植修复

孙俊毅 西安交通大学口腔医院牙周黏膜科

摘要

目的：重度牙周炎患牙拔牙后面临严重的牙槽骨骨量不足，本文探讨重度牙周炎患牙的位点保存术及延期种植修复的效果。**材料与方法**：53岁女性患者，以"左下后牙咬合不适半年，牙龈偶有脓包"为主诉求诊，临床检查显示：下颌左侧第一磨牙Ⅱ°松动，牙龈退缩约2mm，PD6~9mm，叩痛（±）；根尖放射线片显示：患牙已行完善根管治疗，牙槽骨水平吸收Ⅱ°。基础治疗1周后下颌左侧第一磨牙经微创拔牙后牙槽窝同期植入Bio-Oss® Collagen，覆盖Bio-Gide®胶原膜并且严密缝合，进行位点保存。6个月后植入Bicon®6mm×5.7mm植体，3个月后安装愈合帽，1个月后永久修复。**结论**：采用位点保存术可大幅度保存并恢复因牙周炎导致的牙槽骨量，成骨质量良好，可为后期种植修复提供良好的软硬组织条件。

重度牙周炎是成人牙齿缺失的重要原因。重度牙周炎往往伴随着长期牙槽骨高度、宽度的减少，拔除患牙后在拔牙窝愈合过程中剩余牙槽骨将发生不可逆的吸收，原有的牙槽骨高度、宽度将会进一步降低，由此导致的软硬组织量不足等情况将严重影响后期种植修复，本文探讨了重度牙周炎患牙的位点保存术及延期种植修复的效果。

一、材料与方法

1. 病例资料 53岁女性患者，主诉为"左下后牙咬合不适半年，牙龈偶有脓包"。2年前以"左下后牙疼痛、牙龈反复肿胀"为主诉在我科就诊，临床诊断为下颌左侧第一磨牙"牙周牙髓联合病变"，经过牙周牙髓系统治疗后症状缓解，近半年又出现患牙咬合不适，牙龈偶有脓包，求治。既往体健，否认系统病史、传染病史、药物过敏史，无吸烟史，无口服双膦酸盐药物史。检查：颜面部基本对称，开口型、开口度正常，双侧关节区无压痛及弹响，口腔卫生良好，牙龈无明显炎症；下颌左侧第一磨牙Ⅱ°松动，牙龈退缩约2mm，PD6~9mm，叩痛（±）。根尖放射线片显示：下颌左侧第一磨牙已行完善根管治疗，牙槽骨水平吸收Ⅱ°，CBCT显患牙牙根周已无骨质。

2. 诊断 下颌左侧第一磨牙重度牙周炎。

3. 治疗计划 根据下颌左侧第一磨牙临床检查情况，考虑到患牙病情较重，继续保留价值不大，并且患者对后期的修复要求较高，经与患者协商，在完全告知患者情况下，经患者同意，制订相应的治疗计划：（1）下颌左侧第一磨牙行拔牙后位点保存术；（2）延期种植修复。

4. 治疗过程

（1）位点保存：①微创拔牙：手术在牙周基础治疗1周后进行，2%氯己定含漱液含漱，必兰行局部浸润麻。采用微创拔牙方法拔除下颌左侧第一磨牙，术中切断牙周膜，轻柔拔除牙根，避免颊舌向的摇动、增隙，防止牙槽窝的扩大，尽量保护颊、舌侧残留牙槽骨壁的完整性，患牙拔除后，仔细清理牙槽窝内残存牙碎片和肉芽组织，生理盐水冲洗。②骨替代材料植入，缝合：搔刮牙槽窝至牙槽窝充满新鲜血液，在周围皮质骨上用小球钻钻孔，开放骨髓腔，形成出血创面，Bio-Oss® Collagen充填拔牙窝，植入高度略突出于牙槽嵴顶，根据植骨范围裁剪、植入Bio-Gide®膜隔离，使膜完全覆盖住植骨材料；由于牙龈缺损区较大，下颌左侧第一磨牙远中行带蒂龈瓣转位，严密缝合，供瓣区碘仿纱条反包扎。③术后医嘱、结果：术后禁烟酒，注意口腔卫生，复方氯己定漱口，嘱患者口服抗生素3天，5天内进软质食物，术后10天拆线。患者术后恢复良好，创面无骨植入材料暴露及感染。

（2）种植修复：①位点保存术后半年，口内像可见牙槽嵴丰满，牙龈质地良好，牙槽嵴高度及宽度保存良好。术后X线、CBCT显示下颌左侧第一磨牙牙槽窝骨在水平向、垂直向保存良好、新骨致密，为后期种植修复创造了良好的条件。②种植一期手术：下颌左侧第一磨牙处局麻下常规翻瓣、可见牙槽嵴骨质密度良好，定点，备种植窝，植入1颗美国Bicon®6mm×5.7mm植体，植体初始稳定性良好。③种植二期手术及修复：3个月后，X线显示种植体骨结合良好，行下颌左侧第一磨牙种植二期手术，翻瓣后见植体骨结合良好，上安装愈合帽，术后1个月愈合帽周牙龈愈合良好，去除愈合帽后可见龈袖口形态良好，取修复模型，技工室制作后期修复，选用Bicon®无肩基台作为永久修复基台，制作一体化基台冠最为最终修复体。

二、结果

术后1年复诊，牙冠完好，咬合关系正常，可见种植体骨水平稳定，牙龈乳头丰满，患者对修复效果满意，期间完成下颌左侧第二磨牙种植修复。

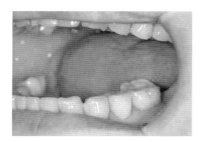

图1 患牙口内情况

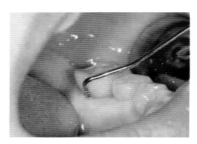

图2 舌侧探针深度8mm

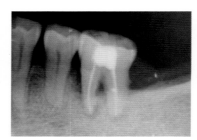

图3 根尖放射线显示牙槽骨水平吸收Ⅱ°

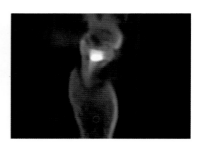

图4 CBCT显示下颌左侧第一磨牙牙槽骨已垂直吸收至根尖，根周已无骨质

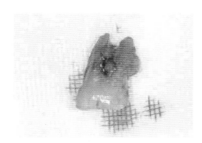

图5 患牙根面附着大量炎性肉芽组织

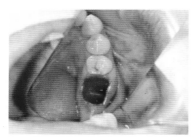

图6 微创拔除患牙，彻底搔刮牙槽窝

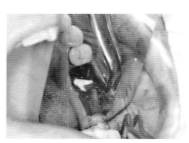

图7 下颌左侧第一磨牙牙槽窝植入骨粉

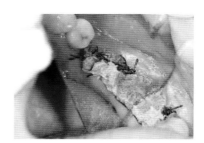

图8 远中切取带蒂龈瓣严密缝合，供瓣区采用碘仿纱条包扎

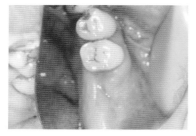

图9 术后6个月后复诊，临床观察术区愈合良好，牙龈质地坚韧，颜色粉红

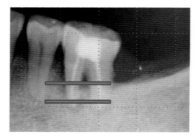

图10a、b 术后6个月，经测量，下颌左侧第一磨牙牙槽骨较术前增高4.4mm

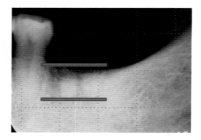

图11a、b 箭头所示术后6个月牙槽嵴垂直向高度增加，仅宽度有少量减少，并可见植骨材料成骨良好

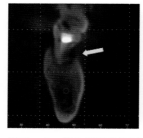

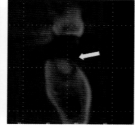

图12 下颌左侧第一磨牙植入Bicon® 6mm×5.7mm植体图

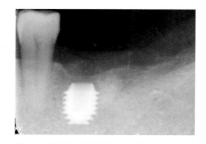

图13 种植一期术后3个月，X线片显示种植体骨结合良好

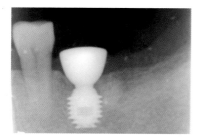

图14 X线片显示，愈合帽就为良好

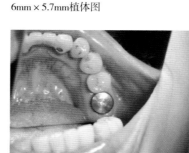

图15 种植二期术后1个月后，愈合帽周围牙龈愈合良好

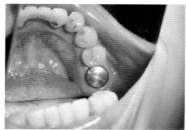

图16 良好的龈袖口形成

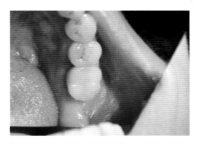
图17　口内最终修复效果，可见牙龈及修复体具有良好的美学效果

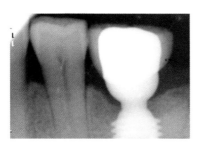
图18　永复修复体就位后的X线片

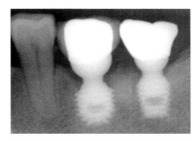
图19　术后1年X线片，可见下颌左侧第一磨牙种植体骨水平稳定，期间完成第二磨牙种植修复

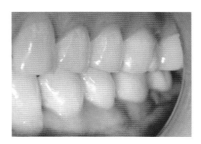
图20　术后1年，可见牙龈乳头丰满，外形良好

三、讨论

位点保存对拔牙窝牙槽骨的保存和恢复：牙齿拔除后自然愈合过程中会产生严重的垂直向和水平向牙槽骨吸收，据研究表明在拔牙后的最初6个月中，牙槽嵴水平向吸收平均可达4.5mm，垂直向吸收平均达1.5mm。牙周炎患牙本身存在长期的牙槽骨萎缩，若拔牙创自然愈合，水平向及垂直向军严重缺失的牙槽骨及软组织限制了缺牙区的义齿修复设计，对种植体的植入也是极大的挑战，更影响了修复后的咀嚼效率和稳定。

位点保存技术可有效保存拔牙位点牙槽骨骨量，并且有效引导新骨形成，尽量多地引导新骨形成，可为后期修复提供良好的软硬组织条件。大量的临床及动物实验证实，应用骨或骨移植材料充填拔牙窝，在维持拔牙后牙槽嵴高度和宽度方面效果显著。

通过临床病例的展示可见对于重度牙周炎患者而言，采用位点保存术可最大限度保存并恢复已丧失的牙槽骨量，可为后期种植修复提供良好的软硬组织条件，是一种行之有效、疗效确切的治疗方法。

牙周病患牙拔牙后种植面临着牙槽骨骨量不足和易患种植体周围炎的风险，Bicon®短植体应用鳍样设计机械加工表面，最大限度地增加了同等长度植体与骨的接触表面积，同时还能避开对重要解剖结构等的损伤；其次，植体位于骨平面下，颈部的斜肩结构有利于牙槽骨在愈合期向植体冠方生长，有效的维持骨量；Bicon®短植体的自锁锥度链接基台的方式，能够提供良好的植体–基台封闭，更好地防止细菌侵入，一体化基台冠因为在修复前去除了粘接剂，因此大大降低了降低种植体周围炎的发生率。

参考文献

[1] Tan W L, Wong T L T, Wong M C M, et al. A systematic review of post-extractional alveolar hard and soft tissue dimensional changes in humans. Clinical Oral Implants Research, 2012, 23 Suppl 5(Supplement s5): 1-21.
[2] 宫苹, 梁星, 陈安玉. 口腔种植学. 北京: 科学技术文献出版社, 2011: 14-201.
[3] 张媛倩. Beagle犬下颌骨前磨牙拔牙后位点保存的实验研究. 泸州医学院, 2011.
[4] Quinn J H, Kent J N. Alveolar ridge maintenance with solid nonporous hydroxylapatite root implants. Oral Surgery Oral Medicine Oral Pathology, 1984, 58(58): 511-521.
[5] 赵宝红, 王丹宁. 拔牙位点保存技术. 中国实用口腔科杂志, 2013, 6(7): 395-399.
[6] Griffin T J, Cheung W S. The use of short, wide implants in posterior areas with reduced bone height. Journal of Prosthetic Dentistry, 2004, 92(2): 139-144.
[7] 邓飞龙, 廖展澎, 吴少伟, 等. Bicon短种植体临床效果1～3年回顾性研究. 中华口腔医学研究杂志: 电子版, 2013, 7(3): 50-53.

李德华教授点评

该病例为左侧下颌第一磨牙局限性牙周炎，颊侧骨壁吸收，采用引导骨再生植骨技术进行牙槽嵴骨保存，方案设计合理，治疗结果证实牙槽嵴高度得到维持，同时也有效恢复了牙槽突的宽度，确保延期种植的顺利进行。术中黏膜伤口处理也可采用适当减张直接拉拢缝合的方法，一般无须进行碘纺纱布打包缝合。第一磨牙种植体植入有些偏深，修复时和1年复查X线片显示骨吸收至第一螺纹，势必会造成种植体周围龈沟加深，需密切观察种植体周围软组织健康指数。

颏部取骨用于上颌前牙美学区的种植治疗

许胜 滨州医学院附属烟台市口腔医院种植科

摘要

目的：探讨颏部取自体骨块联合Bio-Oss®骨粉用于上颌前牙美学区种植治疗的临床效果及美学修复的意义。**材料与方法**：对1例上颌前牙区骨量严重不足的患者行颏部取自体骨块联合Bio-Oss®骨粉行骨增量手术，螺纹钛钉固定，Bio-Oss®骨粉覆盖骨块及周围缝隙，覆盖Bio-Gide®膜，严密缝合，术后常规抗生素预防感染。6个月后植入Ankylos® A11种植体2颗。4个月后行上部结构修复。**结果**：颏部自体骨块联合Bio-Oss®骨粉良好恢复缺牙区骨缺损，植骨区创口愈合良好，无感染，黏膜无裂开。患者颏部无明显麻木等不适感。上部结构修复后6个月、1年、2年复查，未见明显吸收，牙龈乳头基本充满牙间隙，美学效果满意。**结论**：颏部自体骨块联合Bio-Oss®骨粉用于上前牙美学区严重骨量不足的病例可显显著加快骨时间，缩短治疗疗程，并且可取得理想的美学效果。

随着患者对美学要求越来越高，对于我们临床医生挑战也越来越大。充足的骨量是美学区种植成功的关键。然而由于拔牙后牙槽骨萎缩、外伤、囊肿、根尖周病变通常会导致牙槽骨骨量不足，临床上通常采用不同方式的骨增量手术来恢复骨量，本病例采用颏部取骨联合Bio-Oss®骨粉用于前牙美学骨量严重不足的种植，最终修复后跟踪2年观察其美学修复的效果。

一、材料与方法

1. 病例简介 46岁男性患者，既往体健，无不良嗜好，2009年9月因外伤拔除上前牙，曾行活动义齿修复，因影响美观及希望改善咀嚼效率，1个月后来诊我科要求种植修复。检查：上颌左侧中切牙、侧切牙缺失，缺牙区牙槽嵴顶较窄，唇侧可触及凹陷，近远中及咬合间距可，附着龈充足，上颌右侧中切牙、左侧尖牙无松动，叩（-），余牙未见明显异常。影像学检查见：上颌左侧中切牙、侧切牙拔牙窝内骨量不足。

2. 诊断 上颌前牙缺损伴牙槽骨缺损。

3. 治疗计划 征求患者意见后制订如下治疗计划，术中依情况而定，优先采用Bio-Oss®骨粉+种植手术，若骨量严重不足，拟行颏部取自体骨块联合Bio-Oss®骨粉行单独植骨术，6个月后行种植手术。

4. 治疗过程

（1）常规消毒、铺巾，局麻下于上颌左侧中切牙、侧切牙牙槽嵴顶切开，翻瓣，见上颌左侧中切牙唇侧骨量严重不足，上颌左侧侧切牙骨壁较薄，知情同意下，局麻下采用超声骨刀于颏部取一大小约3mm×5mm自体骨块，至于生理盐水中备用，取骨处骨蜡填塞，严密缝合。修整自体骨块锐利边缘并植入上颌左侧中切牙骨缺损区，螺纹钛钉固定，于自体骨表面及上颌左侧侧切牙唇侧覆盖骨粉（Bio-Oss®，瑞士盖氏制药有限公司），覆盖胶原膜（Bio-Gide®，瑞士盖氏制药有限公司），严密缝合，术后常规抗生素预防感染。术后拍摄X线片。

（2）6个月后拍摄线片见自体骨块与周围骨结合良好，遂行种植手术。常规消毒、铺巾，局麻下切开上颌左侧中切牙、侧切牙牙槽嵴顶，翻瓣，取出固定骨块的螺纹钛钉，常规预备种植窝，导向杆检测方向可，最终于上颌左侧中切牙、侧切牙位点植入Ankylos® A11（3.5mm×11mm）种植体2颗，植入扭矩约30N·cm，安装愈合基台，严密缝合。术后常规抗生素预防感染。术后X线片显示种植方向、位置良好。

（3）上部结构修复。4个月后拍摄X线片见种植体周围骨结合良好，遂行上部结构修复。安装转移体开窗取模。2周后，去除愈合基台，安装氧化锆全瓷基台，拍摄X线片见：基台就位，边缘密和，试戴上颌左侧中切牙、侧切牙氧化锆全瓷联冠，邻接关系良好。修复后6个月、1年、2年进行复查。

（4）材料：种植体及器械：Ankylos®种植体（登士柏公司，USA）及种植器械、超声骨刀、Bio-Oss®骨粉（瑞士盖氏制药有限公司）、Bio-Gide®膜（瑞士盖氏制药有限公司)、钛钉。

二、结果

颏部自体骨块联合Bio-Oss®骨粉良好恢复缺牙区骨缺损，植骨区创口愈合良好，无感染，黏膜无裂开。患者颏部无明显麻木等不适感。上部结构修复后6个月、1年、2年复查，未见明显骨吸收，牙龈乳头基本充满牙间隙，取得了满意的美学效果。

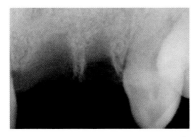

图1　上颌左侧中切牙、侧切牙拔牙窝内骨量不足

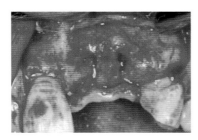

图2　上颌左侧中切牙、侧切牙唇侧骨量大量缺损

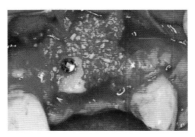

图3　自体骨块植入上颌左侧中切牙唇侧，钛钉固定，上颌左侧侧切牙位点填塞Bio-Oss®骨粉

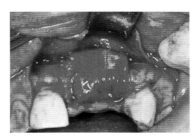

图4　覆盖Bio-Gide®膜

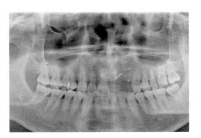

图5　术后X线片

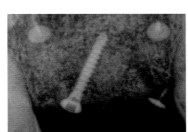

图6　6个月后X线见骨质结合良好

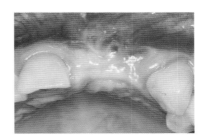

图7　𬌗面像见牙槽骨轮廓丰满

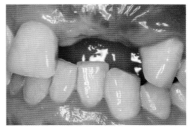

图8　唇侧像

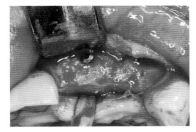

图9　暴露并取出螺纹钛钉

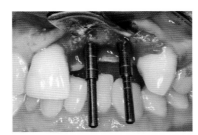

图10　导向杆检测方向可

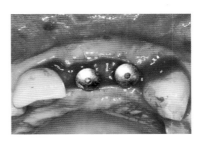

图11　安装愈合基台

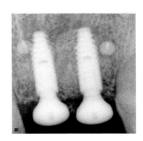

图12　种植术后X线

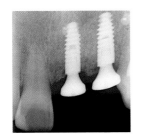

图13　4个月后见种植体周围骨结合良好

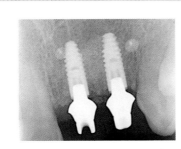

图14　全瓷基台就位，周围无间隙

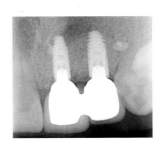

图15　最终修复后6个月复查，边缘骨无明显吸收

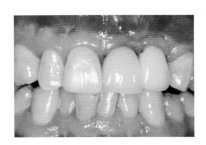

图16　龈乳头充填可

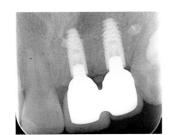

图17　最终修复后1年复查，边缘骨无明显吸收

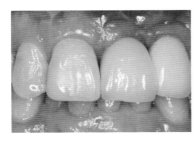

图18　龈乳头几乎充满牙间隙

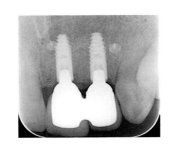

图19　最终修复后2年复查，边缘骨无明显吸收

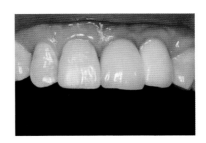

图20　龈乳头几乎充满牙间隙

三、讨论

目前，口腔内常用的取骨区域包括颏部（正中联合）、下颌外斜线、上颌结节等处。颏部取骨较下颌外斜线处取骨手术入路较为简易，视野清晰，伤口隐蔽，肿胀较轻。但颏部取骨如导致神经损伤可致下唇麻木、下颌切牙感觉异常等症状，因此取骨范围的大小与并发症的发生有直接关系，所以颏部取骨多适用于所需骨量不多的单颗牙缺失，同时我们应该在术前确定取骨的安全范围，谨慎操作。据文献报道安全取骨区的上界应在下颌切牙根尖下方8mm处，可避免损伤下颌切牙神经血管束。在本病例中取骨区上界位于下颌根尖下方6mm处，取骨时超声骨刀垂直骨面，术后患者未出现神经损伤的并发症。取骨的下界下颌下缘至少保留5mm的骨量，以保持颏部外形。取骨的左右界应距离颏孔5mm以上，避免颏神经损伤。取骨深度据文献报道应控制在4mm以内，以避免损伤神经血管束。据文献报道单独自体骨移植吸收率可达60%，本文采用自体骨联合Bio-Oss®骨粉最终修复后观察2年无明显骨吸收。分析原因可能为：（1）自体骨块联合Bio-Oss®骨粉可促进新骨生成；（2）Ankylos®种植颈部采用平台转换技术显著的减轻了边缘骨吸收的情况。

随着种植技术的发展，种植修复已经成为常规的临床修复手段，现代口腔种植的发展历史可分为3个阶段：（1）注重功能性修复的阶段。骨结合理论的诞生，奠定了牙种植治疗成功的理论基础，开启了口腔种植的新时代；（2）扩大适应证阶段。随着种植材料学的研究不断深入及骨增量技术的不断产生与改进，种植技术也在迅速普及；（3）注重美学修复的阶段。现阶段患者对美学效果要求日渐提高，因此我们在恢复缺牙区功能的同时更应该注重美学修复的意义，尤其在前牙区。对于美学区种植修复术前应该对患者的牙龈生物学类型、邻牙的位置、邻牙牙龈的形状、牙齿的形状和邻牙牙槽嵴的位置进行评估。本例患者为一中厚型牙龈生物型，附着龈充足，龈乳头充填指数较高，2年后复查龈乳头几乎充满牙间隙，修复采用氧化锆全瓷基台，最终取得理想的美学效果。

参考文献

[1] Schulte W, Heimke G. The Tubinger immediate implant. Quintessenz, 1976, 27: 17–23.
[2] Buser, D. 国际口腔种植学会口腔种植临床指南—拔牙位点种植：各种治疗方案. 宿玉成主译. 北京：人民军医出版社, 2009.
[3] Lanka Mahesh. Residual roots as an anatomical guide for implant placement–Case series with 2 year follow up. Journal of Oral Implantology, 2015 Sep 21.
[4] Rosa, J. C. M. D. 即刻牙槽嵴修复技术：受损牙槽嵴即刻修复. 闫俊主译. 北京：人民军医出版社, 2015.
[5] Ferrus J, Cecchinato D, Pjetursson EB, et al. Fcators influencing ridge alteration following immediate implant placement into extraction sockets. Clin Oral Implants Res, 2010, 21: 22–29.
[6] 谭震. 口腔种植关键技术实战图解. 北京：人民卫生出版社, 2014.
[7] Araújo MG, Linder E, Lindhe J. Bio-Oss collagen in the buccal gap at immediate implants: a 6-month study in the dog. Clin Oral Implants Res, 2011 Jan, 22(1): 1–8.
[8] Tarnow DP. Flapless postextraction socket implant placement in the esthetic zone: Part 1. The effect of bone grafting and/or provisional restoration on facial–palatal ridge dimensional change–A retrospective cohort study. Int J Periodontics Restorative Dent, 2014 May–Jun, 34(3): 323–331.
[9] Po-Sung Fu, Yi-Min Wu, Ching-Fang Tsai, et al. Immediate implant placement following minimally invasive extraction: A case report with a 6-year follow-up. Kaohsiung Journal of Medical Sciences, 2011, 27: 353–356.

倪杰教授点评

自体骨移植是骨移植和骨再生的金标准。相较于口腔内常用的取骨区域如颏部、下颌外斜线等部位取骨，该患者采用下颌颏部取骨，也是常规植体取骨部位。在避免损伤颏部神经、血管及解剖外形的情况下，同时联合采用Bio-Oss®和Bio-Gide®行同期GBR技术，很好地恢复了缺牙区的水平向骨量。后期种植手术中，植体方向位于良好的三维安全区内，且植体间有良好的平行度，为后期修复创造条件，获得较好的美学效果。

但仍有值得商榷之处，如最终修复采用螺丝固位且行单冠修复，对于维护牙周健康及远期稳定，是否具有更好的效果。

第4章

牙列缺损或牙列缺失的种植治疗

Implant Therapy for Partial or Full Edentulous Patient

双侧上颌窦底提升植骨的同期上颌牙列种植即刻修复

贺龙龙 冯海楠 常晓峰 西安交通大学口腔医院种植科

摘要

目的：本文将报道1例因牙周病所至上颌牙列缺失患者，参考All-on-4®理念植入植体，植骨后即刻修复的个性化修复重建的病例。**材料与方法**：通过CBCT扫描，Invivo软件进行种植计划设计，双侧外提升植骨术同期植入6颗Bego种植体，同期进行硅胶取模，计划使用其中4颗种植体制作固定临时义齿，进行即刻负重。6个月后取终模，戴入固定式种植义齿。**结果**：上颌窦底提升植骨后同期种植体植入，上颌牙列共植入6颗种植体，其中只有1颗种植体稳定性差，使用其他5颗种植体行即刻临时义齿修复，1.5年后以6颗种植体支持固位完成最终上部义齿修复。**结论**：上颌窦底区域植骨后，在保证良好初始稳定性的前提下进行即刻修复具有可行性，该治疗计划可最大限度地恢复患者在骨愈合期的咀嚼和美观功能，在此病例中未影响植骨效果和骨结合。

因牙周病、解剖因素等原因引起的上颌牙列缺失或缺损的骨量不足，常常需要通过各类骨增量技术改善骨缺损状态，根据以往经验，植骨后不建议进行即刻修复即刻负重，由此导致在骨愈合期间患者需面临严重的美观及咀嚼功能丧失的问题。随着口腔种植技术的发展，以及患者对于生活质量的要求越来越高，即刻修复的技术及理念有了极大的发展。

一、材料与方法

1. 病例简介 58岁男性患者，主诉为上颌多数牙齿脱落1年，要求种植固定修复。患者使用活动义齿10年余，自述咀嚼力量差，使用不方便，固位基牙陆续脱落，固位力变差，生活质量变低，1年前患者因"牙列缺损"就诊咨询种植，并制订初步治疗计划，进行牙周维护治疗和卫生指导，现决定进行种植固定修复。既往体健，否认系统病史、传染病史、药物过敏史，无吸烟史，无重大疾病病史，无使用双膦酸盐药物史。专科检查：颜面部基本对称，开口型、开口度正常，双侧关节区无压痛和弹响；上颌右侧第二磨牙至左侧侧切牙、上颌左侧第一前磨牙至左侧第二磨牙缺失，上颌左侧尖牙牙龈萎缩，牙根外露，松动Ⅱ°；下颌左侧中切牙、左侧第二磨牙、右侧二磨牙缺失，下颌左侧第一磨牙至左侧侧切牙、下颌右侧中切牙至右侧第一磨牙牙龈萎缩，牙根暴露，略有松动。口腔黏膜健康，口腔卫生良好，下颌左侧中切牙使用隐形义齿临时修复。牙科CBCT检查：上颌前牙区骨量不足，双侧上颌后牙区域骨高度不足，上颌左侧尖牙骨吸收至根中1/3，牙周膜间隙增宽；下颌左侧第一磨牙至左侧侧切牙、下颌右侧中切牙至右侧第一磨牙牙槽骨吸收至根中1/3，下颌右侧第三磨牙骨内埋伏阻生。

2. 诊断 上、下颌牙列缺损；牙周病（重度）。

3. 治疗计划 拔除上颌左侧尖牙，双侧外提升植骨，上前牙区适度削骨增加颌间距离，同期植入6颗种植体（上颌右侧尖牙、右侧第二前磨牙、右侧第二磨牙、左侧尖牙、左侧第二前磨牙、左侧第二磨牙），设计2颗种植体（上颌右侧第二前磨牙、左侧第二前磨牙）倾斜植入，使用其中4颗种植体（上颌右侧尖牙、右侧第二前磨牙、左侧尖牙、左侧第二前磨牙）进行即刻修复，6个月后取终模，使用"CAD/CAM纯钛切割支架+（上颌右侧第二磨牙至左侧第二磨牙）基托排牙"方式制作最终固定义齿；下颌缺牙后期种植修复，下颌左侧中切牙先行活动义齿修复。

4. 治疗过程

（1）2013年10月：初诊，对颌面部进行CBCT扫描，使用Invivo软件进行设计、制订治疗方案；牙周治疗指导：洁牙，口腔卫生维护指导和宣教。

（2）2014年11月：确定最终治疗计划，制作上颌总义齿，使用义齿制作简易定位导板。局麻下进行种植手术；拔除上颌左侧尖牙，修整前牙区牙槽骨形态，适度削骨以增加颌间距离，进行双侧上颌窦外侧壁开窗，黏膜提升，上颌右侧第二前磨牙位点（S4.5mm×13mm）、上颌左侧第二前磨牙位点（S4.1mm×13mm）区域倾斜植入2颗植体，采用三层皮质骨固定种植体（牙槽嵴顶骨皮质、上颌窦底骨板和上颌窦前壁骨板），同期植骨（Bio-Gide®胶原膜25mm×25mm两张、Bio-Oss®骨粉1.0g、骼瑞骨粉0.5g）；上颌右侧尖牙位点（S4.1mm×13mm）、上颌左侧尖牙位点（S4.1mm×13mm）、上颌右侧第二磨牙位点（S4.5mm×11.5mm）、上颌左侧第二磨牙位点（S4.1mm×11.5mm）垂直方向植入4颗种植体。植体（上颌右侧第二磨牙位点、右侧第二前磨牙位点、右侧尖牙位点、左侧尖牙位点、左侧第二前磨牙位点）初始稳定性大于35N·cm，植体（上颌左侧第二磨牙位点）初始稳定性较差（10N·cm），决定使用5颗植体（上颌右侧第二磨牙位点、右侧第二前磨牙位点、右侧尖牙位点、左侧尖牙位点、左侧第二前磨牙位点）进行即刻修复，植体（上颌左侧第二磨牙位点）埋入式愈合。口内连接相应多基基台（BegoMultiplus abutment），30N·cm锁紧基台，即刻取模，送义齿加工厂（深圳康泰健义齿加工厂西安分厂）进行临时义齿制作，要求上颌右侧第二前磨牙至左侧第二前磨牙排塑料牙，上颌右侧第一磨牙、第二磨牙区域不排牙，无咬合接触；术后静脉抗感染、消肿治疗5天。术后6天戴用临时固定义齿，15N·cm锁紧多基基台二级螺丝（MultiPlussecondary screw）。术后CT检查确定种植位置和植骨效果。

（3）2015年6月：口内固定临时牙使用良好，无破损，可满足日常基本功能，自述生活质量明显提高。CT检查见6颗种植体骨结合良好，植骨区域骨愈合稳定，种植体周围骨包绕完整；进行上颌左侧第二磨牙种植体的二期手术，以30N·cm扭矩锁紧多基基台，连接愈合帽；上颌右侧尖牙位点植

体方向偏向颊侧，拟下次复诊更换角度多基基台进行调整。

（4）2015年9月：取下口内临时固定义齿，将上颌右侧尖牙位点多基基台更换为角度基台，调整就位方向；3M硅橡胶终模，硅橡胶转移咬合关系。修理临时义齿后重新戴入，15N·cm锁紧二级螺丝。

（5）2016年3月：戴入最终固定义齿，修复体为CAD/CAM纯钛切割支架+（上颌右侧第二磨牙至左侧第二磨牙）基托排牙（广东定远义齿加工厂），20N·cm锁紧多基基台二级螺丝（MultiPlus secondary screw），并使用T-Scan调整咬合。

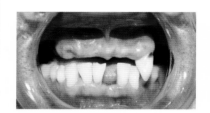

图1　术前患者口内咬合像

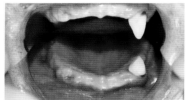

图2　术前患者口内骀面像

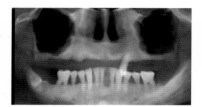

图3　术前口内CT全景

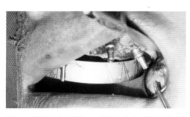

图5　使用多牙植入导板确定种植体植入方向

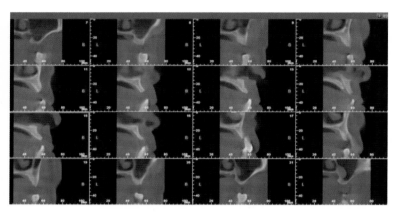

图4　术前口内CT曲面断层截图

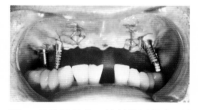

图6　连接钛基台，计划使用其中5颗种植体进行即刻修复取模

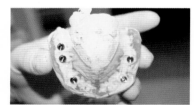

图7　即刻修复硅橡胶模型

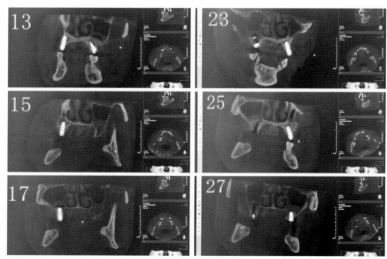

图9　术后即刻CT显示单个植体截面图

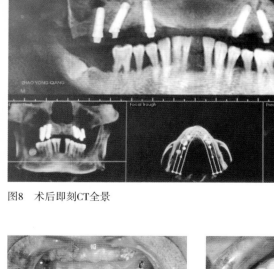

图8　术后即刻CT全景

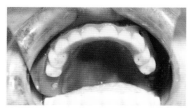

图10　临时固定修复体戴牙咬合像

图11　临时固定义齿戴牙骀面像，后牙咬合均匀接触，前牙区轻接触

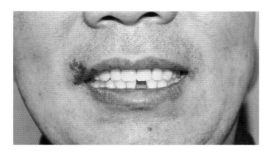
图12 临时固定义齿戴牙后微笑像

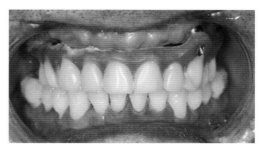
图13 戴临时牙7个月后口内咬合像

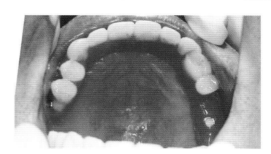
图14 戴临时牙7个月后口内𬌗面像

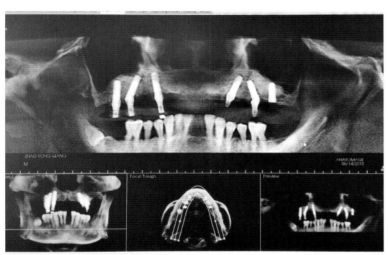
图15 戴临时牙7个月后CT全景图

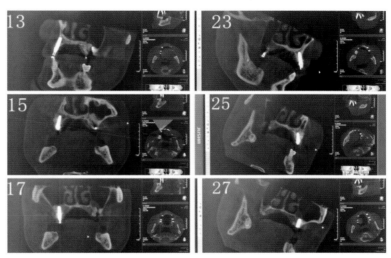
图16 戴临时牙7个月后CT显示单颗植体截面图

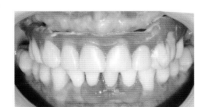
图17 取终模时口内咬合像

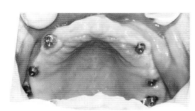
图18 多基基台口内𬌗面像

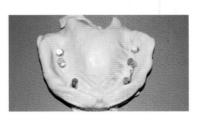
图19 使用快速自凝树脂连接取模桩,硅橡胶取模

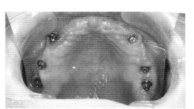
图20 戴牙前口内多基基台𬌗面像

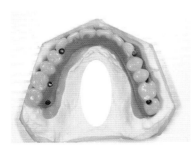
图21 最终修复体模型照片

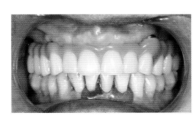
图22 最终修复体口内咬合像

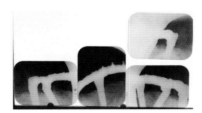
图23 最终修复体戴入后拍根尖片确认支架准确就位

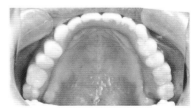
图24 最终修复体口内𬌗面像

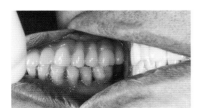
图25 最终修复体口内右侧咬合像

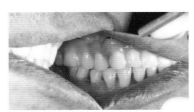
图26 最终修复体口内左侧咬合像

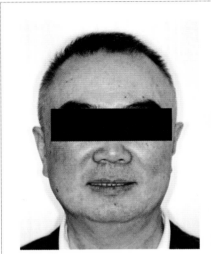
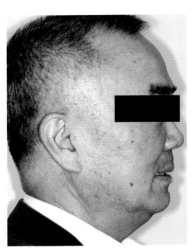
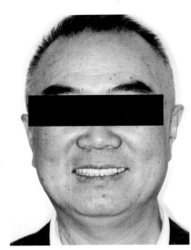
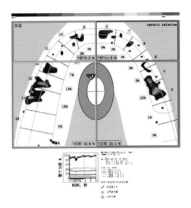

图27　最终修复体戴牙后正面像　　　图28　最终修复体戴牙后侧面像　　　图29　最终修复体戴牙后微笑像

图30　T-Scan调整后的咬合状态（前牙区域为测试板干扰，口内实际为轻接触状态）

二、结果

双侧上颌窦底提升植骨，同期植入6颗种植体，并使用其中5颗种植体进行即刻修复，骨愈合期间临时固定义齿基本可满足患者的美观和咀嚼功能，患者生活质量有显著提高。1.5年后种植体周围骨结合良好，植骨区域成骨稳定，完成最终修复，调𬌗按照组牙功能𬌗进行，并使用T-Scan微调咬合。患者咀嚼功能恢复良好，对外形满意。戴牙后4个月电话随访，患者自述使用良好，口腔卫生维护无障碍。

三、讨论

通常的经验及文献报道认为，植骨后植入种植体并进行即刻修复会有较大的风险，目前没有大量的循证医学证明这种治疗方案的正确性。

本病例中，术者尝试在倾斜种植体植入中使用多层皮质骨保证种植体的稳定性，植骨后进行即刻修复。临时修复仍然采用短牙弓修复（上颌右侧第二前磨牙至左侧第二前磨牙），并做好患者咬合习惯的宣教工作，不咬硬物。

牙周健康是种植修复的可靠保证，本患者牙周病严重，但在合理的维护下，下颌多数牙都可保持稳定。患者在等待治疗及骨愈合期间，熟练有效的使用牙线，间隙刷，冲牙器等牙齿清洁工具，依从性较好。

此患者具有较高的美观及咀嚼功能需求，治疗时间紧张，术前曾为患者制订3个治疗计划：方案1：植入4颗种植体：末端2颗种植体倾斜植入，使用附着体支撑的活动义齿；方案2：植入6颗种植体：外提升植骨，同期植入6颗种植体，倾斜植入2颗植体，使用前部4颗种植体进行即刻修复，最终一段式修复体进行固定修复；方案3：植入8颗种植体：垂直植入，不做即刻修复。患者根据自身期望和要求，手术创伤以及经济状况，选择方案2，主要考虑此计划可进行即刻修复，且最终修复体为固定修复。

在保证种植体初始稳定性的前提下在上颌窦底植骨区域进行即刻修复的此案病效果良好，给患者提供了个性化的治疗方案，最大程度恢复患者在种植术后骨愈合期间的美观和咀嚼功能，提高骨愈合期间患者的生活治疗，最终达到个性化、精确化的咬合功能重建。

本病例目前获得了较好的修复效果，但此治疗方案的远期效果还有待进一步观察。

参考文献

[1] Cricchio G, M Imburgia, L Sennerby, S Lundgren. Immediate loading of implants placed simultaneously with sinus membrane elevation in the posterior atrophic maxilla: a two-year follow-up study on 10 patients. Clin Implant Dent Relat Res, 2014, 16: 609-617.

[2] Malo P, M de Araujo Nobre, A Lopes, A Ferro , I Gravito. All-on-4(R) Treatment Concept for the Rehabilitation of the Completely Edentulous Mandible: A 7-Year Clinical and 5-Year Radiographic Retrospective Case Series with Risk Assessment for Implant Failure and Marginal Bone Level. Clin Implant Dent Relat Res, 2015, 17 Suppl 2, e531-541.

[3] Tallarico M, SM Meloni, L Canullo, M Caneva, G Polizzi. Five-Year Results of a Randomized Controlled Trial Comparing Patients Rehabilitated with Immediately Loaded Maxillary Cross-Arch Fixed Dental Prosthesis Supported by Four or Six Implants Placed Using Guided Surgery. Clin Implant Dent Relat Res. 2015.

[4] 赵旭，邸萍，林野，李健慧，邱立新，罗佳，崔宏燕．"All-on-4"无牙颌种植即刻修复技术的初步临床观察．北京大学学报（医学版），2014(5): 720-726.

姜宝岐教授点评

牙列缺失种植后即刻修复的前提是种植体的初期稳定性。双侧上颌窦底外提升术后即刻修复、即刻负重，技术难度较高，具有一定的风险性。本病例是在"All-on-4"种植理念的基础上通过双侧上颌窦底外提升技术植入6颗种植体即刻临时修复，1.5年后永久修复。该方法最大限度地恢复了患者在种植术后骨愈合期间的美观及咀嚼功能，提高了患者的生活质量。6颗种植体也增强了永久修复体的稳定性和负重效果，提高了远期疗效。该病例如果在术前能够进行全数字化导航设计，术中严格按照手术模板精确操作，即可在种植手术当天完成临时修复体的佩戴，也可尽量地避免种植体植入的误差。

拔牙前记录咬合关系后期行缺失牙列种植修复

李晓飞　王鹏来　秦雁雁　李敢　耿晓庆　董文静　徐州市口腔医院种植科

摘　要

目的：探究拔牙前进行咬合关系记录，依此制作过渡义齿并指导后期缺失牙列种植修复的技术方法。**材料与方法**：67岁女性患者，因牙周病全口多颗牙齿松动部分脱落。临床检查后决定保留部分牙齿，拔除松动严重的牙齿后期行种植固定修复，在拔牙前进行咬合关系记录制作过渡义齿，依据过渡义齿指导种植手术并在术后早期负重修复。**结果**：种植体位置方向较为理想，后期稳定无松动，拔牙和种植后早期过渡修复缩短了患者缺牙时间，最终修复体保留了拔牙前的咬合关系，患者对修复后的美观、咀嚼、舒适性都很满意，取得了很好的临床效果。**结论**：对于拔牙前咬合关系良好的患者，在拔牙前记录咬合关系并指导后期最终修复能使患者尽快适应新的修复体减少咬合及关节的不适，是较好的临床方法。

通常情况下牙列缺失的患者进行咬合重建后需要很长的时间适应新的垂直距离和水平咬合关系，如果咬合关系恢复不理想甚至会导致颞颌关节疾病的出现。但若在牙列缺失之前就将患者原先的正常的咬合关系记录并转移到最终修复上那患者适应新义齿的时间会大大缩短，并最大限度减少咬合和关节方面的并发症。本文介绍1例拔牙前记录咬合关系后期行缺失牙列种植修复的病例。

一、材料与方法

1. 病例简介　67岁女性患者，牙周病导致全口多数牙齿松动，部分牙齿脱落。于2013年9月来徐州市口腔医院种植中心要求种植修复缺失牙。患者无严重系统性疾病，无药物过敏史，经常吸烟饮酒。口腔检查：口腔卫生一般，上颌右侧第二磨牙至右侧第一前磨牙、上颌右侧中切牙、上颌左侧第一磨牙、上颌左侧第二磨牙、下颌左侧第二磨牙、下颌左侧中切牙、下颌右侧尖牙至右侧第二磨牙缺失，上颌左侧中切牙唇倾移位，上颌右侧尖牙至右侧侧切牙、上颌左侧中切牙至左侧尖牙Ⅰ°松动，余牙Ⅱ°～Ⅲ°松动，缺牙区牙槽嵴低平。双侧颞下颌关节无弹响无压痛，开口型⌣，面型左右对称，垂直距离适中。无夜磨牙习惯，无颞下颌关节症状，CBCT示：缺牙区中度牙槽骨吸收，除上颌窦区外，牙槽骨高度及长度充足，骨密度为Misch分类D2～D3。

2. 诊断　（1）牙列缺损；（2）牙周炎。

3. 治疗计划　（1）余牙牙周治疗；（2）上颌左侧中切牙行RCT后，上颌右侧尖牙至左侧尖牙行桥修复；（3）拔除上颌左侧第一前磨牙和第二前磨牙、下颌左侧侧切牙至左侧第一磨牙、下颌右侧中切牙和侧切牙后即刻种植或者拔牙3个月后对缺失牙齿行种植修复。

4. 治疗过程

（1）牙周治疗后上颌左侧中切牙行RCT，上颌右侧尖牙至左侧尖牙行桥修复。

（2）拔牙前制取上、下颌模型，尽量取到各黏膜转折处并记录𬌗关系，转移到𬌗架上。在模型上去除需要拔除的牙齿制作活动过渡义齿。

（3）拔牙后3个月，利用过渡义齿制作简易导板行种植手术，因患者年龄较高当天未能行即刻修复，在手术后10天拆线时利用过渡义齿行下颌暂时固定桥修复。

（4）暂时桥修复后，嘱勿咬硬物、注意口腔卫生并使用冲牙器、反复复诊调𬌗。

（5）术后4个月，X线检查各种植体骨结合良好，开窗式制取上下颌种植模型，并利用下颌过渡义齿记录转移𬌗关系。试戴内冠后再次用面弓记录𬌗关系，并转移到半可调式𬌗架上制作烤瓷冠桥，将最终修复体戴入口内，咬合和美观效果较为理想，X线片检查各种植体基台与烤瓷冠桥衔接密合。

（6）材料：Straumann®种植系统（Straumann®公司，Switzerland），硅橡胶印模材料（DMG），半可调式𬌗架。

二、结果

本病例中拔牙和种植后早期过渡修复缩短了患者缺牙时间，最终修复体保留了拔牙前的咬合关系，患者对修复后的美观、咀嚼、舒适性都很满意，取得了很好的临床效果。

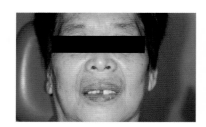

图1 术前正面像

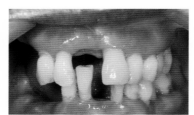

图2 拔牙前口内像

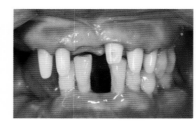

图3 拔牙前行前牙桥修复

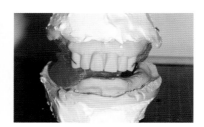

图4 模型上去除需要拔除的牙齿

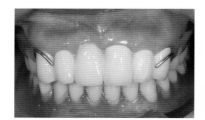

图5 戴入过渡义齿

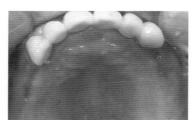

图6 拔牙后3个月上颌像

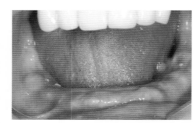

图7 拔牙后3个月下颌像

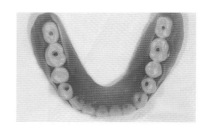

图8 下颌定位导板

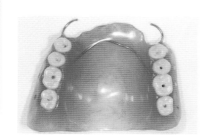

图9 上颌定位导板

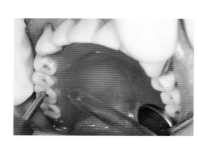

图11 利用导板种植位点定位

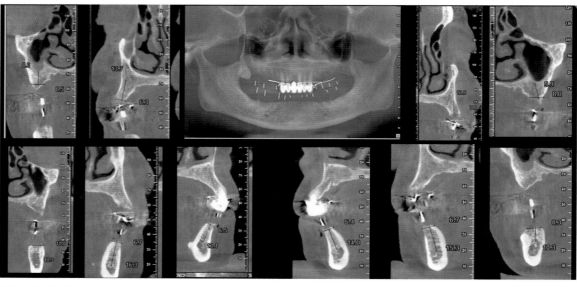

图10 各种植位点骨量

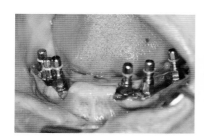

图12 各植体平行度良好

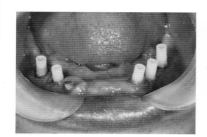

图14 术后10天行过渡修复

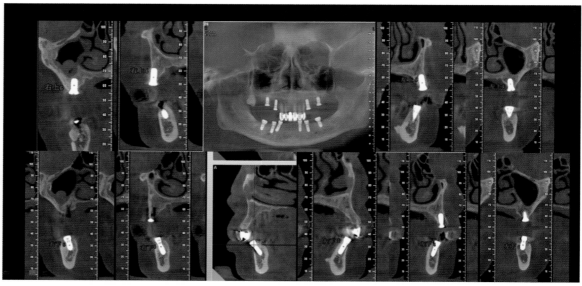

图13 种植术后各位点情况

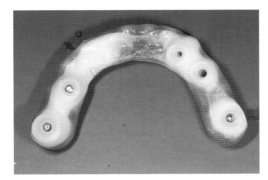

图15　过渡修复体

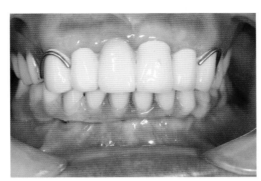

图16　戴入过渡修复体

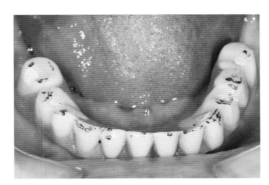

图17　反复复诊调整咬合

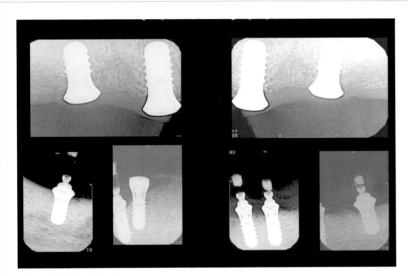

图18　种植术后4个月

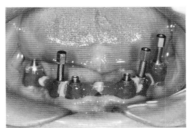

图19　口内放置转移杆连接固定

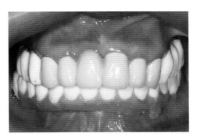

图20　试戴诊断蜡型正面像

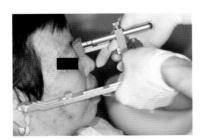

图21　再次用面弓转移𬌗关系

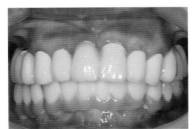

图22　戴入修复体正面像

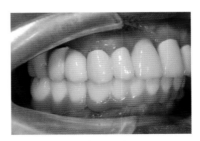

图23　戴入修复体侧面像

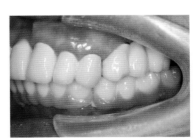

图24　戴入修复体侧面像

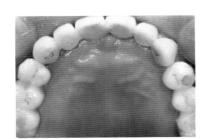

图25　戴入修复体上颌𬌗面像

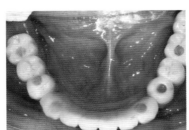

图26　戴入修复体下颌𬌗面像

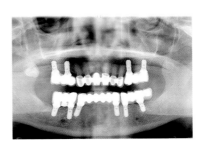

图27　戴入修复体X线片

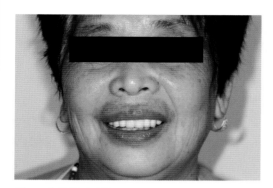

图28　修复后正面像

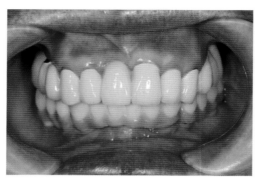

图29　修复后1年复查口内

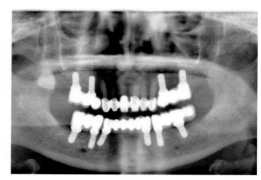

图30　修复1年后X线片

三、讨论

对于因牙周病原因导致的牙列缺损、牙齿松动的患者而言，要想最大限度恢复患者咀嚼和美观功能，种植固定桥无疑是最佳的治疗方案。对于本病例而言，患者就诊时余牙多数松动严重，但患者的咬合关系处于正常状态，垂直距离合适也没有颞颌关节的病症，如果能将此咬合关系转移到最终修复体上肯定会使患者很快适应，提高治疗效果。

本病结果也证明此方法取得了很好的临床效果，试戴最终修复体时咬合只做很小的调磨，很好地恢复了患者原先的咬合关系和面型。患者对修复效果非常满意，修复后1年复查，咬合关系稳定，各种植体周围软组织健康骨组织未见吸收，唯一的临床问题就是后牙桥体区和个桥体邻面有食物滞留和嵌塞，最终通过调整修复体形态解决。

本病例有诸多不足之处：如果患者同意拔牙即刻种植或者利用数字化种植导板便会大大减小治疗时的手术创伤和缩短缺牙和治疗时间；上颌前牙区利用余留牙制作的桥形态欠佳；最终修复体因为是金属烤瓷的原因整体颜色效果的自然感欠佳，如果选用全瓷修复体效果会更佳。

参考文献

[1] Kiyokawa K, Kiyokwa M, Sakaguchi S, et al. Endoscopicmaxillary sinus lift without vestibular mucosal incision orbone graft. Journal of Craniofacial Surgery. 2009.

[2] Kiyokawa K, Kiyokwa M, Sakaguchi S, et al. Endoscopicmaxillary sinus lift without vestibular mucosal incision orbone graft. Journal of Craniofacial Surgery. 2009.

[3] Manso MC, Wassal T. A 10-year longitudinal study of160 implants simultaneously installed in severely atroph-ic posterior maxillas grafted with autogenous bone and asynthetic bioactive resorbable graft. Implant Dentistry. 2010.

[4] AiKomiyama, AndreasPettersson, MargaretaHultin, KarinNässström, BjörnKlinge. Virtually planned and template-guided implant surgery: an experimental model matching approach. Clinical Oral Implants Research, 2011(3).

[5] Gary Orentlicher, Marcus Abboud. Guided Surgery for Implant Therapy. Oral and Maxillofacial Surgery Clinics of North America, 2011(2).

[6] 白石柱, 刘宝林, 陈小文, 毕云鹏, 魏洪波. 种植导板的制作及CAD-CAM技术的应用. 实用口腔医学杂志, 2011(01).

童昕教授点评

该病例在拔牙前记录咬合关系，以此为依据制作临时义齿，对于拔牙前咬合关系良好的患者可以促进其尽快适应临时修复体。该病例治疗程序严谨，设计科学合理。

不足之处是临床资料欠完整，文中对于如何使用这一技术及其要点也描述不详，作为以提高患者满意度为目的的研究，用"很、非常"来描述满意度略显不足，最好采用相关指标进行评价。

上颌全口种植即刻修复1例

王娜　曲哲　大连市口腔医院种植科

摘要

目的：本病例介绍上颌牙列缺损种植即刻负重固定修复1例。**材料与方法**：63岁男性患者，多年来因龋病及牙周病拔除口内多颗牙齿，曾活动义齿修复，咀嚼功能不佳，要求种植固定修复。上颌植入6颗Bego系统种植体，即刻修复，术后6个月完成最终修复。**结果**：种植6个月后，种植体全部形成骨结合，最终修复体获得理想的修复效果，患者对美观效果及咀嚼功能满意。**结论**：种植即刻修复即刻负重技术成功应用于牙列缺损患者，没有缺牙期，最大限度地解决患者的问题，修复效果满意。

采用种植义齿解决缺牙患者的口腔功能和面部美观是近年来口腔修复领域热点。但传统的种植技术，种植体植入后需要3~6个月的骨结合等待期，同样需要患者佩戴活动过渡义齿，由于术后牙槽骨改建导致义齿不密合，就位差，易脱落，而且功能恢复极其有限，因此快速地恢复缺牙患者的口腔功能和美观，对种植医生提出新的要求。近年来，大量的临床研究证实，为牙列缺失或牙列缺损患者植入4~6颗种植体，在保证初始稳定性的前提下，可行即刻负重临时修复，适当的咬合力通过临时修复体传导至种植体，有利于种植体周围骨组织的生长和改建，这样的设计，既保证了种植体周围骨结合的顺利进行，又快速恢复患者的咀嚼和部分美观，一定程度提高患者的生活质量。

一、材料与方法

1. 病例简介　63岁男性患者，以"要求种植固定修复缺失牙"为主诉就诊。询问病史：患者曾活动义齿修复上下颌缺失牙，影响口腔功能，拒绝可摘义齿活动修复，要求种植固定修复。患者否认吸烟史，否认磨牙症、高血压、糖尿病等系统疾病。检查：面部外形基本对称，张口度良好，颌面部丰满度不足，面下1/3缩短，上唇塌陷，上唇丰满度欠佳，低位笑线。双侧颞下颌关节无压痛及弹响。上颌仅余留上颌右侧第三磨牙，其余牙齿缺失，缺牙区牙槽嵴凹凸不平整，黏膜无红肿炎症，下颌左侧侧切牙缺失，下颌左侧第一前磨牙至第一磨牙金属烤瓷桥。CBCT显示：上颌缺牙区水平骨宽度5~7mm，可用的垂直骨高度10~15mm，骨密度良好，窦底黏膜厚度未见明显增厚，未见上颌窦炎症。

2. 诊断　上下牙列缺损。

3. 治疗计划　（1）上颌：保留上颌右侧第三磨牙，在上颌双侧侧切牙、第二前磨牙、第一磨牙区域植入6颗种植体，手术术中测定种植体稳定性，ISQ值达到75以上，取模，当天完成种植上部临时固定修复。（2）术后10天拆线，每月复查一次。（3）6个月更换永久修复体，CAD/CAM纯钛支架+聚合瓷。

4. 治疗过程

（1）制作放射定位导板，拍摄CBCT，术前进行颌面部丰满度评估。牙槽嵴状况评估。颌位关系评估，影像学评估。在原义齿殆面打孔充填阻射材料（牙胶），制成放射定位导板，让患者佩戴进行CBCT放射性检查，评估种植区牙槽骨高度、宽度、骨质密度，鼻腔底和上颌窦底的位置及形态，最终设计在上颌双侧侧切牙、第二前磨牙、第一磨牙区域植入6颗种植体。

（2）常规消毒，铺巾，用必兰局部浸润麻醉，上颌牙槽嵴顶"一"字形切口，唇侧辅助切口，翻瓣，暴露牙槽嵴顶，超声骨刀修整牙槽嵴顶，收集部分自体骨，上颌双侧侧切牙位点植入Bego 4.1mm×15mm种植体，上颌双侧第二前磨牙位点植入Bego 4.1mm×13mm种植体，上颌双侧磨牙位点植入Bego 4.5mm×10mm种植体，初始稳定性达30N·cm，测定种植体ISQ值：上颌左侧侧切牙位点76，上颌右侧侧切牙位点80，上颌左侧第二前磨牙位点80，上颌右侧第二前磨牙位点81，上颌左侧第一磨牙位点82，上颌右侧第一磨牙位点81，安放零度穿龈高3mm多牙基台，安放愈合帽，修整牙龈软组织，严密缝合。下颌左侧侧切牙位点常规植入Bego 3.25mm×13mm种植体，初始稳定性达30N·cm，安放愈合基台。

（3）放置开窗转移杆，将转移杆使用牙线连接，使用丙烯酸树脂将转移杆固定连接为一个整体，使用聚醚取开窗模型。

（4）制作临时修复体并即刻负重。试戴临时修复体，检查修复体有无被动就位，检查患者面部丰满度，正中颌位关系，佩戴完成的临时修复体，调整咬合，封闭螺丝孔，嘱患者10天后拆线，每月复查。

（5）种植体植入6个月后复诊，根尖片显示种植体愈合良好，CAD/CAM技术制作永久修复体，采用开窗取模并进行面弓转移，颌位关系记录，试戴蜡型，调整切缘的位置，CAD/CAM整切钛支架在患者口内试戴，被动就位且密合性良好。最终修复体在口内完全被动就位，无压痛，颌位关系良好，调殆常规完成下颌左侧侧切牙全瓷修复。

（6）使用材料：STA麻醉仪，超声骨刀，种植系统（Bego, Germany）；Sub-Tec Multiplus多牙基台。

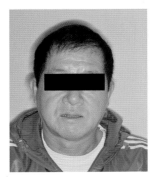

图1 初诊正面像

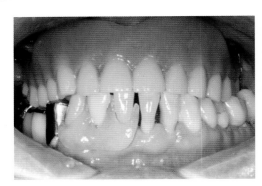

图2 初诊口内原义齿正面像

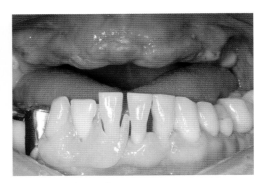

图3 初诊口内正面像

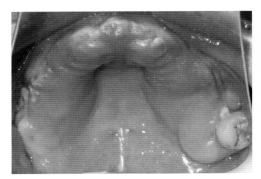

图4 初诊口内上颌

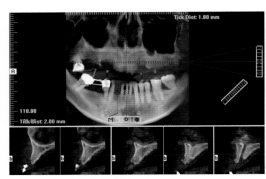

图5 在原义齿上放置定点牙胶，拍摄CBCT

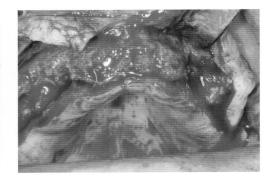

图6 局麻下翻瓣

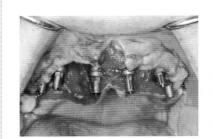

图7 植入6颗种植体

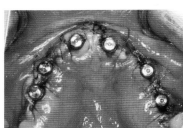

图8 术后殆面像

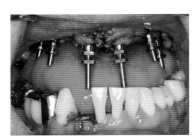

图9 口内正面像，可见咬合关系

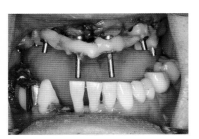

图10 丙烯酸树脂将转移杆固定

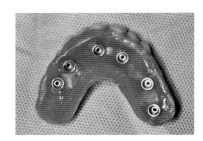

图11 临时义齿蜡型完成

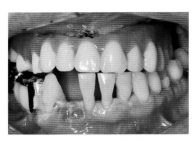

图12 口内试戴正面像

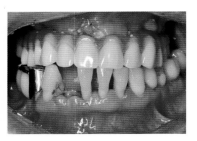

图13 手术当天戴牙

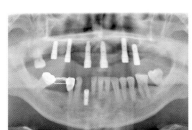

图14 术后显示种植位置良好

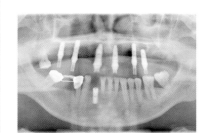

图15 即刻修复后曲面断层

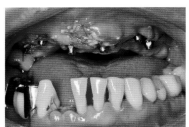

图16 10天后复查拆线

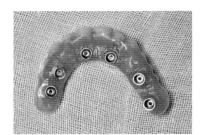

图17 拆除临时义齿，组织面卫生良好

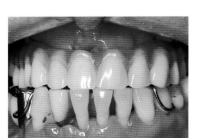

图18 临时义齿6个月后口内像

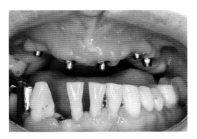

图19 拆除临时义齿口内像

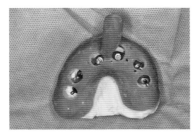

图20 个性化托盘，口外试戴托盘

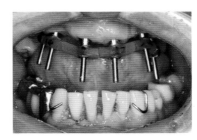

图21 将转移杆在口内就位

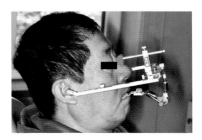

图22 面弓转移

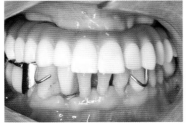

图23 口内直接法调整上前牙切缘长度

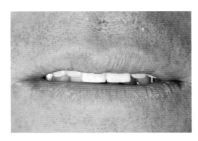

图24 观察唇下切缘长度

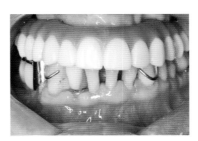

图25 口内再次调整上颌切缘长度

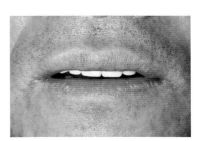

图26 切缘位于上唇下2mm

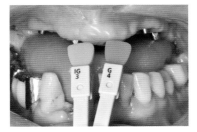

图27 牙龈比色

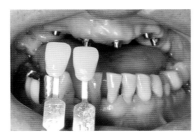

图28 牙齿比色

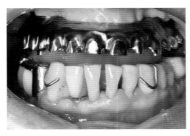

图29 试戴CAD/CAM钛切削支架

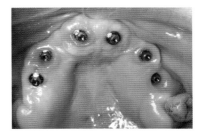

图30 口内牙龈状况

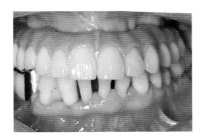

图31 戴入永久修复体正面像

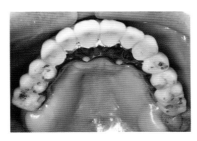

图32 调整咬合

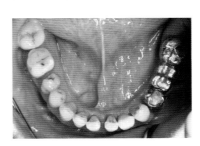

图33 修复后下颌𬌗面像

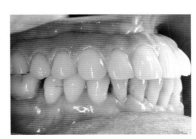

图34 左侧咬合镜面像

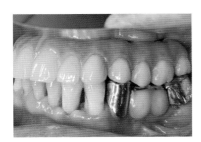

图35 右侧咬合镜面像

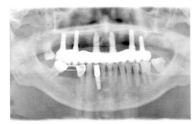

图36 修复体戴入后曲面断层

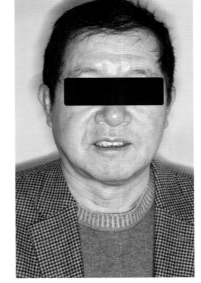

图39 戴牙后正面像

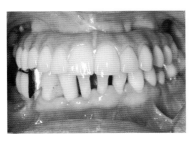

图37 3个月后复查正面像

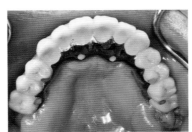

图38 3个月后复查𬌗面像

二、结果

临床检查种植体稳定，修复体无松动，咬合关系良好稳定，口腔内卫生状况良好。患者对种植修复后的面型、牙体形态、颜色及咀嚼功能满意。曲面断层及根尖片显示修复体就位，种植体骨结合良好，边缘无明显骨吸收。患者对咬合关系和面型丰满度的恢复非常满意。

三、讨论

1. 即刻修复是指种植体植入后48h内完成临时上部结构修复，待种植体获得骨结合后更换临时修复体，完成永久修复。即刻负重中种植体的骨性结合，主要取决于种植体植入后的初始稳定性。在本病例中，应用种植体共振频率测定仪测得ISQ数值均大于75，说明初始稳定性好，能承受一定的牙合力。大小适宜均衡的咬合力量，对种植体周围的牙槽骨是一种生理性刺激。固定义齿即刻修复能明显缩短治疗时间，最大限度减轻患者的不适，即刻恢复功能和美观，一定程度保证患者的正常生活。

2. CAD/CAM技术制作种植体支持螺丝固位一体化纯钛支架烤塑桥，作为永久修复体。利用CAD/CAM技术切削出的纯钛支架，修复体更容易获得被动就位。聚合瓷具有较高的抗曲强度和抗压强度，还具有较好的韧性，能与钛基底良好结合。螺丝固位修复体出现问题时可以取下，方便维护，费用低。

3. 种植数目的考量，为患者选择种植体支持的固定义齿，并在种植术后能完成即刻负重的临时义齿修复，是目前种植修复医生不断实践和探索的方向，并且已得到国内外大量临床文献的支持。考虑4颗种植体支持的跨牙弓固定修复，是目前有文献支持的最少植体数，本病例患者为男性，对颌为天然牙，牙合力较大。一旦临床流程中哪一环节出现问题，造成其中1颗种植体松动或脱落，医生讲无法完成原来的修复方案。因此，我们在探索一能给患者和医生都留有余地的即刻负重设计。在骨量允许的情况下植入6颗种植体支持的跨牙弓固定修复，既保证咬合力更均匀的分散，又能在不可预期的情况下，若种植体出现松动或脱落，我们仍然能为患者进行最终的跨牙弓种植固定义齿修复。

参考文献

[1] 林野. "ALL-ON-4"种植即刻修复技术的临床应用研究. 中国口腔种植学杂志, 2011, 16(1): 61–679.
[2] 宿玉成译. 牙种植学的负荷方案——牙列缺失的负荷, 2011; 11–63.
[3] 夏雯, 陈江, 黄文秀, 杜志斌, 无牙颌的种植义齿支持式固定修复, 口腔颌面外科杂志, 2011, 21(2): 134–137.
[4] IJ HM. Peri–implant diseases: diagnosis and risk indicat. J Clin Periodontol, 2008, 35(8 Suppl): 292–304.
[5] John Ley. Immediate rehabilitation of the completely edentulous jaw with fixed prostheses supported by either upright or tilted implants: a multicenter clinical study. The Journal of Oral Implantology, 2008, 34: 163–164.

李德超教授点评

采用种植义齿解决无牙颌患者的口腔功能和美学是口腔医学领域的热点和难点，尤其是种植后即刻修复，对种植医生提出了新的要求和挑战，在该病例中，植入了6颗Bego种植体，采用种植体共振频率测定仪测得了ISQ值均大于75，初始稳定性好，达到了即刻修复的要求，种植体植入位置合理，能够保证咬合力合理分布。

上颌双侧游离缺失伴前牙重度磨耗行咬合重建病例

冯海楠　贺龙龙　周秦　李晓红　杜良智　孟兆理　常晓峰　刘少丽　西安交大口腔医院种植科

摘要

目的：探讨通过种植固定修复体作为过渡义齿进行咬合重建的可行性。**材料与方法**：患者双侧上颌后牙缺失，上前牙磨耗严重，垂直距离不足，要求种植固定修复，并恢复前牙美学效果。上颌后牙区骨量不足，采用上颌窦底内提升及外提升术同期植入种植体，6个月后修复，通过种植固定修复体作为过渡修复将垂直距离升高，颞下颌关节适应后更换纯钛聚合瓷固定修复体，前牙根管治疗后纤维桩加固，全瓷美容冠修复。追踪随访3个月。**结果**：永久修复3个月后种植体稳固，上部修复体稳固完好，咀嚼及美观效果患者满意，颞下颌关节未出现不适症状。**结论**：对于牙齿缺失且咬合关系需要重建的患者，通过种植恢复缺失牙，采用种植固定修复体作为过渡义齿进行咬合重建，患者舒适度良好，且咀嚼效果更好地恢复，患者满意度高。

随着种植技术的不断发展，目前对于恢复缺失牙，种植修复是最好的选择，对于后牙游离端缺失相较于传统活动义齿修复具有更多优势，上颌后牙区骨量不足通过上颌窦底提升术已经可以解决，而且临床效果可靠，对于同时存在牙齿重度磨耗，垂直高度不足的患者，需要进行咬合重建，这在临床中增加了种植修复修复缺失牙的难度，需要更加合理设计治疗方案，缩短治疗周期，增加患者的舒适度，与患者充分沟通，提高患者的依从性，保证治疗计划的顺利实施。本病例通过上颌窦底内、外提升技术增加骨高度，采用种植固定义齿作为过渡义齿来抬高垂直距离同时修复缺失后牙，前牙通过全瓷冠恢复重度磨耗的上前牙，完成咬合重建，不仅改善了患者的面型及美观，恢复了咀嚼系统的功能和颞下颌关节的组织结构功能，临床效果良好。

一、材料与方法

1. 病例简介　45岁男性患者，全身状况良好，否认系统病史，无手术禁忌，无吸烟等不良嗜好。上颌后牙缺失10余年，佩戴活动义齿不适，长期未使用，上前牙磨耗严重变短，来我院要求种植固定修复，前牙恢复美观，患者对功能、美观及舒适度都有较高要求。口内检查：上颌右侧第二磨牙至右侧第二前磨牙、上颌左侧第二前磨牙至左侧第二磨牙、下颌左侧第一前磨牙、下颌左侧第二前磨牙缺失，上颌缺牙区丰满度尚可，下颌缺牙区丰满度欠佳；余留上前牙重度磨耗，垂直高度降低；口内下颌牙齿轻度磨耗，其余牙齿检查无明显异常，开口度正常，关节无弹响，压痛。CBCT显示：上颌缺牙区剩余牙槽骨高度不足，下颌缺牙区牙槽骨宽度严重不足；上颌右侧第一前磨牙根尖低密度暗影范围较大；双侧关节影像显示无器质性改变。

2. 诊断　牙列缺损（上颌右侧第二磨牙至右侧第二前磨牙、上颌左侧第二前磨牙至左侧第二磨牙、下颌左侧第一前磨牙、下颌左侧第二前磨牙缺失）；上前牙重度磨耗，垂直高度不足；上颌右侧第一前磨牙根尖囊肿。

3. 治疗计划　患者由于长期上下牙缺失，上前牙重度磨耗，垂直距离不足，需要重新进行咬合重建。方案一：先行活动义齿修复，将垂直距离升高，咬合稳定后，前牙进行美容修复，后牙行种植修复。通过上颌窦底内提升术及外提升术解决上颌后牙区垂直骨量不足问题，下颌缺牙区骨量严重不足，进行骨增量后再行种植修复。方案二：先行后牙种植手术，待种植体完成骨结合后采用种植支持的树脂冠临时冠来升高咬合，稳定后再行前牙美容修复，下颌同方案一或暂时行活动义齿修复。与患者沟通后最终采用方案二。

4. 治疗过程　术前通过制作上颌前牙临时树脂殆垫抬高垂直距离4mm，让患者先适用1周，患者未诉特殊不适。按照术前CBCT上模拟设计的种植体植入位点及需要植骨的方案。并术前制作简易导板。上颌右侧第一前磨牙根尖囊肿范围较大，波及种植体植入位点，种植术前将其拔除。

术中同期进行双侧种植体植入术，左侧用Sumus骨凿进行上颌窦底内提升术，未植入骨粉，植入植体[上颌左侧第一磨牙位点（4.5mm×10mm），上颌左侧第二磨牙位点（4.5mm×8.5mm）]；右侧行侧壁开窗式上颌窦底外提升术，根据测量于侧壁采用球钻翻转磨出矩形骨窗，轻轻揭下骨窗，剥离起上颌窦底黏膜，未见穿孔，嵴顶级差备洞，植入植体[上颌右侧第二前磨牙位点（4.5mm×13mm），上颌右侧第一磨牙位点（4.5mm×13mm），上颌右侧第二磨牙位点（4.5mm×11.5mm）]，植入Bio-Oss®骨粉0.5g，同种异体骨粉0.5g，将骨窗重新复位，可吸收缝线严密关闭术创，术毕。术后预防性口服抗生素。术后CBCT显示种植体植入方向角度良好。

术后半年复诊，行CBCT检查显示种植体骨结合良好，种植体周围骨量充足。口内见上颌右侧第二磨牙、上颌左侧第一磨牙位点覆盖螺丝，暴露小切口进行二期手术，安装愈合基台，术后10天复诊见牙龈愈合良好，上颌双侧种植体进行开窗式印模，面弓转移关系，上𬌗架，参照之前上前牙𬌗垫抬升的垂直距离抬升了4mm，制作上颌右侧第二磨牙至右侧第一前磨牙、上颌左侧第一前磨牙至左侧第二磨牙树脂连冠，临时粘接，𬌗面开孔，T-Scan检查咬合。预备前牙，椅旁制作美蜡，患者满意后制作临时冠，并行根管治疗。2周后复诊，口内见右侧部分临时冠患者咬裂，予以重新调𬌗并修补。升高咬合1个月后复诊，患者诉未有特殊不适，咬合功能恢复良好，关节未觉不适，双侧颞颌关节检查无异常。随之行永久修复，为正确的转移临时修复重建的咬合关系，先将右侧拆卸，硅橡胶开窗印模，行纯钛聚合瓷金属颌面修复，再行左侧永久修复的更换；上颌右侧尖牙至左侧尖牙余留上颌牙因为磨耗过重牙冠过短，根管治疗后纤维桩增加固位，行全瓷冠修复。口内戴入修复体，调𬌗，用T-Scan再次进行检查。戴牙结束后患者面型丰满度有很大改观，患者满意。给患者进行了口腔宣教，注意口腔清洁。

二、结果

完成咬合重建后3个月复诊，患者自诉使用良好，关节未觉不适。检查上颌修复体稳固完好，前牙牙龈乳头更加丰满，"黑三角"基本消失。口腔卫生状况一般，悬臂桥处有食物残留，牙龈探诊出血，其余牙周未见明显异常，双侧颞颌关节检查未查及关节弹性、压痛等异常。曲面断层片显示种植体周围骨未见明显吸收，双侧关节影像未有明显变化。予以牙周清洁，涂布碘甘油；重新检查咬合，左侧有咬合高点，予以重新调𬌗，直至双侧平衡。

本病例通过上颌种植固定修复体作为过渡义齿一次将垂直距离升高4mm重建咬合，经观察患者双侧颞颌关节正常，且舒适度及咬合功能都能得到改善，节省了通过活动修复升高咬合的过程缩短了治疗时间。前牙通过美容修复也获得了良好的美学效果，治疗效果满意。但本病例追踪时间较短，有待更长时间的随访观察长期的治疗效果。

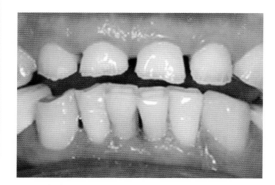

图1　术前前牙区

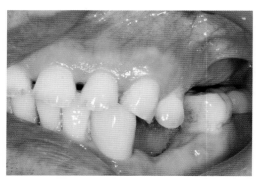

图2　术前左侧咬合

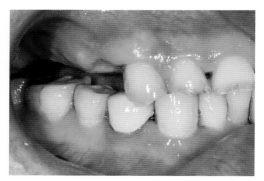

图3　术前右侧咬合

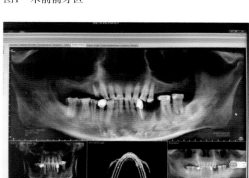

图4　术前CBCT

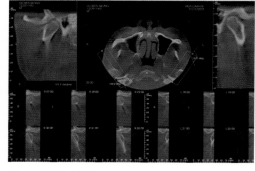

图5　术前关节图像

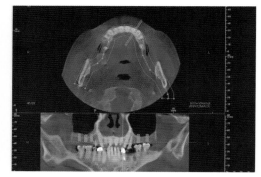

图6　术前模拟种植体植入位置

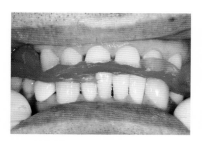

图7　口内定垂直关系

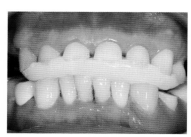

图8　树脂𬌗垫

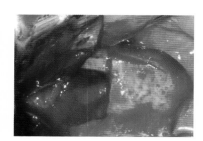

图9　术中剥离上颌窦黏膜

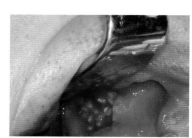

图10　术中植入骨粉

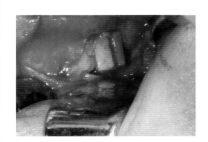

图11 术中骨窗复位

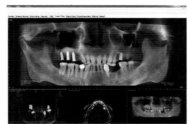

图12 种植术后6个月

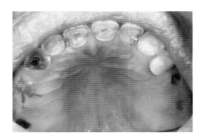

图13 种植术后6个月

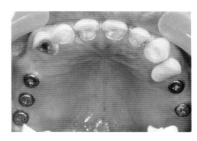

图14 二期术后

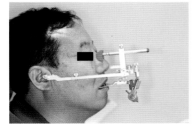

图15 面弓转移

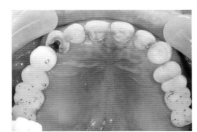

图16 后牙临时修复后咬合

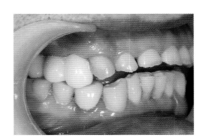

图17 后牙临时修复后右侧

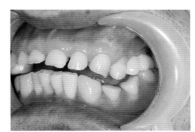

图18 后牙临时修复后左侧

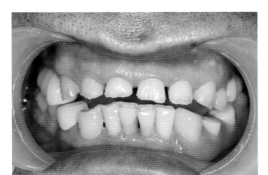

图19 后牙临时修复后

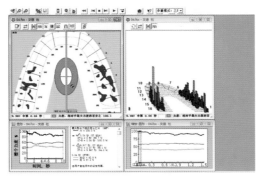

图20 后牙临时修复后

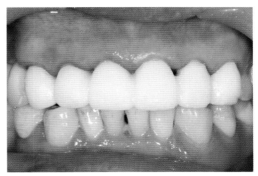

图21 前牙临时冠修复

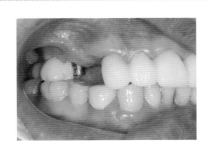

图22 临时修复2周冠破裂

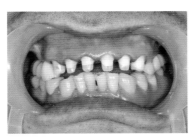

图23 上颌更换永久修复后前牙纤维桩加固

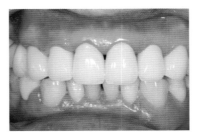

图24 戴入最终修复体

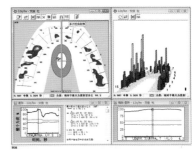

图25 完成修复后咬合

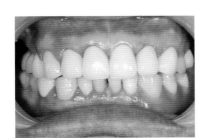

图26 随访3个月后正面像

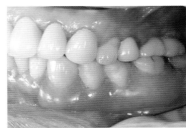

图27 随访3个月后左侧像

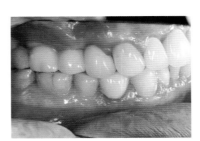

图28 随访3个月右侧像

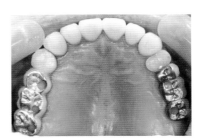

图29 随访3个月复诊𬌗面像

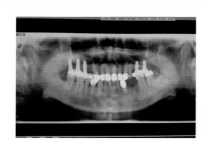
图30 随访3月曲面断层

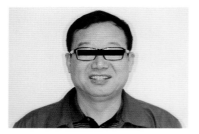
图31 修复完成后正面像

三、讨论

对于后牙游离缺失，前牙重度磨耗的病例要解决修复缺失牙、恢复过度磨耗牙的外形，更重要的是要重建患者的咬合关系。传统方法为活动修复，患者舒适度差，且活动义齿不耐磨，随着使用后牙磨耗较快，前牙即使通过烤瓷完成修复，会导致对颌牙的磨耗或咬合力过大导致前牙殆创伤；本病例通过种植修复解决缺失后牙，能够很好地维持重新建立的稳定咬合，对患者的关节健康很重要。

传统升高咬合需要先通过殆垫或者活动义齿作为过渡义齿进行垂直距离升高，患者关节的适用后再行固定修复。有文献报道分次升高垂直距离来让患者关节适应，但是每次抬高，患者都要进行重新适应。而患者在关节没有明显器质性改变处于健康状态时，对最初患者正常的垂直高度有记忆，肌肉也存在记忆，如果一次能将垂直距离恢复到最初状态，升高的距离虽然较大，但是患者的关节是会很快地适应。在本病例中患者诉升高垂直距离后未出现任何的不适，关节影像显示双侧关节未出现明显器质性改变。

本病例考虑患者拒绝上颌行活动义齿修复，而且患者后牙区需要进行骨增量，种植术后佩戴活动义齿对种植体愈合可能会产生影响，甚至引起种植体掉入上颌窦内。本病例中在行二期手术时见有2颗种植体覆盖螺丝暴露，如果种植后行活动义齿修复可能引起种植体暴露。通过种植固定临时修复体作为过渡义齿可以较快地获得固定修复恢复咀嚼功能，而且通过后牙种植义齿支持升高咬合患者舒适度会增加，患者之前双侧关节未见器质性病变。

因此，考虑通过种植支持的过渡义齿进行咬合关系的重建是可行的。当然远期效果还有待于长期追踪观察。

参考文献

[1] 安虹, 张玉林, 白乐康. 老年患者牙列重度合磨耗的可摘式合重建修复. 实用口腔医学杂志, 2004, 20(5): 646.
[2] 谢伟丽. 过度磨耗引起咬合过低的修复治疗. 中国实用口腔科杂志, 2009. 2(1)26–28.
[3] Listl S , FsgonCM. An economic evaluation of different sinus lift techniques. JClin Periodontal. q2010, 10(60): 18–25.
[4] FennerM, VairaktarisE, FischerK, et al. Influence of residual alveolar bone height on osseointegration of implants in the maxilla: a pilot study. Clin Oral Implants Res, 2009, 20(6): 555–559.

姜宝岐教授点评

上颌双侧游离缺失伴重度磨耗的修复病例比较复杂，需要熟练掌握口腔多学科知识，特别是口腔修复学、口腔种植外科、口腔种植修复的知识。在治疗过程中需要提前做好术前的设计，规划每一步的治疗。该病例在治疗之前即做了科学、合理的术前设计。治疗过程的每个细节都比较完美，双侧上颌窦底外提升效果明显，最终修复效果相比较理想，体现了术者的综合的专业能力。咬合重建是口颌系统复杂的改建过程，1个月的适应时间略显不足。修复后的Spee曲线没有达到理想状态，可能与下颌牙列曲线有关。患者垂直距离的确定及前牙的外形，如果能够参考前牙美学的数字化设计会更加完美。

上颌倾斜种植即刻负载病例报道

朱志军　汤春波　张金芬　南京医科大学口腔医学院·江苏省口腔医院种植修复科

摘要

目的：观察无牙颌患者采用倾斜种植即刻修复的临床效果。**材料与方法**：选取颌骨中度萎缩的无牙颌患者1例，拍摄CT片，制订个性化倾斜种植，上颌植入6颗种植体，其中前牙区4颗植体常规植入，并安装复合直基台，双侧前磨牙区2颗倾斜种植，避免上颌窦提升植骨，同时安装复合角度基台20°（上颌右侧第二前磨牙）、30°（上颌左侧第二前磨牙），术后即刻基台水平开窗式取模，48h内即刻戴入种植体支持的螺丝固位一体式聚丙烯酸酯固定桥。**结果**：在治疗过程中种植手术进行顺利，术后无明显水肿、疼痛，没有损伤上颌窦底壁，临时修复体获得良好的功能恢复和美学效果，患者满意度高。**结论**：倾斜种植即刻负载是一种比较理想的治疗无牙颌患者的种植修复方式，可以避免复杂的上颌窦提升植骨，简化了种植过程，利用螺丝固位一体式固定桥即刻修复可有效地恢复功能和美学，可以明显缩短种植后的缺牙周期，充分体现种植修复的优势。

上颌无牙颌病例较为常见，这类患者临床上经常是戴用传统的全口活动义齿修复，因其简捷、便宜，初期固位效果好，更重要的是无创伤而广泛应用。但是，随着时间的流逝，患者对活动义齿越来越不满意，常要求采用种植来修复缺牙，而上颌后牙区常常不能为种植提供足够的骨量，常规种植受到限制，常需要通过上颌窦底提升手术来完成种植，而这类手术增加了患者的手术创伤、治疗费用、手术风险等，同时延长了诊疗时间。目前，无牙颌患者经常采用种植固定义齿修复和种植覆盖义齿修复，但传统的种植修复方式需要等待至少3个月的种植体的骨结合，才能完成义齿修复。

为了缩短种植后的缺牙周期，充分体现种植修复优势，倾斜种植即刻负载已在临床经过大量病例的验证，是一种比较理想的治疗无牙颌患者的种植修复方式。

一、材料与方法

1.病例简介　31岁女性患者，因牙周炎导致上颌牙及右下后牙Ⅲ°松动，左下后牙缺失，严重影响患者的生活和社交。患者希望做种植固定修复。同时，患者不接受植骨手术，不能忍受戴用活动义齿。检查：上颌余留双侧第三磨牙，下颌右侧第一磨牙牙周炎，松动Ⅲ°，下颌右侧第二磨牙牙周炎。下颌左侧第二前磨牙至左侧第二磨牙缺失，牙槽嵴宽度严重不足，呈刀刃状。CBCT检查：双侧上颌窦可用骨高度为2~3mm。

2.诊断　牙列缺损，牙周炎。

3.治疗计划　（1）拔除上颌牙，暂留上颌两侧第三磨牙作活动义齿暂时性修复。但严重影响患者的生活和社交；（2）上颌All-on-6种植即刻负载修复；（3）拔除上颌右侧第三磨牙、上颌左侧第三磨牙、下颌右侧第一磨牙；（4）择期种植下颌左侧第二前磨牙至左侧第二磨牙。

4.治疗过程

在阿替卡因肾上腺素（必兰）局麻下，切开上颌牙龈，翻瓣，以先锋钻中线定位，术中应用辅助设计种植导板，以20°倾斜角度用先锋钻在上颌双侧第二前磨牙位点钻孔，插入平行杆拍摄全景片，观察倾斜种植方向、角度以及和上颌窦前内侧壁的关系。稍作调整，继续完成备孔，用Bego多角度测试基台测量倾斜种植体角度。上颌右侧第二前磨牙牙位植体倾斜角度约20°，上颌左侧第二前磨牙牙位植体倾斜角度约30°。上颌双侧第二前磨牙分别植入Bego 4.5mm×13mm，于上颌右侧中切牙、右侧尖牙、左侧中切牙、左侧尖牙位点常规备孔植入，上颌右侧尖牙位点：Bego 3.75mm×10mm，上颌右侧中切牙、上颌左侧中切牙、上颌左侧尖牙位点：Bego 3.75mm×11.5mm。完成前牙区种植，观察咬合，安装种植基台，完成上颌All-on-6种植。缝合伤口。

手术结束后立即以开窗转移杆取模，送义齿技工所制作临时义齿。第2天调𬌗后以螺丝固位安装义齿，调𬌗后以树脂封闭螺丝口。嘱口服消炎药，保持口腔清洁。预约1周后复查，拆线。

术后1.5个月患者要求种植左下缺牙。因下颌左侧第二前磨牙至左侧第二磨牙区下颌牙槽嵴顶距下牙槽神经为7.5mm~10.0mm，下颌左侧第二前磨牙位点：Bicon 3.5mm×8mm/2.0柱，下颌左侧第一磨牙、第二磨牙位点：Bicon 4.5mm×6mm/3.0柱。种植术后4个月复查拍片，上颌6颗植体骨结合良好，植体颈部无骨吸收，下颌3颗Bicon骨结合良好，完成种植二期手术，分别安装对应愈合基台。常规取模，戴牙，完成种植修复。

2个月后再次卸下上颌临时义齿，以吉尔巴赫𬌗架面弓转移𬌗关系，上𬌗架制作永久固定义齿，1个月后将全瓷固定桥戴入，螺丝固定，调𬌗，最终完成上颌All-on-6种植修复。

二、结论

倾斜种植即刻负载是一种比较理想的治疗无牙颌患者的种植修复方式。可以明显缩短种植后的缺牙周期，充分体现种植修复的优势。

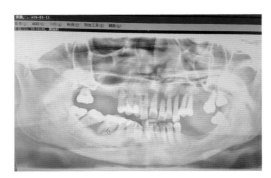

图1 患者诊治前全景片

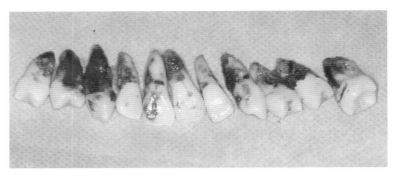

图2 拔除的上颌牙周病牙

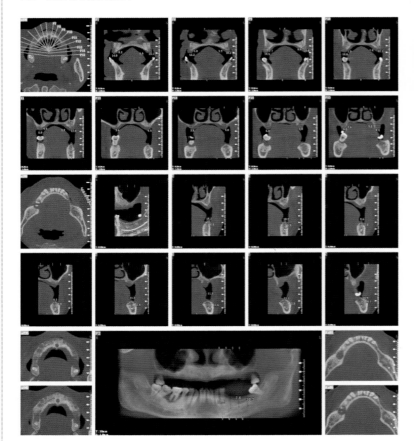

图3 拔牙后3个月CBCT

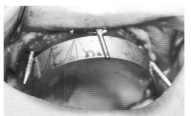

图4 上颌倾斜种植以辅助导板做参考

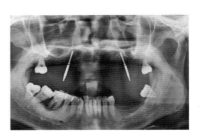

图5 术中插入平行杆摄片检查

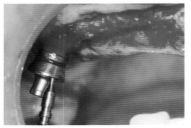

图6 在种植体上放置Sub-Tec Muiti多牙角度测试基台测试角度，达到20°矫正偏差角度

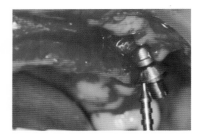

图7 在种植体上放置Sub-Tec Muiti多牙角度测试基台测试角度，达到30°矫正偏差角度

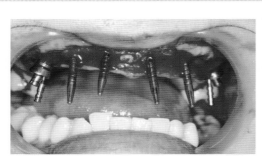

图8 前牙区备孔放置平行杆，检查咬合

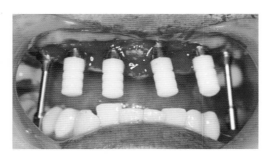

图9 安装多功能基台

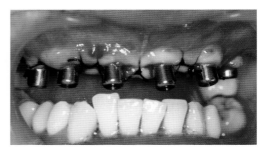

图10 安装基台保护帽

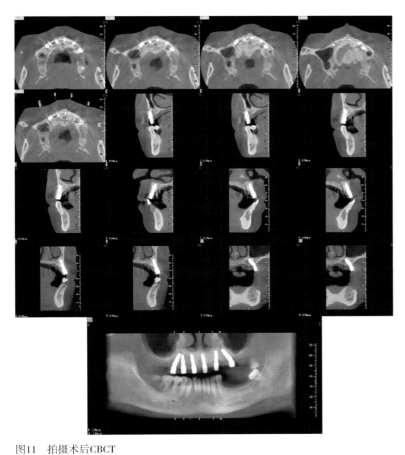

图11 拍摄术后CBCT

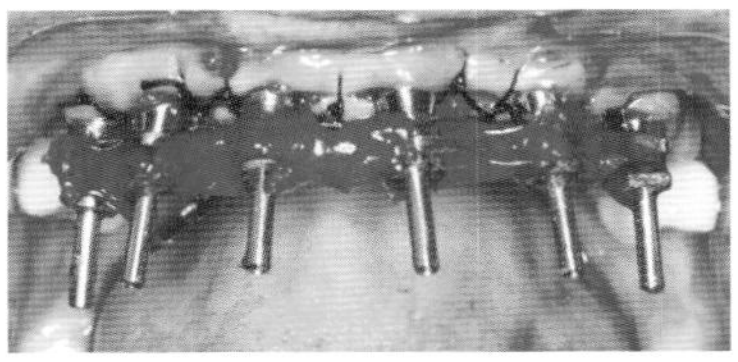

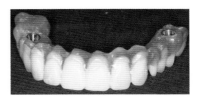

图12 术后即刻取模

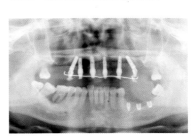

图13 制作的即刻负载临时义齿

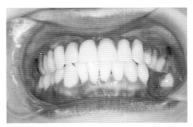

图14 戴入即刻负载义齿

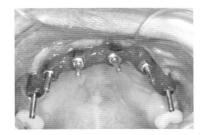

图15 负载1.5个月后全景片

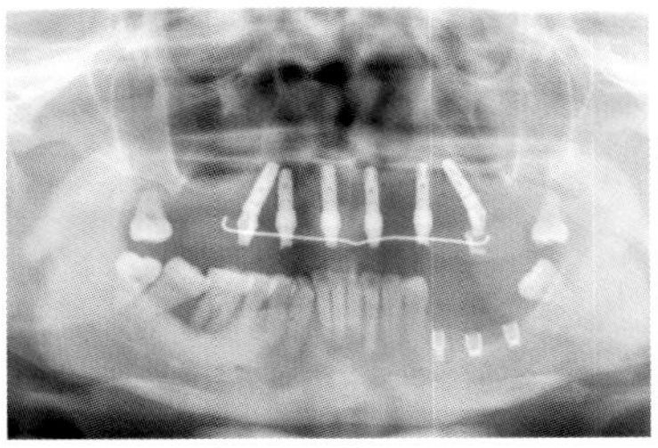

图16 负载4.5个月后全景片

图17 再次取模，制作永久修复体

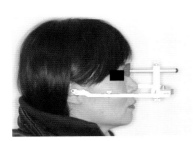

图18 应用吉尔巴赫殆架转移殆关系

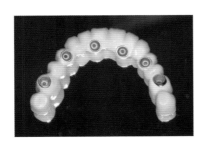

图19 制作好的永久修复体

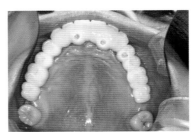

图20 戴入永久修复体

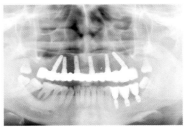

图21 戴入永久修复体后的全景片

参考文献

[1] 林野, 李健慧, 邱立新, 等. 口腔种植修复临床效果十年回顾研究. 中华口腔医学杂志, 2006，41(3): 131–139.

[2] Malo P, Nobre MA, Petersson U, et al. A pilot study of complete edentulous rehabilitation with immediate function using a new implant design: case series. Clin Implant Dent Relat Res, 2006, 8（4）: 223–232.

[3] 温颖, 郑东翔, 张振庭. 全口无牙颌应用种植固定修复后咬合力分布研究. 北京口腔医学, 2008，16(6): 325–328.

[4] 邓飞龙, 刘臣汉, 马建元, 等. 下颌牙列缺失种植即刻修复的临床评价. 中山大学学报: 医学科学版, 2007, 28(3S): 209–210.

[5] Agliardi E, Panigatti S, Clerico M, et al. Immediate rehabilitation of the edentulous jaws with full fixed prostheses supported by four implants: interim results of a single cohort prospective study. Clin Oral Implants Res, 2010, 21(5): 459–465.

童昕教授点评

该病例利用倾斜种植体避免了上颌窦提升术的使用, 减少了患者的手术创伤, 同时可植入更长的种植体, 增加了植体与自体骨之间的骨结合面积。病例中患者次日即进行了负载, 大大缩短了患者的失牙期, 早期恢复了咀嚼与美观功能。该患者术前已行CBCT检查, 可考虑结合放射导板检查, 术中运用数字化种植外科导板, 使得定位植体尤其远中倾斜植体的位置与角度更加精确。

牙周病患者全牙弓固定种植重建病例报道

李水根　王伟岸　姚江武　厦门市口腔医院种植三科

摘要

目的：本文通过全牙弓固定种植重建修复1例严重牙周炎患者，探讨种植术中使用的富血小板纤维蛋白（platelet rich fibrin, PRF）、引导骨再生（guided bone regeneration, GBR）、上颌窦底冲顶（transalveolar sinus elevation, TSE）对于修复效果的影响。**材料与方法：**通过对严重牙周炎患者进行主诉、口腔治疗史、既往史、家族史采集和口腔颌面部、颞下颌关节、牙列、牙周检查，并辅助口腔CT检查，制订可行的治疗计划，并与患者进行充分沟通后，最终确定全牙弓固定种植重建方案。本病例采用拔牙后软组织愈合后的早期种植方案，在简易导板的引导下、以修复为导向的种植体植入，植入术中使用PRF、GBR和TSE，并用个性化基台进行分段全颌固定咬合重建。**结果：**全牙弓固定种植重建后，患者的美观与咀嚼功能恢复。术后3个月复查种植体周围骨稳定。**结论：**利用早期种植、导板的引导，并辅以PRF、GBR、TSE，分段式全牙弓固定种植重建对严重牙周炎患者具有良好的疗效。

　　严重牙周炎患者附着丧失、牙齿松动、自发性出血、牙周袋深、根分叉骨吸收，又常伴随着牙缺失、牙齿的伸长和移位，导致口腔卫生措施难以实施，且咀嚼效率下降，有些患者甚至伴有颞下颌关节的紊乱。严重牙周炎患者往往伴有水平骨量和垂直骨量的严重不足，种植手术前，常常先要行水平和垂直骨增量手术。骨量的严重丧失，同时也造成覆盖上颌窦底的骨量的不足，植牙前需行上颌窦内或外提升术，以增加垂直骨量，获得种植空间。伴随着口腔种植技术和严重牙周序列治疗方法的发展，全牙弓固定种植重建是该类患者的首选治疗方案。但是严重牙周炎患者的全牙弓固定种植重建是临床修复治疗上的一大难题。本文介绍一例有患有严重牙周炎的患者，通过牙周病的基础治疗后，在种植导板的引导下进行了全牙弓种植重建，恢复了患者的美观及咀嚼功能。

一、材料与方法

　　1. 病例简介　43岁男性患者，主诉：前牙自行脱落1个月，多数牙松动1年以上，要求治疗修复。现病史：1年前发现牙松动，1个月前前牙脱落，行活动牙修复。咀嚼无力。较少口腔检查及洁牙。既往史：既往体健。无药物过敏史。个人史：否认吸烟史，否认酗酒史。婚育史：已婚，育有一子。家族遗传史：否认家族遗传史。口腔检查：颌面部：头颈部未见异常，脸部基本对称。直脸型，人中与切牙乳头一致，下颌中线右偏1mm，唇肌肉运动基本对称。上唇下陷。𬌗平面与瞳孔连线基本一致。垂直距离62mm，息止𬌗间隙3mm，低笑线。发音漏气。双侧关节运动基本一致，无弹响。咀嚼肌扪诊无疼痛。最大张口度40mm，张口无偏斜。口腔内检查：口腔前庭深度正常；固有口腔正常。菌斑、出血、牙周袋深度、松动度牙齿预后如表1所示。牙弓前段前突，前磨牙区颊侧倾斜。余留牙中上颌右侧尖牙、右侧第一前磨牙、右侧第二磨牙向前倾斜，每牙间有1mm间隙；上颌左侧尖牙

近中倾斜，上颌左侧第二前磨牙近中扭转，上颌左侧第二磨牙近中倾斜，上颌左侧尖牙与上颌左侧第一前磨牙间有1mm间隙；下颌左侧切牙至左侧第一前磨牙间隙3~4mm，下颌左侧尖牙远中倾斜，下颌左侧第一磨牙伸长。下颌右侧侧切牙至右侧第二前磨牙间有2mm间隙，下颌右侧第一磨牙近中倾斜，伸长；覆盖2mm，正常覆𬌗。CBCT示：余留牙中，下颌左侧第二磨牙牙槽骨吸收至根1/2，上颌右侧尖牙、上颌右侧第一前磨牙、上颌左侧第二前磨牙、下颌右侧第二磨牙吸收至根尖1/3，其余牙均吸收到根尖，下颌右侧第一前磨牙、第二前磨牙有骨下袋。双侧颞下颌关节基本对称，髁状突居中。

　　2. 诊断　慢性牙周炎；牙列缺损；牙列不齐。

　　3. 治疗计划　（1）牙周基础治疗；（2）拔除没有保留价值的牙，清除炎性肉芽组织；（3）临时活动修复，确定合适的颌间关系；制作简易导板；（4）上颌种植8颗种植体，下颌种植6颗种植体，个性化基台，分段全瓷冠桥修复；（5）定期复诊。

　　4. 治疗过程

　　（1）患者教育，教会患者使用改良巴氏刷牙法，使用牙线及牙间刷。

　　（2）全口龈上龈下洁刮治。

　　（3）与患者沟通治疗计划，治疗费用、时间及可能并发症，签知情同意书。

　　（4）暂时保留下颌两侧第二磨牙，局麻下拔除口腔内其余牙齿，切除及刮治牙周肉芽组织。

　　（5）1周拆线后取模、颌位关系记录、试排牙、戴牙。

　　（6）临时全口义齿适应后，取模，制作简易导板。

　　（7）拔牙后8周，软组织完全愈合，在导板引导下，植入Nobel Biocare Replace种植体共计14颗，其中上颌右侧中切牙位点（3.5mm×13mm）、

表1　菌斑、出血、牙周袋深度、松动度牙齿预后表

项目	部位														
预后			差		差	差	差				差	差	差	差	
松动度			1		0	0	0				2	2	3	1	
菌斑	颊侧				−	−	−			−	−	−	−	−	−
	舌侧				−	−	−			−	−	−	−	−	−
出血	颊侧				−	−	−			+	+	+	+	+	+
	舌侧				+	+	+			+	+	+	+	+	+
牙周袋	颊侧				4	5	4			3	3	4	2	3	3
	舌侧				3	4	3			4	4	3	3	3	3
牙位		×	17	×	15	14	13	×	×	×	22	23	24	×	×
牙位		×	47	×	45	44	43	42	41		31	×	33	34	
牙周袋	舌侧		5		4	5	4	3	5		8		6	7	
	颊侧		4		5	5	4	4	4		5		4	5	
出血	舌侧		+		−	+	+	+	+		+		+	+	
	颊侧		−		−	−	+	+	+		+		+	+	
菌斑	舌侧		+		+	+	−	−	−		−		−	−	
	颊侧		−		−	−	−	−	−		−		−	−	
松动度		0		2	2		3	3		2	3	2	2	1	0
预后		不确定		差	差		差	差		差		差	差	差	好

上颌右侧尖牙位点（3.5mm×13mm）、上颌右侧第一前磨牙位点（4.3mm×10mm）、上颌右侧第二磨牙位点（4.3mm×8mm）、上颌左侧中切牙位点（3.5mm×13mm）、上颌左侧尖牙位点（3.5mm×13mm）、上颌左侧第一前磨牙位点（4.3mm×10mm）、上颌左侧第二磨牙位点（4.3mm×8mm）、下颌左侧尖牙位点（3.5mm×13mm）、下颌左侧第一前磨牙位点（4.3mm×10mm）、下颌左侧第一磨牙位点（4.3mm×10mm）、下颌右侧尖牙位点（3.5mm×13mm）、下颌右侧第一前磨牙位点（4.3mm×10mm）、下颌右侧第一磨牙位点（4.3mm×10mm）。其中上颌右侧中切牙、下颌右侧第一前磨牙唇颊侧行GBR，使用Bio-Oss®、Bio-Gide®/PRF；上颌右侧第一前磨牙、右侧第二磨牙、左侧第一前磨牙、左侧第二磨牙使用TSE。术中发现下颌右侧第二磨牙已经松动，骨吸收至根分叉，拔除，拟日后种植。

（8）2周后拆线，修改临时全口义齿，重衬。

（9）4个月后行二期手术，安装愈合基台。

（10）再过2周取模，记录颌间关系，试基台，上颌分4段修复，下颌分3段修复，试支架，试戴，调𬌗，粘接。

（11）修复后3个月复查。

二、结果

经过牙周洁刮治及正确的口腔卫生措施，患者的牙周状况改善。拔除患牙，切除肉芽组织，达到软组织愈合后行早期种植。种植后临时活动义齿修复，恢复部分口腔功能。骨结合良好后行二期手术，种植周软组织愈合良好后取模、修复，恢复了患者的美观与咀嚼功能。术后3个月复查，种植周骨水平稳定。

基于3个月的复查结果，利用早期种植、简易导板的引导辅以PRF、GBR、TSE，分段全牙弓固定种植重建可对严重牙周炎患者进行修复。

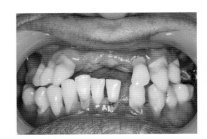

图1　拔牙前牙弓正面像

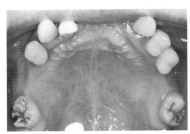

图2　拔牙前上颌镜面像

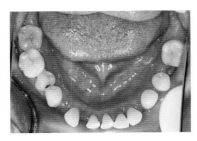

图3　拔牙前下颌镜面像

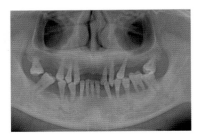

图4　拔牙前曲面断层片

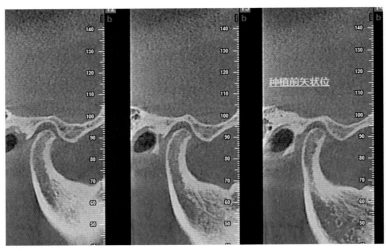

图5　拔牙前右侧关节断层片

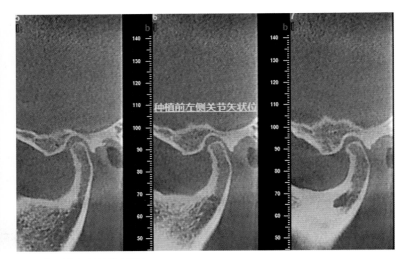

图6　拔牙前左侧关节断层片

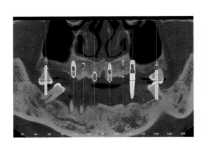

图7　上颌种植设计曲面断层

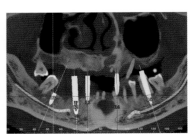

图8　下颌种植设计曲面断层

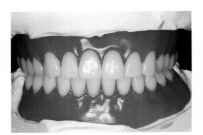

图9　种植前排牙

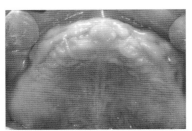

图10　种植前上颌镜面像

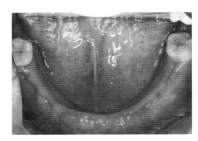

图11　种植前下颌镜面像

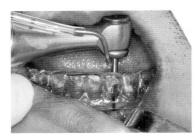

图12　导板下种植手术

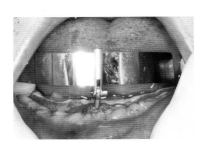

图13　下颌简易导板

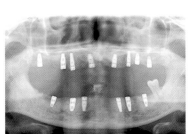

图14　种植术后全景片

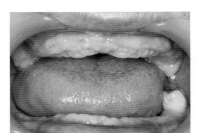

图15　二期手术前颌弓像

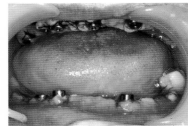

图16　二期手术后

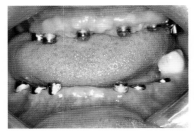

图17　取模前

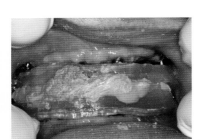

图18　咬合关系记录

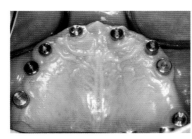

图19 试基台前上颌镜面像

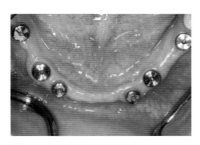

图20 试基台前下颌镜面像

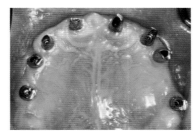

图21 试上颌基台

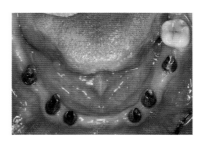

图22 试下颌基台

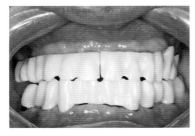

图23 上下颌二氧化锆支架口腔内就位正面像

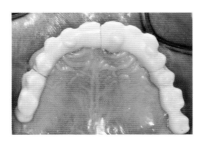

图24 上颌二氧化锆支架口腔内就位镜面像

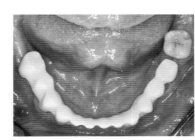

图25 下颌二氧化锆支架口腔内就位镜面像

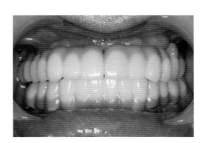

图26 修复体粘接后正面像

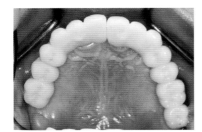

图27 修复体粘接后上颌镜面像

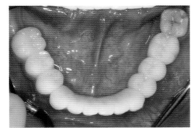

图28 修复体粘接后下颌镜面像

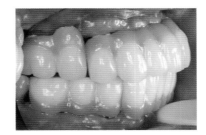

图29 修复体粘接后左侧镜面像

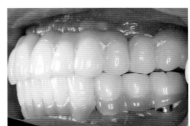

图30 修复体粘接后右侧镜面像

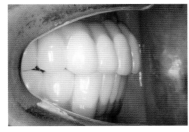

图31 修复体粘接后前牙咬合像

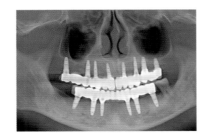

图32 修复后3个月全景片

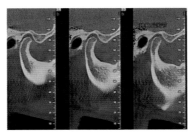

图33 修复后3个月右侧关节片

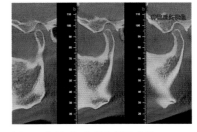

图34 修复后3个月左侧关节片

三、讨论

1. 严重慢性牙周炎患牙的保留问题 患者全口所有余留牙牙周状况差，能够保留哪些牙齿、采取何种方式修复是临床医生常要面对的问题。临床医生需要根据病史和临床检查，对患者目前的牙周病进展程度做出诊断，结合患者的个体情况，对牙周病的进展做出风险评估，最后制订适合患者的治疗计划。牙周病患牙的预后与宿主全身因素（遗传、吸烟、夜磨牙、糖尿病、口腔卫生措施等）、局部因素（牙松动度、牙周袋深度、骨的吸收程度、冠根比、骨吸收的类型、根分叉病变、咬合创伤、牙体与牙髓状况）有关，临床上根据探查附着水平（probing attachment level，PAL）丧失量、探诊牙周袋深度（probing pocket depth，PPD）、后牙的根分叉病变（furcation involvement，FI）程度把牙周病患牙分为3类；

（1）预后良好，PPD≤3mm、PAL丧失≤25%、FI≤1；（2）预后不确定，PPD≥6mm、PAL丧失50%以上、FI为2或3、探诊出血（bleeding on probing，BOP）阳性；（3）预后差，患牙没有足够的附着。最终患牙的去留取决于文献的支持、医生的经验及患者的求治目的。本患者上颌右侧尖牙、第一前磨牙、第二前磨牙没有松动，但CBCT显示附着丧失均超过50%，下颌两侧第二磨牙没有松动，下颌左侧第二磨牙的FI为1，下颌右侧第二磨牙的FI为2。经过牙周的基础治疗，BP多数为阳性，PPD较深，患者又从未行牙周手术，牙周的炎性肉芽组织可能较多，牙列不齐，牙齿移位，经过与患者充分沟通，第一期仅保留下颌两侧第二磨牙，拔除其余患牙。

2. 种植的时间选择 根据种植体植入与拔牙间隔的时间，可分为即刻种植、即刻延期种植（拔牙后几周或几个月，软组织完全愈合）、延期种植（几个月，典型的为16周，骨组织部分或完全愈合）。目前的分类不完全根据时间，主要是因为不同人的愈合能力不一样。患者拔牙前虽然经过牙周基础治疗，但拔牙时仍然很多位点牙龈红肿，牙周肉芽组织多；但又因临时活动义齿功能差，固位不佳，所以本病例采取拔牙8周后软组织愈合完全时植入种植体。

3. 种植体数目的选择　上颌无牙颌的种植体支持的固定重建时种植体数目选择有4颗、6颗、8颗，下颌有4颗、5颗、6颗。患者骨量尚可，因此采用上颌8颗、下颌6颗种植体，分段修复的方式。

4. PRF的使用　PRF是第二代血小板浓缩物，有利于血管生成、抗感染、上皮的生长，含有外周干细胞，因此可用于整形及外科骨手术。本病例在上颌右侧中切牙、下颌右侧第一前磨牙、第二前磨牙位点GBR手术时使用了PRF。

5. 个性化基台的使用　个性化基台是根据种植体的轴向、咬合间隙的大小及种植周牙龈的厚度、外形加工而成。

6. 上部结构的选择及固位方式　上部结构支架根据制作方式可分为铸造金属支架、CAD/CAM研磨金属支架、CAD/CAM二氧化锆支架；根据支架大小可分为一体化支架和分段支架；根据固位方式可分为粘接固位和螺丝固位。饰面部分可用树脂、全瓷、金属熔附烤瓷。本病例采用分段二氧化锆支架全瓷冠修复。

参考文献

[1] Greenstein G, Greenstein B, Cavallaro J. Prerequisite for treatment planning implant dentistry: periodontal prognostication of compromised teeth. Compendium of continuing education in dentistry, 2007, 28(8): 436–446, quiz 447, 470.

[2] Esposito M, Grusovin MG, Polyzos IP, Felice P, Worthington HV. Interventions for replacing missing teeth: dental implants in fresh extraction sockets (immediate, immediate–delayed and delayed implants). The Cochrane database of systematic reviews, 2010(9): CD005968.

[3] Schropp L, Isidor F. Timing of implant placement relative to tooth extraction. Journal of oral rehabilitation, 2008, 35 Suppl 1: 33–43.

[4] Malo P, Nobre Mde A, Petersson U, Wigren S. A pilot study of complete edentulous rehabilitation with immediate function using a new implant design: case series. Clinical implant dentistry and related research, 2006, 8(4): 223–232.

[5] Lai HC, Zhang ZY, Zhuang LF, Wang F, Liu X, Pu YP. Early loading of ITI implants supporting maxillary fixed full–arch prostheses. Clinical oral implants research, 2008, 19(11): 1129–1134.

[6] Zitzmann NU, Krastl G, Hecker H, Walter C, Waltimo T, Weiger R. Strategic considerations in treatment planning: deciding when to treat, extract, or replace a questionable tooth. The Journal of prosthetic dentistry, 2010, 104(2): 80–91.

[7] Choukroun J, Diss A, Simonpieri A, Girard MO, Schoeffler C, Dohan SL, Dohan AJ, Mouhyi J, Dohan DM. Platelet–rich fibrin (PRF): a second–generation platelet concentrate. Part IV: clinical effects on tissue healing. Oral surgery, oral medicine, oral pathology, oral radiology, and endodontics, 2006, 101(3): e56–60.

陈江教授点评

　　本病例通过全牙弓固定种植重建修复1例严重牙周炎患者，探讨种植术中使用的富血小板纤维蛋白（PRF）、引导骨再生（GBR）、上颌窦底冲顶（TSE）对于修复效果的影响。采用拔牙后软组织愈合后的早期种植方案，在简易导板的引导下、以修复为导向的种植体植入，植入术中使用PRF、GBR和TSE，并用个性化基台进行分段全颌固定咬合重建，种植外科和种植修复技术难度大，优点在于治疗计划完善，考虑较周全，作者完成效果较好，对牙周病患者的检查与处理较全面，也考虑到对颞下颌关节的影响。但是对于全牙弓的咬合重建的殆学问题探讨不够，并且上下颌都使用氧化锆材料进行修复，对于其日后的患者颞下颌关节的影响，殆学的考虑，义齿长期适用性都有待观察。

重度牙周炎患者即刻种植全颌固定义齿修复病例报道1例

张晓真[1]　吴煜农[2]　汤春波[1]　张浩[1]　戴文雍[1]

1. 南京医科大学附属口腔医院·江苏省口腔医院种植修复科　2. 南京医科大学附属口腔医院·江苏省口腔医院口腔颌面外科

摘要

目的：对1例重度牙周炎患者拔除全口松动患牙即刻种植及全颌种植固定义齿咬合重建的治疗效果进行评估。**材料与方法**：对1例重度牙周炎患者、拔除Ⅱ°~Ⅲ°松动牙后所导致的牙列缺失，种植导板指导下即刻种植上颌10颗、下颌8颗Straumann®软组织水平种植体，骨缺损处CGF与Bio-Oss®骨粉混合植入，CGF纤维蛋白膜与Bio-Gide®可吸收生物膜覆盖，减张缝合。1个月后，过渡性全口活动义齿修复。术后6个月，个性化取模，螺丝固位CAD/CAM纯钛支架、二氧化锆全瓷单冠的全颌种植固定义齿修复咬合重建，根据种植体与牙槽骨之间的X线影像、临床检查等，评价种植修复效果。**结果**：18颗种植体无脱落，术后6个月X线片显示获得了良好的骨结合，牙周病并未干扰种植体的骨整合，CAD/CAM纯钛支架获得了良好的被动就位，二氧化锆全瓷单冠美观性佳，患者获得了良好的咀嚼功能，对外形美观效果满意。修复后3个月复查，患者牙龈未见明显红肿，X线片未见明显骨稀疏影像。**结论**：对重度牙周炎患者采取审慎态度，运用正确的种植、修复方法，可以减少牙槽骨吸收，获得理想的修复效果，但对这类患者的远期修复效果有待进一步观察。

牙周病为常见的口腔疾病，是引起牙齿丧失的主要原因之一，且病情随着年龄的增长而加重，长期的牙周炎症和牙齿松动给患者带来了功能和美观上的不便。然而，牙周病所导致的牙齿缺失是各类修复中的难题。

种植义齿因其对余留牙无损伤、咀嚼及美观效果恢复良好等优点而受到人们的青睐，种植技术的日臻完善使种植修复已逐渐成为牙颌系统重建的主要方式。重度牙周炎患者存在严重的牙槽骨吸收，相较于其他患者具有较高的感染风险，牙周炎患者急需在保存剩余牙槽骨的前提下得到较好的义齿修复，其即刻种植是目前国内大多数种植医生所面临的挑战。

骨增量技术在临床的广泛应用扩大了患者采取种植修复的适应证。本文选取一例重度牙周炎咬合紊乱的患者，运用浓缩生长因子（concentrated growth factors，CGF）复合Bio-Oss®骨粉与Bio-Gide®可吸收生物膜修复骨缺损，种植导板指导下全颌即刻种植，进行CAD/CAM纯钛螺丝固位支架与二氧化锆全瓷单冠延期修复，评价重度牙周炎患者进行全颌固定种植修复咬合重建的治疗效果。

一、材料与方法

1. 病例简介　58岁男性患者，主诉：全口多个牙齿松动影响进食数年。现病史：患者数年前全口多个牙齿松动，咀嚼无力，影响进食，长期吃蛋糕、稀饭等软食，现来我科求治。否认系统性疾病史及传染病史。检查：上颌右侧第二磨牙、左侧第一磨牙、下颌左侧第一前磨牙、左侧第二前磨牙、右侧中切牙、右侧第二前磨牙、右侧第一磨牙缺失，上颌右侧第一磨牙至左侧第二前磨牙、下颌左侧中切牙至左侧尖牙、下颌左侧第一磨牙、下颌左侧第二磨牙、下颌右侧侧切牙至右侧第一前磨牙、下颌右侧第二磨

松Ⅲ°，上颌左侧第二磨牙松Ⅱ°，咬合紊乱。口腔卫生状况较差，CI=2，DI=2，牙龈退缩、充血红肿，BOP（+），牙周袋探诊深度4~9mm，附着丧失7~9mm。X线片检查显示：上颌右侧第一磨牙至左侧第二前磨牙、上颌左侧第二磨牙、下颌左侧中切牙至左侧尖牙、下颌左侧第一磨牙、下颌左侧第二磨牙、下颌右侧侧切牙至右侧第一前磨牙、下颌右侧第二磨牙牙槽骨吸收严重，介于根长的1/2~2/3；下颌两侧第三磨牙低位阻生。

2. 诊断　牙列缺损；重度牙周炎；下颌两侧第三磨牙低位阻生。

3. 治疗计划　即刻种植+螺丝固位CAD/CAM纯钛支架+二氧化锆全瓷单冠全颌种植固定义齿修复。

4. 治疗过程

（1）术前取模，取正中𬌗记录，拍摄CBCT，测量分析后根据颌骨的解剖条件及全口种植义齿的设计原则，设计种植修复方案，确定种植体的数目、位置和型号，制作手术导板及全口过渡性活动义齿。本例患者采用的模板为透明树脂简易导板，经消毒后，用其定位并定点。

（2）全麻下常规消毒，无牙区采用牙槽嵴顶"一"字形切口，有牙区采用沟内切口，沿剩余牙体表面剥离黏骨膜瓣，翻瓣。拔除上颌右侧第一磨牙至左侧第二前磨牙、上颌左侧第二磨牙、下颌左侧中切牙至左侧尖牙、下颌左侧第一磨牙、下颌左侧第二磨牙、下颌右侧侧切牙至右侧第一前磨牙、下颌右侧第二磨牙后即刻清除拔牙窝内残留的肉芽组织及牙周膜，生理盐水充分冲洗；修整牙槽骨，去除尖锐骨突，制造新鲜骨创面，以激活牙槽骨内局部抗感染机制；种植导板口内就位，先锋钻加深牙槽窝1~2mm，根据牙槽窝适当调整种植方向，逐级制备种植窝洞；上颌双侧第一磨牙、第二磨牙位点行上颌窦底内提升术，即刻植入种植体。上颌右侧中切牙、右侧尖牙、

右侧第二前磨牙至右侧第二磨牙、左侧中切牙、左侧尖牙、左侧第二前磨牙至左侧第二磨牙位点植入10颗Straumann®种植体，下颌左侧侧切牙、左侧第二前磨牙至左侧第二磨牙、右侧中切牙、右侧第一前磨牙、右侧第一磨牙、右侧第二磨牙位点植入8颗Straumann®种植体，扭矩15~35N·cm，置愈合基台；抽取患者静脉血注入试管中（Medifuge离心加速机特殊匹配试管，真空负压，不含抗凝剂等任何添加剂），注满后勿摇动，立即放入Medifuge离心加速机的转筒中离心后压制成CGF纤维蛋白膜，分离CGF时底层的红细胞部分及血小板与Bio-Oss®骨粉混合植入骨缺损处，覆盖CGF纤维蛋白膜与Bio-Gide®可吸收生物膜。黏膜减张，近远中牙龈乳头、唇颊舌腭侧对位缝合，止血。术后静滴抗生素，含漱剂口腔含漱。10天后拆线。

（3）术后1个月，全口过渡性活动义齿组织面软衬，试戴，调𬌗，抛光。

（4）术后半年，聚醚制取初印模，制作个性化托盘与钴铬合金印模夹板；模型树脂固定钴铬合金夹板与转移体，个性化托盘制取终印模，灌制石膏模型。面弓转移过渡性义齿颌位记录。

（5）制作螺丝固位CAD/CAM纯钛支架及临时树脂牙，口内试戴，精确调整咬合，再次取正中颌位记录。

（6）CAD/CAM纯钛支架饰龈瓷，制作二氧化锆全瓷单冠。

（7）上、下颌戴入八角低咬合基台，35N·cm上紧；戴入纯钛支架，螺丝固定，35N·cm上紧，28颗二氧化锆全瓷单冠试戴，树脂粘接剂粘固，调𬌗，抛光。

（8）藻酸盐取模，制取上颌软质𬌗垫，患者口内戴入。嘱患者注意口腔卫生，定期复查。

（9）材料　种植体：Straumann®软组织水平种植系统（Straumann®公司，Switzerland），SLA界面。Bio-Gide®可吸收生物膜和Bio-Oss®人工骨粉（Osteohealth公司，Switzerland）。Medifuge离心机（Silfradent，Italy）。BienAir种植机（SwissCHIROPRO980型号），20∶1减速手机。纯钛切削支架，二氧化锆全瓷冠。标准牙周探针。

二、结果

本病例在即刻种植术前由于患牙极度松动且患者极其抗拒牙周洁治而并未进行牙周基础治疗，通过术中拔牙后刮净肉芽组织及残余牙周膜，生理盐水充分冲洗，即刻植入种植体，应用抗生素控制感染，术后6个月X线片显示种植体周围获得了良好的骨结合，牙周病并未干扰种植体的骨整合，该患者即刻种植同样获得了较好的成功率。

种植术后6个月进行永久修复，CAD/CAM纯钛螺丝固位支架获得了良好的被动就位，二氧化锆全瓷单冠美观性佳，龈瓷修饰弥补了患者过高的颌间距离，获得了理想的上、下颌咬合关系，取得了良好的美学效果。患者获得了良好的咀嚼功能，对外形、美观效果满意。修复后3个月复查，患者口腔卫生良好，牙龈未见明显红肿，X线片未见种植体周围明显骨稀疏影像。

利用即刻种植与全颌种植固定义齿进行重度牙周炎患者咬合重建是可行的。通过制订缜密的治疗方案可以达到良好的美观与功能效果。但对这类患者的远期效果还需进一步的观察。

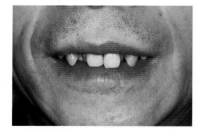

图1　术前微笑像

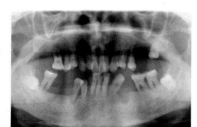

图2　术前全景片

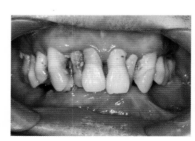

图3　术前正面咬合像

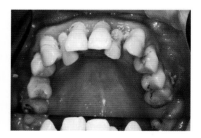

图4　术前上颌𬌗面像

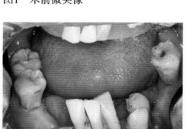

图5　术前下颌𬌗面像

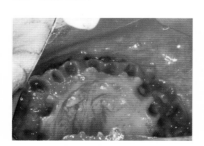

图6　上颌患牙拔除后

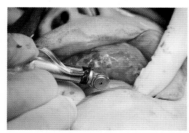

图7　根据种植导板定位位点先锋钻定位

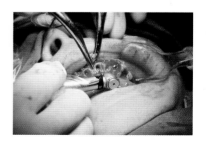

图8　根据拔牙窝调整种植方向，腭侧偏移备孔

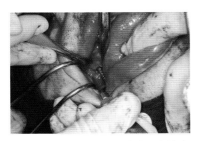

图9　上颌右侧第一磨牙位点上颌窦底内提升术

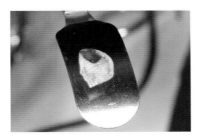

图10　制取CGF膜

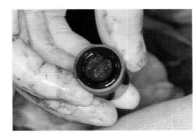

图11　分离CGF时底层的红细胞部分及血小板与骨粉混合

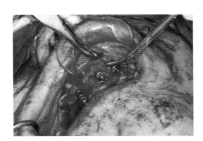

图12　上颌骨缺损处植入骨粉

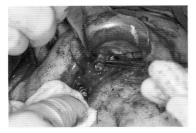

图13　骨粉植入后表面覆盖CGF膜

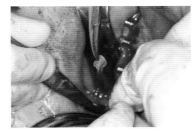

图14　下颌骨缺损较大处植入骨粉后覆盖CGF膜

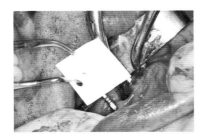

图15　下颌覆盖Bio-Gide®膜

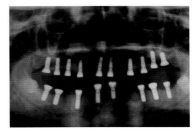

图16　种植术后全景片

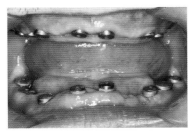

图17　种植术后1个月复查口内像

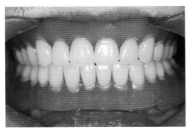

图18　全口过渡性活动义齿口内戴入

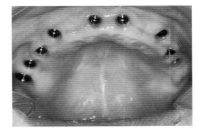

图19　上颌种植术后半年

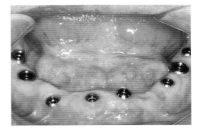

图20　下颌种植术后半年

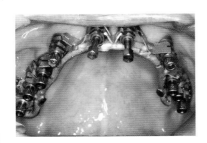

图21　上颌个性化印模制取

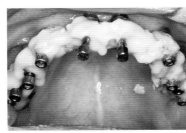

图22　上颌个性化印模制取

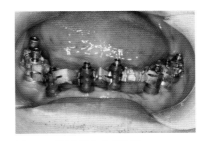

图23　下颌个性化印模制取

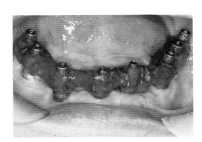

图24　下颌个性化印模制取

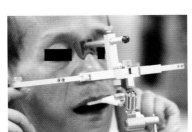

图25　面弓转移过渡性义齿咬合关系

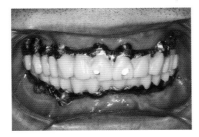

图26　纯钛支架临时树脂牙口内精确调整咬合

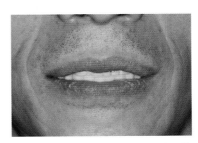

图27　纯钛支架临时树脂牙试戴微笑像

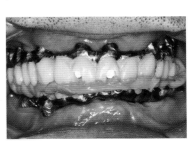

图28　试咬合后取正中颌位记录

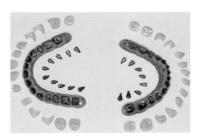

图29 最终上、下颌修复体所有部件

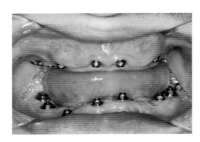

图30 戴入八角低咬合基台

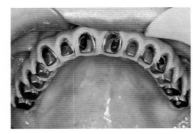

图31 上颌纯钛支架戴入

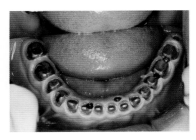

图32 下颌纯钛支架戴入

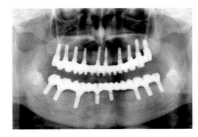

图33 最终修复体支架戴入后，全景片示支架完全就位，在种植体周围未见明显骨稀疏影像

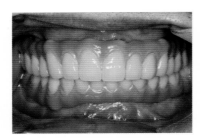

图34 全瓷单冠戴入后正面咬合像

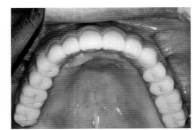

图35 全瓷单冠戴入后上颌殆面像

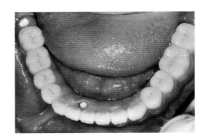

图36 全瓷单冠戴入后下颌殆面像

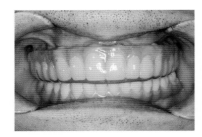

图37 软质殆垫戴入正面咬合像

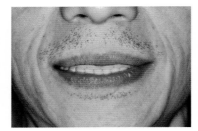

图38 修复术后微笑像

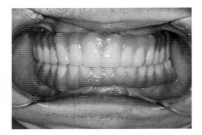

图39 修复后3个月口内像，口腔卫生维护较好

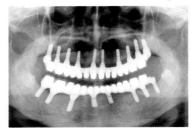

图40 修复后3个月，种植体周围未见明显骨稀疏影像

三、讨论

目前，临床上针对严重牙周炎患者进行种植修复治疗仍存在争议。由于牙周病患牙区域通常会存在骨密度不足、牙槽骨量严重不足、软组织质脆易碎及翻瓣不易、术中易出血、咬合关系紊乱、解剖结构变异等，增加了牙周病区域种植的难度。相对于延期种植，即刻种植具有减少手术次数、维持牙槽嵴的高度及宽度、缩短愈合期、引导种植体植入较理想的解剖位置等优点。已有研究证实，牙周病的相关致病微生物会对种植体——骨结合造成影响，是种植手术失败的危险因素。但近期临床研究表明，牙周病患者拔牙后即刻种植成功率与延期种植类似，牙周病并非是即刻种植的绝对禁忌证，术后的抗感染、维护治疗是必不可少的手段。同时，本病例患者有强烈主观愿望要求即刻种植治疗，结合术前CBCT进行评估，根据骨质及解剖结构的信息，透明树脂制作种植手术简易导板。为防止种植体骨结合期发生个别种植体脱落，上颌设计植入10颗种植体，下颌设计植入8颗种植体，为牙周病患者提供了更有利的条件，可以在很大程度上提高手术及后期修复的成功率和把握性。

重度牙周炎患者拔牙后牙槽骨吸收改建速度较快，待其愈合后形成菲薄刃状牙槽嵴，降低了牙槽骨高度，增加了手术难度。而即刻种植牙窝愈合和种植体骨结合同时进行，可以有效保存牙槽骨的高度及宽度。根据新鲜拔牙窝的牙体空间表现，在植入时可降低定位的难度。同时，拔牙与种植同期开展不但可以减轻对患者产生的伤害次数，还可以显著降低治疗时间，有助于患者尽早解决社交及心理问题。有研究表明，即刻种植采用翻瓣术或非翻瓣术对于术后感染控制无直接关系。本病例采用翻瓣术，直视种植创面，彻底去除感染组织，将牙槽窝由"有菌状态"转变为"相对无菌状态"。慢性炎症患牙拔除后，需要立即用刮匙将牙槽窝内感染的肉芽组织、牙周袋壁清除干净，然后用生理盐水反复冲洗，较好地控制了感染的发生，治疗后并未出现术区感染或种植体周围炎、种植体脱落情况，即刻种植具有良好的稳定程度，获得了较好的近期成功率。

在即刻种植中，由于种植体与天然牙根的外形不一致，导致种植体周围通常存在骨缺损，若缺损范围较大，会直接影响种植体初始稳定性，增加种植体动度，降低植体的骨结合率。当种植体周围骨缺损大于2mm时，多数学者建议应使用引导骨组织再生技术。在本病例中，种植体周围骨缺损大于2mm处均应用此技术，以保证种植体良好的初始稳定性。CGF是一种新型修补生物材料，其作用的发挥有赖于所含的高浓度各类生长因子及纤维蛋白原所形成的纤维网状支架，具有改善并增强组织再生的独特性质，使得骨细胞、红细胞、血小板、白细胞及抗体易于增殖。其纤维蛋白凝结物起着重要的力学作用，与移植材料混合后，其微粒形成一种生物粘合剂，CGF纤维蛋白膜形成屏障，作为一个支架或引导物使新骨向内生长或沉积，在即刻种植中促进持续的骨再生引导。骨粉和胶原蛋白膜的联合应用，维持了骨再生空间，保证了骨再生的效果。

过早的咬合力、义齿的压迫对种植体的骨结合都会产生影响，导致骨膜及骨粉过早吸收，压缩新骨形成所需的空间，影响种植体远期效果。本病例由于部分位点骨缺损较大、行骨增量较多，部分种植体植入扭矩不足30N·cm，不适宜采用即刻修复。因此，我们在该患者种植术后1个月采用全口活动义齿过渡性修复，组织面软衬，嘱患者软食，防止过早的骨吸收发生。

该患者术前由于长期重度牙周炎，牙齿松动、移位，咬合紊乱，需对患者进行咬合重建，重新确定颌位关系。咬合重建包括纠正颌位、恢复面部垂直距离，消除因异常而引起的口颌系统紊乱，重新建立正常的生理性关系，使颞下颌关节（TMJ）与咀嚼肌相互协调，恢复其正常的功能。修复采用螺丝固位CAD/CAM纯钛支架饰以龈瓷弥补由于重度牙周炎牙槽骨水平吸收造成的过大颌间距离，配合二氧化锆全瓷单冠形成良好的美学效果。由于骨结合种植体缺乏牙周膜本体感受器，修复完成后嘱患者佩戴软质𬌗垫，可以避免患者由于不适应新的咬合关系而造成的修复体崩瓷、种植体负载过大造成的骨吸收，便于修复体的长期维护，该病例的远期种植修复效果有待进一步观察。

参考文献

[1] 王业岗, 刘凌云, 马连峰, 梁翠凤. 重度牙周炎即刻种植36例临床疗效观察. 中国实用口腔科杂志, 2014, 21(2): 116–117.
[2] 叶平. 牙周病区域的即刻种植. 中国实用口腔科杂志, 2011, 4(3): 138–139.
[3] 张磊, 黄辉, 张林, 杨建, 张亨国, 刘向辉. 牙周病患者拔牙后即刻种植的临床研究. 口腔颌面外科杂志, 2014, 24 (1): 44–47.
[4] 李琼, 王佐林. 口腔即刻种植的研究进展. 口腔颌面外科杂志, 2011, 21(1): 55–58.
[5] 滕立钊, 杨小东, 吴大怡. 牙周病患者前牙即刻种植的临床研究: 成功因素和风险分析. 中国口腔种植学杂志, 2014, 19(2): 62–65.
[6] 孙卫革, 张磊, 耿丽红, 刘向辉. 牙周病患者拔牙后即刻种植与延期种植的临床研究. 口腔颌面外科杂志, 2015, 25(3): 209–212.
[7] Bornstein MM, Balsiger R, Sendi P, von Arx T. Morphology of the nasopalatine canal and dental implant surgery: a radiographic analysis of 100 consecutive patients using limited cone–beam computed tomography. Clin Oral Implants Res, 2011, 22 (3): 295–301.
[8] Corpas Ldos S, Jacobs R, Quirynen M, Huang Y, Naert I, Duyck J. Peri–implant bone tissue assessment by comparing the outcome of intra–oral radiograph and cone beam computed tomography analyses to the histological standard. Clin Oral Implants Res, 2011, 22 (5): 492–499.
[9] 陈尧. 重度牙周炎即刻种植80例临床效果观察. 中国医药指南, 2014, 12(34): 27–29.
[10] 杨云东, 韩晓鹏, 刘利苹, 肖慧娟, 许胜. 15例慢性局限性牙周炎患者牙种植修复的临床效果评价. 中国口腔种植学杂志, 2011, 16(1): 83–84.
[11] Luca C, Ferruccio T, Mario R. Clinical out come of submerged vs non–submerged implants placed in fresh exactraction sockets. Clin Oral Implant Res, 2009, 20: 1307–1313.
[12] Canullo L, Iurlaro G, Iannello G. Double—blind randomized controlled trial study on post–extration concept: soft tissue response. preliminary report. Clin Oral Implant Res, 2009, 20: 1131–1133.
[13] 陈岭, 柳忠豪. 牙周病患者的种植治疗时机. 中国口腔种植学杂志, 2011, 16(4): 235–239.
[14] Rodella LF, Favero G, Boninsegna R, Buffoli B, Labanca M, Scarì G, Sacco L, Batani T, Rezzani R. Growth factors, CD34 positive cells, and fibrin network analysis in concentrated growth factors fraction. Microsc Res Tech, 2011, 74(8): 772–777.
[15] Yang LM, Liu ZZ, Chen SP, Zhou Y. The Study of the Effect of Concentrated Growth Factors (CGF) on the New Bone Regeneration of Immediate Implant. Advanced Materials Research, 2015, 1088: 500–505.
[16] 李婧. 即刻种植的牙槽嵴早期改建. 中国实用口腔科杂志, 2012, 5(4): 235–239.
[17] 石连水, 周汝俊, 朱玉芬. 单个前牙种植体修复. 中国口腔种植学杂志, 2001, 6(1): 23–25.
[18] 周宏志, 马卫东, 马获, 贺平, 孙蕾. 慢性中重度牙周炎患者应用种植修复的临床评价. 口腔医学研究, 2009, 25(5): 582–585.
[19] 郭宏, 刘洪臣, 郭贵华, 李红梅, 宫琪玮. 老年人牙列重度磨耗的固定义齿咬合重建修复. 中华老年口腔医学杂志, 2008, 6 (2): 79–81.
[20] 罗新宇, 倪峰, 柏全民, 朴东信. 10例牙齿重度磨损伴牙列缺损种植修复与咬合重建. 牙体牙髓牙周病学杂志, 2015, 25(1): 41–44.

童昕教授点评

即刻种植即刻修复是可大大减少患者缺牙时间，早期恢复美观与部分咀嚼功能，已有大量文献证实其效果。该病例治疗程序规范，资料完整，图片清晰。病例中种植治疗前未进行系统牙周治疗，会增加术后感染的风险。患者上颌行10颗种植体种植，上颌左侧第二磨牙至右侧第二磨牙整体桥修复，易造成患者义齿尤其是上颌双侧第二磨牙的卫生维护困难，应强调整体桥清洁维护的重要性。

重度牙周炎即刻种植即刻修复1例

吕昊昕　苏州牙博士口腔园区门诊部

摘 要

目的：采用策略拔牙法对重度牙周炎患者进行即刻种植即刻修复，观察最终修复后的临床效果。**材料与方法**：患者上颌前牙区余留牙患重度牙周炎，牙体松动，软组织炎症明显，后牙缺失影响功能，要求解决美观与功能。行种植固定修复，CBCT指导下拔除松动患牙，彻底修整感染软组织和骨组织后即刻植入种植体，临时固定义齿即刻术后修复。术后4个月采用螺丝固位完成永久修复。**结果**：重度牙周炎患者即刻种植即刻修复后，行使功能4个月见种植体骨结合良好，最终修复体重建患者功能和美观，短期观察未见植体周围软硬组织感染。**结论**：重度牙周炎即刻种植即刻修复可采用以下方法提高治疗成功率：手术中彻底去除感染组织，减少种植后潜在危险；修复时采用桥基台和螺丝固位，便于复查与维护；即刻修复使患者即刻恢复咀嚼功能，保证患者正常生活。

一、材料与方法

1. 病例简介　56岁男性患者，2015年3月首次就诊。上颌双侧后牙多年前拔除未修复，右下后牙龋坏未治疗，上前牙松动，牙龈反复肿胀，影响进食和正常社交。要求即刻种植和固定修复。既往健康，无系统性疾病，少量吸烟（30年烟龄，5~7支/天）。检查：口外检查见面下1/3垂直距离正常，颞颌关节触诊无异常，微笑口角右侧偏斜。口内检查见：上颌右侧第一前磨牙至右侧第二磨牙、左侧中切牙、左侧第一磨牙、左侧第二磨牙、下颌双侧第二磨牙缺失，牙槽嵴平坦，软组织色泽质地正常。上颌右侧侧切牙至左侧第二前磨牙颈部可见黄褐色缺损，松动Ⅱ°~Ⅲ°，牙龈轻度红肿，探诊牙周袋均>5mm，上颌右侧侧切牙、中切牙之间可见瘘管，按压有白色脓性分泌物溢出。上颌右侧尖牙、下颌右侧第二前磨、右侧第一磨牙残根，叩诊（+），松动Ⅱ°。下颌左侧第二前磨牙远中和下颌左侧第一磨牙近中邻面龋，探痛（+）。冷热刺激痛（+）。CBCT检查可见全口余留牙不同程度垂直和水平向骨吸收。

2. 诊断　（1）上，下颌牙列缺损（肯氏Ⅰ类Ⅰ分类）；（2）全口慢性成人性牙周炎；（3）下颌左侧第二前磨牙、第一磨牙慢性牙髓炎；（4）上颌右侧尖牙、下颌右侧第二前磨牙、右侧第一磨牙慢性根尖周炎。

3. 治疗计划　（1）口内余留牙控制牙周炎症，术前洁治刮治，控制软组织感染；下颌左侧第二前磨牙、第一磨牙根管治疗。（2）上颌牙周症状稳定后拔除松动牙，清理感染软组织，修整骨面后在上颌双侧中切牙、尖牙、第一前磨牙、第一磨牙位点植入8颗种植体，术后即刻取模制作临时修复体，即刻负重。右侧下颌两周后拔除残根即刻植入2颗植体。（3）4个月后取模制作螺丝固位的永久修复体，上下颌修复范围均为第一磨牙。

4. 治疗过程

（1）术前准备：术前1周口内余留牙洁治和刮治，取模分析，拍摄CBCT分析骨量及拟定种植位点，使用Sirona（Germany）自带设计软件对种植位点进行模拟，选择上颌双侧中切牙、尖牙、第一前磨牙、第一磨牙位点分别植入植体。

（2）外科手术：常规局部麻醉，拔除上颌所有松动牙，修整牙槽骨，清理感染软组织，根据拔牙窝确定种植位点，根据术前CBCT模拟种植三维位置先定点，先锋钻预备后放置导向杆确定种植体平行度，按Osstem种植系统操作流程逐渐备洞，植入植体。上颌双侧中切牙、双侧尖牙、左侧第一前磨牙位点植入Osstem 4.0mm×11.5mm植体，上颌右侧第一前磨牙位点植入3.5mm×11.5mm植体，上颌双侧第一磨牙、下颌右侧第二前磨牙、右侧第一磨牙位点植入4.5mm×11.5mm植体。植入扭矩均达到40N·cm，ISQ数值均大于70，术后安装愈合基台，严密缝合。

（3）即刻修复：术后即刻取模，使用开窗式印模杆取上颌右侧第一前磨牙至左侧第一前磨牙位点植体印模，当天制作临时义齿，5h后口内安装临时义齿，螺丝固位，15N·cm锁紧中央螺丝。

（4）过渡修复：即刻临时修复患者自觉𬌗平面偏斜，影响美观，1.5个月后重新取模制作临时义齿。改善穿龈和牙齿美观。

（5）永久修复：术后4个月，X线检查种植体骨结合良好，牙龈健康，去除临时修复体再次取开口式印模，试被动位后试树脂桥架，设计多牙基台，铸造金属桥架，试桥架被动位，确保实现完全就位后分层堆塑烤塑桥，完成桥架制作。口内安放桥基台，扭矩控制在30N·cm，桥架中央螺丝扭矩控制在15N·cm。

二、结果

该牙周病患者上颌松动牙拔除后即刻种植即刻修复，4个月后种植体骨结合良好，最终修复使用桥基台修复，获得理想的修复体，重建面下1/3美观和咬合关系，方便了后期维护的可行性，既利于患者的美观和咀嚼功能，又对患者牙周组织健康提供保障。

牙周炎患者即刻种植即刻修复，在种植外科和修复设计上避免导致种植体周围炎的可能因素，使用桥基台可拆卸的修复方式，最终获得良好的美学效果和咀嚼功能。

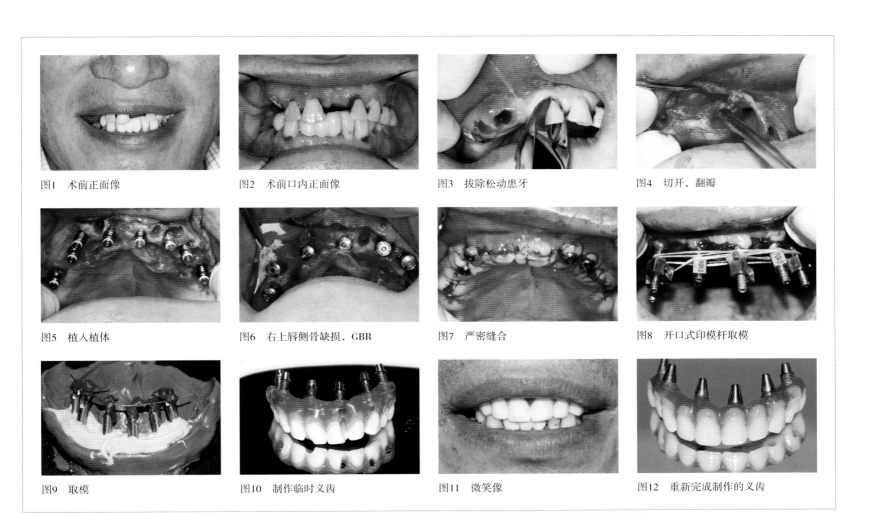

图1 术前正面像　　图2 术前口内正面像　　图3 拔除松动患牙　　图4 切开，翻瓣

图5 植入植体　　图6 右上唇侧骨缺损，GBR　　图7 严密缝合　　图8 开口式印模杆取模

图9 取模　　图10 制作临时义齿　　图11 微笑像　　图12 重新完成制作的义齿

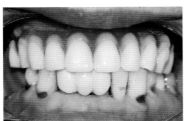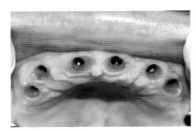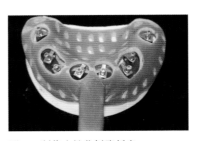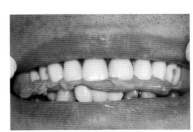

图13 口内正面咬合像　　图14 4个月后检查软组织愈合　　图15 制作个性化树脂托盘　　图16 取咬合记录

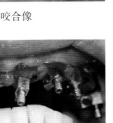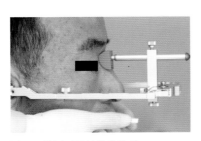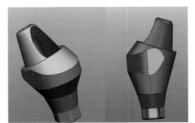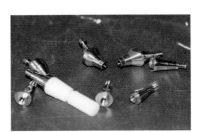

图17 树脂桥制作的开口印模杆口内安装并连接　　图18 使用面弓转移殆关系　　图19 设计桥基台　　图20 成品和切削的桥基台

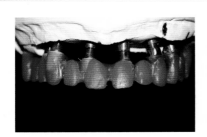

图21　制作桥架蜡型

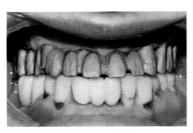

图22　金属桥架口内安装试戴

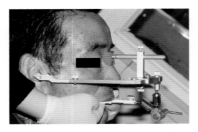

图23　在金属桥架上取面工转移骀关系

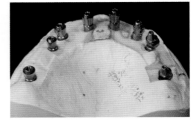

图24　基台试戴后返回工厂

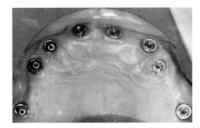

图25　临床上基台口内就位并加力拧紧

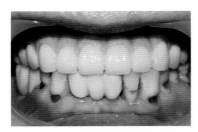

图26　金属树脂桥架在口内就位后检查像

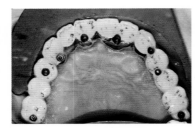

图27　金属树脂桥架在口内就位后检查像

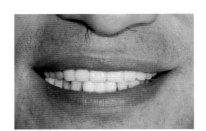

图28　金属树脂桥架在口内就位后检查像

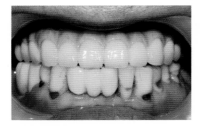

图29　咬合检查像

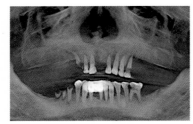

图30　术前X线片

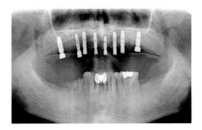

图31　上颌种植当天X线检查

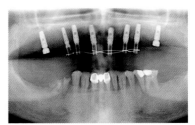

图32　即刻负重X线检查

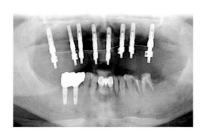

图33　试被动就位X线检查

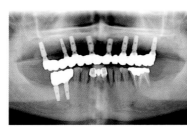

图34　试金属桥架被动位X线片

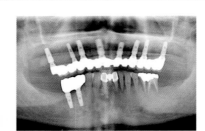

图35　完成后X线检查

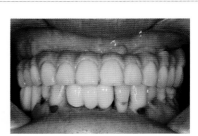

图36　术后1年复查口内正面像

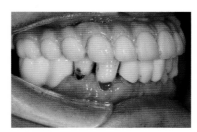

图37　1年复查侧方咬合像

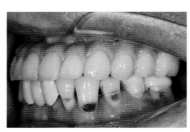

图38　1年复查侧方咬合像

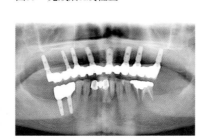

图39　术后1年全景片

三、讨论

1. 牙周病患者种植外科成功的关键是术中去除感染组织，修正骨形态，保留正常的角化龈，在种植外科的设计和操作方面尽量规避种植体周围炎发生的可能性。

2. 牙周病患牙拔除后即刻种植即刻修复，确保植体植入直径和长度合适，在植入后的初始稳定性均达到40N·cm，修复体制作过程要求牙桥在基台上被动就位，确保对植体无不良作用力。

3. 即刻修复在就位和咬合调整上确保植体受力均匀，适当的咬合力，对植体周围的牙槽骨产生生理刺激，更利于骨结合，同时缩短了患者缺牙周期，减少患者不适，即刻让患者恢复功能和美观。

4. 桥架制作过程中，要求印模的精确性，多次试戴确保金属桥架的被动就位，对于后期的种植体稳定和避免修复失败起正决定性作用。

5. 选择桥基台修复无牙颌，既利于制作具有红白美学的修复体，也利于后期植体的牙周维护，对于修复体的损害维修也提供了便利性。

参考文献

[1] AbRS, Al-JubooriMJ, BinII, et al. Dental implant stabili-ty from placement to loading. Dental Implantology Update, 2012.
[2] Al-JubooriMJ, BinII, AbRS. Dental implant stability andits measurement. Dental Implantology Update, 2012.
[3] SimonisP, DufourT, TenenbaumH. Long-term implantsurvival and success: a 10-16-year follow-up of non-sub-merged dental implants. Clinical Oral Implants Research, 2010.
[4] Al-JubooriMJ, AbRS. Causes of crestal bone resorptionin the dental implant patient. Dental Implantology Update, 2012.
[5] 杨霞, 黄萍, 徐屹. 种植体周围炎的诊断和治疗新进展. 中国口腔种植学杂志, 2005.
[6] 胡运东, 韩科. 种植体周围骨吸收的观察方法及表现规律. 口腔颌面修复学杂志, 2000.
[7] 郑广宁, 吴大怡, 王虎, 刘果生, 杨小东, 李冰, 李伟, 李华. 种植义齿患者的X线检查. 实用口腔医学杂志, 2000.
[8] 康博, 郭吕华, 陈健钊, 林丽娥. 慢性局限型牙周炎患者牙种植修复的早期临床观察. 实用口腔医学杂志.
[9] 穆郑, 朱正宏, 李婷, 李琳. 慢性局限型牙周炎患者牙种植修复长期疗效的临床观察. 中国当代医药, 2011.
[10] 麦迪妮古丽·麦提图尔苏. 慢性局限性牙周炎患者牙种植修复的临床疗效分析. 中国社区医师医学专业, 2012, 14(21).
[11] 杨云东, 韩晓鹏, 刘利苹, 肖慧娟, 徐胜. 15例慢性局限性牙周炎患者牙种植修复的临床效果评价. 中国口腔种植学杂志, 2011, 16(01).

童昕教授点评

全口重度牙周炎即刻种植即刻修复是种植学领域发展较快的方向，可减少患者缺牙时间，早期恢复美观与部分咀嚼功能，该病例为重度牙周炎的种植修复治疗，种植治疗前已行系统牙周治疗，修复美学效果理想。

术前片示患者口内余留天然牙，似乎并未处于重度牙周炎状态，鉴于患者骨量与骨质条件均较好，是否可考虑保留天然牙而行种植手术恢复缺牙。

先天性多数恒牙缺失的种植修复

程志鹏　杨国利　谢志坚　姒蜜思　王心华　刘铁　浙江大学医学院附属口腔医院种植科

摘要

30岁男性患者，数年前口内乳牙逐渐脱落，摄片发现先天性恒牙胚缺失。检查见全口缺失恒牙18颗，牙槽骨量严重不足，面下1/3发育不足。经2年时间，联合口腔颌面外科和口腔种植中心医生合作治疗，先后施行：（1）取髂骨自体骨，行"三明治"法上颌骨水平向骨增量，并行二期种植体植入；（2）下颌前牙区骨劈开同期种植体植入术；（3）下颌后牙区短种植体植入；（4）种植支持固定义齿修复。修复后基本恢复患者口颌功能，有一定面型改善效果。医患双方对修复效果均基本满意。

先天性恒牙缺失是口腔常见的缺牙原因之一，在我国青少年中的患病率大约为5.89%。多数或全部牙齿先天性缺失不仅严重影响了患者的咬合功能和全身健康，还关系到患者的社会形象和心理健康。如何通过种植修复方案的合理设计和实施恢复患者口颌系统的功能和美观，是当今口腔医师的任务和挑战。本文报道了一例多数恒牙缺失患者的种植修复治疗过程，为相似患者的修复治疗方案提供参考。

一、材料与方法

1. 病例简介　30岁男性患者，以乳牙脱落后恒牙未萌数年为主诉。患者于青春期开始逐渐出现乳牙松动脱落，未有恒牙萌出。2年前于当地医院就诊，拍片发现多数恒牙胚缺失，遂至我院，要求修复缺失牙齿。患者无毛发稀少、皮肤粗糙等全身症状及其他系统性疾病。检查：上颌右侧第二前磨牙至左侧第二前磨牙、下颌左侧第一磨牙、下颌左侧第二磨牙、下颌左侧侧切牙至右侧侧切牙、下颌左侧第二前磨牙缺失，缺牙区域牙槽骨凹陷明显。口内仅余上颌右侧第一磨牙、上颌右侧第二磨牙与下颌右侧第一磨牙、下颌右侧第二磨牙，上颌左侧第一磨牙与下颌左侧第一前磨牙有一定咬合关系。颌间距离减低，面下1/3较短。术前CBCT：上颌牙槽骨宽度严重不足（仅2~3mm）；下颌前牙区牙槽骨宽度略有不足（4~5mm）；下颌后牙区骨高度不足（7~8mm）。

2. 诊断　先天性恒牙缺失。

3. 治疗计划　（1）髂骨取自体骨，行上颌牙槽嵴水平骨增量；（2）待骨块愈合后，二期行上颌6颗种植体植入；（3）下颌前牙区行骨劈开术，同期行2~3颗种植体植入；（4）左下颌后牙区行短种植体植入；（5）待种植体骨愈合后行上部固定义齿修复。

4. 治疗过程

（1）治疗前准备：牙周洁治、术前血化验、麻醉前准备等。

（2）第一次外科手术：患者全麻下行髂骨取骨术，取皮质骨块3cm（长）×2cm（宽）×0.5cm（厚）2块，同时取部分骨松质与Bio-Oss®人工骨粉混合。上颌右侧第二前磨牙至左侧第二前磨牙区域行梯形切口翻瓣，预备植骨床，开放骨髓腔，行"三明治"植骨术。最内层植入骨松质与Bio-Oss®人工骨粉混合物，外侧覆盖方形骨块，使用钛钉固定。骨块之间的缝隙使用骨粉混合物填充，外层覆盖Bio-Gide®生物膜。黏膜减张后严密缝合创口。

（3）第二次外科手术：患者局麻下行下颌前牙区骨劈开术，植入两颗骨水平种植体（Straumann® 3.3mm×12mm）。植入后唇侧有少量粗糙面暴露，行GBR术，覆盖Bio-Oss®人工骨粉和Bio-Gide®生物膜，减张缝合创口。左下后牙区下颌左侧第一磨牙、下颌左侧第二磨牙植入短种植体2颗（Straumann® 4.1mm×8mm，SP4.1mm×6mm），下颌右侧第一前磨牙植入骨水平种植体1颗（Straumann® 3.3mm×10mm）。

（4）第三次外科手术：第1次手术后1年，局麻下行上颌右侧第二前磨牙至左侧第二前磨牙梯形切口翻瓣，见骨粉骨块基本与基骨融合。拆除钛钉，植入种植体6颗（Straumann® 4.1mm×10mm 2颗，Straumann® 3.3mm×12mm 4颗）。唇侧骨丰满度良好，种植体粗糙面无暴露，不加行GBR植骨术，缝合创口。

（5）种植支持上部修复治疗：分别在第二次手术后8个月，第三次手术后6个月行上下颌种植体二期手术、咬合关系确定及模型制取。上颌右侧第二前磨牙至右侧中切牙（桥）、上颌左侧中切牙至左侧第二前磨牙（桥）、下颌左侧第一磨牙至左侧第二磨牙（联冠）、下颌左侧侧切牙至右侧侧切牙（桥）、下颌右侧第一前磨牙（单冠）氧化锆全瓷固定修复。其中，上颌右侧第二前磨牙、上颌左侧尖牙、上颌右侧中切牙、上颌左侧中切牙、上颌左侧尖牙、上颌左侧第二前磨牙、下颌左侧侧切牙、下颌右侧侧切牙为个性化切削钛基台。

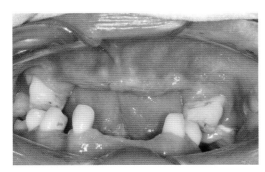

图1　术前口内正面像

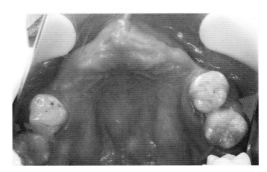

图2　术前上颌

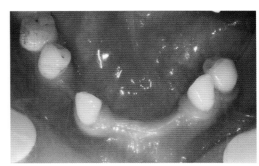

图3　术前下颌

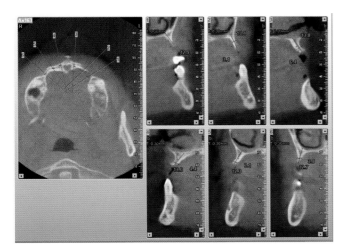

图4　术前影像资料——上颌CBCT

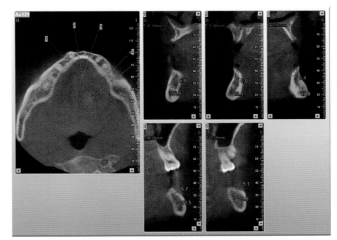

图5　术前影像资料——下颌CBCT

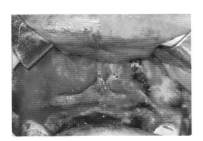

图6　第一次手术上颌翻瓣后见牙槽骨凹陷明显

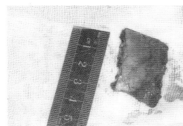

图7　髂骨骨块

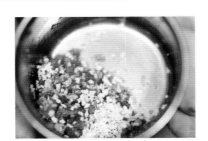

图8　人工骨与Bio-Oss®混合

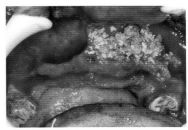

图9　唇颊侧牙槽嵴表面覆盖混合后的骨粉

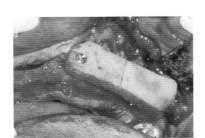

图10　左上颌Onlay植骨

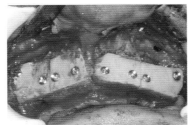

图11　骨粉表面覆盖并固定骨皮质块形成"三明治"结构

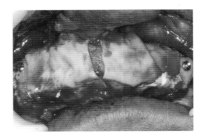

图12　上颌骨水平型骨增量：髂骨移植+"三明治"植骨

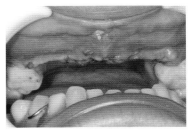

图13　术后严密缝合

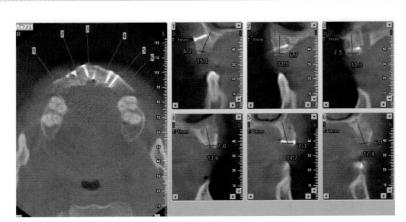

图14　第一次术后CBCT

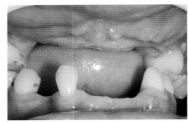

图15　下颌术前口内像

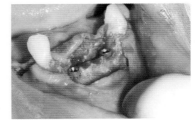

图16　下颌前牙区骨劈开术

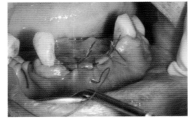

图17　下颌严密缝合

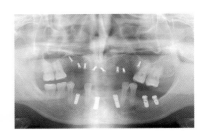

图18　第二次术后全景片

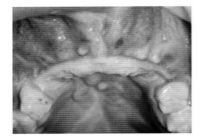

图19　上颌种植体植入术前

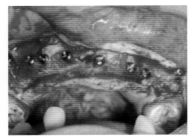

图20　翻瓣后见骨块及骨粉愈合良好，与基骨基本融合

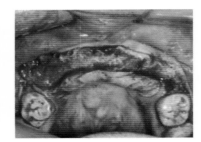

图21　取出钛钉

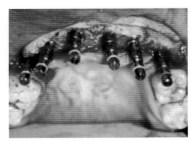

图22　植入种植体后有较好平行度

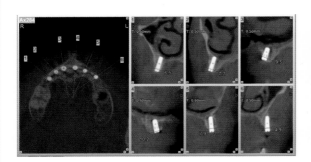

图23　第三次术后CBCT（上颌）

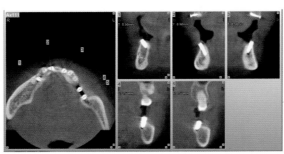

图24　第三次术后CBCT（下颌）

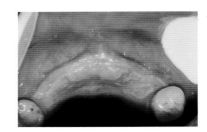

图25　修复前上颌口内𬌗面像

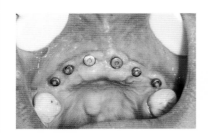

图26　二期手术后上颌𬌗面像

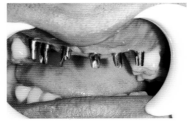

图27　试基台

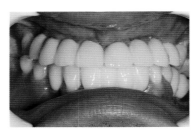

图28　修复完成后口内正面像

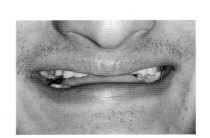

图29　修复完成后面下部微笑像

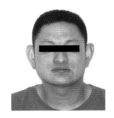 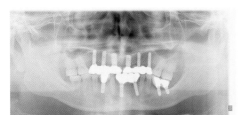 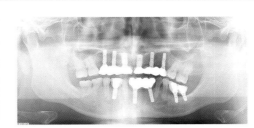 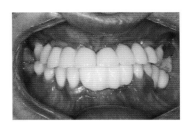

图30　修复完成后　　图31　戴牙情况——全景片　　图32　戴牙后3个月复查——全景片　　图33　修复完成后1年口内正面像
患者正面像

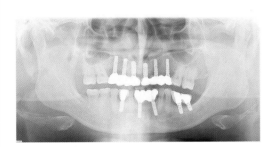 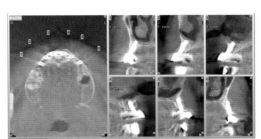 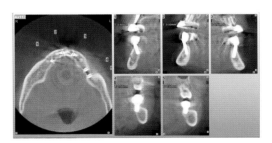

图34　戴牙后1年复查——全景片　　图35　戴牙后1年复查——CBCT上颌　　图36　戴牙后1年复查——CBCT下颌

二、结论

先天缺牙患者牙槽骨条件不佳，种植修复方案复杂，应根据患者局部和全身条件并结合患者期望值、接受程度等进行考虑和设计。不同的缺牙区域、不同牙槽骨条件可能采取不同的手术方案。

参考文献

[1] Zhang J, Liu HC, Lyu X, Shen GH, Deng XX, Li WR. Prevalence of tooth agenesis in adolescent Chinese populations with or without orthodontics. Chin J Dent Res, 2015, 18: 59–65.

[2] Dueled E, Gotfredsen K, Trab Damsgaard M, Hede B. Professional and patient–based evaluation of oral rehabilitation in patients with tooth agenesis. Clinical oral implants research, 2009, 20: 729–736.

[3] Jensen SS, Terheyden H. Bone augmentation procedures in localized defects in the alveolar ridge: clinical results with different bone grafts and bone–substitute materials. The International journal of oral & maxillofacial implants, 2009, 24 Suppl: 218–236.

[4] Khojasteh A, Behnia H, Shayesteh YS, Morad G, Alikhasi M. Localized bone augmentation with cortical bone blocks tented over different particulate bone substitutes: a retrospective study. The International journal of oral & maxillofacial implants, 2012, 27: 1481–1493.

[5] Bassetti MA, Bassetti RG, Bosshardt DD. The alveolar ridge splitting/expansion technique: a systematic review. Clinical oral implants research, 2015.

[6] Penarrocha–Oltra D, Aloy–Prosper A, Cervera–Ballester J, Penarrocha–Diago M, Canullo L. Implant treatment in atrophic posterior mandibles: vertical regeneration with block bone grafts versus implants with 5. 5–mm intrabony length. The International journal of oral & maxillofacial implants, 2014, 29: 659–666.

[7] Lai HC, Si MS, Zhuang LF, Shen H, Liu YL, Wismeijer D. Long–term outcomes of short dental implants supporting single crowns in posterior region: a clinical retrospective study of 5–10 years. Clinical oral implants research, 2013, 24: 230–237.

谢志坚教授点评

先天性恒牙缺失是口腔常见的缺牙原因之一，多数或全部牙齿先天性缺失严重影响了患者的咬合功能和身心健康。该病例通过人工骨粉+自体骨Onlay植骨实现上颌牙槽骨的骨增量，二期行上颌6颗种植体植入，下颌前牙区行骨劈开术并同期植入种植体，待种植体骨愈合后行上部固定义齿修复，对患者咀嚼功能和颌面部容貌有较大的改善。为此类患者的临床治疗方案提供参考。该病例的选择具有一定挑战性，病例图像资料齐全，治疗过程描述清晰，是一份较为优秀的病例报道。

数字化导板引导下颌牙列缺失种植修复1例

周艺群　王心华　王慧明　浙江大学医学院附属口腔医院种植科

摘要

59岁女性患者,下颌牙列及上颌多颗牙缺失10余年。检查见全口除上颌右侧尖牙、上颌右侧第二磨牙外其余牙缺失,上颌可见6颗金属物,穿出或部分位于牙龈下。全景及CBCT示:上颌骨内有6颗种植体,部分种植体唇侧骨壁部分吸收,种植螺纹少许暴露;下颌牙列缺失,牙槽骨上份骨质厚度较薄,且不平整。植入方案的设计与患者沟通后,上颌分3段进行螺丝固位桥修复;结合CBCT扫描结果,利用计算机辅助种植设计软件设计下颌种植方案,并在此基础上制作截骨导板及种植体植入导板。下颌截除牙槽嵴上份狭窄及不平整的骨质,植入6颗种植体,行All-on-6修复。修复完成后患者对面型及修复效果满意。

牙列缺失或大量牙齿缺失是中老年严重影响患者咀嚼效能及面型的一个常见原因。很多患者由于长时间未进行种植修复往往引起颌骨的大量丧失。继而带来修复空间,上下颌骨关系以及面型等问题,而这些问题也影响患者种植修复方案的设计和选择。CBCT的出现结合计算机种植辅助设计软件的运用使得种植体植入方案的设计更加直观及准确。在此基础上进行种植手术导板的设计也能保证种植体植入的位置更加精准,使种植效果有更好的预期性。本文报道了1例牙列缺失的患者在计算机辅助设计软件及种植导板辅助下的种植修复治疗过程,为相似患者的修复治疗方案提供参考。

一、材料与方法

1. **病例简介**　59岁女性患者,患者于10余年前由于各种原因陆续拔除口内大量牙齿。10年前在他院行上颌种植体植入术,术后一直未予种植修复。上下颌一直佩戴活动义齿。近年来自觉下颌活动牙就位差,遂再次来我院当地医院就诊,要求种植固定修复上下颌缺失牙。患者既往体健,全身情况良好,否认全身系统性疾病、无烟酒等不良嗜好。无药物过敏史。无长期服用抗凝药物或肾上腺皮质激素治疗。口腔专科检查:上颌右侧第一磨牙至右侧第一前磨牙、上颌右侧侧切牙左侧第二磨牙缺损,下颌牙列缺失。上颌右侧尖牙、上颌右侧第二磨牙无明显松动,叩(-)。上颌右侧尖牙桩冠修复,其余缺失牙活动义齿修复,下颌活动义齿固位欠佳。上颌可见或扪及6颗金属物,部分穿出或位于牙龈下。全口牙龈无明显红肿,上颌前牙区种植体唇侧部分暴露,附着龈部分丧失,其余部位附着龈宽度可,下颌牙槽嵴上份较狭窄,不平整,牙槽嵴下份骨质厚度良好。去除活动义齿后面容明显凹陷。辅助检查:全景及CBCT示:上颌骨内有6颗种植体,部分种植体唇侧骨壁部分吸收,种植螺纹少许暴露;下颌牙列缺失,牙槽骨上份骨质厚度较薄,且不平整。牙槽骨下份骨质厚度可。实验室检查:血常规、生化全套、凝血全套、乙肝三系、丙肝、HIV、梅毒等血液检查结果正常,无种植禁忌。

2. **诊断**　(1)上颌牙列缺损;(2)下颌牙列缺失。

3. **治疗计划**　(1)上颌种植固定分段桥修复;(2)下颌牙槽嵴上份截骨+All-on-6种植固定修复。

4. **治疗过程**

(1)治疗前准备:利用CBCT数据在计算机辅助种植体植入软件下制订种植体植入方案,确定下颌骨的截骨位置,种植体型号选择以及种植体植入位置、方向。制作截骨导板及种植导板。

(2)治疗过程:下颌切开,翻瓣。戴入截骨导板,摆动锯截除下颌牙槽嵴上份狭窄及不平整的骨质。适当打磨,戴入种植体植入导板,按导板指示位置定点,制备种植窝,去除导板,继续扩大种植窝,在下颌左侧尖牙、下颌左侧第一前磨牙、下颌左侧第一磨牙、下颌右侧尖牙、下颌右侧第一前磨牙、下颌右侧第一磨牙位点植入Nobel Active 4.3mm×13mm、4.3mm×11.5mm、4.3mm×10mm、4.3mm×13mm、4.3mm×13mm、4.3mm×10mm种植体各1颗,共6颗种植体,其中下颌左侧第一前磨牙、下颌左侧第一磨牙、下颌右侧第一磨牙区域种植体颊侧部分螺纹暴露,植入Bio-Oss®骨粉,盖Bio-Gide®骨膜。旋入封闭螺丝,严密缝合创口。7~14天复诊拆线。

在种植手术后1个月的愈合期内,上颌种植体行二期手术暴露,盖愈合帽,2周后取膜,上颌纯钛树脂桥分3段进行修复,螺丝固位。

术后6个月二期手术暴露种植体,旋入愈合帽。1周后取膜。取咬合关系,送技工室扫描做临时塑料牙。利用临时塑料牙判断种植体取膜是否准确,确保取膜精准后送瑞典Procera扫描,制作(若不准确可利用临时牙截断固定后重新精准取膜)整体钛支架,树脂桥修复。螺丝固位,35N·cm加力,置塑料膜于螺丝孔,树脂封口。

常规医嘱,口腔宣教,告知患者使用冲牙器及牙线等维护口腔卫生,3个月、6个月定期复查,以后每年定期复查。

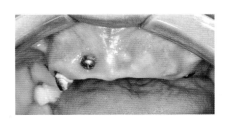

图1　术前口内像——上颌

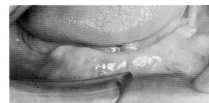

图2　术前口内像——下颌

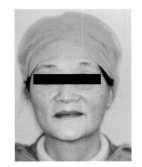

图3　术前侧位像

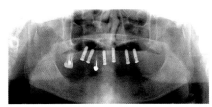

图4　术前影像资料——全景

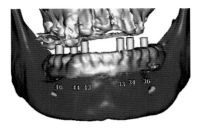

图5　术前种植设计——种植体位置方向

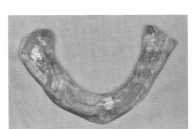

图6　手术导板

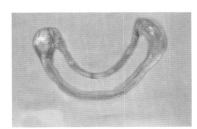

图7　手术导板

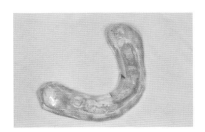

图8　手术导板

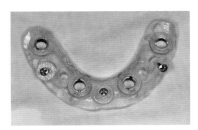

图9　手术导板

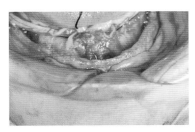

图10　术中切开翻瓣，悬吊舌侧黏膜

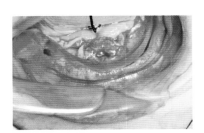

图11　种植导板就位

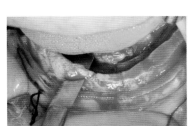

图12　种植导板引导下修整牙槽骨

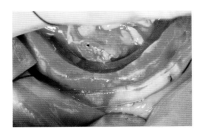

图13　种植导板引导下修整牙槽骨，导板就位

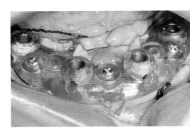

图14　植入导板就位后，逐级备洞

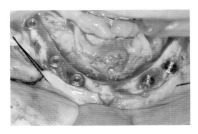

图15　下颌种植体植入后，口腔内分布情况

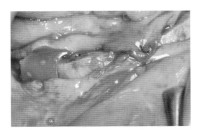

图16　植入种植体后，于下颌右侧第一磨牙位点行GBR植骨

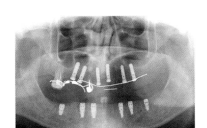

图17　术后全景

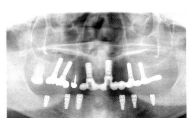

图18　术后3个月曲面断层片

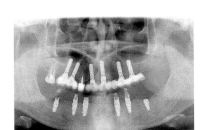

图19　上颌修复后曲面断层片

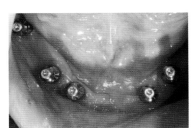

图20　取模过程中转移杆就位

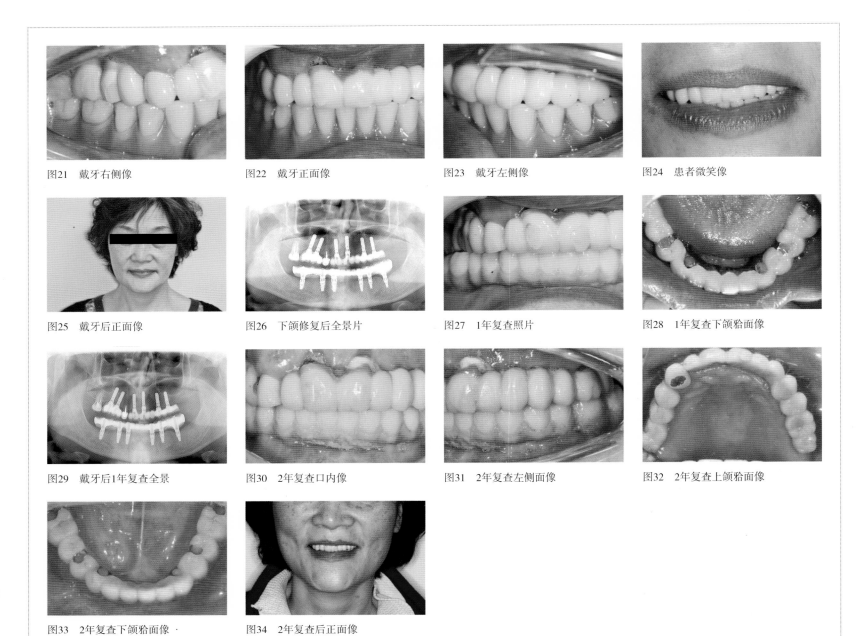

图21　戴牙右侧像　　　　　　　　图22　戴牙正面像　　　　　　　　图23　戴牙左侧像　　　　　　　　图24　患者微笑像

图25　戴牙后正面像　　　　　　　图26　下颌修复后全景片　　　　　图27　1年复查照片　　　　　　　图28　1年复查下颌𬌗面像

图29　戴牙后1年复查全景　　　　　图30　2年复查口内像　　　　　　　图31　2年复查左侧面像　　　　　图32　2年复查上颌𬌗面像

图33　2年复查下颌𬌗面像 ·　　　　图34　2年复查后正面像

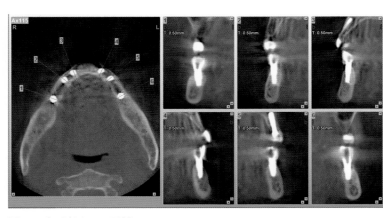

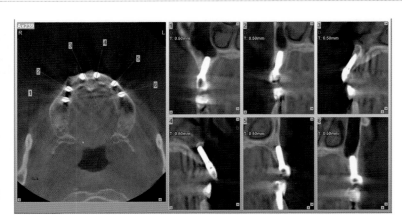

图35　2年后复查——下颌CBCT　　　　　　　　　　　图36　2年后复查——下颌CBCT

二、结果

上颌固定桥及下颌All-on-6整体桥固位好，咀嚼效能及面部外形满意，口腔卫生维护可，影像学检查结果表明种植体周围骨质稳定，无明显吸收。

三、讨论

牙列缺失患者大多数牙槽骨条件欠佳，应根据患者局部牙槽骨条件，咬合空间，上下颌骨的垂直及水平关系结合患者全身条件及患者期望值、接受程度等进行综合考虑和设计种植方案。尽可能采取创伤小，护理简单，疗效可靠的修复方式。

手术、患者、种植体选择及修复方式等均可显著影响即刻修复存留率。受植区骨质和骨量是影响即刻修复存留率的重要因素。下颌骨质Ⅰ～Ⅲ类多见，骨量充足，是即刻修复的理想区域，故下颌即刻修复开展较早，存留率也较高。本组采用级差备洞的外科技术，选用具有骨挤压效果的种植体，保证了Ⅳ类骨质取得良好的初始稳定性。在种植体选择方面，本研究使用的均为Tiunite表面处理的螺纹锥形或柱形种植体，均采用了直径＞4mm，长度≥10mm的种植体，从而获得理想的应力分布。种植义齿的并发症主要包括修复体折断、基台松动以及修复体松动和崩瓷等。本研究中下颌修复体并未发现上述并发症，上颌左侧中切牙唇侧人工牙龈发生绷瓷。进行合适的咬合调整及严格饮食控制，有效地降低了𬌗力，减少了应力过度集中发生的概率，从而保证了修复体的成功率。

如今CBCT在口腔中的运用越来越广泛。随着CBCT在口腔临床中的运用，使临床医生可以在种植手术前就对种植区的形态及骨量有一个更全面和直观的认识，而且这些数据结合计算机辅助种植设计软件可以对种植患者的种植情况有一个全面的分析和评估。在此基础上可以制订更加精准的种植方案，然后通过3D打印技术制作相应的手术导板，辅助种植手术操作。结合CBCT结果的计算机种植辅助设计手段及导航技术是对种植方案进行精准设计、精准操作，达到可预期治疗效果的一个重要辅助手段。

参考文献

[1] Mat6 P, Rangert B, Nobre M. "All-on-Four" immediate-function concept with Brånemark system implants for completely edentulous mandibles: a retrospective clinical study. Clin Implant Dent RelatRes, 2003, 5 Suppl l: 2-9.
[2] 邸萍, 林野, 李健慧, 等. "All-on-4" 种植即刻修复技术的临床应用研究. 中华口腔医学杂志, 2010, 45(6): 357-362.
[3] Fortin T, Bosson JL, Coudert JL, Isidori M. Reliability of preoperative planning of an image-guided system for oral implant placement based on 3-dimensional images: an in vivo study. Int J Oral Maxillofac Implants, 2003, 18: 886-893.
[4] Katsoulis J, Pazera P, Mericske-Stern R. Prosthetically driven, computer-guided implant planning for the edentulous maxilla: a model study. Clin Implant Dent Relat Res, 2009, 11: 238-245.
[5] 3. Dreiseidler T, Tandon D, Ritter L, Neugebauer J, Mischkowski RA, Scheer M, Zoller JE. Accuracy of a newly developed open-source system for dental implant planning. Int J Oral Maxillofac Implants, 2012, 27: 128-137.
[6] Ritter L, Reiz SD, Rothamel D, Dreiseidler T, Karapetian V, Scheer M, Zoller JE. Registration accuracy of three-dimensional surface and cone beam computed tomography data for virtual implant planning. Clin Oral Implants Res, 2012, 23: 447-452.

刘传通教授点评

本病例采用结合CBCT数据的计算机种植辅助设计手段及导航技术可对种植方案进行精准设计，术中进行精准操作，成为可预期治疗的一个重要辅助手段。治疗程序规范，治疗步骤严谨，同时种植修复后2年的复查资料也进一步验证了这是一个成功的种植范例。本病例中，下颌种植术后6个月内若进行过渡义齿修复，这对于患者生活质量而言会是一项提高。另外下颌取模时，若采用开窗式转移取印模或许可以更好地提高印模精准率。

三维数字化扫描在口腔种植修复的临床应用报道1例

江鹭鹭　邓春富　赵宝红　中国医科大学附属口腔医院种植中心

摘要

目的：评价三维数字化扫描在口腔种植修复中的临床应用效果。**材料与方法**：患者上颌右侧中切牙因固定修复后根折拔除18个月，牙槽嵴唇侧凹陷并有一瘘孔。CBCT示上颌右侧中切牙缺牙区骨厚度不足，唇侧凹陷。缺牙区间隙略大于同名牙，上颌左侧中切牙近中见充填物。咬合关系正常。常规行上颌前牙上颌右侧中切牙种植体植入术，同期行引导骨再生术。术后6个月行种植体暴露术，暴露后4周行数字化口扫，并制作个性化纯钛基台，最终行二氧化锆全锆冠永久修复。**结果**：种植义齿修复后种植体无松动脱落，无并发症，达到良好的美学修复效果，患者满意。**结论**：应用三维数字化扫描技术，结合患者自身软组织特点设计和制作个性化基台及修复体，效果理想。

牙种植是利用植入缺牙区牙槽骨内的牙种植体完成缺失牙修复的一种治疗技术，其不仅为义齿提供理想合理的支撑和固位，而且具有美观、舒适、无须利用和磨切健康邻牙等优点。种植义齿作为修复牙列缺损及缺失的重要手段，已逐渐被患者广泛接受。近年来，随着科学技术和计算机技术的发展以及在口腔领域中的应用，三维数字化扫描及3D打印技术正逐步进入临床应用。数字化口腔可被广义理解为任何结合数字化技术或者与计算机控制相关的口腔技术，其开创了口腔医学的新领域。自20世纪80年代以来，计算机辅助设计与计算机辅助制造技术（CAD/CAM）在口腔医学中的应用发展迅速，其领域涉及修复、正畸、种植、颌面外科等多学科分支。CAD/CAM技术的普及使口腔医学迈上一条集约、高效、精确、数字化的道路，数字化诊疗模式是口腔医学的发展趋势与主流技术，简便快捷地取得高精度的数字化模型是整个数字化诊疗成功的前提与基础，并在一定程度上决定了该技术在口腔医学中的发展前景。本文就1例上颌前牙种植体植入同期行GBR的病例，观察修复后的临床效果，现报道如下。

一、材料与方法

1. 病例简介　40岁女性患者，无全身系统性疾病。2014年3月上前牙因固定修复后根折拔除，于2015年9月到中国医科大学附属口腔医院种植中心就诊，要求种植修复。患者临床专科检查见上颌右侧中切牙缺失，缺隙处近远中距离略大于同名牙，上颌左侧中切牙近中见充填物，咬合间隙良好，黏膜及附着龈健康，唇侧有一瘘孔。牙槽嵴扁平，唇舌向厚度不足，锥形束CT（CBCT）检查示上颌右侧中切牙缺牙区骨厚度不足，唇侧凹陷。缺隙处骨高度良好约19mm，骨板厚度仅4.5mm。

2. 诊断　上颌右侧中切牙缺失。

3. 治疗计划　征求患者意见后制订如下治疗计划：于上颌右侧中切牙缺牙区行种植体植入术及引导骨再生术，6个月待骨结合形成后行种植体暴露术，暴露后4周行数字化口扫，并制作个性化纯钛基台，最终行二氧化锆全锆冠永久修复。

4. 治疗过程

（1）种植体植入：患者临床专科检查见上颌右侧中切牙缺失，缺隙处近远中距离略大于同名牙，上颌左侧中切牙近中见充填物，咬合间隙良好，黏膜及附着龈健康，唇侧有一瘘孔。牙槽嵴扁平，唇舌向厚度不足，CBCT检查示上颌右侧中切牙缺牙区骨厚度不足，唇侧凹陷。术前常规消毒、铺巾，局麻下于缺牙区牙槽嵴顶处切开、翻瓣，大球钻修整骨面，常规逐级制备种植窝洞，唇侧可见缺骨，于上颌右侧中切牙位置植入Straumann®（bone level）种植体1颗，安置覆盖螺丝。种植体初始稳定性良好，术中顺利。

（2）引导骨再生术：于上颌右侧中切牙唇侧缺骨区用小球钻制备孔洞，植入骼瑞骨粉后覆盖Bio-Gide®生物膜后严密缝合创口。术后当天数字化牙片显示，上颌右侧中切牙处种植体植入位置与方向良好，未损伤邻近重要解剖结构。

（3）术后6个月行二期手术，数字化牙片显示种植体与周围骨结合良好，局麻下环切牙龈，更换愈合基台。

（4）上部结构修复：二期术后4周行种植体上部结构修复。进行三维数字化口内扫描，并制作个性化纯钛基台，最终行二氧化锆烤瓷冠永久修复，患者对修复效果满意。

（5）手术材料及器械：Straumann®（bone level）种植体及种植器械（Straumann®公司，Switzerland）；骼瑞骨粉（陕西瑞盛生物科技有限公司，中国）、Bio-Gide®可吸收胶原膜（盖氏制药有限公司，Switzerland）；骨凿、钛钉。

二、结果

种植义齿修复后种植体无松动脱落，无并发症，达到良好的美学修复效果，患者满意。

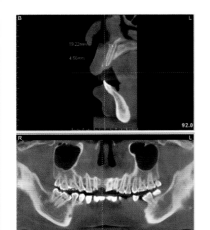

a. CBCT示牙槽嵴顶略窄，仅4.5mm

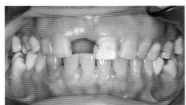

b. 咬合像，可见咬合关系正常

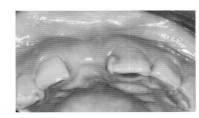

c. 上颌拾像示牙槽嵴扁平，唇舌向厚度不足

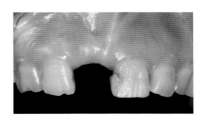

d. 上前牙局部像，上颌右侧中切牙缺牙间隙略大于左侧中切牙，上颌左侧中切牙近中见充填物

图1　患者术前口内像及CBCT图像

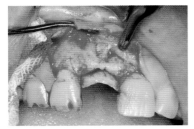

a. 切开翻瓣，见唇侧瘘孔

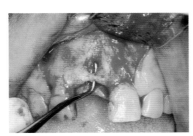

b. 去除肉芽组织，逐级制备种植窝洞

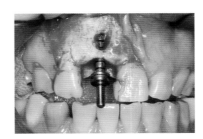

c. 指示杆显示位置和方向

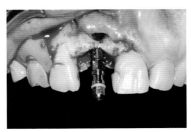

d. 植入种植体1颗，初始稳定性良好

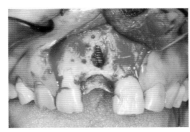

e. 小球钻制备孔洞

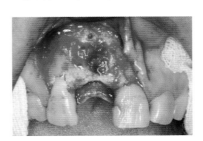

f. 取周围少量自体骨

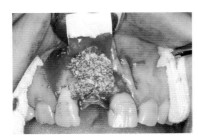

g. 植入骼瑞骨粉

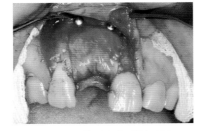

h. 覆盖Bio-Gide®生物膜后钛钉固定

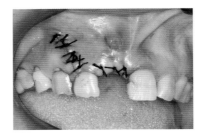

i. 严密缝合创口

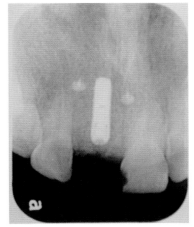

j. 术后牙片显示种植体位置良好

图2　种植体植入及GBR术

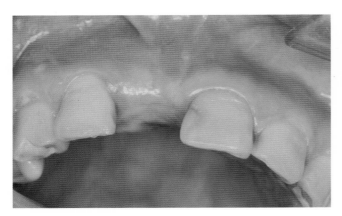

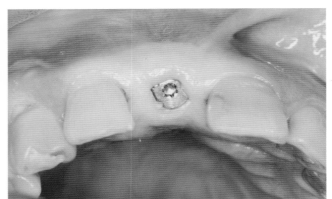

a. 软组织愈合较好

b. 更换愈合基台

图3　二期手术口内像

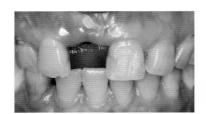

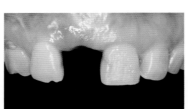

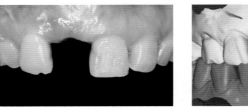

a、b. 软组织愈合良好

c、d. 三维数字化扫描及CAD/CAM加工个性化基台及修复体

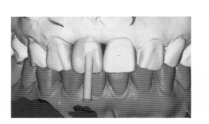

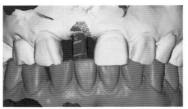

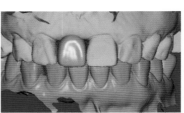

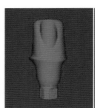

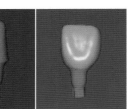

e～h. 三维数字化扫描及CAD/CAM加工个性化基台及修复体

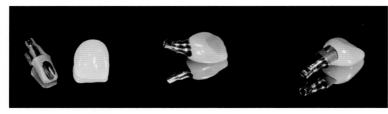

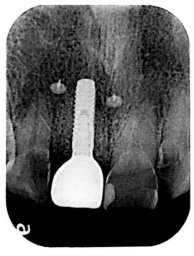

i. 制作完成的基台和修复体

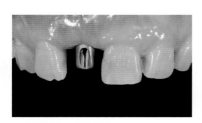

j. 转移基台口内像

k. 二氧化锆全锆冠永久修复口内像

l. 永久修复当天X线片

图4　上部结构修复

三、讨论

恢复缺失前牙的功能与美观一直是种植修复的难题和挑战，把握适应证及种植与修复的时机，同时改善软硬组织质量并完善修复技术通常可以获得比较满意的美学效果。影响最终修复效果的因素较多，主要包括：软硬组织的类型和质量，种植体三维位置和方向，临时和永久修复体的设计以及微创拔牙、种植手术过程中的操作，患者自身条件如牙龈生物型、笑线高度、咬合习惯等。前牙美学区牙齿缺失后牙槽嵴的宽度、高度和密度出现不同程度的改变，通常表现为唇侧骨板吸收甚至消失、牙槽嵴高度降低等硬组织缺乏问题，以及随之而来的软组织变薄、萎缩塌陷、牙龈乳头消失。在非大量骨质缺损的前提下，利用非手术修复手段恢复患者前牙区的自然外观和功能仍具有临床意义。难点主要在于：（1）牙槽嵴骨量缺损后种植体无法获得理想的天然牙根方向；（2）骨组织不足导致的软组织质和量的缺陷，如黏膜变薄、龈乳头丧失。这些因素使得在前牙美学区使用传统方案并不能达到令人满意的功能和外观，个体化基台目前已成为临床上的常用手段，具有灵活有效地修正种植体角度、支撑牙龈外形等优势。同时，前牙美学区个体化修复方案可有效改善缺牙患者的外观，及时复诊随访和口腔卫生维护有利于避免种植体及修复体并发症。

对于传统的印膜材料取模、灌注石膏模型等方法，调制材料的比例、温度的变化、模型放置时间和材料性能的稳定性、模型的消毒和保存，在临床上都存在各种各样的问题。在印模制取和模型灌制过程中每一步操作都可能产生误差，从而导致所制取的模型与口腔实际情况存在差异。近年来，随着计算机技术的发展及在口腔领域中的引入，三维数字化扫描技术正逐渐应用于临床。对于数字化口腔模型有两种采集方式，一种为口外采集，即利用扫描设备对患者的石膏模式进行扫描来获得数字化印模，这种方式仍需进行传统的印模制取、翻制石膏模型，使得传统取模时的各种误差都不可避免。

另一种采集方式为口内扫描，即通过将光学扫描探头伸入患者口内直接对牙齿、黏膜等软硬组织进行扫描，实时重建数字化模型，是一步获取数字化模型的新兴方法。直接口内扫描不仅避免多步骤操作产生的误差，同时可以有效避免传统制取印模过程中咽反射敏感患者的不适及唇腭裂患者误吸印模材料而窒息的危险。同时，印模准确性与其储存时间高度相关，而口内扫描不存在印模变形、脱模、缺陷、温度、湿度影响等问题，且无须消耗印模材料，经济环保。该技术还具有实时直观、快捷精确、患者体验良好及提供多种临床解决方案等优点，上述优势使得其近年来发展迅速并深受广大医生及患者群体的青睐。口内直接扫描技术现已广泛用于口腔医学的多个分支，在现代化诊断、设计、治疗等方面占有重要地位。

口腔数字化印模技术在国外已有一定的临床应用基础，不同厂家生产的扫描仪原理与技术特点也不尽相同。丹麦3 Shape公司TRIOS 3扫描仪运用了超快光学切割（ultrafast optical sectioning）技术和共焦显微（confocal laser scanning）技术，每秒钟可捕捉超过3000幅的二维图形，通过结合数百幅二维数字图像，实时地创建出三维数字化图像，能最大程度地避免上述传统取模方式产生的误差，提高印模的准确性。Lee等在种植体印模采集的体外实验对口内数字化印模和传统印模进行了记录和评估，结果显示试验参与者对传统印模取模难度的视觉模拟评分法（visualanalogue scales, VAS）评分为30.63 ± 18.46，而的数字印模的评分为30.63 ± 17.57，两者之间存在统计学差异。三维数字化扫描技术为口腔临床医学开辟了新的诊疗模式，被认为是今后口腔临床医疗的发展趋势与技术主流。快速及精确的数字化光学印模采集是整个数字化诊疗的前提和基础，既省却一些传统烦琐的取模步骤、降低材料和人工消耗、提高患者舒适度，又可以随时观察模型的细节，并通过重复取像来获得较完备的口腔模型；同时还具有便于保存、整理和远程交流等优点。它将口腔种植修复数字化诊疗推向一个更高的水平，做到了真正意义的无模化、数字化。

参考文献

[1] 谢光远. 数字化口腔修复的现状与发展. 医学信息, 2015, 28 (27): 385–386.

[2] Holst S, Hegenbarth EA, Schlegel KA, et al. Restoration of anonrestorable central incisor using forced orthodontic eruption, immediate implant placement, and an all-ceramic restoration: aclinical report. J Prosthet Dent, 2007, 98(4): 251–255.

[3] Sammartino G, Marenzi G, di Lauro AE, et al. Aesthetics in oralimplantology: biological, clinical, surgical, and prosthetic aspects. Implant Dent, 2007, 16(1): 54–65.

[4] 周仲豪, 莫嘉骥, 姒蜜思, 等. 上前牙区单个种植牙牙龈生物学类型对龈乳头重建的影响. 上海口腔医学, 2012, 21(5): 541–545.

[5] 王春晶, 傅其宏. 前牙种植义齿修复美学效果评价及其影响因素分析. 口腔医学, 2013, 33(2): 116–118.

[6] 花菲. 三维数字化扫描在口腔临床中应用的研究. 现代口腔医学杂志, 2016, 30(2): 105–108.

[7] Quaas S, Rudolph HLuthardt RG. Direct mechanical data acquisition of dental impressions for the manufacturing of CAD/CAM restorations. J Dent, 2007, 35(6): 903–908.

[8] Lee SJ, Gallucci GO. Digital vs conventional implant impressions: efficiency outcomes. Clin oral Impl Res, 2013, 24(1): 111–115.

马国武教授点评

近年来，数字化技术在口腔医学领域的应用越来越广泛。种植外科中可以利用数字化导板引导种植体的植入。修复时可以利用CAD/CAM及3D打印技术制作修复体。数字化技术具有简便、快捷、高效、高精度等特点。本文报道了1例利用口内数字化印模技术完成上前牙种植修复的病例。为修复体的精准制作提供了保证，为种植修复技术的改进提供了新的思路。

上颌多颗牙连续缺失种植体支持螺丝固位的固定式修复1例——从PICK-UP技术即刻负重到CAD/CAM一段式固定桥修复

喻鑫　谭包生　耿威　首都医科大学附属北京口腔医院种植中心

摘要

目的：研究探讨应用数字化种植外科模板与PICK-UP技术为上颌多颗牙连续缺失的患者进行即刻负荷的修复方法，评估CAD/CAM纯钛切削技术制作一段式种植体支持的螺丝固位的固定桥修复体上部结构的效果。**材料与方法**：针对来自首都医科大学附属北京口腔医院种植中心的一名上颌多颗牙连续缺失的男性患者，按照以下方案进行种植修复治疗。（1）进行术前评估和治疗方案的设计：制作上颌缺牙区诊断模板；拍摄CBCT，初步分析上颌骨形态和骨质骨量，并将颌骨信息及模板信息导入Simplant口腔种植辅助规划软件，模拟外科手术，预设种植体的数目、位置、角度以及种植体的规格；应用立体光固化成型（Stereolithography）技术制作数字化种植外科定位导向模板。（2）在导向模板的全程导航下完成种植手术：将外科定位导向模板固定在口内；采用不翻瓣技术进行种植外科操作引导8颗种植体的植入。（3）即刻负荷临时修复体过渡修复：种植体植入后即刻取印模，在口外对诊断模板进行适当修整，应用PICK-UP技术在模型上进行树脂重衬，完成种植体支持的临时修复体并于口内固定即刻负重；3个月后待袖口牙龈成形完毕重新取印模，更换为CAD/CAM技术制作整体切削的树脂临时修复体。（4）CAD/CAM技术永久修复体修复：术后6个月，CAD/CAM技术制作纯钛切削支架并烤塑，完成种植修复体上部结构；患者戴入种植体支持螺丝固位的一体式CAD/CAM纯钛切削支架烤塑修复体；术后3个月、半年复查，之后每年定期复查，评估治疗效果。**结果**：本病例一期手术共植入8颗种植体，其中1颗于术后1个月脱落之后补种，待全部种植体愈合后行一段式种植体支持的螺丝固位的固定桥修复。术后19个月复查，患者种植体稳定，修复体无松动，牙龈无红肿，种植修复体咀嚼功能良好，患者对牙列和颌面形态恢复程度满意。术后28个月复查，种植修复体及周围软硬组织均未见异常，同时牙周状况得到改善。术后43个月复查种植体周围骨吸收无明显变化，修复体功能稳定。**结论**：CAD/CAM数字化种植外科模板、PICK-UP即刻负荷技术和一体式CAD/CAM纯钛切削支架烤塑修复体可成功应用于该患者，实现微创准确快速的种植修复治疗，中长期效果满意。此种植修复方法具有一定推广意义。

上颌多颗牙连续缺失的患者，采用多颗种植体支持的固定修复，可以获得良好的修复效果。传统的方法一般是依据术者的经验，多采用翻瓣的手术方式完成种植手术，愈合3~6个月后行上部修复。该方法经常出现多颗种植体之间位置方向等的偏差，为后期的修复增加难度；翻瓣手术增加了患者的软组织水肿，且给患者带来等候修复的时间过长等烦恼。近年来，随着口腔种植外科和修复技术的创新及发展，计算机辅助设计的数字化种植外科导向模板、即刻负荷技术和CAD/CAM技术开始应用在无牙颌患者的种植修复治疗中，种植操作越来越趋于精确和微创化，使这些问题得到了解决。

本病例采用计算机设计数字化全程导航的种植外科手术引导上颌8颗种植体植入，PICK-UP技术即刻负荷下的临时修复体固定式修复，引导袖口龈组织成形之后应用CAD/CAM技术重新制作临时修复体并固定修复，最终用种植体支持的螺丝固位的一体式CAD/CAM纯钛切削支架烤塑修复体完成永久修复。术后随访长达3年以上，能够从一定程度上反映该种植修复方法

的中长期效果。

一、材料与方法

1. **病例简介**　56岁男性患者，全身健康状况良好，无手术禁忌。口内牙齿因松动陆续拔除，2年前曾于外院行可摘局部义齿修复。自觉戴用不适，希望采用种植修复方法对口内缺牙进行固定修复，对美观和功能有较高要求。临床检查：上颌仅余上颌左侧第二磨牙，伸长约3mm，牙龈退缩，牙根暴露4mm，不松动；上颌左侧第二磨牙远中与下颌左侧第三磨牙近中有咬合接触。上下颌弓形态较协调，上颌缺牙区牙槽嵴形态较丰满，口内软组织未见明显异常，颌间距离可。全口卫生状况较差，牙石（+++），大量菌斑色素。CBCT示缺牙区牙槽骨高度、宽度充足，骨质密度约Ⅱ类。

2. **治疗计划**　（1）制作上颌诊断模板完善放射线检查；（2）设计制作上颌数字化种植外科定位导向模板；（3）数字化全程导航下，行不翻瓣

种植外科手术，植入8颗种植体；（4）应用PICK-UP技术，上颌即刻戴入临时修复体；（5）完成对袖口牙龈成形的引导之后，CAD/CAM技术制作第二幅临时修复体；（6）CAD/CAM技术制作一体式纯钛切削支架烤塑修复体，行上颌种植体支持的螺丝固位的一段式固定桥永久修复。

3. 治疗过程

（1）术前诊断评估与数字化种植外科设计：对患者口内硅橡胶取印模，取颌位关系，上𬌗架，试排牙，制作上颌黏膜支持树脂基托可摘局部义齿；并在每个牙位打孔，充填牙胶，嘱患者佩戴此诊断模板进行CBCT放射线检查。利用CT扫描，获取颌骨影像数字信息、目标修复体（诊断模板）影像数字信息以及二者影像重组的信息。将这些信息导入Simplant口腔种植辅助规划软件，进行计算机辅助手术方案规划。通过三维重建与可视化处理，可清楚地显示种植区域可用骨的高度、宽度、骨质密度，切牙管与牙槽嵴的位置关系，以及鼻腔底和上颌窦底的位置和形态等。应用Simplant软件的仿真手术模拟器，预置种植体，检查并调整植入方向、未来义齿修复空间、与对颌牙及邻牙的关系等。最后，确定种植位点为上颌右侧第一磨牙、上颌右侧第二前磨牙、上颌右侧第一前磨牙、上颌右侧侧切牙、上颌左侧中切牙、上颌左侧第一前磨牙、上颌左侧第二前磨牙和上颌左侧第一磨牙共8个，将拟植入种植体的数量、位置，植入方向、角度和深度等信息参数转化为STL格式文件，通过应用立体光固化成型（Stereolithography）技术加工，最终完成数字化种植外科定位导向模板的制作。外科模板作为最终信息的载体，将种植医生的设计思路通过手术模板的精确定位和引导赋予实现。

（2）数字化外科模板引导下的全程导航的种植外科手术：术前1h将导向模板浸泡于消毒液中；常规消毒铺巾，以4%盐酸阿替卡因行上颌术区局部浸润麻醉。将种植外科定位导向模板戴入患者口内，确认就位之后，使用微钛钉固位。固定多颗螺丝时须逐步拧紧，左右两侧力量均衡，以免导板的位置偏离。于预先规划的位点处，使用punch切透黏骨膜，显露牙槽骨面；在Straumann® Guide专用工具盒多级引导钥匙辅助下，应用Sleeve-in-sleeve形式控制钻针，逐级扩孔，引导8颗Straumann® SLActive种植体的植入，植入扭矩均>35N·cm。上颌8颗种植体的规格自右至左分别为：4.1mm×10mm、4.1mm×10mm、4.1mm×12mm、3.3mm×12mm、4.1mm×12mm、4.1mm×12mm、4.1mm×12mm、4.1mm×10mm。拆除导向模板，在种植体就位后即刻测量种植体ISQt分别为：80、81、76、77、71、74、79、76，种植体初始稳定性理想。术后聚醚橡胶取印模，口内种植体上放置3mm愈合基台，并拍摄CBCT，检查确认种植体植入颌骨内，周围无骨缺损和骨开裂。嘱患者次日复诊。

（3）螺丝固定的树脂临时修复体过渡修复：先在口外对诊断模板进行修整，去除牙胶，树脂封闭定位孔。然后在术后制取的上颌石膏模型上安装临时修复基台，应用PICK-UP技术，在诊断模板与之对应的位点开口，树脂重衬，修整，磨除基托，将获得的临时修复体从双侧中切牙之间断开，使其释放应力。术后第2天在患者口内戴入种植体支持的螺丝固位

的临时修复体，调𬌗，在口内使用树脂重新连接左右两半修复体为一体式临时修复体，树脂固化后取下，抛光，重新戴入口内固定。嘱患者每月复诊。种植术后1个月，患者复诊主诉右上前牙种植体松动2周，检查发现临时修复体于上颌右侧尖牙与第一前磨牙之间、左右中切牙间断开，上颌右侧侧切牙位种植体发生松动，其余未见异常。将临时修复体断裂部分及松动种植体取出，搔刮冲洗窝洞，拉拢缝合。2个月后于上颌右侧中切牙位点重新植入Straumann® SLActive表面3.3mm×12mm种植体1颗。术后1周拆线，取非开窗式初印模，灌注初模型。将种植体水平的转移杆连接到初模型中种植体的替代体上，旋紧固定螺丝，使用成型塑料将转移杆连接固定，形成一个整体。再断开转移杆之间的连接，编号，形成个性化转移体。制作开窗式个别托盘，使用聚醚橡胶，结合使用开窗式托盘印模技术和个性化转移体制取夹板式根转移印模，灌制获得最终的工作模型。转移面弓，上𬌗架，制作美学蜡型，戴回患者口内检查咬合关系和唇面丰满度恢复情况，并加以调整。扫描石膏模型和美学蜡型的三维数据，使用CAD进行种植体支持的螺丝固位临时修复体的设计，CAM整体切削出树脂临时修复体。最后，将临时修复基台与之粘接，以螺丝固位于口内种植体上。

（4）一体式CAD/CAM纯钛切削支架烤塑修复体完成永久修复：临时修复6个月之后复查，种植体稳定，修复体无松动，软组织未见异常，曲面断层影像显示种植体周围骨吸收无明显变化，开始永久修复体制作。导入制作临时修复体使用的CAD扫描数据，设计并CAM制作永久修复体的上部结构，纯钛切削支架。在患者口内试戴支架，确认每个位置均实现被动就位，确定咬合距离。最后在支架上使用瓷化树脂烤塑、上釉，恢复牙齿外形，完成种植体支持的一体式CAD/CAM纯钛切削支架烤塑修复体，采用螺丝固位方式，戴入患者口内，获得完全被动就位，咀嚼功能良好，无压痛或其他不适。患者对咬合关系和面型的恢复非常满意。

（5）随访复查完成口内其他牙位的种植修复：上颌永久修复后13个月，患者种植体稳定，修复体无松动，牙龈无红肿，曲面断层影像显示种植体骨结合良好，边缘未见明显骨吸收。对患者进行牙周维护治疗。左侧下颌第二前磨牙、左侧下颌第一磨牙无法保留，外科拔除后3个月行左侧下颌后牙区种植体植入术，术后6个月完成种植体支持式CAD/CAM氧化锆全瓷固定桥修复。

（6）使用材料：Straumann®种植系统，螺纹柱状，SLActive表面（Straumann®公司，Switzerland）；Simplant Pro10.0种植软件（Materiliz公司，Belgium）；锥形束CT，NewTom VG（Quantitative Radiology，Verona，Italy）。

二、结果

上颌永久修复后33个月，即上颌种植术后即刻负重43个月，患者种植体稳定，修复体无松动，牙龈无红肿，种植修复体咀嚼功能良好，患者对牙列和颌面形态恢复程度满意，曲面断层影像显示种植体周围骨吸收无明显变化。

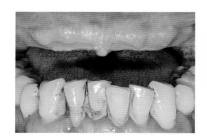

图1 术前正位口内咬合像

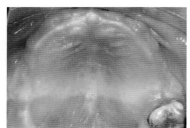

图2 术前上颌殆面像

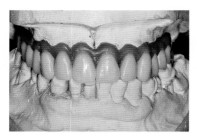

图3 初诊检查后,硅橡胶取印模及殆记录,上殆架制作诊断蜡型

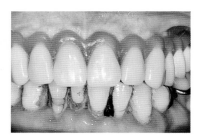

图4 患者戴入诊断蜡型,对外形颜色满意

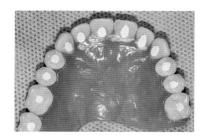

图5 利用诊断蜡型制作放射线阻射诊断模板

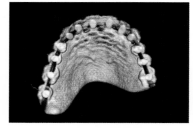

图6 单独拍摄诊断模板CBCT,获取三维信息

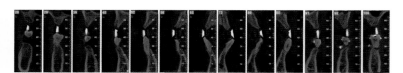

图7 诊断模板定位下CBCT影像,辅助估计上颌种植位点骨高度和宽度

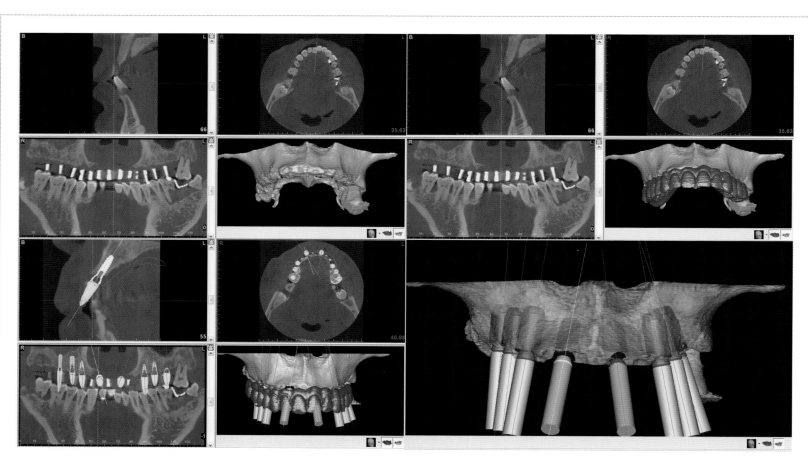

图8 将影像学信息导入Simplant软件进行模拟手术,预设种植体的数目、位置、方向和种植体的规格

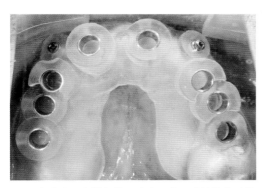

图9　术中将导向模板戴入患者口内，确认就位后使用螺钉固定

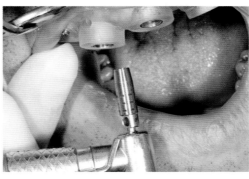

图10　在数字化种植外科导向模板全程导航下完成种植体植入手术

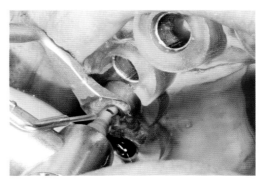

图11　在数字化种植外科导向模板全程导航下完成种植体植入手术

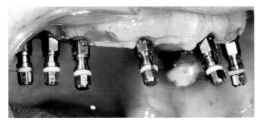

图12　完成8颗Straumann® SLActive种植体植入，观察植入位置和方向

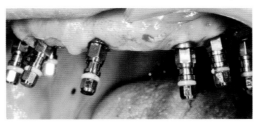

图13　完成8颗Straumann® SLActive种植体植入，观察植入位置和方向

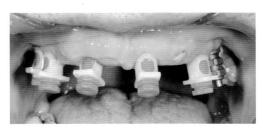

图14　术后即刻使用聚醚橡胶取印模

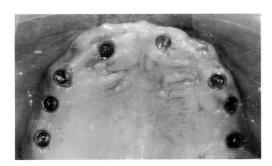

图15　手术完成

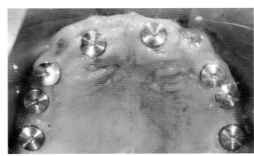

图16　手术完成，放置3mm愈合基台

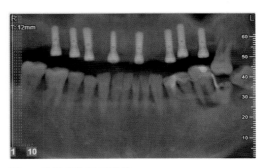

图17　种植术后CBCT影像

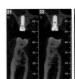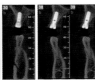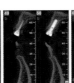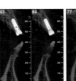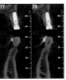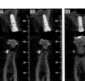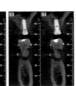

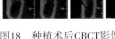

图18　种植术后CBCT影像

图19　口内戴入临时修复体，修整调𬌗

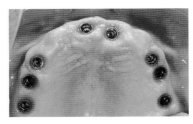

图20 上颌右侧中切牙二次种植术后3个月，取印模重新制作过渡修复体

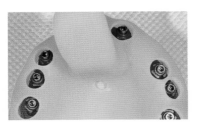

图21 个性化转移体取印模

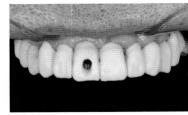

图22 将美学蜡型戴入口内，修整调殆

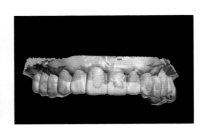

图23 CAD技术设计种植体支持的螺丝固位临时修复体

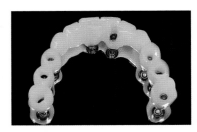

图24 CAM技术整体切削出树脂临时修复体

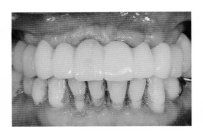

图25 第二副临时修复体戴入患者口内

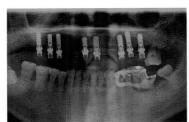

图26 戴入第二副临时修复体负重使用3个月后，曲面断层片示种植体周围骨吸收无明显变化

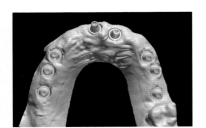

图27 CAD技术设计永久修复体上部结构——纯钛切削支架

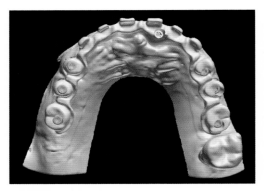

图28 CAD技术设计永久修复体上部结构——纯钛切削支架

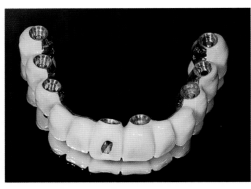

图29 在纯钛支架表面烤塑，恢复牙冠外形，完成一体式CAD/CAM纯钛切削支架烤塑修复体

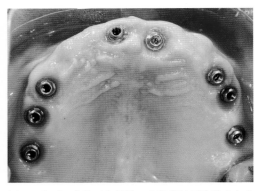

图30 取下口内临时修复体，安装螺丝固位低咬合八角基台

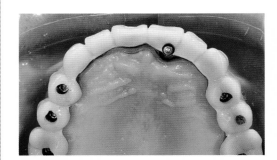

图31 试戴永久修复体，确认实现被动就位

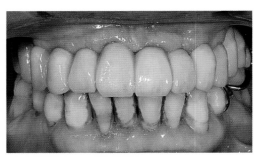

图32 上颌义齿就位后口内咬合像

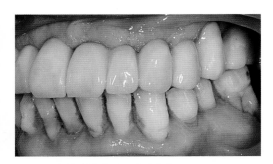

图33 上颌义齿就位后口内咬合像

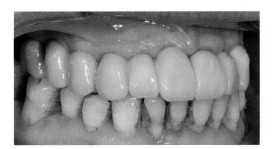

图34 上颌义齿就位后口内咬合像

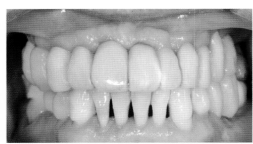

图35 上颌修复完成后3年复查，口内咬合像

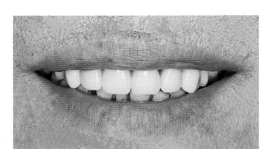

图36 修复完成后3年复查正面像

三、讨论

在种植义齿治疗中主要使用曲面断层片和CBCT，用于检查患者的牙槽骨高度、长度、宽度，上颌窦和下牙槽神经的情况，并应用口腔种植辅助设计软件模拟种植手术和导向模板引导种植手术，以规避种植手术风险，提高种植手术的成功率。因此，影像学检查是种植修复中必备的基础性重要方法，要给予充分的重视。放射导板将修复信息导入CT扫描的数据中，便于在术前分析患者拟种植区的解剖结构，以修复效果决定种植体的位置，架起修复医生与手术医生协作的桥梁，在术前拟定出同时满足手术需要和修复需要的最佳种植计划，并可根据术前计划提前制作修复体；手术导板的使用减少了对术者熟练程度的要求；术中采用不翻瓣术式减少手术创伤和患者的术后反应。术前制作令患者满意的诊断模板是一个非常重要的措施，既可以辅助术前诊断评估和数字化外科设计，又可以在种植术后利用PICK-UP技术实现即刻负重，让患者初步感受到种植义齿的效果，提高患者的治疗配合度。临时修复体不仅能即刻修复缺失牙齿、恢复功能，还具有重要的引导软组织成形的意义，使其获得良好的穿龈轮廓，为最大程度获得良好的美学修复效果奠定基础。

在口腔种植修复中，种植体是种植修复义齿得到支持和固定的重要基础，而修复义齿是患者所需要的最终目标。种植上部结构与种植体的精确匹配，是精准种植修复的重要组成方面。上部结构的精确制作与戴入，对种植体在骨内的稳定性和美学效果都有重大意义。运用CAD技术进行临时修复体和永久修复体的设计，CAM技术整体切削出一段式树脂桥和一体化纯钛支架，与传统的制作工艺相比不但方便快捷，更具精确性。CAD/CAM技术制造的种植体上部结构提高了种植修复的精准度。

以上过程在种植修复中环环相扣，要获得最终种植修复体的精准效果，必须在每一步都保证精准。同时，口腔种植学是一个多学科的团队合作，加强种植医生、修复医生、技工、影像医生以及患者的交流，有利于获得精准种植修复。通过计算机软件对CT图像的三维重建，并在此基础上模拟种植外科手术；从多种外科手术方案中选择一种最佳的个性化手术方案，利用计算机辅助设计和制造精确的外科导板；根据外科导板上预定的路径实施种植外科手术，减小术中的误差；计算机辅助设计和制作的高精度上部结构，提高种植体和修复体之间的连接精度。所有的这些步骤都有计算机辅助技术的介入，从而保证了种植修复的精准性。

参考文献

[1] 刘宝林. 口腔种植学. 北京: 人民卫生出版社, 2011.

[2] 耿威, 马攀, 李钧, 等. 外科模板结合Pick-up技术在无牙颌即刻负重种植修复中的临床应用. 口腔颌面修复学杂志, 2015, 16(4): 212-217.

[3] Daniele DeSantis, Malchiodi L, Cucchi A, et al. Computer-Assisted surgery: double surgical guides for immediate loading of implants in maxillary postextractive sites. The Journal of Craniofacial Surgery, 2010, 6(21): 1781-1785.

[4] Orentlicher G, Goldsmith D, Abboud M. Computer-Guided Planning and Placeme of Dental Implants. Atlas Oral Maxillofacial Surgery Clinics, 2012, 20(1): 53-79.

[5] 阿兰, 徐文洲, 周延民. 即刻负重技术的研究进展. J OralScience Research, 2010, (Vol): 132-134.

[6] Amorfini L, Storelli S, Romeo E. Rehabilitation of a dentate mandible requiring a full arch rehabilitation. Immediate loading of a fixed complete denture on 8 implants placed with a bone-supported surgical computer-planned guide: a case report. Journal of Oral Implantology , 2011, 37: 106-113.

[7] Wiam El Ghoul ChD DUA DUB Proth è se. Prosthetic Requirements for Immediate Implant Loading: A Review. Journal of Prosthodontics Official Journal of the American College of Prosthodontists, 2012, 21(2): 141-154.

顾晓明教授点评

这是BITC北京赛区获奖病例。作者详细描述了对这例上颌牙几乎全部缺失病例的种植修复整体设计思路，充分利用CBCT和CAD/CAM技术完成诊断和种植设计、手术定位导板制作和应用、过渡树脂支架和钛切削杆制作，利用诊断义齿实现即刻负荷修复，最难能可贵的是本例经近4年的临床随访，仍保持了修复完成时的良好状态，医患均满意。临床资料真实，比较完整，临场发挥正常。建议图8在多图排列上应更有逻辑性和代表性，永久修复后3年应附影像学资料。

高血压合并严重骨质疏松患者上颌全牙列缺失种植修复1例

郑兴 刘鑫 何家才 安徽省口腔医院种植中心

摘 要

目的：家族性高血压（240mmHg）合并骨质疏松患者1例，牙周炎致上颌余留牙松动。种植支持式固定修复，拔牙后即刻活动义齿过渡修复。从安全、经济、美学、长期性的角度探讨该类患者的治疗方案的设计及实施。**材料与方法**：60岁女性患者，上前牙缺失6个月，余留牙齿松动数年，要求种植修复。既往高血压病史，长期服药控制。上颌右侧侧切牙、上颌右侧中切牙、上颌左侧中切牙、上颌左侧侧切牙缺失，上颌余留牙松动Ⅱ°～Ⅲ°，全景片示Ⅳ类骨密度。取模，制作上颌全口义齿；拔除上颌余留松动无法保留的牙齿，即刻临时义齿修复；4个月后，摄口腔全景片及CBCT，压制简易种植导板，在心电监护下，行双侧上颌窦外开窗，植入Bio-Oss®，覆Bio-Gide®膜。于理想位点植入Straumann® BL种植体9颗，种植体初始稳定性不佳（≤10N·cm）。术后10个月，行最终修复体完成上部修复。**结果**：所有种植体成功形成有效骨结合，基台修复体固位理想。患者的咀嚼美学功能获得良好恢复。**结论**：家族性高血压女性患者，常伴有代偿性的骨质疏松。建议采用延期种植方式。为提高患者舒适度，可考虑先制作过渡义齿再拔除口内不能保留的牙齿。由于极低的骨密度和较大的咬合间距离，安全性、长期性角度建议采用双侧上颌窦开窗术以增加种植体的骨结合面积。对于此类患者而言，在心电监护下由麻醉医生配合手术全程降压是必要的。利用过渡义齿压膜制作简易种植导板便于种植定位，从而缩短手术时间。

一、材料与方法

1. 病例简介 60岁女性患者，上前牙缺失6个月，余留牙齿松动数年，不能咀嚼，要求种植修复。患者半年前因上前牙松动明显，于我院检查后拔除。高血压史10年，长期服药控制（服药前240mmHg，服药后170/100mmHg）。否认食物药物过敏史，无口服双膦酸盐类药物史，无烟酒等不良嗜好。检查：颜面部对称，双侧颞颌关节区无压痛及弹响，开口型及开口度正常。上颌右侧侧切牙、上颌右侧中切牙、上颌左侧中切牙、上颌左侧侧切牙缺失，牙龈愈合可，缺牙间隙良好，咬合距离可。上颌余留牙齿松动Ⅱ°～Ⅲ°，牙龈无明显红肿，下颌牙列完整，牙齿无明显松动。

2. 诊断 （1）上颌牙列缺失；（2）慢性牙周炎；（3）高血压病。

3. 治疗计划 （1）取模，制作临时义齿；（2）拔除上颌余留松动，无法保留的牙齿，即刻临时义齿修复；（3）4个月后，在种植外科导板指导下，行"双侧上颌窦外提升术+9~10颗种植体植入术"；（4）10个月后，完成最终修复体，个性化基台+烤瓷桥修复。

4. 治疗过程

（1）初诊，设计治疗方案，摄口腔全景片，藻酸盐取模两副，均超硬石膏灌注。一副树脂排牙制作导板及确定咬合关系，一副在石膏上去除上颌余留牙齿，送加工厂制作上颌全口义齿。

（2）复诊，血压稳定（服药后170/100mmHg），微创一次性拔除上

颌口内余留牙齿，局部压迫止血后，将制作好的义齿组织面加软称材料，放于患者口中，凝固后修理。

（3）临时义齿戴后4个月复诊，临床检查患者咬合距离偏大，双侧后牙区牙龈愈合可，牙槽骨稍凹陷。在义齿上钻孔，牙胶定位摄口腔全景片，初步确定种植位点。再根据全景片在压制的导板上拟定种植钉植入位置打孔，放入先锋钻套管后，硅橡胶压入口中，行CBCT检测，检查套管对应的骨量。确定最终手术植体的位置、方向和数目。帮助术中定位。手术过程在麻醉科医生静脉药物降压及心电监护下进行，于上颌磨牙颊侧超声骨刀行上颌窦外开窗，完整剥离上颌窦底黏膜，各窦腔内填入Bio-Oss® 1.0g（Φ1~2mm大颗粒），覆Bio-Gide®膜。分别于上颌右侧尖牙、上颌右侧第二前磨牙、上颌右侧第一磨牙、上颌右侧第二磨牙、上颌左侧第一前磨牙、上颌左侧第二前磨牙、上颌左侧第一磨牙位点植入Straumann® BL 4.1mm×10mm种植体7颗。于上颌左侧中切牙、上颌左侧尖牙植入Straumann® BL 3.3mm×12mm种植体2颗。所有种植体窝洞均采用骨挤压提升区域骨密度，所有种植体初始稳定性≤10N·cm。术后摄口腔全景片。常规医嘱。

（4）种植术后10个月复诊，行二期手术，取模行上部结构临时修复。2周后行最终修复体完成上部结构。摄口腔全景片，视种植体骨整合良好，骨组织水平稳定，基台均加力至35N·cm，基台及牙冠完全就位。修复效果肯定。

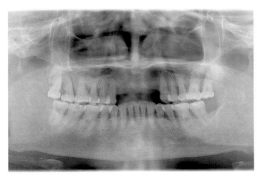

图1　初诊口腔全景片，显示上颌前牙缺失，上颌余留牙齿牙槽骨吸收明显，愈后不良

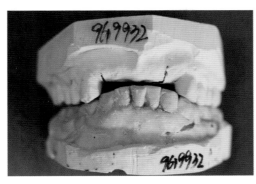

图2　初诊模型正面像，显示上前牙缺失，患者咬合关系可

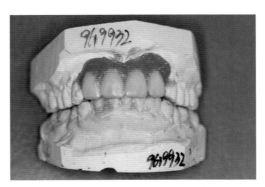

图3　初诊模型上缺失前牙用蜡做基托，树脂牙恢复缺失牙

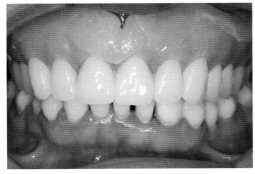

图4　复诊，上颌余留牙齿拔除后，止血，上临时义齿组织面加软衬即刻戴入正面像

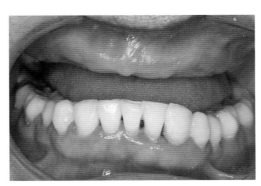

图5　复诊，牙齿拔除后4个月正面像

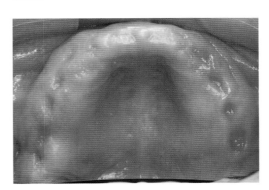

图6　牙齿拔除后4个月殆面像

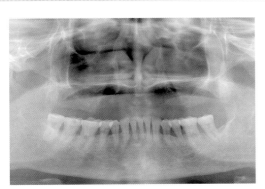

图7　牙齿拔除后4个月摄口腔全景片，显示上颌骨质密度低下

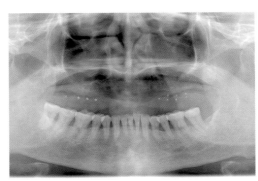

图8　在义齿上打孔，牙胶定位，戴入口腔中摄口腔全景片

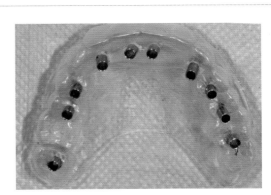

图9　打孔处放入先锋钻套管

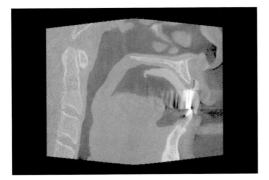

图10　CBCT中显示上颌右侧中切牙、侧切牙、第一前磨牙位点骨质较差，为最终手术定位提供指导

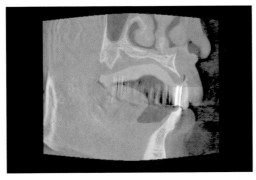

图11　CBCT中显示上颌右侧中切牙、侧切牙、第一前磨牙位点骨质较差，为最终手术定位提供指导

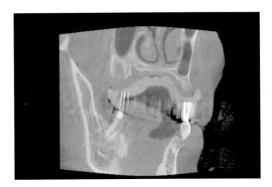

图12　CBCT中显示上颌右侧中切牙、侧切牙、第一前磨牙位点骨质较差，为最终手术定位提供指导

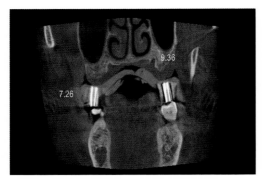

图13　CBCT显示，上颌双侧第一磨牙位点骨高度可，上颌右侧第一磨牙位点约7.26mm，上颌左侧第一磨牙约9.36mm，骨质密度不足

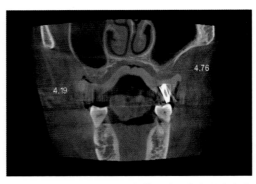

图14　CBCT显示，上颌双侧第二磨牙位点骨高度尚可，上颌右侧第二磨牙位点约4.19mm，上颌左侧第二磨牙位点4.76mm，骨质密度不足

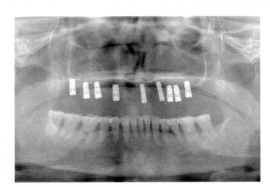

图15　术后，摄口腔全景片，显示9颗种植体平行，位置良好，双侧上颌窦区可见高密度影像（骨移植材料）

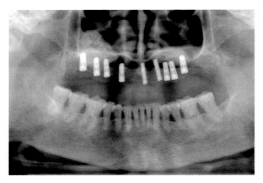

图16　术后10个月，摄口腔全景片，显示9颗种植体骨结合良好，双侧上颌窦区见成骨影像

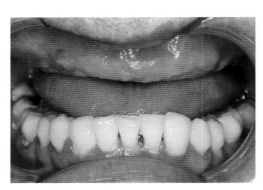

图17　术后10个月，患者口内情况，牙龈愈合可，部分区域可见封闭螺丝透出牙龈

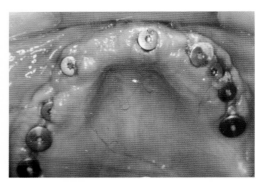

图18　二期手术后，接出愈合基台，牙龈愈合良好

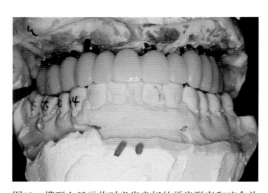

图19　模型上显示临时义齿良好的牙齿形态和咬合关系

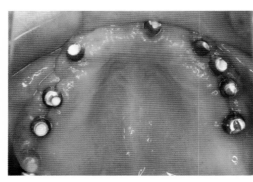

图20　分别将基桩戴入9颗种植体上，每个加力均达35N·cm，消毒小干棉球+牙胶封闭基桩螺丝口

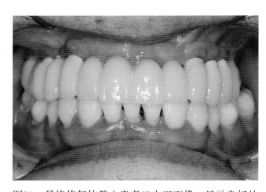

图21　最终修复体戴入患者口内正面像，显示良好的边缘密合性，颜色逼真，形态自然，咬合良好

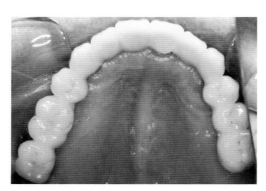

图22　最终修复体戴入患者口内𬌗面像，显示固位就位良好

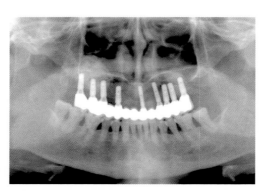

图23　最终修复体戴入，摄口腔全景片，显示各基桩及牙冠完全就位，植体骨结合良好。上下颌良好的曲线匹配

二、结果

所有种植体成功形成有效骨结合，基台修复体固位理想。患者的咀嚼美学功能获得良好恢复。

三、讨论

牙列缺失的患者多为老年人，这些患者常伴有高血压、糖尿病、心脏病等全身系统疾病。该患者为家族性高血压，晨起收缩压达到240mmHg。长期服用降压药，服药后血压170/100mmHg。Bautista L E等发现血浆C-反应蛋白浓度在高血压患者中明显高于正常血压的健康对照组。而C-反应蛋白是一种与炎症反应有关的急性期反应蛋白。患者全口牙周疾病严重，病程较长，临床检查符合慢性牙周病。既往高血压病时间较久，两者可能存在一定关联性。此外，遗传性的高血压也与该患者严重的骨质疏松具有相关性。高血压病并不是种植手术的绝对禁忌证。血压在得到有效的控制后，可以施行手术。但手术前需要预防，术中监护，术后需要观察。合理的治疗方案设计、快速轻巧的手术流程都是保障该患者手术安全性的关键因素。

患者由于职业和自身的原因，要求拔牙后临时义齿修复，患者较低的骨密度难以实现即刻种植即刻修复。即使使用骨挤压的技术，使用螺纹更密的骨水平种植体，所有种植体的初始稳定性均≤10N·cm。因此我们不得不考虑上半口义齿作为过渡义齿，活动义齿的戴入，不仅满足患者的生活需求，也利于患者维持原有的咬合关系。

上颌窦外提升术常用于扩增上颌后牙缺失区的垂直骨高度<3~4mm时，难以获得种植体的初始稳定性，常常先行上颌窦侧壁开窗术，通过完整剥离上颌窦底黏膜，在窦底黏膜与窦底骨壁之间植入骨移植材料，待术后6~9个月再植入植体。上颌窦底骨高度≥5mm，可以通过种植窝洞进行上颌窦底提升术，同期植入种植体。最常见的方法是SUMMER冲顶法。侧壁开窗术视野清晰，能较大范围扩增上颌窦底的骨量，但是翻瓣区域大，术后反应较大。冲顶法创伤小，但是操作空间有限，不便于骨移植材料的充填，提升效果没有侧壁开窗显著。敲击也容易诱发高血压患者的脑卒中。考虑该患者后牙区剩余骨高度>4~7mm，血压过高，骨质过于疏松，咬合间隙相对较大。从安全性和长期性的角度出发，我们选择了较为传统的侧壁开窗法提升上颌窦底骨量。为了缩短手术时间避免黏膜穿孔，手术中采用了超声骨刀。Vercellotti等最早报道了使用超声骨刀，15例患者行21例上颌窦底提升术，成功率达95%，大大降低了窦黏膜穿孔的概率，缩短了手术时间。

All-on-4仅利用4颗种植体，避开重要的解剖结构、避免植骨，种植当天可完成修复，可以承载10~12颗牙齿，成为无牙颌患者的选择之一。虽然Crespi等报道过4颗种植体失败1颗后，其余仍可维持功能，且最后仍需补充植入种植体作支持。该患者上颌虽是无牙颌，但不适宜行All-on-4，因为下颌牙齿为天然牙，咬合力较大，加之咬合距离偏大，骨质非常疏松，相比较更多的种植体支持的无牙颌修复，All-on-4可能风险更大。故行常规8~10颗种植体植入。

参考文献

[1] Bautista L E, Vera L M, Arenas I A, et al. Independent association between inflammatory markers(C-reactive protein, interleukin-6, and TNF-α)and essential hypertension. Journal of human hypertension, 2005, 19(2): 149–154.

[2] Tomaszewski T. Assessment of density and mandible bone structure in patients with generic osteoporosis symptoms. Annales Universitatis Mariae Curie-Sklodowska. Sectio D: Medicina, 2002, 57(1): 329–341.

[3] 林野, 王兴, 邱立新, 等. 上颌窦提升植骨及同期种植体植入术. 中华口腔医学杂志, 1998, 33(6): 326–328.

[4] Summers R B. A new concept in maxillary implant surgery: the osteotome technique. Compendium(Newtown, Pa.), 1994, 15(2): 152, 154–6, 158 passim; quiz 162.

[5] Vercellotti T, De Paoli S, Nevins M. The piezoelectric bony window osteotomy and sinus membrane elevation: introduction of a new technique for simplification of the sinus augmentation procedure. International Journal of Periodontics & Restorative Dentistry, 2001, 21(6): 561–567.

[6] Maló P, Rangert B, Nobre M. "All-on-Four" Immediate - Function Concept with Brånemark System® Implants for Completely Edentulous Mandibles: A Retrospective Clinical Study. Clinical implant dentistry and related research, 2003, 5(s1): 2–9.

[7] Crespi R, Vinci R, Capparé P, et al. A clinical study of edentulous patients rehabilitated according to the "all on four" immediate function protocol. International Journal of Oral & Maxillofacial Implants, 2012, 27(2): 428–434.

[8] Zarb G A, Hobkirk J, Eckert S, et al. Prosthodontic treatment for edentulous patients: complete dentures and implant-supported prostheses. Elsevier Health Sciences, 2013.

吴豪阳教授点评

本病例患者上颌牙列缺失，高血压合并严重骨质疏松，上颌骨密度低，上颌窦区域可用骨高度不足，采用上颌窦侧壁开窗技术同期植入种植体术式，缩短了患者的治疗时间，采用活动义齿临时修复大大提高了患者生活质量，永久修复后取得满意的效果。

本病例使用了简易的外科导板，对种植体植入位置有一定参考意义。如果采用带有颌骨解剖信息的数字化外科导板，可以为种植体植入理想的位置和方向提供更精准的参考。

作者在上部结构设计中采用的是一体式大长桥，不便于后期患者维护，如果出现崩瓷等并发症拆卸时费时、费力、费钱，如果使用螺丝固位或者采用CAD/CAM技术制作一体化支架，同时采用单冠修复可一定程度上避免这些问题。

利用Variobase多能基台制作个性化氧化锆基台在后牙联冠中的应用

吴世超[1]　李雪松[1]　王颖姝[2]　周志强[3]　李长春[4]　1. 天津医科大学口腔医学院　2. 天津市滨海新区塘沽口腔医院口腔内科
3. 天津市滨海新区塘沽口腔医院修复科　4. 天津市第五中心医院口腔科

摘要

个性化氧化锆基台在前牙美学区得到了广泛的应用，而且取得了一定的美学效果。瓷基台颜色接近天然牙，即使游离牙龈组织少或种植体植入部位较浅，也可以避免金属基台的颜色会透过比较薄的牙龈产生浅蓝色外观，而影响美观效果。对于个性化氧化锆基台在前牙美学中的应用得到了广泛的应用效果，但是在后牙区的应用报道较少，本病例通过对后牙区利用Straumann®公司制作的Variobase制作氧化锆基台，并进行后牙联冠的修复，观察氧化锆基台的临床应用并进行报道。

一、材料与方法

1. 病例简介　58岁患者，来到我医院就诊，上颌左侧第一前磨牙至左侧第二磨牙缺失，上颌左侧第二磨牙𬌗龈距离约5mm，上颌右侧第一磨牙、第二磨牙缺失，上颌右侧第二磨牙𬌗龈距约6mm，患者否认高血压、心脏病及糖尿病病史，有吸烟史，否认夜磨牙史。

2. 治疗过程　在模型上排牙制作临时保持器，制作个性化导树脂保持器用于CT扫描定位种植的位点，戴入个性化保持器拍CT测量骨的高度和宽度。在个性化保持器上面用树脂制作侧向开窗的个性化导板。在上颌左侧第一前磨牙、第二前磨牙、第二磨牙的位置进行种植。种植后3颗植体的角度和方向非常平行。由于患者骨质比较疏松，选择了埋入式的方式进行拉拢缝合。种植后CT验证，种植的角度和方向是比较平行的。采用开窗式印模，进行种植体水平的印模转移。对转移体在口腔内用结扎丝进行固定进行。在钢丝之间用临时牙树脂进行固定。硅橡胶取印模之后种植体龈端形态。在多基台上面依据每个牙不同的穿龈高度制作个性化氧化锆基台。

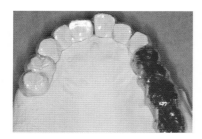

图1　在模型上排牙制作临时保持器

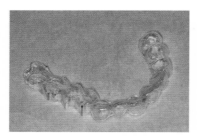

图2　制作个性化导树脂保持器用于CT扫描定位种植的位点

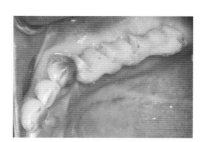

图4　在个性化保持器上面用树脂制作侧向开窗的个性化导板

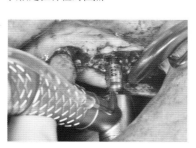

图5　在上颌左侧第一前磨牙位点进行种植

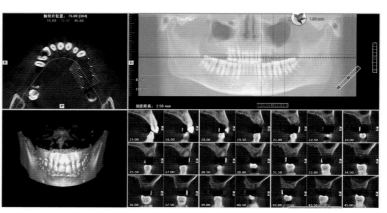

图3　戴入个性化保持器拍CT测量骨的高度和宽度

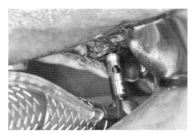

图6　在上颌左侧第二前磨牙位点进行种植

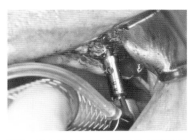

图7　在上颌左侧第二磨牙位点进行种植

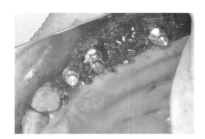

图8　种植后3颗植体的角度和方向非常平行

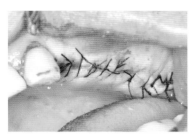

图9　由于患者骨质比较疏松，选择了埋入式的方式进行拉拢缝合

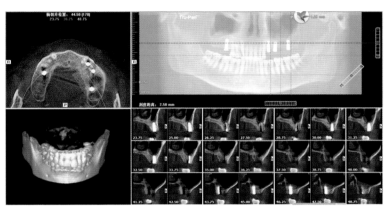

图10　种植后CT验证，种植的角度和方向是比较平行的

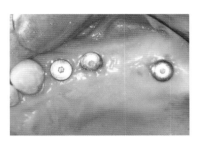

图11　愈合帽在口内的情况

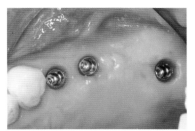

图12　去除愈合帽后的牙龈袖口情况

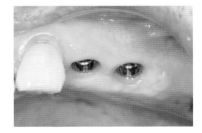

图13　上颌左侧第一前磨牙、第二前磨牙的穿龈袖口情况

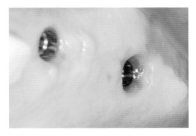

图14　上颌左侧第二磨牙的远中牙龈袖口情况

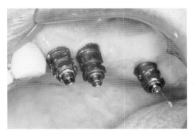

图15　采用开窗式印模，进行种植体水平的印模转移

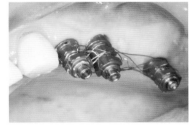

图16　对转移体在口腔内用结扎丝进行固定进行

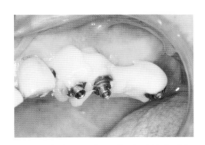

图17　在钢丝之间用临时牙树脂进行固定

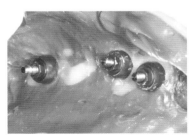

图18　硅橡胶取印模之后种植体龈端形态

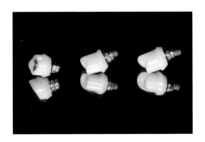

图19　在多基基台上面依据每个牙不同的穿龈高度制作个性化氧化锆基台

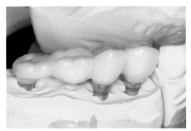

图20　个性化二氧化锆基台在模型上颊侧像

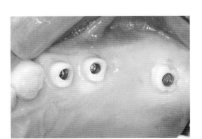

图21　个性化氧化锆基台在口内就位后𬌗面像

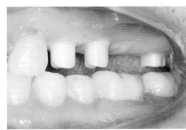

图22　个性化氧化锆基台颊侧像

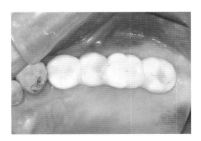

图23　最终修复后𬌗面像

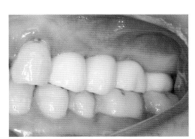

图24　最终修复后颊侧咬合像

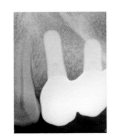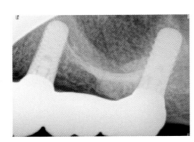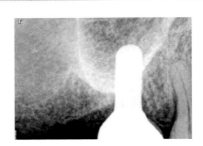

图25a~c 修复后线检查就位情况

二、结果

利用Variobase多能基台制作个性化氧化锆基台在后牙联冠中应用得到一定的效果，值得推广。

三、讨论

随着人们对生活质量追求越来越高，口腔种植修复技术亦越来越受到广大缺牙患者的欢迎。虽然每套种植系统都配有相应的修复基台，但是成品基台在某些情况下不能很好地解决所有的具体病例。而瓷基台具有良好的光学特性，进行种植体全瓷修复时其可获得理想的美观效果。

个性化瓷基台的临床应用，其优点主要有以下几个方面：瓷基台颜色近天然牙，即使游离牙龈组织少或种植体植入部位较浅，也可以避免金属基台的颜色会透过比较薄的牙龈产生浅蓝色外观，而影响美观效果。

个性化的氧化锆基台在前牙区应用较多，也取得了一定的效果。但是在后牙的应用上还没有报道，由于多能基台在国内刚进入，所以还有待更多的病例进行累计，得到更多的经验。

参考文献

[1] 周琳, 刘清辉, 秦楚林. 义齿修复基台高度和形状对固位螺丝稳定性的影响. 右江民族医学院学报, 2006, 28(3): 442–443.

[2] Andersson B, Glauser R, Maglione M, et al. Ceramic implant abutments for short–span FPDs: a prospective 5–year multicenter study. Int Prosthodont, 2003, 16(6): 640–646.

[3] Tan P L, Dunne J T. An esthetic comparison of a metal ceramic crown and cast metal abutment with an all–ceramic crown and zirconia abutment: a clinical report. J Prosthet Dent, 2004, 156(91): 215.

陈明教授点评

作者利用Variobase多能基台，实现良好穿龈轮廓和美观效果，该基台外形的特殊几何设计为其中的氧化锆个性化结构提供有效的抗旋转、精确复位和粘接剂排溢效果，为上部结构的抗力提供结构基础。制作侧向开窗的个性化导板，术后种植体之间平行度理想。现有技术能实现CBCT数据和石膏模型光学扫描数据的整合，设计种植体位置时兼顾骨量和上部结构，模拟种植体三维位置，输出3D打印导板数据。向腭侧调整上颌左侧第二前磨牙位点植体可增加颊侧骨量。向颊侧调整上颌左侧第二磨牙位点植体可增加舌的活动空间。上颌左侧第一磨牙、第二磨牙牙冠做成正常覆盖有益于提高咀嚼效率。在上颌左侧第一磨牙位点增加植体，各牙冠可不必减径。本病例还可以考虑钛合金可调磨基台。文中可增加是否行上颌窦提升的说明。建议下颌左侧第三磨牙尽早拔除，以免伸长产生咬合干扰。

1位先天性恒牙缺失患者的正畸-种植联合治疗

徐昊　赵保东　刘珺　许家森　王艳辉　青岛大学附属医院口腔种植中心

摘要

目的：正畸-种植联合治疗先天性恒牙缺失。**材料与方法**：青年女性患者，先天性恒牙缺失、牙列不齐，2年前于我院正畸科就诊，现已完成正畸治疗，遂来我科行种植修复缺失牙齿。颌面部左右对称，面下1/3高度略低。颞下颌关节区无压痛、未闻及弹响；开口度、开口型正常。上颌右侧尖牙、上颌右侧第二前磨牙、上颌左侧尖牙至左侧第二前磨牙、下颌左侧第二前磨牙、下颌右侧第二前磨牙、下颌右侧第一磨牙缺失，部分乳牙滞留，咬合关系错乱。上颌左侧尖牙牙槽嵴顶距上颌窦底5mm、上颌左侧第二前磨牙牙槽嵴顶距上颌窦底1mm，颌骨萎缩严重。左侧下颌缺牙区颊侧黏膜显著凹陷。余留牙无松动，患者自述咬合力可。**治疗方案**：拔除上颌右侧乳尖牙、上颌左侧乳尖牙、下颌右侧第二乳磨牙，于上颌右侧尖牙、下颌左侧第二前磨牙、下颌右侧第二前磨牙、下颌右侧第一磨牙位点分别植入种植体，上颌左侧尖牙、上颌第二前磨牙应用盘钻法（DSR）行上颌窦底提升术联合GBR技术并同期植入种植体，共计6颗。种植体于第36周行二期手术，第38周取模，第40周永久冠修复。术后第1、4、16、24、36周复诊。**结果**：植体稳定无松动，牙龈无肿胀，曲面体层放射线片显示骨结合良好。患者自述种植义齿使用良好，无任何不适，对治疗效果满意。**结论**：正畸-种植联合治疗先天性恒牙缺失效果良好，远期效果有待进一步观察。

先天性恒牙缺失是牙列缺损的原因之一，尤其是连续多颗恒牙缺失严重影响患者咀嚼、发音和美观，同时还可能影响口颌系统的健康。本文采用正畸-种植联合治疗先天性恒牙缺失患者1例，效果满意，现予以报道。

一、材料与方法

1. 病例简介　青年女性患者，先天性恒牙缺失、牙列不齐，2年前于我院正畸科就诊，现已完成正畸治疗，遂来我科行种植修复缺失牙齿。颌面部左右对称，面下1/3高度略低。颞下颌关节区无压痛、未闻及弹响；开口度、开口型正常。上颌右侧尖牙、上颌右侧第二前磨牙、上颌左侧尖牙至左侧第二前磨牙、下颌左侧第二前磨牙、下颌右侧第二前磨牙、下颌右侧第一磨牙缺失，部分乳牙滞留，咬合关系错乱。上颌左侧尖牙牙槽嵴顶距上颌窦底5mm、上颌左侧第二前磨牙牙槽嵴顶距上颌窦底1mm，颌骨萎缩严重。左侧下颌缺牙区颊侧黏膜显著凹陷。余留牙无松动，患者自述咬合力可。

2. 治疗过程　拔除上颌右侧乳尖牙、上颌左侧乳尖牙、下颌右侧第二乳磨牙，于上颌右侧尖牙、下颌左侧第二前磨牙、右侧第二前磨牙、右侧第一磨牙牙位处分别植入种植体，上颌左侧尖牙、第二前磨牙应用盘钻法（DSR）行上颌窦底提升术联合GBR技术并同期植入种植体，共计6颗。种植体于第36周行二期手术，第38周取模，第40周永久冠修复。术后第1、4、16、24、36周复诊。

二、结果

患者自述种植义齿使用良好，无任何不适，对治疗效果满意。正畸-种植联合治疗先天性恒牙缺失效果良好，远期效果有待进一步观察。

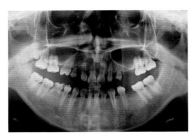

图1　术前曲面体层放射线片

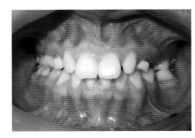

图2　口内像

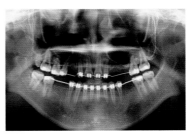

图3　正畸治疗结束曲面体层片

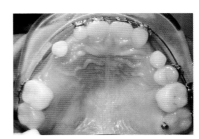

图4　正畸治疗结束殆面像

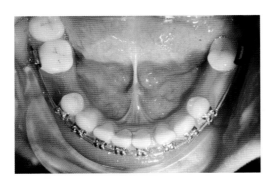
图5　正畸治疗结束殆面像

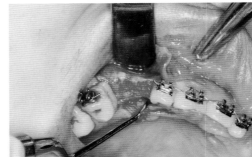
图6　切口设计（上颌右侧）

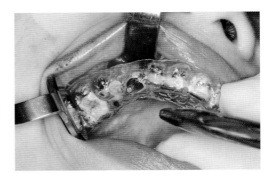
图7　导板引导下定点

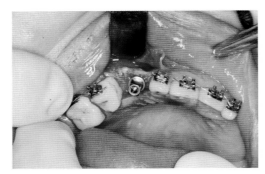
图8　种植体就位（唇侧骨缺损明显）

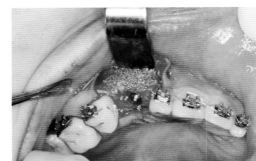
图9　植骨（上颌右侧）

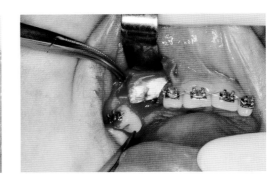
图10　盖膜（上颌右侧）

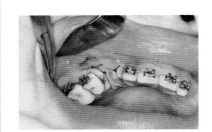
图11　缝合（上颌右侧）

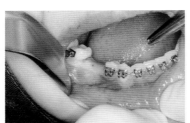
图12　切口设计（下颌右侧）

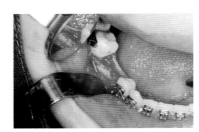
图13　翻瓣（下颌右侧）

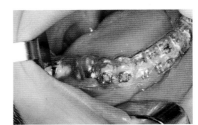
图14　导板引导下定点（下颌右侧）

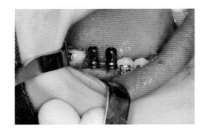
图15　种植体就位（下颌右侧）

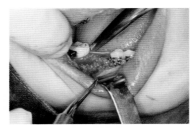
图16　植骨（下颌右侧）

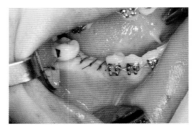
图17　缝合（下颌右侧）

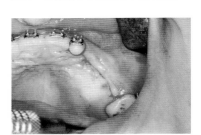
图18　切口设计（上颌左侧）

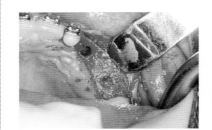
图19　种植窝洞预备完毕（上颌左侧）

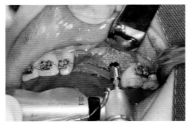
图20　盘钻（DSR）行上颌窦内提升（提升高度9mm）

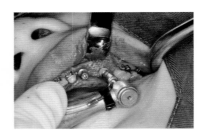
图21　植入种植体（上颌左侧）

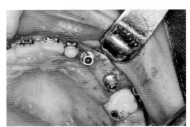
图22　种植体就位（上颌左侧殆面像）

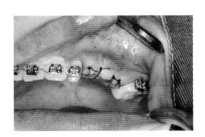

图23　缝合（上颌左侧）

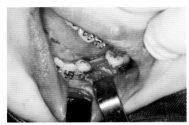

图24　切开翻瓣见颊侧骨壁折裂（下颌左侧）

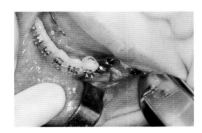

图25　种植体就位（下颌左侧）

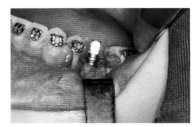

图26　种植体就位，颊侧骨壁折裂

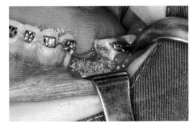

图27　植骨（下颌左侧）

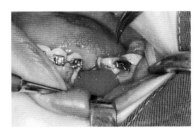

图28　盖膜（下颌左侧）

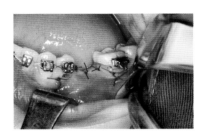

图29　缝合（下颌左侧）

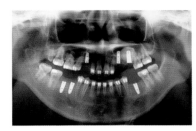

图30　术后即刻曲面体层片

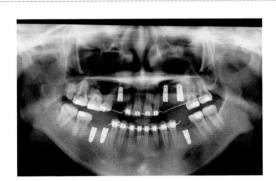

图31　术后36周曲面体层片

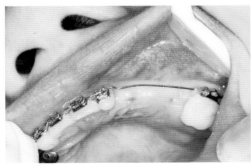

图32　术后36周上颌左侧殆面像

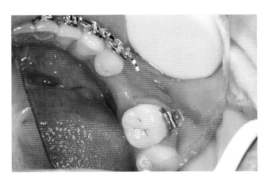

图33　术后36周下颌左侧殆面像

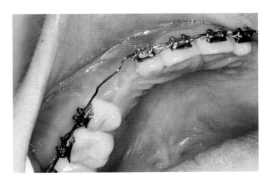

图34　术后36周上颌右侧殆面像

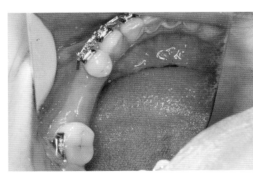

图35　术后36周下颌右侧殆面像

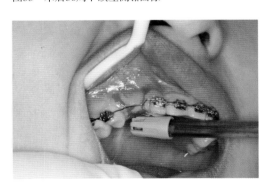

图36　二期手术切口设计（上颌右侧）

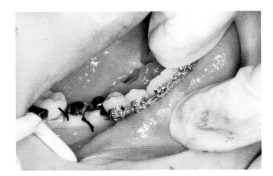

图37　愈合基台就位（下颌右侧）

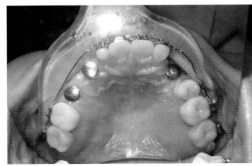

图38　术后38周（上颌）

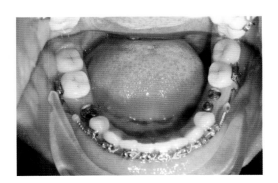

图39　术后38周（下颌）

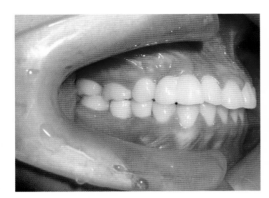

图40 最终修复效果（右侧）

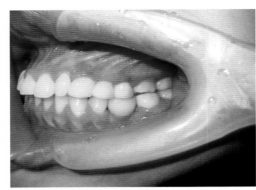

图41 最终修复效果（左侧）

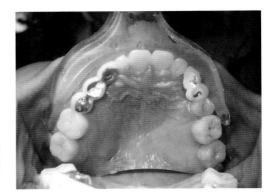

图42 最终修复效果（上颌）

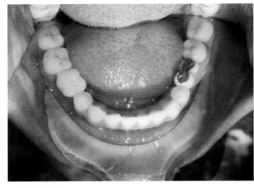

图43 最终修复效果（下颌）

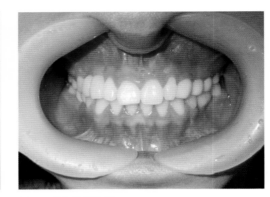

图44 最终修复效果

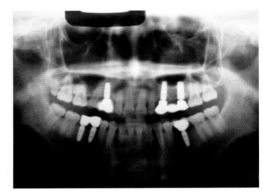

图45 修复后曲面体层片

参考文献

[1] 周公亮, 刘蝶, 梁星, 等. 牙列缺损伴错殆畸形的正畸种植修复联合治疗的临床观察. 华西口腔医学杂志, 2008, 26(5): 499–502.

[2] 蔡留意, 张月兰, 解邦杰, 等. 以种植体为支抗的成人正畸种植联合修复治疗59例. 郑州大学学报: 医学版, 2011, 46(1): 2891–2892.

[3] 杨昭霞. 成人正畸联合种植修复治疗前牙错殆畸形及牙列缺损的临床观察. 中外医疗, 2013, 32(2): 44–46.

徐欣教授点评

　　本病例是一个相对复杂的病例，前期的正畸取得了良好的种植间隙。种植术中的内提升非常成功。术后的效果比较理想，唯一的缺点是右上种植位点稍偏近中，冠修复时无法做出邻牙间隙。

1位上颌牙列缺失患者的数字化种植修复

徐昊　赵保东　吴英浩　赵璟阳　青岛大学附属医院口腔种植中心

摘要

目的： 在数字化导板引导下采用上颌窦底提升并联合GBR技术种植修复上颌牙列缺失并严重骨量不足的患者。**材料与方法：** 老年女性，上颌固定义齿松动并伴有咬合无力，影响进食，遂来我科要求行种植修复。颌面部左右对称，面下1/3高度略低。颞下颌关节区无压痛、未闻及弹响；开口度、开口型正常。上颌烤瓷固定桥修复，多个桥体、基牙松动，曲面体层片显示上颌多颗余留牙骨吸收至根尖处。上颌右侧第二磨牙窦嵴距5mm，上颌左侧第二磨牙窦嵴距3mm，前牙区唇侧凹陷显著。**治疗经过：** 术前佩戴放射导板拍摄CBCT，制作数字化导板，导板引导下确定种植位点，上颌右侧中切牙、右侧尖牙、右侧第一前磨牙，左侧中切牙、左侧尖牙、左侧第一前磨牙位点行骨挤压术，唇侧植骨、盖膜；上颌右侧第一前磨牙、右侧第二磨牙、左侧尖牙、左侧第一前磨牙位点使用盘钻法（DSR）分别行上颌窦底提升2mm、5mm、7mm、2mm，同期种植体植入，扭矩均达35N·cm以上，同期安放愈合基台。术后2周调改原上颌总义齿，组织面添加个性化软衬。种植体于第36周取模，第38周永久冠修复。术后第1、4、16、24、36周复诊。**结果：** 植体稳定无松动，牙龈无肿胀，曲面体层放射线片显示骨结合良好。患者自述种植义齿使用良好，无任何不适，对治疗效果满意。**结论：** 在数字化导板引导下采用上颌窦底提升并联合GBR技术种植修复上颌牙列缺失并严重骨量不足的患者效果良好，远期效果有待进一步观察。

牙列缺失严重影响患者咀嚼、发音和美观，同时还可能影响口颌系统的健康。本文在数字化导板引导下采用上颌窦底提升并联合GBR技术种植修复上颌牙列缺失并严重骨量不足的患者1例，效果满意，现予以报道。

一、材料与方法

1. 病例简介　老年女性患者，上颌固定义齿松动并伴有咬合无力，影响进食，遂来我科要求行种植修复。颌面部左右对称，面下1/3高度略低。颞下颌关节区无压痛、未闻及弹响；开口度、开口型正常。上颌烤瓷固定桥修复，多个桥体、基牙松动，曲面体层片显示上颌多枚余留牙骨吸收至根尖处。上颌右侧第二磨牙窦嵴距5mm，上颌左侧第二磨牙窦嵴距3mm，前牙区唇侧凹陷显著。

2. 治疗过程　术前佩戴放射导板拍摄CBCT，制作数字化导板，导板引导下确定种植位点，上颌右侧中切牙、右侧尖牙、右侧第一前磨牙，左侧中切牙、左侧尖牙、左侧第一前磨牙位点行骨挤压术，唇侧植骨、盖膜；上颌右侧第一前磨牙、右侧第二磨牙、左侧尖牙、左侧第一前磨牙位点使用盘钻法（DSR）分别行上颌窦底提升2mm、5mm、7mm、2mm，同期种植体植入，扭矩均达35N·cm以上，同期安放愈合基台。术后2周调改原上颌总义齿，组织面添加个性化软衬。种植体于第36周取模，第38周永久冠修复。术后第1、4、16、24、36周复诊。

二、结果

植体稳定无松动，牙龈无肿胀，曲面体层放射线片显示骨结合良好。患者自述种植义齿使用良好，无任何不适，对治疗效果满意。

在数字化导板引导下采用上颌窦底提升并联合GBR技术种植修复上颌牙列缺失并严重骨量不足的患者效果良好，远期效果有待进一步观察。

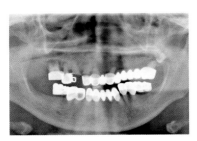
图1　术前曲面体层放射线片

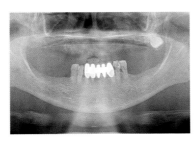
图2　上颌牙齿全部拔除

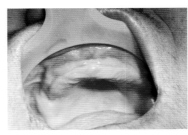
图3　术前口内像

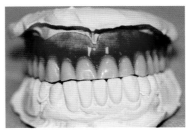
图4　展示制作完成的上颌总义齿

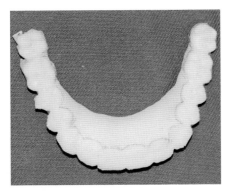

图5 制作完成的放射导板（牙列部分）

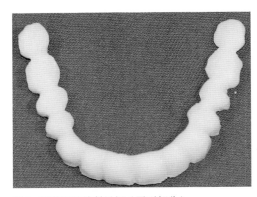

图6 调改后的放射导板（牙列部分）

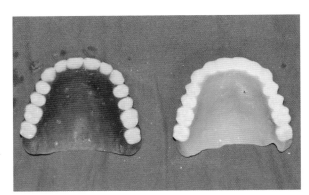

图7 放射导板与全口总义齿

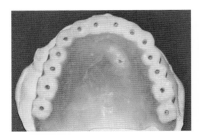

图8 将放射导板殆面开洞，协助确定种植体植入轴向

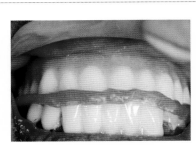

图9 患者佩戴放射导板进行影像学检查

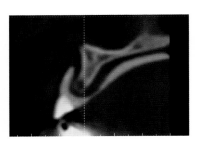

图10 放射导板的牙列、基托与患者牙龈、颌骨的位置关系在CBCT中展示

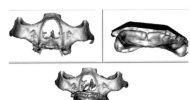

图11 将CBCT三维重建的颌骨影像与模型扫描后的影像进行整合

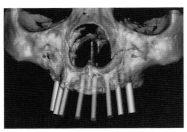

图12 设计种植体的位置与轴向

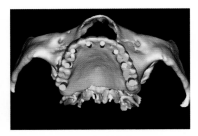

图13 尽量使种植体长轴自殆面正中点穿出

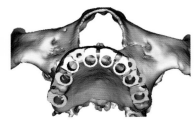

图14 将导板信息与骨组织信息相整合

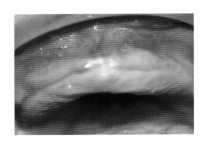

图15 术前口内像

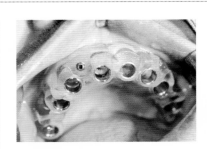

图16 固位钉固定导板

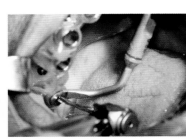

图17 导板引导下定位

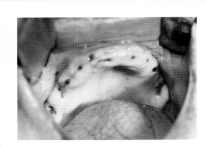

图18 展示确定好的种植位点

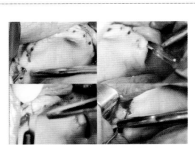

图19 切口设计及翻瓣

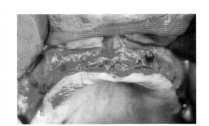
图20 翻瓣后可见骨缺损明显

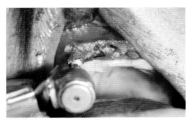
图21 采用慢转不喷水的方法，尽量收集备洞时切削下的自体骨

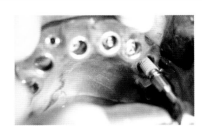
图22 导板引导下种植体植入

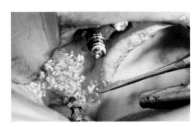
图23 应用盘钻（DSR）行上颌窦底提升术

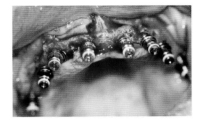
图24 种植体植入完毕，植入扭矩均达到35N·cm以上

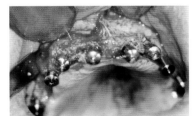
图25 安放愈合基台

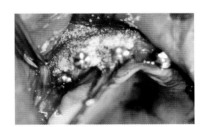
图26 植骨

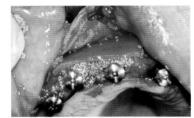
图27 盖膜

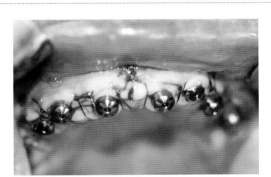
图28 缝合

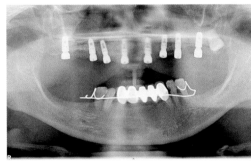
图29 术后即刻拍摄曲面体层片

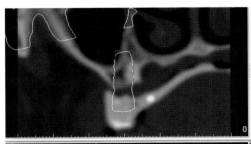
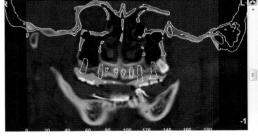
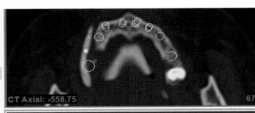
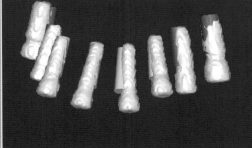
图30 将术后CBCT与术前设计影像整合进行误差分析

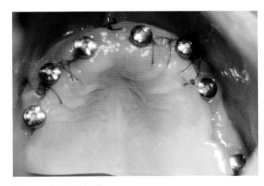
图31 术后1周复诊

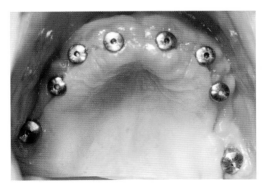
图32 术后2周复诊

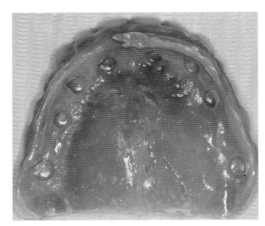

图33　为患者上颌原有义齿制作软衬

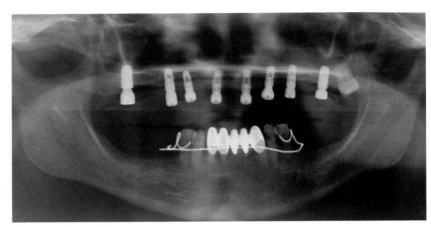

图34　术后36周曲面体层片

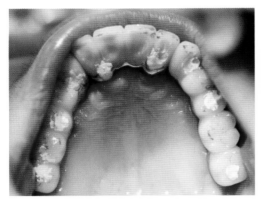

图35　佩戴永久修复体

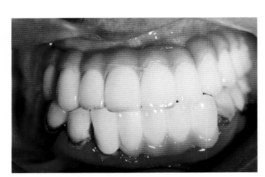

图36　佩戴永久修复体

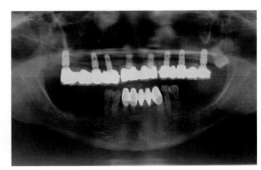

图37　修复完成后曲面体层片

参考文献

[1] Joos U, Kleinheinz J. Reconstruction of the severely resorbed(class VI) jaws: routine or exception. J Craniomaxillofac Surg, 2000, 28(1): 1-4.

[2] Sennerby L, Nilson H, et al. Reconstruction of the atrophic edentulous maxilla with free iliac crest grafts and implants: A 3-year report of a prospective clinical study. Clin Implant Dent Relat Res, 2007, 9 (1): 46-59.

[3] Bell RB, Blakey GH, White RP, et al. Staged reconstruction of the severely atrophic mandible with autogenous bone graft and endosteal implants. J Oral Maxilofac Surg, 2002, 60(10): 1135-1141.

徐欣教授点评

　　数字化导航技术目前应用越来越普遍。本病例应用导航在获得相对理想方向、位点同时，在部分骨量不足区域进行了内提升、GBR等附加手术，最终获得令人满意的临床效果。长期效果有待观察。

数字化导板在上颌后牙区骨量不足骨移植术后种植中的应用

马岚　曲哲　赵佳明　大连市口腔医院种植科

摘要

目的：本文介绍侧壁开窗上颌窦提升术联合GBR骨移植技术增加上颌后牙区垂直骨量的过程、部分限制性数字化导板在种植手术中的应用和使用CAD/CAM技术制作个性化基台和永久修复体的方法。**材料与方法：**43岁女性患者，右上后牙缺失，要求种植修复。口内检查可见上颌右侧第一前磨牙至右侧第二磨牙缺失。CBCT显示可用骨量不足。经侧壁开窗上颌窦提升术联合GBR骨移植术增加垂直骨量，6个月后在部分限制性数字化导板的指导下植入4颗种植体。6个月后永久修复。**结果：**侧壁开窗上颌窦提升术联合GBR骨移植术后，有效地增加了缺牙区垂直骨量，CBCT复查示骨增量效果稳定。在部分限制性数字化导板的指导下，种植体获得了良好的三维位置。患者对美观效果和咀嚼功能满意。**结论：**侧壁开窗上颌窦提升手术联合GBR骨移植术能有效地增加垂直骨量。在部分限制性数字化种植导板引导下行种植手术，可以获得较好的种植体植入位置。

上颌窦的气化及缺牙后牙槽嵴自身的萎缩，导致缺牙区牙槽嵴顶至上颌窦底之间的垂直骨量不足。侧壁开窗技术和穿牙槽嵴技术可以不同程度提升上颌窦，解决上颌后牙区局部骨量不足，当牙槽嵴顶同时存在骨缺损时，可同时联合Onlay植骨或GBR技术来增加垂直骨量。

随着数字化成像技术的快速发展，1993年美国哥伦比亚科技公司研究开发了Simplant种植体模拟植入软件，其能基于CT数据，根据牙槽骨量的情况，模拟植入种植体；随后各个研究小组又开发了各种的种植导板设计软件。相比于传统的种植手术，数字化种植导板的使用不仅使种植手术实现了简化、微创及精确的目标，更重要的是实现了以修复为导向的口腔种植。

一、材料与方法

1. **病例简介**　43岁女性患者，右上后牙缺失要求种植修复。检查：上颌右侧第一前磨牙至右侧第二磨牙游离缺失，上颌右侧第一磨牙和上颌右侧第二磨牙缺牙区表面黏膜明显凹陷。右下后牙已伸长，邻牙无倾斜移位，咬合关系正常。辅助检查CBCT示：上颌右侧第一前磨牙至右侧第二磨牙可用骨高度分别为12.88mm、10.22mm、3.00mm和7.20mm。其中上颌右侧第一磨牙位点牙槽嵴顶有明显骨凹陷。可用骨宽度充足。

2. **诊断**　上颌牙列缺损。

3. **治疗计划**　（1）侧壁开窗技术提升上颌窦，外斜线取骨行Onlay植骨术，增加垂直骨量。（2）6个月后，在部分限制性数字化种植导板的引导下完成种植手术。（3）6个月后永久修复。

4. **治疗过程**

（1）垂直骨增量手术：局麻下牙槽嵴做横切口，近中垂直辅助切口，翻开全厚瓣暴露牙槽嵴和颊侧骨壁。使用超声骨刀去骨，完成开窗，暴露上

颌窦底黏膜。分离黏膜达到足够的高度。将骨粉混合物植入上颌窦腔内。颊侧牙槽骨开窗处植入骨粉，胶原膜覆盖骨窗，其上方覆盖CGF膜。于外斜线取骨，置于牙槽嵴顶上颌右侧第一磨牙和上颌右侧第二磨牙位点的骨凹陷处，但因剩余骨量不足，且骨质疏松，骨块固位力不佳，将骨块磨碎后与骨粉混合，于牙槽嵴顶行GBR植骨术增加垂直骨量，表面覆盖双层胶原膜，严密缝合创口。

（2）种植术前准备：6个月后，CBCT观察右侧上颌后牙缺牙区可用骨量充足。模拟种植体的植入，拟于上颌右侧第一前磨牙至右侧第二磨牙位点分别植入Straumann® SLA表面软组织水平种植体（上颌右侧第一前磨牙位点：4.1mm×8mm RN SP；上颌右侧第二前磨牙至右侧第二磨牙位点：4.1mm×10mm RN SP）。并制作部分限制性的数字化导板。

（3）种植手术：在数字化导板的指导下，按照Straumann®种植系统的操作规范于上颌右侧第一前磨牙至右侧第二磨牙位点植入种植体。

（4）永久修复：6个月后种植体骨结合良好，用CAD/CAM的方式制作个性化钛基台+氧化锆面种植支持式修复体。

（5）材料：Straumann®种植体；Gesitlich Bio-Oss®骨粉、骨胶原；Medifuge离心机。

二、结果

侧壁开窗上颌窦提升术联合GBR植骨术，有效地增加了缺牙区垂直骨量，CBCT复查示骨增量效果稳定，无明显骨吸收。在部分限制性数字化导板的指导下，种植体获得了良好的三维位置，进入窦内的种植体周围被新生骨组织所包容，种植体和周围骨结合良好，种植体周围无暗影。最终修复体获得了理想的外形轮廓，重建了咬合关系，患者对美观效果和咀嚼功能满意。

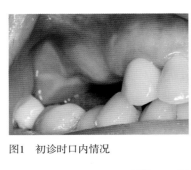

图1　初诊时口内情况

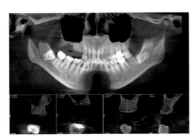

图2　术前CBCT检查

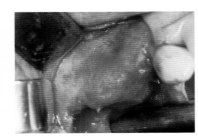

图3　翻瓣暴露颊侧骨壁

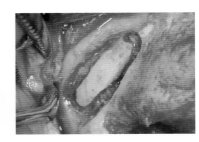

图4　超声骨刀颊侧骨壁去骨

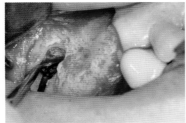

图5　剥离上颌窦底黏膜

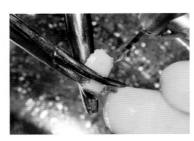

图6　外斜线取骨

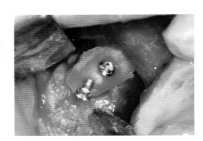

图7　骨块固定于牙槽嵴顶

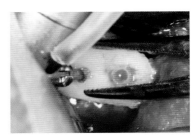

图8　因骨块固位不佳，取下磨碎后与骨粉混合

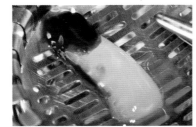

图9　取中间层即为CGF

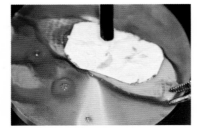

图10　CGF膜与胶原膜重叠形成双层膜

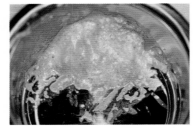

图11　骨粉、CGF和自体骨混合

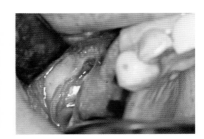

图12　双层膜贴附于提升后的上颌窦黏膜

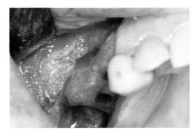

图13　植入骨粉

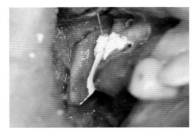

图14　膜钉固定生物膜

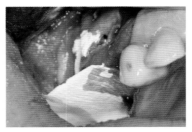

图15　牙槽嵴顶盖膜

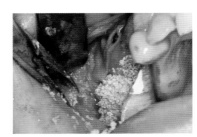

图16　牙槽嵴顶放置骨粉

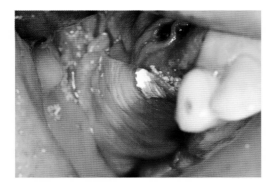

图17　表面再放置一层生物膜，膜钉固定

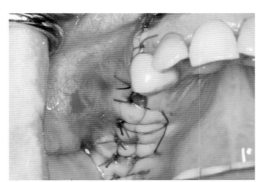

图18　严密缝合创口

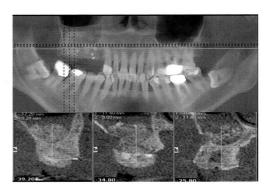

图19　术后CBCT检查

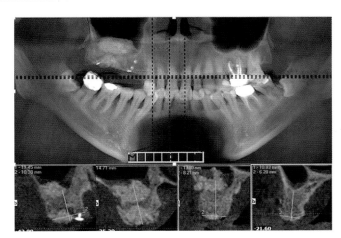

图20　术后6个月CBCT检查

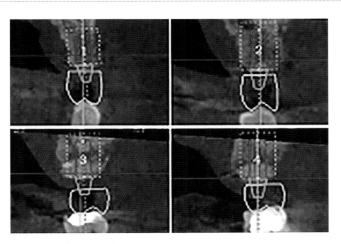

图21　种植体方向设计

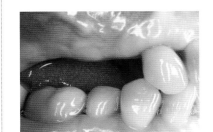

图22　种植术前口内侧面像

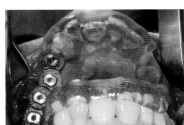

图23　数字化导板戴入口内

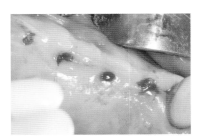

图24　使用数字化导板进行先锋钻定点

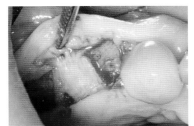

图25　翻瓣暴露骨壁

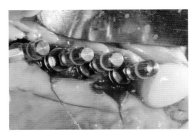

图26　种植体的植入方向验面像

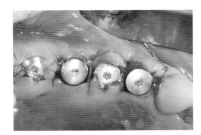

图27　缝合创口

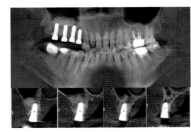

图28　术后CBCT显示种植体的方向

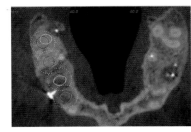

图29　种植体位置比对

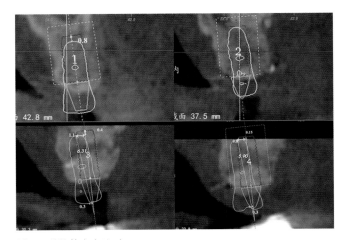

图30　种植体方向比对

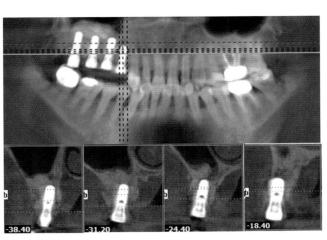

图31　种植术后6个月CBCT复查

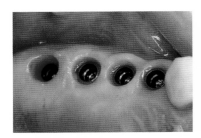

图32　牙龈袖口形态

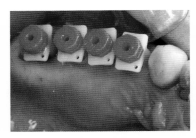

图33　安放闭窗取模套装

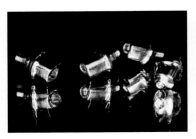

图34　个性化基台

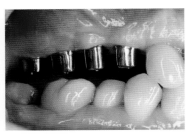

图35　口内试戴基台

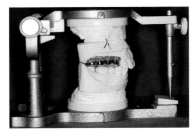

图36　𬌗架转移

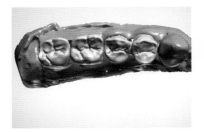

图37　CAD/CAM设计永久修复体𬌗面观

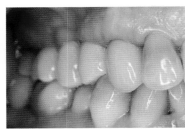

图38　永久修复侧面像

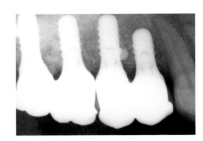

图39　根尖片显示基台完全就位

三、讨论

1. 术前CBCT检查测量上颌窦底骨质高度对于选择种植方式及植骨方式有重要意义。本病例中上颌后牙区垂直骨量明显不足，其原因是上颌窦的存在和牙槽嵴存在的骨缺损。因此计划联合运用侧壁开窗上颌窦提升手术和自体骨Onlay植骨手术增加垂直骨量。但在手术过程中，因患者剩余骨量少，骨密度低，导致自体骨块固位力不足，手术中改变治疗计划，将自体骨块粉碎与骨粉混合，行GBR植骨手术，术后可用高度充足，获得了良好的临床效果。

2. 数字化种植手术导板进行种植修复的技术，是以微创、修复为向导的种植修复理念与三维影像和现代数字化技术结合的新型技术。它可以协助医生确定种植体轴向、位置和深度，并能有效避开种植区域附近的重要解剖结构。符合种植修复的发展趋势。

3. 种植基台是连接种植体与上部结构重要的桥梁。本病例由于穿龈较深，选用CAD/CAM制作的个性化钛基台，将基台颈缘位置，转移至平齐龈缘，戴牙时能减少对牙龈的压迫，粘接固位时能减少粘接剂的残留，同时CAD/CAM的方式可设计个性化基台的方向获得良好的固位型和共同就位道，为后牙进行联冠修复提供了保障。

4. CAD/CAM方式制作的种植支持式固定义齿的固位方式主要分为螺丝固位和粘接固位，这两种方法各有优缺点。本病例中由于患者咬合空间低，故采用了粘接固位。因咬合空间不足，选用了颊侧饰瓷氧化锆面的永久修复体，同时选择两两联冠修复，增加粘接面积，减少塞牙概率。

参考文献

[1] Lee JH, Kim JH, Jeon JH. Bone regeneration of macropore octacalcium phosphate-coated deproteinized bovine bone materials in sinus augmentation: aprospective pilot study. Implant Dent, 2015, 24(3): 275-280.

[2] Dikicier S, Dikicier E, Karacayli U. Maxillary sinus augmentation and implant placement using venous blood without graft material: a case letter. J Oral Implant, 2014, 40(5): 615-618.

[3] Hultin M, Svensson KG, Trulsson M. Clinical advantages of computer-guided implant placement: a systematic review. Clin Oral Implants Res, 2012, 23 Suppl 6: 124-135.

[4] D'Souza KM, Aras MA. Types of implant surgical guides in dentistry: a review. J Oral Implantol, 2012, 38(5): 643-652.

[5] Honda H, Tamai N, Naka N, Yoshikawa H, Myoui A. Bone tissue engineering with bone marrow-derived stromal cells integrated with concentrated growth factor in Rattus norvegicus calvaria defect model. J Artif Organs, 2013, 16(3): 305-315.

[6] Park JM, Lee JB, Heo SJ, Park EJ. A comparative study of gold UCLA-type and CAD/CAM titanium implant abutments. J Adv Prosthodont, 2014, 6(1): 46-52.

马国武教授点评

牙齿的炎症及上颌窦气化等原因，往往会造成上颌后牙区的骨量不足。增加骨量的技术包括上颌窦提升植骨和牙槽嵴顶GBR或Onlay植骨。本文作者采用上颌窦前壁开创外提升和牙槽嵴顶GBR植骨相结合的技术，成功地恢复了后牙区的骨量。后期的部分限制性数字化导板的应用，可以在直视下使种植体的植入位点及方向更加准确，该导板对后牙区视线不佳位置的种植体植入时比闭合式导板更具有优势。

下颌单牙列即刻种植即刻负重

邱憬 朱志军 张金芬 虞颖娟 南京医科大学附属口腔医院·江苏省口腔医院种植科

摘要

目的：报道下颌牙列缺损即刻种植、即刻负重和永久固定修复病例1例。**材料与方法**：患者由于牙周病陆续拔除口内多颗牙齿，致上下颌多牙缺失，余留下前牙松动明显，要求种植固定修复。局麻下拔除余留下前牙，在下颌选定区域植入6颗Dentium种植体，上颌行上颌窦内提升术，植入2颗Dentium种植体。取模，制作临时固定义齿，即刻负重。术后3个月，种植体均形成良好骨结合，种植体无松动，牙龈无红肿压迫，取终印模，完成最终烤瓷固定修复。修复后3个月复查，种植体无明显骨吸收，修复体良好。**结果**：重建了咬合关系，患者对咀嚼功能和美观效果满意，远期效果良好。**结论**：即刻种植、即刻负重技术成功应用于下颌牙列缺损患者，无缝衔接缺牙期，显著缩短种植修复周期，远期修复疗效良好。

随着我国老龄化进程的加快，缺牙患者日益增加，带来各种咀嚼、发音、美观等方面的问题。与传统修复方式相比，种植固定修复可以有效满足患者对修复体咀嚼，美观等方面的要求。目前，由于种植后即刻修复与即刻负重技术可及时恢复患者牙列的解剖外形和咀嚼功能，越来越受到医生和患者的青睐。本文报道1例下颌单牙列即刻种植、即刻负重病例，有效缩短治疗时程，取得了良好的临床效果。

一、材料与方法

1. 病例简介 46岁男性患者，吸烟20年，全身情况良好。口内牙齿因牙周病松动陆续拔除，曾行活动义齿修复，但因义齿固位力较差，无法适应，遂来我院就诊，希望采用种植恢复牙列缺损，由于工作性质，无法耐受缺牙期，希望完成即刻修复。患者预算有限，希望选择性价比较高的种植固定修复方案。初诊时检查，患者口内缺牙数目较多，鼻唇沟加深，面下1/3距离缩短，但是颊肌较厚，口唇部仍然较丰满。低位笑线，微笑时不露牙齿，美学风险较低。口内检查：下颌多数牙缺失，下颌右侧侧切牙、右侧中切牙、左侧侧切牙、左侧尖牙Ⅲ°松动，牙龈退缩明显，根面暴露，X线示全口牙槽骨吸收，下颌右侧侧切牙、右侧中切牙、左侧侧切牙、左侧尖牙牙槽骨吸收至根尖1/3，无保留价值。下颌右侧第三磨牙稳固，叩诊（-），近中倾斜，与对颌牙存在咬合。上颌左侧第一前磨牙至左侧第一磨牙缺失，上颌左侧尖牙远中移位，上颌左侧第二磨牙近中倾斜，缺牙间隙近远中距离较小。CBCT示下颌后牙缺牙区可用骨宽度8.4~12.1mm，可用骨高度10.9~12.3mm。

2. 诊断 上下颌牙列缺损；下颌右侧侧切牙、右侧中切牙、左侧侧切牙、左侧尖牙晚期牙周炎。

3. 治疗计划 （1）上颌：由于缺牙时间久，缺牙间隙变小，考虑在上颌左侧第一前磨牙、上颌左侧第二前磨牙区域植入2颗Dentium种植体，上部修复做2颗连冠，与近中倾斜的上颌左侧第二磨牙形成点接触，方便食物通过和清洁。下颌：考虑到对颌为天然牙，咬合力较大，下颌计划固定修

复。保留右侧第三磨牙，拔除下颌剩余下颌左侧侧切牙、下颌左侧尖牙、下颌右侧中切牙、下颌右侧侧切牙，根据CBCT显示骨量情况，选择在下颌骨量足够区域植入6颗Dentium植体，术后当天取模制作临时固定义齿。（2）术后3个月，制作螺丝固位一体式钴铬烤瓷种植固定桥。

4. 治疗过程

（1）术前准备：术前系统检查口内情况，拍摄术前片，拍摄CBCT分析骨量情况，经NNT软件模拟分析测量最佳植入位点，拟于上颌左侧第一前磨牙、上颌左侧第二前磨牙、下颌左侧第一前磨牙、下颌左侧第二前磨牙、下颌右侧侧切牙、下颌右侧第一前磨牙、下颌右侧第一磨牙区域植入8颗Dentium植体。

（2）外科手术：上颌：局麻下于上颌左侧第一前磨牙、第二前磨牙区域切开翻瓣，定位，逐级备洞，行上颌窦内提升术，植入Dentium植体（上颌左侧第一前磨牙位点：4.0mm×10mm，上颌左侧第二前磨牙位点：4.5mm×8mm），旋上覆盖螺丝，瓣复位，缝合。下颌：保留下颌右侧第三磨牙，局麻下，切断牙周韧带，微创拔除下颌右侧侧切牙、右侧中切牙、左侧侧切牙、左侧尖牙。在牙槽嵴顶上做一字形切口，翻瓣，修整牙槽嵴，根据手术经验定位，确认种植位点，植入选定的种植体（下颌左侧第一前磨牙位点：4.5mm×10mm，下颌左侧第二前磨牙位点：4.5mm×10mm，下颌左侧第一磨牙位点：4.5mm×10mm，下颌右侧侧切牙位点：4.0mm×10mm，下颌右侧第一前磨牙位点：5.0mm×10mm，下颌右侧第一磨牙位点：4.5mm×10mm）。种植体植入扭矩均>30N·cm，应用种植体共振频率测定仪测得ISQ数值均>70，安装Dentium愈合基台（φ5.5M），缝合创口。拍摄术后曲面体层放射片，显示种植体方向、位置良好。

（3）即刻修复：术后3h，旋下愈合基台，旋上开窗式转移帽，模型树脂和钢丝连接转移帽，固定转移帽之间相对位置关系，使用聚醚橡胶开窗取模，旋上愈合基台。交技师制作临时树脂修复体，术后24h戴入临时修复体。由于仅使用愈合基台不足24h，没有形成完整的牙龈袖口，临时基台上

部树脂堆塑高度抛光,利于牙龈袖口成形。10天后复诊,拆线,调𬌗。

(4)永久修复:术后3个月,种植体获得良好的稳定性,无牙龈红肿或萎缩,口腔卫生状况良好,X线示骨结合佳。拆除临时树脂修复体,应用种植体共振频率测定仪测得ISQ数值均大于75。旋上开窗式转移帽,使用聚醚橡胶取初印模,灌注石膏模型,在石膏模型上制作光固化个别托盘,二次取模,模型树脂连接转移帽,固定相对位置关系,聚醚取模,替代体就位,灌注人工牙龈,并记录正中颌位关系。将模型交技师分段铸造钴铬合金支架,在患者口内试戴,再次确认种植基台和钴铬合金支架完全被动就位,与软组织边缘密合,有足够饰瓷空间,在钴铬合金支架上使用硅橡胶进行正中颌位关系微调,转交技师制作钴铬合金烤瓷桥。2周后,戴入患者口内,获得完全被动就位,调改咬合至前牙无接触,后牙多点接触,悬臂轻接触,发音正常,无压痛和其他不适。拍摄术后片证实永久修复体和基台均准确就位。

(5)复诊:2周后复诊,检查颞下颌关节与咬合关系,咀嚼功能良好,患者对咬合关系和面型的恢复十分满意。3个月后复查,咀嚼功能良好,口腔卫生状况良好,无压痛和其他不适。

(6)医嘱:勿咬硬物。戒烟。建议使用冲牙器维护口腔健康,减少食物残渣和菌斑附着。定期复查,不适随诊。

(7)材料:种植体(Dentium, Korea);种植器械盒;拔牙器械;临时基台,愈合帽,六角基台,非六角基台,角度基台。

二、结果

下颌植入6颗植体,固定义齿即刻负重,上颌植入2颗植体,术后3个月,所有种植体骨结合良好。最终修复完成后,获得理想外形轮廓,重建正常咬合关系,患者对美观效果和咀嚼功能满意。

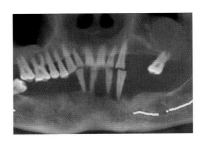

图1 术前CBCT上下颌冠状面成像

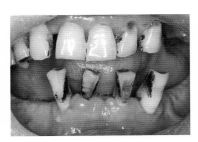

图2 术前口内正位像

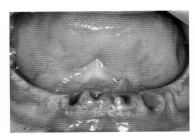

图3 局麻下微创拔除下颌前牙

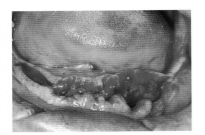

图4 下颌"一"字形切口、翻瓣、修整牙槽嵴

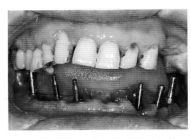

图5 窝洞预备,定位杆观测种植窝洞方向

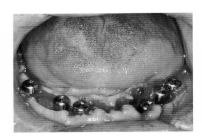

图6 植入种植体,旋上愈合基台

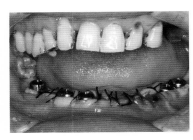

图7 完成下颌单牙列即刻种植

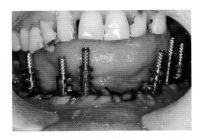

图8 一期手术完成后转移杆口内就位

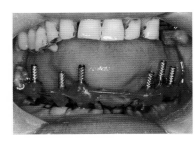

图9 模型树脂+钢丝口内连接转移杆

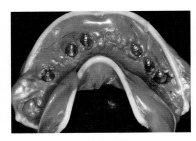

图10 聚醚橡胶制取印模

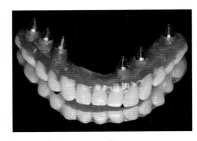

图11 临时树脂修复体

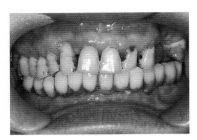

图12 临时修复体即刻负重正位像

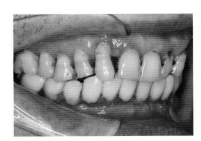

图13 临时修复体即刻负重右侧位像

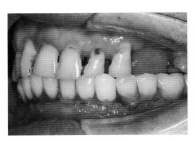

图14 临时修复体即刻负重左侧位像

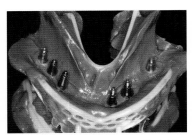

图15 骨结合形成后,聚醚橡胶制取初印模

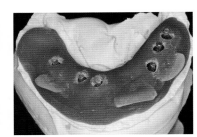

图16 初模型上制作光固化个别托盘

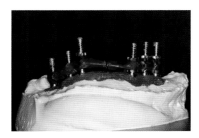
图17　初模型上制作转移杆分段树脂桥

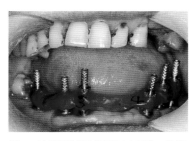
图18　转移杆分段树脂桥口内就位、连接

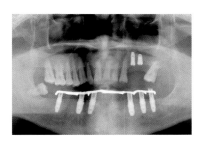
图19　全景片示转移杆完全就位

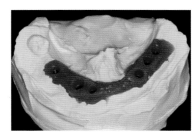
图20　终模型

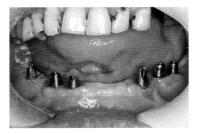
图21　试戴基台

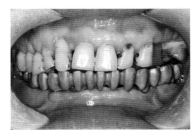
图22　试戴钴铬合金支架

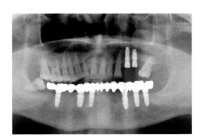
图23　全景片示基台和支架完全就位

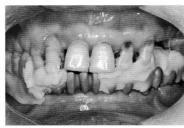
图24　硅橡胶制作正中颌位咬合记录

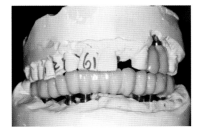
图25　最终修复体正位像

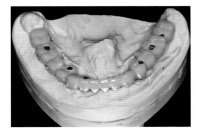
图26　最终修复体𬌗面像

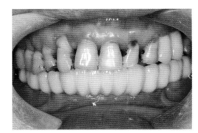
图27　最终修复体初戴后口内正位像

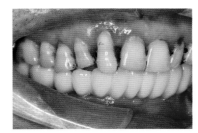
图28　最终修复体初戴后口内右侧位像

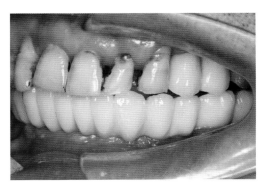
图29　最终修复体初戴后口内左侧位像

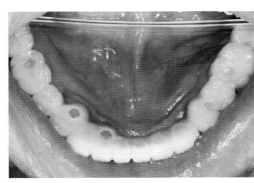
图30　最终修复体初戴后口内𬌗面像

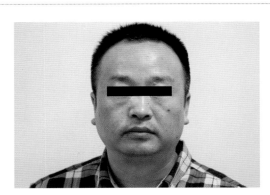
图31　最终修复体初戴后正面像

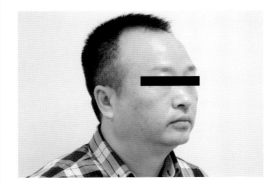
图32　最终修复体初戴后45°像

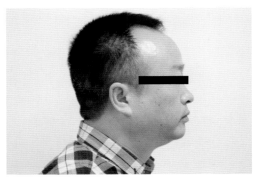
图33　最终修复体初戴后侧面像

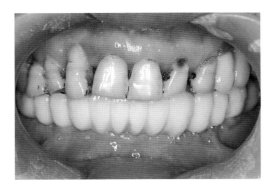
图34　最终修复完成后3个月复查——口内正位像

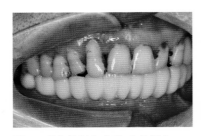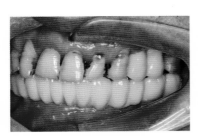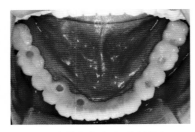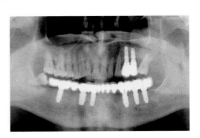

图35 最终修复完成后3个月复查——口内右侧位像　图36 最终修复完成后3个月复查——口内左侧位像　图37 最终修复完成后3个月复查——口内𬌗面像　图38 最终修复完成后3个月复查——全景片

三、讨论

1. 本病例充分利用CBCT影像信息和NNT软件功能，进行术前治疗方案的设计和定制。通过计算机辅助手术设计、三维重建和可视化处理，获得骨质、骨量、下颌神经管和上颌窦底等关键位置信息，模拟植入种植体型号、位点和角度等参数，有助于高效、安全地完成手术。术中使用Osstell种植体共振频率测定仪测定种植体初始稳定性ISQ值，术后、即刻修复后和永久修复后拍摄曲面体层放射片，以确认种植体方向理想，修复体准确就位，保障成功完成种植手术和上部结构修复。

2. Cochrane系统性评述（2007）中定义，即刻负重指的是种植体植入后1周内完成上部结构修复，并且修复体与对颌接触，待种植体获得骨整合后更换上部结构，完成永久修复。本病例在术中种植体植入后，应用Osstell种植体共振频率测定仪测得ISQ值均大于70，说明种植体初始稳定性好，可以承受一定𬌗力。下颌右侧侧切牙区域的种植体虽然是即刻种植，但是由于下颌右侧侧切牙牙槽骨已经吸收至根尖1/3，微创拔除下颌右侧侧切牙后牙槽窝较小，预备种植体窝洞时，选择4.0mm×10mm，植入扭矩>30N·cm，种植体初始稳定性佳。同时，力量适中的𬌗力对种植体周围牙槽

骨是一种生理性刺激，有利于种植体周围骨整合。临时修复体的负重方案，仍然将下颌右侧侧切牙位点种植体纳入承重范围，通过精准取模使临时修复体完全被动就位。跨牙弓的、一体式临时修复体，稳定连接在种植体上，避免功能状态下的微动，对于下颌右侧侧切牙位点种植体也具有一定的牙周夹板作用，微动极小，不影响种植体周围骨组织生长。术后3个月拍摄的曲面体层片显示，植入的种植体均完成骨结合，未见明显骨吸收。下颌骨骨密度较高，容易获得初始稳定性，上颌属于Ⅲ类骨，骨密度较低，种植同期行上颌窦内提升术，并且缺牙数较少，对整体咀嚼功能影响不大，为了提高种植成功率，上颌选择黏膜下愈合，常规负重。

3. 患者下颌右侧第三磨牙近中倾斜，与对颌牙存在咬合关系，X线示下颌右侧第三磨牙根尖周无明显异常。选择保留这第三磨牙，不仅因为它牙周健康，不影响下颌种植修复的整体设计，更在于它与对颌牙齿存在咬合接触，可以辅助确定正中颌位。下颌植入6颗种植体，下颌固定桥恢复至第二磨牙，与第三磨牙之间存在一定的间隙，不容易引起食物嵌塞，方便清洁。

即刻种植、即刻负重技术成功应用于下颌单牙列缺损患者，显著缩短治疗时程，4个月内完成永久固定修复，最大限度减轻患者缺牙痛苦，远期效果良好。

参考文献

[1] Capelli, M., Zuffetti, F., Del Fabbro M, Testori T. Immediate rehabilitation of the completely edentulous jaw with fixed prostheses supported by either upright or tilted implants: a multicenter clinical study. International Journal of Oral & Maxillofacial Implants, 2007, 22(4): 639–644.

[2] Attard N J, Zarb G A. Immediate and early implant loading protocols: A literature review of clinical studies. Journal of Prosthetic Dentistry, 2005, 94(3): 242–258.

[3] Gapski R, Wang H L, Mascarenhas P, Lang NP. Critical review of immediate implant loading. Clinical Oral Implants Research, 2003, 14(5): 515–527.

[4] Chrcanovic B R, Albrektsson T, Wennerberg A. Immediate nonfunctional versus immediate functional loading and dental implant failure rates: a systematic review and meta–analysis. International Journal of Prosthodontics, 2014, 42(9): 1052–1059.

[5] Kan JYK, Rungcharassaeng K. Chapter 8–Immediate Implant Placement and Provisionalization of Maxillary Anterior Single Implants. Principles & Practice of Single Implant & Restorations, 2014, 18(1): 119–131.

[6] Morton D, Jaffin R, Weber H P. Immediate restoration and loading of dental implants: clinical considerations and protocols. International Journal of Oral & Maxillofacial Implants, 2004, 19 Suppl(1): 103–108.

赵保东教授点评

种植体支持的全口固定修复，解决了传统全口义齿修复的"固位不良""咀嚼效率低"及"异物感强"等问题。而无牙颌种植修复通常面临的问题是，如何在保证种植体初期愈合的前提下，尽快恢复患者的咀嚼功能。即刻种植+即刻修复在缩短患者"无牙"等待时间，减少患者就诊次数，恢复患者咀嚼功能方面具有显著优势。本病例采用即刻种植+即刻负重的方案，术后24h内通过采用种植体支持的临时树脂义齿恢复患者下颌咀嚼功能，并通过咀嚼力对种植体有效的生理刺激、一体式临时修复体对种植体的夹板固位作用，保证了种植体的良好愈合。采用种植体支持的螺丝固位一段式固定修复体完成了最终修复，取得了良好的修复效果。本病例下颌植入6颗种植体，对颌主要为天然牙，最终采用钴铬合金烤瓷修复体，要注意长期使用过程中的崩瓷风险。

数字化技术在下颌"All-on-4"种植及修复中的应用

周航 郭平川 天津欣爱齿口腔门诊部

摘要

目的：本文将报道1例下颌无牙颌患者，通过数字化技术，在下颌种植4颗种植体，并当天完成临时修复的病例。**材料与方法**：首先对下颌无牙颌患者进行CBCT扫描，制取印模并灌注石膏模型，应用Simplant软件对DICOM数据进行分析和三维重建，制作数字化导板，术中在导板的引导下将种植体按照"All-on-4"原则植入下颌骨，术后再行CBCT扫描，并将扫描数据交到技工室，通过威兰德CAD/CAM软件制作出临时义齿，当天完成临时修复。3个月后，用聚醚对下颌进行开窗式转移取印模，应用CAD/CAM技术制作纯钛切削螺丝固位的金属支架，试戴后完成最终义齿并戴入。**结果**：术后CBCT扫描结果与术前设计误差小于0.5mm，CAD/CAM临时义齿制作快捷，当天即可完成临时修复。3个月后的最终义齿就位顺利，固位良好，患者对美观及舒适均感觉满意。**结论**：应用Simplant口腔种植设计软件可以在术前对患者进行很好的外科设计及评估，并通过数字化导板进行精确的植入，这对于"All-on-4"技术中后方的两颗斜行种植体有很大的帮助。应用3D打印技术制作的CAD/CAM临时义齿美观、快捷，满足了患者当天种植、当天戴牙的需求。最终义齿也采用了数字化纯钛切削支架，固位精确且无应力。由此可见，数字化技术在无牙颌"All-on-4"种植及修复中起着重要的作用。

"All-on-4"技术是葡萄牙医生Malo教授开发的一种无牙颌固定式种植修复方案，该方案在单颌只需4颗种植体，且可以避开上颌的上颌窦空腔和下颌的下齿槽神经管。Duyck针对种植体的应力分析表明，单颌全牙列种植修复在前牙区和后牙区各放置2颗种植体，就可以最好地分散殆力。Sethi等则对倾斜种植体进行了观察和研究，证明了倾斜种植体与垂直植体之间的成活率及边缘骨吸收率无明显差异。因此，采用"All-on-4"即刻种植即刻负重对无牙颌患者来说，是一种成熟、方便、可靠的种植方案。

随着口腔科学技术的不断发展，特别是计算机数字化技术的应用，"All-on-4"种植也变得更加精确，更加快捷。医生可以通过CBCT等数字化影像技术进行计算机虚拟规划及评估，术中通过数字化导板的引导可准确地将种植体植入到所需要的位置，CAD/CAM切削临时义齿可使患者完成当天戴牙，这一切使得"All-on-4"种植手术及修复比以往更加安全、准确、快捷，因此，数字化技术将是是今后口腔种植的重要发展方向。

一、材料与方法

1. 病例简介 68岁男性患者，主诉为"全颌牙列缺失数年余，现要求种植修复。"自述数年前拔除全口牙齿，后佩戴全口总义齿，近日自觉义齿咀嚼效能降低，下颌固位不佳，希望下颌进行种植固定修复。口腔检查可见开口型、开口度正常，全颌牙列缺失，上颌牙槽嵴较丰满，下颌牙槽嵴重度萎缩。舌体居中，运动正常。口底软组织及舌下腺未见异常。患者否认有心脏病、糖尿病和高血压史，否认曾服用过氨基双膦酸盐药物，无吸烟史，全身情况良好。

2. 诊断 全颌牙列缺失；下颌牙槽骨重度萎缩。

3. 治疗计划

（1）CBCT扫描并取印模。制作蜡堤并确认咬合关系，将模型上殆架，制作上颌总义齿蜡型。（2）应用Simplant口腔种植设计软件对DICOM数据进行分析，设计种植方案，并根据该方案制作数字化种植导板。（3）术中在种植导板的引导下将4颗种植体植入。（4）术后再次CBCT扫描，并将数据和上颌模型交到技工室。（5）使用威兰德CAD/CAM义齿设计加工软件制作出临时树脂义齿，并戴入。（6）3个月后，应用CAD/CAM制作纯钛切削式支架，并排列人工牙。完成最终修复。

4. 治疗过程

（1）对患者颜面部进行CBCT扫描并取全颌印模。灌注石膏模型，将模型上殆架，制作蜡堤并确认咬合关系，确认后将模型交技工室，制作出上颌总义齿。

（2）应用Simplant口腔种植设计软件对DICOM数据进行分析及三维重建，可发现患者两侧后牙区垂直骨量严重不足。在软件中设计"All-on-4"种植方案，注意两侧后牙区的斜行种植体应避开颏孔向远中倾斜，确认后根据该方案设计出数字化种植导板，转换成STL文件格式后用3D打印技术将导板制作出来。

（3）手术中，使用必兰进行麻醉。然后将浸泡消毒过的种植导板固定在下颌，在固位钉位置钻孔，插入固位钉固定手术导板。在导板的引导下用先锋钻依次钻孔到预定深度，再用扩孔钻备洞，之后松开固位钉，取下手术导板。沿牙槽嵴顶切开并翻开黏骨膜瓣，找到刚才钻孔的位置，逐级备洞至预定直径。为获得较好的初始稳定性，种植窝预备时使用的最后一钻要比准备植入的种植体直径小一号。本次病例选用的是Nobel Biocare

公司的NobelActive种植体，首先在前牙区沿窝洞垂直植入2颗种植体（4.3mm×11.5mm），再于两侧颏孔后上方沿窝洞倾斜各植入1颗种植体（4.3mm×13mm），在第二前磨牙的位置穿龈。用扭矩扳手将种植体旋紧到位，最终4颗种植体的植入扭矩都＞70N·cm。之后安装基台，远中植体安装与种植体长轴成30°角的基台，近中植体安装标准或15°角度基台，使用30N·cm拧紧基台螺丝，安装白色印膜帽。伤口缝合。

（4）用硅橡胶口内取印模，再次对患者CBCT扫描，并将数据和模型交到技工室。

（5）技工人员使用威兰德CAD/CAM义齿设计加工软件进行数据分析，设计并制作出临时树脂义齿，此过程需要3~4h。之后医生将患者口内印模帽取出，将临时义齿戴入，调整咬合，最后用15N·cm扭矩的螺丝将临时修复体固定在基台上。

（6）术后给予患者口服消炎药1周，并叮嘱患者尽量进软食，9天后取下临时义齿，伤口拆线，将临时义齿清洁后重新固定在基台上。

（7）3个月后，取下临时义齿，用聚醚转移取印模，应用CAD/CAM制作纯钛切削螺丝固位的金属支架，经试戴后在支架上排列人工牙，完成最终修复。将最终修复体戴入患者口内，旋紧螺丝，调整咬合，最后用树脂封闭

螺丝孔。

（8）戴牙1周后复查，咬合调整，3个月后再次复查，取下修复体，并进行口腔清洁维护。拍摄X线片，显示种植体周围骨组织未见明显吸收。

二、结果

通过数据对比，术后CBCT扫描结果与术前设计误差＜0.5mm，表明数字化种植导板在种植精确度上令人满意。应用CAD/CAM设计和制作的临时义齿高效快捷，当天即可完成临时修复，使患者免除了无牙期的困扰。同样使用CAD/CAM制作的纯钛切削支架精度高，无金属变形和收缩，最终义齿重量轻，就位顺利，固位良好，患者自觉咀嚼功能良好，对美观及舒适均感觉满意。

应用Simplant口腔种植设计软件可以在术前对患者进行很好的外科设计及评估，并通过数字化导板进行精确的植入，这对于"All-on-4"技术中后方的2颗斜行种植体有很大的帮助。应用3D打印技术制作的CAD/CAM临时义齿美观、快捷，满足了患者当天种植、当天戴牙的需求。最终义齿也采用了数字化纯钛切削支架，固位精确且无应力。由此可见，数字化技术在无牙颌"All-on-4"种植及修复中起着重要的作用。

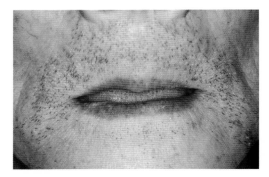

图1 术前患者口外像

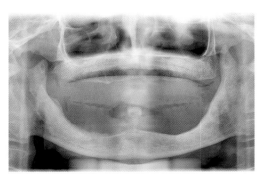

图2 术前患者X线影像

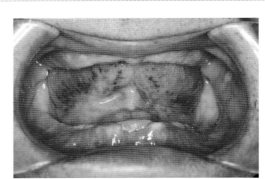

图3 患者术前口内像

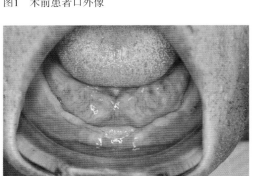

图4 患者术前下颌无牙颌口内像

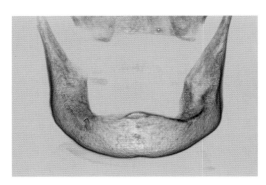

图5 术前拍摄CBCT生成的下颌骨三维视图

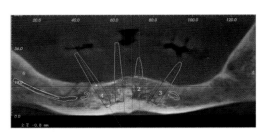

图6 在软件上进行All-on-4方案的设计

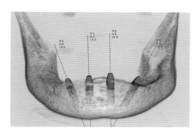

图7　设计完成后的模拟种植

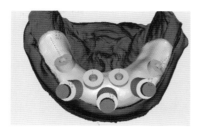

图8　设计导板，完成数据转换

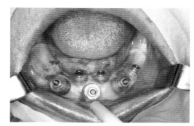

图9　已经固定了的导板，然后按照导板的引导开始钻孔

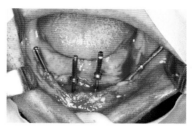

图10　取下导板，插入导向棒

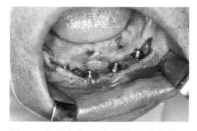

图11　按照备好的窝洞植入种植体，安装基台

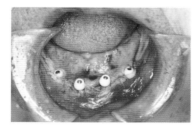

图12　基台上放置印模帽，伤口缝合

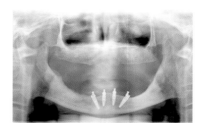

图13　术后的X线影像

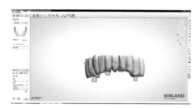

图14　制作临时义齿

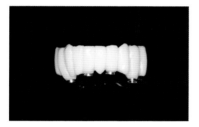

图15　制作完成的树脂临时义齿

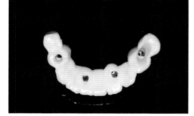

图16　树脂临时义齿𬌗面像

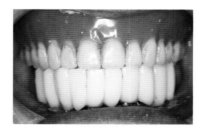

图17　在口内戴入树脂临时义齿，调整咬合

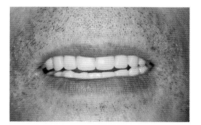

图18　上颌总义与临时义齿戴入后的口外正面像

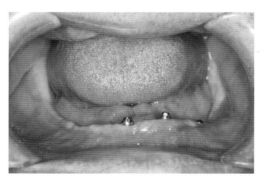

图19　3个月后，取下临时义齿

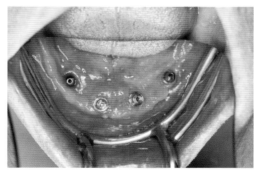

图20　临时义齿取下后的下颌口内像

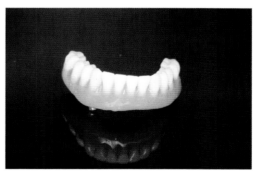

图21　应用CAD/CAM制作完成的最终修复体

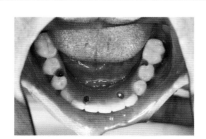

图22　最终修复体戴入口内的影像

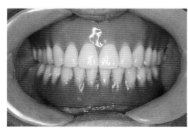

图23　上颌总义与下颌最终修复体戴入完成的口内正面像

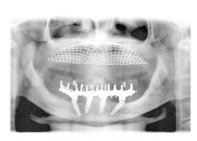

图24　最终修复完成的X线影像

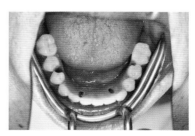

图25　修复完成后3个月，复查时的下颌口内像

三、讨论

本病例由于下颌牙槽骨重度萎缩，传统的总义齿存在着就位不良，咀嚼和语音功能降低的问题，再加上患者对固定修复的需求，因此，"All-on-4"种植就成了一种比较理想的方案。在此基础上，我们应用了多种数字化技术，大大提高了"All-on-4"种植及修复的精度，缩短了手术的时间，使整个治疗过程变得更加高效快捷，无论医生和患者均表示满意。但数字化技术的应用，对医生和技工的综合素质要求越来越高，特别是技工人员，其设计的数字化导板及修复体直接影响到手术的成败。而随着科技的发展，数字化技术将越来越深入到口腔种植领域中去，CBCT三维重建技术、CAD/CAM、外科导航技术及反求技术逐渐成为今后种植的重要发展方向。本病例目前的效果比较满意，长期效果还需要进一步观察。

参考文献

[1] Maló P, Rangert B, Nobre M. "All-on-Four" immediate-function concept with Branemark system implants for completely edentulous mandibles: a retrospective clinical study. Clinical Implant Dentistry and Related Research, 2003, (Suppl 1): 2-9.
[2] Maló P, Rangert B, Nobre M. All-on-4 immediate-function concept with Branemark system implants for completely edentulous maxillae: a 1-year retrospective clinical study. Clinical Implant Dentistry and Related Research, 2005, (Suppl 1): S88-S94.
[3] Pettersson A, Kero T, Gillot L, et al. Accuracy of CAD/CAM-guide surgical template implant surgery on human cadavers: Part I. J prosthet Dent Relat Res, 2010, 103(6): 334-342.
[4] Duyck J, Oosterwyck HV, Sloten JV, et al. Magnitude and distribution of occlusal forces on oral implants supporting fixed prostheses, an in vivo study. Clin Oral Implant Res, 2000, 11: 465-475.
[5] Sethi A, Kaus T, Sochor P. The Use of angulated abutments implant dentistry: five-year clinical results of an ongoing prospective study. Int J Oral Maxillofac Implants, 2000, 5: 801-810.
[6] 于德栋, 黄伟, 张志勇, 等. 数字化技术在种植外科中的应用. 中国实用口腔科杂志, 2016, 9(1): 10-14.
[7] 胡秀莲, 蒋析, 任抒欣, 等. 种植外科手术导板数字化加工. 中国实用口腔科杂志, 2012, 05(5): 266-272.
[8] 杨慧芳, 赵建江, 王勇, 等. 3D打印技术在口腔医学领域中的应用. 中国医疗设备, 2015(5): 63-65.

陈明教授点评

对于后牙区牙槽嵴严重萎缩的无牙颌患者，骨量不足妨碍种植固定修复，有学者提出"All-on-4"种植修复方案，该方案通过倾斜后牙种植体，避开上颌窦或下牙槽神经等结构，减少远中游离距。作者恰当设计4颗种植体，应用一系列数字化技术，提高种植及修复的精度，治疗过程高效，下颌唇侧基托的伸展达到美观效果，修复后医生和患者均满意。固定义齿的长期效果与清洁维护密切相关，容易清洁的上部结构有利于保持种植体的健康和提高留存率，基托掩盖种植体穿龈区域，会影响患者种植体维护，建议提高复查频率，调磨基托形成清洁通道。下颌固定修复后增加上颌牙槽嵴负担，几年后导致松软牙槽嵴形成，建议关注上颌牙槽嵴变化，尽快种植固定或种植覆盖义齿修复。

利用多基基台早期全口种植、早期修复无牙颌反𬌗患者1例

窦晓晨　刘鑫　何家才　安徽省口腔医院种植中心

摘要

牙列缺损患者1例，反𬌗。余留牙无保留预期。拔除余留牙2周行种植手术，8周后行种植支持式固定修复，并使用多基基台恢复正常咬合关系。该病例报道从简单、舒适、可靠的角度探讨了该类患者治疗方案的设计依据和实施技巧。

牙列缺损后，牙槽骨即出现根向吸收改建。上颌前牙区牙槽骨向内吸收，下颌前牙区牙槽骨向外吸收。导致上颌牙弓相对下颌牙弓较小。在不进行骨增量手术的情况下，种植体植入不易获得理想的三维位置，上颌种植体长轴常常位于下颌种植体的腭侧。常规修复无法纠正由于种植体平面的反𬌗，导致修复体反𬌗。特别是在颌间距离相对较小的情况下。本病例报道了1例前牙牙槽骨反𬌗患者，通过早期种植、早期修复进行全口牙列重建。在未行正颌、骨增量等手术的情况下，仅仅利用多基基台即恢复了正常的咬合关系。

一、材料与方法

1. 病例简介　60岁女性患者，否认系统性疾病史。患者要求行种植支持式固定修复，需要在2个月内完成最终修复。口腔检查：患者颌面外观下颌前伸明显，上颌右侧第二磨牙、右侧尖牙至左侧侧切牙、左侧第一前磨牙、左侧第二前磨牙，下颌左侧尖牙至左侧第二前磨牙、右侧第一磨牙缺失；上颌右侧第一磨牙至右侧第一前磨牙、左侧尖牙、左侧第一磨牙、左侧第二磨牙，下颌左侧第一磨牙残根。上颌右侧第三磨牙，下颌左侧第二磨牙、左侧侧切牙至右侧第二前磨牙、右侧第二磨牙Ⅲ°松动，均无保留意义。全景片显示余留牙牙槽骨退缩到根尖1/3，余留牙槽骨可用骨高度均＞12mm，骨密度Ⅱ～Ⅲ类。拔除余留牙后，可及下颌牙槽骨前突，上下颌前牙区牙槽突呈现反𬌗状态。CBCT显示拟种植位点的上下颌牙槽骨均呈现反𬌗像。

2. 治疗过程

（1）取模，制作蜡堤。测咬合，根据咬合关系上𬌗架。在𬌗架上去除拟拔除的牙齿。制作全口义齿。

（2）拔除患牙后，全口义齿组织面调整后加软衬。患者试戴，恢复了正常覆盖关系。

（3）在全口义齿上对应位点打眼，填充阻射牙胶。患者戴着全口义齿行CBCT扫描。初步设定种植位点及方向。

（4）2周后，软组织愈合封闭拔牙创口，进行种植体植入。按照计划，上颌植入8颗，下颌植入6颗。关闭创面，全口义齿加衬戴入。

（5）6周后口内愈合良好，全景片检测各种植体骨结合良；二期手术放置愈合基台。同期利用个性化开窗托盘取模型，制作蜡堤，测试咬合间距。

（6）利用多基基台为基础，制作蜡牙，口腔内试戴。检测咬合状态及唇侧突度。

（7）完成最终修复体。恢复正常覆盖覆𬌗关系。

二、结果

患者口腔内试戴后对咬合和外形均表示满意，全景片检测显示所有修复体就位固位良好。患者对修复后口唇突度效果也较为满意。

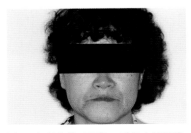
图1　患者术前正面像，可见上唇塌陷

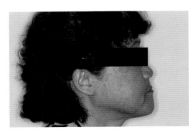
图2　患者术前侧面像，可见下颌明显前伸

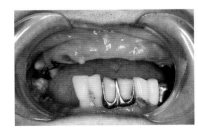
图3　患者口内正面像

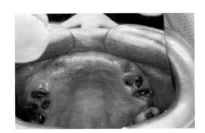
图4　患者口内𬌗面像

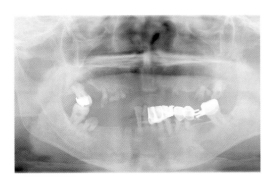

图5 全景片示残留牙无保留价值

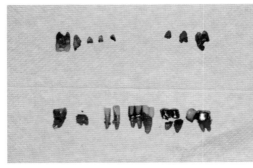

图6 一次拔除口内残留牙根牙冠

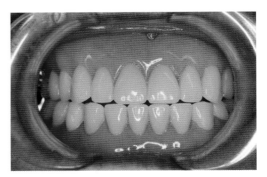

图7 拔牙后，立刻戴入义齿

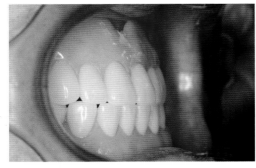

图8 义齿就位后口内侧面像，恢复正常咬合关系

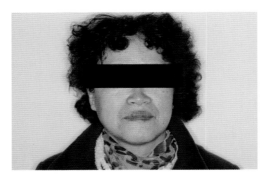

图9 义齿就位后，患者面型正面像，上唇丰满度得到改善

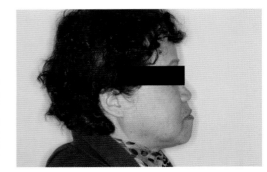

图10 义齿就位后，患者面型侧面像，下颌前伸得到改善

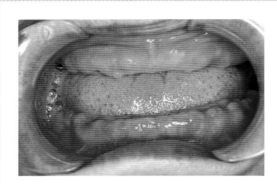

图11 拔牙2周后的口内像

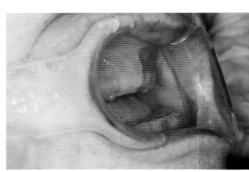

图12 侧面可见牙槽骨呈反殆向

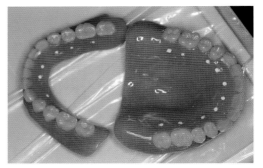

图13 全口义齿牙胶标记造影

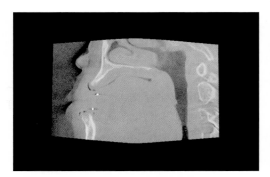

图14 CBCT显示前牙反殆的牙槽位置

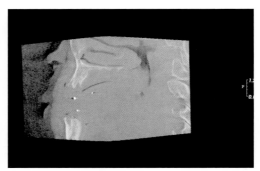

图15 CBCT显示后牙反殆的牙槽位置

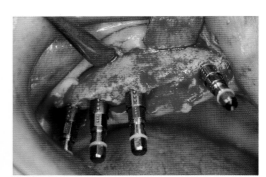

图16 分区植入种植体

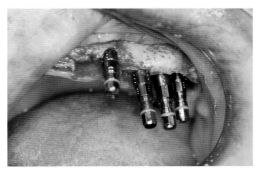

图17　分区植入种植体

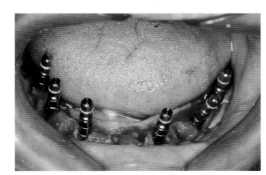

图18　分区植入种植体

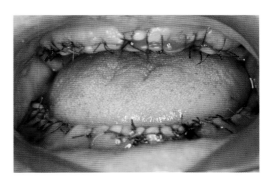

图19　潜入式缝合

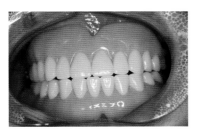

图20　术后戴用原全口覆盖义齿

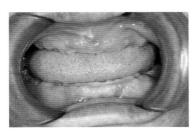

图21　6周后种植体创面愈合良好

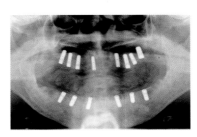

图22　全景片显示种植体骨结合良好

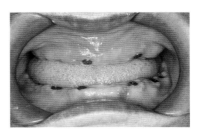

图23　二期更换愈合基台

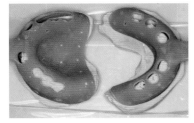

图24　开窗式取模型

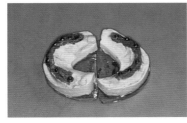

图25　利用多基基台修复

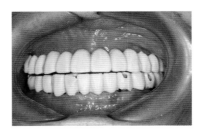

图26　口内蜡牙试戴

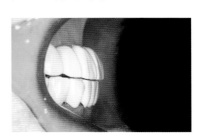

图27　蜡牙戴入口内侧面

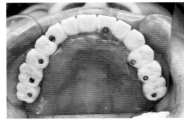

图28　螺丝固位设计

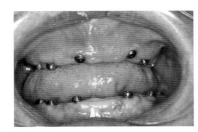

图29　口内戴入多基基台，就位良好

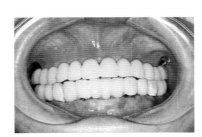

图30　戴入最终修复体，修复体就位良好

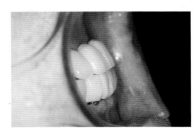

图31　终修复体侧面像，咬合关系恢复正常

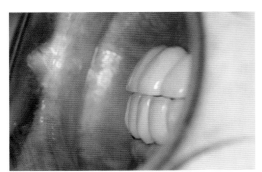

图32　终修复体侧面像，咬合关系恢复正常

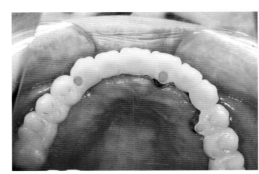

图33　终修复体𬌗面像，树脂封闭螺丝孔

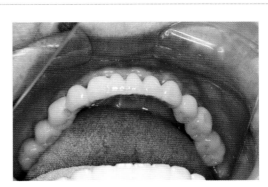

图34　终修复体𬌗面像，树脂封闭螺丝孔

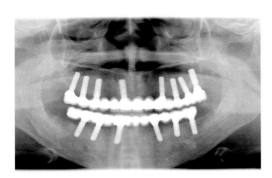

图35　全景片示种植体稳定，修复体就位良好

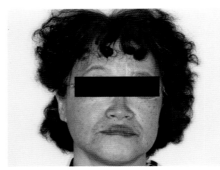

图36　患者最终修复后面型得到改善

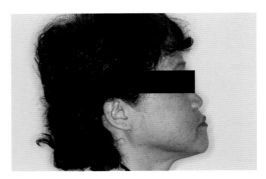

图37　下颌前伸得到纠正，上唇丰满

三、讨论

前牙反殆患者的种植修复较为复杂，特别是涉及全口的早期种植、早期修复。反殆的修复体常常导致种植体承担较大的侧向力，对于早期植入、早期修复的种植体，具有一定的挑战性。

早期种植是指拔牙4~8周，待拔牙创表面的软组织愈合后进行种植体的植入。拔牙后2周进行种植，由于拔牙创表面已经有软组织封闭。可以较为轻松地进行无张力一期缝合。早期种植能缩短种植修复整体时长，实现种植体的愈合与牙槽窝的愈合同步进行。全口的即刻种植也具备很广泛的适应证，该患者余留牙根方具备较为充沛的剩余牙槽骨量，可以考虑即刻种植。但是对于存有大量余留牙根伴有根尖周疾患的患者。拔牙后清创时间一般较长，而且由于存在大量肉芽，手术中的麻醉浸润效果也会受到一定的影响。

考虑减少患者手术不适感，降低手术复杂程度，我们采纳了先拔除患牙，2周后早期种植的手术方案。

早期修复是指种植后8周内进行的修复。Morton D的一项2年的回顾性研究显示对于部分牙列缺损的患者而言，Straumann®软组织水平种植体在植入6周后即能承担殆向负载。因此，患者要求2个月内完成种植修复是可以得到保障的。

本病例通过使用多基基台修复反殆位的种植体，可以避免为实现理想的种植三维位置而采用一些较为复杂的骨改建手术。多基基台采用双层基台的设计，通过连接第一级基台可以缩小种植体平面间的位差。通过第二级基台，可以在有限的咬合间距内形成覆盖覆殆正常的修复体。并且很容易获得共同就位道，修复体很容易被动就位。对于长桥修复体，也利于消减内应力。患者修复后整体上唇突度也得到了较大程度的丰满。

参考文献

[1] Hermann JS, Buser D. Guided bone regeneration for dental implants. Curr Opin Periodontol, 1996, 3: 168–177.

[2] Buser D, Chen ST, Weber HP, Belser UC. Early implant placement following single-tooth extraction in the esthetic zone: biologic rationale and surgical procedures. Int J Periodontics Restorative Dent, 2008 Oct, 28(5): 441–451.

[3] Chen ST, Buser D. Esthetic outcomes following immediate and early implant placement in the anterior maxilla--a systematic review. Int J Oral Maxillofac Implants, 2014, 29 Suppl: 186–215.

[4] Bornstein MM, Wittneben JG, Brägger U, Buser D. Early loading at 21 days of non-submerged titanium implants with a chemically modified sandblasted and acid-etched surface: 3-year results of a prospective study in the posterior mandible. J Periodontol, 2010 Jun, 81(6): 809–818.

[5] Morton D, Bornstein MM, Wittneben JG, Martin WC, Ruskin JD, Hart CN, Buser D. Early loading after 21 days of healing of nonsubmerged titanium implants with a chemically modified sandblasted and acid-etched surface: two-year results of a prospective two-center study. Clin Implant Dent Relat Res, 2010 Mar, 12(1): 9–17.

赵保东教授点评

上下颌牙列缺失的患者常表现为"反殆"的咬合关系，纠正反殆关系的方法主要有：骨增量，如块状骨移植；种植体支持式覆盖义齿修复，通过基托、排牙弥补不良的上下颌位置关系；倾斜植入种植体；或选用角度基台调整修复体轴向等。但以上方法存在外科程序复杂、基托异物感较大以及过大的倾斜角度对种植体造成过大的剪切力等缺点。

本病例灵活选用多基基台，借助多基基台对种植体植入角度具有较大宽容度的特点，在未进行骨增量的情况下，纠正了上下颌咬合关系，避免了植骨的风险和手术难度，简化了治疗程序，缩短了就诊时间，并实现了固定修复，避免了基托的异物感，获得了良好的修复效果。同时，采用早期种植方案，获得了良好的牙龈愈合，为种植体支持的固定修复争取了足量的附着龈宽度。是一例典型的通过灵活利用修复方法以代替外科手术方法，最终取得良好修复效果的病例。

下颌单牙列早期种植即刻负重

陈斌科　宁波口腔医院种植科

摘要

目的：下颌牙列缺损，残留牙齿评估后也无保留价值，本文介绍拔除后早期种植，即刻修复且负重。**材料与方法**：下颌牙列缺损的患者，部分剩余牙齿松动，咬东西牙齿疼痛，要求种植修复。在CBCT下，设计种植方案，拔除预留牙，1个月后早期植入6颗Bego种植体，24h内安装临时固定义齿修复。术后4个月完成CAD/CAM树脂固定桥，1个月后再行CAD/CAM纯钛支架，烤塑修复。**结果**：种植4个月后种植体完成骨结合，最终获得理想的外形轮廓，重建了咬合，也恢复了患者想要的覆𬌗覆盖关系。**结论**：掌握好适应证，用合适的种植方式可以给牙列缺失患者即刻恢复咬合及美观。

一些中老年人，牙齿状况堪忧，由于要面对社会上各种交际和应酬，担心拔牙后没有牙齿，即使牙齿松动也不及时拔除。导致最后，没有足够的牙槽骨来进行种植，而增加植骨等附加手术。常规的种植需要3~4个月才能有牙齿给患者。现在有了即刻修复技术，应用固定义齿即刻修复能显著缩短治疗时间，最大限度减轻患者不适，可以给患者更好的美观和社会生活。

一、材料与方法

1. 病例简介　65岁男性患者，下颌曾经带过活动假牙，因为难受所以不喜欢戴。现剩余牙齿部分松动，影响进食，影响美观，要求种植牙固定修复。否认系统性疾病。检查：下颌右侧第二前磨牙至右侧第二磨牙缺失。下颌左侧尖牙至左侧第二磨牙固定修复桥，松动，CT见预留牙根尖不同程度炎症。

2. 治疗计划　下颌拔除所有余留牙，由于根尖感染较重，计划1个月后软组织愈合，种植6颗植体，即刻修复。4个月后换修复体，再1个月后换纯

钛支架烤塑固定桥。上颌左侧第一磨牙种植。

3. 治疗过程

（1）术前准备，术前系统检查口腔内情况及CBCT骨量情况，用软件模拟下颌植入6个植体的位置和牙齿状况。提前制作下颌全口的活动义齿，术后即刻修复用。

（2）拔除牙齿1个月后，进行外科手术，修整牙槽骨，植入6颗植体，扭矩35N·cm，测量ISQ数值均大于75。安装多牙基台，缝合窗口。

（3）即刻修复。术后取摸，制作临时固定修复体，戴入，调𬌗。

（4）制作CAD/CAM树脂桥，进行咬合的微调及适应。

（5）参考之前的CAD/CAM树脂桥，进行CAD/CAM纯钛支架的制作，上部烤塑修复。

（6）材料：种植系统Bego，multi plus多牙基台，CAD/CAM树脂桥，CAD/CAM纯钛支架。

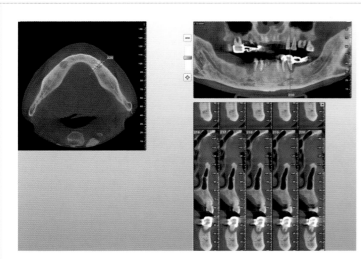

图1　初诊CBCT片，下颌部分牙根炎症较重

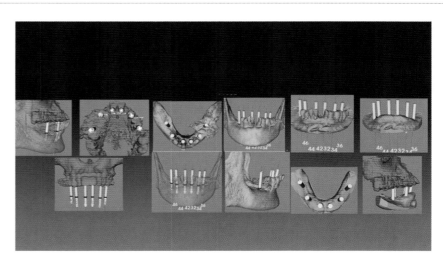

图2　计算机模拟植入、方向及咬合

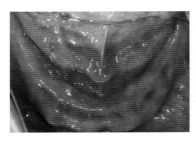

图3 拔牙1个月后，软组织愈合，准备种植

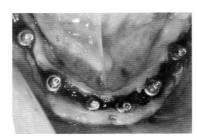

图4 植入6颗植体，𬌗面像

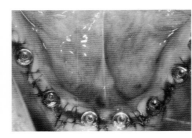

图5 术后即刻上多牙基台，缝合创口

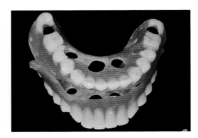

图6 用来做固定临时修复的活动假牙

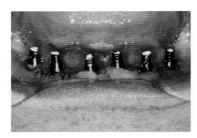

图7 12h后，上多牙基台修复套

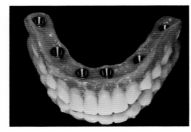

图8 临时修复体组织面像

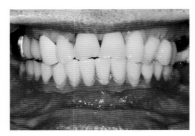

图9 固定临时修复体戴入口内，咬合像

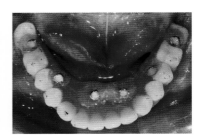

图10 固定临时修复体𬌗面像

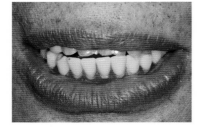

图11 固定临时修复体正面像

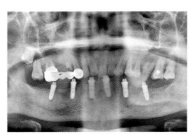

图12 全景片

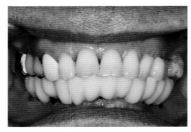

图13 4个月后更换CAD/CAM树脂桥

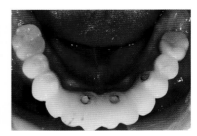

图14 CAD/CAM树脂桥𬌗面像

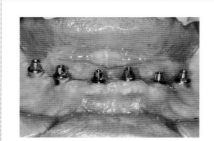

图15 1个月后，换两个多牙基台

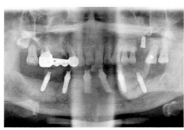

图16 复查全景片

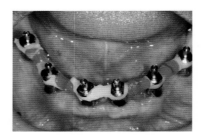

图17 取模，应力中断后再连接取模

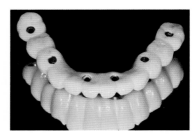

图18 修复体，螺丝孔位置

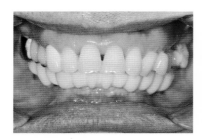

图19 戴入修复体，咬合像

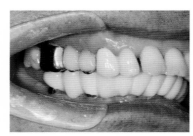

图20 右侧方咬合

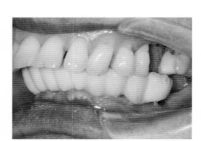

图21 左侧方咬合

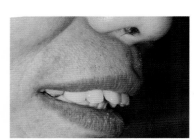

图22 侧面像，患者喜欢下唇牙齿内收

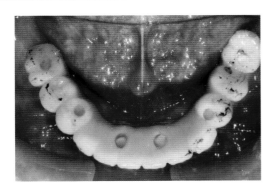

图23 戴牙调整咬合

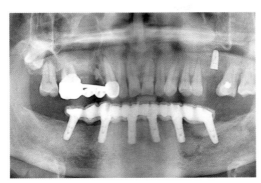

图24 戴牙后全景片

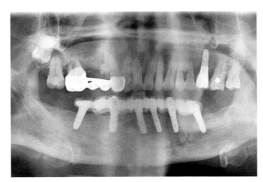

图25 1年后复查全景片

二、结果

下颌植入6颗种植体，固定义齿即刻修复，4个月后种植体完成骨结合，最终修复体获得了理想的外形轮廓，重建了咬合关系，恢复了患者想要的覆𬌗覆盖，患者对美观效果和拒绝功能满意。

三、讨论

即刻修复是指植入植体后，48h内完成临时上部结构，待骨结合后更换上部节后，完成最终修复。即刻种植后，能否进行即刻修复，全口一般都涉及即刻负重，取决于植入后的扭力及ISQ值。本案例中，选用了合适的植体，获得了较好的初始稳定性及种植体ISQ测量均＞75，可以进行即刻负重。经过适量的咬合刺激，有利于骨结合。即刻修复可以大大改善患者的生活，让患者更容易接受种植。

本案例中，使用了Bego的多牙基台。此基台把修复体的边缘放在了牙龈上部或者平牙龈，对种植体平台及骨没有任何不良刺激，比较适合这种需要多次取戴，取摸，上最终修复体。都不用再涉及种植体骨边缘及牙龈，对患者和种植体都是很好的保护。

即刻种植，即刻修复，即刻负重，使用CAD/CAM技术可以让患者更容易接受全口种植，大大缩短治疗时间，减轻患者的不适。

参考文献

[1] AttW, BernhartJ, Strub JR. Fixed Rehabilitation of the Edentulous Maxilla: Possibilities and Clinical Outcome. JOraMaxillofacSurg, 2009, 67: 60-73.
[2] DragoC, HowellK. Concepts for designing and fabricating metal implant framework for hybrid implant prostheses. JProsthodont, 2012, 21(5): 413-424.
[3] DragoCJ, PetersonT. Treatment of an edentulous patient with CAD/CAM technology: aclincicalreport. J prosthodont, 2007, 16(3): 200-208.
[4] D Wismeijer, PCssentini, GGallucci, et al. ITI Treatment Guid, Volume 4: Loading Protocols in Implant Dentisty: EdentulousPatients, uintessenzVerlags-Gmbh, Berlin, Germany.
[5] PMalo, M de AraujoNobre, JBorges, et al. Retrievable metal ceramic implant-supported fixed prostheses with milled titanium reameworks and al-ceramic crowns: retrospective clinical study with up to 10 years of follow-up. J Prosthodont, 2012, 21: 256-264.

刘传通教授点评

该病例临床资料详细完整，诊疗思路清晰。种植术后采用预成义齿与修复基台粘接的方式完成即刻修复，降低了临床取模及加工工艺的难度。正式修复采用CAD/CAM纯钛支架加上部烤塑修复，保证了整体性和支架的强度，但是当个别牙冠或种植体出现问题时则需要拆卸整体支架，增加了后期修补维护的负担。

上颌无牙列种植固定修复

林孟杰　宁波口腔医院种植科

摘要

目的：文章主要介绍上颌牙列缺失种植固定修复的外科手术，计算机导板的应用，即刻修复即刻负重技术。**材料与方法**：上颌牙列缺失患者，因活动义齿固位不佳，要求种植修复，要求即刻有牙。身体状况无系统性疾病。在CBCT指导下，设计种植方案，确定上颌植入6颗Bego种植体，椅旁即刻临时固定修复，4个月后，发现上颌左侧第一磨牙骨结合不良，取植体，于上颌左侧第二磨牙位点植入1颗。术后3个月行CAD/CAM纯钛支架烤塑修复。**结果**：经历了半年的时间，种植体完全达到了骨结合，愈合基台使牙龈形成理想的轮廓外形，CAD/CAM纯钛支架烤塑牙重建了咬合，不仅拥有美观，达到了咬合重建。**结论**：即刻种植即刻修复使无牙列患者手术当天即拥有一副固定的临时义齿。

由于牙周病和龋病导致的牙列缺失的患者越来越多，牙列缺失不仅给患者带来功能性的障碍，还造成美观等一系列社交问题。想迫切希望拥有一副新的牙齿，被越来越多的患者所期望。即刻种植即刻修复最大限度地缩短了就诊时间，即刻恢复功能和美观。

一、材料与方法

1. 病例简介　男性患者，主诉上颌无牙颌活动义齿固位不良，无法达到咬合要求，要求种植固定修复。否认各系统性疾病，否认过敏史，无磨牙症。专科检查患者面型正常，低笑线，上颌无牙颌牙槽嵴萎缩，活动义齿固位不良，咬合关系可。临床诊断上颌牙列缺失。

2. 治疗计划

（1）上颌植入6颗种植体，手术当天多牙基台制作临时固定修复。

（2）4个月后永久修复。

3. 治疗过程

（1）术前准备：术前口内检查，CBCT检查，骨密度分析，模拟于上颌双侧侧切牙、第一前磨牙、第一磨牙分别植入共6颗种植体，制作计算机导板。

（2）外科手术：参考计算机导板设计，按照Bego种植系统的规范操作，分别于上颌双侧侧切牙位点植入4.1mm×10mm，上颌左侧第一前磨牙位点植入4.1mm×10mm，上颌右侧第一前磨牙位点植入4.5mm×10mm，

上颌双侧第一磨牙位点各植入4.5mm×10mm，应用种植体共振频率测定仪测得ISQ均＞75，安装多牙基台，创口缝合。

（3）即刻修复：手术结束门诊椅旁利用旧义齿，确定基台位置，打孔，基托树脂重衬，作为临时固定义齿，行使即刻修复。

（4）插曲：4个月后患者来取模，卸下临时义齿，上颌左侧第一磨牙区牙龈红肿，拍片见种植体周围明显暗影，提示骨结合不良，局麻下切开翻瓣顺利种植体，刮除肉芽组织，可见范围6.0mm×12mm窝洞，无法原位点重新植入，选择上颌第二磨牙位点植入4.5mm×10mm植体，采用埋入式愈合。磨除第二前磨牙，第一磨牙临时牙，继续修行固定临时修复。

（5）永久修复：3个月后二期拆线后2周，种植体均获得良好的骨结合，牙龈无红肿，多牙基台水平取第一次闭口印模，口外制作个性化开窗印模杆，个性化托盘。确定颌位关系，CAD/CAM制作钛切削支架，试支架试排牙，制作烤塑冠桥，永久修复。

（6）材料：德国Bego种植系统；Multi plus多牙基台。

二、结果

上颌无牙颌植入6颗种植体，固定义齿即刻修复，等植体全部形成骨结合，获得良好的稳定性和理性的牙龈轮廓外形，重建了咬合，利用牙龈瓷对义齿的修饰达到理想牙列的效果，满足了患者对美观和功能的要求。

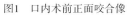

图1 口内术前正面咬合像

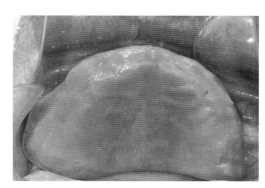

图2 术前口内𬌗面像

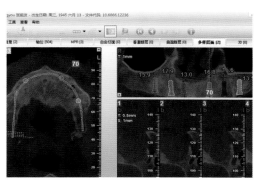

图3 术前CT

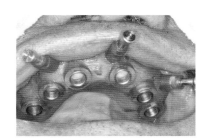

图4 计算机导板口内戴入

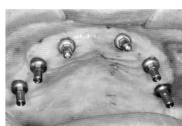

图5 植入德国Bego种植体6颗

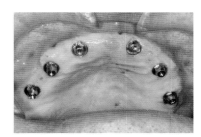

图6 安装多牙基台

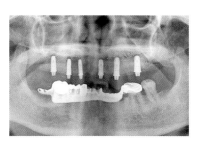

图7 术后曲面断层片显示良好的平行关系

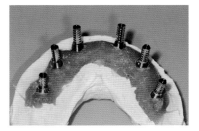

图8 安装多牙钛基台

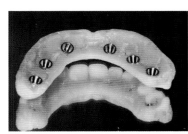

图9 临时义齿完成

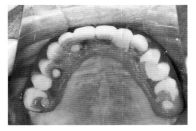

图10 临时义齿口内就位

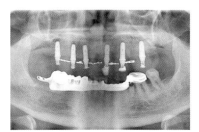

图11 术后即刻临时固定义齿X线片

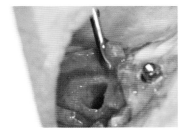

图12 翻瓣取出上颌左侧第一磨牙植体

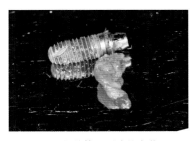

图13 取下的植体和刮除的肉芽

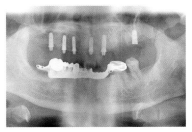

图14 补种上颌左侧第二磨牙

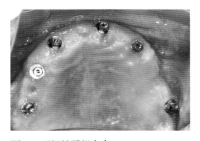

图15 理想的牙龈愈合

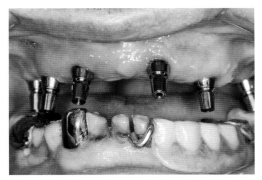

图16 安装闭口取模杆

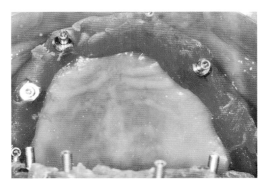

图17 口内重新连接

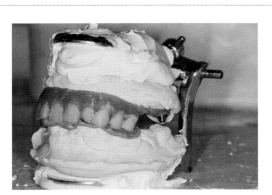

图18 旧义齿上𬌗架

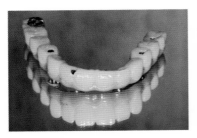

图19 钛支架烤塑一体桥唇面像

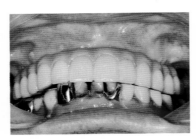

图20 咬合正面像

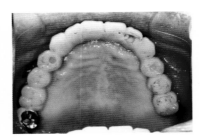

图21 咬合

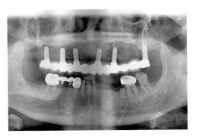

图22 戴牙后曲面断层片显示修复体完全就位

三、讨论

1. 旧义齿的应用 （1）全口种植义齿修复需要在手术前设计好植入位点，在CBCT下测量牙槽骨的高度和宽度，模拟植入种植体，对种植位点进行精确的定位。（2）术后利用旧义齿制作临时固定修复，就位方便，节约时间，减少患者术后软组织肿胀。

2. 计算机导板的种植外科的应用 使手术更加安全可控。

3. 固定义齿即刻修复 即刻修复是指种植体植入后48h内完成临时上部修复，待种植体获得骨结合后更换上部结构，完成永久修复。行使即刻负重主要取决于种植体植入后的初始稳定性。病例中植入ISQ均 > 75，说明达到了良好的初始稳定性，能承受一定的咬合力，大小适宜的力量对种植体周围的牙槽骨是一种生理性刺激。固定义齿即刻修复明显缩短患者诊疗时间，最大限度减轻患者的不适，即刻恢复功能和美观，保证患者正常生活和社交。

4. CAD/CAM技术在永久修复体制作上的应用 CAD/CAM技术制作种植体螺丝固位一体化切割纯钛支架烤塑冠桥，作为永久修复。具有精确就位，重塑功能和美观的作用。聚合瓷具有较高的抗曲强度，能与钛基底良好结合。螺丝固位维护方便。

5. 个性化取模杆和个性化托盘 有利于印模的准确度。

无牙颌患者行即刻种植即刻修复，最大限度缩短患者治疗时程，使无牙颌患者即刻拥有第三副牙齿，减轻不适，达到功能和美观的要求。

参考文献

[1] Papaspyridakos P, Chen CJ, Chuang SK, et al. Implant loading protocols for edentulous patients with fixed prostheses: a systematic review and meta-analysis. Int J Oral Maxillofac Implants, 2014, 29: 256-270.

[2] Atieh MA, Alsabeeha NH, et al. hefrequency of peri-implant diseases: a systematic review and meta-analysis. J Periodontal, 2013, 84(11): 1586-1598.

[3] 宿玉成译. 牙种植学的负荷方案——牙列缺失的负荷方案, 2011: 11-63.

[4] S Kourtis, K Kokkinos, V Roussou. Predicting the final result in implant-supported fixed restorations for completely edentulous patients. J Esthet Restor Dent, 2014, 26: 40-47.

[5] Jepsen S, BerglundhT. Primary prevention of peri-implantitis: managing peri-implant mucositis. Systems, J ClinPeriodontol, 2015, 42(Suppl 16): S152-157.

刘传通教授点评

本病例术中利用计算机导板技术进行精确手术，术后利用旧义齿进行临时固定修复，就位方便，节约加工时间。整体诊疗思路清晰明确，流程规范，即使遇上小插曲也能灵活应对，轻松化解。长期的临床修复效果还需要更长久的临床观察与随访。

全口种植义齿即刻负重1例

李明 汤春波 汪乔那 陈冬雷 金婷婷 张金芬 南京医科大学附属口腔医院·江苏省口腔医院种植修复科

摘要

目的：通过病例分析，评价于全口无牙颌患者的单颌各植入6~8颗种植体后进行即刻修复即刻负重的临床效果。**材料与方法**：对1例典型的全口无牙颌患者进行全面检查、综合分析，提出治疗方案，进行种植后即刻负重，总结全口牙列缺失后即刻负重的临床经验。**结果**：共植入14颗种植体，其中上颌8颗，6颗用于即刻负重；下颌6颗均用于即刻负重。全口无牙颌患者种植手术后采用螺丝固定的一体式临时树脂固定桥即刻修复，行即刻功能性负载。6个月后行永久修复，永久修复体为复合龈瓷的钛金属支架（螺丝固位），外部为烤瓷冠单套冠（粘接固位）。即刻修复义齿固位力强、咀嚼效率高，永久修复义齿美观舒适，患者满意度高。**结论**：于无牙单颌植入6~8颗种植体后，当植入种植体的终末扭矩达到35~45N·cm，采用全牙弓即刻修复义齿进行即刻负重是一种稳定可靠的治疗方案。

近年来，随着人们不断对更高生活质量的追求，传统全口活动义齿由于固位效果不良、咀嚼效率差等问题已经不能满足无牙颌患者的需求，全口种植固定义齿越来越受到患者的欢迎。由于国外学者证明在严格掌握适应证时，种植体支持的固定义齿采用即刻修复与延期修复方案对种植体成功率影响无统计学差异，我们采用单颌6~8颗种植体支持的全口种植固定义齿进行即刻修复与即刻负重，重建全口咬合与功能，取得了理想效果，现报道如下。

一、材料与方法

1. **病例简介**　64岁男性患者，因"上、下颌牙列缺失4个月余"来我院要求种植修复治疗。患者4个月前因晚期牙周病于外院拔除全口余留牙，未行义齿修复。检查：上、下颌牙列缺失，牙槽骨丰满度尚可，未见骨尖和倒凹；附着龈颜色、质地正常；上下颌关系正常。患者无系统性全身疾病史和抽烟史，无服用影响骨代谢药物史。

2. **诊断**　上、下颌牙列缺失。

3. **治疗计划**　制作全口义齿作为过渡性义齿，患者佩戴义齿2个月后种植。首先下颌植入6颗种植体，1周后上颌植入8颗种植体，即刻负重。永久修复采用一段式桥体修复。

4. **治疗过程**　（1）术前准备：①制作全口义齿：取模—灌注模型—制作蜡堤—口内确定正中𬌗关系及垂直距离—面弓转移𬌗关系，上𬌗架—排牙—口内试戴—义齿完成。患者佩戴义齿2个月后种植。上、下颌总义齿能够重新恢复上唇突度、颌间距离等。这将为我们提供有用的信息，如颌骨的吸收程度、义齿在口腔内的最佳位置。②完善术前CBCT检查，制作研究模型，利用患者义齿制作简易导板确定种植体的位置。1%碘伏溶液浸泡消毒后，生理盐水反复冲洗备用。

（2）外科手术过程：戴入利用义齿制作的简易导板，定位钻定位，深度以钻入骨内2mm左右为宜。切开翻瓣，可以看到之前的定位孔。

按顺序备洞，下颌植入6颗Straumann®种植体（下颌双侧侧切牙位点3.3mm×12mm，左侧第一前磨牙位点4.8mm×10mm，右侧第一前磨牙位点4.8mm×8mm，左侧第一磨牙位点4.8mm×8mm，右侧第一磨牙位点4.8mm×8mm），下颌右侧第一前磨牙位点骨质呈沙漏状，备洞过程中有落空感，未见明显出血，局部填塞Bio-Gide®骨膜后，植入较预先设计稍短的植体。上愈合基台，关闭软组织创口。1周后上颌植入8颗Straumann®种植体（上颌双侧切牙位点3.3mm×12mm，双侧尖牙位点4.1mm×10mm，双侧第一前磨牙位点4.1mm×10mm，双侧第一磨牙位点4.8mm×8mm）。由于上颌双侧第一磨牙位点骨高度不足，行上颌窦内提升术，因此双侧上颌最远中2颗种植体未予即刻负重，其余12颗种植体植入扭矩>35N·cm，均予以即刻负重。

（3）即刻修复过程：术后1h聚醚开窗式取模。取颌位记录，将下颌蜡𬌗托口内就位，在𬌗托上安放6~8层蜡片制作的蜡堤，分别确定垂直向、水平向颌位关系。技工中心制作螺丝固位可拆卸热凝树脂固定桥。术后第2天佩戴即刻修复体，调𬌗。即刻修复体行即刻功能性负载，6周内特别嘱患者进软食。术后2周取下即刻修复体，拆除缝线。1周后上颌完成单颌种植手术后重复以上步骤。

（4）永久修复过程：6个月后行永久修复。常规方法取初印模，于模型上制作个别托盘和带有树脂夹板的个性化转移体。个性化转移体口内就位，用成形树脂口内连接切断的树脂夹板，用个别托盘取终印模。取咬合记录。试戴支架后，再次取咬合记录。螺丝固定支架后，试戴外部烤瓷冠，粘接固定，调整咬合。

二、结果

术后X线片显示种植体均处于较理想的位置。6个月后X线片显示14颗种植体骨结合良好。

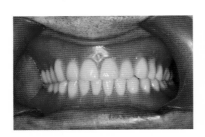

图1 术前制作全口义齿、试戴蜡牙

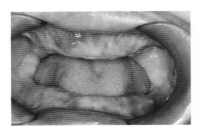

图3 术前口内像

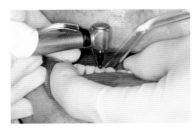

图4 在下颌简易导板引导下用先锋钻备孔

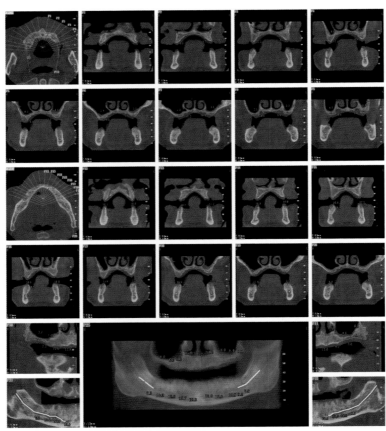

图2 术前CBCT

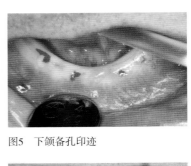

图5 下颌备孔印迹

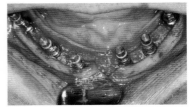

图6 下颌完成种植体植入后携带器殆面像

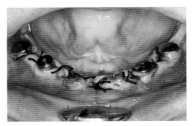

图7 下颌安放愈合基台，缝合术创

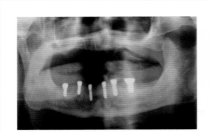

图8 下颌种植术后全景片

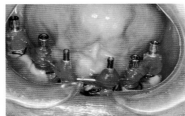

图9 下颌口内转移体就位，成型树脂和钢丝形成"夹板"

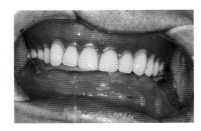

图10 口内取下颌咬合记录

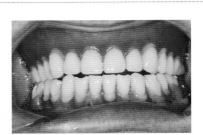

图11 下颌即刻修复义齿戴入后双侧咬合

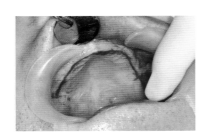

图12 上颌牙槽嵴顶做切口

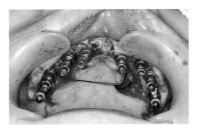

图13 上颌完成种植体植入后携带器口内像

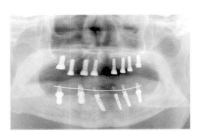

图14 上颌种植术后全景片

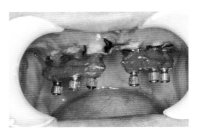

图15 上颌口内转移体就位，成形树脂和钢丝形成"夹板"

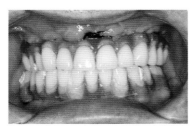

图16 上颌即刻修复义齿戴入口内

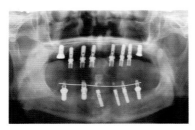

图17 全口即刻修复后全景片

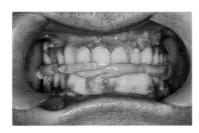

图18 利用即刻修复体取硅橡胶咬合记录

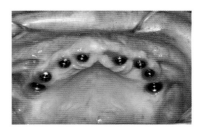

图19 即刻修复6个月后上颌牙龈袖口

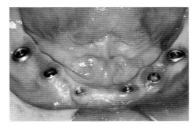

图20 即刻修复6个月后下颌牙龈袖口

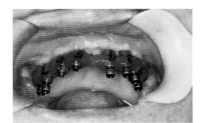

图21 上颌个性化转移体口内树脂夹板连接完成

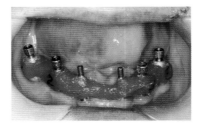

图22 上颌个性化转移体口内树脂夹板连接完成

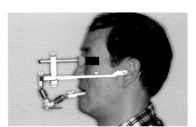

图23 面弓转移颌位关系

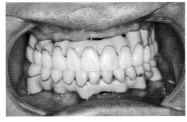

图24 试戴钛支架与塑料牙冠，咬合口内像

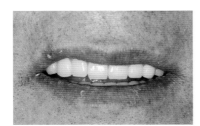

图25 正面像

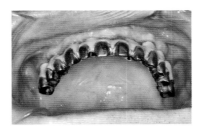

图26 上颌试戴钛支架与塑料牙冠

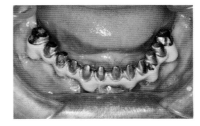

图27 下颌试戴钛支架与塑料牙冠

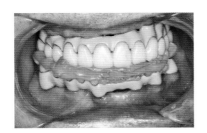

图28 再次取硅橡胶咬合记录检验咬合

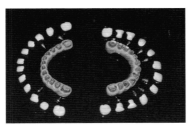

图29 复合龈瓷（已饰面）的钛支架与钴铬合金烤瓷牙冠于模型上

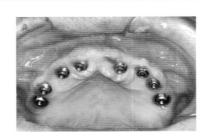

图30 上颌复合桥基台口内就位

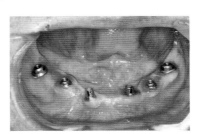

图31 下颌复合桥基台口内就位

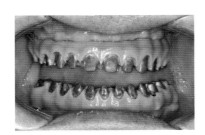

图32 上下颌钛支架就位，螺丝固定

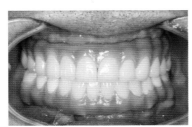

图33 最终修复完成正面咬合像

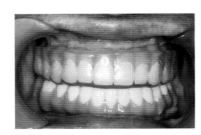

图34 上颌𬌗垫戴入

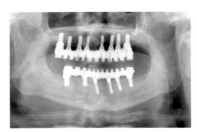

图35 最终修复完成后全景片

本病例采用即刻负载方案，临时义齿恢复了患者的口腔功能和美观。最终修复体采用复合龈瓷的螺丝固位的钛金属支架，外部为粘接固位的烤瓷冠，外形与功能俱佳。

三、讨论

无牙颌的修复重建需要经过一个精确的诊断阶段，本病例首先完成过渡性临时修复体，并考虑到将来永久修复的所有功能和美观因素。根据患者的需求和在美观方面的期望，给患者提供多种可选择的治疗方案。单颌需要多少颗种植体、种植体的分布、修复体材料的选择、是否需要植骨手术、即刻修复的可能性以及完成治疗所需要的时间等。

对于沙漏状下颌骨，文献中报道处理方法是尽量避开狭窄区域，可以采用倾斜种植的方法，另外由于狭窄区域血供来源主要来自骨膜，切开翻瓣时不宜范围过大。

易出现的问题及解决方法：（1）骨质较疏松时，可减少攻丝甚至不攻丝；而在骨质更疏松的受植区，应采用阶差备洞技术。（2）在种植体植入2/3左右时出现阻力明显增大，不宜加大扭力，应取出种植体重新攻丝，否则可能会出现携带体中央螺丝断裂或植体劈裂。（3）即刻修复应避免过度负载，缩短即刻修复体远端悬臂，降低牙尖斜度。（4）拆卸固定桥时无法旋松螺丝，可能由于修整的螺丝孔道没有顺植体长轴方向或局部有所阻挡。（5）若6周内植体松动且周围出现骨稀疏影，应及时放弃参与即刻修复，使松动植体无负载愈合。

在严格掌握适应证和成熟运用以上临床技巧的基础上，全口无牙颌患者种植后采用种植即刻固定义齿即刻负重，可明显缩短患者无咬合时间，快速重建患者咬合功能、改善生活质量，是一项值得推广的临床技术。

参考文献

[1] BaroneA, CovaniU, CorneliniR, et al. Radiographicbone density around immediately loaded oral implants. Clin Oral Implants Res, 2003, 14 (5): 610–615.

[2] 吴展, 李婧, 陈卓凡. 上颌前牙即刻种植即刻修复的临床应用研究. 中国口腔种植学杂志. 2012, 17(2): 67–70.

[3] Vandeweghe S, Hawker P, De Bruyn H. An Up to 12-Year Retrospective Follow-Up on Immediately Loaded, Surface-ModifiedImplants in the EdentulousMandible. Clin Implant Dent Relat Res, 2015, 4(23): 29–34.

[4] 宋应亮, 李德华, 刘宝林. 无牙颌种植义齿修复设计与病例分析. 口腔颌面外科杂志, 2011, 21(2): 130–133.

[5] FawadJaved, George E, Romanos. The role of primary stability for successful immediate loading of dental implant. A literature review. J Dent, 2010, 38: 612–620.

[6] 邓飞龙, 庄秀妹. 无牙颌种植修复长期成功的因素分析. 中国实用口腔科杂志, 2013, 6(1): 11–15.

[7] Nkenke E, Fenner M. Indications of immediate loading of implants and implant success. Clin Oral implants Res, 2006 Oct, 17suppl 2: 19–34.

[8] Ostman Po, Hellman M, Sennerby L. Direct implant loading in the edentulous maxilla using a bone density-adapted surgical protocol and primary implant stability criteria for inclusion. Clin Implant Dent Relat Res, 2005, 7Suppl 1: S60–S69.

[9] Tortamano P, Orii TC, Yamanochi J, etc. Outcomes of fixed prostheses supported by immediately loaded endosseous implants. Int J Oral Maxillofac Implants, 2006Jan–Feb, 21(1): 63–70.

[10] 王鲲鹏, 张剑明. 即刻种植的研究进展. 国际口腔医学杂志, 2012, (39): 136–138.

赵保东教授点评

牙列缺失的种植修复技术日趋成熟。如何减轻患者痛苦、简化治疗流程、缩短就诊时间、实现患者术前术后口内义齿无缝衔接、不影响患者咀嚼活动并实现可预期的美学修复效果，已成为目前牙列缺失种植修复的发展方向。

即刻负重（负荷）是实现以上目标的有效手段。本病例结合患者口内条件，上颌植入8颗种植体，下颌植入6颗种植体，在获得良好初始稳定性（>35N·cm）的条件下，采用种植体支持的螺丝固位一段式树脂义齿，进行全口种植义齿的即刻负重，缩短了患者口内无牙时间，取得了良好的修复效果。同时，临时修复体稳定了患者上下颌位置关系，为永久修复提供了可靠的可预期参考。

本病例成功展示了在种植体植入数目充足、初始稳定性良好的情况下，全口种植义齿即刻负重是一项效果可靠稳定的方案。

数字化种植外科导板在短牙弓整体桥种植修复病例中的应用

孙晓迪[1]　张健[1]　王庆福[1]　王艳颖[1]　孙曜[2]　王彬[2]

1. 天津市口腔医院（南开大学口腔医院）口腔种植中心　2. 天津市口腔医院（南开大学口腔医院）技工中心

摘要

目的：国产数字化种植外科导板在全口无牙颌复杂病例中的应用及其手术和修复效果评价；评估CAD/CAM纯钛切削技术制作一段式种植固定修复体的效果。**材料与方法**：31岁女性患者，全口重度牙周炎，要求固定修复。拔牙后，种植术前数字化种植外科导板系统进行以修复为导向的种植方案设计。术中在数字化种植外科导板的引导下严格按照种植方案进行种植体的植入。10个月后，CAD/CAM技术制作整体切削钛支架，聚合瓷饰瓷的修复体。**结果**：种植体植入位置、方向及角度等精确无误，种植体稳定无松动。上部修复结构被动就位，边缘密合，咬合关系良好，美学及功能良好。**结论**：数字化种植外科技术实现了以修复为导向的复杂病例的设计，精确地转移手术方案至患者口内，减少了手术时间和手术创伤使复杂手术简单化。CAD/CAM钛支架被动就位，与聚合瓷饰面结合制作的一段式修复体获得理想的美学及功能效果，患者满意。

无牙颌种植固定修复需要的种植体颗数较多，患者的颌骨条件相对复杂，许多患者存在上颌后牙区骨量不足的情况，增加了手术的难度和复杂程度。传统手术中，医生主要凭经验对每颗种植体进行定位，哪怕经验再丰富的术者也无法仅依靠CT影像将术前设计的种植体位置、方向、角度等准确无误地转移到患者口内，使得实际植入位置与预想位置发生偏差，甚至造成重要解剖结构的损伤。而数值化种植外科导板技术实现了以修复为导向的种植方案的设计，帮助临床医生在手术中精确地控制种植体植入的位置、方向、角度甚至深度，辅助医生的种植体植入，使最终的种植修复与术前的理想设计方案实现统一，并使得复杂手术简单化。

一、材料与方法

1. 病例简介　31岁女性患者，主诉：口内多颗牙缺失，多数牙松动，咀嚼及美观功能受到影响，要求固定修复。既往史：全身情况良好，无手术禁忌证。否认吸烟、夜磨牙等不良习惯。临床初步检查：患者上颌双侧中切牙、左侧侧切牙缺失；上颌左侧尖牙至左侧第一磨牙、下颌左侧第一前磨牙至左侧第一磨牙拔牙术后，上颌右侧侧切牙残冠。口腔卫生差，余留牙牙龈红肿，牙颈部甚至牙根暴露，牙周病严重均达Ⅱ°或Ⅲ°松动，无保留价值。咬合关系正常，开口度正常。

2. 诊断　（1）牙列缺损；（2）重度牙周炎伴牙槽骨重度吸收。

3. 治疗计划

（1）余留牙松动严重，无保留价值，可全部拔除。但为了保留患者原始的垂直高度及较稳定的咬合关系，对不影响种植设计方案执行的上、下颌第二磨牙、第三磨牙给予保留。对保留的天然牙进行牙周治疗并定期维护。

（2）拔牙3个月后CBCT显示：上颌前牙区牙槽骨高度和宽度尚可，上

颌右侧第一前磨牙区、左侧第二前磨牙区牙槽骨高度和宽度尚可，上颌右侧第二前磨牙区牙槽骨高度欠佳，双侧磨牙区骨高度不足。下颌牙槽骨骨高度及宽度尚可。鉴于患者客观的条件，提供两个方案。方案一：上颌通过双侧上颌窦外提手术增加骨量，植入6~8颗种植体，进行分段固定修复；下颌植入6颗种植体行分段固定修复。方案二：上颌植入4~6颗种植体，避免植骨，行一段式固定修复；下颌植入4颗植体，行一段式固定修复。患者综合考虑后，选择方案二。

4. 治疗过程

（1）首先分次拔除患者口内除第二磨牙、第三磨牙以外其他余留牙牙齿，彻底搔刮拔牙窝，清除肉芽组织。

（2）对第二磨牙、第三磨牙进行牙周基础治疗并给予维护。

（3）制作临时义齿：制取模型，确定颌位关系，上𬌗架并排牙，制作临时义齿。临时义齿有两个用途：一是在种植手术前及种植术后用作临时义齿，并通过该义齿对患者的美观要求及心理需求等进行评估；二是作为拍摄CBCT时的放射性导板，以便后期制作数字化种植外科导板。放射性导板的制作即在阻射率低的临时义齿的唇颊侧基托上置入放射阻射点，以便于后期将修复信息与颌骨信息进行点配准整合。

（4）种植设计的前期准备：拔牙后3个月，让患者佩戴放射性导板拍摄CBCT，并对放射性导板进行光学扫描，将放射性导板扫描信息与患者的颌骨CT信息按照点配准的原则进行重叠匹配整合，再在种植体设计软件中根据患者的颌骨信息及修复信息进行种植设计。

（5）种植方案设计：根据患者CBCT所示的牙槽骨信息及放射性导板的修复信息，在国内自主研发的彩立方种植设计软件中设计种植体的位置、方向、深度及植体的规格，获得以修复为导向的最佳种植方案设计。计划：

上颌前牙区行4颗直行种植，后牙区分别于右侧行斜行种植可达第二前磨牙，左侧行直行种植可达第二前磨牙，上部一段式固定修复；下颌在尖牙、第一磨牙位点植入4颗直行种植体行一段式固定修复。根据手术方案设计，打印出带有固位装置的数字化种植外科导板。

（6）外科手术：局部麻醉下，根据余留的上下颌第二磨牙、第三磨牙的引导指示作用，将手术导板准确就位于口内并通过固位钉固定（上下颌各3个固位钉）。用彩立方导板定位钻确定种植体植入的位点及方向。取下导板，做嵴顶切口、翻瓣，根据定位钻预备的位点及方向逐级备孔，按照术前设计植入Nobel Biocare植体，上颌安装覆盖螺丝进行埋入式缝合，下颌安装复合基台及愈合帽缝合时暴露基台。因上颌右侧骨量欠佳，术中进行GBR骨增量手术。种植术后拍摄曲面断层片，确认种植体方向、角度良好，并与术前种植设计一致。

（7）修复：种植术后10个月CBCT复查种植体愈合良好，上颌进行二次手术，术后1个月进行修复。①取模：开窗式取患者上下颌模型。②试戴

诊断蜡型：个性化制作上下颌牙列蜡型，并试戴。根据患者的主观诉求，对蜡型进行修改，直至患者满意。③试戴支架：试戴CAD/CAM钛切削支架，支架做工精细，被动就位，与软组织边缘密合，外形轮廓良好，有足够的瓷空间，结果满意。④戴终修复体：完成钛支架上部结构的聚合瓷饰面及牙龈瓷饰面，恢复牙齿及牙龈的外形。戴入患者口内，完全被动就位，螺丝固位。对修复体进行调殆至前牙无接触、后牙多点面接触、悬臂轻接触，无压痛及其他不适感。患者对修复体美学及其功能效果非常满意，对螺丝孔进行暂封。⑤医嘱：择期拔除余留天然牙。修复体勿咬硬物，使用冲牙器维护口腔卫生，定期复查，有种植体松动、修复体折断等任何不适情况随诊。

二、结果

本病例修复后4个月效果良好，患者咀嚼及美观得到很大改善，患者对最终修复体效果十分满意。当然有待于长期的临床随访，观察长期临床效果。

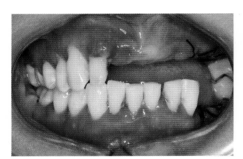
图1　患者拔牙前口内像

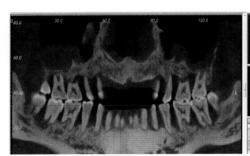
图2　患者拔牙前CBCT影像

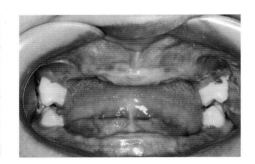
图3　患者拔牙后3个月口内像

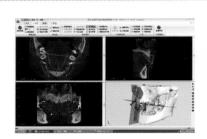
图4　在彩立方设计软件上根据上颌修复体位置设计6颗种植体的分布

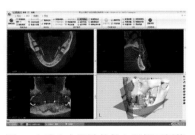
图5　在彩立方设计软件上根据下颌修复体位置设计4颗种植体的分布

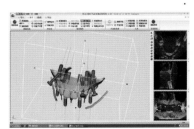
图6　以修复为导向在上颌设计6颗种植体，下颌设计4颗种植体

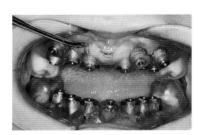
图7　彩立方数字化种植外科导板戴入口内情况

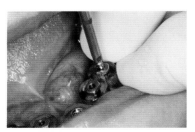
图8　旋入固位钉

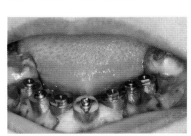
图9　垂直向3颗固位钉

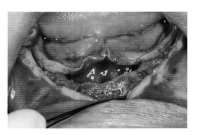
图10　定位钻定位后再切开，翻瓣（下颌）

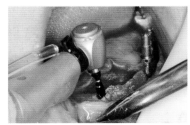
图11　预备种植窝（下颌）

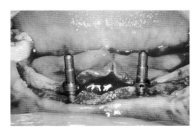

图12　平行杆指示种植体平行度（下颌）

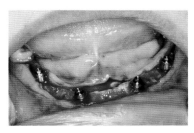

图13　下颌植入4颗直行种植体（Nobel Biocare，Sweden）

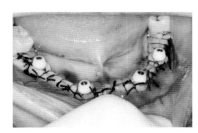

图14　缝合（下颌）

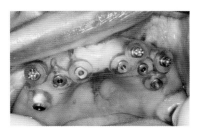

图15　唇侧3颗固位钉（上颌）

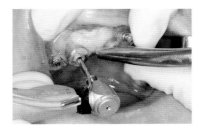

图16　定位钻定位（上颌）

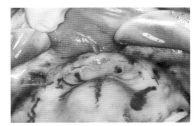

图17　取下导板（上颌）

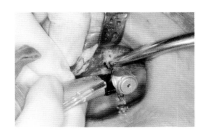

图18　预备种植窝（上颌）

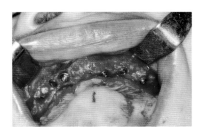

图19　上颌植入6颗种植体（Nobel Biocare，Sweden）

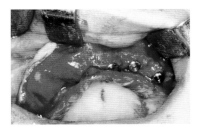

图20　右上植骨后覆盖可吸收性胶原屏障膜（Bio-Gide®，Geistlish）

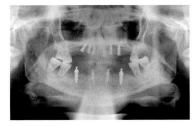

图21　术后全景片示种植体植入位置及方向与术前设计一致

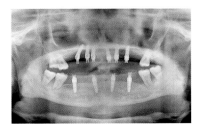

图22　术后10个月全景片示种植体骨结合良好，基台就位

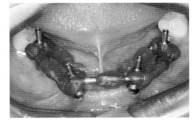

图23　术后10个月下颌取开窗印模

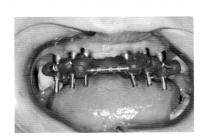

图24　术后10个月上颌取开窗印模

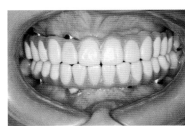

图25　患者戴入蜡牙正面咬合像

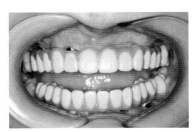

图26　患者戴入蜡牙正面开口像

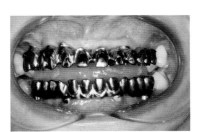

图27　CAD/CAM钛切削支架戴入口内

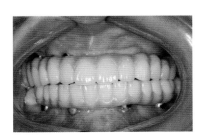

图28　最终修复体，聚合瓷

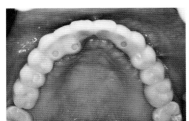

图29　上颌最终修复体（𬌗面像）

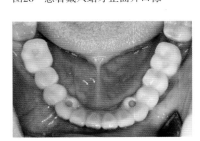

图30　下颌最终修复体（𬌗面像）

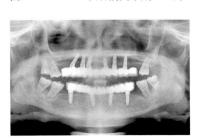

图31　戴牙后全景片示修复体完全就位

三、讨论

1. 数字化种植外科　无牙颌种植固定修复需要的种植体颗数较多。传统手术中，医生往往需要凭经验对每颗种植体进行定位，这样的手术难度大，时间长，创伤大。很少能一次完成，但是在数字化种植技术的辅助下，实现了以修复为导向的种植体设计，种植体位置方向更加合理精确，手术时间大大缩短，患者的手术痛苦明显减少，并按照术前的修复设计获得理想的修复效果。

无牙颌患者的条件千差万别，修复设计要根据患者的综合信息进行评估和考虑，导板的可视化设计在某种程度上帮助了患者对治疗计划的理解，使患者能够更配合和信任医生的治疗。同时，无牙颌病例对术者的要求较高，它要求术者在术前根据患者的颌骨和修复信息设计是否进行骨增量手术以及术式，并在术中准确的固定导板和转移设计信息，并完成术前设计的骨增量手术。

2. 国内外数字化种植外科导板　国外应用于临床的数字化导航系统主要有SimPlant®（Materialise，Leuven，Belgium），NobelGuide®（Nobel Biocare，YorbaLinda，CA，USA），Med3D®（med3D AG，Zurich，Switzerland），Dionavi（Dio implant，Korea）等。尽管这些导航系统整体运作成熟，精确度也非常高，但应用到国内依然有许多难以克服的缺点。国外的导航系统软件封闭性强，整个三维重建和模拟种植手术过程需要在专用软件中进行，所需的数据影像严格单一，且与其他种植系统的兼容性差。

国外的导航系统制作工期长，通常需要1~2个月，同时制作费用相对昂贵，且沟通不充分可能导致设计效果无法完美呈现，甚至无法给出最终适合患者的解决方案。

研发我国自己的数字化导航系统可有效解决以上不足。在国内以彩立方为代表研制的国产数字化种植外科导板系统日趋完善和成熟。导航系统的国产化使得制作周期大大缩短，临床医生和导板设计者沟通快速且充分，同时降低了患者的经济负担。从技术角度讲，临床医生与技术人员的充分沟通，使得在方案设计过程中临床医生操作的自由度更大，使复杂病例的设计过程变得可行且简单。

3. All-on-4®整体固定桥　All-on-4®设计即无牙单颌植入4颗种植体，分别于颌骨前部垂直轴向植入2颗植体，于后牙区植入2颗颈部斜向远中的倾斜植体。上颌2颗斜行的植体可避免上颌窦外侧壁开窗手术的创伤；下颌2颗斜行的植体可以避免下牙槽神经的损伤。All-on-4®的设计理念挑战了长期以来经典的种植体轴向设计方式，经过十几年的临床实践表明该修复方式是相对稳定、可靠的。但从循证医学角度看，目前All-on-4®回顾性文献的研究对象多为欧美人群，临床研究者相对集中，因此亚洲人群采用该种修复方式是否能够获得长期稳定的修复尚有待观察。本病例采用了All-on-4®的设计理念，同时根据患者个性化的颌骨条件做了适当的变化，最终得到了医患双方的满意。从经典的轴向设计理念与All-on-4®设计理念来看，此病例的变化介于二者之间，可能较All-on-4®能获得更加稳定的远期效果，实际远期效果有待继续观察。

参考文献

[1] Eggers, G., Patellis, E., Muhling, J. Accuracy of template-based dental implant placement. Int J Oral Maxillofac Implants, 2009, 24(3): 447–454.

[2] Pettersson, A., Komiyama, A., Hultin, M., Nasstrom, K., Klinge, B. Accuracy of virtually planned and template guided implant surgery on edentate patients. Clin Implant Dent Relat Res, 2012, 14(4), 527–537.

[3] Ritter, L. et al. 3D X-ray meets CAD/CAM dentistry: a novel procedure for virtual dental implant planning. Int J Comput Dent , 2009, 12(1): 29–40.

[4] van Steenberghe, D. A computed tomographic scan-derived customized surgical template and fixed prosthesis for flapless surgery and immediate loading of implants in fully edentulous maxillae: a prospective multicenter study. Clin Implant Dent Relat Res, 2005, 7 Suppl 1: S111–120.

[5] Schneider, D., Marquardt, P., Zwahlen, M., Jung, R. E. A systematic review on the accuracy and the clinical outcome of computer-guided template-based implant dentistry. Clin Oral Implants Res, 2009, 20 Suppl 4: 73–86.

[6] Fortin, T., Isidori, M., Bouchet, H. Placement of posterior maxillary implants in partially edentulous patients with severe bone deficiency using CAD/CAM guidance to avoid sinus grafting: a clinical report of procedure. Int J Oral Maxillofac Implants, 2009, 24 (1): 96–102.

[7] 林野. 口腔种植学. 1版. 北京大学医学出版社, 2014.

[8] Kola MZ, Shah AH, Khalil HS, Rabah AM, Harby NM, Sabra SA, Raghav D. Surgical templates for dental implant positioning; current knowledge and clinical perspectives. Niger J Surg, 2015, 21(1): 1–5.

[9] Torabi K, Farjood E, Hamedani S. Rapid Prototyping Technologies and their Applications in Prosthodontics, a Review of Literature. J Dent (Shiraz), 2015, 16(1): 1–9.

[10] D'Souza KM, Aras MA. Types of implant surgical guides in dentistry: a review. J Oral Implantol, 2012, 38(5): 643–652.

刘静明教授点评

本病例取得良好临床效果的综合因素如下：（1）病例特点：①年轻女性；②牙周病、重度牙槽骨吸收；③上、下颌牙列缺损。（2）临床难点：①诊断及治疗设计；②操作步骤；③咬合的美学与功能重建。（3）临床路径：①按计划拔除不能保留的牙齿；②对保留牙进行治疗；③制作临时义齿；④种植设计；⑤外科手术；⑥修复完成。每一步精准、连续、细致、完整。（4）病例总览：①资料完整；②步骤清晰；③图文合理；④讨论全面。（5）不足与建议：①病例临床随访观察时间较短；②保留牙最终预后如何？建议进一步追踪随访。

计算机模板引导的上下颌种植固定义齿修复病例报道

韩晓鹏[1] 高菲[1] 柳忠豪[2] 肖慧娟[2] 1. 烟台市口腔医院修复科 2. 烟台市口腔医院种植科

摘要

本文介绍1例65岁女性患者，因为上下颌牙齿多颗缺失来诊要求种植修复。经过检查和必要的准备后，在计算机技术的外科模板引导下，上颌牙列缺损区使用了4颗种植体，上颌余牙的牙体缺损，都使用了常规金属烤瓷固定修复；下颌无牙颌植入6颗种植体，上部结构使用铸造金属支架加强的成品塑钢牙和丙烯酸基托的混合式固定修复。本病例采用计算机模板手术，减少了患者痛苦；上下颌使用不同修复材料，减少了崩瓷概率；下颌使用混合式固定修复，实现了良好被动就位的同时，降低了患者经济负担；下颌采用合理的桥体龈面设计，获得了良好的维护和使用效果。

随着社会老龄化的进程，无牙颌患者仍在人群占一定比例。对无牙颌使用的传统总义齿修复易发生疼痛和溃疡，咀嚼效率低下，往往难以达到满意的修复效果。口腔种植技术的发展为无牙颌修复开辟了一条新途径，能够为义齿提供良好的固位、稳定和支持作用，增强义齿的咀嚼效率，提高无牙颌患者修复的满意度。本病例采用计算机模板手术，减少了患者痛苦；上下颌使用不同修复材料，减少了崩瓷概率；下颌使用混合式固定修复，实现了良好被动就位的同时，降低了患者经济负担；下颌采用合理的桥体龈面设计，获得了良好的维护和使用效果。

一、材料与方法

1. 病例简介 65岁女性患者，退休职工。上下颌牙缺失多颗，要求固定义齿修复。患者近年来牙齿因松动龋坏陆续拔除，曾戴有可摘义齿，无法适应来诊寻求种植修复。患者全身状况良好，否认系统病史，无吸烟饮酒史。临床检查：颌面部左右对称，无关节弹响或颞下颌关节受限等。口内上颌右侧侧切牙至右侧第三磨牙、上颌左侧第二前磨牙至左侧第三磨牙、下颌左侧中切牙至左侧第二磨牙、下颌右侧中切牙至右侧第三磨牙缺失，戴有可摘局部义齿。上颌剩余牙槽嵴低圆形，黏膜轻度红肿；下颌剩余牙槽嵴吸收明显，前牙区萎缩成刃状，后牙区低平。上颌右侧中切牙、上颌左侧中切牙至左侧第一前磨牙戴有树脂临时冠，形态不良。下颌左侧第三磨牙牙冠大面积龋坏，无明显松动。CBCT显示上颌右侧中切牙、上颌左侧中切牙根管充填良好，上颌左侧侧切牙至左侧第一前磨牙根周正常。缺牙区骨密度尚可，上颌后牙区牙槽嵴顶距离上颌窦底高度10~13mm，下颌后牙区牙槽嵴顶距离下牙槽神经管不足10mm。

2. 诊断 （1）上下牙列缺损；（2）上颌右侧中切牙、上颌左侧中切

牙至左侧第一前磨牙牙体缺损。

3. 治疗计划 （1）在计算机设计种植模板引导下，行上下颌牙种植术及固定义齿修复。（2）上颌右侧中切牙、上颌左侧中切牙至左侧第一前磨牙烤瓷冠修复。

4. 治疗过程

（1）应用CBCT结合Simplant软件，制作种植模板并在其引导下使用不翻瓣技术，分别在上颌右侧侧切牙、上颌右侧第一前磨牙、上颌右侧第一磨牙、上颌左侧第一磨牙区，下颌左侧侧切牙、下颌左侧第一前磨牙、下颌左侧第一磨牙、下颌右侧侧切牙、下颌右侧第一前磨牙、下颌右侧第一磨牙位点植入种植体10颗。其中SIC种植体9颗，分别为下颌右侧第一前磨牙位点（4mm×9.5mm），下颌双侧第一磨牙位点（4.5mm×7.5mm），下颌右侧侧切牙、下颌左侧侧切牙、下颌左侧第一前磨牙、上颌右侧第一磨牙、上颌右侧第一前磨牙、上颌左侧第一磨牙位点（4.0mm×11.5mm）；3i种植体1颗，上颌右侧侧切牙位点（3.25mm×13mm）。

（2）术后下颌使用螺丝固定临时义齿修复即刻负重。

（3）术后10个月行上颌上颌右侧中切牙、上颌左侧中切牙至左侧第一前磨牙牙体缺损的钴铬合金烤瓷联冠修复，上颌右侧侧切牙至右侧第一磨牙、上颌左侧第一磨牙种植后钴铬合金烤瓷冠修复。下颌使用铸造金属支架加强的成品塑钢牙和注塑基托螺丝固位固定义齿修复。

二、结果

由于每一步都进行了精确化的设计与制作，最终的颌位关系、咬合接触、美学取得了理想的效果，患者满意。修复后2周、3个月、10个月复查，种植体周围骨质稳定，牙龈健康，修复体组织面卫生状况良好。

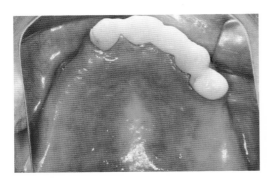

图1　初诊时的上颌

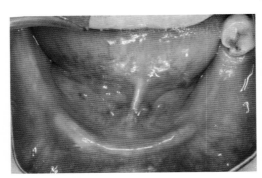

图2　初诊时的下颌

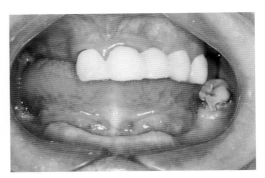

图3　初诊时的口内像

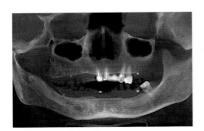

图4　初诊时的CBCT截图

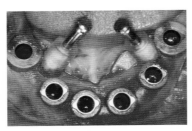

图5　种植手术导板制作，下颌导板固定

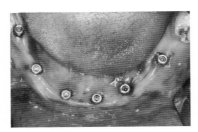

图6　下颌种植后即刻

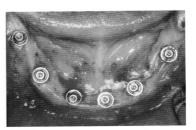

图7　下颌种植后即刻安装复合基台

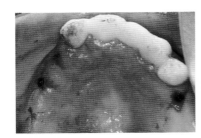

图8　上颌种植后即刻

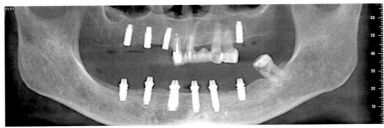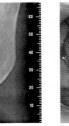

图9　种植后即刻的CBCT截图

图10　下颌安放即刻修复转移体

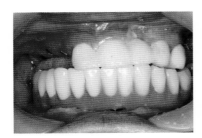

图11　下颌即刻修复体戴用

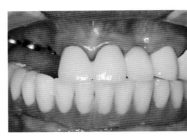

图12　上颌CAD/CAM钴铬金属烤瓷冠修复

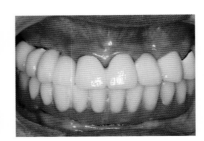

图13　上颌CAD/CAM钴铬金属烤瓷冠修复

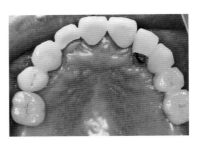

图14　上颌CAD/CAM钴铬金属烤瓷冠修复

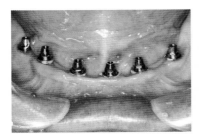

图15　下颌即刻义齿拆除后基台周围软垢明显

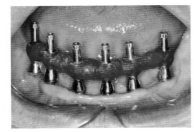

图16　下颌永久修复转移体连接

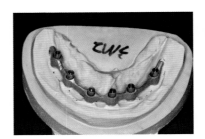

图17　制作支架增加强度并粘接

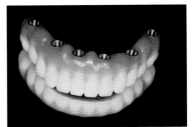

图18　下颌支架加强的注塑基托+塑钢牙螺丝固位固定义齿

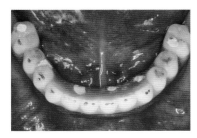

图19　下颌义齿口内试戴的咬合

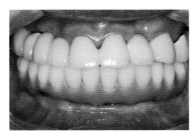

图20　下颌义齿戴牙后的正面像

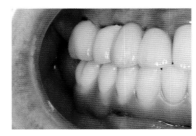

图21　下颌义齿戴牙后的侧面咬合

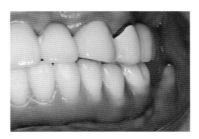

图22　下颌义齿戴牙后的侧面咬合

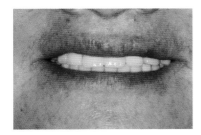

图23　患者的微笑像

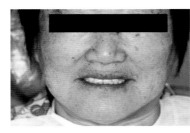

图24　患者的正面像

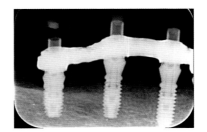

图25　下颌戴牙即刻的X线片

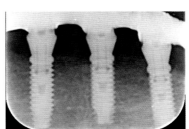

图26　下颌戴牙即刻的X线片

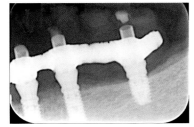

图27　下颌戴牙即刻的X线片

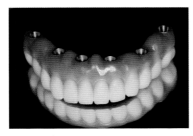

图28　调改下颌义齿组织面形态便于清洁

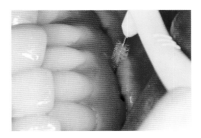

图29　指导患者使用间隙刷

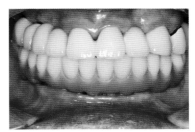

图30　修复后2周复查的正面像

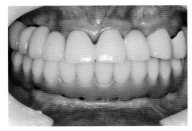

图31　修复后3个月复查的正面像

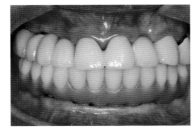

图32　修复后10个月复查的正面像

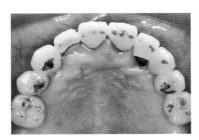

图33　修复后10个月的上颌咬合像

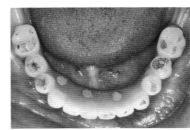

图34　修复后10个月的下颌咬合像

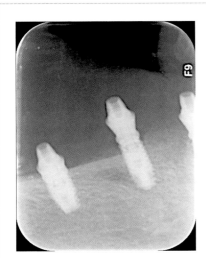

图35　修复前下颌X线片

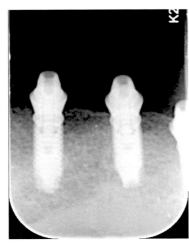

图36　修复前下颌X线片

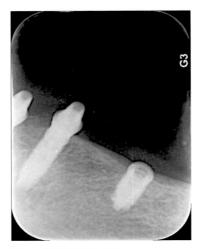

图37　修复前下颌X线片

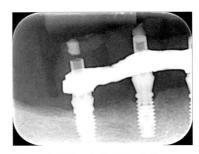

图38　修复后10个月下颌X线片

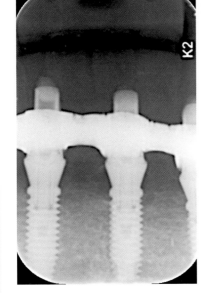

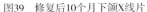

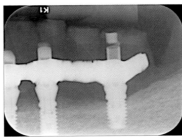

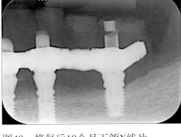

图40　修复后10个月下颌X线片

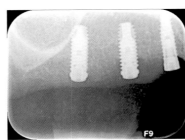

图41　修复前上颌X线片

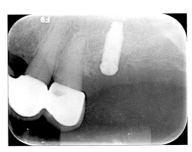

图42　修复前上颌X线片

图39　修复后10个月下颌X线片

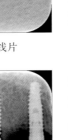

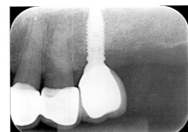

图43　修复后10个月上颌X线片

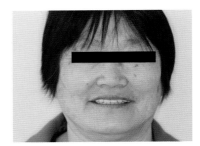

图44　修复后10个月上颌X线片

图45　修复后正面像

三、讨论

本病例通过导板引导种植手术、即刻负重临时修复、准确的印模及颌位记录，为患者进行了上下颌的固定义齿咬合重建修复。由于上下颌分别采用烤瓷、树脂的咬合接触，降低了上颌崩瓷的概率；下颌采用支架加强的注塑基托+塑钢牙混合式固定修复方式，降低了费用，使修复过程简化。关于下颌注塑的树脂基托，与一体化切削的纯钛金属或者氧化锆基托相比较，是否会易于菌斑的附着而增加清洁的难度，有待于进一步观察。

参考文献

[1] 管红雨, 孙昌娟. 种植烤瓷冠与烤塑冠临床咬合磨耗研究. 佛山科学技术学院学报: 自然科学版, 2015, 01: 54-56.
[2] 付玉, 桑卓, 陈东. 钯银合金烤瓷与聚合瓷表面耐磨性能的实验研究. 广东牙病防治, 2014, 03: 127-130.
[3] 宁静. 树脂人工牙耐磨性与颜色性能的研究. 第四军医大学, 2013.
[4] 阳燕. 纯钛烤瓷与聚合瓷表面磨损性能与细菌黏附量的比较研究. 中南大学, 2012.
[5] 汪振华, 王金玉, 刘素辉, 季平, 道采梅, 袁祥民. 固定桥桥体龈底形态对接触区黏膜微生态影响的研究. 中华口腔医学杂志, 2005, 03: 227-229.
[6] 邓再喜, 张春宝, 马威, 谢超, 刘艳. 无牙颌螺丝固位种植义齿制作技术. 实用口腔医学杂志, 2015, 01: 136-138.
[7] 黄远亮, 陈卫东, 黄兰, 郭华艳, 嵇忠梅. 口腔种植患者的自我保健与专业维护. 实用口腔医学杂志, 2014, 03: 410-413.

徐欣教授点评

本病例通过数字数字化导航技术获得良好种植位点及方向同时，进行了即刻修复。永久冠修复最终也获得了满意的临床效果。如果有术后及随访时的CBCT检查，长期效果的评估会更加可靠。

CAD/CAM手术导板引导的下颌无牙颌即刻负重

韩旭　陈钢　深圳友睦齿科种植中心

摘要

目的：探讨应用数字化导航技术行无牙颌即刻负重种植修复的临床效果及治疗流程。**材料与方法：**对1例下颌无牙颌患者采用以修复为导向的种植治疗方案。治疗前通过蜡牙确定颌位关系及最终修复体排列，依此制作放射导板拍摄三维CT影像，利用导航技术在计算机里进行模拟种植体植入、选择基台及制作即刻负重修复体。在CAD/CAM外科导板指引下，不翻瓣在下颌植入4颗Astra种植体，安装桥基台，安装预制的临时桥，螺丝固位，完成即刻负重固定义齿。3个月后，取基台水平开窗式精确印模，转移面弓及颌位关系，试蜡牙，制作CAD/CAM纯钛切削支架，及烤瓷单冠，完成永久义齿在口内的安装。**结果：**4颗种植体均形成良好骨结合，即刻负重树脂桥在愈合期间无松动，永久修复体功能及外观恢复满意，永久修复后3个月复诊，种植体周无明显骨吸收，义齿无松动。**结论：**在无牙颌种植中，以修复为导向结合数字化设计的方案可以引导术者精准地植入种植体并且可以最大限度地减小手术创伤，同时可以使临时修复体的椅旁操作更加高效。永久修复过程的规范化操作为修复体达到长期稳定的功能美观奠定了基础。

因牙齿缺失给无牙颌患者在日常生活和工作中带来了极大的不便，在就诊时这部分患者非常迫切地希望种植后可以进行即刻修复。目前，随着数字化影像技术，3D打印技术，口腔种植技术，口腔修复技术等的发展，以及患者对功能和美观的要求越来越高，以修复为导向的数字化设计越来越多地应用于种植修复中。

一、材料与方法

1. 病例简介　58岁女性患者。下颌戴活动义齿多年现固位不佳，要求种植修复。患者下颌全部牙齿缺失多年，戴活动义齿修复。现活动义齿固位不佳，吃饭说话时容易脱落，遂来我院要求种植。既往体健，否认药物过敏史，否认系统病史，无吸烟史，无口服双膦酸盐药物史。专科检查：下颌无牙颌，牙龈色、形、质正常。牙槽嵴有明显吸收。上颌右侧尖牙至左侧尖牙区缺失活动义齿修复，上颌左侧第一前磨牙至左侧第二磨牙烤瓷连桥修复边缘欠佳，上颌右侧第一前磨牙至右侧第二磨牙天然牙无松动。口腔卫生尚佳。CBCT示：下颌颏部高度及宽度佳，后牙区高度不足，颏孔区骨高度尚可。

2. 诊断　（1）下颌无牙颌；（2）上颌牙列缺损。

3. 治疗计划　（1）术前试排牙，模拟永久修复体的形态及咬合。根据此蜡牙3D打印放射导板。（2）口内戴放射导板辅助CBCT扫描，结合CT数据设计手术导板及临时桥。（3）在手术导板引导下植入种植体，临时桥于口内重衬实现即刻负重（4）种植3个月后进行永久修复，经过取模，试简易支架，利用临时牙转面弓，上𬌗架，试蜡牙等步骤最终完成CAD/CAM纯钛切割支架，钴铬烤瓷单冠的修复。

4. 治疗过程　（1）2015年7月13日：初诊，取上下颌模型用于试排蜡牙，拍照收集资料。

（2）2015年7月15日：试蜡牙。

（3）2015年7月18日：复诊，在口内试戴放射导板，检查导板密合性，戴放射导板辅助CBCT扫描。结合CBCT数据，在GuideMia软件上模拟种植体植入，选择基台，设计临时修复桥。最终方案为在下颌左侧第二前磨牙、左侧侧切牙、右侧侧切牙、右侧第二前磨牙植入4颗Astra Tech® 4.0mm×13mm种植体。在下颌双侧侧切牙选择两个直的Uni基台，下颌双侧第二前磨牙选择两个20°转角的Uni基台。

（4）2015年7月28日：复诊，种植。在手术导板引导下，在下颌左侧第二前磨牙、左侧侧切牙、右侧侧切牙、右侧第二前磨牙位点植入4颗Astra Tech® 4.0mm×13mm种植体。手术时使用牙龈环切刀，不翻瓣。种植体植入后在下颌双侧侧切牙选择两个直的Uni基台，下颌双侧第二前磨牙选择两个20°转角的Uni基台。将3D打印的树脂桥于口内试戴，试戴后将光固化树脂材料注入临时桥与钛筒的空隙中在口内完成重衬及调𬌗。将临时牙取出口外打磨抛光。最终螺丝固位临时牙。

（5）2015年8月6日：种植术后1周复查。

（6）2015年9月3日：复诊，种植术后1个月复查，无异常。

（7）2015年12月5日：复诊，永久修复第1次取模。取开窗式印模。由技工室灌好模型后制作分段式树脂桥及个别托盘用于第二次精确取模。

（8）2015年12月9日：复诊，永久修复第二次精确取模。将分段树脂桥放于口内，用树脂相连。于口内试个别托盘，用硅橡胶取最终模型。

（9）2015年12月15日：复诊，试简易纯钛支架用于检验模型准确性。支架于口内被动就位良好，X线示，支架边缘密合。转面弓，利用口内临时桥的咬合关系上𬌗架指导技师排牙。

（10）2015年12月22日：复诊，试蜡牙。技师根据𬌗架的颌位关系试排蜡牙，将蜡牙在患者口内进行试戴，咬合关系良好。

（11）2015年12月28日：复诊，试CAD/CAM纯钛支架。边缘密合。

（12）2016年1月8日：复诊，戴冠。在𬌗架上调𬌗后于口内试戴钴铬单冠，再次在口内调𬌗。

（13）2016年4月20日：复诊，永久修复后3个月，种植体周围无明显骨吸收，义齿无松动。

二、结果

4颗种植体均形成良好骨结合，即刻负重树脂桥在愈合期间无松动，永久修复体功能及外观恢复满意，永久修复后3个月复诊，种植体周无明显骨吸收，义齿无松动。

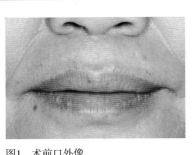

图1 术前口外像

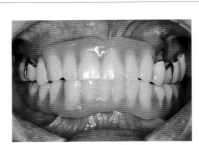

图2 术前口内正面像

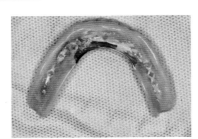

图3 患者原下颌活动义齿

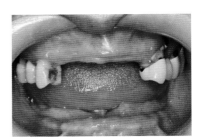

图4 术前上颌口内正面像

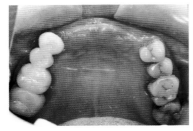

图5 上颌𬌗面像

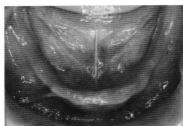

图6 下颌𬌗面像

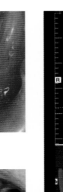

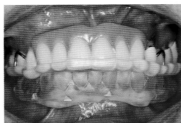

图8 口内试排蜡牙

图9 口内试戴放射导板

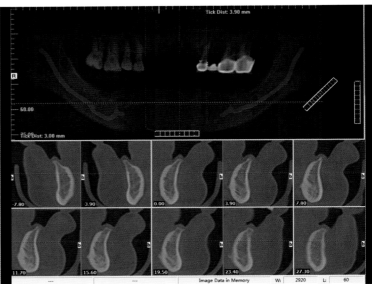

图7 术前CT

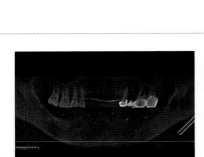

图10 戴放射导板进行CT扫描

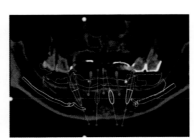

图11 导板设计图

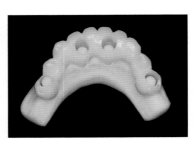

图12 3D打印临时树脂桥

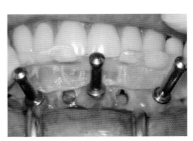

图13 固位钉就位

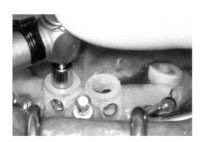

图14　牙龈环切刀

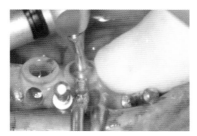

图15　窝洞预备

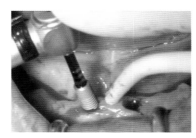

图16　植入种植体

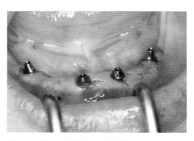

图17　植入种植体安放桥基台

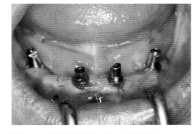

图18　安装钛筒用于临时牙重衬

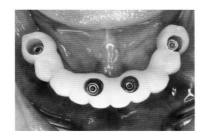

图19　试戴临时桥

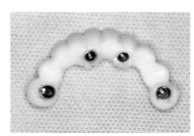

图20　口内重衬临时桥

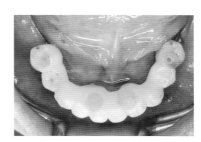

图21　戴临时桥

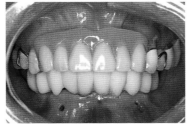

图22　戴临时桥

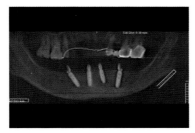

图23　术后

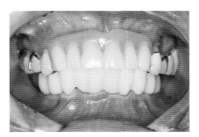

图24　种植术后1周复查

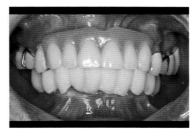

图25　术后3个月

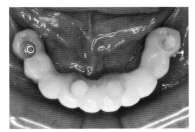

图26　术后3个月

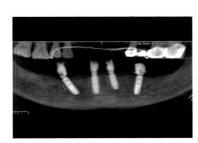

图27　术后3个月放射线检查

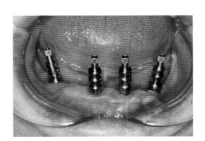

图28　永久修复第一次取模

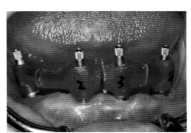

图29　永久修复第二次取模：用分段树脂桥取模

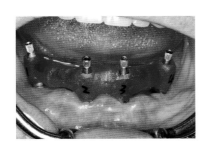

图30　永久修复第二次取模：用分段树脂桥取模

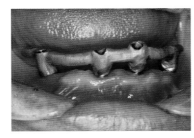

图31　口内试戴简易支架

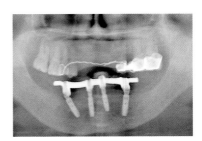

图32　简易支架X线片

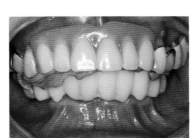

图33　记录临时牙咬合关系

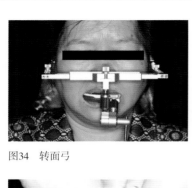
图34　转面弓

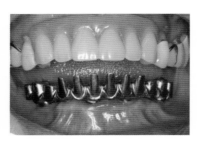
图35　口内试戴金属支架

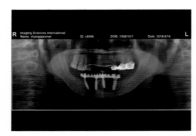
图36　试永久金属支架

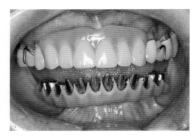
图37　口内试纯钛金属支架

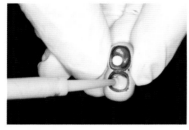
图38　试戴牙

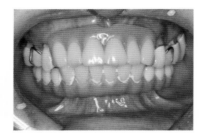
图39　试戴牙

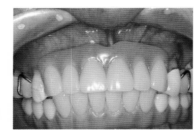
图40　戴牙

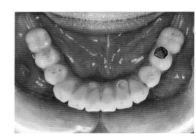
图41　戴牙后调𬌗

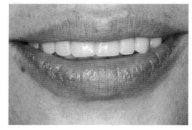
图42　戴牙后微笑像

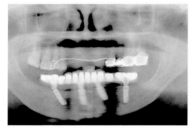
图43　戴牙

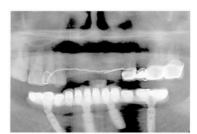
图44　永久修复后3个月

三、讨论

随着计算机技术的发展，20世纪90年代初期出现了在个人计算机中浏览CT断层数据并进行三维重建的软件，随后虚拟设计种植体植入的软件应运而生。这些软件的开发和应用，极大地推动了种植技术的发展，使得牙种植体的植入更加准确，复杂牙列缺损及牙列缺失患者的即刻种植修复得以实现。

1. **计算机辅助设计制作种植导板的优势**　和传统种植相比，计算机辅助设计手术导板有其独特的优势。应用这项技术可以让患者、医生、技师共同参与整个手术计划的建立。运用软件在术前设计好修复体的位置，以修复为导向进行种植方案的设定，在提供种植导板的同时，可为医生提供个性化基台及临时冠，最大限度减少患者往返医院的次数与时间，真正意义上实现即刻种植即刻修复。通过CBCT数据的分析与诊断，使医生全方位了解整个种植区域的情况，最大可能避免了手术风险。

2. **种植导板的精度**　计算机辅助设计的种植导板由支持的组织类型来分类可分为牙支持式、黏膜支持式及骨支持式。无论是哪种支持式的导板，

种植导度的精度是现在研究的主要内容。利用计算机三维设计种植体的位置，可以保证种植体植入在最佳位置，尤其是在骨量不足、植入较为困难时，术前进行诊断和设计植入位置非常必要。虚拟的植入位置向实际植入位置的转移就涉及导板的精度问题。

（1）三维重建。在导板制作过程中，颌骨和放射导板在相应的阈值条件下分别重建。阈值是三维重建的关键，阈值过高或过低都会造成三维重建模型失真，出现误差。放射导板的三维重建模型是种植导板的基础，因此放射导板三维重建的精度直接影响最终导板的精度。放射导板是利用热压膜技术加工制作的，三维重建的阈值约为−550 HU。最佳的三维重建阈值需通过对比测量光固化模型和不断调整放射导板的厚度而得到。

（2）配准技术。在整个导板的制作过程中，放射导板与颌骨的配准精度会直接影响导板的最终精度。在临床导板的实际制作过程中，因为软组织的阈值与放射导板接近，故应采用二次CT扫描技术，单独扫描放射导板后进行三维重建，从而保证放射导板的精度。

（3）导板的稳定性。导板的植入精度直接影响导板在戴入就位后是否稳定，上述原因均可出现误差，导致导板与颌骨的匹配欠佳。在三维方向上

将种植体的偏离值分解测量，有助于分析误差来源，不同方向误差的原因不同。无论何种原因导致的就位欠佳，首先受到影响的是垂直向的深度控制，就位不完全时，种植体植入深度影响最大。

本病例为黏膜支持式手术导板，为了确保导板达到最佳的精确度，在术前取患者口内模型，试排牙，根据排牙3D打印放射导板，并同时制作咬合导板得用上下颌的咬合关系来固定下颌的手术导板。CT扫描前，将放射导板戴于口内检查密合性，在确定导板完全就位无翘动后再进行CT扫描。手术时，在术前于口内试戴手术导板，检查导板就位及密合度的情况。术中为了确保导板完全就位，先只在固位钉处打局部浸润防止大面积局部浸润麻醉后黏膜变形。固位钉就位道预备完成后，试戴手术导板，确定所有固位钉能够完全顺利就位后再行种植区域局部浸润麻醉。

3. 以修复为导向的计算机辅助设计制作种植导板的整个过程　首先医生要为患者制作一副临时的扫描修复体，临时修复体在美观，咬合等各方面都应与最终修复体一致，患者佩戴扫描修复体进行CT扫描。如果患者缺牙不多，也可以不制作临时修复体而直接在软件中进行修复体的设计与模拟；扫描数据保存输出并导入个人计算机，利用相关软件读取数据进行三维重建，在此基础上结合修复体与骨组织二者的信息，制作最佳种植设计方案，包括种植体的数目、位置、角度、深度的设计，进而完成种植导板的设计，将导板模型数据经处理后输入快速成型机加工制作导板，消毒以后就可以用于手术。

本病例中术前对患者试排牙，根据试排牙的情况在软件上设计出临时修复体，制3D打印放射导板有于CT扫描。结合CT数据及修复体的位置对种植体的数目、位置、角度、深度及基台进行设计。3D打印出种植手术导板及临时修复体。按手术导板的指引植入种植体，一次性安装永久基台，口内重衬临时桥。3个月后永久取模时在基台水平进行取模。整个治疗过程体现出以修复为导向的数字化种植设计方案的优势。

参考文献

[1] Mora MA, Chenin DL, Arce RM. Software tools and surgical guides in dental-implant-guided surgery. Dent Clin North Am, 2014 Jul, 58(3): 597–626.
[2] Kattadiyil MT, Parciak E, Puri S, Scherer MD. CAD/CAM guided surgery in implant dentistry: a brief review. Alpha Omegan, 2014 Spring, 107(1): 26–31.
[3] Tahmaseb A, Wismeijer D, Coucke W, DerksenW. Computer technology applications in surgical implant dentistry: a systematic review. Int J Oral MaxillofacImplants, 2014, 29 Suppl: 25–42.
[4] Kalra M, Aparna IN, Dhanasekar B. Evolution of surgical guidance in implant dentistry. Dent Update, 2013 Sep, 40(7): 577–578, 581–582.
[5] Meloni SM, De Riu G, Pisano M, Tullio A. Full arch restoration with computer-assisted implant surgery and immediate loading in edentulous ridges with dental fresh extraction sockets. One year results of 10 consecutively treated patients: guidedimplant surgery and extraction sockets. J Maxillofac Oral Surg, 2013 Sep, 12(3): 321–325.
[6] 刘洪, 刘东旭. 计算机辅助设计和制造导板精度评价. 华西口腔医学杂志, 2010, 28(5).

黄盛兴教授点评

作者对下颌牙列缺失患者在CBCT检查诊断后，利用数字化技术模拟设计，3D打印技术制作外科手术导板与桥体，不翻瓣微创种植并即刻修复，术后半年完成永久修复。整个过程遵循了以修复为导向的基本原则，采用2次CT扫描后3D打印技术制作手术导板，以及分段两次印模等技术来提高种植体位置精度，减小修复误差，充分体现了数字化技术和计算机辅助设计的功效。牙列缺损采用种植体支持的固定修复较单牙和多牙的种植修复，其修复难度更高，相应的对技师提出了更高的要求，本例技师的工作同样出色，对完成最终修复功不可没。本例的修复设计与过程瑕疵甚少，唯目前刚完成了最终修复，观察时间尚短暂，须经过1年的功能负载后才能准确评价。

种植义齿在咬合重建病例中的应用

张翀 邓春富 中国医科大学附属口腔医院种植中心

摘 要

多数牙的长期缺失，往往导致对颌牙的伸长，存留牙𬌗面的过度磨耗，以及颌间垂直距离降低，𬌗关系紊乱等问题。由于失去了正常的牙尖交错位，丧失了可用的义齿修复空间，传统的固定或活动义齿通常无法对此类患者进行修复。针对一全口多数牙缺失20年，丧失咬合关系的老年患者，我们利用种植体及其上部结构重建正确的𬌗关系，通过余留牙的根管治疗，牙冠延长和全瓷冠的修复最终恢复患者的咀嚼和美观功能。患者诊治疗程达1年时间，利用局部可摘活动义齿重建并确定咬合关系，种植13颗ITI骨水平种植体，除常规种植外，附加了引导骨再生和上颌窦内提升等术式，待种植体达到骨结合后，临时制作种植体上部结构，进一步稳定咬合关系，上颌前牙区进行根管治疗及牙冠延长术，分段分区域进行最终修复体的制作，建立双侧种植体支持的平衡𬌗咬合关系，患者对治疗效果满意。

多数牙的长期缺失，往往导致对颌牙的伸长，存留牙𬌗面的过度磨耗，以及颌的垂直距离降低，𬌗关系紊乱等问题。由于失去了正常的牙尖交错位，丧失了可用的义齿修复空间，传统的义齿通常无法对此类患者进行修复。然而，随着种植技术的不断发展，利用种植体及其上部结构重建正确的𬌗关系，最终恢复患者的咀嚼功能，成为了解决此类患者的有效途径。

一、材料与方法

1. **病例简介** 69岁男性患者。初次就诊时间为2014年8月26日，以"多年来上下颌多数牙缺失，无法正常咀嚼"为主诉来诊，专科检查：上颌右侧第二磨牙、上颌右侧第一磨牙、上颌左侧第二前磨牙至左侧第二磨牙、下颌左侧第二磨牙、下颌左侧第一磨牙、下颌右侧第二前磨牙至右侧第二磨牙缺失，上颌右侧第一前磨牙至右侧侧切牙、下颌左侧第一前磨牙残根，上颌右侧尖牙、下颌左侧第一前磨牙残根断面平齐牙龈，上颌右侧中切牙至左侧侧切牙牙齿严重磨耗，上颌左侧尖牙、第一前磨牙深龋，前牙区呈Ⅲ°深覆𬌗，咬合关系丧失，垂直距离减小，面下1/3变短，颌面部对称，双侧颞下颌关节检查为Piper Ⅰ型，无弹响，无张口受限，双侧咀嚼肌收缩强度对称，无肌肉压痛。CBCT检查：上颌右侧第二磨牙缺牙区可用骨高度约12mm，上颌右侧第一磨牙缺牙区可用骨高度约9.1mm，上颌左侧第二前磨牙缺牙区可用骨高度约11.02mm，上颌左侧第一磨牙缺牙区可用骨高度约6mm，上颌左侧第二磨牙缺牙区可用骨高度约8.2mm，下颌左侧第二磨牙、下颌左侧第一磨牙、下颌右侧第二前磨牙至右侧第二磨牙牙位缺牙区可用骨高度约16mm，上诉牙位可用骨厚度为8~12mm，上颌右侧第一前磨牙残根短小浮于骨面，上颌右侧尖牙残根骨内部分长约7mm，上颌右侧侧切牙残根根充影像，但根充未完全到位，下颌左侧第一前磨牙残根根尖存在低密度影像，牙根长度约7mm。

2. **诊断** （1）牙列缺损（上颌右侧第二磨牙、上颌右侧第一磨牙、上颌左侧第二前磨牙至左侧第二磨牙、下颌左侧第二磨牙、下颌左侧第一磨牙、下颌右侧第二前磨牙至右侧第二磨牙缺失）；（2）上颌右侧第一前磨牙至右侧侧切牙、下颌左侧第一前磨牙残根；（3）上颌左侧尖牙、上颌左侧第一前磨牙深龋，咬合关系丧失。

3. **治疗计划** 做好与患者的沟通，拔除上颌左侧尖牙、上颌右侧第一前磨牙、下颌左侧第一前磨牙残根，制作上下颌活动义齿恢复患者咬合关系，根管治疗上颌右侧侧切牙至左侧第一前磨牙，其中上颌右侧侧切牙属于再治疗，上颌右侧侧切牙至左侧侧切牙行牙冠延长手术，上颌缺失牙行种植修复，上颌其余牙行全瓷冠修复，治疗期间，利用活动义齿维持患者咬合关系。

4. **治疗过程** 拔除上颌右侧第一前磨牙、上颌右侧尖牙、下颌左侧第一前磨牙牙根，利用下颌姿势位法，常规取咬合记录，制作上下颌可摘局部义齿（铸造支架）恢复患者咬合关系，戴用活动义齿1个月后，先后于缺失牙牙位行ITI（Bone level）种植体植入手术，其中上颌右侧第一磨牙、上颌左侧第一磨牙、上颌左侧第二磨牙牙位附加上颌窦内提升手术，下颌左侧第一前磨牙牙位附加植骨手术，上颌右侧尖牙、上颌右侧第一前磨牙牙位行微创种植体植入手术。上颌左右两侧第二磨牙牙位种植体型号为4.8mm×10mm，上颌右侧第一磨牙、上颌左侧第二前磨牙牙位种植体型号为4.1mm×10mm，下颌左侧第一磨牙、下颌左侧第二磨牙、下颌右侧第二前磨牙至右侧第二磨牙牙位种植体型号为4.1mm×12mm，上颌左侧第一磨牙牙位种植体型号为4.1mm×8mm，上颌右侧第一前磨牙、上颌右侧尖牙、下颌左侧第一前磨牙牙位种植体型号为3.3mm×12mm，共植入13颗ITI（Bone level）种植体，全部种植体初始稳定性良好，植入扭矩均达到35N·cm，除上颌右侧尖牙、上颌右侧第一前磨牙牙位外，均采取埋置式愈合方式，以便在骨愈合期间佩戴活动义齿。待下颌种植体完成骨结合后，面弓转移颌位关系，进行下颌6颗种植体的上部结构修复，上颌后牙区行CAD/CAM树脂临时冠修复，调改上颌活动义齿，维持患者前牙区美观需求。上颌右侧侧切牙至左侧第一前磨牙行完善的根管治疗，上颌右侧侧切牙至左侧侧切牙行牙冠延长术，上颌后牙区戴用临时义齿1个月后复诊，患者无不适，分区进行永久修复，后期上颌右侧第二前磨牙、上颌右侧侧切牙至左侧第一前磨牙行全瓷冠修复，完成全口咬合重建。

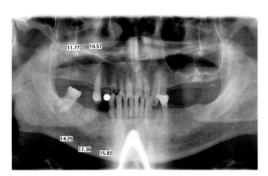

图1　术前测量片

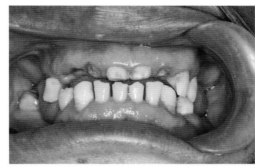

图2　术前咬合正面像

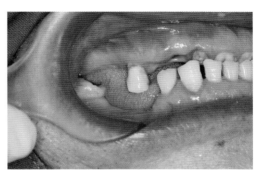

图3　术前咬合右侧位像

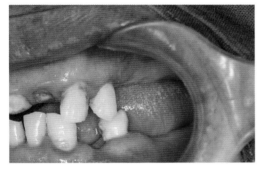

图4　术前咬合左侧位像

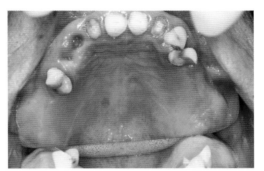

图5　术前上颌

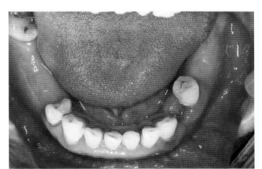

图6　术前下颌

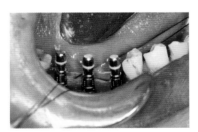

图7　下颌右侧种植体植入

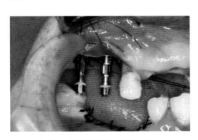

图8　上颌右侧后牙区种植体植入

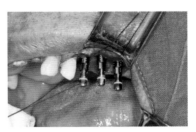

图9　上颌左侧后牙区种植体植入

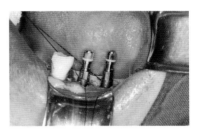

图10　下颌左侧后牙区种植体植入

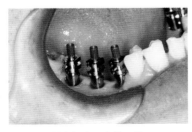

图11　下颌右侧安置取模工具

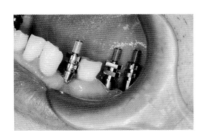

图12　下颌左侧安置取模工具

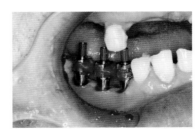

图13　下颌右侧连接取模工具

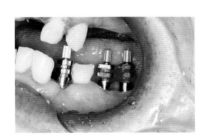

图14　下颌左侧连接取模工具

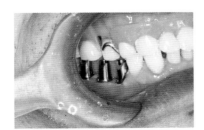

图15　下颌右侧安置基台

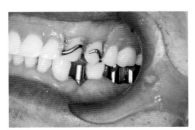

图16　下颌左侧安置基台

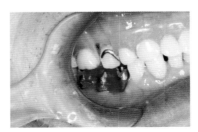

图17　下颌右侧取咬合记录

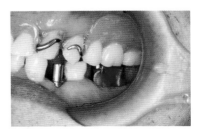

图18　下颌左侧取咬合记录

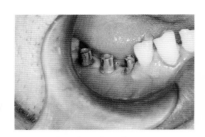

图19　下颌右侧基台固位

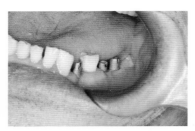

图20　下颌左侧基台固位

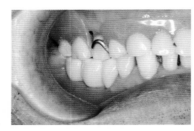

图21　下颌右侧戴永久牙

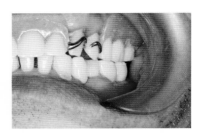

图22　下颌左侧戴永久牙

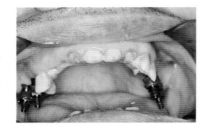

图23　上颌后牙区安置取模工具

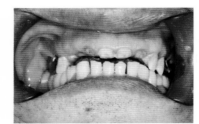

图24　取上颌咬合记录

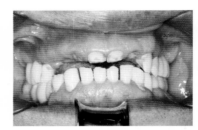

图25　上颌后牙区临时冠修复

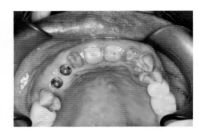

图26　上颌右侧尖牙、第一前磨牙位
点微创种植

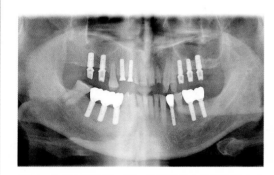

图27　上颌右侧尖牙、第一前磨牙位点种植体植入术
后拍片

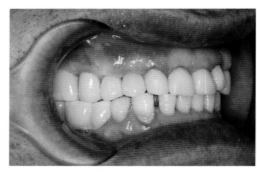

图28　上颌右侧后牙区更换永久牙

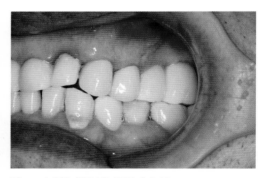

图29　上颌左侧后牙区更换永久牙

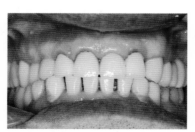

图30　修复完成正面咬合像

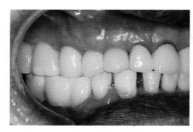

图31　修复完成右侧面咬合像

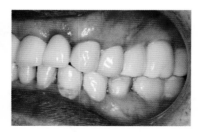

图32　修复完成左侧面咬合像

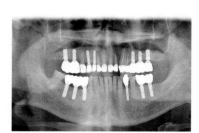

图33　修复完成拍片

二、讨论

长期的牙齿缺失以及牙列严重磨耗常导致牙体硬组织解剖形态破坏，颌曲线异常，颌位关系改变，颌间垂直距离过低。临床表现为牙冠变短，𬌗面边缘尖锐，牙本质暴露，牙齿过敏症状，面下1/3高度降低等，并会影响咀嚼功能。垂直距离降低后，踝突向后上移位，可引起咀嚼肌和颞下颌关节的一系列改变，是导致颞下颌关节紊乱病的病因之一，患者常因咀嚼无力、牙齿过敏、食物嵌塞和颞下颌关节紊乱而就诊，临床上需要对此类患者进行咬合重建治疗。

咬合重建是一种特殊修复，是指用修复方法对牙列的咬合状态进行改造和重新建立，包括全牙弓𬌗面的再造，颌位改正，恢复合适垂直距离，重新建立正常关系，使之与颞下颌关节及咀嚼肌功能协调一致，从而消除因异常而引起的口颌系统紊乱，使口颌系统恢复正常的生理功能。

对于因多数牙长年缺失导致的垂直距离降低的患者，常规的固定或者活动义齿修复往往很难实现咬合重建，尤其是一些不愿接受活动义齿修复的患者以及颌间距离小，义齿修复空间有限的患者，然而种植义齿的引入正逐步解决了这一难题，使患者可以恢复口颌系统的生理功能。

但由于种植牙与天然牙相比，一方面由于缺少牙周膜结构，缺乏神经反射调节保护，会导致咬合敏感性差异，当种植义齿对颌是天然牙时可感觉到48μm的𬌗干扰，当相对应是种植义齿时只能感觉到64μm的𬌗干扰，另一方面，由于种植义齿与天然牙弹性模量的差异，在同样载荷下，种植体一骨界面比天然牙一骨界面更容易出现应力集中和相对运动。当种植义齿出现咬合设计问题，过大的应力（无论是水平向还是垂直向）可造成骨质微折裂，增加种植体活动度而进一步损坏骨质，使种植体产生微运动，破坏种植的稳定性。所以，种植义齿的咬合设计应有其独特之处。应把传导到种植体上的咬合力控制在患者口颌系统所能承受的生理限度以内，且尽量避免侧向力的作用，因此咬合设计应该做到减少轴向力并消除侧向力。患者的咬合恢复跟种植体与天然牙的位置、种植体数量、尺寸及修复方式有关。现公认的种植义齿上部结构咬合设计原则是：（1）建立稳定正中止，达到双侧一致的上下颌最大尖窝接触关系，𬌗力为轴向或者近轴向；（2）建立正中自由域，后退接触位（RCP）与牙尖交错位（ICP）协调或一致；（3）下颌闭口、前伸侧向运动自由无偏斜。种植体支持的固定部分义齿或固定全口义齿，在正中咬合时为双侧平衡的牙尖交错𬌗，在非正中关系为尖牙保护𬌗或组牙功能𬌗，咬合关系的恢复应是渐进性骨受载，从复诊间隙、饮食、咬合接触恢复、义齿修复以及咬合面材料等方面综合设计，使牙槽骨所受的载荷从最小值逐渐增大到正常水平，以减少牙槽骨丧失和种植体早期失败。

参考文献

[1] 耿威, 宿玉成, 张雪净, 武丽春, 黄庆, 姜秀瑛. 12例重度慢性牙周炎患者全颌种植义齿修复的临床观察. 中华口腔医学杂志, 2007, 42(4): 231-234.
[2] 殷新民. 咬合重建的序列治疗. 中国实用口腔科杂志, 2008, 1(2): 75.
[3] 练荣蔚, 杜乐荣. 多数牙缺失𬌗重建探讨. 华西口腔医学杂志, 1997, 15(2): 141.
[4] 唐华, 宫苹, 李晓箐. 种植义齿咬合设计. 国外医学口腔医学分册. 2004, 31(5): 400-404.
[5] 1 Spiekermann H. Implantdogy. New York: Thieme MedicalPLlblishers Inc. 1995: 299-304.

马国武教授点评

由于口内多数后牙缺失造成的咬合关系紊乱、垂直距离降低的患者，通过常规的固定义齿或局部可摘义齿很难实现理想的咬合重建。种植义齿的应用，为咬合重建、恢复正常的口颌系统生理功能提供了一种新的途径。但利用种植修复进行咬合重建需要注意以下几点：创伤较大，除种植体植入手术外，部分患者需要GBR、上颌窦提升等额外的手术来增加骨及软组织的量；费用高，可能为其他方式的几倍或十几倍；时间长，要求患者有很好的依从性。本例患者就是利用种植修复完成咬合重建很成功的病例，虽然医生和患者为此付出了很多心血，但最终的治疗效果是其他修复方式无法比拟的。

研磨杆支持的Bio-Hpp支架修复下颌无牙颌1例

王菁　济南军区总医院口腔科

摘要

目的： 本文介绍下颌牙列缺失利用研磨杆支持的种植覆盖义齿的手术及修复程序。**材料与方法：** 下颌牙列缺损患者，老年男性，因下颌义齿咀嚼时义齿翘动且咀嚼功能低下，要求重新修复下颌义齿。口内检查：上颌右侧第一磨牙叩（+），松动Ⅲ°；下颌双侧第一前磨牙叩痛（++），松动Ⅱ°；上颌双侧第一前磨牙、第二前磨牙叩痛（±）。全口卫生较差。下颌前磨牙区牙槽嵴丰满，双侧下颌后牙牙槽嵴垂直吸收。根据全口牙体牙周及CBCT检查，采取治疗方案为：全口牙行牙周基础治疗后，上颌牙采取拔除上颌右侧第一磨牙，上颌双侧第一前磨牙、第二前磨牙行完善的根管治疗术，观察1周后患牙无不适等症状，行联冠修复，上颌右侧中切牙至左侧侧切牙牙体行树脂美学修复。上颌采用纯钛铸造支架可摘局部义齿修复缺损；下颌牙列通过佩戴放射诊断导板行CBCT检查，进而对下颌骨质骨量进行分析，设计下颌骨种植体植入的部位及植入植体颗数及型号，术中采取微创拔出下颌双侧第一前磨牙，根据放射诊断导板植入4颗植体。种植术后3个月，种植体骨结合良好，初始稳定性良好，未见有骨吸收状态。而后行下颌义齿修复，采用4颗植体支持的研磨杆，远端球帽附着体辅助固位，支架材料采用超轻的HPP支架上制作基托，进一步减轻牙槽嵴的受力，从而减轻牙槽嵴的吸收。**结果：** 通过完善的牙周治疗，很好地控制了牙周炎症，避免牙槽嵴的再吸收，保证了种植体的成功，上颌牙齿在前牙美学修复上达到患者满意度，上颌的可摘局部义齿固位稳定，无翘动脱位等症状。制备下颌放射诊断导板，在导板引导下种植多颗植体，植体植入的方向准确，平行度良好，减低了外科植入的误差。下颌采用种植覆盖义齿，固位稳定，咀嚼效率增加，卫生清洁效果良好。**结论：** 通过此病例，可以观察到对于一个牙列缺失患者，采取颌骨放射诊断导板引导下种植，能够精确地把握好植入多颗植体的方向，降低外科植入的误差度。种植覆盖义齿的咀嚼效率与舒适度良好，更易于口腔卫生的维护。

无牙颌对于患者的咀嚼、美观、心理都有重要的影响。全口义齿常常由于固位不良、稳定性差导致患者戴用的舒适度和咀嚼效率不佳。近年来，种植义齿修复无牙颌越来越受到广大医生和患者的认同。种植义齿修复牙列缺失，可采取2种方式：固定支架义齿修复和覆盖式义齿修复。对于部分患者，特别是维护口腔卫生能力较差及经济上不能担负固定支架式义齿修复的患者，选择种植覆盖式义齿修复，不仅能够改善咀嚼效率，提高舒适度，同时义齿清洁维护较为简便，患者经济负担相对降低。

一、材料与方法

1. 病例简介　59岁男性患者，因下颌义齿咀嚼时义齿翘动且咀嚼功能低下，要求重新修复下颌义齿。5年前于外院行下颌可摘局部义齿修复，自诉使用义齿时，容易出现义齿脱落及翘动等现象。既往史：高血压病史10年余，服用美托洛尔25mg/d，拜阿司匹林10mg/d，血压控制平稳，保持在130/90mmHg左右。无糖尿病、肾病等其他系统性疾病。无吸烟史。口内检查：上颌右侧第一磨牙叩（+），松动Ⅲ°；下颌双侧第一前磨牙叩（++），松动Ⅱ°；上颌双侧第一前磨牙、第二前磨牙叩（±）。全口卫生较差。下颌前牙区牙槽嵴丰满，双侧下后牙牙槽嵴垂直吸收。

2. 治疗计划　全口行完善的牙周基础治疗，观察4周，测全口牙的牙周袋深度及牙体状态（表1）。根据表1，制订上颌治疗方案为：拔除上颌右

侧第一磨牙，上颌右侧中切牙至左侧侧切牙牙体行树脂美学修复，上颌左右两侧第一前磨牙、第二前磨牙行完善的根管治疗术，观察1周后患牙无不适等症状，行联冠修复，且预留𬌗支托窝和导平面，调整颊舌侧倒凹。上颌采用纯钛铸造支架可摘局部义齿修复缺损，上颌左右两侧第一前磨牙、第二前磨牙使用联合支托，其中两侧第二前磨牙采用RPI卡环组。下颌治疗方案：通过佩戴旧义齿行锥形束CT（CBCT）拍摄上下颌咬合关系位，根据CBCT针对下颌骨质骨量分析数据，制作下颌放射诊断导板，继而确定下颌骨种植体植入的部位及植入植体颗数及型号（表2）。

3. 治疗过程　与患者沟通，与术前监测血压1周，控制血压在120/80mmHg；停用拜阿司匹林2天。术前检查：血常规，凝血五项，传染病五项，心电图，结果均正常，约定1周内行种植手术治疗。手术当天术前1h服用镇静类药物，术中密切监测血压。常规面部消毒，铺手术单。采取左右两侧下牙槽神经阻滞麻醉及局部浸润麻醉，待麻醉起效后，微创拔除双侧下颌余留第一前磨牙。在下颌放射导板引导下，下颌植入4颗Straumann®软组织水平种植体，植入角度尽可能保持平行。下颌左右两侧第一前磨牙行GBR手术。术后即刻拍摄曲面断层，观察植体方向及位置均准确。种植术后3个月观察4颗植体骨结合程度良好，植体初始稳定性较好，无骨吸收现象，牙龈形态为厚龈生物型，袖口形态良好，下颌采用4颗植体支持的研磨杆，远端球帽附着体辅助固位，支架材料采用超轻的HPP支架上制作基托，进一步减轻牙槽

表1

牙位	菌斑	BOP	松动度	溢脓	探诊深度 颊（唇）侧			探诊深度 腭侧			牙体缺损
16牙	++	++	III	-	9	5	7	6	5	6`	面充填体
15牙	+	+	I	-	5	3	5	4	3	2	近中邻面龋
14牙	+	+	I	-	4	2	3	3	2	4	远中邻面龋
11牙	+	-	-	-	3	2	2	2	2	2	楔状缺损
21牙	+	-	-	-	2	2	3	2	2	3	颈部充填体
22牙	+	-	I	-	3	2	3	2	1	2	-
24牙	+	+	-	-	3	2	4	2	2	3	远中邻面龋
25牙	+	+	I	-	4	2	3	2	2	2	-

表2

种植体编号	型号	直径（mm）	长度（mm）	备注
32	Straumann®	4.1	12	
34	Straumann®	4.1	12	
42	Straumann®	4.1	12	
44	Straumann®	4.1	12	

骨的受力，降低牙槽骨的再吸收。

二、结果

通过上下颌完善的牙周治疗，很好地控制了牙周炎症，避免牙槽嵴的

再吸收，上颌牙齿在前牙美学修复上达到患者满意度。通过CBCT的测量，制备下颌放射诊断导板，在导板引导下种植多颗植体，植入方向准确，平行度良好，减低了人为的误差。种植导板的优势是可以最小的创伤进行手术，为患者减轻痛苦及流血，并已最理想的位置进行手术，方便后期修复的过程。上颌的可摘局部义齿固位稳定，无翘动脱位等症状。下颌采用种植覆盖义齿，固位稳定，咀嚼效率增加，卫生清洁效果良好，患者满意度较高。咬合设计采用舌向集中𬌗，侧向和前伸采用平衡𬌗设计，最大程度减少侧向力。患者修复后1个月、3个月、6个月复诊，全口卫生情况良好，上下颌可摘义齿固位稳定，无翘动脱位等现象，牙周状态控制良好。拍摄曲面断层情况可见，下颌4颗植体稳定性较好，未见骨吸收状态，植体周围牙龈正常、无红肿。上下颌牙齿咀嚼效率较高，患者满意度明显提高。

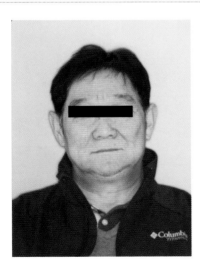

图1　患者初诊时正面像

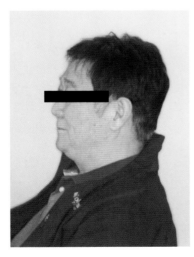

图2　患者初诊时侧面像

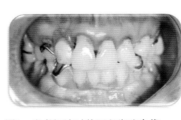

图3　患者初诊时戴旧义齿咬合像

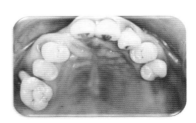

图5　患者上颌𬌗面像

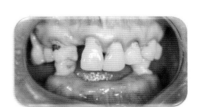

图4　患者初诊时天然牙咬合像

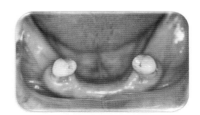

图6　患者下颌𬌗面像

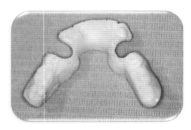

图7 下颌模型（硫酸钡扫描假牙）

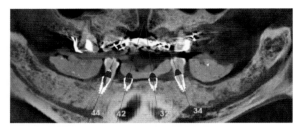

图8 CBCT模拟植体位置

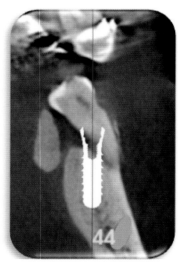
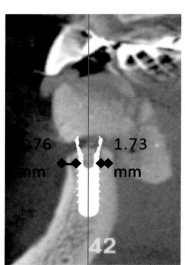
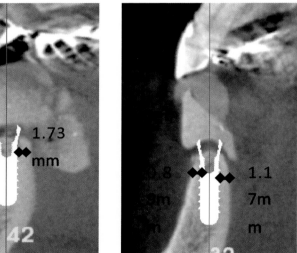
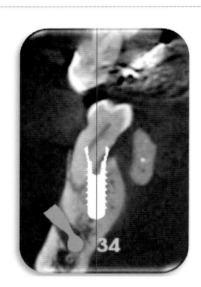

图9a～d 下颌4颗植体模拟植入后颊舌侧像

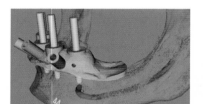

图10 种植导板三维位置模拟

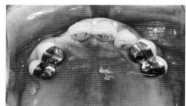

图11 上颌余留牙牙周牙体修复治疗完成

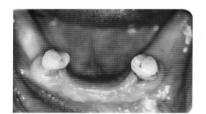

图12 种植手术术前像

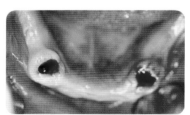

图13 拔出下颌牙齿

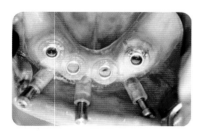

图14a、b 导板就位

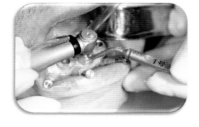

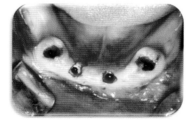

图15 种植窝预备完成

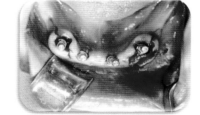

图16 4颗植体平行度

图17 安装愈合帽

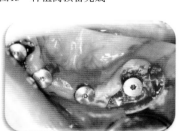

图18 上颌左侧第一前磨牙、下颌右侧第一前磨牙位点行GBR

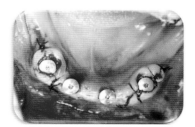

图19a、b 下颌左侧第一前磨牙位点行GBR，并严密缝合伤口

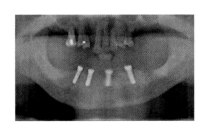

图20　术后当天曲面断层片

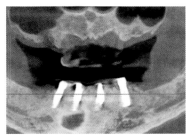

图21　术后3个月CBCT

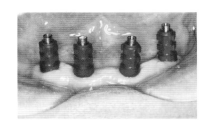

图22　转移杆口内就位

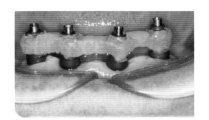

图23　口内连接转移杆

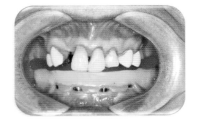

图24　确定颌位关系

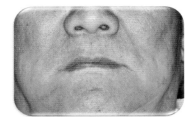

图25　面部观察

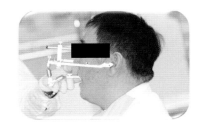

图26　记录面弓

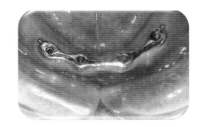

图27　下颌研磨杆口内就位

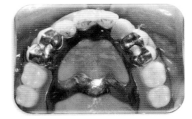

图28　上颌戴义齿殆面像

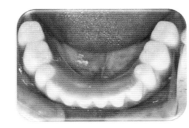

图29　下颌戴义齿殆面像

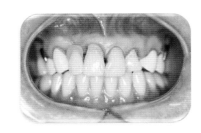

图30　戴用义齿正面咬合像

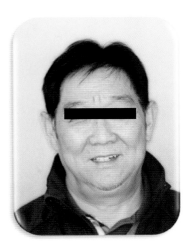

图31　戴义齿后正面像

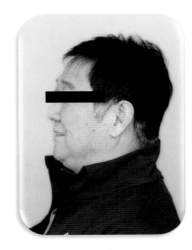

图32　戴义齿后侧面像

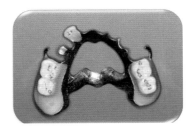

图33　上颌咬合设计

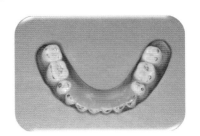

图34　下颌咬合设计

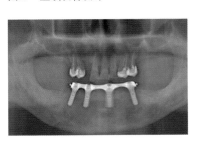

图35　戴用后半年复诊曲面断层

三、讨论

数字化导板技术近年来发展较为迅速，相对比传统导板，具有以下几个优点：（1）可以通过优化种植体在剩余骨中的植入位置，减少或避免骨增量手术，同时有效避开危险区；（2）可以给医生提供解剖结构和修复体轮廓信息，从而实现以修复为导向的种植体植入，获得最终理想的修复效果；（3）可以实现不翻瓣的微创种植手术，缩短手术时间，减少术后不适、肿胀和疼痛；（4）此外，预先设计的种植体植入位置信息和上部修复结构信息也可帮助口腔医生更容易、更准确地实现种植即刻修复。数字化导板技术的主要目的是提高诊断、手术和修复的精度。目前种植治疗趋势快速、简单和微创化，一些商业化系统已经可以实现从不翻瓣手术到预制修复体即刻修复的临床应用。如何进行安全、高效、微创的种植手术治疗，将是今后种植治疗发展的趋势。

影响无牙颌修复最终效果的因素很多，包括颌位关系不佳、牙槽骨严重吸收萎缩、上颌窦气腔化、双侧或上下颌骨骨质状况严重不均衡等，导致无牙颌种植修复的难度非常高。无牙颌的种植修复方式可分为种植固定义齿修复和种植覆盖义齿修复。修复方式的选择需要根据患者的解剖条件、经济条件、对最终修复效果的要求等最终确定。

种植覆盖义齿的特点，种植覆盖义齿和常规全口义齿相比，能够显著提高患者生活质量和义齿满意度，提高义齿固定和稳定，减少疼痛，提高舒适度，增进咀嚼效率，使患者可选择的食物种类增多，因而增进他们的营养和整体健康。尤其对于下颌无牙颌的修复而言，是一种效果明确的修复方式。种植覆盖义齿是由附着体连接种植体和义齿基托所形成的可由患者自行摘戴的活动修复体。与传统全口义齿相比，种植覆盖义齿既能通过植入颌骨内的人工牙根获得支持，从而减少基托面积，使患者感觉舒适；又能达到良好的固位效果，恢复患者的咀嚼效率；同时咀嚼时能将咬力通过人工牙根直接传导到颌骨上，对种植区的骨组织形成功能刺激，延缓牙槽突的吸收萎缩。

种植覆盖义齿与固定种植义齿相比，对于剩余牙槽嵴重度吸收的患者，以及上、下颌颌位关系不良的患者，更易于通过基托恢复患者面部的自然美学，修复软硬组织缺损。其次，多颗种植体支持的覆盖义齿能够为患者提供与种植固定义齿基本相当的咀嚼效率，而手术和修复过程相对简单，费用相对较低。同时，无牙颌患者年龄大的偏多，手部协调性和灵敏度降低，多无法达到种植固定义齿清洁工作所需要的精确性，种植覆盖义齿的清洁和口腔维护较种植固定义齿更为简单。

因而下颌种植覆盖义齿能够大大改善了传统义齿固位差、疼痛、适应时间长等缺点，显著提高了义齿的固位和稳定性，目前已经取得了良好的修复效果。同时相对比于种植固定义齿修复，种植覆盖义齿在种植同期即上部结构负载也已逐步应用于临床，且费用较低，美观良好，恢复咀嚼效率良好，且对于多数无牙颌患者剩余牙槽嵴条件较差，若选择种植固定义齿修复可能会出现更多问题，因而可见种植覆盖义齿修复在临床中应用的重要性和广泛性，具有良好的临床应用前景。

参考文献

[1] Fortin T, IsidoriM, Bouchet H. Placement of posterior maxillaryimplants in partially edentulous patients with severe bone deficiency using CAD/CAM guidance to avoid sinus grafting: a clinical report of procedure. Int J Oral Maxillofac Implants, 2009, 24(1): 96–102.

[2] Brodala N. Flapless surgery and its effect on dental implant outcomes. Int J Oral Maxillofacial Implants, 2009, 24(Suppl): 118–125.

[3] Sanna AM, Molly L, van Steenberghe D. Immediately loadedCAD–CAM manufactured fixed complete dentures using flapless mplant placement procedures: a cohort study of consecutive patients. J Prosthet Dent, 2007, 97(6): 331–339.

[4] Mericske-Stern RD, Taylor TD, Belser U. Management of theedentulous patient. Clin Oral Implants Res, 2000, 11(Suppl1): 108–125.

[5] Van Assche N, Vercruyssen M, Coucke W, et al. Accuracy ofcomputer–aided implant placement. Clin Oral Implants Res, 2012, 23(Suppl 6): 112–123.

[6] Karabuda, Yaltrk. A Clinical Comparison of ProstheticComplications of Implant– Supported OverdenturesWithDifferent Attachment Systems. Implant Dentistry, 2008, 17(1): 74– 81.

[7] 张尔平, 李德华, 宋应亮, 等. 下颌种植覆盖义齿修复后的满意度的调查分析. 上海口腔医学, 2003, 12(3): 161– 163.

[8] Naert I, Alsaadi G, Ouirynen M. Prosthetic aspects andpatient saltsfaction with twoimplant retained mandibularover dentures: a l0– year randomized clinical visit. Prosthodont, 2004, l7(4): 401–410.

陈德平教授点评

该病例治疗前评估完善，考虑到了牙周炎的风险因素并在种植治疗前进行了彻底的牙周治疗，为后续治疗奠定了良好基础；结合上颌牙列缺损的修复方案，下颌选择研磨杆支持的覆盖义齿修复，对于恢复缺失牙功能、合理分散合力均有良好效果；通过制作数字化手术模板大大降低了手术风险，提高了手术精度，简化了手术流程，非常适合此类患有系统疾病的老年患者；选择覆盖义齿修复，对于此病例，更有利于恢复患者咬合功能，改善面部丰满度，同时更有利于种植体的长期维护。

在完成修复的所有技术细节上，医生操作都非常完善、系统，保证了最终获得良好修复效果。

上颌牙列缺损下颌牙列缺失种植固定联合修复病例1例

汪燕红 何福明 陈志红 浙江大学附属口腔医院种植科

摘 要

目的：本文介绍1例上颌牙列缺损下颌牙列缺失种植固定联合修复病例，研究种植支持式固定义齿修复对患者咬合及美观的恢复效果。**材料与方法**：40岁女性患者，多年来因龋病和牙周病拔除口内多颗患牙，现有活动义齿已无法固位，严重影响患者咀嚼功能及外形美观，遂来我院要求固定修复口内缺失牙。口内检查可见上颌双侧后牙缺失，前牙剩余残根1颗，4颗余留残齿均有不同程度龋坏。为达到良好的治疗效果，满足患者恢复咀嚼功能及改善美观的需求，结合口内情况，放射线检查及患者自身要求，制订治疗计划：（1）上颌前牙区余留牙根管治疗后全瓷桥修复；（2）右上颌后牙区采用上颌窦底外提升术加同期种植，左上颌后牙区采用上颌窦内提升术加同期种植，下颌区采用GBR加种植体同期植入术，种植术后全部行固定义齿修复。**结果**：种植修复完成后，患者无自觉不适，口内检查无异常，口腔卫生良好。患者对义齿咀嚼及美观效果满意。**结论**：患者口内多颗牙缺失，修复方案应结合口内情况，放射线检查及患者自身要求进行设计，加强医患沟通以达到良好的令患者满意的效果。种植体支持式固定义齿修复对牙列缺损及牙列缺失的咀嚼效果恢复较佳，对牙列缺失的面型恢复也有不错的效果，是一种值得推广的修复方式。

牙列缺失不仅是老年患者的常见病，由于龋病和牙周病等原因，使中年患者也常出现牙列缺失。牙列缺失给患者带来的一系列功能及美观问题使多数患者迫切希望尽快拥有一副新的牙齿，种植固定修复克服了传统活动义齿支持、固位、稳定不足等问题，大大降低了患者的异物感、发音不清等相关问题，使之也成为修复牙列缺失的重要手段。

一、材料与方法

1. 病例简介 40岁女性患者，口内多数牙缺失要求固定修复。患者数年来口内多数牙逐渐因龋齿和松动拔除，近来于外院行活动义齿修复，自觉咀嚼效率低，活动牙固位差，遂来我院求诊，要求种植修复。患者一般状况良好，否认重大系统疾病、传染病、药物过敏史，否认抽烟及夜磨牙病史。检查：上颌右侧尖牙残冠，上颌左侧中切牙残根，上颌左侧侧切牙至左侧第一前磨牙牙体不同程度缺损，无松动及叩痛，牙龈略红。其余牙缺失，缺牙区牙槽嵴吸收低平狭窄。牙龈颜色质地正常，附着龈尚可。上下颌牙弓基本协调。全口卫生状况一般。开口度3横指，开口型无偏斜，无关节弹响压痛等。面下1/3短，脸颊凹陷。下唇丰满度差。CBCT显示：下颌骨明显吸收，牙槽嵴狭窄低平，剩余牙槽骨高度平均约12mm，宽度约6mm。右上颌后牙区牙槽骨高度剩余约5mm，宽度约6mm。左上颌后牙区牙槽骨高度剩余约8mm，宽度约6mm。

2. 诊断 （1）上颌左侧第一前磨牙残冠，上颌左侧中切牙残根。（2）上颌右侧尖牙、上颌左侧侧切牙、上颌左侧尖牙牙体缺损。（3）上颌右侧第二磨牙至右侧第一前磨牙、上颌右侧侧切牙、上颌右侧中切牙、上颌左侧第二前磨牙至左侧第二磨牙缺失。（4）下颌牙列缺失。

3. 治疗计划 （1）上颌左侧中切牙拔除。（2）上颌右侧尖牙、上颌

左侧侧切牙至左侧第一前磨牙完善根管治疗后上颌右侧尖牙至左侧尖牙固定桥修复，上颌左侧第一前磨牙单冠修复。（3）上颌右侧第一前磨牙、上颌右侧第一磨牙上颌窦外提升术+Ankloys® A11，Ankloys® B11；术后6个月上颌右侧第一前磨牙至右侧第一磨牙种植支持式固定桥修复。（4）上颌左侧第二前磨牙、上颌左侧第一磨牙上颌窦内提升术+Ankloys® A11，Ankloys® B11；术后6个月上颌左侧第二前磨牙、上颌左侧第一磨牙种植支持式联冠修复。（5）下颌左侧尖牙、下颌左侧第一前磨牙、下颌左侧第一磨牙、下颌右侧尖牙、下颌右侧第一前磨牙、下颌右侧第一磨牙植入Ankloys® A11备GBR；术后3个月下颌左侧第一前磨牙至左侧第一磨牙种植支持式固定桥修复，下颌左侧尖牙至右侧尖牙种植支持式固定桥修复；下颌右侧第一前磨牙至右侧第一磨牙种植支持式固定桥修复。

4. 治疗过程

（1）常规血液检查，排除手术禁忌。

（2）下颌种植手术：常规消毒铺巾，术区必兰局部麻醉。置简易压膜导板，以小球钻分别于下颌右侧第一磨牙、下颌右侧第一前磨牙、下颌右侧尖牙，下颌左侧第一磨牙、下颌左侧第一前磨牙、下颌左侧尖牙定点，切开，翻瓣，逐级扩孔，分别植入Ankloys® A11种植体，部分位点颊侧骨量不足处加Bio-Oss®骨粉，Bio-Gide®骨膜。修整牙槽嵴，旋入封闭螺丝。拉拢缝合，压迫止血。术后曲面体层片及CBCT显示种植体方向良好，常规医嘱。

（3）右上颌种植手术：常规消毒铺巾，术区必兰局部麻醉。于上颌右侧第一磨牙区做梯形切口，翻瓣，参照X线片，在距离牙槽嵴顶约5mm处作一长8mm宽4mm的开窗，将黏膜从上颌窦底剥离约10mm，于上颌右侧第一前磨牙位点植入Ankloys® A11种植体，于上颌右侧第一磨牙位点植入Ankloys® B11种植体。上颌窦底植入Bio-Oss®骨粉，覆盖Bio-Gide®骨

膜，松弛缝合。压迫止血。术后曲面体层片及CBCT显示种植体方向良好，常规医嘱。

（4）左上颌种植手术：常规消毒铺巾，术区必兰局部麻醉。切开，翻瓣，定位，逐级扩孔，作上颌窦底内提升术，种植窝内植入Bio-Oss®骨粉。于上颌左侧第二前磨牙区植入Ankloys® A11种植体，于上颌左侧第一磨牙区植入Ankloys® B11种植体。拉拢缝合，压迫止血。术后曲面体层片及CBCT显示种植体方向良好，常规医嘱。

（5）上颌左侧中切牙拔除。

（6）上颌右侧尖牙、上颌左侧侧切牙至左侧第一前磨牙完善根管治疗后，上颌右侧尖牙至左侧尖牙作临时固定桥修复，上颌左侧第一前磨牙临时单冠修复。

（7）待下颌种植术后4个月行二期手术，下颌取模做下颌左侧第一前磨牙至左侧第一磨牙种植支持式临时固定桥修复，下颌左侧尖牙至右侧尖牙种植支持式临时固定桥修复；下颌右侧第一前磨牙至右侧第一磨牙种植支持

式临时固定桥修复。上颌作临时活动牙修复。

（8）待左上颌种植术后6个月，上颌双侧后牙区行二期手术。取模及咬合关系，送技工室作诊断蜡型，上颌右侧第一前磨牙至右侧第一磨牙做植支持式临时固定桥修复，上颌左侧第二前磨牙、上颌左侧第一磨牙做种植支持式联冠修复，下颌左侧第一前磨牙至左侧第一磨牙做种植支持式临时固定桥修复，下颌左侧尖牙至右侧尖牙做种植支持式临时固定桥修复；下颌右侧第一前磨牙至右侧第一磨牙做种植支持式临时固定桥修复。

（9）上下颌种植固定临时义齿戴1个月，患者咬合关系适应良好，关节无异常，牙龈塑形良好。患者美观满意度较高。拟正式取模，口外制作个性化转移杆。个性化转移杆于口内就位后，以快速自凝材料重新连接转移杆。以硅橡胶开放式取模。利用临时牙面弓转移，上全可调𬌗架。最终修复体为上颌右侧尖牙至左侧尖牙，下颌右侧尖牙氧化锆全瓷固定桥；下颌左侧第一前磨牙氧化锆全瓷单冠；下颌左侧第一前磨牙至左侧第一磨牙种植支持式银钯烤瓷固定桥，下颌左侧尖牙至右侧尖牙种植支持式银钯烤瓷固定桥；

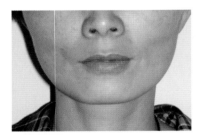
图1　术前正面像

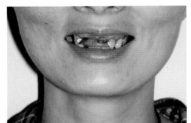
图2　术前微笑像

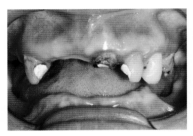
图3　术前口内像

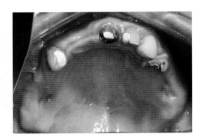
图4　术前上颌牙弓形态

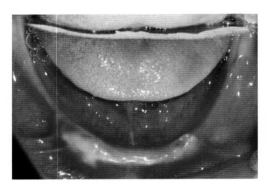
图5　术前下颌牙弓形态

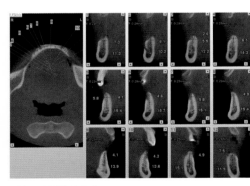
图6　下颌种植术前CBCT

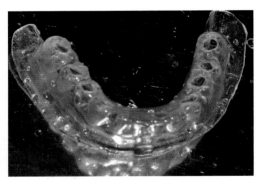
图7　利用术前下颌总义齿制作的下颌手术简易压膜导板

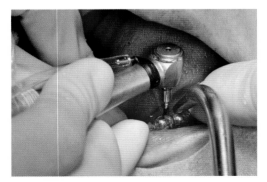
图8　下颌手术过程中利用压膜导板定位

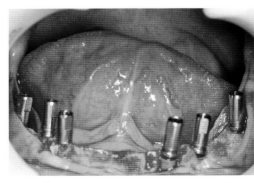
图9　下颌6颗种植体植入后可见三维方向基本平行

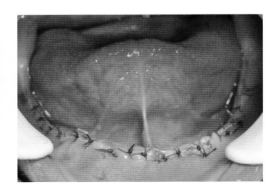
图10　下颌种植术毕

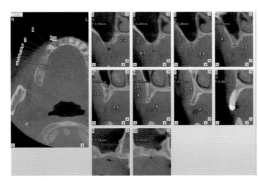

图11 右上颌术前CBCT

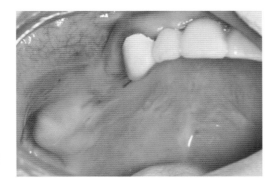

图12 右侧上颌窦外提升术前口内像

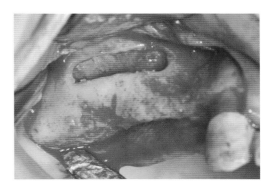

图13 右侧上颌窦外提升术小开窗鼓气像

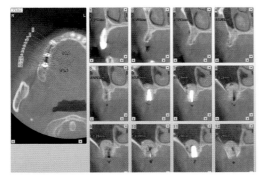

图14 右上颌外提同期种植术后CBCT

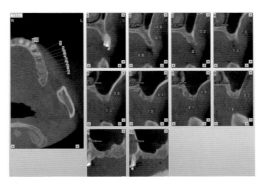

图15 左上颌术前CBCT

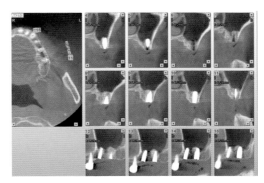

图16 左侧上颌窦内提升术加种植术后CBCT

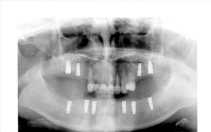

图17 10颗种植体植入后曲面断层片

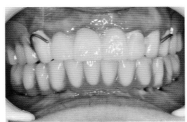

图18 下颌种植临时桥上颌活动临时义齿正面像

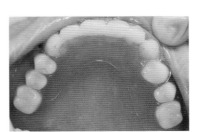

图19 上颌活动临时义齿

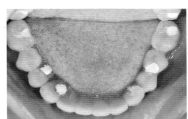

图20 下颌种植临时桥

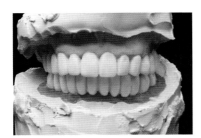

图21 全口诊断蜡型正面

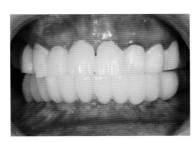

图22 全口临时义齿上颌唇面像

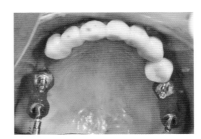

图23 上颌开放式取模转移杆连接后

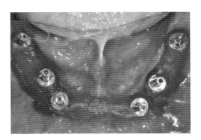

图24 下颌开放式取模转移杆连接后

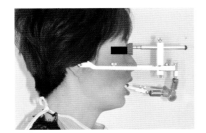

图25 利用临时义齿面弓转移𬌗关系

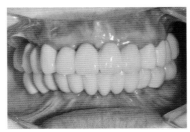

图26 正式义齿戴入后口内正面像

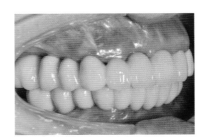

图27 正式义齿戴入后口内右侧面像

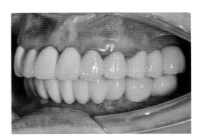

图28 正式义齿戴入后口内左侧面像

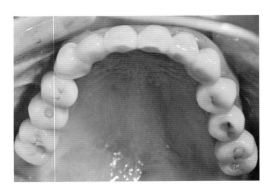

图29　正式义齿戴入后口内上颌𬌗面像

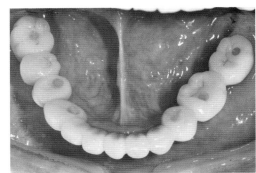

图30　正式义齿戴入后口内下颌𬌗面像

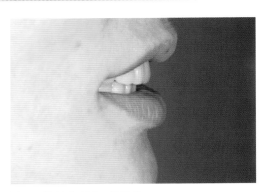

图31　修复后面下1/3微笑像

下颌右侧第一前磨牙至右侧第一磨牙种植支持式银钯烤瓷固定桥；上颌左侧第二前磨牙、上颌左侧第一磨牙种植支持式银钯烤瓷联冠修复。戴牙后患者对咬合功能及美观满意。

（10）材料：Ankloys® A11，Ankloys® B11种植体，Bio-Oss®骨粉，Bio-Gide®骨膜。

二、结果

戴牙后种植体稳定，无松动。咬合关系良好。口内卫生状况良好。患者对种植修复后的面型，牙体形态，颜色及咀嚼功能满意。曲面体层放射线片及CBCT显示种植体周围骨结合良好，边缘骨无明显吸收，修复体被动就位。牙列缺失的种植义齿支持式固定修复可有效恢复咀嚼功能，改善患者面容，临床效果可靠，是一种值得推广的无牙颌修复方式。

三、讨论

1. 种植前制作活动义齿临时修复，让患者适应新的咬合关系，与患者沟通讨论修复后的面型，了解患者对修复体的美观要求等。术前的临时牙还可帮助种植体的定位以及植入方向。

2. 种植临时牙的制作对种植体穿龈轮廓，桥体牙龈形态都起到了积极的作用。同时也可指导正式修复体的排牙，一体冠开口以及基台的选择。舟底样卵圆形的桥体组织面形态使最终修复体牙龈健康美观。

3. 个性化转移杆的制作最大程度减少了取模的误差。

参考文献

[1] 马兰, 王文洁. 个性化印模杆在多个种植体精确取模的应用. 山西职工医学院学报, 2015(5): 39-41.
[2] Stimmelmayr M, Beuer F, Edelhoff D, et al. Implant Impression Techniques for the Edentulous Jaw: A Summary of Three Studies. Journal of Prosthodontics, 2016, 25(2): 146-150.
[3] Nakhaei M, Madani A S, Moraditalab A, et al. Three-dimensional accuracy of different impression techniques for dental implants. Dental research journal, 2015, 12(5): 431-437.
[4] Alikhasi M, Siadat H, Beyabanaki E, et al. Accuracy of Implant Position Transfer and Surface Detail Reproduction with Different Impression Materials and Techniques. Journal of Dentistry, 2015, 12(10): 774.
[5] Pjetursson BE., Transalveolar maxillary sinus floor elevation using osteotomes with or without grafting material. Part II: radiographic tissue remodeling. Clinical Oral Implants Research, 2009, 20(7): p. 677-683.
[6] Li J. Piezoelectric surgery in maxillary sinus floor elevation with hydraulic pressure for xenograft and simultaneous implant placement. J Prosthet Dent, 2013, 110(5): p. 344-348.

刘传通教授点评

该病例治疗思路清晰，方案设计详尽，方法科学，图片丰富，修复效果乐观，体现了作者全面的治疗技术、扎实雄厚的种植修复功底，也体现了团队合作精神。个性化转移杆的制作可以最大程度减少取模误差，值得推广。当然，长期修复效果有待于进一步随访观察。

数字化外科技术引导的下颌骨缺损牙列缺失种植重建

孙悦 付丽 周延民 吉林大学口腔医院种植科

摘要

目的：本文将报道1例对下颌骨牙槽嵴严重吸收、骨高度严重缺损的患者，运用数字化外科技术，减小手术创伤，实现个性化修复重建的病例。**材料与方法**：我们首先通过CBCT扫描，并取患者口内模型及咬合记录，三维打印放射性导板，然后戴入放射性导板进行第二次CBCT扫描，三维打印种植手术导板，在种植手术导板的引导下分别于下颌双侧第一磨牙植入种植体（4.1mm×6mm，Straumann® S，RN，SLA），于下颌左侧第一前磨牙植入种植体（3.3mm×10mm，BLB标准型3.3），于下颌左侧尖牙、下颌右侧尖牙、下颌右侧第一前磨牙植入种植体（3.3mm×12mm，BLB标准型3.3），于下颌左侧中切牙及下颌右侧中切牙植入种植体（4.1mm×10mm，BLB标准型3.3）。**结果**：种植术后影像学确认种植体植入方向良好。患者术后3天，术区及面颊部仅有轻微肿胀，疼痛不明显，术后15天拆线，术区愈合良好。**结论**：数字化外科技术可以增加种植体植入的准确性，减小手术创伤，减小术后反应，达到个性化、精确化的功能重建。

因炎症、创伤等原因引起的颌骨吸收、颌骨缺损在临床上十分常见，不同程度地影响了患者的容貌、咀嚼、吞咽、语音等功能，对患者的生活和工作带来极大的不便，并会产生心理及社交障碍。现在，随着数字化影像技术、数字化外科技术、口腔种植技术等的发展，以及患者生活水平的提高，患者对生活质量的要求的提高，口腔咬合修复重建的原则和方法都有了极大的进步。

一、材料与方法

1. 病例简介 43岁女性患者，主诉为"全口牙列缺失10年，要求种植修复"。数年前患者因侵袭性牙周炎导致全口牙列缺失，之后行传统全口活动义齿修复，但自觉义齿固位不佳，咀嚼功能较低，上颌鼻翼两侧颌面部塌陷，现要求行种植修复。既往体健，否认系统病史、传染病史、药物过敏史，无吸烟史，无口服双膦酸盐药物史。检查：颜面部基本对称，开口型、开口度正常，双侧关节区无压痛及弹响。上下颌全牙列缺失，下颌牙槽嵴顶位置较低，并呈刃状牙槽嵴；上颌牙槽嵴低平，上颌左侧第一前磨牙至右侧第一前磨牙区可见明显的唇侧骨吸收。舌体居中，运动自如；双侧颌下及颈部未及肿大淋巴结，余未见明显异常。牙科CT检查：全口牙列缺失，下颌牙槽嵴顶较薄，呈刀刃状，下颌左侧第一磨牙位置牙槽嵴顶距下颌神经管上壁4.4mm，下颌右侧第一磨牙位置牙槽嵴顶距下颌神经管上壁5.5mm，双侧下颌神经管位置偏下颌骨体部舌侧。

2. 诊断 全口牙列缺失。

3. 治疗计划 （1）CBCT扫描、取口内模型及咬合关系。（2）三维打印放射性导板，戴入放射性导板后CBCT扫描。（3）三维打印种植手术导板。（4）种植外科：应用种植手术导板，于下颌左侧第一磨牙、左侧第一前磨牙、左侧尖牙、左侧中切牙、右侧中切牙、右侧尖牙、右侧第一前磨牙、右侧第一磨牙位点植入种植体。（5）上部结构修复：先佩戴临时修复体供患者适应及作为最终修复前的评估依据。最终修复体为个性化基台+分段式粘接固位全瓷桥。

4. 治疗过程

（1）2015年12月：初诊，设计、制订治疗方案；对颌面部进行CBCT扫描，得到Dicom文件，并取口内模型及咬合记录。将模型、咬合记录及Dicom文件邮寄至加工厂，加工厂制作带模拟牙形的放射性导板。试戴放射性导板，导板就位良好，咬合关系正常，嘱患者在戴入放射性导板并咬合的状态下再次对颌面部进行CBCT扫描，得到新Dicom文件，连同放射性导板一起邮寄至加工厂。根据CT数据、骨量、模型及预期修复牙列形态确认种植体型号、位置及方向，再次确认种植方案。根据上述数据，三维打印种植手术导板。

（2）2016年3月：种植外科。于本院手术室局麻下行下颌全牙列种植术。为尽量保留牙槽嵴顶附着龈，首先戴入带牙形导板，嘱患者咬合，确认下颌固位钉位置，使用固位钉钻制备固位钉孔，取下带牙形导板，于牙槽嵴顶行横行切口切开，局部小范围翻瓣后，戴入种植手术导板，插入固位钉后，将翻瓣牙龈置入导板的缓冲区内，逐级备洞后，取下固位钉，取下手术导板，于下颌双侧第一磨牙位点植入种植体（4.1mm×6mm，Straumann® S，RN，SLA），于下颌左侧第一前磨牙位点植入种植体（3.3mm×10mm，BLB标准型3.3），于下颌双侧尖牙、右侧第一前磨牙位点植入种植体（3.3mm×12mm，BLB标准型3.3），于下颌双侧中切牙位点植入种植体（4.1mm×10mm，BLB标准型3.3），所有种植体植入扭矩均达到35N·cm。扩大翻瓣范围，暴露刃状牙槽嵴，去除个别突出尖锐处，缝合。

二、结果

种植术后影像学确认种植体植入方向良好。患者术后3天，术区及面颊部仅有轻微肿胀，疼痛不明显，术后15天拆线，术区愈合良好。

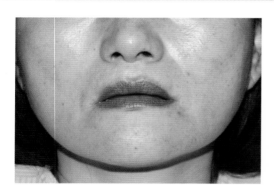

图1　术前口外正面像

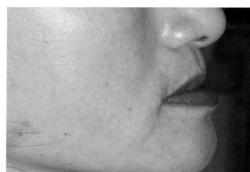

图2　术前口外侧面像

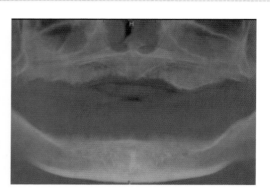

图3　术前CBCT全景像

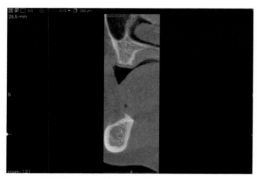

图4　术前CBCT示下颌右侧第一磨牙位置牙槽嵴顶距下颌神经管上壁5.5mm

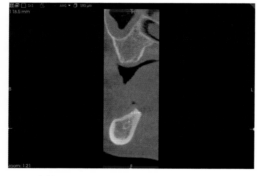

图5　术前CBCT示下颌左侧第一磨牙位置牙槽嵴顶距下颌神经管上壁4.4mm

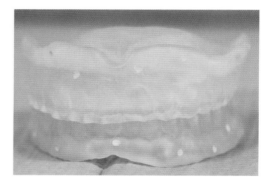

图6　放射性导板口外像

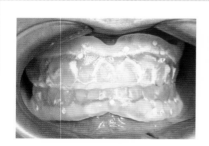

图7　放射性导板戴入口内

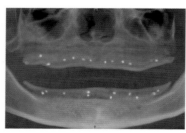

图8　放射性导板戴入口内后扫描CBCT结果

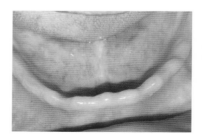

图9　口内术前像

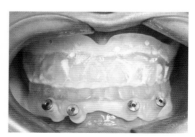

图10　固位钉定位导板口内像

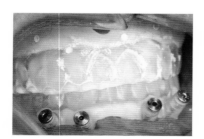

图11　制备固位钉洞

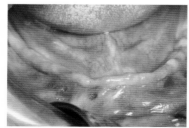

图12　取下定位固位钉导板

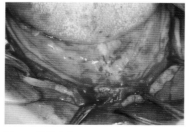

图13　做横行切口切开牙龈，并小范围翻瓣

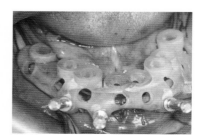

图14　戴入手术导板，并插入固位钉

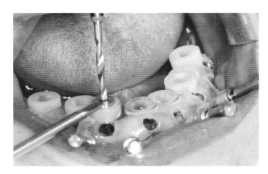

图15 运用手术导板制备种植窝

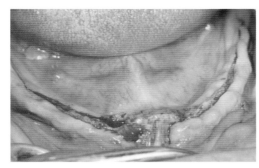

图16 取下手术导板

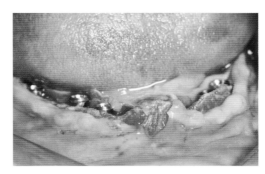

图17 植入种植体

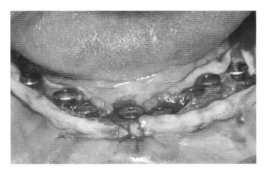

图18 旋入覆盖螺丝

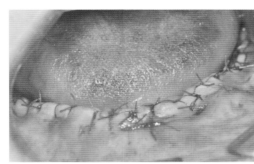

图19 严密拉拢缝合

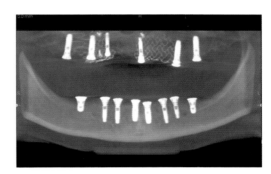

图20 术后CBCT全景像

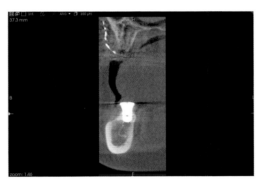

图21 术后CBCT示右侧下颌第一磨牙位置种植体底部距下颌神经管上壁1.4mm

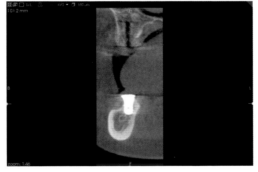

图22 术后CBCT示左侧下颌第一磨牙位置种植体底部距下颌神经管上壁0.5mm

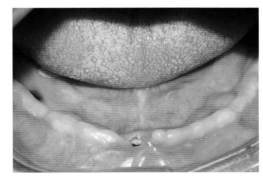

图23 术后30天口内像

三、讨论

因炎症、创伤等原因引起的颌骨吸收、颌骨缺损在临床上十分常见，不同程度地影响了患者的容貌、咀嚼、吞咽、语音等功能，对患者的生活和工作带来极大的不便，并会产生心理及社交障碍。目前，随着科技的进步，口腔种植修复的数字化应用已经成为一种必然趋势。

1. 对附着龈的保留 附着龈具有保护牙周组织，抑制刷牙、咀嚼食物等刺激的作用，使龈缘保持稳定，避免菌斑的残存，可缓冲来自黏膜肌纤维的生物力，有效维护种植体周围组织的健康和美观。据相关报道指出，角化黏膜缺乏会加重种植体周围黏膜炎症，增加菌斑的累积，这种现象主要和种植体附着丧失或者是种植体颈部牙槽骨吸收有一定的联系。种植体周围软组织附着（生物学宽度）一旦建立，就成为保护骨结合区免受口腔内细菌和机械刺激的天然屏障。种植体周围软组织稳定性的提高，可以更好地抵抗基台

连接、修复程序、负荷后咀嚼力的机械刺激、卫生维护和反复摘戴弹性附着体固位的可摘式修复体所产生的机械应力等而导致的创伤。与种植体和修复体穿龈部位紧密结合的足够宽度的附着性软组织对缺牙患者的种植长期成功非常关键。在牙列缺失的萎缩牙弓进行种植治疗时，其较高的软组织并发症与附着性组织过少密切相关。因此，对于牙列缺失的种植治疗而言，充足的附着性组织和前庭沟深度具有重要的临床意义。所以采取有效的治疗措施使种植体周围附着龈的宽度得到保存是很重要。传统的数字化导板手术，大多应用于骨量较好的种植治疗中，在手术中直接使用不翻瓣环钻去除牙龈的方法进行种植窝的制备。该病例中，使用局部小范围翻瓣，最大限度地保留了附着龈。

2. 与传统All-on-4相比的优势 在临床上，当修复体悬臂梁过长时，就成为异常的载荷，加大了种植体周围骨界面应力，而致牙槽骨吸收。随着侧向加载或受力角度的增加，颈周密质骨内的应力也随之增加。因此，悬臂

的长度超过一定的界限时，只能加重种植体周围的骨吸收，并随悬臂梁的长度增加而加大。该患者骨量同时适用于术式All-on-4，但现研究表明，All-on-4技术将倾斜种植体应用在多个种植体支持的修复体中，种植体的分布以及修复体的强度能够减小自然的曲应力，但仍有一定的曲应力作用于周围骨质，从而导致骨吸收。同时，研究表明，All-on-4远中种植体倾斜角度增加或支架远中悬臂梁长度增大，远中种植体周围支持组织的应力相应增大。增加种植体数目可以减小种植体及种植体周围骨界面的应力，8颗种植体并消除悬臂的设计比4颗种植体完成的无牙下颌固定修复更具有生物力学优势。在该病例中，采用8颗种植体植入，消除悬臂设计，最大限度地保证种植体的植入位置和方向处于牙体长轴，减少了侧向载荷，减少了后期修复负荷咀嚼力后的骨吸收。

3. 提高植入位置的精确度　该病例中，数字化外科技术的运用保证了手术的个性化、精确度和安全性。该患者因常年佩戴传统全口义齿，导致牙槽骨严重吸收，下颌左侧第一磨牙位置牙槽嵴顶距下颌神经管上壁4.4mm，下颌右侧第一磨牙位置牙槽嵴顶距下颌神经管上壁5.5mm，故常规按照标准方向种植会损伤下颌神经管，而从CBCT扫描数据中可以看出：下颌神经管位置偏舌侧，不适合进行下颌神经移位术。综上，本团队设计双侧下颌后牙区使用6mm超短种植体避开神经管倾斜种植，为增加种植方向的准确性，采用数字化导板引导种植方式进行手术。数字化导板技术精准的避开了下颌神经管，增大了手术的安全性。

4. 减少去骨量　该患者下颌骨呈现明显刃状牙槽嵴形态，常规手术时去除刃状牙槽嵴后再行种植手术，增加了判断牙槽嵴顶距神经管上壁高度的难度，增加了手术的危险性，并且增加了去骨量。3D打印导板的运用，解决了上述问题，并且可以最大限度地保留骨量，而且可以大大减少手术时间、减少患者术后反应。

5. 减小翻瓣范围　该病例采用局部小翻瓣方式，在保留附着龈的同时，还保证了局部较好的血运，有助于种植体周围成骨，减小患者的术后肿胀和疼痛。本病例中，我们运用数字化外科技术，对下颌全牙列缺损进行了个性化、精确化的种植手术。本病例目前获得了较好的术后反馈，修复效果及远期效果还有待进一步观察。

6. 数字化外科技术　数字化外科技术可以增加种植体植入的准确性，减小手术创伤，减小术后反应，达到个性化、精确化的功能重建。

参考文献

[1] 罗志宾, 曾融生, 陈卓凡, 等. 牙种植体周软组织的处理. 国际口腔医学杂志, 2009, 36(5): 583-585, 589.
[2] 王慧明. 牙周病患者口腔种植的难点分析及个性化处理原则. 中国口腔种植学杂志, 2010, 15(3): 108-109.
[3] 宿玉成. 口腔种植学. 第2版, 北京: 人民卫生出版社, 2014.
[4] 贾晓妍. 上颌全牙列种植固定桥悬臂长度——种植体位置与应力分布关系, 第二军医大学, 2007, 04: 43.

周延民教授点评

该病例临床资料详细完整，图片丰富清晰，治疗程序规范，治疗步骤严谨，充分体现出这是一个由经验丰富、技术全面的医生治疗团队精诚团结合作完成的优秀病例。从种植学角度来看，治疗以修复为导向，采用CAD/CAM导板引导种植位置方向，增加了手术的精准度；另一方面，对术式进行创新改良，最大限度地保留了角化龈，对长期修复效果有一定影响。但未进行即刻修复，对于患者短期内生活产生了一定的不便。

上颌牙列缺失种植固定修复1例

陈琳　肖慧娟　柳忠豪　烟台市口腔医院种植科

摘要

目的： 本病例为上颌牙列缺失，对于牙列缺失修复方法为固定修复及活动修复，而对于缺失前为反𬌗状态的病例，修复时一般采用种植体支持的覆盖义齿修复，种植体支持的固定义齿修复为正常咬合病例少有报道。**材料与方法：** 根据CBCT牙槽骨条件在Simplant设计软件进行种植体设计，制作骨支持式导板，术中植入6颗种植体（1颗为即刻种植）+GBR，（上颌右侧中切牙、上颌左侧中切牙位点MIS 3.3mm×13mm；上颌右侧第二前磨牙 3i 3.25mm×13mm；上颌右侧第一磨牙位点MIS 5mm×10mm；上颌左侧第一前磨牙位点MIS 3.3mm×11.5mm；上颌左侧第一磨牙位点MIS 3.75mm×11.5mm），上颌左侧第一磨牙扭矩为15N·cm，余牙为35N·cm。于上颌右侧第一磨牙拔牙窝与种植体间隙，上颌右侧第一前磨牙、上颌右侧中切牙颊腭侧GBR，Bio-Oss®+Bio-Gide®覆盖，钛钉固定胶原膜，缝合。3个月后行二期手术，5个月后行临时修复、进行ISQ（咬合动度测量）测定，所有值均>65，进行取模制作诊断蜡型确定最终修复体位置、最终纯钛支架+树脂牙龈+氧化锆全瓷冠修复，咬合调整为组牙功能𬌗。**结果：** 进行种植体植入后牙槽骨较植入前丰满度明显增加，临时修复过程中患者关节、肌肉、神经无任何不适，永久修复后7个月复查种植体及上部结构完好，咬合均匀，修复效果满意。X线片示：种植体周无明显骨吸收。**结论：** 咬合关系为Ⅲ类关系的反𬌗患者在牙列缺失进行种植体植入后修复为Ⅰ类咬合关系的种植体支持的固定义齿前，通过临时修复使得神经肌肉适应修复体的状况后，进行Ⅰ类关系的永久固定修复可以获得满意的修复效果，长期的修复效果有待进一步追踪观察。

牙列缺失的传统修复方法会给患者咀嚼及发音造成困扰，但是，种植义齿的出现给这类患者带来福音，然而由于患者咬合关系，𬌗龈距离及上下颌骨位置关系不同，使得在牙列缺失患者在种植修复时的修复方式也不相同，总体来说有种植固定义齿修复及种植覆盖义齿修复两大类。但是选择种植固定义齿修复还是覆盖义齿修复需要从以下几个方面来考虑：（1）上下颌骨位置关系：①垂直关系：颌间距离不足8mm，不建议行固定义齿修复；②水平关系：Ⅰ类关系可行固定义齿修复和覆盖义齿修复；Ⅱ类关系和Ⅲ类关系建议行覆盖义齿修复。（2）软组织量：①软组织量充足：固定义齿修复和覆盖义齿修复均可；②软组织量不足：建议覆盖义齿修复，方便进行清洁，避免产生种植体周围炎。（3）影像学检查：通过CBCT检查确认骨状况进行种植体植入位点设计。术前进行充分的评估及分析，做出治疗计划后开始手术，能够大大减少修复时的并发症。但是对于特殊的病例，有可能修复时同术前设计方案有所差异，这样就需要综合多方面因素来选择最佳的修复方案。

一、材料与方法

1. 病例简介　59岁女性患者，上颌多数牙因牙周病拔除3个月余，曾行活动义齿修复，觉不适，现来我科要求治疗；平素体健。检查：双侧颞关节动度正常，无压痛，张口度及开口型正常，上唇丰满度欠佳。口内检查：上颌右侧第一磨牙松动Ⅱ°，牙龈正常，咬合为反𬌗状态。余牙缺失，附着龈宽度5~10mm，黏膜无红肿，牙槽骨低平，唇舌向吸收较重。CBCT检查显示：缺失牙位可用骨高度足，宽度为2~10mm不等，骨密度正常；上颌右侧第一磨牙根分叉处低密度影像。

2. 诊断　上颌牙列缺损。

3. 治疗计划　（1）种植体植入后期考虑行种植体支持的覆盖义齿修复；（2）上颌右侧第一磨牙即刻种植；（3）术前Simplant设计种植植入的初步位置及数目。

4. 治疗过程

（1）术前制作上颌活动义齿，利用义齿进行牙胶定点后拍摄CT进行术前评估，利用Simplant软件在上颌右侧中切牙、上颌右侧第二前磨牙、上颌右侧第一磨牙、上颌左侧中切牙、上颌左侧第一前磨牙、上颌左侧第一磨牙位点进行种植体设计，制作骨支持导板（上颌右侧第一磨牙为即刻种植）。

（2）阿替卡因肾上腺素注射液（必兰Primacaine，法国）局麻下，沿上颌右侧第二前磨牙至左侧第一磨牙牙槽嵴顶切开，在上颌右侧中切牙、上颌右侧第二前磨牙、上颌左侧中切牙、上颌左侧第一前磨牙、上颌左侧第一磨牙进行定点后进行种植体植入（上颌右侧中切牙、上颌左侧中切牙位点MIS 3.3mm×13mm；上颌右侧第二前磨牙位点3i 3.25mm×13mm；上颌右侧第一磨牙位点MIS 5mm×10mm；上颌左侧第一前磨牙位点MIS 3.3mm×11.5mm；上颌左侧第一磨牙位点MIS 3.75mm×11.5mm），上颌左侧第一磨牙扭矩为15N·cm，余牙为35N·cm。于上颌右侧第一磨牙拔牙窝与种植体间隙，上颌右侧第一前磨牙、上颌右侧中切牙颊腭侧GBR（Bio-Oss®+Bio-Gide®覆盖，钛钉固定胶原膜），严密缝合。术后X线片示6颗种植体位置方向良好。

（3）术后3个月行二期手术，可见牙槽骨的丰满度明显增加。

（4）术后5个月通过查阅文献，大量的文献表明种植体支持的覆盖义齿对支持组织（包括种植体、黏膜、颌骨）的力量大于固定义齿，并且复合式基底固定义齿能够很好地分散种植体，修复体承担的力量，降低种植体周围的应力。因此考虑利用上颌右侧中切牙、上颌右侧第一磨牙、上颌左侧中切牙、上颌左侧第二前磨牙进行固定式临时修复（因为在取下上颌右侧第二前磨牙、上颌左侧第一磨牙愈合基台时，患者觉疼痛不适，故暂时放弃利用这2颗牙作为支撑），并且修复为正常咬合状态。

（5）术后11个月（戴用临时修复体6个月），患者关节及肌肉无不适，并且咬合状况良好，ISQ动度测量均为65以上，进行取模，制作诊断蜡型来确定最终修复体的位置。

（6）术后16个月（戴用临时修复体11个月），戴入永久修复体（纯钛支架+树脂牙龈+氧化锆全瓷冠），调整咬合为组牙功能殆。

（7）种植体材料及器械：根据患者的情况，本病例选用MIS以及3I系统螺纹根形种植体；Bio-Oss®骨粉（瑞士盖氏制药有限公司）、Bio-Col®（Bio-collagen®，瑞士盖氏制药有限公司）、Bio-Gide®膜（瑞士盖氏制药有限公司）、CGF膜（自体静脉血离心获得）、ISQ动度测量仪（Osstell公司，Sweden）、钛钉。

二、结果

患者戴入永久修复体后，颞下颌关节及肌肉无任何不适症状，术后7个月复查种植体及上部结构良好，X线片示：种植体周无明显骨吸收。

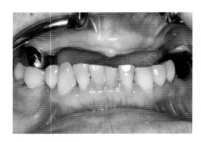 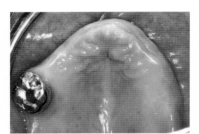

图1 术前咬合像　　　　图2 术前殆面像

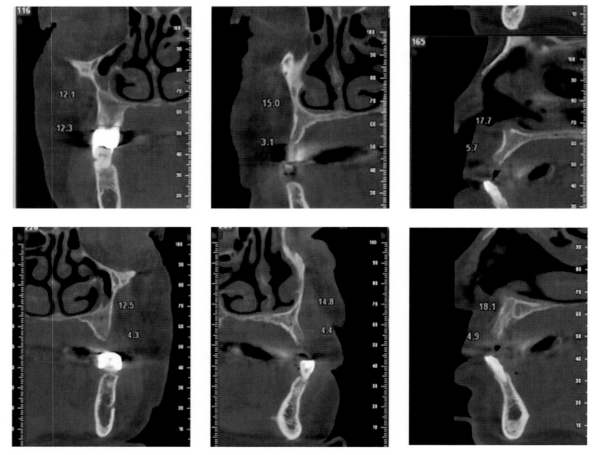

图3～图8 术前上颌右侧第一磨牙、右侧第二前磨牙、右侧中侧牙、左侧第一磨牙、左侧第一前磨牙、左侧中切牙骨宽度及高度

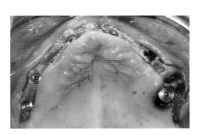

图9 种植体植入后殆面像

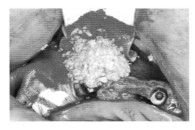

图10 术中上颌右侧第一前磨牙、中切牙位点骨增量

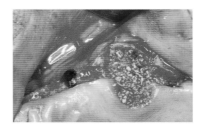

图11 术中上颌右侧第一磨牙位点骨增量

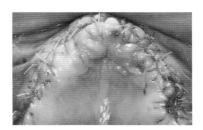

图12 术后缝合

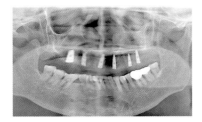

图13 术后曲断影像

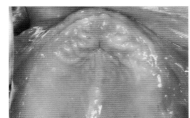

图14 术后3个月殆面像

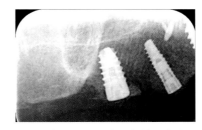

图15 术后3个月上颌右侧第一磨牙、第二磨牙位点根尖片

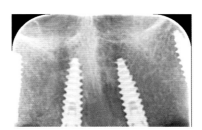

图16 术后3个月上颌双侧中切牙位点根尖片

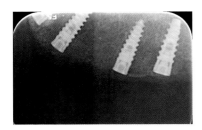

图17 术后3个月上颌左侧第一前磨牙、第一磨牙位点根尖片

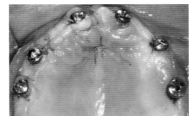

图18 二期术后殆面像

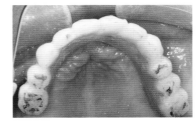

图19 临时修复殆面像

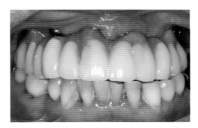

图20 临时修复正面咬合像

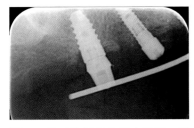

图21 临时修复后上颌右侧第一磨牙、第二前磨牙位点根尖片

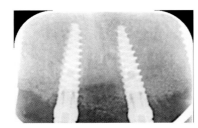

图22 临时修复后上颌双侧中切牙位点根尖片

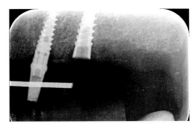

图23 临时修复后上颌左侧第一前磨牙、第一磨牙位点根尖片

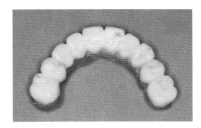

图24 诊断蜡型殆面像

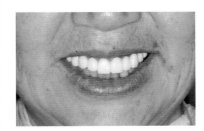

图25 戴入诊断蜡型后正面大笑像

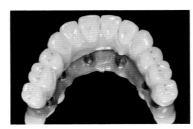

图26 全部牙冠戴入支架

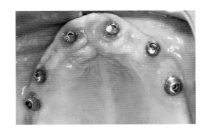

图27 基台戴入口内殆面像

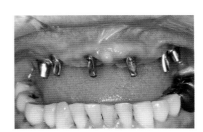

图28 基台戴入口内咬合像

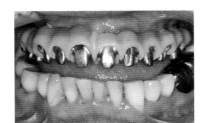

图29 支架戴入口内咬合像

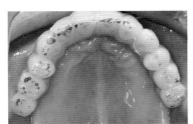

图30 牙冠戴入后殆面像

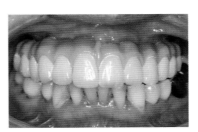

图31 牙冠戴入后咬合像

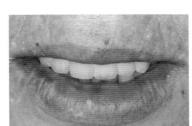

图32 牙冠戴入后正面微笑像

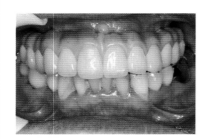

图33 修复后7个月复查咬合像

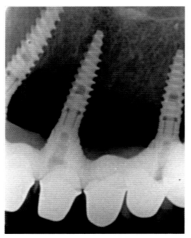

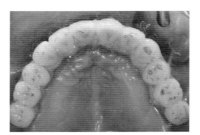

图34 修复后7个月复查殆面照

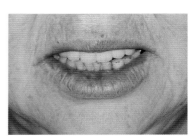

图35 修复后7个月复查微笑像

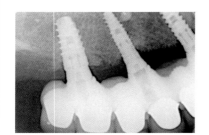

图36 修复后7个月复查上颌右侧第一磨牙、第二前磨牙位点根尖片

图37 修复后7个月复查上颌双侧中切牙位点根尖片

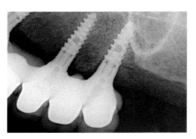

图38 修复后7个月复查上颌左侧第一前磨牙、第一磨牙位点根尖片

三、讨论

众所周知，种植修复前口颌系统应处于正常功能状态。因此种植修复前存在3个层面。第一个层面，颌位稳定，神经肌肉功能正常，牙接触关系正常，种植修复只涉及个别牙或牙弓的节段，修复体只是适应原有的咬合状态，此时重点考虑的是牙齿接触问题；第二个层面，颌位和神经肌肉功能基本正常，牙接触关系异常（如伴有重度牙列磨耗），修复需要涉及所有前后牙咬合的改变，即结合种植的全牙列咬合重建，咬合重建要考虑建殆颌位及牙齿接触问题；第三个层面，颌位、神经肌肉功能或牙接触关系异常，修复前要先治疗口颌系统紊乱，获得治疗性颌位，协调神经肌肉功能，然后再进行种植修复治疗，恢复适当的牙齿接触关系。在本病例中，患者修复前为Ⅲ类关系，最终修复时为Ⅰ类关系，之所以能够大胆的这样修复，是因为最终修复前进行了临时修复，使患者的神经、肌肉以及殆位处在了一个相对稳定的位置，并且固定修复能够大大地降低种植体、修复体的所受应力，并且能够给患者的生活带来更大的方便。种植体支持的牙列缺失的修复包括固定义齿修复和覆盖义齿修复，但是通过大量的文献表明种植体支持的固定义齿修复能够很大地减少种植体及周围组织的压力，从而降低种植体周的应力。而种植固定义齿修复分为传统基底固定义齿和复合式基底固定义齿，而复合基底式固定义齿可以利用牙龈瓷弥补软组织不足的缺陷，并且不用采取大量的外科骨增量手术就能达到良好的修复效果。因此就以上分析目前本病例是比较成功的，但是长期的效果需要进一步随访观察。

参考文献

[1] Menini M, Pesce P, Bevilacqua MetlEffect of Framework in an Implant–Supported Full–Arch Fixed Prosthesis: 3D Finite Element Analysis.

[2] Barao V A, Delben J A, Lima J, et al. Comparison of different designs of implant–retained overdentures and fixed full–arch implant–supported prosthesis on stress distribution in edentulous mandible–a computed tomography–based threedimensional finite element analysis. J Biomech, 2013, 46(7): 1312–1320.

[3] 宿玉成. 口腔种植学. 第2版. 北京: 人民卫生出版社. 2015.

[4] 王林霞, 孟玉坤. 种植修复中殆学问题. 中国实用口腔科杂志, 2015, 8(1): 13–16.

陈德平教授点评

上颌牙列缺失多因萎缩造成种植位点骨量不足、颌位关系异常等情况，作者通过这一典型病例阐释了这类临床情况下可选用的治疗方案，达到了良好的效果，积累了宝贵的经验。以下建议供参考：最好有术前术后关节影像以及面型的对比；骨支持式导板未见图片；增加侧面像资料，以评估上下颌位关系以及面部丰满度；材料中提及CGF膜，但手术过程中未见使用。

先天性少牙畸形咬合重建种植修复病例报道

于美娜 柳麟翔 陈键 无锡口腔医院种植科

摘要

目的：通过对全口先天性少牙畸形病例1例，行螺丝固位一体式固定修复并最终完成咬合重建，探讨此类病例的临床方案设计、诊疗程序及预后情况。**材料与方法**：对该先天性少牙畸形伴滞留乳牙重度磨耗的男性患者，施行如下治疗程序：（1）拔除乳牙前先给予殆垫抬高咬合，恢复正常垂直距离及颌间距离，适应时间2个月，持续观察患者对颌位变化的适应性并做适度调整，以此颌位作为过渡性修复及最终修复的参考颌位。（2）拔除口内20颗乳牙，制作过渡性活动义齿临时恢复功能及美观，同时获得可对最终修复提供参考的一些要素，如丰满度、殆平面、牙冠形态大小等，戴用3个月。（3）参考过渡性修复体排牙情况及CBCT所显示解剖条件，设计制作外科导板，引导下行上颌双侧外提升+种植体植入术及下颌种植体植入术（Osstem TS 种植体）。（4）术后2周对过渡性修复体组织面进行调改、软衬后完成植入术后的临时修复。术后5个月行二期手术。（5）2周后开始最终修复，种植体水平印模、初始颌位记录——试基台被动位、集合印模、二次颌位记录——试一体化桥架被动位、最终颌位记录——最终修复体完成。期间反复确认颌位关系、面部丰满度、殆平面、中线、笑线等解剖、美学要素，最终完成螺丝固位一体化固定修复，上下颌双侧第一第二前磨牙均采用螺丝固位，尖牙位则设计成套筒冠形式。（6）给予殆垫阻断夜磨牙症相应并发症。**结果**：本病例术后全景片示12颗种植体均位于颌骨中理想位置，双侧上颌窦植骨区成骨效果良好，术后无明显不适。最终修复使患者获得理想的咬合关系、丰满度及面部形态。**结论**：通过种植固定义齿重建多数恒牙缺失患者的咬合关系，可使患者获得良好的美观及咀嚼功能；先天性恒牙缺失患者种植修复需整合多学科力量，制订个性化的、整体的治疗方案；咬合重建中确立准确的颌位关系意义重大，必须慎重处理相关临床细节。

上下颌牙列交叉缺损、多数牙甚至全部牙齿中、重度磨损伴牙列缺损/缺失，甚至先天性或获得性多数牙缺失患者均不同程度地丧失了生理性的正中殆关系，可能导致功能性颌位关系改变、咬合紊乱、咀嚼肌疲劳或颞下颌关节紊乱综合征，甚至引起消化系统疾病等全身疾患。咬合重建包括纠正颌位、恢复面部垂直距离，重新建立正常的生理性关系，消除因异常而引起的口颌系统紊乱，使颞下颌关节（TMJ）、咀嚼肌相互协调，恢复其正常的功能。对于牙列缺损伴重度磨损，临床多采用固定义齿或可摘义齿修复，有些患者可以恢复部分功能和美观，但其存在美观性不佳、咀嚼功能恢复有限、损伤自然牙、患者满意度低、远期疗效差等缺点。本文通过对先天性少牙畸形病例1例，行螺丝固位一体式固定修复并最终完成咬合重建，探讨此类病例的临床方案设计、诊疗程序及预后情况。

一、材料与方法

1. 病例简介 21岁男性患者，主诉：要求恢复咀嚼功能及美观。患者口内除上下颌第一磨牙外均为乳牙，且为重度磨耗（有夜磨牙），曾就诊于南京某医院，要求拔除乳牙种植修复，后因个人原因未做治疗。现自觉严重影响咀嚼，来诊要求修复，对功能和美观有较高的要求。无吸烟史、无家族史，既往体健。口内检查：除上下颌4颗第一磨牙外均为乳牙，重度磨耗。上下颌第一磨牙临床牙冠均短约龈上2mm，不松动。面部检查：由于患者口内均为乳牙且磨耗较重，患者口唇部丰满度不足，面下1/3较短，呈"苍

老"面容。

2. 诊断 （1）乳牙滞留；（2）先天性少牙畸形；（3）重度磨耗。

3. 治疗计划 患者及家属要求固定义齿修复，在恢复咀嚼功能基础上，尽量恢复美观性，且要求较高。经与患者及家属沟通，建立如下治疗方案：（1）制作殆垫恢复并使患者适应正常颌位关系；（2）拔除口内余留乳牙，过渡性义齿修复；（3）拔牙3个月后CBCT扫描，制作外科手术导板；（4）导航手术+种植体植入+GBR；（5）永久修复；（6）制作保护性殆垫；（7）择期上下颌4颗第一磨牙冠修复/正畸牵引至正常咬合。

4. 治疗过程

（1）术前准备：①确定颌位关系：确定垂直距离，采用息止颌间隙法结合颌间距离测量、发音评估和面部侧貌观测以及吞咽法初步确定垂直距离；在口内余留乳牙的基础上制作过渡性殆垫抬高咬合，调整颌位关系直至最适位，在给予过渡性殆垫前拍摄颞下颌关节MRI。②患者适应新的颌位关系且无明显不适后，拔除口内20颗乳牙，根据重建颌位关系制作过渡性活动义齿，并根据该义齿与患者沟通，初次确定唇面部丰满度、中线、笑线等问题。③患者因在校，佩戴活动义齿5个月后，拟行种植手术。佩戴义齿过程中无明显不适，并拍摄颞下颌关节MRI，但自觉唇部过于丰满且微笑时露齿较多，美观性差。与患者沟通，拟行种植固定修复，唇侧基托较小可缓解丰满度过大问题，并调整义齿大小。④CBCT评估牙槽骨位置与理想修复体位置的相互关系，评价种植固定修复的具体方式及所需要的骨增量情况。⑤

制作外科手术导板；术中导航。

（2）种植手术：下颌种植体植入：局麻下，利用导板定位拟植入位点，切开黏膜，翻瓣，根据定点逐级扩孔，通过指示杆检测种植体之间的平行度，并观察与上颌导板所示牙位的颊舌侧位置关系，植入6颗Osstem种植体，初始稳定性良好。

上颌种植体植入+双侧上颌窦底外提升术：导板引导下上颌植入6颗种植体，初始稳定性良好，同期双侧上颌窦外提升术，完整剥离窦腔黏膜，植入Bio-Oss®骨粉，压实，水平褥式连续缝合。术后拍摄全景片评估手术效果：包括种植体植入位点、方向和安全性。2周后拆线口内像。

（3）术后5个月二期手术显露种植体：术后5个月复查，口内黏膜愈合良好，可隐约见种植体覆盖螺丝形态。

（4）种植修复：功能与美观的实现。二期术后2周，在愈合基台基础上取口内上下颌初模，参考患者已建立的最适位，制作暂基托取颌位记录；再取种植体水平闭口式印模。试排牙：确定颌位关系、丰满度及中线。

利用试排牙的结果选基台，一体化设计，上下颌4颗尖牙利用转换基台设计为套筒冠形式，其余种植牙为螺丝固位。第一次试基台、内冠及前牙丰满度、形态自凝塑料连接，取开窗式集合模。第二次试基台及内冠：口内被动就为良好，稳定，患者口内取硅橡胶颌位记录。再次确认上前牙区形态。咬合、丰满度、中线等患者及家属均满意，硅橡胶口内再次确认记录颌位关系。

完成Co-Cr支架烤塑一体化桥设计，戴牙。正中𬌗为所有牙均匀接触，侧方为组牙功能𬌗。对患者进行充分口腔卫生宣教，教会患者进行桥体部分的清洁。

因患者存在夜磨牙，给予软𬌗垫保护。以维持长久稳定性。择期修复上下颌4颗第一磨牙，正畸牵引至正常咬合。

完成修复后1周复诊，3个月复诊结合患者主诉，评估患者修复后颌位关系。之后每6个月复诊1次进行口腔检查、牙周维护和种植牙牙周维护宣教，每年进行1次放射检查以评估种植体颈部周围骨量并参照进行咬合调整。

二、结果

治疗前后口周软组织有明显突度改变，唇部丰满度及美观性得到了改善；修复最终佩戴前的反复确定颌位、试内冠，对重建咬合、确定丰满度、中线、笑线等问题至关重要；对术前及修复后的颞下颌关节的评估，发现新建立的咬合关系诱导髁突前移和下降，使关节间隙增加减轻对关节盘的撞

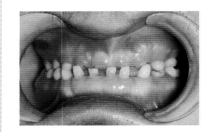
图1　口内像：余留乳牙重度磨耗，稀疏，上颌乳牙缺损平龈，恒牙临床冠短

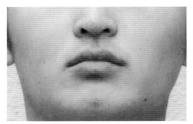
图2　患者治疗正面像：面下1/3短且丰满度差

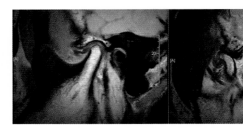
图3　治疗前颞下颌关节MRI：关节间隙较小

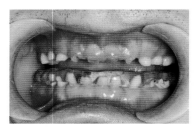
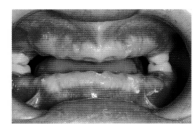
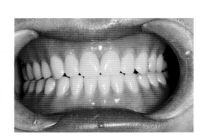
图4～图6　拔牙后口内照及过渡性义齿：在过渡性𬌗垫适应后拔除乳牙，再给予全口义齿过渡性修复，以维持颌位及辅助咀嚼功能

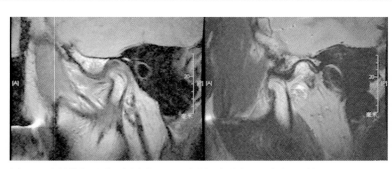
图7　过渡性修复后颞下颌关节MRI：关节间隙增大，髁突有骨质新生

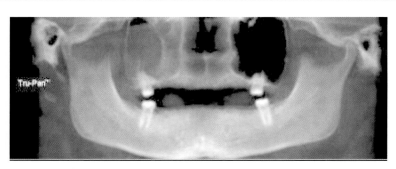
图8　拔牙后全景片

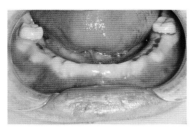

图9　定位后牙槽嵴顶黏膜切开

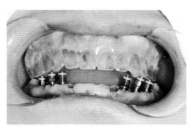

图10　通过指示杆检测种植体之间的平行度，并检测植入种植体位置与上颌排牙的位置关系，种植体初始稳定性良好

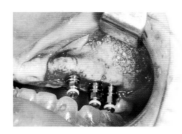

图11　左侧上颌窦外提升术+GBR，指示杆检测左侧上颌区种植体之间的平行度，并观察与下颌导板所示牙位的颊舌侧位置关系

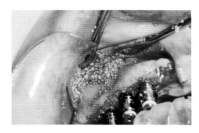

图12　右侧上颌窦外提升术+GBR+植体植入，指示杆检测右侧上颌区种植体之间的平行度，并观察与下颌导板所示牙位的颊舌侧位置关系

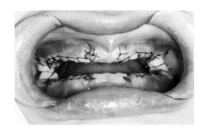

图13　连续缝合

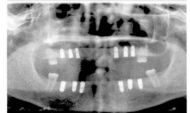

图14　术后全景片

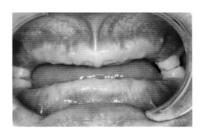

图15　5个月后二期前后口内像

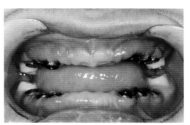

图16　5个月后二期前后口内像

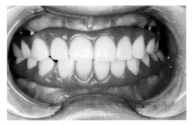

图17　口内试排牙：确定丰满度、中线、笑线及垂直距离

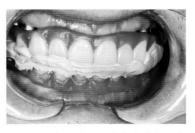

图18　口内试排牙：确定丰满度、中线、笑线及垂直距离

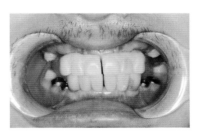

图19　第一次试基台内冠、取开窗式集合模

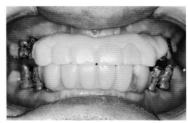

图20　第二次口内试戴基台、内冠及确定颌位再次转交技工上𬌗架

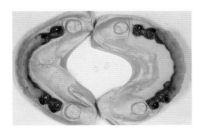

图21　第二次口内试戴基台、内冠及确定颌位再次转交技工上𬌗架

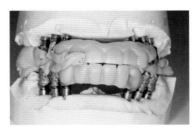

图22　第二次口内试戴基台、内冠及确定颌位再次转交技工上𬌗架

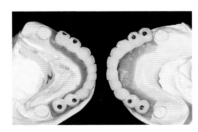

图23　一体化义齿口外观

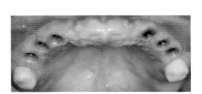

图24　义齿口内像：初戴

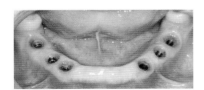

图25　义齿口内像：初戴

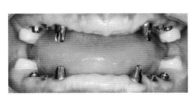

图26　义齿口内像：初戴

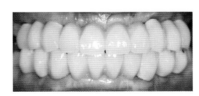

图27　义齿口内像：初戴

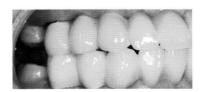

图28　义齿口内像：初戴

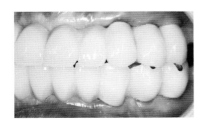

图29　义齿口内像：初戴

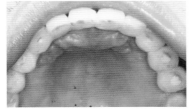

图30　咬合均匀：正中𬌗均匀接触，侧方𬌗为组牙功能𬌗

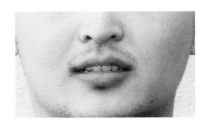

图31　戴牙后正面像

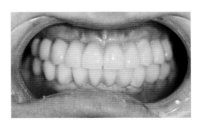

图32　戴牙3个月后复查口内像

击，使肌肉关节更加协调舒适；建立稳定舒适的咬合关系，提高了患者的咀嚼效率；修复后给予殆垫，避免夜磨牙造成的过载，能够保护种植体获得长期的稳定性。患者及家属对最终的修复效果十分满意。

三、讨论

在临床上，重度磨耗、先天性/获得性牙列缺损或缺失等原因导致的咬合关系丧失，常常伴随功能性颌位关系改变、咬合紊乱、咀嚼肌疲劳或颞下颌关节紊乱综合征，甚至引起消化系统疾病、影响面容从而影响患者的身心健康。为了改善这类患者的生活质量，我们可以通过天然牙支持的固定义齿、可摘义齿、固定-可摘联合义齿以及种植义齿恢复患者的咬合关系。其中，种植义齿以其咀嚼效率高，患者不适感低而越来越被更多患者所接受。

多牙先天缺失常存在缺牙区骨量不足，软组织缺损；剩余牙齿的咬合关系紊乱，存在散隙；垂直距离过长，面部软组织因缺少硬组织支持而呈松弛状态，患者常伴有上颌后缩、颏唇沟加深，面下1/3短小，息止颌间隙较大，呈衰老面容，严重影响患者的咀嚼、发音功能及容貌外观。这类患者往往需要多学科交流协作共同完成。有学者研究观察建议此类患者在开始进入种植修复治疗前需行正畸治疗，同时评估是否需要正颌手术，以重建患者协调的上、下颌骨位置关系，改善患者的容貌轮廓。如果患者没有明显的需要矫正的颌骨不协调，往往在种植修复前要给予过渡性义齿，使患者适应新的功能性颌位关系，避免因后期永久性修复造成不可逆的颞下颌关节损伤。咬合重建能减少息止颌位时咀嚼肌、颞肌的紧张度，增强咀嚼肌收缩的能力，同时能够诱导髁突前移和下降，使关节间隙增加减轻对关节盘的撞击，关节内压力减轻从而恢复肌肉和关节的协调性作用。

本研究中，该患者口内多数恒牙胚先天缺失，余留乳牙重度磨耗，牙齿之间散在间隙，乳牙无保留价值，且上下颌颌骨位置相对正常，术前不需要正畸正颌治疗。我们在乳恒牙列基础上给予患者过渡性殆垫2个月，恢复正常垂直距离及颌间距离，持续观察患者对颌位变化的适应性并做适度调整，直至最适位，以此颌位作为过渡性修复及最终修复的参考颌位。患者佩戴殆垫过程中，没有明显的颞下颌关节不适症状，髁突在新形成的肌力介导下前移并下降，增加了关节间隙，减少了对关节盘的撞击，降低了关节腔内的压力，反作用于肌肉及关节，使其更加协调。在种植体植入后的永久修复过程中，我们通过试基台、试排牙、试内冠、试一体式桥架反复确认颌位关系，最终建立患者舒适的功能性殆关系。

在种植义齿重建咬合关系后，还要重点关注咬合设计。当上下颌行全口种植固定义齿修复时，为避免个别种植体负荷过重，咬合要均匀，适当减小侧向力。前牙形成较浅的覆殆，后牙殆面接触设计成较宽的1.5mm正中自由域，不形成明显的尖窝、斜面接触，以减小非正中运动时的侧向力。前伸运动时形成前牙多颗牙齿同时引导（上颌2颗前牙相对下颌4颗牙，或上颌4颗前牙对下颌6颗牙的接触），侧方运动时形成组牙功能殆。本病例种植义齿部分，在正中颌位时为所有牙均匀接触，侧方为组牙功能殆。患者有夜磨牙习惯，重建咬合后给予殆垫保护，避免种植体过载，对于种植义齿的长期稳定也很重要。

通过种植固定义齿重建多数恒牙缺失患者的咬合关系，可使患者获得良好的美观及咀嚼功能；先天性恒牙缺失患者种植修复需整合多学科力量，制订个性化的、整体的治疗方案；咬合重建中确立准确的颌位关系意义重大，必须慎重处理相关临床细节。

本研究通过种植固定义齿重建先天性少牙畸形患者的咬合关系，使患者获得了良好的美观及咀嚼功能，但远期效果仍有待于进一步观察。

参考文献

[1] Zhao K, Mai QQ, Wang XD, et al. Occlusal designs on masticatory ability and satisfaction with complete denture: a systematic review. J Dent, 2013, 41(11): 1036-1042.

[2] Gross MD. Occlusion in implant dentistry. A review of the literature of prosthetic determinants and current concepts. AustDent J, 2008, 53(Suppl 1): S60-S68.

[3] Carlsson GE. Dental occlusion: Modern concepts and their application in implant prosthodontics. Odontology, 2009, 97(1): 8-17.

[4] 刘波, 姚月玲, 张旻, 等. 牙齿重度磨耗患者咀嚼肌肌电的实验研究. 实用口腔医学杂志, 2003, 19(5): 422-423.

[5] Bartlett D, Phillips K, Smith B. A difference in perspective-the North American and European interpretations of tooth wear. Int J Prosthodont, 1999, 12(5): 401-408.

[6] Angle EG. Treatment of malocclusion of the teeth and fractures of the maxillae: Angle' s system. 6th ed. Philadelphia (PA): SS White Dental Manufacturing Co, 1900, 6-8: 37-44.

[7] Kato T, Thie NM, Huynh N, et al. Topical review: Sleep bruxism and the role of peripheral sensory influences. J Orofac Pain, 2003, 17(3): 191-213.

[8] Dao TT, Lavigne GJ. Oral splints: The crutches for temporomandibular disorders and bruxism?. Crit R ev Oral Biol Med, 1998, 9(4): 345-361.

[9] Farias Neto A, Mestriner Junior W, Carreiro Ada F. Masticatory efficiency in denture wearers with bilateral balanced occlusion and canine guidance. Braz Dent J, 2010, 21(2): 165-169.

徐淑兰教授点评

种植修复的咬合重建需要制订系统和完善的治疗方案，虽然种植咬合重建概念和基本原则来源及类同于天然牙。但种植修复体的蹦瓷率18%~30%明显高于天然牙（3%~12%），这与种植体与天然牙受力后垂直及水平移动量不同有着直接关系。天然牙垂直下沉量约28μm，而种植体2~3μm；而天然牙侧方移动量56~108μm，种植体12~66μm。并且种植修复体与天然牙在受到咬合过大伤害时的反应也不同，这些差异是我们重建种植修复咬合时应该考虑的主要因素之一。

全口种植修复咬合重建比较复杂，除了选择过渡性殆垫等咬合板逐步增加颌间距离和将咬合打开，并且逐渐调节ICP=RCP，恢复咬合平衡。该病例作者将多数恒牙胚先天缺失的患者，通过植骨和种植修复，帮助患者实现咬合重建和功能恢复，取得了较为满意的临床效果。

应用数字化导板实现全口种植修复病例1例

吴丹 陈溯 潘巨利 首都医科大学附属北京口腔医院特诊特需科

摘要

目的：为满足患者需求在经济条件允许的情况下进行上下颌牙列缺失的修复，由于患者年龄较轻，无法接受佩戴全口义齿，并且要求无缺牙期种植固定修复。因此设计采用数字化设计种植导板辅助下外科手术，治疗期间临时全口义齿过渡，最终上颌分段桥，下颌跨牙弓固定修复完成无牙颌种植体支持固定修复。**材料与方法**：本病例患者因牙周病设计拔除口内余留牙，并制作临时义齿，根据CBCT进行数字化设计制作手术导板，并完成上颌8颗种植体，下颌6颗种植体植入，并在骨量不足区域植骨，严密缝合后重衬佩戴临时义齿过渡。6个月后永久修复上颌采用分段桥固定修复，下颌采用一段式固定修复。实现上下全口种植体支持固定修复。下颌一段式固定修复的技术难点在于精细加工，完成被动就位。出于利用有限资源尽量为患者节省花费的考虑，采用了二级基台与修复体桥架非一体式铸造，后期粘接完成就位，降低了技术要求和成本并可达到了被动就位要求，此方法能满足更多患者经济承受能力和医疗机构技术要求。**结果**：数字化导板辅助下完成种植手术，可以获得理想的种植体位置，确保二期修复的顺利进行。在修复过程中采用后期粘接法顺利完成制作，口内戴入顺利，降低了制作难度。修复后患者对美观及功能满意，使用良好无不适。**结论**：此病例设计既满足了患者经济及功能要求，又降低了技术加工难度，在患者经济实力及技工室条件有限的情况下，应用非一体基台桥架设计，试戴后粘接完成修复是可行选择，能够成功实现被动就位，达到固定修复满意效果。

无牙颌患者应用种植体支持实现固定修复是近年来种植发展的新趋势，利用数字化手术导板指引种植体植入无疑是确保植体的理想位置，顺利完成修复的前提。而对于种植体支持式固定修复，尤其是跨牙弓固定修复费用一直偏高，令一部分患者望而却步。在临床中，修复过程的顺利与否与义齿加工工艺的水平有直接关系，完成跨牙弓固定修复的被动就位是难点，技术要求精度高，并非一般技工中心能完成，因此，这也是高额费用的原因之一。本病例采用桥架与基台分开铸造，应用粘接剂弥补制作过程中的形变误差，达到被动就位，化解了技术难点，达到了满意的临床效果，治疗全程基本无缺牙期，符合患者诉求。

一、材料与方法

1. **病例简介** 43岁男性患者，2年来因牙周病口内多颗牙松动脱落或拔除，曾行活动义齿修复，因咀嚼不适、余留牙松动，前往我院要求种植固定修复。无吸烟史，无全身系统病史。颜面部基本对称，开口度及开口型未见异常，双侧颞下颌关节未及弹响、压痛。上颌右侧侧切牙至第一磨牙、上颌左尖牙至第一磨牙、下颌左侧切牙至尖牙、下颌左侧第二前磨牙、下颌左侧第二磨牙、下颌右侧切牙和第一磨牙缺失，拔牙创愈合良好，缺牙区牙槽嵴中度吸收，上颌左侧第二磨牙、下颌右侧第二磨牙近中倾斜，缺隙近远中距离小，𬌗龈距离尚可。口内余留牙松动Ⅱ°~Ⅲ°，PD：4~9mm，牙龈红肿，咬合深覆盖，口腔卫生情况欠佳，牙石（+++），软垢（+++）。

2. **诊断** 上下牙列缺损。

3. **治疗计划** 种植修复或活动义齿修复（患者选择种植修复）：（1）拔除口内余留牙；（2）全口过渡义齿修复；（3）完善种植术前常规检查，择期行上颌6~8颗种植体植入术，下颌6~8颗种植体植入术（种植外科导板下）；（4）择期种植体支持固定修复。

4. **治疗过程**

（1）结合CBCT，外科及修复医生共同制订种植修复计划，患者同意治疗计划。

（2）使用个别托盘采印模，利用口内余留牙确定𬌗位关系，上𬌗架，送技工室制作全口过渡义齿。

（3）拔除全部余留牙。

（4）全部余留牙拔除术后1周，戴全口过渡义齿，调磨义齿戴入，固位力尚可，并初步调𬌗，一周后再次调𬌗。

（5）拔牙后3个月，给过渡义齿采印模，制作义齿模型，抽真空压膜并翻制临时义齿，设计种植位点，打孔，放入阻射剂，制作放射导板。

（6）拍CBCT，对象分别是戴义齿的患者和义齿模型本身拍照。

（7）以修复为导向设计种植外科导板（彩立方公司）。

（8）种植外科导板下行种植手术：利用上下颌托确定导板位置，固位钉固定种植导板，完成种植体先锋钻、扩孔钻预备，术中充分低温生理盐水降温。切开翻瓣，避免软组织带入，直视下植入Bego种植体，上颌右侧切牙、尖牙、第一前磨牙、第一磨牙位点和上颌左侧切牙、尖牙、第一前磨牙、第一磨牙种植体8颗（上颌双侧切牙和尖牙位点为3.75mm×10mm种植体，上颌右侧第一前磨牙、左侧第一磨牙位点为4.5mm×10mm种植体，上颌右侧第一磨牙位点为4.5mm×8.5mm种植体，上颌左侧第一前磨牙位点为4.1mm×10mm种植体），下颌双侧尖牙、第一前磨牙、第一磨牙位点种植体6颗（下颌双侧尖牙、第一前磨牙位点为4.1mm×10mm种植体，下颌左侧第一磨牙位点为4.5mm×8.5mm种植体，下颌右侧第一磨牙位点为4.5×10mm种植体）。可见少量牙位骨量不足，植体螺纹暴露，于上颌右侧切牙和双侧尖牙、第一前磨牙位点种植区腭侧植骨（Bio-Oss®小颗粒骨粉）盖膜（Bio-Gide®胶原膜）。严密缝合。

（9）术后第2天，调磨重衬旧义齿继续使用，术后2周拆线，术区愈合良好，义齿再次调殆佩戴。

（10）术后6个月，二期手术，戴入愈合基台，调磨重衬旧义齿继续使用。测ISQ值均达70以上。拟修复计划上颌分段桥，下颌跨牙弓钴铬合金支架烤塑固定义齿设计。2周后拆线，采印制作个别托盘。结扎丝加树脂固定定位柱，开窗法硅橡胶取印。

（11）面弓转移确定颌位关系，利用息止颌位垂直距离减去息止殆间隙的方法确定垂直距离。哥特式弓口内描记法确定水平颌位关系。上殆架。选定修复基台。

（12）制作上下颌义齿，为确保下颌基台就位位置一致性，制作基台钥匙。口内试戴金属桥架就位顺利，试排牙，颌位关系正确，调整外形丰满度至患者满意。并留取硅橡胶记录蜡型，最后冲蜡填胶完成义齿制作。

（13）戴牙，上颌成品基台上颌双侧切牙至尖牙桥粘接固位，上颌双侧第一前磨牙至第一磨牙固定桥殆面开孔粘接固位。下颌复合基台跨牙弓固定修复，利用自制基台钥匙确定下颌二级基台方向，在基台就位后下颌义齿被动就位试戴合适，边缘密合，无翘动。金属处理剂处理后树脂粘接剂粘接基台与金属桥架，取下清理多余粘接剂后，确定复位无误，基台加力，封闭螺丝孔，初步调殆。

（14）2周后T-Scan辅助调殆。

（15）使用近3个月时出现下前牙一牙面脱落，进行修理。同时检查发现口腔卫生欠佳，牙石软垢较多，进行牙周维护，卫生宣教，并建议患者使用冲牙器。半年复查使用良好。

二、结果

患者在整个治疗过程中基本无无牙期，不影响美观及功能。永久修复前，临时义齿可摘戴，便于清洁，牙周维护容易实现。修复后患者对治疗效果满意，美观功能效果良好，使用中咀嚼无不适感，肌肉关节均无异样。在半年使用中，曾出现前牙牙面脱离，经重衬粘接后使用良好无再次脱落情况。考虑患者为中年男性，咀嚼力量较大，可能出现牙面崩脱可能。3个月复查，发现下颌舌侧软垢较多，并可见牙石附着，进行口腔卫生宣教，并进行牙周维护，6个月复查清洁情况较前明显改善，但仍可见软垢，给予牙周治疗。牙石软垢聚集主要在下颌舌侧区域，分析原因，下颌为一段式固定修复，清洁较为困难，加之树脂材料较易造成牙石软垢附着，因此牙周卫生较难实现，必须加强卫生宣教，定期复查，进行专业牙周维护。但治疗远期效果还有待长期临床随访观察。

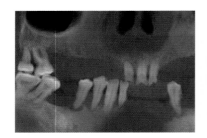

图1　拔牙前患者CBCT

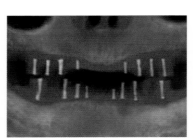

图2　放射导板CBCT

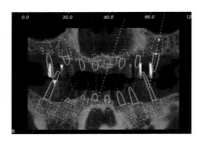

图3　种植体导板设计

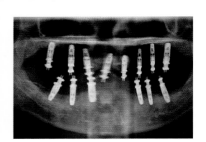

图4　种植体植入后曲断片

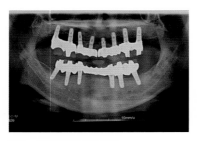

图5　戴牙后复查曲断片

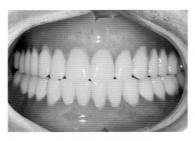

图6　全口过渡总义齿口内佩戴

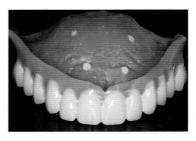

图7　翻取总义齿制作放射导板（上颌）

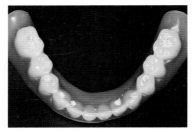

图8　翻取总义齿制作放射导板（下颌）

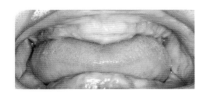
图9　术前口内像

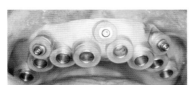
图10　导板固定于口内

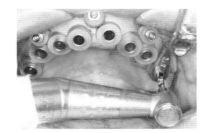
图11　导板指引下完成种植体定位及预备

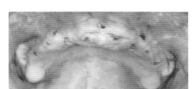
图12　取下导板后口内像

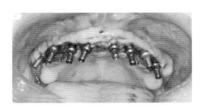
图13　植入种植体

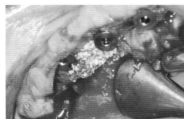
图14　骨量不足的位点植骨

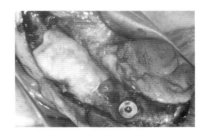
图15　盖膜

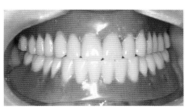
图16　二期手术后重衬戴入全口义齿

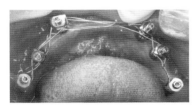
图17　结扎加树脂固定定位柱（殆面像）

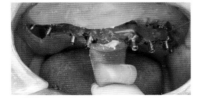
图18　结扎加树脂固定定位柱（正面像）

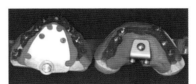
图19　利用定位柱连接种植替代体，并将其固定在殆架固位盘上

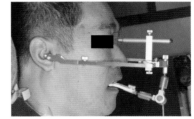
图20　面弓转移颌位关系

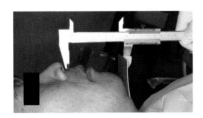
图21　确定垂直距离

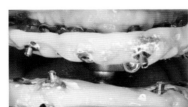
图22　确定水平颌位关系、上殆架

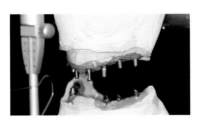
图23　确定修复基台

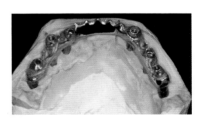
图24　完成金属支架部分铸造

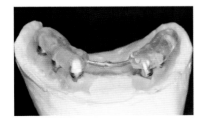
图25　下颌复合基台钥匙

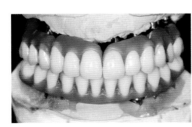
图26　试排牙

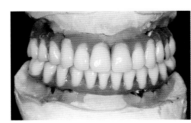
图27、图28　上颌分段桥，下颌跨牙弓固定修复完成

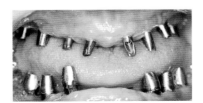
图29　口内基台戴入

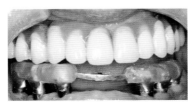
图30　下颌基台钥匙确定基台方向

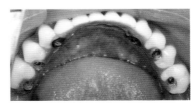
图31　义齿戴入后口内殆面像

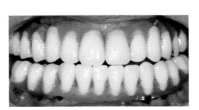
图32　义齿戴入后正面像

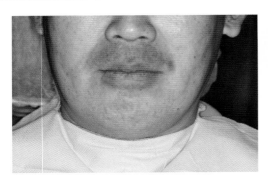 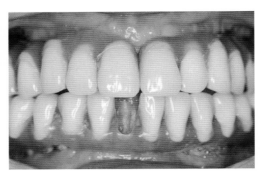 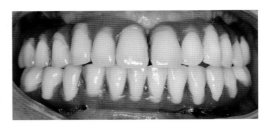

图33　戴牙后口外像　　　　　　　　　图34　戴牙后近3个月出现牙面脱落一次，清洁欠佳　　　　图35　半年复查口内像

三、讨论

针对无牙颌患者的种植修复，术前根据CBCT，进行数字化种植设计，确定植体的位置方向，使用种植导板进行多颗牙的植入手术既降低了术者的风险和难度，又可以确保以修复为导向的种植体植入位置，为最终修复方案的顺利完成打下了基础。鉴于患者为重度牙周炎患者，骨量条件不理想，因此，选择翻瓣技术确保种植体植入效果，保证成功率。下颌跨牙弓固定修复采用普通钴铬合金支架与基台在试戴核实后进行粘接，降低了对加工工艺的技术要求，从而确保修复体被动就位。树脂牙面既减少了义齿重量，又更能缓冲咬合力，迎合咀嚼接触习惯，便于修理。总体修复成本较低，对于大多数患者更宜于接受。从牙周维护角度看，虽然患者软垢牙石沉积较快，但支架部分为金属与黏膜非接触设计，方便患者清洁，也有利于医生进行后期的牙周维护。必须强调患者的依从性，定期的义齿维护是种植修复成功的重要决定因素，患者必须保持口腔卫生，建议使用冲牙器并尽量保证至少每半年复查1次。

参考文献

[1] Katsoulis J, Brunner A, Mericske-Stern R. Maintenance of implant supported maxillary prostheses: A 2-year con•-trolled clinical trial. Int J Oral Maxillofac Implants, 2011, 26(3): 648-656.

[2] 徐普，程亚楠，李晓敏，等. 改良All-on-4即刻负重种植义齿的临床观察. 中华老年口腔医学杂志, 2012, 10(3): 155-159.

[3] Cannizzaro G, Leone M, Esposito M. Immediate functional loading of implants placed with flapless surgery in the edentulous maxilla: 1year follow-up of a single cohort study. Int J Oral Maxillofac Implants, 2007, 22(1): 87-95.

[4] Rentsch-Kollar A, Huber S, Mericske-Stern R. Mandibular implant overdentures followed for over 10 years: patient compliance and prosthetic maintenance. Int J Prosthodont, 2010, 23(2): 91-98.

刘洪臣教授点评

种植牙导板的应用是人工种植牙的重要里程碑，是精确种植的基础，数字化种植导板的设计与应用又将此向前推进了一大步。该文作者报道了1例因牙周病拔除口内余留牙，应用数字化导板实现全口种植修复的病例，系统完成了数字化种植导板辅助下外科手术，完成了上颌8颗种植体、下颌6颗种植体植入，经过临时义齿过渡，6个月后完成了上颌分段桥，下颌跨牙弓一段式固定修复的无牙颌种植体支持固定永久修复，被动就位良好。

作者在设计导板，精细加工与就位等方面做了许多尝试，获得满意效果。建议展开一下数字化种植导板整体应用的讨论和咬合设计及采用何种咬合功能型的报道，分析一下前牙脱落的原因，进行较长时间随诊以及在更多患者应用的报道。

全口覆盖式种植义齿用于外胚叶发育不良患者的修复

胡琛　林玮民　满毅　四川大学华西口腔医院种植科

摘要

目的：将上颌种植体-牙支持式全口覆盖义齿、下颌种植体支持式全口覆盖义齿运用于外胚叶发育不良患者的修复，以提升义齿的功能和稳定。**材料与方法**：术前口内检查仅上颌双侧切牙牙存在，两中切牙呈锥状；缺牙区牙槽嵴发育不良呈刀刃状；上下牙弓狭小。根据CBCT测量，下颌前牙区超声骨刀截去嵴顶段骨块，在宽度足够的剩余牙槽嵴侧切牙位点（距离中线约10mm）逐级备孔，植入2颗种植体；上颌右侧第二磨牙位点进行经牙槽嵴顶上颌窦提升，植入1颗种植体（4mm×10mm），于上颌左侧第二磨牙位置备孔后直接植入1颗种植体（4mm×10mm）；种植体达到骨整合以后进行修复，利用二次印模法制取精确的终印模，哥特式弓描记求正中关系位，面弓转移上颌对颞下颌关节关系，上半可调𬌗架求得前伸和侧方髁导斜度，中切牙使用套筒冠附着体，上颌双侧第二磨牙位点种植体选择磁性附着体，下颌侧切牙区域种植体选择Locator弹性附着体，制作出全口覆盖式种植义齿，义齿行使功能时稳定，患者对义齿的咀嚼功能、形态和对发音的改良满意。3个月后复诊，义齿稳定，中切牙区域由于咀嚼刺激，牙龈向冠方有一定的生长。**结果**：运用上颌天然牙-种植体支持式覆盖义齿、下颌种植体支持式覆盖义齿进行该外胚叶发育不全患者的修复，实现了较强的吸附力、良好而稳定的咀嚼功能、患者满意的美学效果和发音。**结论**：种植体支持式全口覆盖义齿可以成为外胚叶发育不全患者的一种修复选择，相比传统义齿能显著提升义齿稳定性、咀嚼功能，而且费用较全口固定式种植义齿更低。

先天性外胚叶发育不良（congenital ectodermal dysplasia）为遗传性疾病，分为有汗性及无汗性两种。少汗性外胚叶发育不良（hypohidrotic ectodermal dysplasia，HED）又称无汗性外胚叶发育不良（anhidrotic ectodermal dysplasia，EDA），又称Christ-Siemens综合征，是一种罕见的先天性遗传性疾病，多数病例是X连锁隐性遗传，90%见于男性，可以表现为毛发稀少，指（趾）甲异常，眼部皮肤细纹，怕热等。

外胚叶发育不良患者的常见口腔表现包括：无牙或少牙、垂直距离丧失、嘴唇前突、牙槽嵴发育不足，通常需要多学科协作来重建患者口颌系统的功能、美学和舒适。传统的修复方法如全口义齿、覆盖义齿，或者是固定-活动义齿联合修复等，运用于外胚叶发育不良患者时都存在较多的问题。不规则的牙齿分布和锥形的牙齿形态常常限制冠、桥体在外胚叶发育不全患者中的运用。发育不良的刀刃状牙槽嵴使传统义齿难以获得足够的固位和支持。如果在患者年龄较小时修复进行牙槽骨负重，常会导致基底骨的吸收，为之后的修复带来困难。

本病例运用上颌种植体-牙混合支持式覆盖义齿、下颌种植体支持式覆盖义齿进行少汗性外胚叶发育不全患者的修复，通过精细的取模、哥特式弓描记求取正中关系位、多种附着体的运用实现了良好的功能和美学。

一、材料与方法

1. 病例简介　18岁男性患者，曾诊断为"少汗性外胚叶发育不全"，毛发稀少，嘴唇前突，鞍鼻。口内检查仅上颌双侧切牙存在，两中切牙呈锥状；缺牙区牙槽嵴发育不良呈刀刃状；上下牙弓狭小。术前颞下颌关节检查

以及肌肉扪诊未见明显异常。术前CBCT显示上颌仅在有牙区（中切牙区）骨宽度和骨高度尚可，上颌侧切牙-前磨牙缺牙区嵴顶宽度<2mm，牙槽嵴呈刀刃状且大部分为皮质骨，松质骨极少，基底骨宽度较嵴顶宽度无明显增加；上颌磨牙区域有一定的骨宽度增加（5~6mm），骨质较疏松；下颌牙槽嵴同样呈刀刃状，皮质骨多松质骨少。患者依从性良好。

2. 诊断　上颌牙列缺损；下颌牙列缺失；少汗性外胚叶发育不良。

3. 治疗过程

（1）外科程序：①下颌种植体植入。局麻下于下颌前牙区牙槽嵴顶做横行切口至尖牙区，唇侧垂直切口，翻开唇侧瓣，见牙槽嵴顶宽度<2mm；根据CBCT测量，超声骨刀截取嵴顶段骨块，骨块长度位25~30mm，高度约10mm，平均厚度≤3mm。在宽度足够的剩余牙槽嵴侧切牙位点（距离中线约10mm）逐级备孔，植入2颗Dentium种植体（4mm×10mm），2颗种植体均达到良好的初始稳定性和一致的共同就位道。两颗种植体各连接一高度为7mm愈合帽，修整牙槽嵴，缝合。②上颌种植体植入：根据术前CBCT测量，在双侧第二磨牙位置切开翻瓣，扩孔钻逐级备孔，于上颌右侧第二磨牙位置进行经牙槽嵴顶上颌窦提升，利用下颌截取骨段研磨成的自体骨屑混合人工骨粉少量提升上颌窦黏膜后，植入1颗Dentium种植体（4mm×10mm）；上颌右侧第二磨牙位置窦嵴距足够，备孔后直接植入1颗Dentium种植体（4mm×10mm）。2颗种植体均连接5.5mm×2mm的愈合帽，愈合帽周围牙槽嵴填骨粉（自体骨屑混合人工骨粉），缝合。③术后CBCT显示种植体植入位置、方向合适。

（2）修复程序：种植体植入后3~4个月，患者复诊，CBCT显示种植

体达到骨整合，临床检查种植体稳定、周围黏膜健康，患者未诉不适症状，进入修复阶段。①制取初印模。上颌双侧切牙备牙，利用有孔托盘制取初印模（种植体水平），进行肌功能整塑，取到重要解剖结构。灌注初模型，在初模型上划线标记磨牙后垫、上颌结节、腭小凹、系带以及骨凸位置等。②制作个性化暂时基托。在初模型上，对两中切牙区域填倒凹，利用自凝树脂制作个性化暂时基托。暂时基托边缘离开黏膜转折处1~2mm，厚度约2mm。个性化暂时基托戴入患者口内，调整组织面，缓冲黏膜压痛点。③利用个性化暂时基托取终模。利用修整好的个性化暂时基托制取终印模，压力式印模，进行肌功能整塑，取到重要解剖结构，终印模与牙槽嵴之间有一定吸附力。④哥特式弓描记。利用面中1/3法确定合适的垂直距离（外眦到口裂的距离确定为垂直距离）。将哥特式弓的描记针和描记板分别用自凝树脂固定在上下颌暂时基托上，上颌描记板平行于鼻翼耳屏线和双侧瞳孔确定的平面，下颌描记针接触上颌描记板时恰好达到患者合适的垂直距离。进行哥特式弓描记。将哥特式弓描记图像的顶点定为正中关系位，咬合硅橡胶记录正中关系位。下颌前伸咬入前方小孔时同样用咬合硅橡胶记录。⑤面弓转移、上𬌗架。面弓转移上颌对颞下颌关节的位置关系，利用正中关系位的咬

合硅橡胶记录上𬌗架（半可调𬌗架），利用下颌前伸的咬合硅橡胶记录求得前伸髁导斜度，利用公式求出侧方髁导斜度（侧方髁导斜度=前伸髁导斜度/8+12），在𬌗架上调整好对应数。⑥试牙。将上𬌗架上的终模型送排牙，制作双套冠，试牙情况理想。⑦最终戴牙。双侧上颌中切牙选择套筒冠附着体，双侧上颌第二磨牙种植体选择连接磁性附着体，下颌侧切牙种植体选择连接Locator弹性附着体。将套筒冠内冠粘接于牙冠上，将附着体阳性结构连接到种植体上（加力到相应标准）。咬合调整，实现前伸平衡𬌗和侧方平衡𬌗，将附着体阴性结构用自凝树脂Pick-up到义齿内。患者咀嚼时义齿无不稳定现象，咀嚼功能良好。患者对义齿外观满意。

二、结果

运用上颌天然牙-种植体支持式覆盖义齿、下颌种植体支持式覆盖义齿进行该外胚叶发育不全患者的修复，实现了义齿的稳定、较强的吸附力、良好的咀嚼功能、患者满意的美学效果和发音。

患者戴牙后3个月复诊，义齿行使功能良好、稳定；中切牙区域由于咀嚼刺激，牙龈向冠方有一定的生长。

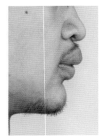
图1　侧面像

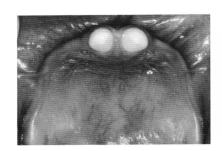
图2　上颌𬌗面像

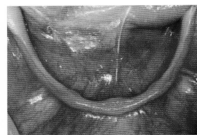
图3　下颌𬌗面像

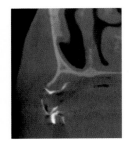
图4　术前CBCT示上颌尖牙区刃状牙槽嵴

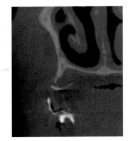
图5　术前CBCT示上颌前磨牙区刃状牙槽嵴

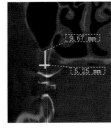
图6　术前CBCT示上颌第二磨牙区牙槽嵴宽度和高度

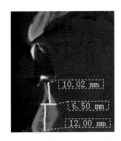
图7　术前CBCT示下颌侧切牙区刃状牙槽嵴

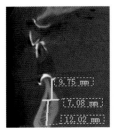
图8　术前CBCT示下颌尖牙区刃状牙槽嵴

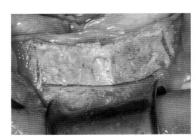
图9　下前牙区截取骨块

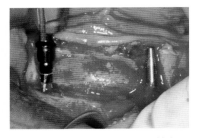
图10　双侧侧切牙位置备孔，轴向平行

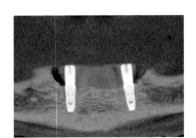
图11　术后CBCT示下颌2颗种植体

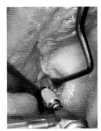
图12　上颌右侧第二磨牙位置种植体植入

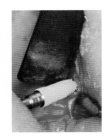
图13　上颌左侧第二磨牙位点种植体植入

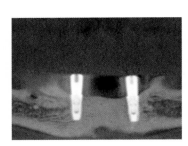
图14　愈合3个月后下颌2颗种植体达到骨结合

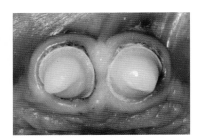
图15　2颗中切牙备牙，拟使用套筒冠附着体

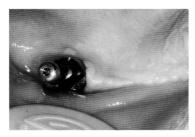

图16　第二磨牙区种植体水平取模

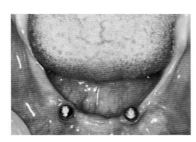

图17　下颌种植位点愈合良好

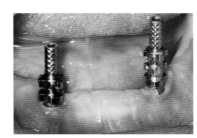

图18　下颌种植体水平取模

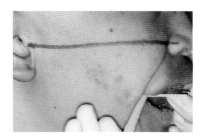

图19　哥特式弓描记板平行于鼻翼耳屏线和瞳孔连线平面

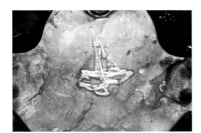

图20　哥特式弓描记图像

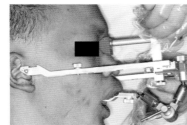

图21　面弓转移

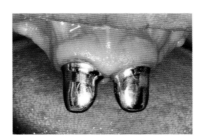

图22　套筒冠内冠试戴

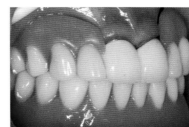

图23　蜡牙试戴右面像

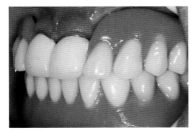

图24　蜡牙试戴左面像

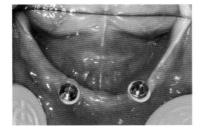

图25　下颌Locator弹性附着体预备Pick-up

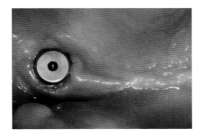

图26　上颌第二磨牙区磁性附着体预备Pick-up

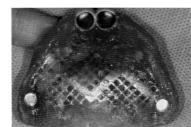

图27　完成口内Pick-up后上颌义齿组织面

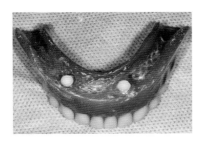

图28　完成口内Pick-up后下颌义齿组织面

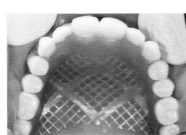

图29　上颌义齿戴入口内

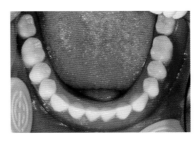

图30　下颌义齿戴入口内

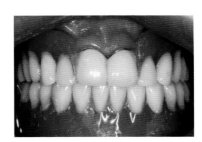

图31　义齿正面像

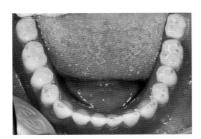

图32　右侧方运动时达到平衡𬌗

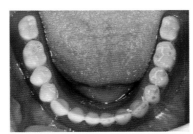

图33　左侧方运动时达到平衡𬌗

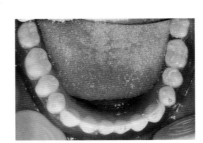

图34　前伸运动时达到平衡𬌗

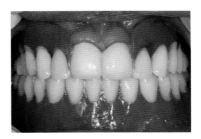

图35　戴牙后3个月复查，中切牙区域由于咀嚼刺激牙龈有一定向冠方生长

三、讨论

该外胚叶发育不全患者缺牙区牙槽骨发育严重不足，刀刃状的牙槽嵴形态为传统的全口义齿修复带来巨大的挑战，难以获得良好的义齿固位和稳定。文献显示成年外胚叶发育不全患者的种植体存活率在88.5%~97.6%，明显高于18岁以下的外胚叶发育不全患者的种植体存活率。种植体支持式覆盖义齿可以显著改善义齿的固位和稳定，有利于患者获得良好的咀嚼功能。且种植体支持式覆盖义齿相比种植体支持式固定义齿花费更低，治疗流程较简单，手术创伤更小，可供患者选择。

该患者牙槽嵴基本上由双层皮质骨构成，松质骨极少。由于松质骨比皮质骨具有更丰富的血供和更好的弹性，一定量的松质骨成为Onlay植骨、骨劈开等骨增量手术取得理想效果的重要因素。该患者骨量很少，若要进行种植支持式固定义齿修复，必须进行大规模的骨增量手术增加水平和垂直骨量。缺乏足够的松质骨是该患者骨增量手术的一个很大的风险因素，植骨手术的效果难以预计。综合考虑时间、成本、手术创伤以及该患者植骨手术效果的难以预计，选择避开大规模骨增量手术，在骨量相对较好的位置植入种植体，进行种植体支持式覆盖义齿修复。患者下颌种植体植入位点牙槽嵴呈刃状，术前CBCT分析显示距离牙槽嵴顶约10mm处可以达到5~6mm骨宽度。由于下前牙区皮质骨厚松质骨薄，且需要进行大量的水平骨增量，Onlay植骨、骨劈开等骨增量手术的效果难以预计。所以我们选择了牺牲一部分高度以获得骨宽度，截下嵴顶的刃状骨块，在足够宽的层面植入种植体，避免大规模植骨手术。刃状骨块研成自体骨屑用于上颌窦提升和上颌嵴顶的骨增量。

国际上McGill和York共识性声明表示，已经有充分的证据支持2颗种植体支持式的下颌覆盖义齿应该成为无牙𬌗患者的首选，相比传统总义齿，种植体支持式覆盖义齿使患者的满意度和生活质量有明显提升。对于该患者，下颌侧切牙区域和尖牙区域骨量和骨质条件相当，最终植入侧切牙区域而非尖牙区域是出于机械力学考量。研究显示，对于2颗种植体支持式覆盖义齿，种植体植入侧切牙位点比植入尖牙位点有更多机械优势、义齿更加稳定。因为义齿以2颗种植体为支点，形成前后杠杆臂（前方杠杆臂从支点到前牙切缘，后方杠杆臂从支点到义齿后牙区域），作用于杠杆臂上的力会导致旋转。由于后方杠杆臂下方是义齿的主承托区和副承托区，可以抵抗杠杆臂受力，从而抵抗义齿旋转；但是前方杠杆臂受力（如切咬食物）时，由于缺少杠杆下组织的支持，会引起明显的旋转，义齿不稳定。若将种植体植入侧切牙位点，前方杠杆减短，从而减少义齿的不稳定现象。

该患者中切牙为锥形，为了减少对中切牙的调磨和损伤，中切牙设计套筒冠附着体，可以抵抗义齿所受侧向力；上颌双侧第二磨牙种植体设计磁性附着体可以较大程度消除种植体所受的侧向力，减少种植体受力，有利于种植体的长期存活和稳定，同时让咀嚼力更多地分散到牙槽黏膜上；下颌种植体对应上颌套筒冠外冠，套筒冠内外冠占据较大修复间隙，此时选用所需修复间隙最低（8.5~9mm）的Locator弹性附着体可以避免下颌附着体区域修复间隙不够的情况。

参考文献

[1] 毛太生,秦淑霞,毛宁.先天性无汗性外胚叶发育不良1例.中国皮肤性病学杂志,2011,25(7):554-555.

[2] 张慧,权晟,高敏,等.X性连锁少汗性外胚叶发育不良一家系的基因诊断.中国医学科学院学报,2007,29(2):201-204.

[3] Cenker Zeki K, Suleyman M, Isil S, et al. Full-mouth rehabilitation of a patient with ectodermal dysplasia with dental implants. Journal of Oral Implantology, 2014, 40(6): 714-721.

[4] Kearns G. Sharma A, Perrott D, et al. Placement of endosseous implants in children and adolescents with hereditary ectodermal dysplasia. Oral Surgery Oral Medicine Oral Pathology Oral Radiology & Endodontics, 1999, 88(1): 5-10.

[5] Yap AK, Klineberg I. Dental implants in patients with ectodermal dysplasia and tooth agenesis: a critical review of the literature. International Journal of Prosthodontics, 2009, 22(3): 268-276.

[6] Thomason J M, Kelly S A M, Bendkowski A, et al. Two implant retained overdentures-A review of the literature supporting the McGill and York consensus statements. Journal of Dentistry, 2012, 40(1): 22-34.

[7] Taylor TD. Indications and treatment planning for mandibular implant overdentures. In: Feine JS, Carlsson GE, editors. Implant overdentures as the standard of care for edentulous patients. Chicago: Quintessence, 2003: 71-81.

于海洋教授点评

该病例针对少汗性外胚叶发育不良的上颌牙列缺损合并下颌牙列缺失的患者，上颌双侧中切牙采用套筒冠附着体，上颌双侧第二磨牙种植体选择磁性附着体，下颌侧切牙区域种植体选择Locator弹性附着体，制作出全口覆盖式种植义齿。病例资料较完整，图片质量较好，治疗程序规范，修复效果理想。该病例充分利用余留牙与下颌前牙区牙槽嵴，在避免复杂植骨手术的同时，提高了活动义齿的固位与稳定，并可降低修复成本，为牙列缺损及缺失患者的种植上部修复设计提供了一个有效的临床思路，对临床工作有一定的指导意义。但该患者下颌骨量吸收严重，加上手术中降低了垂直骨量，角化龈不足，应注意长期维护及随访。

短种植体在下颌牙列缺失中的应用

王鹤龄 孟维艳 吉林大学口腔医院种植科

摘要

目的：探讨下颌牙列缺损固定种植义齿修复中短种植体的应用。**材料与方法**：术前通过CBCT及对𬌗牙位点设计种植体的植入位点、数目、直径、长度，术中参考CBCT设计及对颌牙植入10颗Straumann®软组织水平种植体，其中下颌左侧尖牙、左侧第二前磨牙、左侧第二磨牙、右侧第一前磨牙至第二磨牙牙位为短种植体。术后1个月行全颌分段式固定义齿修复。**结果**：下颌植入10颗种植体，1个月后行固定义齿修复，种植体全部形成骨结合，最终修复体获得了理想的功能及美学效果，患者对咀嚼功能及美观效果满意。7颗短种植体的植入，避免了固定义齿的远端形成悬臂，同时避免了对颏孔区及下牙槽神经的损伤，减小手术创伤。**结论**：短种植体的应用及分段式冠修复，使种植体所受咬合力得到合理分散、应力分布更合理，明显降低了侧向剪切力的作用，大大提高了患者的咀嚼功能。早期修复有效地保留了剩余骨组织，减少种植体周骨组织的吸收和软组织的退缩，缩短治疗时间的同时恢复了美学效果。

牙列缺失不仅是老年患者的常见病，由于牙周病和龋齿等原因，使中年患者也常出现牙列缺失。较传统修复义齿及种植体支持覆盖义齿而言，牙列缺失的种植固定义齿修复可以有效地满足牙列缺失患者对修复体咀嚼功能、舒适度及美观性的需求。种植固定义齿修复克服了传统活动义齿的支持、固位和稳定不足等问题，也弥补了种植覆盖义齿的骨组织受力不均、缺乏稳定性、易产生应力集中等不足。在本例研究中，通过多个短种植体及分段式修复，保存剩余骨组织，最大限度地减小或避免种植体周的骨吸收，很好地恢复了患者的咀嚼效能及美观效果。

一、材料与方法

1. **病例简介** 64岁男性患者，下颌牙大部分缺失，来我科就诊。下颌除右侧第三磨牙外的天然牙全部缺失，牙槽嵴低平，牙龈色、形、质较正常，下颌局部义齿修复、固位不良，智齿近中倾斜，Ⅱ°松动。上颌右侧第一前磨牙至第一磨牙、左侧中切牙、左侧第二磨牙缺失，佩戴局部可摘义齿，余天然牙牙龈退缩、牙根暴露。开口型、开口度正常，方圆形牙弓，低位笑线。全口卫生状况差。CBCT显示：拟种植位点可用骨宽度足够，前牙区可用骨高度足够，后牙区可用骨高度分别为：下颌左侧第二前磨牙位点可用骨高度为8.7mm，下颌左侧第二磨牙位点可用骨高度7.6mm，下颌右侧第一前磨牙位点可用骨高度11.1mm，下颌右侧第二前磨牙位点可用骨高度6.8mm，下颌右侧第一磨牙位点可用骨高度为8.1mm，下颌右侧第二磨牙位点可用骨高度9.1mm。患者嗜烟，2盒/天。

2. **诊断** 下颌牙列缺损。

3. **治疗设计** 拔除下颌右侧智齿，于下颌左侧中切牙、左侧尖牙、左侧第二前磨牙、左侧第二磨牙、右侧中切牙、右侧尖牙至第二磨牙位点植入ITI种植体，共10颗。其中下颌左侧尖牙、左侧第二前磨牙、左侧第二磨

牙、右侧第一前磨牙至第二磨牙位点设计短种植体，行全颌分段式固定义齿修复。

4. **治疗过程**

（1）术前准备：常规血液检查，排除手术禁忌，术前预防性应用抗生素（头孢克洛胶囊0.375g，奥硝唑片0.5g），氯己定漱口，3分/次，共3次。

（2）一期手术：常规消毒铺巾，局部麻醉，于左侧牙槽嵴顶做横行切口，翻开黏骨膜瓣，清除骨面残留的软组织后，对颌牙位的引导下定点，用枪钻确定植入位点、方向、深度，平行杆反复探查方向并予以纠正，下颌左侧中切牙位点植入Straumann® SLActive 3.3mm×12mm种植体，下颌左侧尖牙位点植入Straumann® SLActive 4.1mm×8mm种植体，下颌左侧第二前磨牙位点植入Straumann® SLA 4.1mm×8mm种植体，下颌左侧第二磨牙位点植入Straumann® SLA 4.8mm×6mm种植体；局部麻醉，拔除右侧下颌第三磨牙，于右侧牙槽嵴顶做横行切口，翻开黏骨膜瓣，清除骨面残留的软组织后，进行骨修整，左侧及对颌牙位的引导下定点，用枪钻确定植入位点、方向、深度，平行杆反复探查方向并予以纠正，下颌右侧中切牙位点植入Straumann® SLActive 3.3mm×10mm种植体，下颌右侧尖牙位点植入Straumann® SLActive 4.1mm×10mm种植体，下颌右侧第一前磨牙位点植入Straumann® SLActive 4.1mm×8mm种植体，下颌右侧第二前磨牙位点植入Straumann® SLA 4.8mm×6mm种植体，下颌右侧第一磨牙位点植入Straumann® SLActive 4.8mm×8mm种植体，下颌右侧第二磨牙位点植入Straumann® SLActive WN 4.8mm×8mm种植体。种植体最终植入扭矩为35N·cm，初始稳定性良好，旋入愈合基台，常规拉拢缝合。生理盐水冲洗，纱布压迫止血。术后曲面断层片显示种植体位置、方向良好。

（3）制取最终印模：种植术后1个月。制取最终修复体印模，记录咬合关系，比色，拟行下颌左侧切牙至第一前磨牙、左侧第二前磨牙至第二磨

牙、右侧切牙至尖牙、右侧第一前磨牙至第二前磨牙、右侧第一磨牙至第二磨牙五段式全瓷桥及联冠修复。

（4）戴牙：2周后戴入永久修复体。

（5）复查：戴牙后1.5年复查，自诉无明显不适，口内检查义齿固位良好，种植体及修复体无松动，咬合良好，未见明显早接触及咬合干扰，牙龈组织健康，颜色质地正常。曲面断层显示：种植体周围骨整合良好，无明显骨吸收。

（6）材料：Straumann®种植体，Straumann®种植手术器械盒。

二、结果

种植体植入后，患者无明显不适。术后1个月后，曲面断层显示种植体周围骨整合良好。最终修复体戴入后患者颌面部形态丰满，下唇丰满度恢复充分，咬合均匀稳定。戴牙后1.5年复查，自诉无明显不适，口内检查：义齿固位良好，种植体及修复体无松动，咬合良好，未见明显早接触及咬合干扰，牙龈组织健康，颜色质地正常。曲面断层显示：种植体周围骨整合良好，无明显骨吸收。患者自诉咀嚼功能良好，对咀嚼功能及美观效果满意。

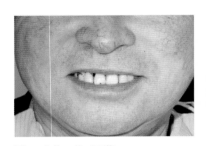
图1　术前口外正面像

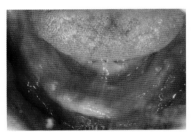
图2　术前口内殆面像

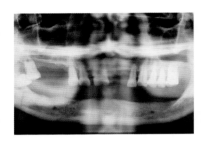
图3　术前曲面断层片示：下颌牙槽骨低平，骨吸收明显

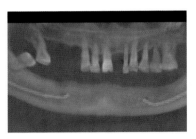
图4　术前CBCT设计下画出双侧下颌神经管，见双侧后牙区骨高度不足

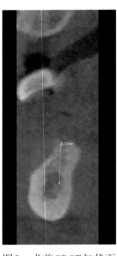
图5　术前CBCT矢状面下颌左侧第二前磨牙位点，骨高度为8.7mm，设计短种植体

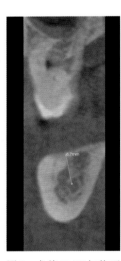
图6　术前CBCT矢状面下颌左侧第二磨牙位点，骨高度为6.7mm，设计短种植体

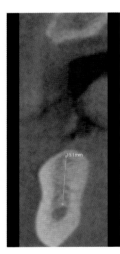
图7　术前CBCT矢状面下颌右侧第一前磨牙位点，骨高度为9.1mm，设计短种植体

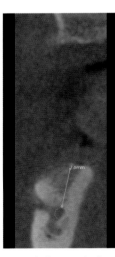
图8　术前CBCT矢状面下颌右侧第二前磨牙位点，骨高度为7.6mm，设计短种植体

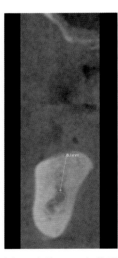
图9　术前CBCT矢状面下颌右侧第一磨牙位点，骨高度为8.1mm，设计短种植体

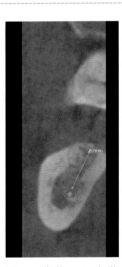
图10　术前CBCT矢状面下颌右侧第二磨牙位点，骨高度为8.7mm，设计短种植体

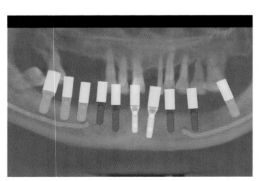
图11　术前CBCT下虚拟设计种植体植入的三维位置及种植体大小、直径

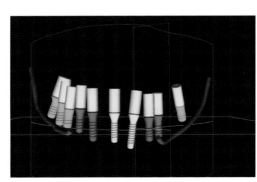
图12　术前虚拟种植体植入后的三维位置关系

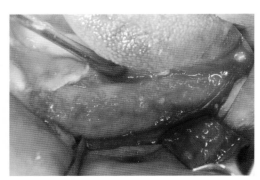
图13　左侧牙槽嵴顶做横行切口，翻开黏骨膜瓣，进行骨修整

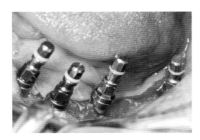

图14　于相应位点植入种植体,可见种植体植入方向良好,最终植入扭矩为35N·cm

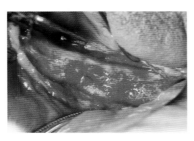

图15　右侧牙槽嵴顶做横行切口,翻开黏骨膜瓣,进行骨修整

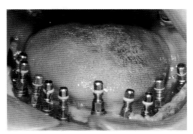

图16、图17　于相应位点植入种植体,可见种植体植入方向良好,最终植入扭矩为35N·cm,旋入愈合基台,常规拉拢缝合

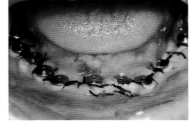

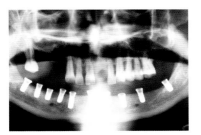

图18　术后当天,曲面断层片显示:种植体植入位置及方向良好,未伤及下颌神经管

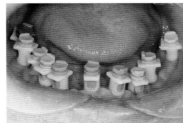

图19　术后1个月,测力后制取最终修复体印模

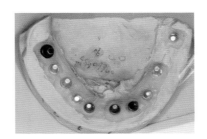

图20　下颌石膏模型

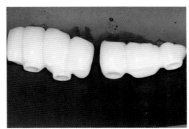

图21　永久修复体

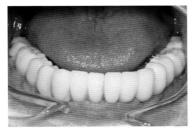

图22　永久修复当天,下颌正面像

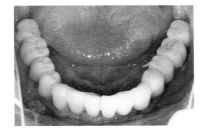

图23　永久修复当天,下颌牙合面像

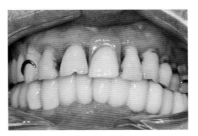

图24　永久修复当天,口内正面像

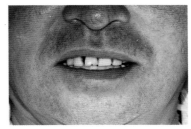

图25　永久修复当天,口外正面像

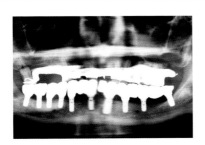

图26　永久修复当天,曲面断层片示:种植体周围骨结合良好,牙冠就位良好

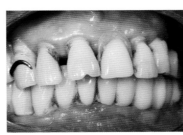

图27　永久修复后1年复诊,口内正面像

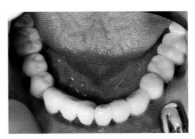

图28　永久修复后1年复诊,口内牙合面像

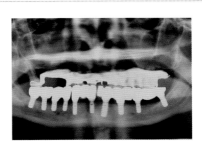

图29　永久修复后1年复诊,曲面断层片示:种植体周围骨结合良好,未见明显吸收,种植体周围骨稳定

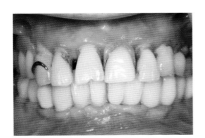

图30　永久修复后2年复诊,口内正面像

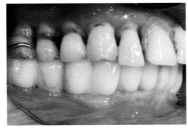

图31　永久修复后2年复诊,口内右侧咬合像

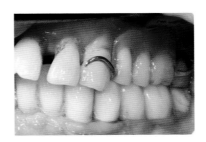

图32　永久修复后2年复诊,口内左侧咬合像

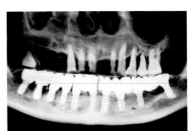

图33　永久修复后2年复诊,CBCT断层显示:种植体周围骨组织稳定,无明显骨吸收

三、讨论

1. 无牙颌种植的固定修复　牙列缺失患者采用种植固定义齿修复，相对于传统义齿和种植覆盖义齿而言，其固位稳定性、舒适度都更接近于天然牙，咀嚼效能大大提高，而成为牙列缺失患者修复的首选。无牙骀种植的固定修复适应证为：①协调的上下颌弓之间的关系，②比较丰满的牙槽嵴，③适当的颌间距离，④较为理想的种植体位置。本例研究中，术前利用CBCT进行颌骨重建，通过三维设计预先完成了种植体植入位点、种植体长度、直径以及种植体数目的确定，通过增加种植体数目及短种植体的应用，使种植体受力更加符合生物力学要求，同时有效地避开了下颌神经及颏孔区等重要解剖结构，大大降低了手术风险及术后并发症的发生。

2. 短种植体的应用　Daniel S. Thoma等学者研究表明，对于骨量不足的患者植入短种植体不仅缩短治疗时间，减小经济负担，更重要的是减小手术创伤、降低手术风险。Lops D学者在对大量病例进行了20年的回访后发现：8mm的种植体其远期存活率相比于>10mm的种植体并无明显区别。而无论在前牙还是后牙，8mm的种植体都可以获得较好的远期存活率。对于6~8mm的种植体，Kemal学者统计表明：其两年的存活率为97.3%；Gentile等人的统计数据表示其1年内的存活率在95.2%以上；Vandeweghe学者表明：短种植体支持的单冠两年存活率为96.5%以上。本病例采用多颗短种植体植入，有效避免了下牙槽神经移位术等大创伤性手术及咀嚼时应力集中等机械性并发症的发生风险，保持种植体周骨的长期稳定。

3. 早期修复　缩短治疗时间，尽快戴上牙齿是每一个患者的需求和意愿，尤其对于牙列缺失的患者而言。良好的种植体植入初始稳定性和种植体的表面形态是早期修复的必备条件。已有研究表明，对牙槽骨合理的应力刺激可以减少骨吸收甚至产生骨生长，覆盖义齿或悬臂均可能由于受力不均匀导致牙槽骨的骨吸收。本病例中，种植体植入后初始稳定性很好，且术后1个月对10颗种植体进行测力后，对其进行最终印模的制取与修复体的设计，进行早期修复，以缩短患者缺牙时间。

4. 分段式桥体及联冠修复　无牙骀的种植固定修复可分为：单冠、联冠、固定桥。Weber学者在其系统性评价中指出：种植固定桥修复的种植体远期（72个月）存活率（97.7%）略微大于单冠修复（91.2%）。本例研究中采用固定桥及联冠修复，与单冠设计相比，减少了植入种植体的数目，另一方面也避免了由某个种植体单独承受最大水平的负荷，提高了种植体的机械学性能，降低了固定基台的机械学并发症，如螺栓松动、折断等。下颌骨为"U"形骨，在咀嚼过程中下颌与种植体之间会产生相对位移，引起应力增大，进而引起周植体周的骨吸收。本例研究中，固定桥设计为下颌左侧切牙至第一前磨牙、左侧第二前磨牙至第二磨牙、右侧切牙至尖牙、右侧第一前磨牙至第二前磨牙、右侧第一磨牙至第二磨牙五段式整体桥架设计，无悬臂梁设计，大大提高了患者的咀嚼效能，减小应力集中现象的产生，降低了机械学并发症的发生。

5. 固位方式的选择　无牙骀种植固定修复的固位方式有螺丝固位和粘接固位两种。相对螺丝固位而言，粘接固位优点如下：①对种植体的位置和轴向要求较低，易实现共同就位道；②冠的解剖形态完整，美学效果好；③加工工艺较简单。本例研究中，由于采取分段式修复，颌间距离合适，故采用粘接固位易于形成共同就位道，并且冠边缘位于龈下，便于去除残留的粘接剂。

参考文献

[1] Weber H P, Sukotjo C. Does the type of implant prosthesis affect outcomes in the partially edentulous patient?. International Journal of Oral & Maxillofacial Implants, 2007, 22 (1): 140–170.

[2] Meena A, Jain V, Singh N, et al. Effect of implant–supported prosthesis on the bite force and masticatory efficiency in subjects with shortened dental arches. Journal of Oral Rehabilitation, 2014, 41(2): 87–92.

[3] Daniel S. Thoma, Robert Haas, Marcin Tutak, Abel Garcia. Randomized controlled multicentre study comparing short dental implants (6 mm) versus longer dental implants (11–15mm) in combination with sinus floor elevation procedures. Part 1: demographics and patient–reported outcomes at 1 year of loading. Journal Clinical Periodontology, 2015, 42(1): 72–80.

[4] Lops D, Bressan E, Pisoni G, et al. Short implants in partially edentuolous maxillae and mandibles: a 10 to 20 years retrospective evaluation. International Journal of Dentistry, 2012: 351793–351793.

[5] JP Geng, KBC Tan, GR Liu. Application of finite element analysis in implant dentistry: A review of the literature. Journal of Prosthetic Dentistry, 2001, 85(6): 585–598.

[6] Demiralp K Ö, Akbulut N, Kursun S, et al. Survival rate of short, locking taper implants with a plateau design: a 5–year retrospective study. Biomed Research International, 2014, 2015: 1–8.

[7] Gentile M. A., Chuang S. –K., Dodson T. B. Survival estimates and risk factors for failure with 6 × 5.7–mm implants. The International Journal of Oral & Maxillofacial Implants, 2005, 20(6): 930–937.

[8] Vandeweghe S., de Ferrerre R., Tschakaloff A., de Bruyn H. A wide–body implant as an alternative for sinus lift or bone grafting. Journal of Oral and Maxillofacial Surgery, 2011, 69(6): e67–e74.

[9] Solow R A. Comprehensive implant restoration and the shortened dental arch. General Dentistry, 2010, 58(5): 390–399.

[10] Chandur P. K. Wadhwani, Alfonso Pineyro, Ken Akimto. An introduction to implant crown with an esthetic adhesive margin. Journal of Esthetic and Restorative Dentistry, 2011.

[11] Ricardo Gapski, Neil Neugeboren, Alan Z. Pomeranz, Marc W. Reissner. Endosseous Implant Failure Influenced by Crown Cementation: A Clinical Case Report. The International Journal of Oral & Maxillofacial Implants, 2008, 23(5): 943–946.

马国武教授点评

对后牙区骨高度不足的患者，植入短种植体，不仅可以避免植骨带来的损伤和手术风险，而且可缩短治疗时间，降低费用。牙槽骨–种植体–牙冠三者的关系简单形容就像地基–钢筋–楼房，良好的牙槽骨就像坚固的地基，而良好地种植体骨结合就像在坚固的地基内固定的钢筋，而这一切都是为了支持上部的牙冠和楼房。地基内钢筋的高度并不一定和楼房一样高，但是地基一定要坚固。同样道理，如果牙槽骨质地良好，即使短种植体也同样有良好的坚固性；如果骨质疏松，则短种植体将会存在失败风险。下颌骨骨质较上颌骨骨质要好，更适合短种植体修复治疗。本文报道了1例下颌全牙列缺失患者后牙区植入多颗短种植体，通过联冠或固定桥形式完成了下半口的固定修复，通过2年的追踪观察，证实了其稳定的效果，为临床上短植体的应用提供了有益的参考。

以修复为导向的半环形导板在种植复杂病例中的临床应用

储顺礼 周延民 赵静辉 付丽 蔡青 马化宇 孙悦 李艳秋 李洪娜 朱婷 吉林大学口腔医院种植科

摘要

目的：探讨以修复为导向的半环形导板在口腔种植外科操作中的应用价值。**材料与方法**：选取1例上颌右侧尖牙乳牙滞留拔除后2个月，恒牙缺失、骨近远中距不理想的复杂病例，拍摄CBCT片体外制作半环形导板，导板戴入口内拍摄牙片检测位置方向，在导板指引下植入种植体，完成种植。拍摄牙片检测导板指引效果，3个月后永久修复。**结果**：在导板指引下，喷水冷却及直视化种植体植入操作方便，植入位置空间符合要求，永久修复效果好。**结论**：以修复为导向的半环形导板可以指引种植体植入，操作方便，值得推广。

导板技术在种植牙操作中的应用使得口腔种植变得更加简单，更加方便。但现有的静态导板大多数是环形孔，临床应用也存在着一定的局限性。本病例将探讨以修复为导向的半环形导板在种植复杂病例中的应用效果。

一、材料与方法

1. **病例简介** 36岁男性患者，体健，右上乳尖牙拔除后2个月，恒尖牙先天缺失，牙槽黏膜色形质均正常，殆龈高度适中，近远中距缩窄，牙槽嵴宽度尚可。CBCT片示近远中最小距离仅6.1mm，且邻牙牙根略向缺隙倾斜，颊腭向骨宽度约6.5mm，骨高度满足常规种植牙要求。

2. **诊断** 牙列缺损伴近远中间隙缩窄。

3. **治疗计划** 拟进行半环形导板指引下种植牙修复。

4. **治疗过程** 制取模型，拍摄CBCT片，在CBCT片所示骨方向及邻牙牙根方向指引下模拟以修复为导向的种植牙植入位点和方向，在模型上放置成品半环形导板，光固化自凝塑料固定导板，修整边缘后光照，凝固后消毒戴入患者口内拍摄牙片验证模拟方向是否正确。导板消毒备用。局麻下，切开右上尖牙区牙槽嵴顶黏骨膜，小面积翻瓣，放置半环形导板，在导板指引下定位植入位点，逐步扩大，植入Astra tech®种植体（3.0mm×11mm），安装愈合基台，缝合创口，术后拍摄牙片验证种植体植入效果。

3个月后X线片显示种植体骨结合良好，制取印模、模型，技工制作上部结构全瓷牙冠，完善消毒后安装好永久基台，戴入全瓷牙冠，完成永久种植修复。3个月后复查并拍摄CBCT片。

二、结果

在模型上模拟种植牙植入位点和方向，获得较为精确的半环形导板，拍摄X线片显示导板所示近远中方向十分正确。利用该导板进行手术，获得了精准的种植体植入空间位置方向，完善了种植牙修复，效果良好。

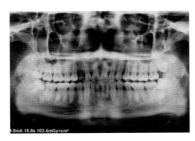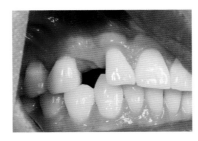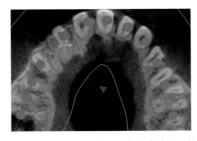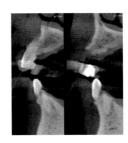

图1~图4 依次为：右上乳尖牙术前图片、拔除2个月后图片、CBCT图片示近远中距离仅约6.1mm，依据邻牙上颌右侧侧切牙长轴模拟种植牙长轴

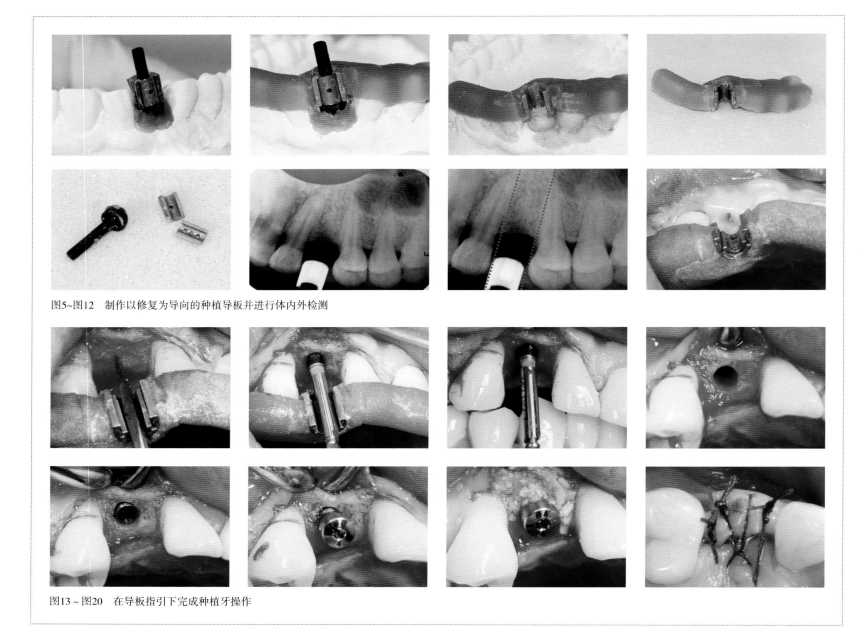

图5~图12　制作以修复为导向的种植导板并进行体内外检测

图13~图20　在导板指引下完成种植牙操作

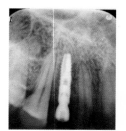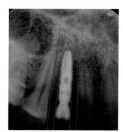

图21、图22　术后放射线片检测种植体植入效果

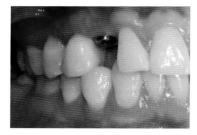

图23　术后3个月完成种植牙上部结构
修复（侧面像）

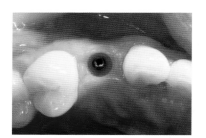

图24　术后3个月完成种植牙上部结构
修复（殆面像）

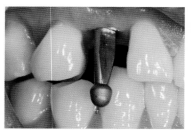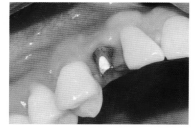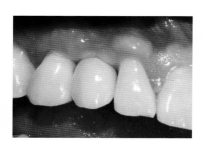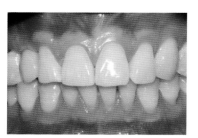

图25~图27　术后3个月完成种植牙上部结构修复（局部放大像）

图28　术后3个月（正面像）

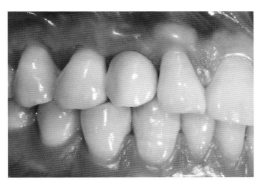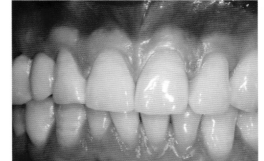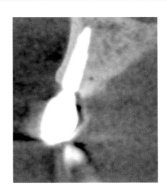

图29～图31　修复后3个月复查及CBCT检测结果

三、讨论

种植体植入骨内要求其周围有骨质包绕，而且由于种植体相对于人体来说是异物，植入体内初期会发生一定的骨吸收，一般要求种植体周围骨质至少1mm厚。在上颌前牙区种植体的边缘一般距离邻牙牙根1.5～2mm为宜，可临床牙缺失后间隙变小常常发生，此病例亦是典型，近远中距离仅约6.1mm，而且邻牙牙根略向缺隙倾斜，这给临床操作带来很大的困难，实属复杂病例。如果采取常规翻瓣种植要求操作者有极高的精准度，否则容易碰及邻牙牙根，引发副损伤。

在种植牙的临床操作中，为了提高精准度，学者们开发了导航技术。导航技术主要分为静态导航技术和动态实时导航技术。静态导航技术主要是设计种植导板，在导板指引下进行种植，有简易导板、有快速成型导板、有CAD/CAM计算机制作3D打印导板等；动态实时导航技术主要是依据CBCT数据，在计算机软件中模拟种植体植入路径，在口内、颅颌面安装校准接收信号装置，依据数据信号在计算机上实时监控操作路径，从而使得种植牙操作更加精确。动态导航虽然种植效果良好，但需要精准设备，而且要求术中精确校准，操作比较麻烦，目前应用具有一定局限性。静态导航导板往往需要固定于口腔内，往往存在一定误差，而且难以喷水冷却，应用有一定局限性，但是操作方便，在一定程度上可以提高精准度，临床应用较为广泛。

本病例亦是采用导板指引进行种植体植入操作，鉴于环形闭合型导板难以喷水冷却不能直视的特征，本病例应用半环形导板。半环形导板由上海引导者公司提供，因其为半环形，唇侧是开放的，可以方便直视下操作，钻孔操作时，喷水可直接到达窝洞，不影响钻孔的冷却效果。本病例在该导板指引下获得了满意的种植体植入效果，术后检测种植体植入空间位置准确，无任何骨坏死迹象。3个月后骨结合良好，完成种植上部结构修复，获得了满意的种植牙修复效果。

综上，以修复为导向的半环形导板可以指引种植体植入，操作方便，值得推广。

参考文献

[1] Giacomo GD, Silva J, Martines R, et al. Computer-designed selective laserintering surgical guide and immediate loading dental implants with definitive prosthesis in edentulous patient: A preliminary method. Eur J Dent, 2014, 8(1): 100-106.

[2] Reyes A, Turkyilmaz I, Prihoda TJ. Accuracy of surgical guides made from conventional and a combination of digital scanning and rapid prototyping techniques. J Prosthet Dent, 2015, 113(4): 295-303.

[3] Dhasese J, Van De Velde T, Elaut L, et al. A prospective study on the accuracy of mucosally supported stereolithographicsurical guides in fully edentulous maxillae. Clin Implant Dent Relat Res, 2012, 14(2): 293-303.

周延民教授点评

作者通过对一例乳尖牙拔除，恒尖牙缺失的患者采用半环形导板进行缺牙牙位种植，保证了种植体植入位点的精确性，从术后的放射线片可见种植体与邻牙牙根之间距离合适，本病例的难点在于患者先天缺失恒尖牙导致缺牙间隙较窄，在选用直径小的种植体的同时选择手术导板，增加了手术的成功率，保证了修复效果，采用半环形导板避免了传统导板不可视的缺点，相对于传统导板具有灵活性，可以充分发挥临床医生的主观能动性，制作简单，体现出作者创新性的临床思维，达到了理想的预期效果。

种植与咬合重建

曾杰生　福建厦门卓亚口腔门诊部

摘 要

目的： 本文介绍上下颌多颗牙缺损，余留殆面重度磨耗，探讨重度磨耗牙的治疗修复方法，并观察其临床疗。**材料与方法：** 62岁男性患者，重度磨耗牙，上下牙缺失及前牙严重磨耗，不能咀嚼及影响美观，要求种植固定修复，经临时升高垂直距离，创造了修复空间，同期行缺失牙种植术，5个月后全口修复重建。**结果：** 修复后咀嚼有力，无颞下颌关节紊乱症状，面型较前美观，牙列缺损牙形态恢复良好，患者咀嚼效率提高。种植体稳定，且无骨吸收发生，修复体无脱落，折断、劈裂等不良现象。**结论：** 牙列重度磨耗伴牙列缺损，导致患者垂直距离降低，对其进行种植和冠桥咬合重建后，获得较好的疗效。

牙列缺损是老年患者的常见病，由于龋病及牙周病等原因使老年人出现牙列缺损和殆面磨耗，给患者带来功能和美观问题。因此多数患者由改善牙齿的功能和美观有迫切的需求，种植及冠桥固定咬合重建修复可以满足患者对咀嚼功能及美学的要求，成为牙列缺损的重要选择手段，大大提高了患者的生活品质。

一、材料与方法

1. **病例简介**　62岁男性患者，于2015年就诊，患者曾行上下牙列烤瓷冠桥修复8年，今前牙不美观，咀嚼不适，影响口腔功能，要求固定修复。拒绝可摘义齿活动修复，选择种植及冠桥固定修复。排除系统性疾病，无吸烟史。检查：面下3/1短，鼻唇沟加深，面部肌肉紧张，脸部左右不对称。双侧关节运动基本一致，无弹响，咀嚼肌扪诊无疼痛，张口无偏斜，低笑线。前庭沟正常，上下前牙及前磨牙切端磨耗至牙本质深层，临床牙冠短，上颌右侧尖牙至右侧第二磨牙烤瓷冠桥固定修复，边缘密合。上颌左侧尖牙至左侧第一磨牙烤瓷冠桥修复、崩瓷、边缘不密合，上颌左侧第二磨牙伸长咬在下颌黏膜。下颌Spee曲线异常，下颌右侧第二前磨牙、第一磨牙残根，第二磨牙缺失。下颌左侧第一磨牙、第二磨牙缺失。前牙关系为轻度反殆，全口牙周情况一般，牙龈轻度红肿，未见结石，未探及牙周袋。拍摄曲面体层片结果显示：下颌右侧第二前磨牙、第一磨牙残根，牙根短，根尖暗影；上颌右侧尖牙至右侧第二磨牙、上颌左侧尖牙至左侧第一磨牙为金属烤瓷连冠，上颌右侧第二前磨牙、上颌左侧第一磨牙髓腔内见桩核影像，上颌左侧第二磨牙近中龋损，根尖暗影。颌曲线下垂，双侧颞下颌关节基本对称，未见关节骨质破坏。CBCT显示：下颌左侧第一磨牙牙槽骨可用骨高度为12.50mm，牙槽骨可用骨宽度为7.80mm。下颌左侧第二磨牙牙槽骨可用骨高度为12.16mm，牙槽骨可用骨宽度为9.78mm。下颌右侧第二前磨牙牙槽骨可用骨高度为12.8mm，牙槽骨可用骨宽度为6.63mm。下颌右侧第一磨牙牙槽骨可用骨高度为13.20mm牙槽骨，可用骨宽度为7.65mm。下颌右

侧第二磨牙牙槽骨可用骨高度为12.88mm，牙槽骨可用骨宽度为8.67mm骨密度正常。

2. **诊断**　上、下颌牙列缺损。

3. **治疗计划**　（1）口腔卫生指导和牙周基础治疗。（2）根管治疗上下颌前牙及下颌前磨牙，并行纤维桩树脂核修复；同期拔除没有保留价值下颌右侧第一磨牙及第二磨牙，清除炎性肉芽组织，同期植入上下颌6颗种植体。（3）确定合适的颌间关系，升高咬合垂直距离，上半可调殆架，暂时性修复上前牙，调殆观察3～5个月。（4）分段冠桥修复；前牙区全瓷修复，后牙种植区树脂冠桥临时修复，再最终永久修复。调殆，磨牙垫佩戴保护，定期随访。

4. **治疗过程**

（1）术前准备：术前系统检查口内情况，术前评估，拍摄曲面体层片结果显示：下颌右侧第二前磨牙、第一磨牙残根，牙根短，根尖暗影；上颌右侧尖牙至右侧第二磨牙、上颌左侧尖牙至左侧第一磨牙为金属烤瓷连冠，上颌右侧第二前磨牙、上颌左侧第一磨牙髓腔内见桩核影像，上颌左侧第二磨牙近中龋损，根尖暗影。颌曲线下垂，双侧颞下颌关节基本对称，未见关节骨质破坏。CBCT显示：种植位点均有足够的可用骨高度、骨宽度。利用软件种植体植入位点模拟。

（2）口腔卫生宣教：指导患者改良巴刷牙法以及使用牙线、牙间刷和冲牙器。全口龈上洁治。

（3）与患者沟通治疗计划，治疗费用、时间及可能并发症，签知情同意书。

（4）拆除上颌左侧尖牙至左侧第二前磨牙不良修复体，拔除上颌左侧第一磨牙、下颌右侧第二前磨牙、下颌右侧第一磨牙并同期植入上颌左侧第一磨牙、下颌左侧第一磨牙、下颌左侧第二磨牙、下颌右侧第二前磨牙至右侧第二磨牙种植体6颗。

（5）上下前牙及下颌前磨牙根管治疗后纤维桩核修复。

（6）息止颌位法确定新的咬合垂直距离，创造后牙咬合空间。前牙抬高4~5mm，转移颌位记录，上半可调𬌗架。在半可调𬌗架上制作诊断蜡型，通过新的咬合垂直距离恢复上下颌前牙及下颌前磨牙外形，切导15°，纠正轻度的反𬌗，前牙咬合关系为浅覆𬌗、浅覆盖。

（7）MOCK-UP复制的临时塑料牙在内试戴，形态外观满意，前牙咬合关系浅覆𬌗、浅覆盖。

（8）指导患者在戴临时塑料牙的过程中须密切注意双侧颞下颌关节是否有酸痛、弹响和杂音，若有不适需及时就诊。

（9）咬合提升，测试5个月，复诊精细调改3次，患者自述咬合无不适，双侧颞下颌关节无弹响杂音，临时牙完整，牙周健康，无松动。

（10）2周后取模，记录颌间关系，试基台，上下颌前牙单冠修复，后牙冠桥修复。试戴，调𬌗，粘接。前牙试戴，调整，粘接。种植取膜。安装个性化基台。

（11）种植修复体口外试粘接，去除多余的粘接材料，再口内粘接，避免多余的材料溢入龈沟内，引起种植体周围炎。调𬌗，磨牙垫保护。

（12）材料：种植系统（Osstem.TSIII SA Fixture, Korea），树脂临时牙，个性化钛基台，聚合瓷冠和氧化锆全瓷冠。

二、结果

患者修复6个月后检查，咀嚼有力，无颞下颌关节紊乱症状，面型较前美观自然，缺损牙形态恢复良好，患者咀嚼功能提高。种植体稳定，且无骨吸收发生，修复体无脱落、折断、劈裂等不良现象。

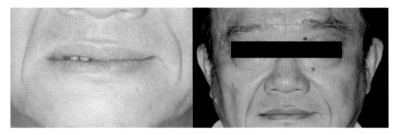

图1a、b 面部分析：水平参考线：眉间连线、瞳孔连线、口角连线平行，面下1/3短，鼻唇沟加深，面部肌肉紧张，脸部左右不对称

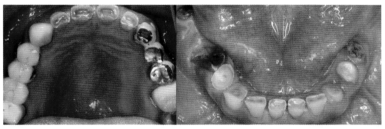

图2a、b 口内检查：口腔前庭深度正常；上下前牙及下颌前磨牙切端磨耗至牙本质深层，临床牙冠短，金属上颌右侧尖牙至右侧第二磨牙烤瓷牙联冠，边缘密合。上颌左侧尖牙至左侧第一磨牙烤瓷桥，绷瓷，边缘不密合

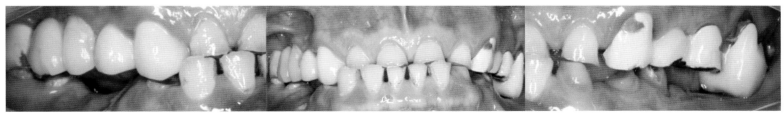

图3a~c Spee曲线异常；下颌右侧第二前磨牙、第一磨牙残根；下颌左侧第一磨牙、双侧第二磨牙缺失；咬合垂直距离低，左上颌后牙咬在下颌后牙区黏膜。前牙关系为轻度反𬌗。全口牙周情况一般，牙龈轻度红肿，未见牙石，未探及牙周袋

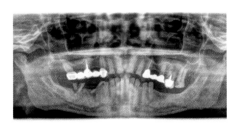

图4 全口曲面断层

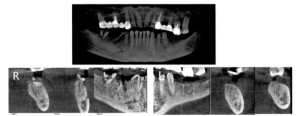

图5 CBCT显示左右下颌骨在三维方向有足够的种植骨量，测量分析模拟以修复为导向的种植体位置

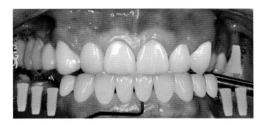

图6 拆除上颌左侧尖牙至左侧第二前磨牙不良修复体，拔除上颌左侧第一磨牙、下颌右侧第二前磨牙、下颌右侧第一磨牙并同期植入上颌左侧第一磨牙、下颌双侧第一磨牙、下颌双侧第二磨牙、下颌右侧第二前磨牙位点种植体6颗

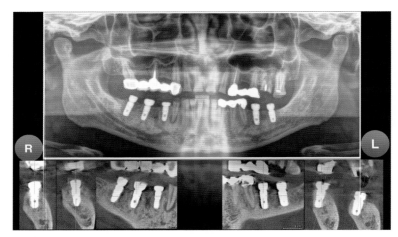

图7　下颌种植体CBCT位点影像

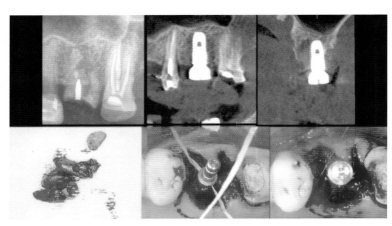

图8　上颌种植体CBCT位点影像

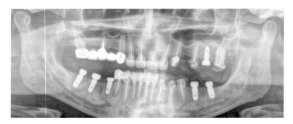

图9　种植后全景片

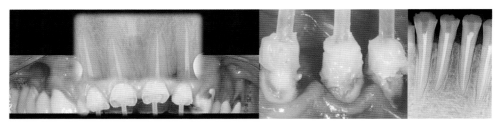

图10a～c　上下前牙及下颌前磨牙根管治疗后纤维桩核修复

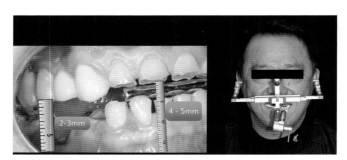

图11　息止颌位法确定新的咬合垂直距离，创造后牙咬合空间。前牙抬高4～5mm，转移颌位记录，上半可调𬌗架

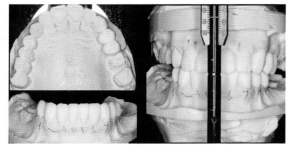

图12　在半可调𬌗架上制作诊断蜡型，通过新的咬合垂直距离恢复上、下颌前牙及下颌前磨牙外形，切导75°，纠正轻度的反𬌗，前牙咬合关系为浅覆𬌗、浅覆盖

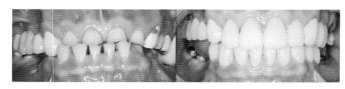

图13a、b　MOCK-UP复制的临时塑料牙在口内试戴，形态外观满意，前牙咬合关系覆𬌗浅覆盖

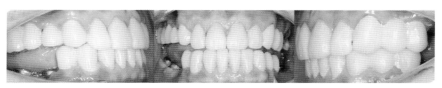

图14a～c　指导患者在戴临时塑料牙的过程中需密切注意双侧颞下颌关节是否有酸痛、弹响和杂音，若有不适需及时就诊

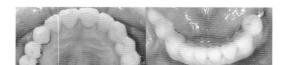

图15a、b　MOCK-UP𬌗面像

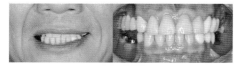

图16a、b　咬合提高测试5个月，复诊精细调改3次，患者自述咬合无不适，双侧颞下颌关节无弹响杂音，临时牙完整，牙周健康，无松动

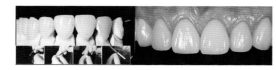

图17a、b　前牙试戴，调整，粘接过程

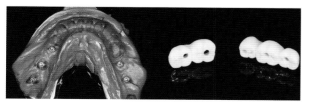

图18a、b　种植取膜

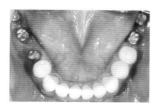

图19　安装个性化基台

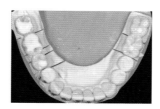
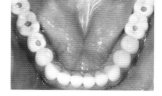

图20、图21　种植修复体口外试粘接，去除多余的粘接材料，再口内粘接，避免多余的材料溢入龈沟内，引起种植体周围炎

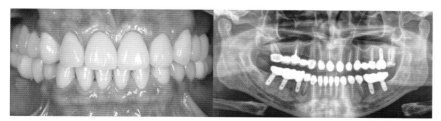

图22a、b　粘接后及曲面断层

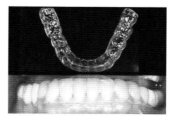

图23　调𬌗，磨牙垫保护

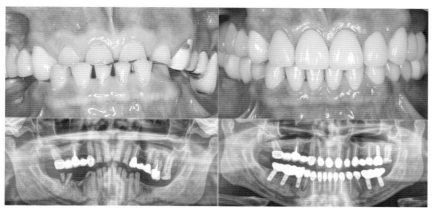

图24a～d　术前及术后对比像

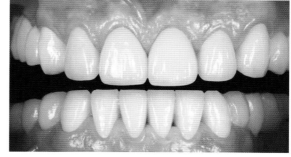

图25　修复6个月后复查结果：患者咀嚼有力，无颞下颌关节紊乱症状，面型较前美观自然，缺损牙形恢复良好，患者咀嚼功能提高。种植体稳定，且无骨吸收发生，修复体无脱落、折断、劈裂等不良现象

三、讨论

1. 咬合重建的适应证　咬合重建又称𬌗重建，是一种咬合改良方法，通常通过全牙列或多数牙齿的修复或重建颌位关系和咬合接触，使颞下颌关节功能取得协调，对牙列缺损或牙体缺损状态的修复及用修复方法矫正不良下颌位的过程。需要咬合重建的病例在临床上通常存在的问题：多颗牙的残根残冠或牙列缺损需要全面修复，有时伴有颞下颌关节和（或）咀嚼肌系统症状；缺牙需要修复缺牙区𬌗龈向距离不能满足义齿修复的要求，有必要抬高垂直距离；牙列中多数牙重度磨耗，垂直距离下降、咬合平面不齐、咬合不协调、咀嚼无力；牙齿排列及形态不美观；前牙深覆𬌗，下牙长期刺激造成上腭黏膜溃疡；下颌颌位异常，咀嚼无力易疲劳，有慢性口颌面肌症状。

2. 咬合重建修复需要考虑的重要因素

（1）垂直距离的确定：牙齿的重度磨耗等原因造成的垂直距离的下降多具有漫长的过程。在这个过程中，关节结构通过改建，肌纤维的张力通过调整逐渐适应。当下降程度严重到影响下颌生理功能后出现关节或肌肉的症状。垂直距离的恢复也应该遵循一个过程，为机体的适应留出时间和空间。

垂直距离的改变必须在可适应范围内，超出适应能力或对于某些适应能力下降的患者则可能带来不良的结果。越是老年人及身体虚弱者适应能力越低。不能只依照通常的抬高标准而无视患者身体状况和年龄来恢复理想的垂直距离。在为垂直距离降低的总义齿患者抬高咬合时，需要注意总义齿患者伴有牙槽嵴的中重度吸收时，抬高咬合后增加了对支持组织的侧向和垂直向压力。超出适应范围的垂直距离抬高容易引起义齿的不稳定和促进骨吸收。所以，对于这样一些患者在抬高咬合时应该稍低于理想高度。垂直距离的确定方式主要有：利用姿势位时上下牙之前息止𬌗间隙；利用面部解剖标志测量法；利用发音正确法；利用旧义齿寻找抬高咬合的高度；利用肌电监控寻找理想的垂直距离。本病例利用姿势位时上下牙之间息止𬌗间隙确定法：在姿势位时通常上下牙之间有约4mm的间隙。通过DSD美学分析，上颌抬高3mm，下颌抬高1mm。

（2）𬌗平面的确定：通常可以根据以下标准判断𬌗平面是否符合生理要求：𬌗平面平分上下颌间距；𬌗平面在额状面与瞳孔连线平行；𬌗平面在矢状面和鼻翼耳屏面平行；𬌗曲线圆滑规则，纵𬌗曲线和横𬌗曲线符合正常的解剖生理规律；上颌前牙的切缘在放松状态下和上唇下缘平齐，接触下唇干湿线，微笑时暴露中切牙冠长的1/3或2～4mm，大笑时暴露中切牙冠长的2/3并没有牙龈乳头之外的牙龈暴露，𬌗平面如果符合以上要求则多可直接修复。如果单颌（多为上颌）的𬌗平面需要轻度调整，可以采用对余留牙进行调磨或局部固定义齿修复的方式使之恢复正常，再对对颌牙列进行重建修复。如果𬌗平面明显不能满足以上要求，则根据患者的修复需求进行调整或再建。再通过面弓转移、研究模型的蜡型雕刻等方式确定正确的𬌗平面，通过戴用𬌗垫、暂时修复体等方式观察患者反应并在口内精细调改。

（3）颞下颌关节的评估：永久修复之前先行可逆性咬合治疗，有意识地延长咬合治疗时间，延迟最终修复体的制作时期。尤其是有疼痛或慢性炎症时，在治疗期内等待关节的适应，等待关节能够在无痛状态下承担咀嚼或咬合力负担后开始修复。也可先使用暂时修复体，有利于根据病情变化调整下颌治疗位及咬合关系。建立修复体时的髁突位置不一定追求理想的正中位或后退位，而是建立在关节负重时不出现疼痛的最舒适位。髁突多数情况下位于关节窝内的中央或稍前上位，也即在盘突关系协调的状态下位于关节结节的后斜面后。在稳定𬌗垫上前后调整下颌位。在稳定𬌗垫上让患者前后滑动下颌寻找最适位，如果关节不痛，即可定为修复体可以建立的咬合位；如果出现疼痛，让患者小张口，前伸下颌到盘突关系恢复（出现弹响）后再后

退下颌，确认关节在加压试验时不出现疼痛后记录颌位关系，转移颌位关系并将模型上到𬌗架上，在所记录的颌间关系上制作暂时修复体。整个过程中要密切关注颞下颌关节以及咀嚼肌肉的情况。

3. 螺丝固位修复体的优势　种植体上部结构可分为患者可卸式和术者可卸式。其中，术者可卸式上部结构可用于从单个牙到跨牙弓的固定桥等各种情况，是临床使用频率最高的修复形式。术者可卸式上部结构又可以分为用螺丝来固定上部结构的螺丝固位型以及用粘固剂粘接上部结构的粘接固位型。选择螺丝固位型还是粘接固位型种植体上部结构，需考虑的事项有单颗种植修复的精度、种植修复的维护、种植体植入角度的限制、对上部结构材料强度的影响、对颌牙及其咬合情况、美观性等。本病例中后牙种植上部修复采用螺丝固位的方式，主要考虑螺丝固位避免粘接剂进入牙周组织，造成清洁困难，另外由于患者𬌗力较大，螺丝固位的修复体可以方便后期的维护与再修复，另外种植位点的准确性也为做螺丝固位修复体提供了保障。

牙列重度磨耗伴牙列缺损导致患者垂直距离降低，对其进行咬合重建后，再行修复治疗，可获得好的疗效。咬合重建在重度磨耗牙患者中具有良好的临床效果。

参考文献

[1] Keough B. Occlusion-based treatment planning for complex dental restorations: Part 2. Int J Periodontics Restorative Dent, 2003, 23 (4): 325-335.
[2] Ivanhoe JR, Plummer KD. Removable partial denture occlusion. Dent Clin North Am, 2004, 48 (3): 667-683.
[3] 姜婷. 义齿修复的颌位关系记录. 精粹中国口腔医学继续教育杂志, 2010, 1: 57-64.
[4] Makzoume JE. Variations in rest vertical dimension: effects of headrest in edentulous patients. Gen Dent, 2007, 55(4): 316-319.
[5] 刘森庆, 邓飞龙, 张辉, 等. 后牙区螺丝固位与粘接固位种植义齿修复效果的比较研究. 中华口腔医学研究杂志: 电子版, 2008, 2(5): 47-50.

姚江武教授点评

咬合重建是一种咬合改良方法，通过全牙列或多数牙齿的修复，重建颌位关系和咬合接触，达到颞下颌关节功能协调的目的。本病例咬合重建过程复杂，临床上确定的最终垂直距离的观察时间较长，导致引导的后牙区牙体缺失的种植部位精确，修复体设计合理，前牙区的全瓷修复美观，最终达到了恢复了患者的咬合关系，获得良好的临床美观效果。本病例中如果能增加术前和术后关节片的对比，则会使病例更加出彩，另外本病例观察时间较短，有待更长时间的跟踪随访。

牙列缺损伴前牙骨量不足的种植修复

梁杰 许胜 肖慧娟 烟台市口腔医院种植科

摘要

目的：结合计算机软件（Simplant）设计为牙列缺损患者进行种植，能够更加准确地选择种植位点，简化手术过程。同时利用临时修复义齿恢复患者的咬合及前牙美学，保证最终获得满意的修复效果。**材料与方法**：此病例为54岁女性患者，因上颌牙多颗牙缺失来诊。患者曾行可摘局部义齿修复，自述戴用不适要求种植修复。为患者拍摄CT判断患者的骨量，诊断蜡型试排牙，制作简易手术导板，戴导板拍摄CT进行Simplant软件设计种植体植入的位点和方向。戴导板进行上颌手术，定点后切开翻瓣，共植入Straumann®种植体7颗，其中前牙区为骨水平种植体，后牙区为软组织水平种植体。因前牙区骨量不足，同期前牙区行引导骨再生术，植入Bio-Oss®骨粉，盖Bio-Gide®膜并以钛钉固定。术后5个月进行二期手术（上颌右侧尖牙除外），同时取模制作上颌种植树脂临时冠桥修复，并定期复查调整临时冠形态。术后11个月上颌右侧尖牙行二期手术临时冠修复。术后13个月行个性化取模，上部行氧化锆个性化基台及氧化锆全瓷桥永久修复。修复后6个月复查，修复效果良好。上颌左侧第一磨牙转牙体牙髓科行根管治疗后，行氧化锆全瓷冠修复。下颌右侧第一磨牙和第二磨牙拆冠后，下颌右侧第一磨牙重新行牙体充填治疗，下颌右侧第二磨牙位点植入Straumann®软组织水平种植体1颗，3个月后下颌右侧第一磨牙和第二磨牙同期行上部氧化锆全锆冠修复。**结果**：通过计算机设计软件及简易手术导板的指导，手术可预期性提高。经过临时修复引导和成形种植体周围软组织，确定垂直距离。最终患者来诊复查，口内义齿戴用无明显不适，种植体周围牙龈未见明显红肿。X线示：种植体周围骨结合良好，未见明显骨吸收影像，修复效果满意。**结论**：种植手术患者进行完善的治疗设计，能够指导种植外科及修复的全过程。牙列大面积缺损的患者利用临时修复体进行牙龈塑形、恢复咬合，对于获得最终良好的美学修复是非常有必要的。

随着各项数字化技术日渐深入到口腔治疗的各个领域，以修复为导向，计算机辅助设计和制作导板手术成为了种植修复的新趋势。手术导板引导下的种植体植入标准手术方案通常会包括：诊断步骤（临床和影像学检查），规划步骤和外科手术步骤。本病例结合患者口内情况、CT及Simplant这一种植体设计软件，为患者制作了术前简易导板。在指导手术的同时，也进一步确定患者垂直距离为最终修复奠定基础。

一、材料与方法

1. 病例简介 54岁女性患者，上颌多颗牙缺失数年，要求种植修复治疗。患者上颌多颗牙因龋拔除数年，曾行活动义齿修复，因戴用不适要求种植修复治疗。平素体健，无过敏史和重大手术病史，无吸烟、酗酒等不良生活习惯。检查：上颌右侧第二前磨牙至左侧第二磨牙缺失，缺牙区骨宽度、高度不足，全口卫生状况一般，牙龈未见明显红肿。面型为卵圆形，颞下颌关节及开口度正常。上颌右侧第一磨牙近中邻面龋坏，探（－），叩（－）。下颌右侧第一磨牙和第二磨牙单端固定桥，下颌左侧第一磨牙冠边缘密合度欠佳，咬合一般，探（－），叩（－）。CT示：上颌双侧尖牙区骨量欠佳，牙槽骨高度约15mm，宽度为3~5mm；上颌后牙区骨高度及宽度充足，牙槽骨高度为16~17mm，宽度为7~9mm。

2. 诊断 上牙列缺损；上颌右侧第一磨牙为龋齿；下颌右侧侧第一磨牙和第二磨牙不良修复体。

3. 治疗计划 （1）上颌缺失牙择期行种植固定修复。（2）上颌右侧第一磨牙转牙体牙髓科酌情治疗。（3）择期拆除下颌右侧侧第一磨牙和第二磨牙不良修复体。视基牙情况确定最后治疗方案。

4. 治疗过程

（1）制作诊断蜡型恢复患者咬合及唇侧丰满度，在口内戴用观察面型、发音等患者满。将蜡型翻制手术导板，定位进行Simplnat设计。同时对患者进行种植手术外科风险评估，结果为高度复杂手术。

（2）手术及修复过程：阿替卡因肾上腺素（必兰）局麻下，以导板为引导定点，切开翻瓣，分别于上颌双侧中切牙、双侧尖牙、左侧第一前磨牙、左侧第一磨牙、右侧第二前磨牙位点植入种植体共7颗。上颌双侧中切牙、双侧尖牙位点为Straumann®骨水平种植体，左侧第一前磨牙、左侧第一磨牙、右侧第二前磨牙位为Straumann®软组织水平种植体（上颌右侧中切牙位点植体Straumann® BL 3.3mm×10mm，上颌右侧尖牙位点植体Straumann® BL 3.3mm×12mm，上颌右侧第二前磨牙位点植体Straumann® SP RN 4.1mm×10mm，上颌左侧中切牙位点植体牙Straumann® BL 3.3mm×10mm，上颌左侧尖牙位点植体Straumann® BL 3.3mm×12mm，上颌左侧第一前磨牙位点植体Straumann® SP RN 4.1mm×10mm，上颌左侧第一磨牙位点植体Straumann® SP WN 4.8mm×10mm）。因上颌双侧尖牙位点唇侧骨量不足，行引导骨再生（GBR），植入Bio-Oss®骨粉+自体骨屑，覆盖Bio-Gide®膜，上颌右侧尖牙位点唇侧以两颗钛钉固定。严密缝合创口，术后X线片示种植体位点及方向好。术后5个月复诊拍片，结合口内检查，种植体愈合良好，行二期手术（上颌右侧尖牙位点除外）。同时取模制作上颌CAD/CAM种植树脂临时冠桥。临时修复后定期复查，调整临时牙形态。术后11个月上颌右侧尖牙位点行二期手术，同时进一步调整种植修复临时冠。术后13个月，患者复查临时冠修复效果稳定。制取上颌个性化印模，行上颌右侧第二前磨牙至左侧第一磨牙位点为种植氧化锆个性化基台及氧化锆全瓷桥永久修复，戴牙后X线示：上颌右侧第二前磨牙至左侧第一磨牙位点牙冠完全就位。戴牙后6个月复查，修复效果良好。

（3）上颌右侧第一磨牙转牙体牙髓科治疗。行根管治疗后，观察无不适后上部行氧化锆全瓷冠修复。

（4）下颌右侧第一磨牙和第二磨牙拆冠后，下颌右侧第一磨牙重新行牙体充填治疗，下颌右侧第二磨牙植入Straumann®软组织水平种植体1颗

（4.8mm×10mm SP WN）。3个月后复查，下颌右侧第一磨牙种植体周围骨结合良好，ISQ值测定：M：83，B、L、D：80。下颌右侧第一磨牙、第二磨牙取模同期行上部氧化锆全锆冠修复。戴牙后X线示：下颌右侧第一磨牙和第二磨牙牙冠密合度良好。

（5）半年后患者来诊复查，口内义齿戴用无明显不适，种植体周围牙龈未见明显红肿等异常，修复效果满意。X线片示：种植体周围骨结合良好，未见明显骨吸收影像。

二、结果

本病例中，患者通过种植固定修复为患者恢复了良好的咀嚼功能，同时美学效果也得到了患者的肯定。

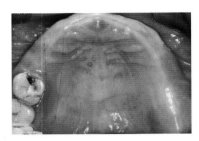

图1　术前口内像（上颌殆面）

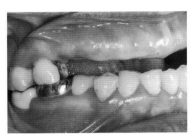

图2　术前口内像（右侧面）

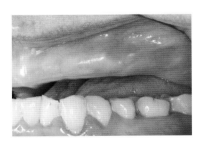

图3　术前口内像（左侧面）

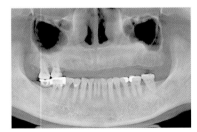

图4　术前曲断片

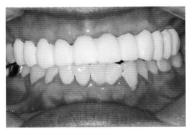

图5　诊断蜡型试排牙

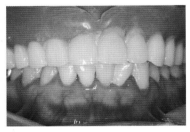

图6　制作手术导板

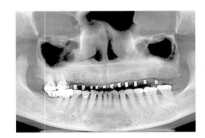

图7　戴导板拍摄CT

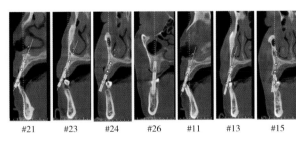

#21　#23　#24　#26　#11　#13　#15

图8　不同位点的Simplant设计

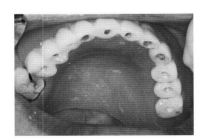

图9　手术过程（定点）

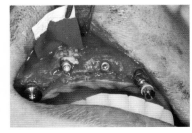

图10　手术过程（植入种植体同期植骨）

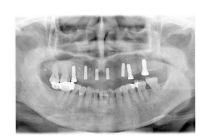

图11　术后全景片

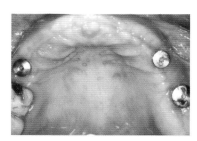

图12　术后5个月愈合情况（殆面）

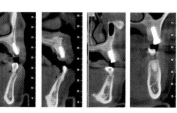

图13　二期术前CT，从左至右依次为：上颌左侧中切牙、尖牙、第一前磨牙、第一磨牙

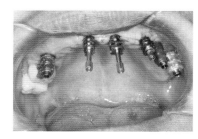

图14　上颌双侧中切牙、右侧第二前磨牙、左侧尖牙、左侧第一前磨牙、左侧第一磨牙行二期手术，同期取模

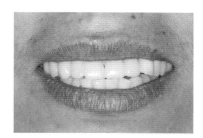

图15　术后树脂临时义齿修复（面下1/3）

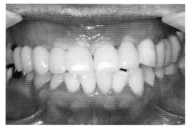

图16　术后树脂临时义齿修复（正面）

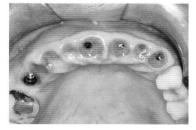

图17　上颌右侧尖牙位点牙二期手术前

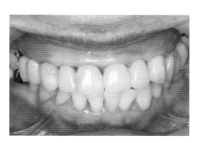

图18　戴入临时义齿

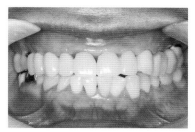

图19　临时冠桥戴用后复查（正面像）

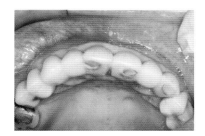

图20　临时冠桥戴用后复查（殆面像）

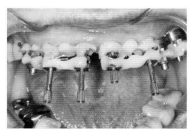

图21　永久修复个性化印模步骤

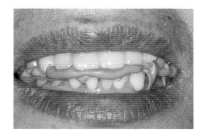

图22　颌位记录

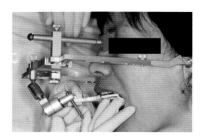

图23　面弓转移

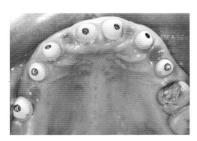

图24　试戴氧化锆个性化基台（殆面）

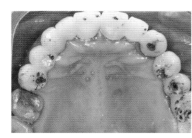

图25　氧化锆全瓷桥永久修复（上颌）

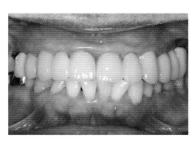

图26　氧化锆全瓷桥永久修复（咬合）

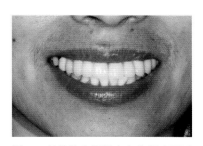

图27　氧化锆全瓷桥永久修复（面下1/3）

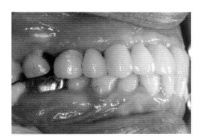

图28　氧化锆全瓷桥永久修复（右侧）

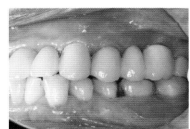

图29　氧化锆全瓷桥永久修复（左侧）

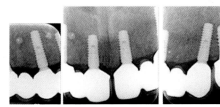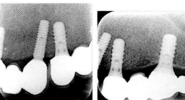

图30　戴牙后X线片

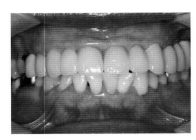
图31　永久修复后6个月复查口内像（咬合）

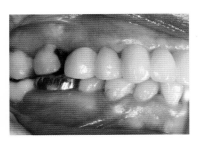
图32　永久修复后6个月复查口内像（右侧）

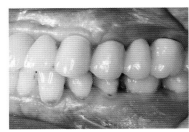
图33　永久修复后6个月复查口内像（左侧）

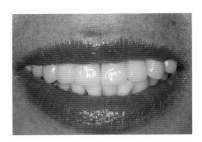
图34　永久修复后6个月复查面像（正面）

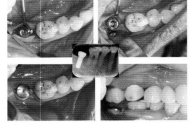
图35　下颌右侧第二磨牙种植手术过程

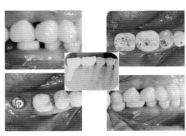
图36　下颌右侧第二磨牙修复过程

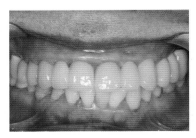
图37　上颌永久修复后1年复查口内像（咬合）

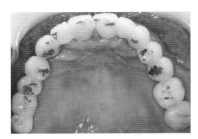
图38　上颌永久修复后1年复查口内像（𬌗面）

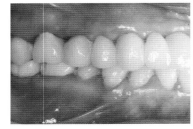
图39　上颌永久修复后1年复查口内像（右侧）

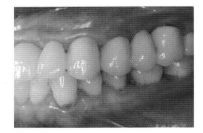
图40　上颌永久修复后1年复查口内像（左侧）

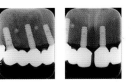
图41　上颌永久修复后1年复查X线片

三、讨论

对于牙列缺损伴有骨量不足的患者，采用种植固定修复需要进行完善的术前设计和精确的手术过程。其中，正确的诊断和种植治疗计划是种植修复成功的前提。利用CT进行三维软件设计，比传统CT扫描更加精确，能够避免损伤重要的解剖结构，减小手术创伤。严格地把握适应证、制订合理的种植修复方案以及和谐的团队合作，都是种植修复成功不可或缺的重要条件。

在进行永久修复前先行临时修复，既能满足患者正常的工作和社交活动的需要，也能恢复缺牙患者正常的咀嚼和发音等功能，提高生活质量。同时在本病例中，临时修复能够进一步验证垂直距离的抬高患者是否能够达到良好的适应，对永久修复提供非常有价值的参考。进行前牙的牙龈塑形，效果良好，为永久修复的良好的美学效果奠定基础。

参考文献

[1] L Amorfini, S Storelli, E Romeo. Rehabilitation of a dentate mandible requiring a full arch rehabilitation, immediate loading of a fixed complete denture on 8 implants placed with a bone-supported surgical computer-planned guide: a case report. Journal of Oral Implantology, 2011, 37: 106–113.

[2] SM Meloni, RG De, M Pisano, G Cattina, A Tullio. Implant treatment software planning and guided flapless surgery with immediate provisional prosthesis delivery in the fully edentulous maxilla. A retrospective analysis of 15 consecutively treated patients. European Journal of Oral Implantology, 2010, 3(3): 245–251.

[3] SM Meloni, RG De, M Pisano, FM Lolli, A Deledda, G Campus，A Tullio. Implant Restoration of Edentulous Jaws with 3D Software Planning, Guided Surgery, Immediate Loading, and CAD-CAM Full Arch Frameworks. International Journal of Dentistry Volume, 2013: 683423.

陈德平教授点评

术前使用放射线导板与软件设计相结合，对拟植入位点的骨质、骨量有了准确的评估，使得种植手术可以安全、微创地进行。在进行永久修复前行临时修复，能够使手术对患者生活的影响降到最低，并为肌肉、关节适应新的咬合状态提供了缓冲。另外，通过个性化转移技术的应用，达到了良好的美学效果。文中提到临时冠桥由CAD／CAM技术制作，不知永久修复体是否也运用了数字化技术，最好将临时修复体的咬合状态复刻到永久修复体的过程加以说明。

mini 种植体即刻修复上半口无牙颌病例1例

伍颖颖　朱宸佑　宫苹　四川大学华西口腔医学院种植科

摘要

目的：探讨对于上半口无牙颌患者即刻修复的病例，在植入常规种植体的同期植入4颗mini种植体，利用mini种植体作为支持进行即刻覆盖义齿修复，恢复患者种植体骨整合期间的美观效果和功能行使，评价此种修复方法的可行性及效果。**材料与方法**：拔除患者上颌仅存的双侧第一前磨牙、双侧第一磨牙、左侧尖牙、左侧第二前磨牙无保留价值的残根，3个月后进行种植修复治疗；利用患者原有活动义齿制作简易导板，术中上颌右侧第一磨牙至左侧第一磨牙间翻瓣，使用导板及中点切口辅助定点种植体的植入位点，依次在前牙区植入种植体，并在上颌双侧第一磨牙、右侧第二磨牙位点行双侧上颌窦侧壁开窗提升术；最终于上颌双侧中切牙、尖牙、第一前磨牙、第一磨牙位点共植入8颗标准直径的种植体，并同时于上颌右侧侧切牙、上颌双侧中切牙间、上颌左侧侧切牙、上颌左侧尖牙至第一前磨牙间的位点共植入4颗mini种植体；术后利用4颗mini种植体作为支持，将患者原有义齿调改重衬后行即刻覆盖义齿修复；覆盖义齿佩戴4个月后，CBCT示种植体-骨结合形成，取出mini种植体，上颌行二期手术暴露种植体，全程翻腭侧半厚瓣，将半厚瓣与腭侧牙龈缝合，增加黏膜宽度；采用哥特式弓转移颌位关系，行螺丝固位的暂冠修复，每个月复诊一次对暂冠形态进行调整以成形牙龈；3个月后参考暂冠形态及确定的咬合关系行最终烤瓷冠修复，患者对修复效果满意；最终修复完成半年后复查显示功能及美学效果稳定。**结论**：mini种植体支持式覆盖义齿能够承受即刻负载，让患者在接受种植治疗期间始终处于有义齿的状态，满足了患者对于美观和功能的需求，并且不影响后期的最终冠修复，是一种可行并且稳定的修复方法。

对于无牙颌或部分无牙颌患者，种植支持式义齿修复已经获得了良好的成功率和修复效果。然而现在普遍为医生和学者们所接受的理论认为，种植体在负载之前应保证有3~6个月的骨整合期，在骨整合形成之前的过早负载会增加种植体的失败；若采用活动义齿作为过渡修复，需要对义齿进行调颌与重衬，然而这样会降低义齿的咀嚼效率，增加其动度和患者的不适感，而且活动义齿的不适当压迫会干扰种植体骨整合的形成，影响种植体的稳定性和成功率。现有研究认为，在进行了骨增量手术的区域，种植体植入后通常至少需要4周后才能够接受即刻活动义齿的修复。然而骨整合期间的缺牙严重影响了患者的美观及咀嚼功能，患者满意度明显下降。为解决这一问题，临时种植体的概念被提出，利用临时种植体进行过渡性的固定或活动修复成为了解决这一问题的方法。

一、材料与方法

1. 病例简介　45岁男性患者，因多年龋坏及根管治疗失败等导致上颌多颗牙缺失，上颌双侧第一前磨牙、双侧第一磨牙、左侧尖牙、左侧第二前磨牙余留残根，已行活动义齿修复，现因影响咀嚼及出现压痛希望改为固定义齿修复。无全身及局部禁忌证，患者自述有吸烟的习惯。CBCT示残根无保留价值，均有根尖周暗影，上颌左侧第一磨牙残根疑似突入上颌窦，上颌双侧第一磨牙残根根尖距上颌窦1~2mm。

2. 治疗过程

（1）种植程序：拔除上颌双侧第一前磨牙、双侧第一磨牙、左侧尖牙、左侧第二前磨牙残根，3个月后复诊拟行种植体植入。在患者原有活动义齿组织面与光滑面涂布氧化锌，作为放射显影指示剂，拍CBCT，提示黏膜厚度及牙冠位置，并根据旧义齿制作简易导板辅助定位。术中上颌双侧第一磨牙之间翻瓣，使用导板及软组织中点切口辅助定位，依次于在上颌双侧切牙、尖牙和左侧第一前磨牙位点依次植入种植体，于上颌左侧第一磨牙位点行上颌窦侧壁开窗提升术并同期植入种植体，上颌右侧第一磨牙位点上颌窦侧壁发现骨壁及黏膜穿孔，推测由于患者吸烟造成黏膜较薄，行上颌窦侧壁开窗提升术并分别于上颌右侧第二前磨牙和第一磨牙位点同期植入种植体；最终分别于上颌双侧中切牙、尖牙、第一前磨牙、第一磨牙位点共植入8颗种植体，并同时于上颌右侧侧切牙、双侧中切牙间、左侧侧切牙、上颌左侧尖牙至第一前磨牙间位点共植入4颗mini种植体。术后CBCT检查，种植体位置、深度均满意。

（2）修复程序：种植体植入后，利用mini种植体作为支持行即刻覆盖义齿修复；4个月种植体骨整合形成后，取出mini种植体，二期手术暴露种植体，取出覆盖螺丝，替换为愈合帽，其中上颌全程翻腭侧半厚瓣，将黏骨膜瓣与腭侧牙龈缝合，增加黏膜宽度；采用哥特式弓转移颌位关系，用零膨胀石膏将模型固定在𬌗架上，分别记录正中咬合与前伸咬合下的双侧髁导斜度，送加工中心进行螺丝固位暂冠的制作；暂冠经过形态修整及调𬌗后戴入，并且每月复诊1次，通过对暂冠形态的调整成形牙龈袖口及牙龈乳头形态，检查咬合，对双侧后牙区咬合进行锻炼；在暂冠成形及锻炼期间，患者对咬合关系适应，未出现颞下颌关节的不适；3个月后，根据现有暂冠分区进行咬合记录，并利用暂冠制作个性化转移柱，将单个的取模柱连接到口内种植体上后，拍片确认到位，再用树脂按照修复设计，分段进行连接，采用开口托盘进行取模；最终修复体形态参考暂冠形态进行制作，并在最终牙

冠戴入之前分别进行蜡型和支架的试戴，并拍摄X线片确定基台和牙冠的完全就位，确保最终修复体的顺利戴入及患者的满意度。

（3）随访　最终修复完成半年后随访，美学效果及咬合情况稳定。

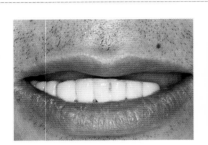
图1　拔牙前正面像

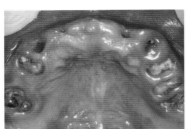
图2　拔牙前口内上颌𬌗面像

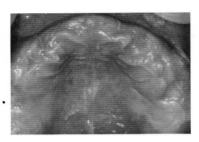
图3　拔牙后口内上颌𬌗面像

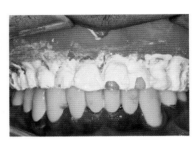
图4　旧义齿组织面与光滑面涂布氧化锌

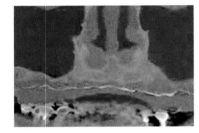
图5　拔牙后CBCT冠状面观

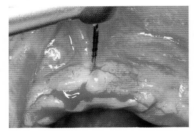
图6　软组织中点辅助定位

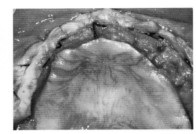
图7　牙槽脊顶切口，翻瓣

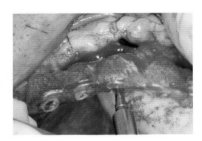
图8　导板辅助下，定位上颌右侧中切牙位点种植体

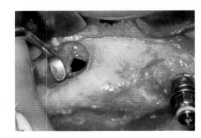
图9　上颌右侧第一磨牙位点行上颌窦侧壁开窗

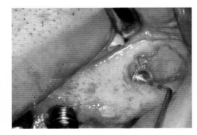
图10　上颌左侧第一磨牙位点行上颌窦侧壁开窗

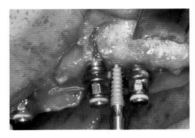
图11　上颌双侧中切牙种植体中间植入mini种植体

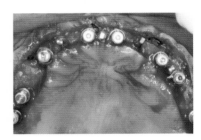
图12　常规种植体与mini种植体植入后𬌗面像

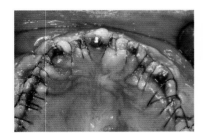
图13　缝合后𬌗面像

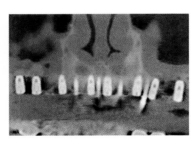
图14　术后CBCT冠状面像

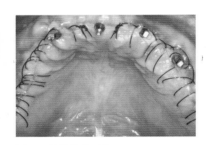
图15　拆线前𬌗面像

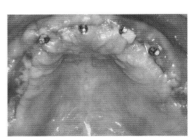
图16　拆线后𬌗面像

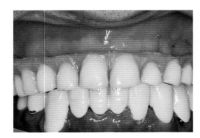
图17　mini种植体支持式覆盖义齿戴入后正面像

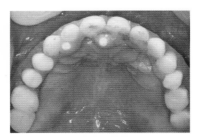
图18　mini种植体支持式覆盖义齿戴入后𬌗面像

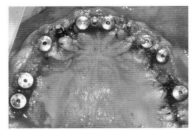
图19　二期手术，翻瓣，覆盖螺丝替换为愈合帽，缝合（𬌗面像）

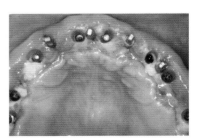
图20　二期手术后拆线，取出愈合帽（𬌗面像）

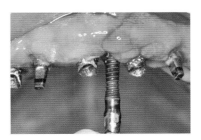

图21 取出mini种植体

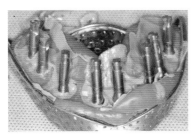

图22 取模

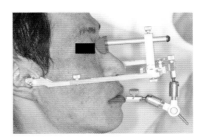

图23 哥特式弓转移颌位关系

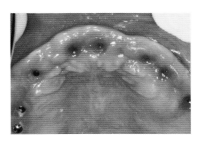

图24 愈合帽取出后，牙龈袖口（殆面像）

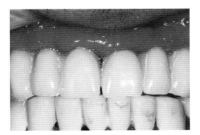

图25 暂冠戴入正面像

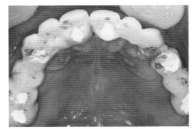

图26 暂冠戴入1个月后复查殆面像

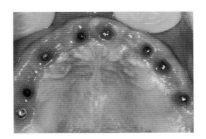

图27 暂冠戴入1个月后，取出暂冠，牙龈袖口（殆面像）

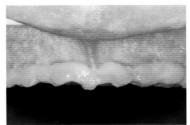

图28 暂冠戴入1个月后，取出暂冠，牙龈形态（正面像）

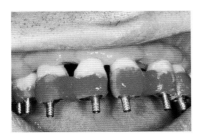

图29 开口转移柱制作个性化取模柱（殆面像）

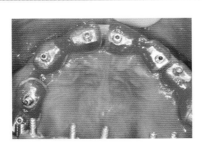

图30 将开口取模柱口内连接（殆面像）

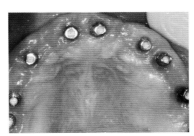

图31 基桩试戴殆面像

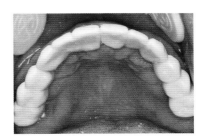

图32 蜡型试戴殆面像

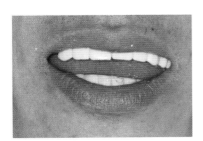

图33 蜡型试戴正面像

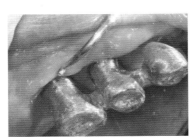

图34 支架在口内试戴

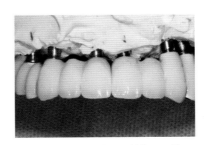

图35 最终牙冠在模型上就位正面像

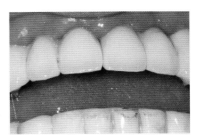

图36 最终牙冠戴入后正面像

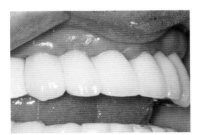

图37 最终牙冠戴入后左侧侧面像

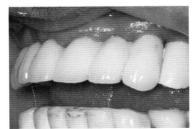

图38 最终牙冠戴入后右侧侧面像

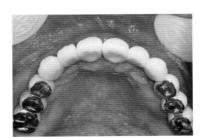

图39 最终牙冠戴入后殆面像

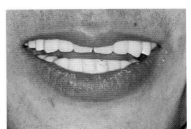

图40 最终牙冠戴入后口外正面像

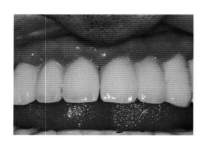

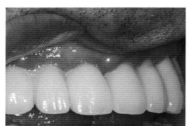

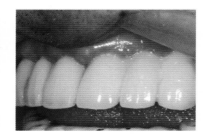

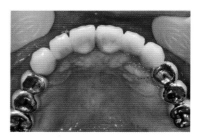

图41　正面像　　　　　　　图42　左侧侧面像　　　　　　图43　右侧侧面像　　　　　　图44　𬌗面像

二、结果

对于接受种植支持式固定修复的无牙颌患者，骨整合期间的牙缺失严重影响了患者的生活质量；mini种植体与标准直径的种植体一样能够形成稳定的骨整合，mini种植体支持的覆盖义齿即刻修复能够获得较好的稳定性，让患者在接受种植治疗期间始终处于有义齿的状态，满足了患者对于美观和功能的需求，提高了患者生活质量。

三、讨论

对于上颌/下颌无牙颌患者，在种植体骨整合期间的即刻修复，即刻负载对于临床医生是一大挑战。在此病例中，我们采用一段式mini种植体作为临时种植体，并利用患者旧义齿进行覆盖义齿修复作为过渡，在满足患者需求的同时替患者节约了义齿制作的费用和时间，而且便于患者自身的清洁及口腔卫生的维护。更重要的是，mini种植体的使用不会干扰其余常规种植体骨整合的形成，以及骨移植材料的再生和重建，为后期最终修复提供了良好的基础。已有研究认为mini种植体能够获得与标准种植体相类似的稳定性，而且mini种植体支持式的FPD修复或单冠修复能够获得与传统种植体类似的效果。尤其是在剩余牙槽骨宽度不足和缺牙间隙不能满足常规种植体的前牙区，采用一段式的小直径mini种植体同样能够获得良好的临床效果，而且避免了植骨手术的进行。良好的骨密度是mini种植体成功的决定性因素之一，有研究提出，对于下颌无牙颌患者，通常2个mini种植体就足够满足覆盖义齿作为过渡义齿；但是上颌骨质密度相对于下颌较低，种植体的骨结合强度相对较低，因此通常需要3~4个mini种植体来进行即刻过渡义齿修复。在此病例中，患者双侧后牙区窦嵴距较低，因此mini种植体的植入位点选择了上颌右侧侧切牙、上颌双侧切牙间、上颌左侧侧切牙、上颌左侧尖牙至第一前磨牙之间，在避开上颌窦底的同时，利用上颌前牙区相对致密的骨质条件，保证了mini种植体的稳定性。

本病例在进行二期软组织处理时，全程采用腭侧半厚瓣以增加黏膜宽度；并且在暂冠塑形牙龈时，采用树脂制作螺丝固位的种植体支持的暂时修复体，螺丝固位的修复体避免了粘接剂残留对于种植体周围软硬组织的影响；暂冠的穿龈部分形态可直接做成类似缺失牙牙根的解剖形态，在暂冠塑形期间以每月一次的频率，通过添加或磨除树脂使其龈袖口处形态接近原缺失天然牙，桥体组织面一般做成卵圆形，有利于后期患者的清洁及口腔卫生的维护。在此病例中，患者修复体周围软组织形态良好，龈边缘形成围绕牙冠颈部的波浪形，而且半年后的复查显美学效果仍然稳定。

参考文献

[1] Albrektsson T, Zarb G, Worthington P, Eriksson AR. The long-term efficacy of currently used dental implants: a review and proposed criteria of success. Int J Oral Maxillofac Implants, 1986, 1(1): 11-25.

[2] Nagata M, Nagaoka S, Mukunoki O. The efficacy of modular transitional implants placed simultaneously with implant fixtures. Compend Contin Educ Dent, 1999, 20(1): 39-42, 44; quiz 46.

[3] Ahn MR, An KM, Choi JH, Sohn DS. Immediate loading with mini dental implants in the fully edentulous mandible. Implant Dent, 2004, 13(4): 367-372.

[4] Froum S, Emtiaz S, Bloom MJ, Scolnick J, Tarnow DP. The use of transitional implants for immediate fixed temporary prostheses in cases of implant restorations. Pract Periodontics Aesthet Dent, 1998, 10(6): 737-746; quiz 748.

[5] Mascolo A, Patel PB. Splinted Zirconia Fixed Partial Denture Supported by Mini Implants in the Posterior Mandible: A Case Report. J Oral Implantol, 2012.

[6] Patel PB. Placement of mini dental implants and immediate load with PFM crowns in one visit: a case report. Int J Clin Implant Den, 2009, 1(2): 1-4.

[7] Piattelli A, Corigliano M, Scarano A, Costigliola G, Paolantonio M. Immediate loading of titanium plasma-sprayed implants: an histologic analysis in monkeys. J Periodontol, 1998, 69(3): 321-327.

[8] Leshem D, Mazor Z, Leshem R, Rosen D. A simple technique for fabrication of immediate interim removable prosthesis supported by transitional implants. Implant Dent, 2003, 12(3): 227-231.

[9] Krennmair G, Weinlander M, Schmidinger S. Provisional implants for anchoring removable interim prostheses in edentulous jaws: a clinical study. Int J Oral Maxillofac Implants, 2003, 18(4): 582-588.

[10] Ravasini T, Marinello CP. Immediate provisional implants as abutments for an overdenture in the mandibular edentulous jaw: case presentation. Pract Proced Aesthet Dent, 2002, 14(8): 673-677; quiz 678.

[11] Simon H, Caputo AA. Removal torque of immediately loaded transitional endosseous implants in human subjects. Int J Oral Maxillofac Implants, 2002, 17(6): 839-845.

[12] Man Y, Wu Q, Wang T, Gong P, Gong T, Qu Y. Split pedicle roll envelope technique around implants and pontics: a prospective case series study. Int J Oral Maxillofac Surg, 2015, 44(10): 1295-1301.

于海洋教授点评

该病例针对上颌牙列缺失的患者，常规种植体植入的同时，采用一段式mini种植体作为临时种植体，并利用患者旧义齿进行覆盖义齿修复作为过渡，与传统全口活动义齿作为过渡义齿相比，该病例的mini种植体支持式覆盖义齿在行使功能时具有一定优势。该病例临床资料详细完整，图片丰富清晰，操作规范。但本病例使用的是一个简易的外科导板，治疗过程的照片可见，该患者口腔卫生状况一般，牙龈红肿，是否应考虑使用数字化导板精确种植方向最终使用螺丝固位的方式？mini种植体与常规种植体的间距不足3mm，会否在愈合过程中导致常规种植体颈部骨吸收增加？此外，本病例二期手术时需要取出mini种植体，患者面临二次手术与创伤，且mini种植体取出后，需要一定时间恢复才能制作最终修复体，延长了诊治周期。

CAD/CAM种植导板导航下的上颌整体固定桥修复

李灵艳 张健 天津市口腔医院（南开大学口腔医院）口腔种植中心

摘 要

随着人口老龄化的不断加重，无牙颌患者的数量也在不断增多。本文通过展示一例上颌牙列缺损的63岁男性患者，在CAD/CAM种植外科导板导航下完成种植体的植入，大大减少了手术时间，保证了种植体的精确植入。在骨结合期间佩戴传统全口义齿恢复部分咀嚼、美观、发音功能。待骨结合完成后，行种植体支持的整体固定桥修复。

一、材料与方法

1. 病例简介 63岁男性患者，重度牙周炎。于牙周科系统治疗后，转诊种植科。就诊时口内状况：牙周状况已控制良好。上颌除左侧第二磨牙和智齿存在，其余牙齿均缺失。下颌左侧第二前磨牙至第二磨牙种植修复后，下颌其余牙齿牙槽骨吸收达牙根1/2，松动度 I°～Ⅱ°。

2. 诊断 上颌右侧第二磨牙至左侧第一磨牙缺失，下颌左侧第二前磨牙第一磨牙，第二磨牙种植修复后。牙周炎治疗后。

3. 治疗计划

（1）CAD/CAM种植外科导板导航下完成种植体植入手术，最终实现种植体支持的整体短牙弓固定桥。对于下颌k曲线所存在的异常殆曲线状态，计划做咬合重建，恢复正常殆曲线关系。但由于下颌牙齿牙槽骨均存在不同程度的吸收，考虑到下颌牙齿的远期效果以及做咬合重建的费用等问题，患者选择暂不做此治疗。

（2）外科导板设计：术前为患者制作传统全口义齿，于口内佩戴一段时间，待关节、关节区肌肉等无不适症状，单独对义齿进行原位扫描。将扫描完成的义齿的影像与拍摄颌骨CBCT的影像进行重合，CBCT重建及配准后进行术前设计。上颌左侧第二磨牙、第三磨牙的存在，对于咬合关系的确定起到了重要的作用。故术前无须制作放射学导板即可获得义齿与颌骨影像的准确就位，无须在术前制作咬合硅橡胶来确定导板在口内的咬合关系，患者能利用左侧的第二磨牙准确找到原有的咬合关系。预计在上颌植入8颗种植体，确定种植体的植入位点、方向、尺寸，采用"彩立方植牙与定位器定制系统6.45"软件进种植体位置的设计。

（3）材料：种植体：Straumann® SLA软组织美学种植体，森田CT：日本森田株式会社，口腔种植机：奥地利W&H，数字化相机：佳能EOS550D。数字化外科导板：天津市亨达升科技发展有限公司彩立方口腔种植定位导航。

4. 治疗过程

术前我们按照修复指导外科的原则：进行印模制取、诊断排牙、将排牙后的模型进行光学扫描，使其与颌骨的影像完全重合，然后进行数字化外科导板的设计。在进行数字化外科导板设计时，每1颗种植体的位置我们都要在不同的层面反复调整，以使每1颗种植体都能从颌骨以及修复体理想的位置穿出。最终设计完成后含有种植体的颌骨三维重建图像，种植体均位于颌骨及修复体理想的位置，最终通过3D打印技术制作出导板。

导板于术前30min浸泡于碘伏中进行消毒，患者于术前30min口服止疼药和抗生素，常规局麻消毒铺巾。

在未注射麻药，黏膜未出现肿胀之前，利用甲紫龙胆紫溶液在外科导板及相对应的黏膜上做好标记，以防止注射麻药后出现黏膜肿胀而致导板就位的精准性降低。

种植外科导板正确就位后，先利用唇侧两颗固位钉进行精确的就位，待所有的种植体三维位置定位后，再行切开翻瓣，以防止因注射麻药出现黏膜肿胀而致使导板就位的准确性降低。

唇侧2颗固位钉固定后，利用与种植外科导板套管相配套的精准三棱导板钻进行种植体的定点，检查种植体定点的位置与原设计的位置是否一致。切开翻瓣，在定点完成之后，再进行切开翻瓣，以尽量减少导板使用过程中产生的误差。

使用Straumann®外科工具盒依靠种植外科导板左右交替自后向前逐级备洞，依照所预先设计方案中的种植体相应的尺寸对8颗种植体进行窝洞预备，术中反复应用方向杆矫正方向。在窝洞预备完成后，利用咬骨钳、球钻等进行牙槽骨的修整，去除骨突。最终完成8颗种植体的植入。严密缝合。

二、结果

待4个月后，骨结合完成后，完成二期手术。于二期手术后3周行最终印模的制取及最终修复。

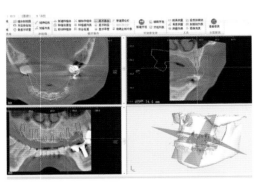

图1 在不同的层面反复调整种植体位置

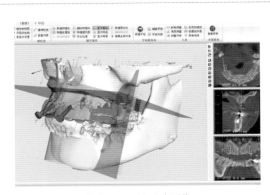

图2 含有种植体位置的三维重建图像

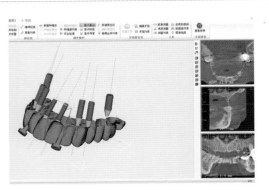

图3 每1颗种植体均能从理想的修复体位置穿出

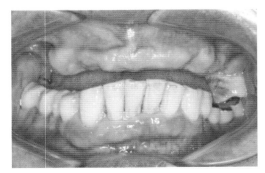

图4 术前口内正面像

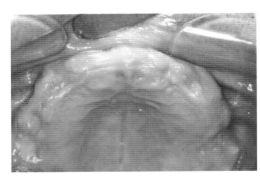

图5 术前口内𬌗面像

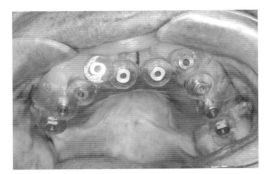

图6 麻药为注射前，利用甲紫龙胆紫标记出准确的导板就位位置

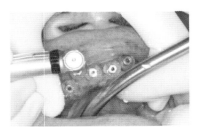
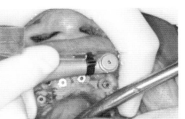
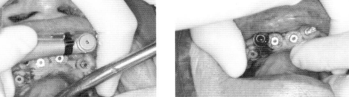
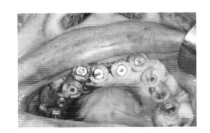

图7～图10 未翻瓣前，利用固位钉固定导板

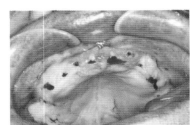

图11、图12 切开翻瓣，进一步检查定点位置的准确性

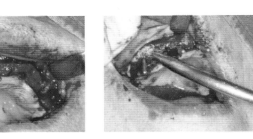

图13 逐级备洞

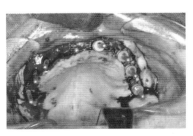

图14 术中反复应用方向杆矫正指示方向

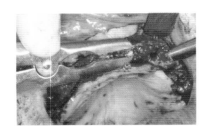

图15 利用咬骨钳修整牙槽嵴形态

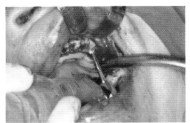

图16 利用大球钻修整牙槽嵴形态

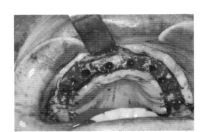

图17 最终预备好的窝洞形态

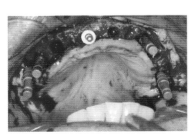

图18 方向杆指示各种植体窝洞平行性良好

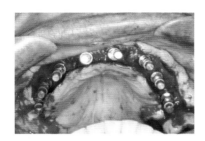

图19 最终种植体植入

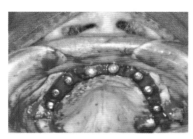

图20 旋入覆盖螺丝

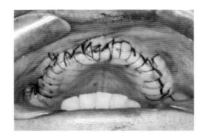

图21 最终严密缝合

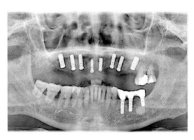

图22 4个月后，种植体骨结合良好

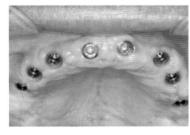

图23 二期术后，利用常规愈合基台做牙龈塑形

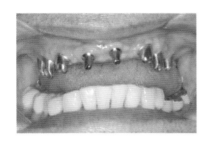

图24 基台戴入的口内像

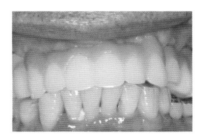

图25 最终修复体戴入口内像

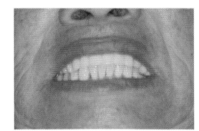

图26 修复完成后的面像

三、讨论

种植外科数字化导板的应用，使患者一次就诊就可以完成多颗种植体的植入，大大减少手术时间。外科数字化导板的制作包含了牙列、颌骨数据的采集、重建、匹配、CAD软件模拟种植体植入到牙槽骨中的位置进行手术设计和快速成形技术。国内外大量文献表明，应用数字化导板进行种植手术，能够大大提高手术的精准度，减少手术时间和创伤，对于牙列缺失和多数牙齿缺失患者的种植修复治疗有着深远的意义。在本病例中，我们利用"彩立方植牙与定位器定制系统6.45"软件对种植体的位置、角度、方向及直径、长度进行精准的设计，术中指导术者能够按照理想的位置完成8颗种植体的植入。

参考文献

[1] Duret F, Blouin JL, Duret B. CAD-CAM in dentistry. J Am Dent Assoc, 1988, 117(6): 715-720.

[2] Kapos T, Ashy LM, Gallucci GO, et al. Computer-aided design and computer-assisted manufacturing in prosthetic implant dentistry. Int J Oral Maxillofac Implants, 2009, 24: 110-117.

[3] Spyropoulou PE, Razzoog ME, Duff RE, et al. Maxillary implant-supported bar overdenture and mandibular implant-retained fixed denture using CAD/CAM technology and 3-D design software: a clinical report. Prosthet Dent, 2011, 105 (6): 356-362.

[4] 宿玉成. 口腔种植学. 2版. 北京: 人民卫生出版社, 2015.

刘静明教授点评

本病例临床上取得了满意的效果，主要体现在以下几个方面：（1）病例特点：①老年、男性；②重度牙周炎（治疗缓解后）；③上颌牙列缺损，下颌自然牙列。（2）治疗难点：①种植体数目及定位；②与下颌自然牙列咬合重建达到功能恢复。（3）解决途径：①明确诊断；②个性化设计，采用CAD/CAM技术对CBCT扫描数据进行数字化导板。（4）病例总览：①资料完整；②治疗计划合理、准确；③手术步骤清晰、严谨；④图文简明扼要。（5）不足与建议：①治疗完成后的后牙咬合图片缺如；②讨论应针对治疗难点做进一步深入讨论。

借助CAD/CAM导板的下颌全口固定式种植义齿修复

张翔　曲哲　马岚　李晓健　张海洋　大连市口腔医院种植科

摘要

目的：本病例探讨借助CAD/CAM导板的下颌牙列缺失种植的手术过程、即刻修复和永久修复的治疗程序。**材料与方法**：57岁男性患者，因原可摘局部义齿固位不良，要求种植固定修复。排除系统性疾病及磨牙症。在术前在CAD/CAM种植导板指导下拔除下颌余留牙，植入5颗种植体，右侧远中种植体倾斜植入。手术当天即刻完成临时固定义齿修复。术后6个月待种植体全部形成骨结合后，更换为永久修复体。**结果**：下颌植入5颗种植体，临时固定义齿即刻修复，6个月后，种植体全部形成骨结合，完成最终修复后，患者获得了理想的外形轮廓，重建了咬合关系，对美观效果和咀嚼功能满意。**结论**：后牙位点倾斜种植体的应用并进行即刻修复，使用CAD/CAM技术制作纯钛切削的金属树脂复合桥，该技术成功应用于上颌牙列缺失患者，明显缩短治疗时程，最大限度减轻了患者的不适，近期临床效果满意。CAD/CAM种植导板技术是一种利用CAD/CAM种植手术外科导板的技术，此技术可用于种植手术中引导预备种植窝，使复杂病例变为简单、精度高的手术，提高种植成功率。

无牙颌或口内余留牙无法保留需全部拔除的患者的修复一直是口腔专业的难点，一种可行的修复方法是全口活动义齿修复，但是存在固位不良、稳定性欠佳、咀嚼效率低、异物感较强和空牙期较长的缺点，许多患者难以接受。随着种植技术的发展，种植修复为无牙颌或拔牙后无牙颌患者提供了可行的解决方案。目前，对于无牙颌患者，以种植体支持式的修复方式有覆盖义齿修复或固定义齿修复两大类。但是覆盖义齿恢复的咀嚼效率低，需要摘戴，使用不便，有易发生黏膜并发症、固位力随时间减弱和后期维护次数多的缺点。相比较而言，种植体支持式固定义齿恢复预后好，咀嚼效率高，成为修复牙列缺损和牙列缺失的重要手段。传统的种植修复时间需要超过4~6个月，在完成修复前，许多患者不能接受缺牙期或全口义齿的佩戴及其带来的咀嚼、美观和发音障碍问题。即刻修复能明显缩短治疗时程，最大限度地减轻患者的不适，即刻恢复功能和美观，保证患者的正常生活。

一、材料与方法

1. **病例简介**　57岁男性患者，上下颌活动义齿固位不加，要求种植固定修复。专科检查见上下颌均为活动义齿修复，口内仅剩上颌右侧尖牙残根，上颌左侧第一前磨牙、上颌左侧第二前磨牙、下颌双侧智齿牙根暴露，冷（－），叩（－），松动Ⅲ°，口腔卫生不佳，咬合关系尚可。患者面型正常，低位唇线，上唇突度正常。CBCT显示下颌后牙区牙槽嵴严重萎缩，所有基牙无治疗价值。

2. **诊断**　上下颌牙列缺损。

3. **治疗计划**

（1）微创拔除口内余留牙，下颌植入5颗种植体，右侧远中种植体倾斜植入，手术当天下颌制作临时固定修复体，上颌活动义齿重衬。

（2）6个月待种植体全部形成骨结合后，下颌应用CAD/CAM技术制作纯钛切削的金属树脂复合桥，永久修复。上颌重新制作总义齿。

（3）材料为种植系统（Bego，Germany）；Sub-Tec30° MultiPlus多牙基台；Sub-Tec临时钛基台；丙烯酸树脂（PATTERN RESIN，Japan）；聚合瓷（Ceramage，SHOFU松风，Japan）；流动树脂（3M，USA）。

4. **治疗过程**

（1）术前检查：术前常规种植检查，通过CBCT对骨量进行测量及评估。

（2）SAC风险评估：①外科SAC分类（表1）；②修复SAC分类（表2）。

表1　外科SAC分类

一般因素	评估	备注
全身禁忌证	无	
吸烟	无	
发育因素	无	
位点因素	评估	备注
骨量	垂直骨缺损	需使用倾斜种植体
解剖风险	中	累及颏孔和神经
美学风险	低	
复杂程度	高	应用倾斜种植体，避开颏孔
并发症风险	高	损伤颏神经，舌侧皮质骨穿孔
负荷方案	即刻	
SAC分类	复杂	

表2　修复SAC分类

前牙区较大缺牙间隙	备注	简单	复杂	高度复杂
美学风险			低	中/高
颌间距离	指从预计修复体边缘到对𬌗之间的距离		简单	受限
愈合期的过度义齿			可摘式	固定式
k型			前牙引导	无前牙引导
副咬合功能	并发症的风险是针对修复体，而非种植体存留		不存在	存在
负荷方案	至今，即刻修复和负荷程序缺乏科学文献证实		常规或早期	即刻

（3）制作数字化导板：下颌制作新的活动义齿，义齿上打孔，佩戴义齿拍摄CBCT，分析骨量情况，经CAD/CAM设计制作种植手术导板，拟于下颌左侧侧切牙位点（4.1mm×13mm）、下颌左侧第一前磨牙位点（4.1mm×11.5mm）、下颌左侧第一磨牙（4.5mm×8.5mm）、下颌右侧侧切牙(4.1mm×11.5mm)和下颌右侧第二前磨牙（4.1mm×13mm）位置分别植入种植体。下颌右侧第二前磨牙位点种植体均行倾斜植入，避开颏孔。

（4）外科手术：固定导板，局麻下微创拔除口内余留牙，于牙槽嵴顶做"一"字形切口，修整牙槽嵴。按照Bego种植系统的操作规范，于下颌左侧侧切牙、下颌左侧第一前磨牙、下颌左侧第一磨牙、下颌右侧侧切牙和下颌右侧第二前磨牙的位置分别植入预定的种植体。右侧第二前磨牙种植体30°植入，避开颏孔。应用种植体共振频率测定仪测得ISQ数值均大于80，安装多牙基台，使用多牙角度基台将5颗种植体角度调整为基本平行，使5颗种植体取得共同就位道。缝合创口。

（5）即刻修复：用丙烯酸树脂将转移杆连接固定，硅橡胶取模，灌注石膏模型，运用硅橡胶围模铸塑水浴加压法制作临时义齿。口内被动就位，完成即刻修复。上颌旧义齿重衬后佩戴。

（6）永久修复：术后6个月，种植体获得良好的稳定性，牙龈无红肿，开始永久修复程序。经过取印模、确定颌位记录、试排牙、试支架等多个步骤，完成CAD/CAM技术制作的种植体支持螺丝固位一体化纯钛支架烤塑桥，作为永久固定修复体。上颌制作新的全口义齿。

二、结果

下颌植入5颗种植体，下颌右侧第二前磨牙倾斜植入，临时固定义齿即刻修复，6个月后，种植体全部形成骨结合，完成最终修复后，患者获得了理想的外形轮廓，重建了咬合关系，咬合接触均匀，牙龈颜色与口内牙龈协调一致，患者对美观效果和咀嚼功能满意。

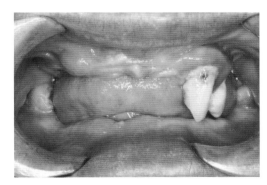

图1　术前口腔正面咬合像

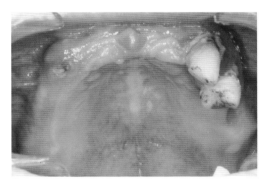

图2　术前口腔内上颌𬌗面像

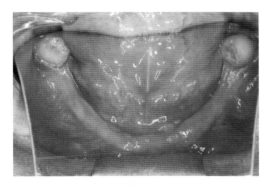

图3　术前口腔下颌𬌗面像

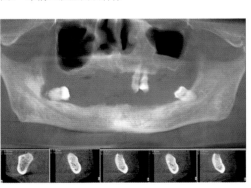

图4　术前影像学检查

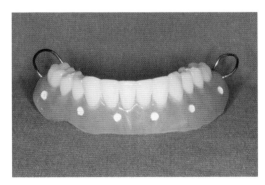

图5　制作放射诊断导板

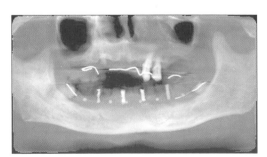

图6　戴上放射导板后CBCT影像

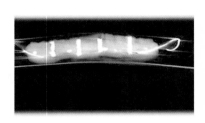

图7　放射导板后CBCT影像

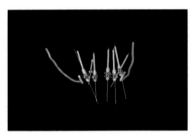

图8　设计种植体规格，位置

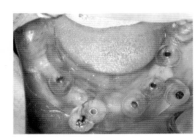

图9　将手术导板固定于牙槽嵴

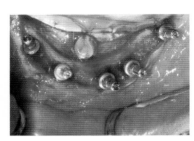

图10　在导板指示下植入种植体

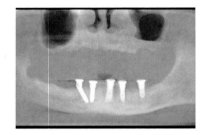

图11　种植后影像学检查种植体有效避开了下颌神经管

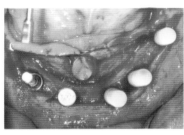

图12　选择合适的多牙基台，使各个种植体之间取得共同就位道

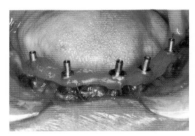

图13　将转移杆刚性连接

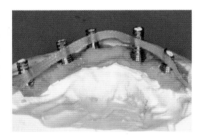

图14　调磨钛基台，在基台间用纤维带连接，增加基托抗折裂强度

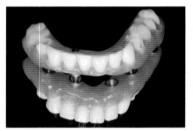

图15　采用注塑法完成即刻义齿

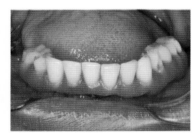

图16　戴入即刻义齿

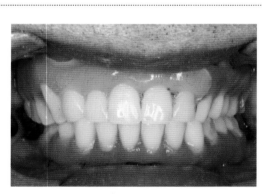

图17　将上颌义齿重衬后戴入，形成良好的咬合关系

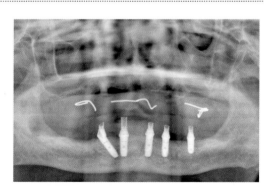

图18　即刻修复后影像片，显示钛基台与多牙基台吻合，即刻义齿就位

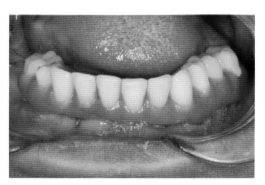

图19　术后10天义齿洁净

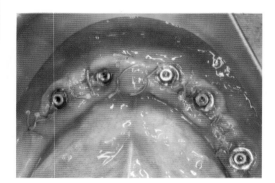

图20　术后10天软组织表面洁净

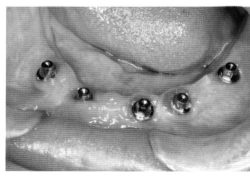

图21　术后4个月种植体周围黏膜健康

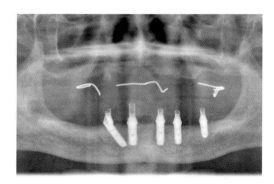

图22　术后4个月影像学检查未见种植体周围病变

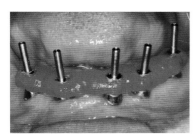

图23　个性化转移杆刚性连接

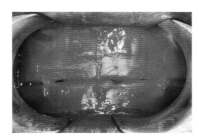

图24　取颌位记录

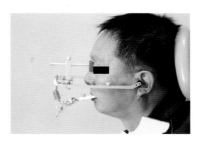

图25　用面弓转移颌位关系

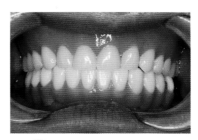

图26　试排牙

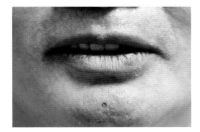

图27　核对唇齿关系

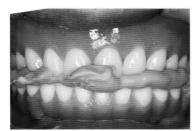

图28　取正中颌位记录

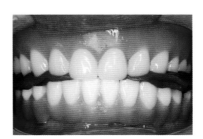

图29　取前伸颌位记录

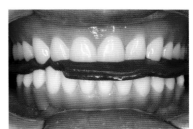

图30　取右侧侧方颌位记录

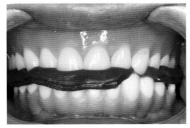

图31　取左侧侧方颌位记录

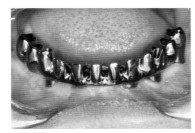

图32　钛支架达到完全被动就位

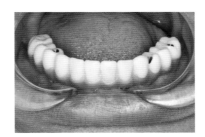

图33　在支架上排牙试戴

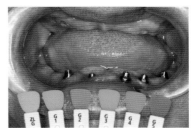

图34　牙龈比色

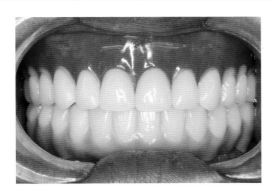

图35　义齿在口内就位

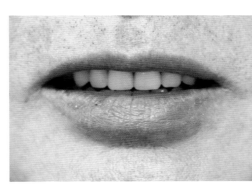

图36　修复完成后微笑像

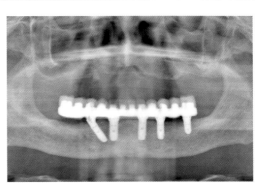

图37　修复完成后影像学检查见修复体完全就位

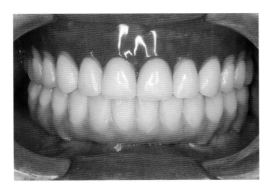

图38　修复完成半年后复查咬合像

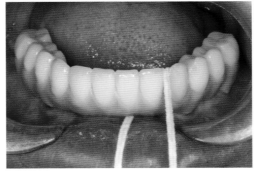

图39　每2颗种植体之间都保证桥体牙线的顺利通过，保证了良好的自洁

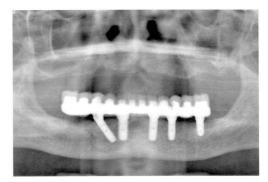

图40　修复完成半年后影像学检查未见种植体周围病变

三、讨论

1. **倾斜种植体的应用**　（1）对于牙槽嵴严重萎缩的患者，能避开重要的解剖结构–上颌窦。（2）充分利用牙槽骨的剩余骨量，植入更长的种植体，增加种植体与骨的接触面积而提高种植体的初始稳定性。（3）避免传统复杂植骨，明显缩短治疗周期。（4）相比全口种植牙修复，减少了植入种植体的数目，避免更多的手术创伤，更加经济，能提供固定义齿功能，无须摘戴，舒适度更接近自然牙。

2. **固定义齿即刻修复**　即刻修复是种植体植入后48h内完成临时修复上部结构，待种植体获得骨整合后更换上部结构，完成永久性修复。即刻负载中种植体的骨性愈合，主要取决于种植体植入后的初始稳定性。该本例中，应用种植体共振频率测定仪测得ISQ数值均大于75，说明初始稳定性好，能承受一定的力，大小适宜的力量，对种植体周围的牙槽骨是一种生理性刺激。固定义齿即刻修复能明显缩短治疗时程，最大限度减轻患者的不适，即刻恢复功能和美观，保证患者的正常生活。

3. **CAD/CAM技术制作永久修复体**　CAD/CAM技术制作种植体支持的螺丝固位一体化纯钛支架烤塑桥，作为永久修复体。CAD/CAM修复技术，是将光电子技术、计算机技术及自控加工技术集成用于口腔修复的新技术。避免了传统铸造工艺中的包埋、铸造、打磨和抛光过程，为修复体的精确就位、功能及美观的修复奠定了基础。利用CAD/CAM技术切削出的纯钛支架，修复体更容易获得被动就位。聚合瓷具有较高的抗曲强度和抗压强度，还具有较好的韧性，能与钛基底良好结合。螺丝固位的修复体出现问题时可以取下，处理简单，费用低。

4. **制取基台水平印模**　基台水平取模可以更加准确和渐变地取得口内情况，有利于印模的准确性。

远中位点倾斜种植体的应用并进行即刻负重，使用CAD/CAM技术制作纯钛切削的金属树脂复合桥，该技术可成功应用于上颌牙列缺失后牙区牙槽骨严重吸收患者，明显缩短治疗时间，最大限度地减轻患者的不适。

参考文献

[1] Zhao X, Di P, Lin Y. Implant the edentulous jaws with "all–on–4" immediate reconstruction: a preliminary clinical observation. Beijing Da XueXueBao, 2014, 46(5): 720–726.

[2] Brezavscek M, Lamott U, Att W. Treatment planning and dental rehabilitation of periodontally compromised partiallyedentulous patient. Int J Esthet Dent, 2014, 9(4): 506015.

[3] Ionescu C, Galbinasu BM, Manolea H. Implant overdenture and locator system in edentulous patient with severely resorbedmandible– a case report. Rom J MorpholEmbryol, 2014, 55(2 suool): 693–696.

[4] Paulo Malo, DDs Bo Rangert, Ph D. "All–on–four" Immediate–Function Concept with Branemark System Implants forCompletely Edentulous Mandibles: A Retrospective Clinical Study. Clinical Implant Dentistry and Related Volume5, Supplement 1, 2003.

[5] John Ley. Immediate rehabilitation of the completely edentulous jaw with fixed prosthenes supported by either upright or tiltedimplants: a multicenter clinical study. The Journal of Oral Implantology, 2008, 34: 163–164.

周延民教授点评

在这个病例中作者通过分析了无牙颌患者口腔状况，根据CBCT图像分析，采用了数字化导板技术，下颌右侧第二前磨牙位点种植体均倾斜植入以避开颏孔，制作了临时义齿，通过CAD/CAM制作高精度的永久修复体，从生物力学角度评价由于下颌存在倾斜种植体防止了悬臂梁过长，从术后的CBCT图像可以看出倾斜植入的植体与相邻的植体之间距离略小，容易引发骨吸收，建议对该病例进行临床随访对其长期的功能及美学效果进行评估。

上下颌种植咬合重建病例

孙鹏 范倩倩 北京大兴兴业口腔医院种植中心

摘要

本文介绍上、下颌牙齿拔除并位点保存，早期种植、即刻全牙列重建的修复病例。60岁男性患者，上颌牙列缺损患者。上下颌后牙缺失、垂直距离丧失、前牙磨耗，未曾行修复治疗。患者全身状况良好，要求固定修复缺失牙。治疗过程：拔除松动、残根以及上颌余留牙后在拔牙窝行位点保存术，同时戴入临时义齿（也是放射导板），行CT双扫描，CBCT检查显示：患者骨质满足种植要求。用模拟软件设计种植体位置并制作全程手术导板，拔牙后两个月上颌植入6颗种植体，下颌植入4颗种植体，术后48h内上颌及右下颌戴入临时修复体。术后14天拆线。术后6个月进行永久固定修复。

随着种植技术的不断进步，如何为老年患者用最短的时间，以最小的创伤提供健康舒适又美观的义齿成为牙科医生关注的方向。文献显示：对于种植体支持的固定全牙列义齿，4~6颗种植体有良好文献支持的治疗选择，并且有高度预期的5年生存率。

一、材料与方法

1. **病例简介** 60岁男性患者，上下颌牙齿缺失多年。患者诉近年来上颌牙多牙缺失，影响咀嚼，未做修复治疗，今来医院就诊咨询镶牙。检查：上颌右侧第一磨牙和第二磨牙、下颌左侧第一磨牙和第二磨牙、下颌右侧第一磨牙，余留牙松动Ⅱ°~Ⅲ°。磨耗较重，咬合距离较低，垂直距离丧失。患者唇丰满度尚可。曲断显示：上、下颌骨量足。全身情况良好。

2. **诊断** 上下颌牙列缺损。

3. **治疗计划** 上颌拔除余留松动牙，并做位点保存。制作放射导板、全程手术导板。种植导板引导下种植体植入。即刻固定义齿临时修复。6~9个月后永久修复。

4. **治疗过程**

（1）拔牙术前确定垂直距离，制作临时义齿（放射导板）。

（2）微创拔牙并做位点保存术，戴入临时义齿。并做双扫描。Nobelclinician软件设计种植体植入位置及种植体直径、长度，制作数字化种植导板。

（3）2个月后种植。

（4）数字化导板引导下种植体植入。

（5）种植术后取模即刻修复，戴临时义齿。

（6）术后9个月永久固定修复缺失牙。

（7）材料：种植体NobelActive（Nobel Biocare™，Sweden）。修复基台：Multi Unit Abutment（Nobel Biocare™，Sweden）。临时修复基台：Temporary coping Titanium（Nobel Biocare™，Sweden）。树脂临时牙、永久修复义齿（北京和胜齿科中心）。

二、结果

最终修复体形态、颜色良好。患者唇侧丰满度恢复，面部外形患者满意。

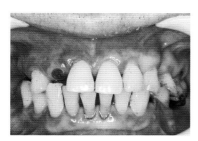 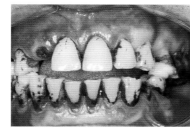 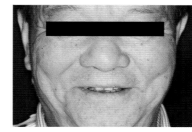 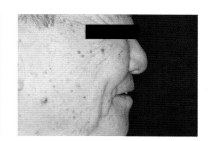

图1 治疗前口内正面像，粭龈距低　　图2 提高垂直距离并记录　　图3 治疗前正面像　　图4 治疗前侧面像

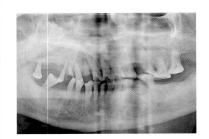
图5　术前曲面断层片

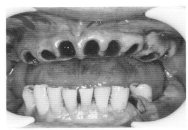
图6　微创拔牙

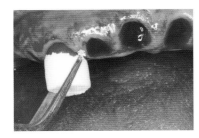
图7　上颌位点保存

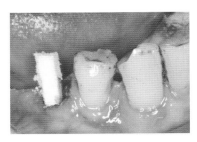
图8　下颌位点保存

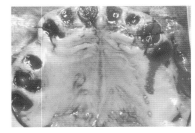
图9　上颌位点保存术后，严密缝合

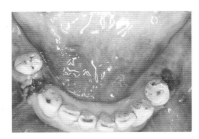
图10　下颌位点保存术后，严密缝合

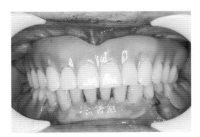
图11　戴入临时义齿

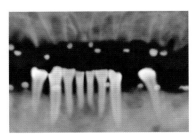
图12　戴放射导板CBCT扫描

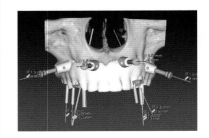
图13　上颌Nobelclinician软件模拟种植设计

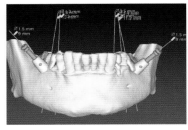
图14　下颌 Nobelclinician软件模拟种植设计

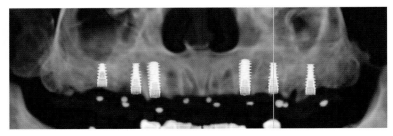
图15　上颌 Nobelclinician软件设计植体植入位点

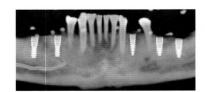
图16　下颌 Nobelclinician软件设计植体植入位点

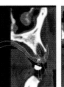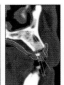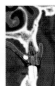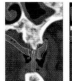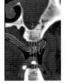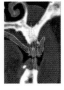
图17a、b　确定上颌种植位点种植体植入方向及多功能基台角度

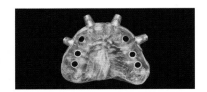
图18　上颌种植导板

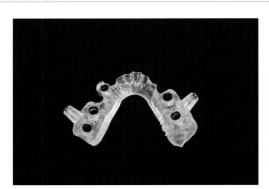
图19　下颌种植导板

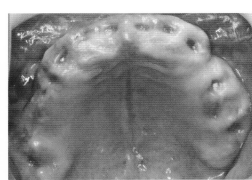
图20　2 个月后种植上颌殆面像

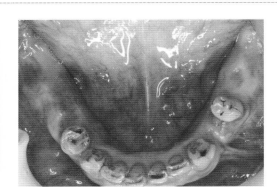
图21　2 个月后种植下颌殆面像

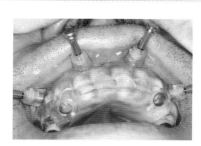
图22　放置并固定上颌数字化种植导板

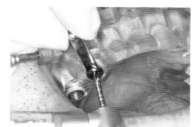
图23　种植窝预备

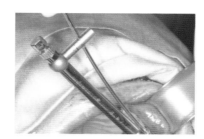
图24　植体植入扭矩70N·cm

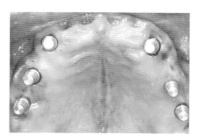
图25　放置转移杆取印模

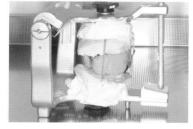
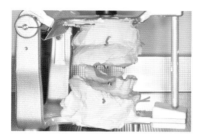
图26a、b　硅橡胶𬌗记录确定𬌗关系，上𬌗架

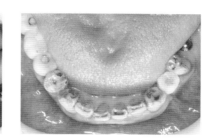
图27　戴临时牙正面像

图28　下颌𬌗面像

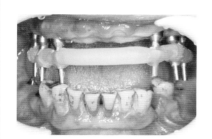
图29　9个月后永久修复，刚性连接取模

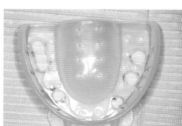
图30　个性化托盘，开窗取模

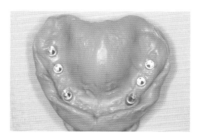
图31　上颌硅橡胶印模

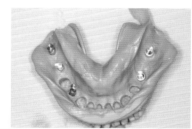
图32　下颌硅橡胶取模

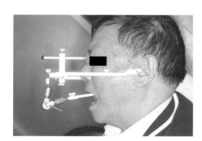
图33　面弓转移𬌗关系

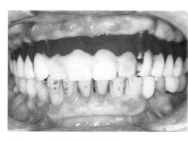
图34　口内试戴树脂桥架

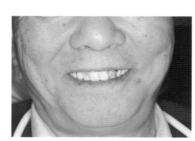
图35　试戴牙正面微笑像

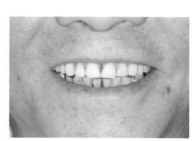
图36　调整临时牙外观给技师做参考

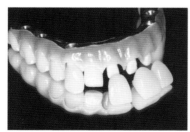
图37　永久修复体

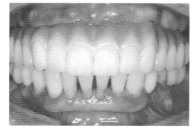
图38　永久修复体戴入正面像

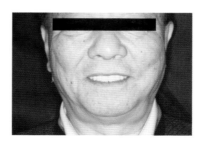
图39　永久修复体戴入正面微笑像

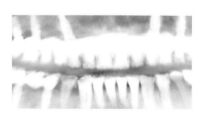
图40　复诊影像

三、讨论

过去牙列缺失的种植修复被认为是复杂的病例。这些患者由于牙槽骨萎缩，首先要接受植骨手术，然后才可以进行种植。患者往往要承担多次手术、较长的愈合期以及更高的治疗费用。口腔种植学的发展经历了45年，随着技术的不断进步，今天的患者已经有更好的治疗方案选择。现在可以根据患者的情况选择即刻或者早期种植，使患者可以得到更简单化的治疗，缩短治疗周期、减少缺牙时间，并且提高成功率。

本病例就是应用数字化的种植治疗技术，在拔牙后愈合的早期为患者完成种植手术治疗、即刻过度义齿修复并最终完成永久修复。最终修复效果令人满意。

参考文献

[1] Heydecke. What is the optimal number of implants for fixed reconstructions. Clin Oral Implants Res, 2012: 217–228.

刘洪臣教授点评

该文报道了1例上、下颌牙列缺损的人工种植牙修复的复杂病例，系统全面、一步一步介绍了治疗的完整过程，包括病史收集和检查，术前咬合垂直距离等资料数据的留取，制作临时义齿，放射导板制作，微创拔牙，位点保存，戴入临时义齿，设计制作数字化制作导板，完成植体植入，即刻义齿修复，以及9个月后永久固定修复。特点是诊疗计划考虑全面，思路清晰，治疗流程准确，图片系统全面，获得了患者与医生均满意的肯定效果。

由于文章题目是上、下颌人工种植牙咬合重建，但从全文分析，人工种植修复部分报道完整，但咬合重建报道部分可加入咬合检查设计、重建、调整等方面的内容，也需要进行较长时间随诊的系列报道。

多根磨牙即刻种植的自引导技术

陈昭昭　李俊颖　栗智　罗天　于海洋　四川大学华西口腔医院修复科

摘要

目的：多根磨牙区的即刻种植因其解剖结构的限制，常出现种植体植入位置不理想而造成修复体咬合、美观不佳或清洁困难等问题，本文通过一例病例探讨使用创新的种植窝预备方法在多根磨牙区即刻种植中的可行性，评估其种植修复效果。**材料与方法**：选取下颌右侧第一磨牙纵折病例1例，参考原患牙中央窝的位置在牙冠标记参考线并定点，根据牙体长轴方向以及术前CBCT的测量值，初始钻预备至根分叉以上约1.5mm的深度。确认轴向后扩大制备孔径并与最终种植扩孔钻小一号钻相匹配，之后进行颊侧开口的制备。完成冠部预备后，在不翻瓣的条件下，通过牙冠及牙根的引导进行种植窝备洞，逐级备孔至小一号扩孔钻，拔除剩余牙体组织并搔刮牙槽窝，完成最后一钻并植入相应种植体，种植体与牙槽窝间隔内植入骨替代材料，常规术后处理，种植术后4个月，取模完成最终冠修复。**结果**：下颌右侧第一磨牙区在保留患牙的基础上运用创新的预备方法行不翻瓣即刻种植手术，成功植入种植体，获得良好的初期稳定行，种植体周围软硬组织愈合良好，修复效果满意。**结论**：基于对传统技术的改良，本种植窝制备方式简单有效。钻针在牙冠通道及剩余牙根的引导下稳定地进行种植预备，该方法有利于种植体在磨牙区的理想植入，且不需要额外的技工中心的工作，使得多根牙即刻种植获得理想的种植位置。

即刻种植因其减少了手术次数，缩短了患者的缺牙时间，有利于保存软硬组织，且成功率与延期种植相近，越来越受到人们的关注。相较于翻瓣手术方式，不翻瓣的方法创伤更小，降低牙槽骨的吸收及牙龈退缩。然而，在磨牙区，根样的拔牙窝和不规则骨间隔经常干扰种植窝的预备。在种植窝制备过程中，钻针可能沿着阻力减小的方向滑动，导致种植体偏离理想的植入位点。如何保证良好的种植位点和轴向，一直是后牙区即刻种植的难点。对于以修复为导向的种植治疗来说，如果植入位点偏斜，可能造成后期修复时的悬突及三角间隙，不良的咬合力传导也将进一步影响种植体周的健康及长期存留。自引导技术中，制备好的牙冠起到种植手术导板的作用，有助于钻针的定点以及轴向控制，剩余的牙根部分有助于防止不规则拔牙窝对钻针造成的影响。这个方法使得后牙区即刻种植预备变得更简单，且有利于修复体在美观、咬合及卫生的效果。

一、材料与方法

1. 病例简介　51岁女性患者，以"要求修复右下磨牙"为主诉就诊。5年前下颌右侧第一磨牙行充填治疗并全冠修复，1个月前牙冠脱落，无全身系统性疾病史，无吸烟史，无夜磨牙等副功能咬合史。面部外形基本对称，张口度Ⅱ°～Ⅲ°。颌面部丰满度良好，面下1/3未见明显缩短，双侧颞下颌关节未见明显异常。下颌右侧第一磨牙正中𬌗面可见充填物，近远中向可见裂缝，全牙列釉质发育不全，术前CBCT示下颌右侧第一磨牙冠根折裂，根尖周有暗影，牙槽嵴宽度约为10.03mm，牙槽嵴顶距下牙槽神经管约为16.50mm，牙冠𬌗面距根分叉约7.25mm，近远中修复距离约10.90mm，颌间距离约6.68mm。患者口腔卫生与牙周健康状况欠佳。

2. 诊断　下颌右侧第一磨牙冠根折裂。

3. 治疗计划　全口牙周洁治及口腔卫生宣教；术前拍CBCT，取印模，进行分析设计牙冠预备；即刻种植手术；取模，最终修复；随访。

4. 治疗过程

（1）牙冠预备：参考原患牙中央窝的位置在牙冠标记参考线，近远中向的中点为拟植入种植体的位点，使用球钻进行定点；根据牙体长轴方向以及术前CBCT的测量值（𬌗面至根分叉的距离），初始钻预备至根分叉以上1.5mm的深度；确认轴向后使用金刚砂车针扩大制备孔径并与最终种植扩孔钻小一号相匹配；最后进行颊侧开口的预备，确保扩孔钻可通过。

（2）种植手术：不翻瓣的情况下，下颌右侧第一磨牙种植手术在牙冠制备后根据术前CBCT确定的种植体规格（4.8mm×12mm），通过牙冠及牙根的共同引导进行逐级备洞，备至小一号扩孔钻；拔除患牙，搔刮牙槽窝，大量生理盐水冲洗，彻底清理残余牙周膜与肉芽组织等，继续扩孔至4.2mm扩孔钻；最终植入Straumann®SLActive软组织水平常规宽颈种植体4.8mm×12mm，扭矩35N·cm，ISQ值为73，满足非潜入式愈合方式；旋入愈合帽，周围骨间隙填入Bio-Oss®骨粉0.25g与自体血液的混合物，颊舌侧牙龈拉拢缝合；术后拍摄CBCT，示种植体位置理想，牙槽窝空隙被骨替代材料充填。术后常规医嘱，术后1周拆线，软组织愈合良好。

（3）二期修复：术后4个月复查，种植体周软组织状态良好，CBCT示种植体骨结合稳定，ISQ值为79，取印模完成最终修复。

5. 使用材料　Bio-Oss®骨粉（Geistlich公司，Switzerland），Straumann®种植器械（Straumann®公司，Switzerland），种植体：Straumann®种植系统，螺纹柱状，SLA表面（Straumann®公司，

Switzerland），种植体稳定性测量仪（Osstell公司，Sweden）。

二、结果

1. 目前各种技术手段可以通过使用手术导板来提供最佳植入位置，基于CBCT和计算机辅助三维种植设计而成的数字化导板已得到广泛认可。然而，导板的使用在后牙区即刻种植却面临如下问题：（1）费用及就诊次数的增加；（2）对于开口度较小的后牙缺失患者，手术导板的使用非常不利于手术的操作，相较于常规种植，手术导板的使用需要额外增加套管和压板的空间；（3）即使是使用导板也不能有效防止先锋钻和扩孔钻从牙槽间隔顶部或表面偏离。

2. 自引导即刻种植预备技术是对Rebele等报道的方法的改良。在Rebele的报道中，在拔牙前进行根间种植窝的预备，能有效防止扩孔钻的侧滑，有利于降低手术难度，术者先进行截冠，后牙根间逐级扩孔钻备洞，但在截冠的过程中可能伤及软组织及邻牙，且该方法轴向控制仅依靠术者的经验。

在本方法中，原牙冠模拟未来理想修复体形态，以修复为导向，通过冠部预备为种植窝预备提供轴向引导，拔牙前进行种植窝预备可减少钻针晃动，降低技术敏感性，且不需要额外的技工中心工作。颊侧开口的设计，有利于冷却水进入种植窝，避免术区过热；颊侧开放后术区可直视，有利于术者对深度的把握且预备角度可微调；同时，对于开口度不足的患者，扩孔钻可先从颊侧进入，不需要额外增加开口度。在牙体预备过程中，不穿透根分叉以上牙体，冠部预备完成后进行冲洗，避免冠部的充填材料等与骨接触并残留其中；在最终扩孔钻预备前拔除患牙，对拔牙窝进行彻底清洗，为最后扩孔钻的预备和种植体的植入提供清洁的环境，术后给予抗生素，降低感染风险。

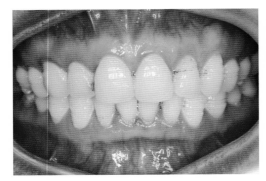
图1　正中咬合正面像

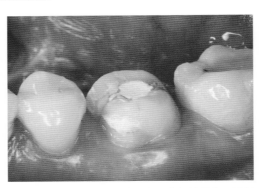
图2　𬌗面像：下颌右侧第一磨牙修复体脱落，冠根折裂，患者要求即刻种植治疗

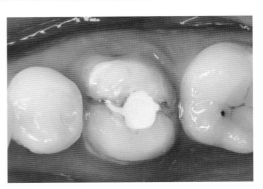
图3　颊面像：下颌右侧第一磨牙咬合关系，𬌗面至牙龈距离正常

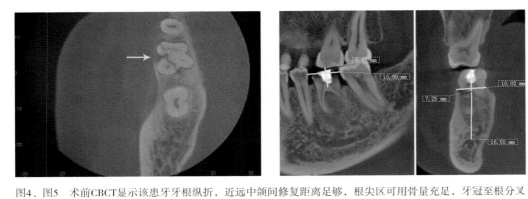
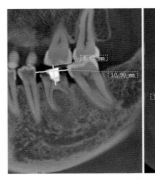
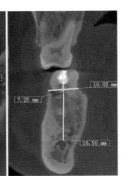
图4、图5　术前CBCT显示该患牙牙根纵折，近远中颌间修复距离足够，根尖区可用骨量充足，牙冠至根分叉7.25mm

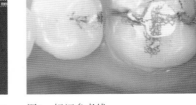
图6　标记参考线

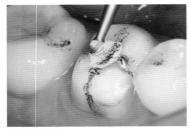
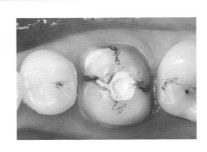
图7、图8　小球钻定点

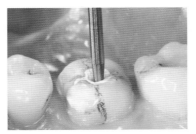
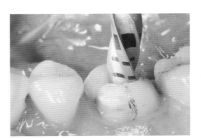
图9、图10　根据术前CBCT的测量值以及牙体长轴方向，初始钻预备至根分叉以上约1.5mm，确认轴向后扩大制备孔径并与最终种植成形钻相匹配

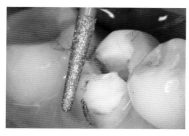
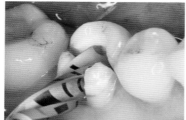
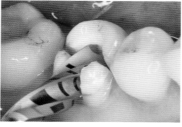
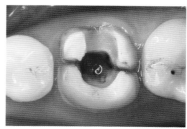

图11、图12　颊侧预备，成型钻确认可以通过

图13、图14　冠部预备完成（颊面像及殆面像）

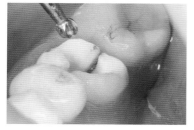
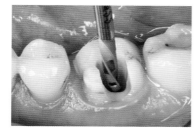
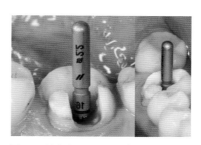
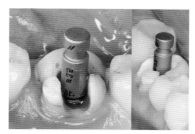

图15　球钻预备，穿透根分叉上方剩余牙体组织

图16　2.2mm直径扩孔钻完成种植窝的初级备洞

图17　导向杆显示种植窝的初级预备方向和深度理想

图18　逐级备洞后导向杆再次确认预备方向和深度

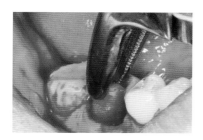
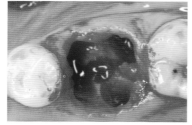
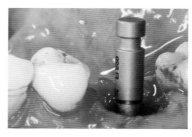

图19、图20　使用微创牙挺及牙钳拔除下颌右侧第一磨牙剩余牙体，搔刮牙槽窝

图21　4.2mm直径扩孔钻扩孔后导向杆指示方向

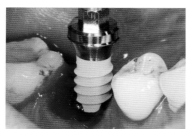
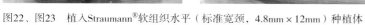
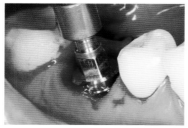
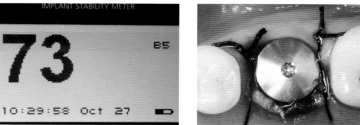

图22、图23　植入Straumann®软组织水平（标准宽颈，4.8mm×12mm）种植体

图24　测量ISQ值

图25　旋上愈合帽，将Bio-Oss®骨粉植入种植体与牙槽窝的间隙内，封闭创口，颊舌侧牙龈拉拢缝合

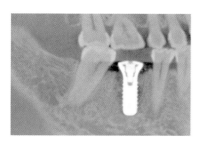
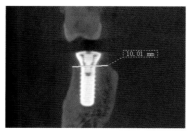
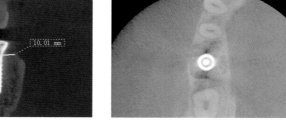

图26～图28　术后CBCT显示种植体位置理想，牙槽窝空隙被骨替代材料充填

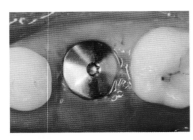
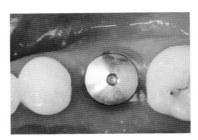
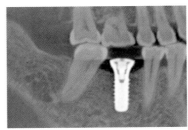

图29　术后1周拆线，种植体周软组织愈合良好

图30　术后4个月复诊，种植体周软硬组织形态

图31、图32　下颌右侧第一磨牙术后4个月时CBCT显示种植体周已形成良好骨结合

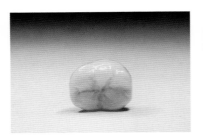
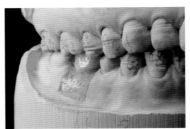
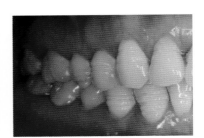

图33～图36　下颌右侧第一磨牙最终修复效果

三、讨论

即刻种植成功的关键之一是严格掌握适应证，术前应仔细评估患者情况，牙齿拔除原因，周围软硬组织状态，术前与术后评估中CBCT检查必不可少：完整拔牙窝唇侧骨板，植入位点根方无急性炎症，根方骨量可获得足够的固位和种植体初始稳定性是目前ITI共识性标准。多数学者认为，牙拔除后，骨壁与种植体间的间隙＞2mm时，植入骨替代材料能减少骨板吸收。

自引导即刻种植预备是基于常规技术的一种改良，在该技术中，制备好的牙冠起到种植手术导板的作用，有助于钻针的定点以及轴向控制，剩余的牙根部分有助于防止不规则拔牙窝对钻针造成的影响。这个方法使得后牙区即刻种植预备变得更简单，且有利于修复体在美观、咬合及卫生的效果。

参考文献

[1] Raes F, Cosyn J, Crommelinck E, Coessens P, Bruyn HD. Immediate and conventional single implant treatment in the anterior maxilla: 1-year results of a case series on hard and soft tissue response and aesthetics. Journal of Clinical Periodontology, 2011, 38(4): 385-394.

[2] Rebele S F, Zuhr O, Hürzeler M B. Pre-extractive interradicular implant bed preparation: case presentations of a novel approach to immediate implant placement at multirooted molar sites. International Journal of Periodontics & Restorative Dentistry, 2013, 33(1): 89-96.

[3] Araújo M G, Linder E, Lindhe J. Bio-Oss® Collagen in the buccal gap at immediate implants: a 6-month study in the dog. Clinical Oral Implants Research, 2011, 22(1): 1-8.

[4] Mahesh L, Kurtzman G M, Schawrtz D, Shukla S. Residual roots as an anatomical guide for implant placement-Case series with 2 year follow up. Journal of Oral Implantology, 2016, 42(3): 285-288.

[5] Sarnachiaro G O, Chu S J, Sarnachiaro E, Gotta SL, Tarnow DP. Immediate Implant Placement into Extraction Sockets with Labial Plate Dehiscence Defects: A Clinical Case Series. Clinical implant dentistry and related research. 2015 Apr 27.

[6] Ketabi M, Deporter D, Atenafu E G. A Systematic Review of Outcomes Following Immediate Molar Implant Placement Based on Recently Published Studies. Clinical implant dentistry and related research, 2016, Feb 8.

[7] Shotwell J L, Billy E J, Wang H L, Oh TJ. Implant surgical guide fabrication for partially edentulous patients. The Journal of prosthetic dentistry, 2005, 93(3): 294-297.

于海洋教授点评

多根磨牙区的即刻种植，因解剖结构的限制，在备洞过程中，钻针可能沿着阻力减小的方向偏斜，如何保证良好的植入位点及轴向一直是磨牙区即刻种植的难度所在。该病例患者为下后牙根折的患者，通过制备牙冠通道且保留牙根逐级备洞，方便种植体定位，将种植体引导到理想位置。该病例临床资料完整，图片清晰，修复效果理想，为磨牙区即刻种植提供了新的思路。该技术在术前进行牙体扩孔制备时，需与成型钻的直径相匹配：引导孔过小则成型钻不能通过、引导孔过大则引导效果欠佳，故引导孔的预备是该项技术的关键点之一，其制备过程具有一定的技术敏感性。加之术前引导孔的预备增加了患者的张口时间，即相对延长了手术时间，或可影响患者的手术体验。针对这些问题，可从减少口内引导孔预备时间、提高预备精确度等方面入手，探究降低预备难度、提高预备速度的方法。此外，该方法仍需长期的观察，并建议使用螺丝固位的方法确保长期的维护。

自体牙骨移植材料在牙列缺损即刻种植的临床应用

肖妍君　吴东　黄文秀　陈江　苏恩典　林兆楠等　福建医科大学附属口腔医院种植科

摘要

目的：牙列缺损伴牙槽骨严重萎缩是困扰口腔医生的难题，与其他修复方案相比，种植体支持的固定修复具有咀嚼效率高、固位好等优势。本文将介绍牙列缺损的即刻种植，并将患者拔除的自体牙制备成骨移植材料用于牙槽嵴骨增量的临床效果。**材料与方法：**选取下颌无牙颌，上颌多颗牙重度牙周病致种植位点骨量不足的病例，术中上下颌共植入12颗种植体，应用术前拔除患者自体牙椅旁制备为骨移植材料，回填骨缺损区引导骨再生，下颌种植体安装多牙基台，术中取模，早期负载，最终使用CAD/CAM技术制作纯钛树脂复合桥完成种植固定修复。**结果：**12颗种植体未发生感染及神经损伤等并发症，种植体稳定，与新生骨骨结合良好。种植支持式固定义齿重建了患者咬合关系，种植修复后6个月的观察期内，种植体周围软硬组织健康，患者对种植治疗效果满意。**结论：**牙列缺损应用即刻种植、早期负载技术，制作CAD/CAM纯钛切削支架和聚合瓷饰面的固定义齿，能够迅速改善患者容貌及咀嚼、发音功能，可获得理想的近期美学及功能效果。

重度牙周炎患者常常造成全口多颗牙齿的松动拔除，牙列缺损给患者带来的一系列功能及美观问题使多数患者迫切希望尽快拥有一副新的牙齿，种植固定修复克服了传统活动义齿的支持、固位和稳定不足等问题，成为修复牙列缺损的重要手段。然而常规的种植治疗在完成最终修复前，许多患者不能适应活动的过渡义齿佩戴及其带来的咀嚼、发音障碍的问题。因此，为患者早期制作一副固定的临时义齿，不仅使患者的咀嚼、发音、外观得到改善，而且能在早期使种植体周围的骨质得到改建，并更快地适应最终修复体。

一、材料与方法

1. 病例简介　46岁女性患者，全身情况良好。上颌多颗牙松动、脱落，下颌全口义齿固位差，要求种植固定修复。患者多年前因牙周病相继拔除口内多颗牙，下颌无牙颌于外院行活动义齿修复，上颌余留牙松动，无法咀嚼，影响美观和发音，就诊我科。既往体健，否认肝炎、肺结核等传染病史，否认心脏病、高血压及血液疾病史，否认手术、外伤史，否认食物、药物过敏史，预防接种史不详。检查：口腔卫生状况一般。下颌无牙颌，牙槽嵴中度萎缩。上颌右侧第一磨牙、右侧第一前磨牙、右侧尖牙、右侧中切牙、左侧尖牙、左侧第二前磨牙、左侧第一磨牙缺失，上颌右侧第一前磨牙、右侧侧切牙、左侧中切牙、左侧侧切牙、左侧第一前磨牙均达Ⅲ°松动，牙龈红肿，质脆，触之易出血。曲面全景片示：上颌牙槽骨不同程度吸收，上颌右侧第一前磨牙、右侧侧切牙、左侧中切牙、左侧侧切牙、左侧第一前磨牙水平骨吸收达根尖，根尖周骨密度降低。上颌右侧第一磨牙、右侧第二磨牙、左侧第一磨牙、左侧第二磨牙水平骨吸收达根尖1/3。CBCT示：上颌右侧第一前磨牙、右侧侧切牙、左侧中切牙、左侧侧切牙、左侧第一前磨牙牙槽骨宽度约5mm，颊侧骨凹陷。下颌可用骨宽度8~10mm，可用骨

高度约12mm。

2. 诊断　（1）重度牙周炎；（2）牙槽骨萎缩；（3）下颌牙列缺失；（4）上颌牙列缺损。

3. 治疗计划　（1）行牙周系统治疗。（2）拔除无保留价值的上颌右侧第一前磨牙、右侧侧切牙、左侧中切牙、左侧侧切牙、左侧第一前磨牙，椅旁制备成自体牙骨移植材料。（3）上、下颌各植入6颗种植体。（4）自体牙骨粉回植，重建缺损牙槽嵴，引导骨再生。（5）下颌种植体连接锥形基台，术中取模，种植体支持式早期负载，上颌活动义齿过渡修复。（6）种植体植入后3个月制作CAD/CAM钛切削支架金属树脂复合桥完成种植固定修复。

4. 治疗过程

（1）牙周基础治疗结束后，微创拔除无法保留的自体牙。

（2）微创拔除无法保留的自体牙。

（3）拔除的自体牙通过抽真空超声波加工设备和配套试剂椅旁制备为自体牙骨移植材料。刮除自体牙根面残存的牙周膜或软组织，使用带冷却水的器械磨除冠部龋坏组织，敲击粉碎，制备成颗粒直径800~1000μm的骨粉并剔除牙髓，在抽真空超声波自体牙骨移植材料加工设备中，使用配套试剂处理，经脱矿，过氧乙酸灭菌和中和清洗最终制备成自体牙骨移植材料。

（4）即刻植入种植体。必兰局麻下常规消毒铺巾，行牙槽嵴顶水平切口，翻瓣，逐级备洞，分别于上、下颌种植位点植入12颗Mis®系统种植体。下颌种植体植入扭矩大于35N·cm，连接锥形基台，术中取模。

（5）自体牙骨粉回植行引导骨再生。自体牙骨粉充填上颌右侧第一磨牙、第一前磨牙、侧切牙种植位点及种植体唇侧骨缺损区，覆盖Bio-Gide®可吸收胶原膜完成引导骨再生，严密缝合。术后10天拆除缝线。

（6）术后10天完成下颌种植体支持式早期负载，上颌活动义齿过渡

修复。

（7）种植术后3个月完成种植上部修复。种植体植入后3个月，上颌行二期翻瓣手术，连接愈合基台，引导牙龈成形，制作CAD/CAM钛切削支架金属树脂复合桥最终完成种植体上部固定修复。

（8）材料为自体牙骨移植材料制备系统：抽真空超声波自体牙骨制备设备和配套试剂（VacuaSonic® and DecalSi–DM®，Korea）。Mis种植系统（Mis®，以色列）。

二、结果

患者自首次就诊到最终完成种植固定修复，历时4个月。种植体植入后，稳定并获得初步骨结合，下颌于术后10天行种植体支持式早期负载，很大程度提高了患者的满意度。上颌自体牙骨移植材料成骨效果良好，种植体全部形成骨结合。最终种植体周围软硬组织健康、协调，修复体获得了理想的外形轮廓，重建了咬合关系，患者对美观效果和咀嚼功能满意。

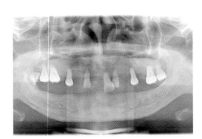
图1　术前曲面全景片示上颌余留牙重度牙周病

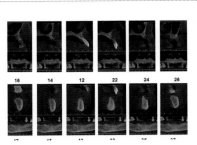
图2　术前CBCT示上颌牙槽骨严重吸收

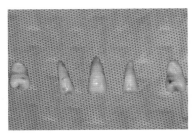
图3a、b　拔除自体牙，椅旁制备成骨移植材料

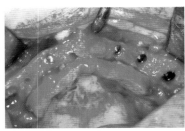
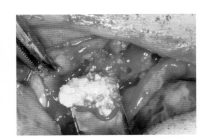
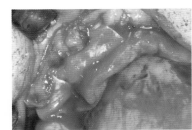
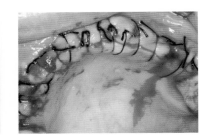
图4a～d　自体牙骨粉充填上颌右侧第一磨牙、第一前磨牙、侧切牙位点植体唇侧骨缺损区

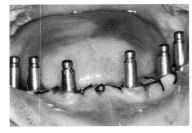
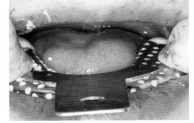
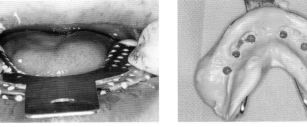
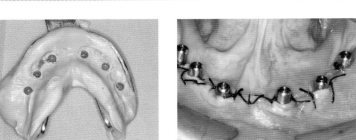
图5a～d　下颌植入6颗种植体，连接锥形基台，术中取模

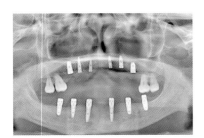
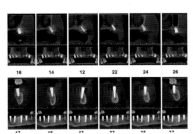
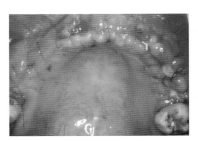
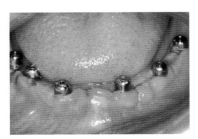
图6　术后曲面全景片
图7　术后即刻CBCT
图8a、b　术后7天拆除缝线

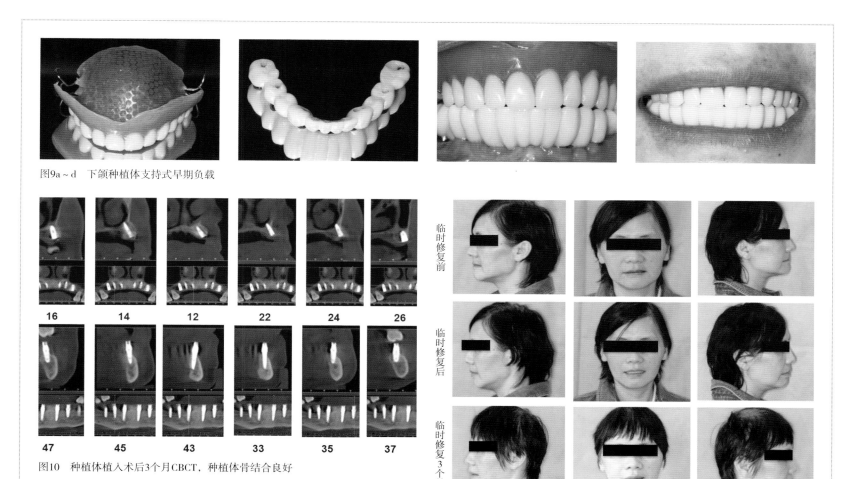

图9a~d　下颌种植体支持式早期负载

图10　种植体植入术后3个月CBCT，种植体骨结合良好

图11　患者术前、修复后以及修复后3个月面型对比

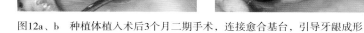

图12a、b　种植体植入术后3个月二期手术，连接愈合基台，引导牙龈成形

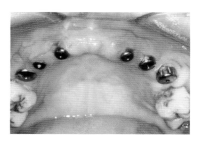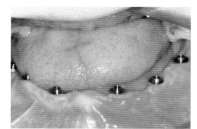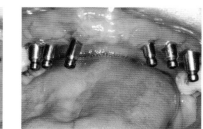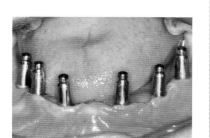

图13a~d　种植体植入术后3个月，制取印模，拟种植固定修复

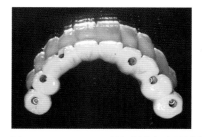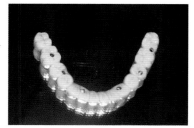

图14a、b　CAD/CAM钛切削支架金属树脂复合桥

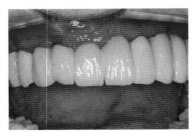
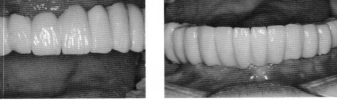
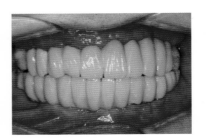
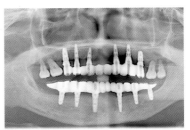

图15a～c　完成种植修复

图16　完成修复后曲面全景片

三、讨论

对于无牙颌患者，行全口种植固定义齿修复，进行早期或即刻负重，义齿咬合稳定，体积较小，患者由原先松动的天然牙过渡到稳固的固定义齿，发音、美观和咀嚼效率良好，患者满意度高。

下颌种植体植入时扭矩均大于35N·cm，具有良好的初始稳定性，下颌种植固定义齿临时修复时，调整咬合为平衡𬌗，以保证种植体在承受负荷时保持稳定。

CAD/CAM技术制作种植体支持螺丝固位一体化纯钛支架烤塑桥，避免了传统铸造工艺中的包埋、铸造、打磨、抛光过程，修复体更容易获得被动就位，为修复体的精确就位奠定了基础。聚合瓷具有较高的抗曲和抗压强度，可用于承受高咬合力的后牙修复体，不易碎裂，同时它与烤瓷比较，其硬度更接近牙釉质，对对颌牙的磨损也尽量降到了最低。此外，聚合瓷还具有较好的韧性，能与钛基底良好结合。螺丝固位修复体可随时取下，有利于维护种植体周围软硬组织健康。

应用锥形基台修复，基台水平取模，可以更加准确地获得口内情况，有利于印模的准确性。同时，锥形基台修复方式有利于多颗种植体的联冠修复，方便修复体的就位和拆卸以及后期牙周健康的维护。

牙周炎患者种植治疗常常涉及无治疗意义的自体牙拔除，将拔除的自体牙椅旁即刻制备成骨替代材料回填，自体牙中的脱矿牙本质基质有类似自体骨的骨诱导性和传导性，可以重建牙周炎破坏的缺损牙槽嵴，具有理想的临床应用前景。

参考文献

[1] Kim YK, Yun PY, Um IW, Lee HJ, Yi YJ, Bae JH, Lee J. Alveolar ridge preservation of an extraction socket using autogenous tooth bone graft material for implant site development: prospective case series. J Adv Prosthodont, 2014, Dec; 6(6): 521–527.
[2] Kim ES. Autogenous fresh demineralized tooth graft prepared at chairside for dental implant. Maxillofac Plast Reconstr Surg, 2015, Feb 18, 37(1): 8.
[3] 宿玉成. 现代口腔种植学. 2版. 北京: 人民卫生出版社, 2014.
[4] 王兴, 刘宝林. 中国口腔种植临床精粹. 1版. 北京: 人民军医出版社, 2015.

姚江武教授点评

目前，骨移植材料较多，包括自体骨、异体骨、异种骨、骨替代品等，且临床使用上各有优缺点。本病例通过术前拔除患者因牙周炎需拔除的自体牙，并制备成骨移植材料，术中将其回填于骨缺损区，达到引导骨再生的作用，使得原本应丢弃的牙齿得到 "变废为宝"再生利用，是一种较新颖的方式，获得良好的临床效果。但是，自体牙作为骨移植材料仍需大量的基础研究和临床观察。本病例如果能分区应用不同类型的骨移植材料，并进行术后对照观察，则会更有说服力。另外，本病例是咬合重建的病例，因此术前、术中、术后下颌颞下颌关节的评估是不可忽略的，如果能增加关节片的对比会使病例完善。

全口"All-on-4"即刻种植即刻修复1例

谢智敏 赵佳明 曲哲 周立冬 大连市口腔医院种植科

摘要

目的：研究探讨为规避上下颌重要解剖结构，减少手术创伤，全口上、下颌分别行4颗种植体支持式固定义齿修复，评估"All-on-4"种植修复技术美学、功能及近期效果。**材料与方法**：46岁男性患者，上、下颌多颗牙缺失，要求种植修复上、下颌缺损牙列。拔除上颌余留牙，行上颌"All-on-4"即刻种植即刻修复；3个月后，上颌种植体骨结合良好，拔除下颌余留牙，行下颌"All-on-4"即刻种植即刻修复；上颌术后8个月、下颌术后5个月，上、下颌种植体骨结合良好，软组织形态稳定，行上、下颌CAD/CAM钛切削支架和聚合瓷饰瓷的种植体支持式固定义齿修复。**结果**：近期种植体稳定，修复体无松动，咬合关系良好，牙龈无红肿或显著萎缩，种植体周围无明显牙槽骨吸收。**结论**：对全口运用"All-on-4"即刻种植即刻修复技术和CAD/CAM纯钛切削技术，制作CAD/CAM钛切削支架和聚合瓷饰面及牙龈的种植体支持式固定义齿，可成功应用于后牙区骨量不足的患者，获得理想的近期美学及功能效果，患者满意。远期效果需进一步观察。

"All-on-4"种植修复技术，可克服解剖限制，规避上下颌重要解剖结构，无空牙期，创伤小，经济实用，有较好的美学及功能效果。现此种植修复技术已在全世界范围内广泛应用，国内外专家的诸多研究和临床应用观察均证明该技术能获得较好的临床效果，"All-on-4"技术已成为无牙颌或拔牙后无牙颌患者修复的一种选择方案。本文即为一例全口运用"All-on-4"即刻种植即刻修复技术和CAD/CAM钛切削支架最终修复的病例汇报。

一、材料与方法

1. **病例简介** 46岁男性患者，以主诉"要求种植修复上、下颌缺损牙列"来我院就诊。数年来上、下颌部分牙齿因牙周病松动、脱落，影响口腔功能，要求无空牙期种植修复。高血压病史，无心脏病、糖尿病等全身系统性疾病，无材料、药物过敏史。有吸烟习惯（吸烟25年，1盒/天）。检查：上颌右侧第二前磨牙、上颌右侧第一磨牙、下颌左侧第二磨牙、下颌右侧第一磨牙、下颌右侧第二磨牙缺失，缺失区牙槽嵴中度吸收，表面黏膜平整无异常；对颌牙无伸长，骀龈高度稍短，下颌左侧尖牙至右侧尖牙自凝树脂固定，下颌左侧第二前磨牙、第一磨牙、第二磨牙单端烤瓷桥，下颌右侧第一前磨牙、第二前磨牙、第一磨牙单端烤瓷桥，余留牙及修复体均Ⅱ°～Ⅲ°松动，叩（－）。牙周组织检查：菌斑指数（PLI）：3；软垢指数（DI）：3；牙石指数（CI）：2；牙龈出血指数（BI）：2；牙龈红肿；口腔卫生：差；美学因素及其他检查：笑线高度：中等；牙龈乳头丰满度：中；牙龈生物型：中；咬合关系：中覆盖；特殊咬合习惯：夜磨牙；上、下颌牙列形态：方圆形；侧面面型：凸面型；术前CBCT检查显示：上颌牙槽骨吸收至根尖1/3，上颌右侧第一磨牙位点牙槽骨吸收近上颌窦底，骨高度4.4mm，上颌左侧第一磨牙牙槽骨吸收近上颌窦底，骨高度3.2mm，前牙区可用骨高度>14mm，上颌双侧第二前磨牙位点45°角骨量约为>20mm；下颌牙槽骨

吸收至根尖1/3～根颈1/3，下颌左侧第一磨牙骨高度36mm，下颌右侧第一磨牙骨高度7.8mm，前牙区可用骨高度>15mm，下颌左侧第二前磨牙、下颌右侧第二前磨牙位点30°角骨量>20mm；上、下颌可用骨宽度均>5mm，骨质分类Ⅱ类，无疏松影像；血常规及出凝血时间正常，术前血压：140/75mmHg。

2. **诊断** 慢性牙周炎；上、下颌牙列缺损（上颌右侧第二前磨牙、上颌右侧第一磨牙、下颌左侧第二磨牙、下颌右侧第一磨牙、下颌右侧第二磨牙缺失），下颌左侧第二前磨牙、第一磨牙、第二磨牙不良修复体，下颌第一前磨牙、第二前磨牙、第一磨牙不良修复。

3. **治疗计划** （1）全口牙周系统治疗；（2）由于患者有高血压病史，在浅镇静和心电监护下，拔除上颌余留牙，行上颌"All-on-4"即刻种植即刻修复；（3）定期复查，卫生维护。待上颌种植体骨结合良好、患者使用上颌临时修复体舒适后，即约3个月后，浅镇静和心电监护下，拔除下颌余留牙，行下颌"All-on-4"即刻种植即刻修复；（4）待上、下颌种植体骨结合良好，软组织形态稳定后，即上颌术后8个月、下颌术后5个月，拟行上、下颌CAD/CAM钛切削支架和聚合瓷饰瓷的种植体支持式固定义齿修复；（5）定期复查，卫生维护；（6）种植体设计：根据临床数据，使用NobelActive™系统（Nobel® Biocare公司，Sweden）完成种植，其中下颌左侧侧切牙、右侧侧切牙位点为窄平台（NP）种植体，其他位点为常规平台（RP）种植体。

4. **治疗过程**

（1）上颌外科手术：术前拍摄CBCT，测量可用骨高度、宽度，获得以修复方案为导向的最佳种植位点等信息。在浅镇静和心电监护下，局麻拔除上颌余留牙，修整牙槽嵴。于上颌双侧侧切牙位点垂直制备种植窝并分别植入1颗4.3mm×15mm常规平台种植体。在上颌双侧第二前磨牙位点倾斜

45°制备种植窝并分别植入1颗4.3mm×13mm常规颈种植体。上颌右侧第二前磨牙、右侧侧切牙、左侧第二前磨牙位点安装30°复合角度基台，上颌左侧侧切牙位点安装17°角度复合基台，检查4颗种植体校正后方向为平行分布，成曲线排列（夹板式），间距足够，便于修复。测量得其初始稳定性良好。去除种植体周围少量多余骨后安装愈合基台及保护帽。

（2）上颌即刻修复：用丙烯酸树脂将转移杆链接固定，硅橡胶个别托盘印模，替代体就位，灌注人工牙龈。模型，灌注石膏模型。近中2个临时基台就位，封闭其螺丝通道。颌位记录，铺单层蜡缓冲，光固化个别托盘材料制作暂基托，软质黄蜡制作蜡堤口内确定垂直距离转移到殆架。排牙，根据垂直距离、生物力学和美学要求，进行个性化排牙。前伸侧方无殆干扰，后牙按常规半口义齿排列，适当调整下颌过锐牙尖并做标记；因种植体呈曲线排列，修复体的牙弓可较长，悬臂的长度不超过前后种植体（AP）间距的1.5倍，卵圆形牙列形态。试戴蜡型，检查中线、唇部丰满度、颌位关系皆正常，患者对个性化排牙设计满意。完成，利用硅橡胶围模注塑水浴加压法制作临时义齿。口内被动就位，细微调改咬合。患者对美学效果、功能和舒适度表示满意。曲面断层片证实临时修复体准确就位，再次确认种植体方向、角度良好。医嘱，术后口服抗生素7天，禁咬硬物，嘱流食或半流食，嘱患者使用冲牙器维护口腔卫生，有义齿脱落、折断或不适情况随诊。

（3）上颌拆线、复查：术后10天拆线，种植体稳定，临时义齿无松动，周围软组织愈合良好，无红肿，口腔卫生良好。患者术后定期复诊，以监测种植体和软组织的稳定性和口腔卫生状态，双氧水、生理盐水交替冲洗，并进行卫生维护指导。

（4）下颌"All-on-4"即刻种植、即刻修复：3个月后，上颌种植体骨结合良好、患者使用上颌临时修复体舒适，行下颌"All-on-4"即刻种植即刻修复，过程与上颌即刻种植即刻修复基本一致。下颌双侧侧切牙位点倾斜0°制备种植窝并分别植入1颗3.5mm×15mm窄平台种植体，在下颌双侧第二前磨牙位点倾斜30°制备种植窝并分别植入1颗4.3mm×15mm常规

颈种植体。下颌双侧侧切牙位点安装0°复合角度基台，下颌双侧第二前磨牙位点安装30°角度复合基台。

（5）复查：下颌术后患者定期复诊期间，对发生的并发症进行相应处理，椅旁卫生维护，进行卫生维护指导。

（6）永久修复：上颌术后8个月、下颌术后5个月，上、下颌种植体骨结合良好，软组织形态稳定，拟行上、下颌CAD/CAM钛切削支架和聚合瓷饰瓷的种植体支持式固定义齿修复。流程与即刻修复相似，成型树脂连接转移杆，个别托盘开窗取模。确认咬合关系，试戴诊断蜡型，患者对舒适度及面下1/3丰满度满意。PMMA试排牙：CAD/CAM PMMA（聚甲基丙烯酸甲酯）试排牙，检查咬合情况。见牙尖交错位时，前牙无接触，面下1/3突度过大。将下颌左侧侧切牙、右侧侧切牙位点原0°/3.5mm基台分别换为17°/2.5mm、17°/3.5mm复合基台，使上颌形成正常浅覆盖关系，减小面下1/3突度。患者知情同意。试戴支架：试戴CAD/CAM技术钛切削支架，被动就位，与软组织边缘密合，外形轮廓适宜，有足够饰瓷空间。戴永久修复体：完成钛支架上部结构聚合瓷饰面及牙龈，恢复牙龈和牙齿外形。戴入口内，纵向螺丝固位，完全被动就位，调改咬合至前牙无接触、后牙多点面接触、悬臂轻接触，发音正常，无压痛及其他不适。患者对修复体功美学及功能效果非常满意。曲面断层片证实永久修复体准确就位。

医嘱：勿咬硬物，使用冲牙器维护口腔卫生，有种植体松动、修复折断或其他不适情况随诊。

二、结果

上下颌种植体稳定，修复体无松动，咬合关系良好，牙龈无红肿或显著萎缩。影像学检查示种植体周围无明显骨吸收。患者表示对此种植体支持式固定修复体的美学及功能效果非常满意。但本病例永久修复时间较短，需长期随访。

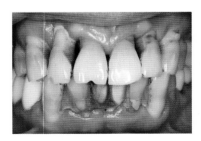

图1　术前口内像（正面像）

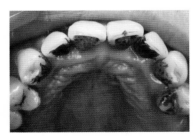

图2　术前口内像（殆面像）

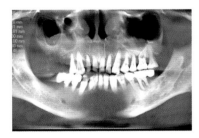

图3　术前CBCT检查上颌三维骨量

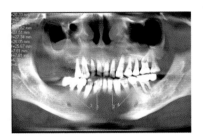

图4　术前CBCT检查下颌三维骨量

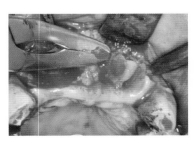

图5　拔牙，修整牙槽嵴

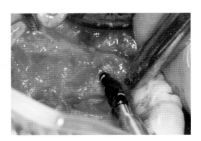

图6　预备近中轴向种植窝

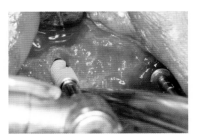

图7　近中轴向植入种植体（倾斜0°）

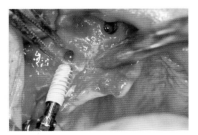

图8　远中倾斜植入种植体（倾斜45°）

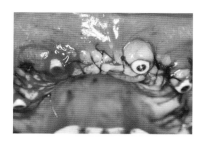

图9 安装角度基台后，安装愈合基台

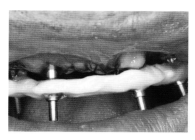

图10 丙烯酸树脂连接固定各转移杆

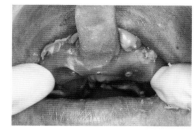

图11 加聚硅橡胶开窗印模

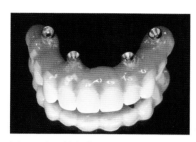

图12 临时修复体

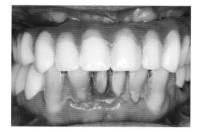

图13 戴入临时修复体（正面像）

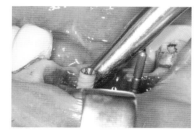

图14 近中轴向植入种植体（倾斜0°）

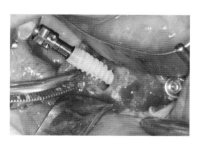

图15 远中倾斜植入种植体（倾斜30°）

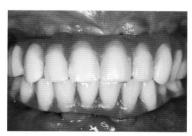

图16 戴入临时修复体（正面像）

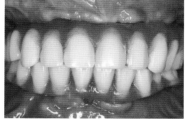

图17 下颌术后10天，拆线

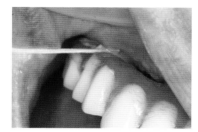

图18 牙线卫生维护

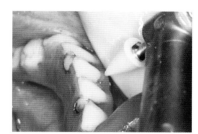

图19 抛光卫生维护

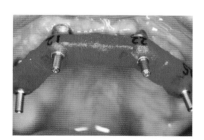

图20 成型树脂连接转移杆

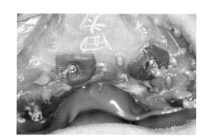

图21 个别托盘开窗印模

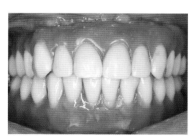

图22 试戴诊断蜡型（正面像）

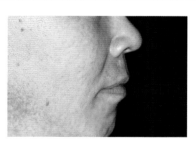

图23 试戴诊断蜡型，面下1/3丰满度

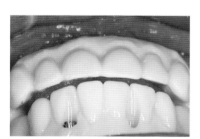

图24 PMMA试排牙（𬌗面像）

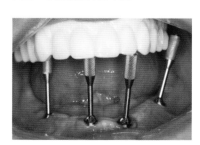

图25 下颌轴向种植体更换为17°角度复合基台，检查咬合

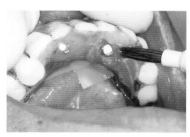

图26 Pick-up技术重衬下颌临时修复体，重新戴入口内

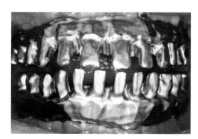

图27 试戴CADCAM纯钛切削支架（正面像）

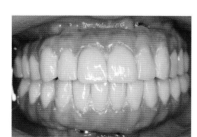

图28 戴入永久修复体（正面像）

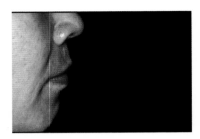

图29　面下1/3丰满度

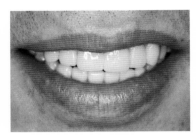

图30　正面微笑像

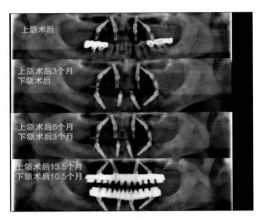

图31　各时期影像学检查对比

三、讨论

调𬌗是"All-on-4"种植修复技术中的一个关键步骤。临时修复体和永久修复体均要求牙尖交错位时广泛接触，前伸和侧方时多点接触、无𬌗干扰，后牙按常规半口义齿排列；远中游离端悬臂梁区域在各个咬合位置皆无接触，且悬臂区的咬合接触需沿悬臂长度逐渐减少，即梯度变化；应使位于4颗种植体上的修复体区域承担咬合力，并避免应力集中。而最终修复体应仿照天然牙的自然咬合关系。此病例中患者有夜磨牙习惯，因此嘱患者使用夜间𬌗垫，以减轻𬌗力，减少修复体机械并发症的发生。

上部修复体的设计和制作应充分考虑到卫生维护的需求，修复体组织面设计成船底式端端相对的卵圆形，以有利于患者使用冲牙器、牙线和间隙刷有效清洁基台，去除食物嵌塞和残渣黏附，尽量避免盖嵴式设计，以减少接触面积，避免存在易堆积食物残渣、难以清洁的凹陷区域。可由患者自行或医生椅旁使用种植专用牙线清洁，特别是易被忽略的修复体悬臂末端。

可参考临时修复体、PMMA试排牙时提供的信息，制作优化的永久修复体。患者原咬合关系为中覆盖，凸面型，下颌前牙区为0°直复合基台。临时修复时，面下1/3突度过大，患者诉有口哨音。应患者改善面型的要求，减小面下1/3突度，改善发音，因此将下颌前牙区2颗0°直复合基台更换为17°角度复合基台，以内收下颌永久修复体轴向，与上颌形成正常浅覆盖关系，面下1/3突度减小，口哨音消失，且永久修复体螺丝开孔在舌侧，保证了美观效果；更换基台后，重新印模，并采用Pick-up技术口内重衬原修复体，保障患者无空牙期，患者满意。

对全口运用"All-on-4"即刻种植即刻修复技术和CAD/CAM纯钛切削技术，制作CAD/CAM钛切削支架和聚合瓷饰面及牙龈的种植体支持式固定义齿，可成功应用于后牙区骨量不足的患者，获得理想的近期美学及功能效果，患者满意。远期效果需进一步观察。

参考文献

[1] 邸萍，林野，李健慧，邱立新，陈波，崔宏燕. "All-on-4"种植即刻修复技术的临床应用研究. 中国口腔种植学杂志, 2011, (1): 61-67.

[2] Kolinski M. L., Cherry J. E., McAllister B. S., Parrish K. D., Pumphrey D. W., Schroering R. L. Evaluation of a variable-thread tapered implant in extraction sites with immediate temporization: a 3-year multicenter clinical study. J Periodontol, 2014, 85(3). 386-394.

[3] Maló P., Nobre Md, Lopes A., Francischone C., Rigolizzo M. Three-year outcome of a retrospective cohort study on the rehabilitation of completely edentulous atrophic maxillae with immediately loaded extra-maxillary zygomatic implants. Eur J Oral Implantol, 2012, 5(1). 37-46.

[4] 宿玉成译. 国际口腔种植学会（ITI）口腔种植临床指南第四卷：牙种植学的负荷方案——牙列缺失的负荷方案. 北京: 人民军医出版社, 2011, 11-63.

[5] 邸萍. "All-on-4"无牙颌种植即刻修复技术的初步临床观察. 北京大学学报(医学版), 2014, 46(5): 720-723.

[6] Carlsson G E. Dental occlusion: modern concepts and their application in implant prosthodontics. Odontology, 2009, 97(1): 8-17.

[7] Randow K, Ericsson I, Nilner K, et al. Immediate functional loading of Branemark dental implants. An 18-month clinical follow-up study. Clin Oral Implants Res, 1999, Feb; 10(1): 8-15.

周延民教授点评

综合考虑作者选择了All-on-4的种植策略，通过CAD/CAM技术制作精密的修复体并且制备了临时修复体缩短了患者口腔内无牙的时间，同时也避免了上颌窦底提升术所带来的手术创伤和并发症，考虑患者自身情况对义齿进行调整，病例完整，综合了多个学科的内容，体现了作者全面的设计思路，建议在戴牙后也进行随访观察以保证病例资料的完整。作者上颌设计的是带有悬臂梁的固定义齿，从生物力学的角度来看，增加了上颌修复体损坏的风险。建议术前评估可以列成表格或者基于SAC分类对患者进行种植美学风险评估这样可以使读者看后清晰明了。

全口无牙颌种植固定修复1例——双侧上颌窦底外提升术+下颌即刻负重

夏婷　施斌　武汉大学口腔医学院·口腔医院种植科

摘要

目的：探讨双侧上颌窦底外提升术+下颌即刻负重的情况下，全口无牙颌种植固定修复的临床效果。**材料与方法**：全口多颗牙缺失伴双侧后牙区严重垂直向骨缺损的情况下，上颌进行双侧上颌窦底外提升术，延期植入8颗种植体；下颌拔除余留牙后，即刻植入6颗种植体，并进行即刻负重。最终使用纯钛支架及超瓷牙冠进行上下颌种植体支持的全颌固定桥修复。**结果**：该病例行种植体支持的全颌固定桥修复后，咀嚼功能和美观得到很好的恢复，患者对修复效果满意。

无牙颌的修复方式有全口义齿、种植体支持的覆盖义齿、种植体支持的固定义齿。与传统全口义齿和种植覆盖义齿相比，种植体支持的固定义齿具有固位及稳定效果好、咀嚼效率高、美观效果好及舒适度高的优点，修复后患者满意度更高。本病例中，患者为52岁中年男性，近10余年来由于牙体及牙周疾病，多颗牙陆续脱落或拔除，患者还未进入老年阶段，口内余留健康牙已为数不多。患者有多年的活动义齿佩戴史，对活动义齿的固位、咀嚼效率、舒适度均不满意，因此要求种植固定修复。

一、材料与方法

1. **病例简介**　52岁男性患者，全口多颗牙10余年来陆续脱落或拔除，曾行可摘局部义齿修复，现要求种植修复。否认系统病史。检查：口外检查：面下1/3高度正常。无明显面部不对称，肿胀或擦伤。无颞下颌关节弹响或张口受限和偏斜。口内检查：上颌右侧中切牙、右侧侧切牙、右侧第一前磨牙至右侧第二磨牙、左侧中切牙、左侧侧切牙、左侧第一前磨牙至左侧第二磨牙缺失，缺牙间隙咬合距离良好，近远中距离正常，唇（颊）腭向宽度7~8mm。上颌右侧尖牙残冠，扣（+），松（−）。上颌左侧尖牙颈部龋，扣（−），松（−）。下颌左侧第一磨牙、左侧第二磨牙、左侧中切牙、右侧中切牙、右侧侧切牙缺失，缺牙间隙咬合距离良好，近远中距离正常，颊舌向宽度7~8mm。下颌左侧第一前磨牙、第二前磨牙残根，扣（+），松（−）。下颌左侧侧切牙牙根暴露，松动Ⅲ°。下颌右侧尖牙、第一磨牙残冠，下颌右侧第一前磨牙、第二前磨牙残根，扣（−），松（−）。下颌右侧第二磨牙近中邻面大面积龋坏，扣（−），松（−）。口腔卫生差，全口牙龈萎缩，软垢（+），牙结石（+）。咬合高度正常，旧义齿咬合关系稳定。CBCT显示上颌双侧尖牙根管内见充填物，根尖周有暗影；下颌左侧尖牙、第一前磨牙、第二前磨牙根管内见充填物，下颌左侧第二前磨牙残根短小；下颌左侧侧切牙根尖周暗影，牙槽骨吸收至根尖；下颌

右侧尖牙牙周膜增宽影像，远中邻面龋坏至根管；下颌右侧第一前磨牙、第二前磨牙残根短小，根尖周有暗影；下颌右侧第一磨牙远中根可见根尖周有暗影；下颌右侧第二磨牙近中邻面龋坏近髓。上颌右侧中切牙、右侧侧切牙、左侧中切牙、左侧侧切牙缺牙区牙槽骨高度13~15mm，唇腭向宽度7~9mm。上颌双侧第一前磨牙缺牙区可用牙槽骨高度11~12mm，颊腭向宽度7~8mm。上颌右侧第二前磨牙至右侧第二磨牙、上颌左侧第二前磨牙至第二磨牙缺牙区可用牙槽骨高度严重不足，最低处仅约2.4mm。下颌左侧第一磨牙、左侧第二磨牙、左侧中切牙、右侧中切牙、右侧侧切牙缺牙区可用槽骨高度13~15mm，唇（颊）舌向宽度7~9mm。缺牙区骨质正常，无疏松影像。

2. **诊断**　上颌肯氏Ⅰ类牙列缺损；下颌肯氏Ⅱ类牙列缺损；下颌右侧尖牙、第二磨牙牙体缺损；上颌右侧尖牙、下颌左侧侧切牙、下颌右侧第一磨牙慢性根尖周炎；慢性牙周炎。

3. **治疗计划**　告知患者需进行牙周系统治疗，拔除不能保留的患牙。缺牙部位的修复方案设计为上颌行双侧上颌窦底外提升术后延期植入8颗种植体，行种植体支持的全颌固定桥修复。下颌拔除余留牙，同期植入6颗种植体，即刻负重，行种植体支持的全颌固定桥修复。告知患者治疗风险，患者同意该治疗方案。

4. **治疗过程**

（1）初诊检查。进行口内软硬组织检查，拍摄CBCT，向患者介绍治疗方案。制取上下颌研究模型。

（2）术前准备。完善牙周系统治疗。术前1周检查血常规、凝血功能及传染病4项，全口洁牙。

（3）左侧上颌窦底外提升术。常规消毒、铺巾。上颌左侧第二前磨牙至左侧第二磨牙缺牙区局麻下行牙槽嵴顶横行切口及近远中垂直切口，翻瓣，暴露上颌窦外侧壁，超声骨刀制备骨窗，揭开骨壁，可见上颌窦黏膜呈

浅蓝色,用剥离器械轻轻提升上颌窦底黏膜,逐步植入Bio-Oss®大颗粒骨粉2g,复位骨板,覆盖Bio-Gide®膜,严密缝合切口。

(4)右侧上颌窦底外提升术。常规消毒、铺巾。上颌右侧第二前磨牙至右侧第二磨牙缺牙区局麻下行牙槽嵴顶横行切口及近远中垂直切口,翻瓣,暴露上颌窦外侧壁,超声骨刀制备骨窗,揭开骨壁,可见上颌窦黏膜呈浅蓝色,用剥离器械轻轻提升上颌窦底黏膜,逐步植入Bio-Oss®大颗粒骨粉1g,复位骨板,覆盖Bio-Gide®膜,严密缝合切口。

(5)上颌右侧侧切牙、右侧第一前磨牙、右侧第一磨牙、右侧第二磨牙、左侧侧切牙、左侧第一前磨牙、左侧第一磨牙、左侧第二磨牙种植体植入手术。

双侧上颌窦底外提升术后10个月复诊,CBCT示窦底可用牙槽骨高度13~16mm。常规消毒、铺巾。上颌右侧侧切牙、右侧第一前磨牙、右侧第一磨牙、右侧第二磨牙、左侧侧切牙、左侧第一前磨牙、左侧第一磨牙、左侧第二磨牙缺牙区局麻下行牙槽嵴顶横行切口,翻瓣,预备种植窝洞,将4颗种植体Zimmer® 3.7mm×11.5mm分别用35N·cm植入上颌右侧侧切牙、右侧第一前磨牙、左侧侧切牙、左侧第一前磨牙窝洞中,将4颗种植体Zimmer® 4.7mm×10mm分别用35N·cm植入上颌右侧第一磨牙、右侧第二磨牙、左侧第一磨牙、左侧第二磨牙窝洞中。于种植体上安装覆盖螺丝。严密缝合切口。

(6)上颌种植二期手术。拔除上颌双侧尖牙。

(7)制作上颌种植体支持的过渡性临时修复体。

(8)下颌左侧侧切牙、左侧第一前磨牙、左侧第一磨牙、右侧侧切牙、右侧第一前磨牙、右侧第一磨牙种植体植入术及下颌即刻负重。常规消毒、铺巾。局麻下拔除下颌余留牙,行牙槽嵴顶横行切口,翻瓣,预备种植窝洞,将2颗种植体Zimmer® 3.7mm×11.5mm分别用35N·cm植入下颌左侧侧切牙、右侧侧切牙窝洞中;将2颗种植体Zimmer® 4.1mm×13mm分别用35N·cm植入下颌左侧第一前磨牙、右侧第一前磨牙窝洞中;将1颗种植体Zimmer® 4.7mm×8mm用35N·cm植入下颌左侧第一磨牙窝洞中;将1颗种植体Zimmer® 4.7mm×11.5mm用35N·cm植入下颌右侧第一磨牙窝洞中。再次检查确认下颌6颗种植体植入扭矩均达到35N·cm,于种植体上安装锥形基台,加30N·cm扭矩。严密缝合切口。

接入锥形基台水平直接转移杆,制取下颌修复印模,送技工室制作即刻修复体。经记录颌位关系,试排牙,最终戴入即刻修复体。调整咬合,避免前伸𬌗及侧方𬌗干扰。下颌即刻修复完成后拍摄CBCT,其结果显示下颌种植体植入位点良好。嘱患者2个月内进软食。即刻负重前3周,每周复诊检查并调整咬合,之后每个月复诊检查。

(9)逐步调整下颌临时修复体龈端形态。患者戴入即刻修复体后,随着软组织愈合改建,临时修复体龈端与软组织接触不良,即刻负重2个月后种植体周围骨组织基本稳定,多次调整临时修复体龈端形态。

(10)取模制作上下颌最终修复体。下颌即刻负重6个月后复诊,CBCT示种植体位置适宜,周围骨结合状况良好。制取上下颌最终修复体印模。安装锥形基台水平直接转移杆后,将转移杆进行刚性连接,以减少印模变形。最终修复体设计为纯钛支架、超瓷牙冠,螺丝固位全颌固定桥。

(11)试戴上下颌最终修复体。制取上下颌最终修复体印模后,记录颌位关系,试支架,试排牙,最终完成修复体戴入。调整咬合。检查并拧紧牙冠螺丝(20N·cm),聚四氟乙烯薄膜、氧化锌及光固化树脂材料封闭螺丝孔。

(12)医嘱及周期性复诊。告知患者口腔清洁方法及义齿的使用和维护,提醒患者戴牙后1个月、3个月、6个月以及以后每年复诊。

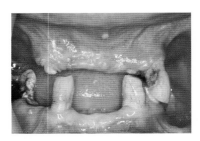
图1 术前口内正面咬合像

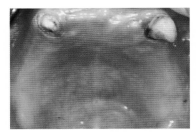
图2 术前上颌𬌗面像

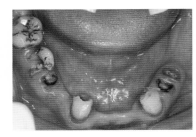
图3 术前下颌𬌗面像

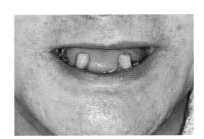
图4 术前正面微笑口唇影像

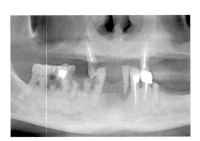
图5 术前曲面断层片

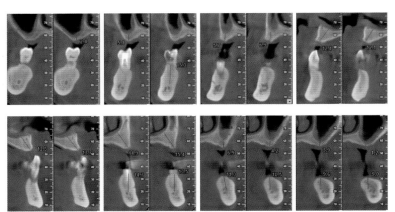
图6 术前CBCT矢状面截图

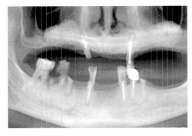
图7 双侧上颌窦底外提升术后10个月曲面断层片

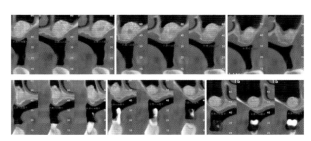

图8　双侧上颌窦底外提升术后10个月CBCT矢状面截图

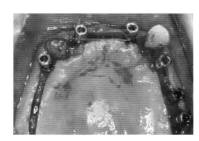

图9　上颌种植体植入

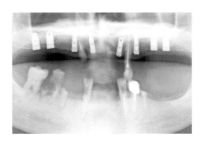

图10　种植体植入2周后拆线曲面断层片

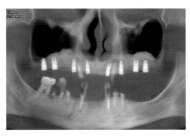

图11　种植体植入8个月后曲面断层片

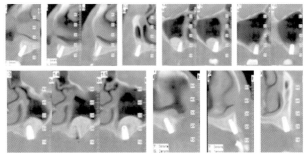

图12　种植体植入8个月后CBCT矢状面截图

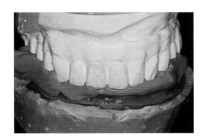

图13　记录颌位关系

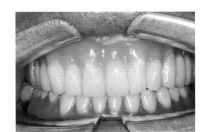

图14　试排牙

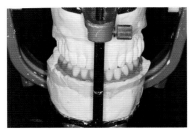

图15　上𬌗架完成下颌即刻修复义齿制作

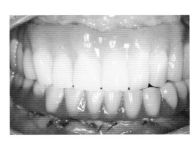

图16　戴用下颌即刻修复义齿

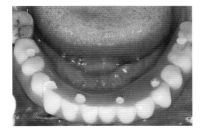

图17　下颌即刻修复义齿𬌗面像

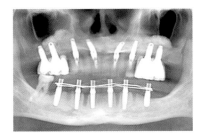

图18　下颌即刻修复当天曲面断层片示种植体位置良好，修复体就位良好

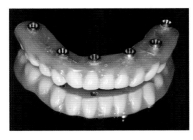

图19　下颌即刻修复义齿戴牙当天龈端形态

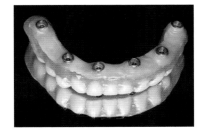

图20　下颌即刻修复义齿戴牙1周后复查调整龈端形态

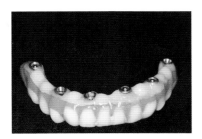

图21　下颌即刻修复义齿戴牙2个月复查调整龈端形态

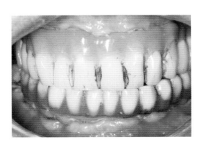

图22　下颌即刻修复6个月咬合情况稳定

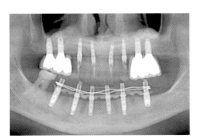

图23　下颌即刻修复6个月复查曲面断层片示种植体骨整合良好

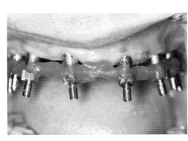

图24　将上颌直接转移杆进行刚性连接

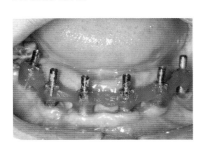

图25　将下颌转移杆进行刚性连接

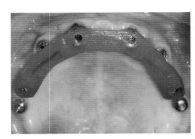

图26　上颌蜡堤支架就位于口内

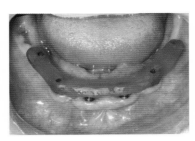

图27　下颌蜡堤支架就位于口内

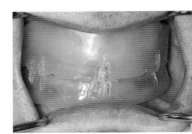

图28　记录颌位关系

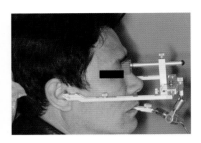

图29　𬌗叉及面弓转移上颌与颞下颌关节关系

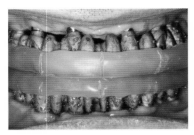

图30　确定咬合高度

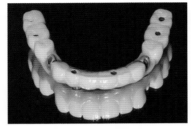

图31　上颌最终修复体，其中上颌双侧第一前磨牙为粘接固位牙冠

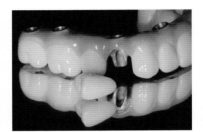

图32　上颌最终修复体，其中上颌右侧第一前磨牙为粘接固位牙冠

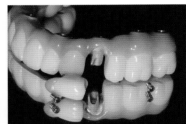

图33　上颌最终修复体，其中上颌左侧第一前磨牙为粘接固位牙冠

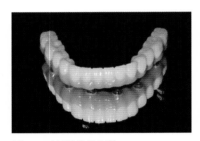

图34　下颌最终修复体

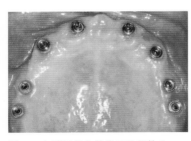

图35　上颌桥基台就位于种植体上

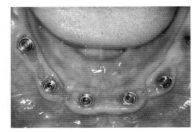

图36　下颌桥基台就位于种植体上

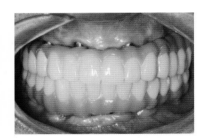

图37　戴最终修复体后咬合像

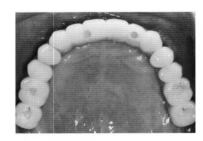

图38　上颌戴最终修复体后𬌗面像

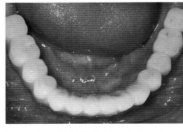

图39　下颌戴最终修复体后𬌗面像

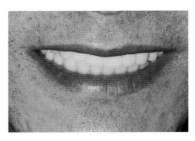

图40　戴牙后正面微笑口唇影像

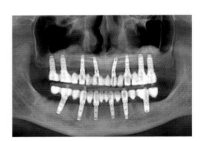

图41　戴用最终修复体当天曲面断层片

二、结果

该病例上颌进行双侧上颌窦底外提升术后延期植入8颗种植体，行种植体支持的全颌固定桥修复；下颌拔除余留牙后即刻植入6颗种植体，并进行即刻负重，最终行种植体支持的全颌固定桥修复。种植修复后，咀嚼功能和美观得到很好的恢复，患者对修复效果满意。

三、讨论

1. 无牙颌种植固定修复的优点及种植体数目的选择　1977年Brånemark

等最早报道了无牙颌种植修复10年长期修复效果的可靠性，为无牙颌患者提供了一种新的修复方法。无牙颌的种植修复可分为固定修复和覆盖义齿修复。种植固定义齿在固位和稳定、咀嚼效率和舒适度方面均优于种植覆盖义齿，但是其对牙槽骨量及骨质和医生操作技术的要求更高，且费用昂贵。本病例中，患者要求种植固定修复之心较为迫切。初诊检查见患者上颌前牙区骨量及骨质较好，上颌双侧后牙区垂直骨缺损严重，窦底可用牙槽骨高度最低处仅约2.4mm。但不存在牙槽骨水平向严重吸收的问题，且患者垂直距离正常，因此该患者采用种植固定修复方案是可行的。采用常规方法植入6~8颗种植体，不仅能够保证咬合力分散更均匀，还给我们的修复方案留有余地，万一出现某颗种植体松动或脱落，我们仍能进行跨牙弓种植固定修复。

2. 下颌即刻负重　根据第5次ITI共识研讨会给出的定义，即刻负重是指种植体植入后1周内完成上部临时义齿修复并与对颌牙有咬合接触，待种植体完成骨整合后更换上部修复体，完成永久修复。大量证据表明，即刻负重可以获得和常规负重相当的种植体留存率和边缘骨水平稳定。本病例中，术前CBCT检查示下颌牙槽骨骨量充足，骨质较好，种植体植入时扭矩达到35N·cm，进行即刻负重后，种植体承受合理限度内的力量，对牙槽骨产生生理性刺激，有利于种植体骨结合的形成。但在即刻负重时，一定要重视咬合调整，避免有害的𬌗干扰，定时复查，检查并调整咬合。并且嘱患者进食流质或半流质食物，保持良好口腔卫生。

3. 最终修复体的设计　本病例修复体采用纯钛支架与超瓷牙冠。因这两种材料重量较轻，且超瓷材料弹性模量比全瓷或烤瓷材料小，有利于应力分布与传导。超瓷材料可在常温下光固化，若发生修复体破损等情况也方便直接在口内进行维修。

本病例使用了锥形基台系统。锥形基台可允许种植体相互之间偏离平行30°以内。使用锥形基台后，上部修复体制作成螺丝固位，既容易获得共同就位道，又在种植体和修复体之间起到一个应力分散的作用。当修复体上应力过大时，首先传递到锥形基台上，锥形基台螺丝松动或折断，对种植体起到一定的保护作用。在取模时将直接转移杆进行刚性连接，尽量减少材料变形量，也有利于修复体获得被动就位。最终修复体选择了螺丝固位方式，便于后期维护和拆卸。在上颌右侧第一前磨牙、上颌左侧第一前磨牙位，螺丝开孔位于颊侧，因此将这两个牙冠做成粘接固位单冠，有利于保持良好美观效果。在修复的每一个步骤都精心设计，才能获得最终较好的修复效果。

参考文献

[1] Brånemark P I, Hansson B O, Adell R, et al. Osseointegrated implants in the treatment of the edentulous jaw. Experience from a 10-year period. Scand J Plast Reconstr Surg Suppl, 1977, 16: 1–132.

[2] Gallucci G O, Benic G I, Eckert S E, et al. Consensus statements and clinical recommendations for implant loading protocols. Int J Oral Maxillofac Implants. 2014, 29 Suppl: 287–290.

[3] Brunski J B. Avoid pitfalls of overloading and micromotion of intraosseous implants. Dent Implantol Update. 1993, 4: 77–81.

[4] Emami E, Heydecke G, Rompre P H, et al. Impact of implant support for mandibular dentures on satisfaction, oral and general health-related quality of life: a meta-analysis of randomized-controlled trials[J]. Clin Oral Implants Res. 2009, 20: 533–544.

[5] Law C, Bennani V, Lyons K, et al. Mandibular flexure and its significance on implant fixed prostheses: a review[J]. J Prosthodont. 2012, 21: 219–224.

余占海教授点评

本病例为全口多颗牙缺失伴双侧后牙区严重垂直向骨缺损的病例。作者对上颌进行了双侧上颌窦底外提升术后延期植入8颗种植体，行种植体支持的全颌固定桥修复，下颌拔除余留牙后即刻植入6颗种植体，并进行即刻修复负重，6个月后行最终种植体支持的全颌固定桥修复。种植修复后，患者咀嚼功能和美观效果得到较好的恢复，修复效果良好。整个病例获取的临床资料比较完整，图片清晰，治疗方案合理有创新。本病例下颌进行了即刻种植即刻负重，这对患者的咬合关系调整要求很高，应引起足够重视，其种植修复效果尚待继续观察。

无牙颌早期负荷初步临床研究

吴王喜　广东省口腔医院种植中心

摘要

目的：观察亲水组织水平种植体在全口牙列缺失患者植入早期常规负荷的临床效果。**材料与方法**：6例重度牙周炎伴不良修复体患者，均来自广东省口腔医院种植中心，2013年6月至2015年6月，均为男性，拔牙即刻植入亲水组织水平种植体，共植入亲水组织水平种植体88颗，宽颈6颗，其余82颗均为标准颈种植体，其中2例患者上颌植入10颗种植体，其余4例为上颌植入8颗种植体，所有患者下颌均植入6颗种植体。采用部分穿龈式愈合关闭创口，术后6周放置穿龈愈合基台，同期转移关系，全口诊断蜡型记录颌位关系并确认覆𬌗覆盖关系，蜡型回切法制作金属支架，记录修复体咬合关系，8周戴入永久修复体常规负荷。**结果**：6例患者88颗种植体均完成一期骨整合，修复设计为上颌4段固定桥，下颌3段固定桥，9~15个月随访期内所有患者咬合关系稳定，面像、发音、咀嚼功能恢复满意。**结论**：全口牙列缺失分段固定修复体早期负荷为可行临床方案，亲水种植体表面有效促进骨整合效能，提高种植体早期抗力扭矩。

一、材料与方法

1.病例简介　患者口外正侧面像记录原有面下1/3外形及唇齿关系，颌面高度尺记录面下1/3垂直距离。记录患者口内原有牙列咬合的正侧面像及𬌗面像，记录患者原有牙列的牙弓长度、修复体的临床垂直高度，分段情况及修复体的𬌗面形态，由于原有修复体𬌗面几乎为平面，显示原有修复体所受侧向力较小，且依靠现有修复体无法获得稳定的ICP位，颌位关系应该由肌群的习惯性位置获得。患者治疗前X线曲面断层影像显示患者所有基牙为牙周病终末期，上颌为两段固定修复，下颌为1段固定修复。

2.治疗过程

（1）拆除不良修复体，分别保留个别天然牙作为术中定点参照及牙弓𬌗面外形参照，用于辅助确定种植体的植入位点及植入轴向。

（2）术中下颌分别于下颌双侧尖牙、第一前磨牙、第一磨牙植入Straumann® SLActive TL RN SP 4.1mm×10mm种植体，共6颗，所有植体植入扭矩均为25~35N·cm，骨缺损区植入Bio-Oss® S颗粒人工骨，覆盖Bio-Gide®胶原膜，种植体部分穿龈愈合。由于原有修复体拆除耗时，患者较为疲劳，上颌手术改期。

（3）上颌手术延后5天进行，术中分别位于上颌右侧第二磨牙、双侧第一磨牙、左侧第二前磨牙、双侧第一前磨牙、双侧尖牙、双侧中切牙位点植入Straumann® SLActive TL SP共10颗，其中上颌双侧尖牙、中切牙位点为RN，4.1mm×12mm，上颌双侧第一前磨牙位点为RN，4.1mm×10mm，上颌右侧第一磨牙、左侧第二前磨牙位点为RN，4.8mm×10mm，上颌右侧第二磨牙、左侧第一磨牙位点为WN 4.8mm×10mm。上颌右侧第二磨牙、左侧第一磨牙位点植入扭矩为15~20N·cm，余种植体植入扭矩均为25~35N·cm，骨缺损区植入Bio-Oss® S颗粒人工骨，覆盖Bio-Gide®胶原

膜，种植体部分穿龈愈合（由于患者语言沟通困难，家属术中全程陪同并要求尽快完成手术，故术中未进行摄影）。

（4）术后10天复诊拆线口内软组织愈合良好。

（5）术后6周放置穿龈愈合基台，同期行闭口式印模转移关系。利用患者的习惯性肌功能位初步获得颌位关系，按照这一关系制作诊断蜡型。

（6）试戴诊断蜡型，椅旁确认水平颌位关系、垂直距离及覆𬌗覆盖关系。由诊断蜡型首先获得永久修复体初步的口外面型、静息及微笑状态下的唇齿关系，以进一步确定前牙区修复体切缘位置、临床冠高度及是否需要粉色材料恢复红色区域美学，该患者属中等位笑线，且为老年患者，未进行龈线重建设计。与患者椅旁轻松沟通，确认患者在诊断蜡型基础上发音自然，且无异物感。让患者做小幅轻力叩齿，确认诊断蜡型位于中性区，初步排查咬颊及咬舌可能。让患者做小幅轻力的前伸及侧方移动，确认牙列尖牙保护及组牙功能𬌗。测试中显示诊断蜡型右侧后牙区开𬌗，左侧后牙区咬合精确。诊断蜡型𬌗面形态模拟永久修复体的𬌗面形态，根据𬌗面开孔位置进一步确认牙列分段设计、开孔区周围尖窝排布设计。椅旁口外即刻修整诊断蜡型，调整𬌗面高度及𬌗面曲线，获得二次颌位关系记录。

（7）试戴支架。对诊断蜡型回切制作分段修复体的金属支架，利用金属支架再次确认前期记录颌位关系及覆𬌗覆盖关系是否准确，最终分段设计上颌4段：上颌右侧第二磨牙至右侧第一前磨牙、上颌右侧尖牙至右侧中切牙、上颌左侧中切牙至左侧尖牙、上颌左侧第一前磨牙至左侧第二磨牙。下颌分3段：下颌右侧第二磨牙至右侧第一前磨牙、下颌右侧尖牙至左侧尖牙、下颌左侧第一前磨牙至左侧第二磨牙，拍摄X线影像确认支架完全被动就位。

（8）术后8周戴入永久修复体，亲水组织水平种植体周软组织愈合稳定。永久修复体戴入时上颌右侧第二磨牙、左侧第一磨牙宽颈种植体基台螺

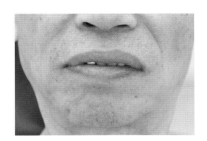

图1　治疗前口外正面像

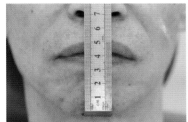

图2　治疗前面下1/3垂直高度

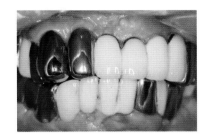

图3　患者原有牙列咬合正面像

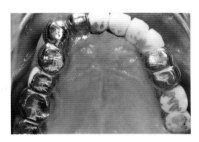

图4　患者原有上颌牙列的殆面像

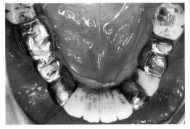

图5　患者原有下颌牙列的殆面像

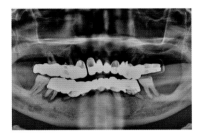

图6　患者治疗前全景片

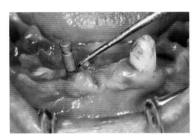

图7　下颌拔牙即刻植入种植体

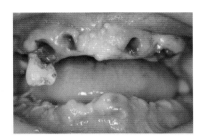

图8　上颌拔牙即刻

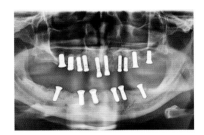

图9　术后X线曲面断层影像

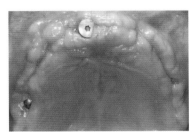

图10　术后10天复诊拆线上颌软组织
愈合情况

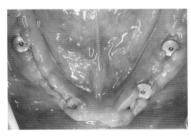

图11　下颌拆线时软组织愈合情况

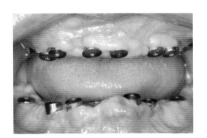

图12　穿龈愈合基台

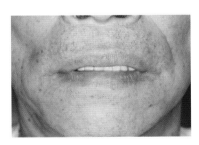

图13　诊断蜡型恢复静息状态下正面
唇齿关系

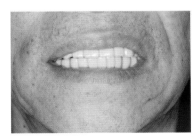

图14　诊断蜡型恢复微笑状态下正面
唇齿关系

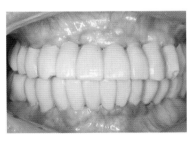

图15　诊断蜡型咬合正面像

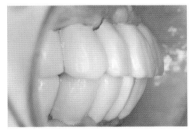

图16　覆殆覆盖关系

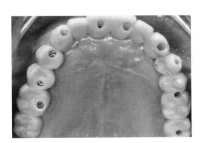

图17　上颌诊断蜡型模拟永久修复体
殆面形态

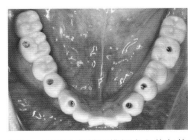

图18　下颌诊断蜡型模拟永久修复体
殆面形态

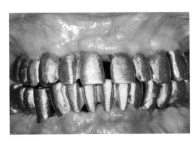

图19　金属支架正面像

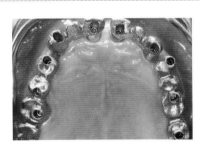

图20　上颌金属支架殆面像

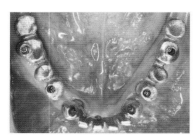
图21 下颌金属支架殆面像

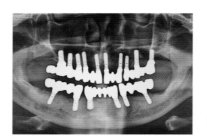
图22 支架试戴X线曲面断层影像

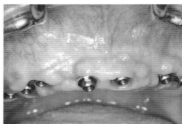
图23 上颌SynOcta 1.5 screw-retained 永久基台

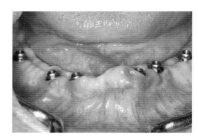
图24 下颌SynOcta 1.5 screw-retained 永久基台

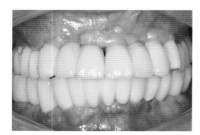
图25 永久修复体正面像

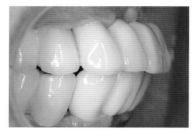
图26 永久修复体侧面像

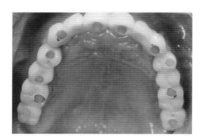
图27 上颌永久修复体殆面像

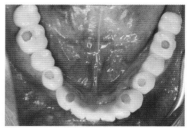
图28 下颌永久修复体殆面像

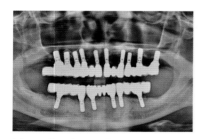
图29 曲面断层影像显示永久修复体被动就位

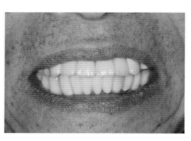
图30 永久修复正面唇齿关系

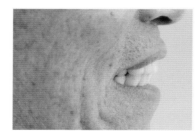
图31 永久修复侧面唇齿关系

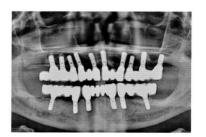
图32 永久修复4个月曲面断层影像

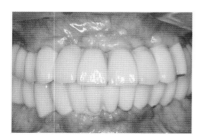
图33 永久修复后13个月正面像

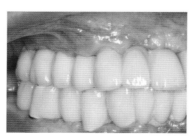
图34 永久修复后13个月右侧后牙咬合情况

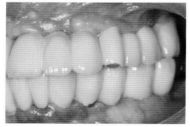
图35 永久修复后13个月左侧后牙咬合情况

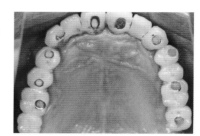
图36 永久修复13个月后上颌殆面像

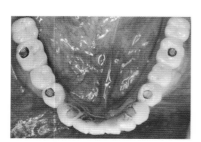
图37 永久修复13个月后下颌殆面像

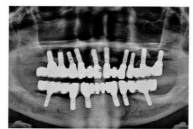
图38 永久修复13个月后曲面断层影像

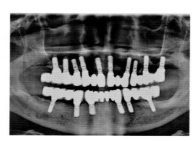
图39 永久修复25个月后曲面断层影像

丝加力扭矩＜15N·cm，余种植体基台螺丝均加力15N·cm，修复螺丝加力＜15N·cm。永久修复体戴入正侧面像及咬合面像显示与诊断蜡型高度的重复性。拍摄曲面断层影像显示永久修复体完全被动就位。口外像显示永久修复体恢复的患者面型及唇齿关系。

（9）随访。第一次复诊为永久修复体戴用后4个月，拍摄曲面断层影像，显示种植体周骨改建稳定。所有修复体均无松动，予基台螺丝及修复螺丝分别常规加力至35N·cm及15N·cm。

复诊随访时间分别为永久修复后13个月及25个月，修复体咬合关系稳定，种植体周软组织健康，曲面断层显示种植体周骨水平稳定。

（10）全部种植体采用Straumann® original SynOcta 1.5 screw-retained永久基台联合Straumann® original SynOcta gold component修复上部结构，使用原厂基台及修复配件以确保基台种植体连接界面的密合性。

二、结果

即刻种植治疗中Straumann® SLActive TL SP种植体易获得初始稳定性，并可进一步获得早期愈合及二期稳定性，支持愈合早期（植入后8周）多种植体联合负荷。亲水表面种植体早期负荷随访显示稳定的种植体周骨水平。全口牙列缺失分段固定修复早期负荷临床可行。

参考文献

[1] Morton Dean. 牙种植学的负荷方案——牙列缺损的负荷方案. 宿玉成译. 北京: 人民军医出版社, 2009.
[2] Dawson P. E. 功能殆学 从颞下颌关键到微笑设计. 张豪等译. 辽宁: 辽宁科学技术出版社, 2015.
[3] Bornstein MM, Wittneben JG, Brägger U, Buser D. Early loading at 21 days of non-submerged titanium implants with a chemically modified sandblasted and acid-etched surface: 3-year results of a prospective study in the posterior mandible. J Periodontol, 2010, 81(6): 809-818.
[4] Morton D, Bornstein MM, Wittneben JG, Martin WC, Ruskin JD, Hart CN , Buser D. Early loading after 21 days of healing of nonsubmerged titanium implants with a chemically modified sandblasted and acid-etched surface: two-year results of a prospective two-center study. Clin Implant Dent Relat Res, 2010, 12(1): 9-17.
[5] Oates TW, Valderrama P, Bischof M, Nedir R, Jones A, Simpson J, Toutenburg H, Cochran DL. Enhanced implant stability with a chemically modified SLA surface: a randomized pilot study. Int J Oral Maxillofac Implants, 2007, 22(5): 755-760.

高永波教授点评

传统种植修复需3~6个月时间，在完成修复前，大部分牙列缺失患者难以适应无义齿佩戴带来的无法咀嚼及发音障碍。本病例即刻种植选用较粗直径的Straumann®亲水植体，利用其快速骨结合特点，6周制取印模，2个月内完成早期负荷，缩短了患者缺牙时间；采用分段式固定桥，利于应力的合理分布，取得了较好的修复效果。对于非即刻负重方案，保证修复效果的同时适当减少种植体的植入数目，可简化手术操作。本病例未提供CT资料，术前对于骨量的评估及种植位点的选择依据至关重要；另外，可配合种植导板的使用获得更精确的种植体三维位置，便于后期修复操作和维持种植体的长期稳定性。

计算机辅助设计与制造的种植导板引导下的全口即刻种植即刻修复

任明明　柳忠豪　肖慧娟　烟台市口腔医院种植科

摘 要

目的：探讨计算机辅助设计和制造的种植导板，引导重度慢性牙周炎患者拔除患牙后行即刻种植即刻修复的长期稳定性。**材料与方法**：对1例重度慢性牙周炎患者，术前与患者进行交流沟通，确定口内余留牙无保留价值，制订拔除后行种植修复的方案，应用Simplant软件设计种植导板，并在导板引导下上颌于双侧中切牙、尖牙、第二前磨牙处，下颌于左侧中切牙、左侧尖牙、右侧第一前磨牙、双侧第二磨牙处植入Nobel Replace种植体各1颗，保证种植体植入理想的位置和方向，术后当天根据术中种植体植入扭矩行上部结构修复，9个月后拍摄X线片确认种植体达到骨结合后行上部结构永久修复。**结果**：修复完成后1年患者复诊，对义齿的功能和美观满意，种植体上部结构完整，咬合接触良好，X线检查见种植体周围骨结合稳定。**结论**：计算机辅助设计与制作种植导板在重度慢性牙周炎患者拔除患牙后即刻种植中能够引导种植体植入理想的位置和方向，避免对重要解剖结构造成损伤，术后即刻种植即刻修复能够明显缩短患者的缺牙期及治疗时间，减少牙槽窝拔牙后的骨吸收，有效保存牙龈软组织形态，修复美学效果佳，种植体周围骨结合稳定。

随着数字化信息技术的不断进步，计算机技术已普遍应用到口腔种植领域，从术前三维影像数据的获取、计算机辅助下的种植外科手术到种植修复体设计加工，涉及治疗的每个步骤，为牙列缺损及缺失患者种植修复治疗提供了新的契机。应用计算机技术辅助下的无牙颌患者种植修复治疗，不仅可提高种植体植入的精度，还能减小手术创伤，最大限度利用患者无牙颌骨的剩余骨量并能实现即刻修复，是未来无牙颌种植修复的发展趋势。

本病例为计算机辅助设计与制造的种植导板引导的重度慢性牙周炎患者拔除患牙后即刻种植即刻修复，确保种植体的精确植入，缩短患者的缺牙期，最终修复采用上下颌纯钛大支架加独立烤瓷冠的修复方式，满足了患者对美观及功能的要求，远期效果稳定。

一、材料与方法

1. **病例简介**　65岁男性患者，既往体健，无不良嗜好，因全口牙齿松动不适来诊。患者平素体健。自诉无高血压、心脏病、糖尿病等全身系统性疾病；自诉无肝炎等传染性疾病；自诉无青霉素类药物过敏史。自诉无抽烟、嗜酒等不良生活习惯。颌面部营养状态良好，颌面部对称。颌面各部分之间的比例协调，无颌面部畸形。口唇外形塌陷，侧面轮廓为平直面型。颞下颌关节的活动度适中，颞下颌关节无弹响，外耳道前壁检查活动度对称。开口度Ⅲ°，开口型对称。口内检查：上颌右侧侧切牙至左侧侧切牙、上颌左侧第二前磨牙、下颌右侧侧切牙至右侧侧切牙缺失，余牙PD4~10mm，AL4~8mm，上颌右侧第二磨牙至右侧尖牙、上颌左侧尖牙、上颌左侧第二磨牙、下颌左侧第二磨牙、下颌左侧第一磨牙、下颌右侧第二前磨牙至右

侧第二磨牙松动Ⅱ°，上颌左侧第一前磨牙、上颌左侧第一磨牙、下颌双侧尖牙、下颌双侧第一前磨牙、下颌左侧第二磨牙松动Ⅲ°。全口曲面断层片检查示：全口牙槽骨广泛水平吸收至根尖1/3处，上颌右侧第二磨牙、上颌双侧第一磨牙、上颌左侧第一前磨牙根周见低密度影像。

2. **诊断**　上下颌牙列缺损；慢性牙周炎。

3. **治疗计划**　方案一：拔除上颌右侧第二前磨牙、上颌双侧第一磨牙、上颌左侧第一前磨牙、下颌双侧尖牙、下颌双侧第一前磨牙、下颌左侧第二磨牙，余牙牙周序列治疗+牙周维护，缺失牙齿择期种植修复。方案二：拔除口内余留牙，行种植修复。

与患者沟通交流，告知拔除与保守治疗方案的费用、疗程及预后，患者对其保守治疗预后及后期的牙周维护没有信心，选择方案二，同时要求修复方式为固定修复，尽量缩短缺牙时间。

4. **治疗过程**

（1）种植系统：本组病例均采用Nobel®系统种植体及上部修复结构（USA）。

（2）手术导板使用前应避光封闭保存，术前用0.2%氯己定浸泡导板20min，冲净吹干。常规消毒、铺巾，计算机辅助设计与制造导板引导下行全口种植，最终分别于下颌术中拔除下颌余留牙通用型导板引导下于下颌左侧中切牙、左侧尖牙、右侧第一前磨牙、双侧第二磨牙位点植入NobelReplace种植体（下颌左侧中切牙位点：3.5mm×13mm，下颌左侧尖牙、右侧第一前磨牙、双侧第二磨牙位点：4.3mm×13mm），种植体周围环形骨缺损处及拔牙窝处植入Bio-Oss®骨粉，表面覆盖Bio-Gide®胶原

膜，安放复合基台，术后当天行上部临时修复体即刻修复。

（3）下颌种植后2.5个月，行上颌种植手术，术中拔除上颌余留牙，上颌右侧第二前磨牙牙槽窝大量肉芽组织，搔刮干净，双氧水及生理盐水交替冲洗，植入Bio-Oss®骨粉，表面覆盖Bio-Gide®胶原膜。上颌双侧尖牙、双侧中切牙、左侧第二前磨牙位点植入NobelReplace种植体（上颌双侧中切牙位点：3.5mm×13mm，上颌左侧尖牙位点：4.3mm×13mm，上颌右侧尖牙、左侧第二前磨牙位点：4.3mm×11.5mm），安放复合基台，术后当天行上部临时修复体即刻修复。

上颌种植术后6个月拍摄CBCT显示所有种植体骨结合良好，上颌右侧第二前磨牙区骨量较好，行上颌右侧第二前磨牙种植手术。

（4）上部结构最终修复。上颌右侧第二前磨牙种植术后5个月行二期手术，所有种植体拍摄平行投照根尖片，确认种植体周围骨结合稳定，行最终修复。制作个别托盘，种植体水平开窗取模，上部修复体为纯钛大支架加独立烤瓷冠，戴牙当天安放上下颌纯钛支架，扭矩15N·cm，试戴上颌右侧

第一磨牙至左侧第一磨牙、下颌左侧第一磨牙至右侧第一磨牙钴铬烤瓷冠。螺丝孔处烤瓷冠DMG氧化锌临时粘固，其余烤瓷冠3M玻璃离子永久粘固，去净粘接剂，X线示种植体周围骨结合较好。修复后1年进行复查，种植体上部结构完整，周围软组织稳定，骨结合较好。

（5）材料：种植体及器械：NobelReplace种植体及种植器械、日本NSK Surgic XT Plus种植机、Bio-Oss®骨粉（瑞士盖氏制药有限公司）、Bio-Gide®膜（瑞士盖氏制药有限公司）、CGF膜（取患者自身血液高速离心制成）、钛钉。种植导板：本病例设计使用Simplant种植设计软件（Materialise公司，Belgium），将设计好的导板以STL格式保存，制造出个性化的种植手术导板（CAM）。

二、结果

修复后1年复查，修复体完整，X线检查未见明显骨吸收，患者对美观和功能效果满意。

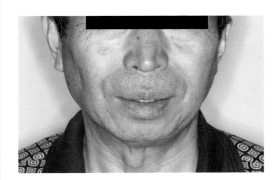

图1　种植术前患者正面像

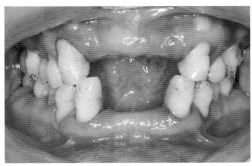

图2　初诊时口内像

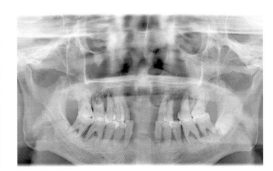

图3　初诊时曲面断层片

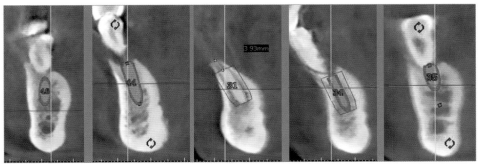

图4　下颌术前Simplant设计

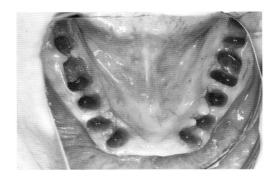

图5　微创拔除下颌余留牙

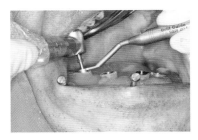

图6　导板引导下进行下颌种植体植入术

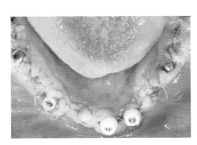
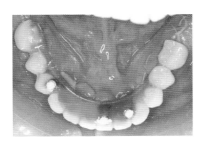
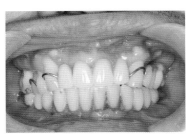

图7～图9　下颌种植术后即刻修复

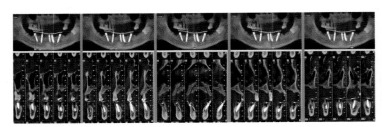

图10　下颌种植体植入术后CT检查

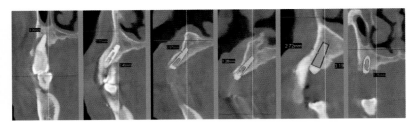

图11　上颌术前Simplant设计

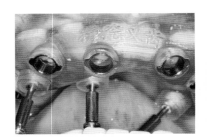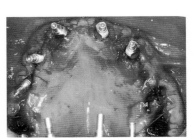

图12、图13　导板引导下行上颌种植体手术

图14　上颌右侧第二前磨牙拔牙窝

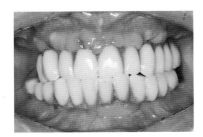

图15　上颌临时修复体戴入后口内像

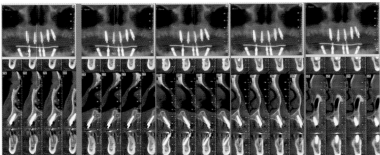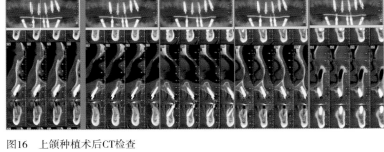

图16　上颌种植术后CT检查

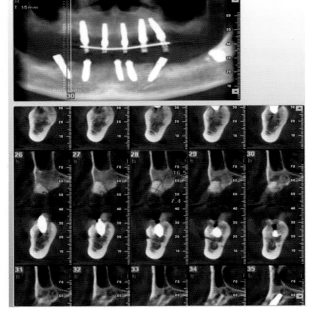

图18　上颌种植术后6个月复查CT示上颌右侧第二前磨牙区骨量情况

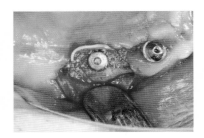

图17　上颌种植术后6个月复查口内像

图19　上颌右侧第二前磨牙位点种植术中

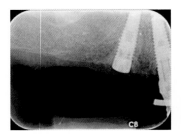

图20　上颌右侧第二前磨牙位点种植体植入术后X线检查

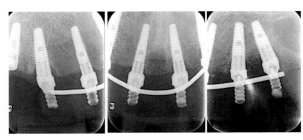

图21　上颌右侧第二前磨牙位点二期手术后，所有种植体拍摄平行投照根尖片，确定种植体周围骨结合良好

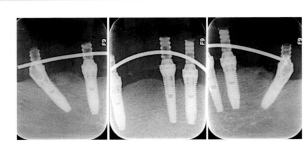

图22　下颌种植体周围骨结合良好

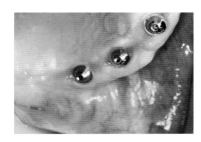
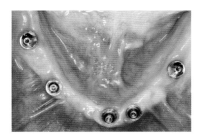
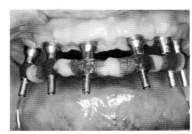
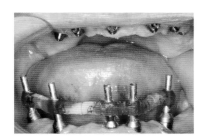

图23 最终修复前口内像（上颌）　图24 最终修复前口内像（下颌）　图25 上颌开窗式取模　图26 下颌开窗式取模

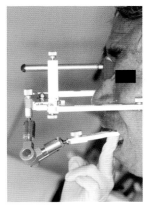
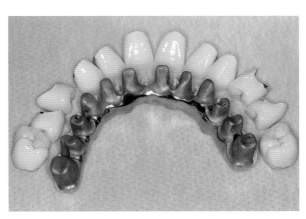
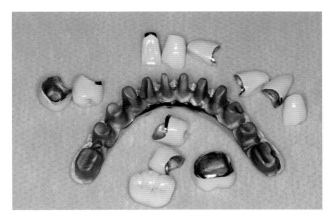

图27 面弓转移颌位关系　图28 最终的修复体　图29 最终的修复体

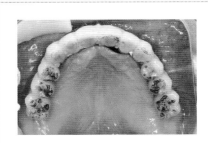
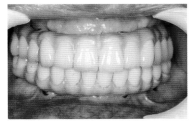
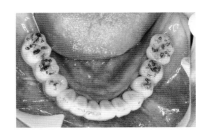
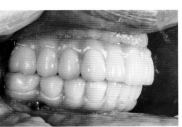
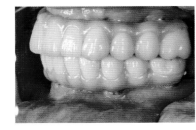
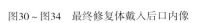

图30～图34 最终修复体戴入后口内像

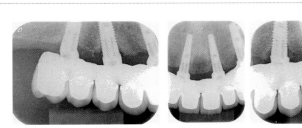
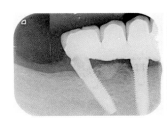
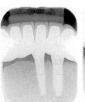
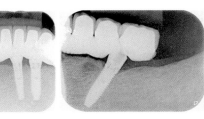
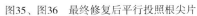

图35、图36 最终修复后平行投照根尖片

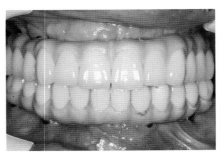
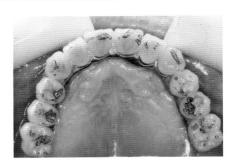
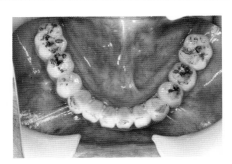

图37~图39　最终修复后1年复查口内像

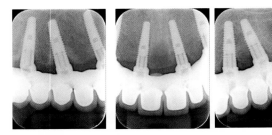
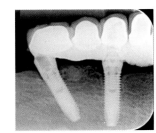
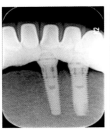
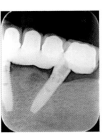

图40、图41　1年复查平行投照根尖片

三、讨论

计算机辅助设计与制作种植导板能够引导种植体植入理想的位置和方向，避免对重要解剖结构造成损伤，术后即刻修复能够明显缩短患者的缺牙期及治疗时间，减少牙槽窝拔牙后的骨吸收，有效保存牙龈软组织形态，修复美学效果佳。但导板设计制作及手术操作均会影响种植体植入的精确性，即刻种植拔牙窝的外形也会影响种植体植入后的初期稳定性，增加了术后即刻修复的风险，本病例目前美观功能效果满意，远期效果还有待进一步的观察和验证。

参考文献

[1] van Steenberghe D, Glauser R, Blombäck U, et al. A computed tomographic scan–derived customized surgical template and fixed prosthesis for flapless surgery and immediate loading of implants in fully edentulous maxillae: a prospective multicenter study. Clin Implant Dent Relat Res, 2005, 7 Suppl 1: S111–120.

[2] Sohmura T, Kusumoto N, Otani T, et al. CAD/CAM fabrication and clinical application of surgical template and bone model in oral implant surgery. Clin Oral Implants Res, 2009, 20(1): 87–93.

[3] 胡秀连, 蒋析, 任抒欣. 种植外科手术导板的数字化加工. 中国实用口腔科杂志, 2012, 5(5): 266–272.

[4] P. I. Branemark, P. Engstrand, L. O hrnell, et al. Branemark Novum: a new treament concept for rehabitation of the edentulous mandible. preliminary results from a prospective clinical follow–up study. Clin implant dent and res, 1999, 1 (1) : 2–16.

[5] Acocella A, Ercoli C, Geminiani A, et al. Clinical evaluation of immediate loading of electroeroded screw–retained titanium fixed prostheses supported by tilted implant: a multicenter retro–spective study. Clin Implant Dent Relat Res, 2012, 14 Suppl 1: e98–108.

[6] Babbush CA, Kutsko GT, Brokloff J. The all–on–four immediate function treatment concept with NobelActive implants: a retrospective study. J Oral Implantol, 2011, 37(4): 431–445.

[7] Maló P, de Araújo Nobre M, Lopes A, et al. "All–on–4" immediate–function concept for completely edentulous maxillae: a clin–ical report on the medium(3 years)and long–term(5 years)outcomes. Clin Implant Dent Relat Res, 2012, 14 Suppl 1: e139–150.

[8] Quirynen M, A lsaadi G, Pauwels M, et al. Microbiological and clinical outcomes and patient satisfaction for two treatment options in the edentulous lower jaw after 10 years of function. Clin Oral Implant Res, 2005, (16): 277–287.

[9] Bedrossian E, Sullivan RM, Fortin Y, et al. Fixed Prosthetic Implant Restoration of the Edentulous Maxilla: a systematic pretreatment evaluation method. J Oral Maxillofac Surg, 2008, 66(1): 112–122.

[10] Mericske–Stern RD, Taylor TD, Belser U. Management of the edentulous patient. Clin Oral Implants Res, 2000, 11 Suppl 1: 108–125.

陈波教授点评

应用计算机技术辅助下的无牙颌患者种植修复治疗，不仅可提高种植体植入的精度，还能减小手术创伤，最大限度利用患者无牙颌骨的剩余骨量并能实现即刻修复，是未来无牙颌种植修复的发展趋势。

本病例为计算机辅助设计与制造的种植导板引导的重度慢性牙周炎患者。拔除患牙后即刻种植即刻修复，确保种植体的精确植入，缩短患者的缺牙期，最终修复采用上下颌纯钛大支架加独立烤瓷冠的修复方式，满足了患者对美观及功能的要求。

该病例资料完整，尤其是对于患者的咬合调整和设计也有图片展示。但导板设计制作及手术操作均会影响种植体植入的精确性，即刻种植拔牙窝的外形也会影响种植体植入后的初期稳定性，增加了术后即刻修复的风险，本病例目前美观功能效果满意，远期效果还有待进一步的观察和验证。

高精度CAD/CAM牙种植体修复技术在大范围牙列缺损治疗中的应用

史舒菡[1] 梁欣[2] 马国武[1] 1. 大连医科大学附属口腔医院种植中心 2. 大连医科大学附属口腔医院口腔影像科

摘要

目的：通过结合CAD/CAM技术提供高精度的种植上部一体化基台冠桥修复复杂种植案例。以达到修复义齿的功能性，美观性等临床效果。**材料与方法**：选择2015年5月于大连医科大学附属口腔医院种植中心就诊的1例复杂种植修复患者。该患者上下颌牙列大面积缺损，骨吸收严重。应用PRF，骨挤压术，骨劈开术，上颌窦内提升术等种植外科手术方法进行种植修复。手术植入Thommen（THOMMEN Medical, Waldenburg, Switzerland）骨水平种植体11颗。6个月后取模并送往All Shape CAD/CAM中心（All Shape AG, Lengnau, Switzerland）制作种植体上部螺丝固位基台冠桥一体化修复体修复体包括上颌2组螺丝固位固定桥，1组粘接固位固定桥，下颌为分段杆卡支持的种植覆盖义齿。**结果**：3个月后，11颗植体无松动脱落，存留率为100%。上、下颌口腔黏膜无异常。种植上部修复体无断裂、移位、翘动、崩裂等情况发生，患者口内修复体均能行使良好的功能，未发现并发症，患者对修复效果表示非常满意。X线显示植体与上部修复体之间无低密度间隙，与戴牙前X线片相比，所有植体均有良好的骨结合，种植体周围的骨密度增高。**结论**：对于这种上、下颌牙列大面积缺失，骨大量吸收，难以精确定位共同就位道的复杂病例，高精度CAD/CAM技术体现了植体与修复体之间的高密合度，提供了高质量的咬合重建效果，最佳的应力分布，精准的共同就位道定位。这不但减少了很多传统种植上部修复的并发症，而且为种植手术的上部修复拓宽了适应证范围。

口腔种植学发展至今，经历了几个关键发展阶段，一是瑞典科学家Brånemark教授提出的骨结合理论；二是引导骨再生技术的出现；三是牙缺失美学修复的实现；四是数字化治疗进一步提高口腔种植的精准效果，降低了并发症发生率。近年来，随着口腔种植医学的不断发展，计算机辅助设计/计算机辅助制作（computer aided design computer aided manufacturing，CAD/CAM）技术在种植上部修复的应用日渐成熟，其高精度个性化的设计结合Thommen（SPI）种植体更有利于复杂种植病例的上部修复。

对于种植义齿上部修复，传统修复体制作方法带来了许多的修复后并发症。在1997年施斌等学者报道的30例失败修复体中，基桩折断14例，基桩、修复体松动10例，种植体周围炎6例。在1994年到2003年某医院的57例失败种植义齿中，松动脱落34例，疼痛炎症11例，严重移位7例，折断5例。在某医院2011年的14颗种植失败中，上部修复失败的有7例，基桩发生断裂旋转7例，出现咬合创伤1例，修复体松动1例，中央螺丝折断1例，种植体周围炎症1例。面对这些修复的问题，我们总结了复杂种植修复关于设计与制作方面的原因。在设计方面，修复体有薄弱环节，产生应力集中；修复体自身外形与邻牙关系恢复不合理；因天然牙与种植修复体在骨内动度不同，其混合支持的长桥设计上的不合理性。在制作方面，修复体制作误差较大，使之密合稳定度差；植体与修复的角度较大，难以准确校正其修复角度；当修复体跨度较大时，难以精确定位共同就位道。而CAD/CAM技术支持的高精度个性化基台有如下优点：植体与义齿密合度高；操作简便，提高效率；高度的美学效果；坚固。

现在，学者与口腔临床医生已将CAD/CAM技术应用于种植体上部修复中。本研究将应用高精度CAD/CAM个性化基台修复体对复杂种植患者进行种植上部修复，初步观察其临床效果。

一、材料与方法

1. **病例简介** 61岁男性患者，活动义齿修复不良，要求种植修复。上下颌牙列大面积缺失多年，5年前行活动义齿修复，但经常感到不适，今来我院要求种植修复。既往史：患者身体健康，否认传染病史，无高血压、糖尿病等系统病史，无喝酒史，有吸烟史35年。检查：患者因多年前牙周疾病导致上下颌牙列大面积缺失，下颌左侧侧切牙、尖牙及右上后牙残根于3个月前拔除，口内可见仅剩上颌双侧尖牙、上颌右侧第一前磨牙、下颌右侧尖牙。上下颌牙槽嵴低平，骨吸收严重。上颌黏膜较为正常，下颌黏膜菲薄。

2. **诊断** 上下颌大面积牙列缺损（上颌右侧侧切牙至左侧侧切牙、右侧第二前磨牙、右侧第一磨牙、左侧第二前磨牙、左侧第一磨牙，下颌左侧第一磨牙至右侧侧切牙、右侧第一前磨牙至右侧第一磨牙）；中重度牙周炎。

3. **治疗过程**

（1）种植外科治疗过程。术前3个月拔除下颌左侧侧切牙、尖牙及右上后牙残根。种植手术分为两次进行。第一次对上颌进行种植手术，术前制备PRF生物膜，上颌前牙区行骨劈开术植入2颗种植体，唇侧放置PRF生物膜，安装愈合基台，严密缝合，上颌两侧后牙区分别各行骨挤压术植入2颗植体，安装愈合基台，严密缝合。2个月后，对下颌进行种植手术，下颌双侧后牙区各植入2颗植体，下颌左前区植入1颗植体，但下颌左侧后牙区近中植体与前牙区植体行潜入式种植，其他均立即安装愈合基台，严密缝合。共11颗Thommen种植体，植体大小及种植位点包括：上颌双侧侧切牙位点4.0mm×11mm，上颌右侧第二前磨牙、第二磨牙位点4.5mm×9.5mm，上颌左侧第一前磨牙位点4.5mm×11mm，上颌左侧第一磨牙位点5.0mm×9.5mm；下颌右侧第二前磨牙、第一磨牙位点5.0mm×9.5mm，左侧尖牙、左侧第二前磨牙、左侧第一磨牙位点4.5mm×9.5mm。3个月后，行种植二期微创手术，2周后，植体与黏膜均愈合良好，种植袖口上颌平均3mm，下颌平均1mm。

（2）种植修复治疗过程。①种植术后6个月，全部11颗植体可承受35N·cm的扭矩，拟行种植上部修复。②分析修复难点：因牙列大面积缺失，需精确定位共同就位道，提高下颌覆盖义齿的密合度与稳定性，纠正紊乱咬合，全口咬合重建，合理分布应力，恢复面下1/3突度。③设计上部修复体：上颌设计为右侧第二前磨牙、第一磨牙和左侧第二前磨牙、第一磨牙分别为螺丝固位固定桥，上颌右侧侧切牙至左侧侧切牙粘接固位固定桥，在靠近龈端加牙龈瓷，对上颌前牙进行美学修复，下颌设计为分段杆支持的种植覆盖义齿（螺丝固位）。修复材料为Ti-Base基台，烤塑加纯钛内冠框架。④制取印模：制取印模的方法为开窗式印模方法。首先用藻酸盐印模材料粗取患者口内情况，用翻制的印模根据患者口内植体的分布，制作口内开窗式个性化托盘。然后将开窗式转移杆旋入患者口内的种植体上，试戴开窗的个别托盘，确定固定螺丝能从开窗处取出后，然后用盛有硅橡胶印模材料的个别托盘放入患者口内就位。大约5min后，将开口处的固定螺丝拧松，使其完全脱位后将托盘从患者口内取下，连同转移杆和固定螺丝一同带出患者口腔外。注意，该患者口内植体较多且跨度较大，应用自凝树脂连接每个转移杆成杆，凝固后断开树脂杆，释放应力，再次连接，反复2次，而用硅橡胶材料制取口内精确印模。最后用硬石膏翻制精确模型，上颌架，确定咬合准确，最后送往All Shape修复体制作中心。⑤试戴：将制作完成的成品修复体戴入患者口内，检查修复体与植体和周围软硬组织之间的密合程度；检查颌位关系，确定修复体邻间隙与高度；检查与评价义齿美观情况等。确定好各项调整因素，送回制作中心，重新调试。⑥安装修复体：将修复体粘接固位或螺丝固位于种植体上。用扭矩扳手加力至标准扭矩。如粘接固位，应封基台螺丝孔，粘固修复体后应仔细清理粘接剂，以免残留。如螺丝固位，应用光固化树脂对螺丝孔进行封洞，调拾，抛光。⑦复诊：义齿安装完成后，应1个月、3个月、6个月、12个月来进行复查，复查项目包括：义齿与软硬组织的边缘密合情况，口腔黏膜情况，种植区骨质变化等。同时并以根尖片追踪，并让患者自己对修复结果进行评价，来实现临床观察的目的。注意，在旋紧基台或中央开口修复体的螺丝之后，要拍摄口内牙片或曲面断层片，确定完全密合后，再进行封闭中央螺丝孔洞。最后拍摄口内唇齿影像照片存档。

二、结果

3个月后，全部11颗植体无松动脱落，存留率为100%。修复体包括上颌2组螺丝固位固定桥，1组粘接固位固定桥，下颌为分段杆卡支持的种植覆盖义齿。上颌口腔黏膜轻微红肿，下颌口腔黏膜菲薄，但无异常。种植上部修复体并无断裂、移位、翘动、崩裂等情况发生，患者口内修复体均能行使良好的功能，未发现并发症，患者对修复效果表示非常满意。X线显示植体与上部修复体高精密度连接，与戴牙前X线片相比，所有植体均有良好的骨结合，种植体周围的骨密度增高。

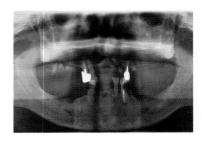

图1　种植术前X线片

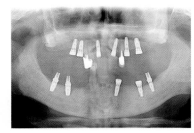

图2　种植术后X线片

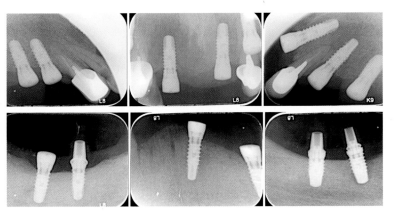

图3　种植术后3个月各植体根尖片追踪

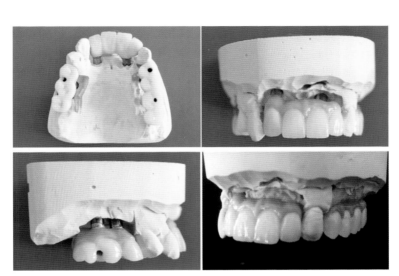

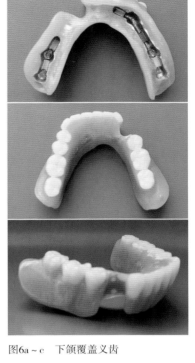

图4　戴牙后X线片

图5a～d　上颌成品修复体模型

图6a～c　下颌覆盖义齿

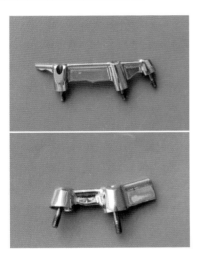

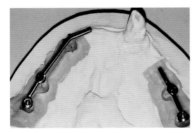

图8　分段杆卡戴入模型

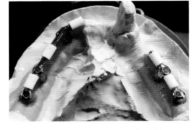

图9　下颌分段杆卡上精密附着件

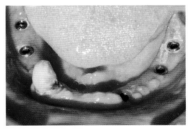

图10　下颌种植袖口口内像

图7a、b　下颌分段杆卡

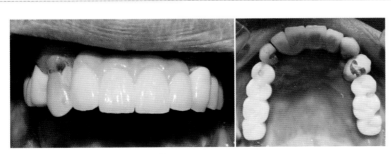

图11a、b　上颌修复体戴入口内像

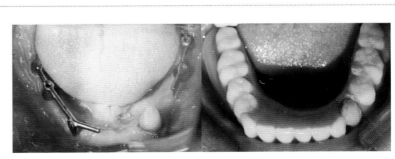

图12a、b　下颌分段杆卡与覆盖义齿戴入口内

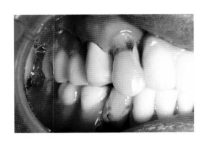
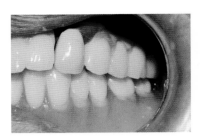
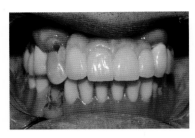
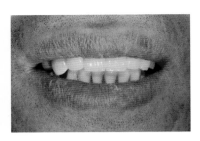

图13　右侧口内咬合像　　　　图14　左侧口内咬合像　　　　图15　前牙区口内咬合像　　　　图16　最终修复效果图

三、讨论

1. **种植过程的难点分析**　该病例在种植过程中有很高的难度。因为上颌前牙区需要美学种植修复，在种植位点与种植角度的选择方面，应偏向唇侧种植，这样更有利于上唇突度的恢复；对于下颌，该患者只剩下1颗尖牙，修复跨度很大，所以我们要选择能支持整个覆盖义齿的种植体数量和种植位点。该患者因中重度的牙周炎导致口腔内大面积的牙齿缺损，牙齿脱落后骨吸收严重，缺失的骨量和需要大量植入种植体，并且种植术中与术后都要严密控制感染的问题，否则会导致种植失败。这些问题都给种植带来了很大的困难。

2. **印模**　在口腔印模制取方面，本研究采用开窗式取模，并提前制作个性化托盘。与非开窗式印模相比，开窗式印模在磨牙区制取比较困难，但是精确度更高。所以更适合需要高精度印模和多颗牙缺失的复杂种植修复。除此之外，还有一种制取模型的方法，直接在口腔内进行种植体位置的扫描，最后形成数字化文件送往义齿加工处，然而，只有很少的种植系统允许用在基台水平取数字化印模这种直接的方法。

3. **设计**　在修复体设计方面，本研究中修复体为螺丝固位和粘接固位固定桥，分段杆卡支持的覆盖义齿。因为该患者上下颌牙列大面积缺失，骨大量吸收，难以精确定位共同就位道，还有该患者咬合紊乱，需纠正咬合，全口咬合重建，这些都给传统修复方式带来了很大的困难。针对下颌仅剩1颗尖牙，在设计中对是否保留它进行讨论，最后我们采取的方案是保留它，原因有二，一是对于这种比较低的下颌，我们需要这颗天然牙和种植体来共同支撑整个覆盖义齿，否则杆的长度与跨度太大；二是保留这颗天然牙可以辅助确定他的上下咬合位置，有利于咬合重建时义齿咬合高度的确定。在修复体制作方面，All Shape修复体在这种复杂病例修复上体现了其高精度CAD/CAM技术的优势，比如其高精度数字化设计，减少操作误差，不但使应力

分布更加合理，精确定位共同就位道，而且提高了义齿咬合面的精确度，对于该患者的咬合重建的质量也有很大提升，实现修复体或杆卡的数字切削一体化，无应力就位，使修复体与植体更加密合稳定。

4. **种植体上部修复精密度**　现在已有许多学者通过体外实验对传统修复体与CAD/CAM修复体在失配度上进行了比较，结果表明CAD/CAM修复体精确度明显高于传统修复体。在All Shape修复体制作中心，将模型扫描后的数据利用自主研发的数字化软件进行分析，在计算机上模拟口内种植位点与种植角度，设计出个性化方案。再利用微机铣床对修复体进行制作，使修复体各部分精密度高达到1μm，这相较于传统修复体来说，密合度上有很大的提高。

5. **固位**　本研究中大部分采用修复体中央开口螺丝固位的方式，其优点包括：在口外粘接基台与牙冠，可去除多余的粘接剂所形成的悬突，减少基台与冠界面的间隙，降低细菌滞留所带来的种植体周围慢性炎症或骨吸收等问题发生的概率，在修理与维护方面中央开口的方式也为日后提供了方便。在过去以往的失败种植修复分析中，螺丝断裂与松脱占了一定的比例，所以螺丝固位要有力矩数值标准，因为固位力不足会导致咬合后义齿松脱，而固位用力过猛也会因内六角划扣导致义齿松动脱落。应注意的是，下颌的覆盖义齿通过摩擦固位与种植体支持的杆卡上，其覆盖义齿上的摩擦固位装置应1年更换1次，来保证其固位稳定性。

6. **高精度CAD/CAM设备制作高精度个性化基台修复体对复杂种植病例有良好的修复效果**　对于这种上下颌牙列大面积缺失，骨大量吸收，难以精确定位共同就位道的复杂病例，高精度CAD/CAM技术不但体现了其精度很高的密合度和提供高质量的咬合重建，还合理分布应力，精确定位共同就位道，实现修复体的数字切削一体化。不但减少了很多传统义齿修复的并发症，而且为复杂种植手术的上部修复扩大了适应证。

参考文献

[1] Kapos T, Ashy LM, Gallucci GO, Weber HP, Wismeijer D. Computer-aided design and computer-assisted manufacturing in prosthetic implant dentistry. Int J Oral Maxillofac Implants, 2009, 24 Suppl: 110-117.

[2] 施斌, 程祥荣, 王贻宁, 陈琦. 30例种植义齿失败原因分析. 口腔医学纵横, 1997, 04: 234-236.

[3] 蒋松波, 赵中秋, 于山, 申莲英. 33例种植义齿失败经验总结. 中国口腔种植学杂志, 2007, 01: 35-36.

[4] 沈琳, 彭国光, 夏炜, 谢建雅, 吴美珍. 口腔种植修复失败原因探讨. 中国口腔种植学杂志, 2014, 02: 84-87.

[5] 李志宏, 刘勇坚. 种植义齿失败57例临床分析. 山西医药杂志, 2005, 02: 146-147.

[6] 余正银. 种植义齿修复失败病例的临床分析. 大家健康(学术版), 2015, 20: 95-96.

[7] 宋玉荣, 胡康玲, 李树莲. 种植义齿失败病例的临床分析. 口腔医学, 2003, 03: 165-166.

[8] Katsoulis J, Wälchli J, Kobel S, Gholami H, Mericske-Stern R. Complications with computer-aided adesigned/computer-assisted manufactured titanium and soldered gold bars for mandibular implant-overdentures: short-term observations. Clin Implant Dent Relat Res, 2015 Jan, 17 Suppl 1: e75-85.

[9] Papaspyridakos P, Lal K. Computer-assisted design/computer-assisted manufacturing zirconia implant fixed complete prostheses: clinical results and technical complications up to 4 years of function. Clin Oral Implants Res. 2013 Jun, 24(6): 659-665.

[10] Katsoulis J, Mericske-Stern R, Yates DM, Izutani N, Enkling N, Blatz MB. In vitro precision of fit of computer-aided design and computer-aided manufacturing titanium and zirconium dioxide bars. Dent Mater, 2013 Sep, 29(9): 945-953.

[11] Karataşli O, Kursoğlu P, Capa N, Kazazoğlu E. Comparison of the marginal fit of different coping materials and designs produced by computer aided manufacturing systems. Dent Mater J, 2011, 30(1): 97-102.

[12] 张晓真, 周国兴, 戴文雍, 赵毅, 邱憬, 王洁, 汤春波. 红、白美学评价 CAD/CAM 个性化基台与全瓷冠在前牙区的应用. 口腔生物医学, 2013(4): 186-190.

[13] Ortorp A, Jemt T, Bäck T. Photogrammetry and conventional impressions for recording implant positions: a comparative laboratory study. Clin Implant Dent Relat Res, 2005, 7(1): 43-50.

[14] Bergin JM, Rubenstein JE, Mancl L, Brudvik JS, Raigrodski AJ. An in vitro comparison of photogrammetric and conventional complete-arch implant impression techniques. J Prosthet Dent, 2013 Oct, 110(4): 243-251.

[15] Kurtzman GM, Dompkowski DE. Using digital impressions and CAD/CAM in implant dentistry. Dent Today. 2014 Mar, 33(3): 114, 116-117.

[16] Ferreiroa A, Peñarrocha-Diago M, Prad í es G, Sola-Ruiz MF, Agustín-Panadero R. Cemented and screw-retained implant-supported single-tooth restorations in the molar mandibular region: A retrospective comparison study after an observation period of 1 to 4 years. J Clin Exp Dent. 2015 Feb 1; 7(1): e89-94.

[17] Ugurel CS, Steiner M, Isik-Ozkol G, Kutay O, Kern M. Mechanical resistance of screwless morse taper and screw-retained implant-abutment connections. Clin Oral Implants Res, 2015 Feb, 26(2): 137-142.

[18] Korsch M, Walther W. Retrospective analysis of loosening of cement-retained vs screw-retained fixed implant-supported reconstructions. Quintessence Int, 2015 Jul-Aug, 46(7): 583-589.

[19] Karl M, Graef F, Wichmann M, Krafft T. Passivity of fit of CAD/CAM and copy-milled frameworks, veneered frameworks, and anatomically contoured, zirconia ceramic, implant-supported fixed prostheses. J Prosthet Dent, 2012 Apr, 107(4): 232-238.

[20] Park JM, Lee JB, Heo SJ, Park EJ. A comparative study of gold UCLA-type and CAD/CAM titanium implant abutments. J Adv Prosthodont, 2014 Feb, 6(1): 46-52.

[21] Katsoulis J, M ü ller P, Mericske-Stern R, Blatz MB. CAD/CAM fabrication accuracy of long- vs. short-span implant-supported FDPs. Clin Oral Implants Res, 2015 Mar, 26(3): 245-249.

[22] Witkowski S, Komine F, Gerds T. Marginal accuracy of titanium copings fabricated by casting and CAD/CAM techniques. J Prosthet Dent, 2006 Jul, 96(1): 47-52.

[23] Yara A, Goto S, Ogura H. Correlation between accuracy of crowns fabricated using CAD/CAM and elastic deformation of CAD/CAM materials. Dent Mater J, 2004 Dec, 23(4): 572-576.

[24] de França DG, Morais MH, das Neves FD, Barbosa GA. Influence of CAD/CAM on the fit accuracy of implant-supported zirconia and cobalt-chromium fixed dental prostheses. J Prosthet Dent, 2015 Jan, 113(1): 22-28.

[25] Anitua E, Alkhraist MH, Piñas L, Begoña L, Orive G. Implant survival and crestal bone loss around extra-short implants supporting a fixed denture: the effect of crown height space, crown-to-implant ratio, and offset placement of the prosthesis. Int J Oral Maxillofac Implants, 2014 May-Jun, 29(3): 682-689.

[26] Katsoulis J, Brunner A, Mericske-Stern R. Maintenance of implant-supported maxillary prostheses: a 2-year controlled clinical trial. Int J Oral Maxillofac Implants, 2011 May-Jun, 26(3): 648-656.

[27] Al Quran FA, Rashdan BA, Zomar AA, Weiner S. Passive fit and accuracy of three dental implant impression techniques. Quintessence Int, 2012 Feb, 43(2): 119-125.

周延民教授点评

　　本病例结合CAD/CAM技术提供高精度的种植上部一体化的基台冠桥修复, 此病例的设计思路合理, 其难点在于患者本身条件不好, 牙周状况差, 年龄较大, 作者针对患者的自身情况制订了个性化的治疗方案, 分为两次种植, 同时制备富有生长因子的PRF膜来促进组织的再生, 在修复过程中综合多方面因素考虑下颌设计为覆盖义齿, 不仅避免了选择共同就位道而且重建了咬合。上颌余留牙和颌骨状况相对较好, 选择固定义齿, 患者异物感小, 舒适感好, 咀嚼效率高, 术前仅拍摄X线片对诊断及确定手术方案可借鉴意义受到限制, 缺少一期手术照片, 手术图像资料不全, 植入后X线片可见上颌远中2颗植体距离较近, 而相邻上颌右侧第一前磨牙位点的植体与牙根距离过近, 易导致骨吸收等并发症, 最终修复美学效果欠佳, 缺少术后随访, 建议长期随访观察功能和美观效果。

上颌种植后套筒冠修复1例

崔金礼　莫君洁　樊亚伟　张松涛　三门峡口腔医院种植科

摘要

目的：探讨套筒冠义齿修复在上颌种植后修复中的应用，评价近期临床效果。**材料与方法**：53岁男性患者，以上颌假牙松动无法咀嚼2个月余为主诉就诊，经临床检查及X线评估后，拟先行口内患牙拔除、清创，拔牙后1个月，上颌植入4颗种植体，均安装愈合基台。拆线后上、下颌常规活动义齿修复，4个月后取模，记录咬合关系，试戴内冠及蜡牙。试戴就位可、咬合调整合适后，行最终套筒树脂冠修复。**结果**：患者对修复体满意，咀嚼效率明显提高，半个月后复诊再次咬合调整，3个月后复诊，修复体未见折裂，固位力可，基台无松动。CBCT示：种植体颈部未见明显骨吸收。**结论**：通过本病例，对于骨量条件较差的患者，采用套筒冠固位的覆盖义齿修复，最终修复体固位良好，未出现机械并发症，患者满意度高，近期临床效果良好。

戴用传统义齿修复的患者常常埋怨义齿固位差、稳定性差、咀嚼效率低，并常伴疼痛不适等问题，尤其是固位性，对于伴有牙槽骨严重吸收的无牙颌患者，常规修复很难达到良好的固位效果。特别是因为缺牙时间长、牙周炎或创伤的原因，导致牙槽嵴低平的患者，传统义齿修复无法满足其功能需求。种植覆盖义齿是利用植入颌骨内的种植体提供固位和支持，来修复缺失牙以及缺损组织的解剖形态和功能，且患者可以自行摘戴的修复体。种植覆盖义齿修复通常应用于牙槽骨严重萎缩吸收，采用传统义齿修复达不到理想的固位、稳定效果的情况。这种修复方式需要借助于种植体以及附着于其上的附着体来为义齿提供固位、支持和稳定。经过几十年的发展与完善，利用种植体来辅助全口义齿固位，已经成为一种较为成熟的修复方法，并逐渐成为无牙颌修复的常规手段。

一、材料与方法

1. 病例简介　53岁男性患者，上颌假牙松动无法咀嚼2个月余。患者3年前发现口腔内部分牙齿陆续松动、脱落，自觉口腔内异味明显。2年前曾于外院活动义齿修复，近2个月，口内假牙无法固位，影响进食，伴有刷牙出血，来诊。否认系统疾病史及传染病史，否认药物过敏史。无吸烟习惯及口服药物史。患者否认夜磨牙及咬硬物史。临床检查：上颌右侧第二前磨牙、上颌右侧第一前磨牙、上颌双侧中切牙、上颌左侧第一前磨牙至左侧第一磨牙，下颌左侧第二磨牙、下颌左侧中切牙、下颌右侧侧切牙、下颌右侧第二磨牙缺失，缺牙区为传统活动假牙修复，上颌右侧第一磨牙、上颌左侧侧切牙、上颌左侧尖牙，下颌左侧侧切牙、下颌右侧中切牙松动Ⅲ°，下颌左侧第一磨牙、右侧第一前磨牙松动Ⅰ°，全口结石（＋＋），牙龈红肿明显，牙龈退缩，上颌牙槽嵴萎缩明显，颞下颌关节未见弹响，张口度可，口腔卫生较差。曲断示：上颌右侧第一磨牙、上颌左侧侧切牙、上颌左侧尖牙、下颌左侧侧切牙、下颌右侧中切牙位点牙槽骨水平吸收至根尖区，根尖

周低密度影，余留牙牙槽骨吸收至根中1/3。

2. 诊断　牙列缺损（上颌右侧第二前磨牙、右侧第一前磨牙、双侧中切牙、左侧第一前磨牙至左侧第一磨牙，下颌左侧第二磨牙、左侧中切牙、右侧侧切牙、右侧第二磨牙）；慢性牙周炎。

3. 治疗计划　根据术前患者的骨质骨量情况，建议尽早拔除口内患牙，拔牙1个月后待牙龈恢复健康后设计种植修复；建议患者行覆盖义齿修复以恢复患者的咀嚼、美观等生理功能；拟设计在上颌骨量较好的位点植入4颗种植体，后期套筒冠义齿修复，并恢复牙齿的正常生理功能。

4. 治疗过程

（1）基础治疗：牙周洁治，口腔卫生宣教。1周后，局麻下微创拔除上颌右侧尖牙、上颌右侧侧切牙、上颌左侧侧切牙、上颌左侧尖牙、下颌左侧侧切牙、下颌右侧中切牙（上颌右侧第三磨牙、上颌右侧第二磨牙、上颌左侧第二磨牙、下颌左侧第一磨牙患者拒绝拔除）。

（2）种植外科：术前1h口服负荷剂量抗生素（阿莫西林胶囊1.0g）＋布洛芬缓释胶囊0.3g，阿替卡因肾上腺素（必兰）注射液局麻下，行牙槽嵴顶偏腭侧切口，翻瓣，彻底清理种植位点不良软组织，小球钻定位，逐级备洞，上颌右侧第二前磨牙位点植入Osstem 4.5mm×8mm 1颗，上颌右侧中切牙位点植入DIO 3.8mm×10mm 1颗，上颌左侧尖牙位点植入DIO 4.5mm×10mm 1颗，上颌左侧第二前磨牙位点植入DIO 4.5mm×8mm 1颗，安装愈合基台，严密缝合。术后常规抗炎支持治疗（阿莫西林胶囊0.5g，3次/天，7天），氯己定含漱液（0.2%）含漱2周。拆线后上下颌常规活动义齿修复，4个月后取模后期修复。

（3）种植修复：取下愈合基台，清洁、消毒、干燥龈袖口，安装开口式取模配件，硅橡胶取印模，对颌藻酸盐印模，硅橡胶制取上下颌咬合记录，拟加工厂制作个性化基台，试内冠及蜡牙，基台与套筒冠就位可，蜡牙调整合适后，制作终义齿。口内安装个性化基台，修复体调整咬合、抛光，

上颌右侧第二前磨牙位点基台加力30N·cm，上颌右侧中切牙位点基台加力25N·cm，上颌左侧尖牙、第二前磨牙位点基台均加力35N·cm，无菌棉球+暂封材料封基台开口，戴牙后常规交代戴牙后注意事项，患者对修复体满意，咀嚼效率明显提高，半个月后复诊再次咬合调整，3个月后复诊，修复体未见折裂，固位力可，基台无松动。CBCT示：种植体颈部未见明显骨吸收。

（4）材料：微创拔牙器械，拔牙钳，Osstem种植体（Osstem公司，Korea），Dio种植体（Dio公司，Korea）。

二、结果

通过本病例，对于骨量条件较差的患者，采用套筒冠固位的覆盖义齿修复，最终修复体固位良好，未出现机械并发症，患者满意度高，近期临床效果良好。

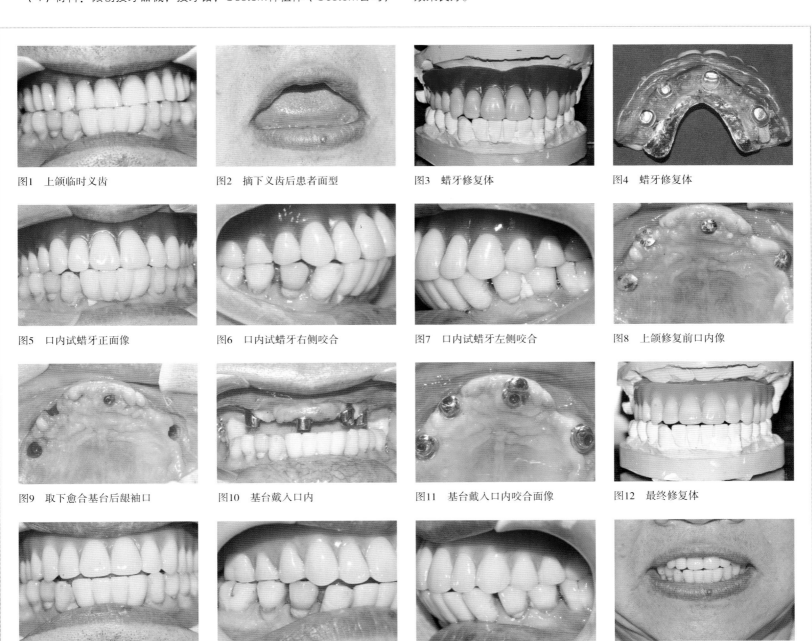

图1　上颌临时义齿　　　　　图2　摘下义齿后患者面型　　　　　图3　蜡牙修复体　　　　　图4　蜡牙修复体

图5　口内试蜡牙正面像　　　图6　口内试蜡牙右侧咬合　　　图7　口内试蜡牙左侧咬合　　　图8　上颌修复前口内像

图9　取下愈合基台后龈袖口　　图10　基台戴入口内　　　图11　基台戴入口内咬合面像　　　图12　最终修复体

图13　修复体戴入口内正面像　　图14　修复体戴入口内右侧咬合　　图15　修复体戴入口内左侧咬合　　图16　正面微笑像

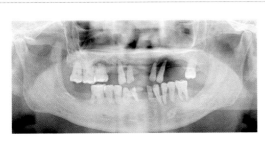

图17　术前X线片

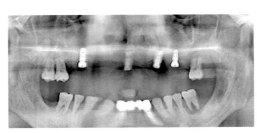

图18　术后X线

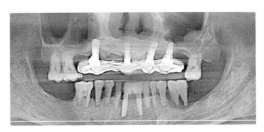

图19　戴牙当天

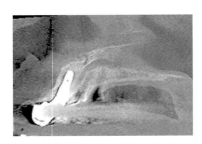
图20　戴牙后3月X线：上颌右侧中切牙

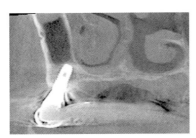
图21　上颌右侧第二前磨牙

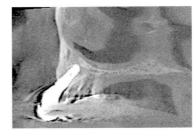
图22　上颌左侧尖牙

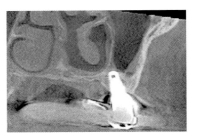
图23　上颌左侧第二前磨牙

三、讨论

1. 种植覆盖义齿机械并发症　杆卡式种植覆盖义齿修复显示了比较强的固位力，但生物并发症较多且机械并发症较严重，后期维护费用高；球帽式种植覆盖义齿修复的固位力较强且口腔黏膜并发症较少，但后期的维护次数较多，需要患者定期复查；套筒冠式种植覆盖义齿修复固位力较强并且生物并发症出现较少，但是修复的费用高；磁性附着体固位力较弱但生物并发症较少，并且患者易于摘戴。迄今为止，并没有证据显示哪种方式的种植覆盖义齿修复是最佳的选择，在临床上应因地制宜，根据患者的实际情况选择最适合的修复方式。

为了最大限度地减少种植覆盖义齿的机械并发症，医生们在临床中应注意以下几点：首先，植入的种植体两长轴应尽量保持平行，两种种植的长轴夹角不要超过30°，否则容易造成上部结构的快速磨损。其次，在保证义齿固位稳定的前提下，尽可能降低基台的高度，以此保护种植体及其周围软硬组织健康。另外，由2颗种植体支持的覆盖义齿修复时，两颗种植体的连线应与双侧髁状突连线相互平行。最后，球帽式种植覆盖义齿修复时，应尽量使双侧后牙区上部结构受力接近，以便在咬合时，上部结构可沿矢状轴转动，这样可以有效避免了较大应力集中的产生。还有最重要的一点是，当种植覆盖义齿初次戴入患者口内时，咬合调整非常重要，不能有咬合创伤和咬合障碍，否则，患者在后期的使用过程中会出现各种各样的生物的或者机械的并发症。

2. 种植覆盖义齿清洁维护　对于某些种植覆盖义齿像球帽式或LOCATOR义齿经常在1年后出现磨损，维护次数较多。在基台周围与软组织接触区容易附着软垢以及结石，临床检查中，医生常常会在修复体阴性部件与阳性部件连接处周围见到明显软垢和结石，容易引起种植体周围黏膜炎，甚至导致种植体周围炎的发生。这主要是因为两个原因，一方面患者口腔卫生保健做得不彻底；另一方面则是患者担心牙刷会刺伤基台旁的黏膜，不敢过多的清洁义齿。因此，培养患者形成良好口腔卫生习惯，选择适合自己的清洁工具以及教会患者使用正确方法清洁基台很重要。另外，定期专业的口腔卫生护理，用专业的牙间刷清洁，以及定期复查，发现问题及时处理等对种植覆盖义齿修复后的长期成功尤为重要。

参考文献

[1] Krennmair G, Seemann R, Fazekas A, et al. Patient preference and satisfaction with implant-supported mandibular overdentures retained with ball or locator attachments: a crossover clinical trial. Int J Oral Maxillofac Implants, 2012, 27(6).

[2] Zembic A, Wismeijer D. Patient-reported outcomes of maxillary implant-supported overdentures compared with conventional dentures. Clin Oral Implants Res, 2014, 25(4): 441-450.

[3] Zou D, Wu Y, Huang W, et al. A 3-year prospective clinical study of telescopic crown, bar, and locator attachments for removable four implant-supported maxillary overdentures. Int J Prosthodont, 2013, 26(6).

[4] Zembic A, Tahmaseb A, Wismeijer D. Within-Subject Comparison of Maxillary Implant-Supported Overdentures with and without Palatal Coverage. Clin Implant Dent Relat Res, 2015, 17(3): 570-579.

谭震教授点评

该病例展示了采用套筒冠附着体进行咬合重建。相对于其他几种常见的附着体，套筒冠附着体可以纠正植体轴向不良，并且可扩展性强，后续治疗阶段容易改变和升级治疗方案等优点。作者根据不同附着体的优缺点选择套筒冠附着体对该患者进行治疗，结果修复体固位好，戴牙后3.5个月未出现机械并发症，患者满意度高。

当然套筒冠附着体也存在昂贵，临床研究少，种植体受力较大等缺点。对于种植体，由于动度远低于天然牙，在进行该类治疗时，需要注意生物力学问题，作者在文中提到了需要特别注意咬合问题，这非常关键。另一个需要注意的就是如何控制套筒冠的固位力大小？如何确保义齿套筒冠制作的精密性？有学者将套筒冠附着体分为固位支持型和支持型固位体2种，前者内冠内聚度5°~6°，后者大于6°。医生和技师在制作时有无这方面的考虑？在制作阶段，该病例采用的个性化基台，外层冠是如何制作的，采用铸造等方式可否达到所需的精度？是否会影响远期效果，这都是我们大家关心的问题，希望作者能继续观察，可以提供更长观察期的治疗效果。

另外，该患者有牙周炎病史，且治疗过程中口内卫生依旧欠佳，治疗完成后口内仍有活跃性的牙周炎病灶，这些需要引起大家重视，这对于义齿的远期效果也非常重要。

上颌牙列缺失螺丝固位种植全口义齿修复

姜宝岐　郭倩倩　袁洁　哈力代·东木拉提　李麒　山东大学口腔医院种植科

摘要

目的： 口腔种植修复逐渐成为牙列缺失患者进行义齿修复的重要选择，尤其是种植体支持的固定义齿因其良好的美观性、舒适性及咀嚼效能等受到越来越多患者的欢迎，本病例旨在研究上颌牙列缺失后螺丝固位种植全口义齿修复做相关探讨。**材料与方法：** 72岁女性患者，上颌牙列缺失，多年前曾在外院行上颌总义齿修复，2014年11月因义齿固位不良、咀嚼效率不佳来诊，要求种植修复。患者全身一般状况良好，否认重大系统疾病、传染病，否认家族遗传病史，否认药物过敏史。专科检查：全口卫生状况一般，全口牙龈无明显红肿。上颌牙列缺失，总义齿修复，固位不良，张口时义齿脱落，牙槽嵴窄，附着龈不足；下颌左侧中切牙、右侧第一磨牙、右侧第二磨牙缺失，活动义齿修复；余牙无明显松动，牙齿中度磨耗，开口度三横指，开口型无偏斜，无关节弹响；面下1/3短，略凹陷，上唇丰满度差。检查CBCT示上颌双侧尖牙、第一磨牙位点处骨高度充足，于上述位点植入Straumann®种植体行全口义齿固定修复。**结果：** 上颌全口义齿戴入后面形丰满，上唇丰满度充分恢复，咬合均匀稳定。患者自述咀嚼功能良好，面型改善，对本次修复过程及结果表示满意。**结论：** 上颌牙列缺失后螺丝固位种植全口义齿修复对患者条件要求高，种植区需要良好的骨密度和骨量，患者颌位关系应较正常。此外，唇部有足够支撑，患者笑线低位。

无牙颌修复是传统修复治疗的重大难题。牙齿全部缺失，由牙及牙周组织传导的调节牙槽骨吸收与再生平衡的生理性刺激消失，导致牙槽骨吸收，颌弓缩小，支持组织减少，黏膜萎缩，给义齿修复带来极为不利的影响，造成传统全口义齿的固位与稳定差，咀嚼效率低，常难以达到理想的修复效果。口腔种植技术的发展为无牙颌修复开辟了一条新途径，可以明显提高全颌义齿的固位和稳定性，增强义齿的咀嚼效率，为无牙颌患者提供了理想的修复手段。

一、材料与方法

1. 病例简介　72岁女性患者，上颌牙列缺失，多年前曾在外院行上颌总义齿修复，2014年11月因义齿固位不良、咀嚼效率不佳来诊，要求种植修复。患者全身一般状况良好，否认重大系统疾病、传染病，否认家族遗传病史，否认药物过敏史。专科检查：全口卫生状况一般，全口牙龈无明显红肿。上颌牙列缺失，总义齿修复，固位不良，张口时义齿脱落，牙槽嵴狭窄，附着龈不足；下颌左侧中切牙、右侧第一磨牙、右侧第二磨牙缺失，活动义齿修复；余牙无明显松动，牙齿中度磨耗，开口度三横指，开口型无偏斜，无关节弹响；面下1/3短，略凹陷，上唇丰满度差。术前CBCT分别测量上颌双侧尖牙、第一磨牙位点骨高度、骨厚度，术前SAC分类评估见表1。

此病例的SAC分类为复杂类。

2. 诊断　上颌牙列缺失；下颌牙列缺损。

3. 治疗计划　考虑患者牙槽嵴窄、高度尚可，拟于上颌双侧尖牙位点分别植入Straumann® 3.3mm×10mm（窄颈）种植体各1颗，于上颌双侧第一磨牙位点分别植入Straumann® 4.1mm×10mm（常规颈）种植体各1颗，5

表1　SAC分类评估——决定上颌牙列缺失SAC分类的列表

上颌牙列缺失：固定修复体	简单	复杂	高度复杂
颌间距离		平均	受限
入路		充分	受限
负荷方案		常规/早期	即刻
美学风险		低	中/高
愈合期的过渡义齿		可摘式	固定式
副功能咬合		不存在	存在
𬌗型		前牙引导	非前牙引导

个月后种植体完成骨结合，制取种植体水平开口式印模，行种植体支持的固定全口义齿修复，完成最终修复。

4. 治疗过程

（1）术前准备：常规血液检查，排除手术禁忌。术前预防性应用抗菌药及镇痛药（头孢克洛缓释胶囊0.375g，奥硝唑片0.5g，氨酚双氢可待因片1片），复方氯己定漱口液含漱。

（2）术中过程：常规消毒铺巾，必兰于上颌双侧尖牙、第一磨牙位点的牙槽嵴局部麻醉，待麻药显效后，在外科导板导引下，于上颌双侧尖牙、第一磨牙位点的牙槽嵴顶用环切刀行环状切口，剥离术区黏骨膜瓣，显露术野，刮匙搔刮去除骨面残留软组织，球钻修整骨面，先锋钻定深及方向，平行杆反复探查方向并予以纠正，扩孔钻逐级预备种植窝，于上颌双侧尖牙位点植入Straumann® 3.3mm×10mm（窄颈）种植体各1颗，植入扭矩35N·cm，置覆盖螺丝；上颌双侧第一磨牙位点植入Straumann®4.1mm×10mm（常规颈）种植体各1颗，植入扭矩35N·cm，置愈合帽。初始稳定性良好。生理盐水冲洗，纱布块压迫止血。常规术后常规医嘱。

（3）术后曲面断层示种植体方向良好。

（4）术后5个月复诊，曲面断层示种植体骨结合良好，种植体水平制取初印模，制作个别托盘。

（5）第2天种植体水平制取开窗式印模。

（6）在终模型上制作殆托和殆堤，于患者口内取咬合关系。

（7）取模后2周，患者口内试戴蜡型，2周后戴入最终修复体。

（8）2个月后复诊，口腔卫生良好，黏膜颜色、质地正常，义齿稳定性良好，义齿组织面有少量食物残渣。

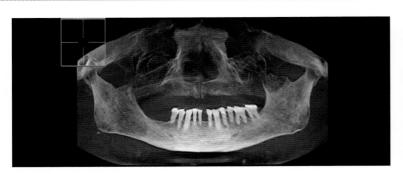

图1　术前CT显示口腔情况

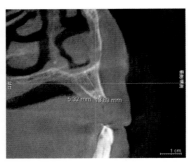

图2　术前CT示上颌左侧尖牙位置骨高度及骨厚度

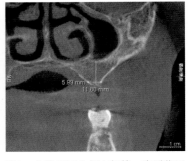

图3　术前CT示上颌左侧第一磨牙位置骨高度及骨厚度

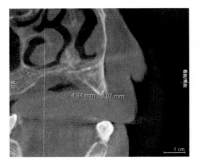

图4　术前CT示上颌右侧尖牙位置骨高度及骨厚度

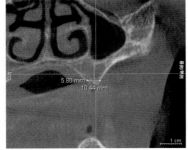

图5　术前CT示上颌右侧第一磨牙位置骨高度及骨厚度

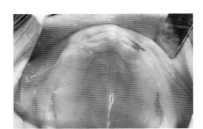

图6　术前口内像

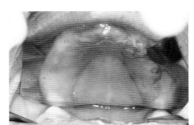

图7　简易导板下种植位点定位

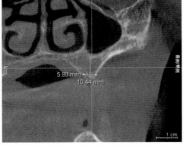

图8　术后曲面断层示种植体方向

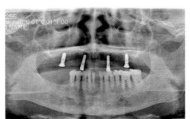

图9　术后5个月复诊，曲面断层示种植体骨结合良好

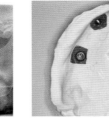

图10　取初印模，灌初模型

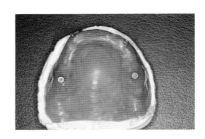

图11　取初印模，灌初模型

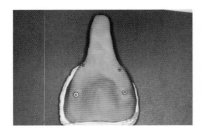

图12　在初模型上制作个别托盘

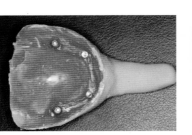

图13　在初模型上制作个别托盘

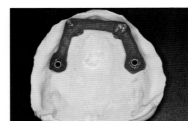

图14　在初模型上粘接转移杆

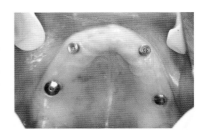

图15　患者口内情况

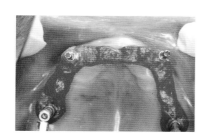

图16　在口内粘接转移杆

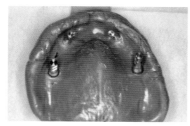

图17　制取开窗式印模

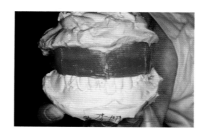

图18　终模型上制作殆托和殆堤

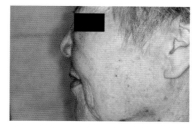

图19　患者口内试戴蜡托和蜡堤，确定咬合关系

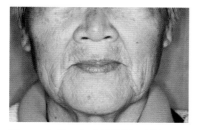

图20　患者口内试戴蜡托和蜡堤，确定咬合关系

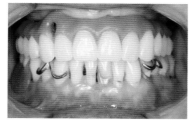

图21　试排牙

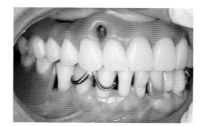

图22　试排牙

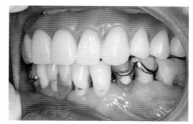

图23　试排牙

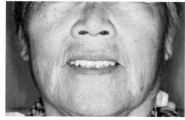

图24　试排牙正面像

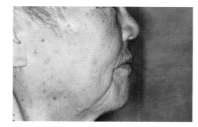

图25　试排牙侧面像

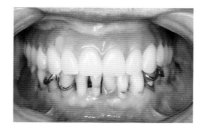

图26　戴牙后口内像

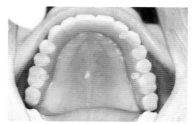

图27　戴牙后口内像

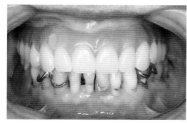

图28　戴牙后口内像

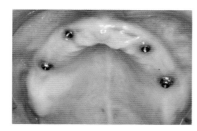

图29　戴牙后3个月复诊口内像

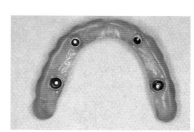

图30　戴牙后3个月复诊义齿像

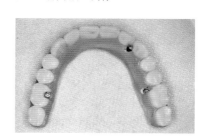

图31　戴牙后3个月复诊义齿像

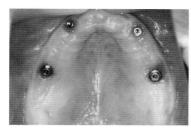

图32　戴牙后12个月复诊口内像

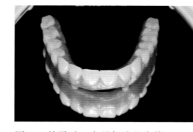

图33　戴牙后12个月复诊义齿像

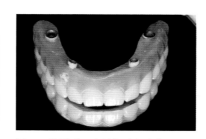

图34　戴牙后12个月复诊义齿像

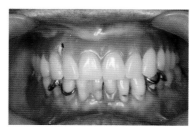

图35　戴牙后12个月口内正面像

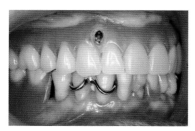

图36　戴牙后12个月口内侧面像

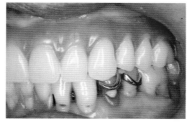

图37　戴牙后12个月口内侧面像

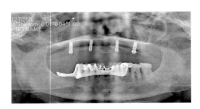
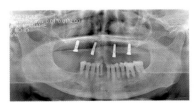
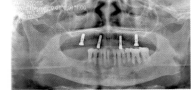
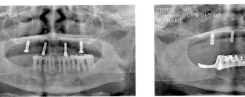

图38　戴牙后12个月曲面断层片　　　　图39~图41　种植后当天、5个月、15个月种植体周围未见明显骨吸收

二、结果

患者种植体植入后，无明显不适，过渡义齿一定程度上恢复了咀嚼功能与颌面外形。种植体植入5个月后，曲面断层示骨结合良好，植体周围牙槽嵴维持了良好的骨量。临床检查见全口卫生状况良好，种植区软组织愈合良好，未见瘘管。先于患者口内制取种植体水平初印模，制作个别托盘，后于患者口内制取种植体水平终印模。取咬合关系，试戴蜡型，至最终修复体戴入。上颌全口义齿戴入后面型丰满，上唇丰满度充分恢复，咬合均匀稳定。患者自述咀嚼功能良好，面型改善，对本次修复过程及结果表示满意。患者最终义齿戴入后3个月、12个月复诊，义齿及种植体稳定，咬合良好，牙龈组织健康。患者戴用义齿无明显不适。

三、讨论

相较于传统总义齿、种植体支持的覆盖义齿，种植固定义齿修复因其固位稳定，舒适感接近天然牙列而成为无牙颌患者修复的首选。常见修复设计有单冠、联冠和固定桥。联冠和固定桥可为整体也可分成数段，这要根据种植体数目和位置的设计来确定。通常由于上颌窦过度气化，下颌神经管过度上移，让上下颌骨磨牙区失去理想的种植条件，而不能实现无牙颌患者单冠修复。文献报道无牙颌种植固定义齿修复5年种植体的成功率87%~100%，种植后修复体成功率93%~100%，均高于种植体支持的覆盖义齿。同时无牙颌患者种植固定义齿修复后在患者满意度方便性方面显著优于覆盖义齿。上颌牙列缺失后螺丝固位种植全口义齿修复对患者条件要求高，种植区需要良好的骨密度和骨量，患者颌位关系应较正常，如患者上颌骨吸收严重，内收明显，修复时需将牙列向唇颊侧倾斜，会使种植体受到较大的倾斜应力，易导致种植失败。此外，如果上颌骨吸收严重，修复后唇部会缺少支撑，影响美观，也会影响发音。本病例患者，颌位关系较正常，上颌骨吸收不严重且内收不明显，可采用种植固定全口义齿修复。义齿轻巧，患者舒适度高，该义齿主要依靠种植体进行固位，修复体基托比较小，患者佩戴舒适。但是患者需要有足够的依从性，进行定期复查，尤其是种植体情况和牙龈健康状况的检查。

参考文献

[1] 宿玉成译. 国际口腔种植学会(ITI)口腔种植临床指南第二卷: 牙种植学负荷方案. 北京: 人民军医出版社, 2009.
[2] Hämmerle CH, Cordaro L, van Assc N, et al. Digital technologies to support planning, treatment, and fabrication processes and outcome assessments in implant dentistry. Summary and consensus statements. T 4th EAO consensus conference 2015. Clin Oral Implants Res, 2015, 26(Suppl 11): 97-101.
[3] Raico Gallardo YN, da Silva-Olivio IR, Mukai E, et al. Accuracy comparison of guided surgery for dental implants according to ttissue of support : a systematic review and meta-analysis. Clin Oral Implants Res, 2016, 0: 1-11.
[4] Vercruyssen M, Laleman I, Jacobs R, et al. Computer-supported implant planning and guided surgery: a narrative review. Clin Oral Implants Res, 2015, 26 (Suppl 11): 69-76.
[5] Benic GI, Elmasry M, Hämmerle CH. Novel digital imaging techniques to assess toutcome in oral rehabilitation with dental implants: a narrative review. Clin Oral Implants Res, 2015, 26 (Suppl 11): 86-96.
[6] 王佐林, 范震. 无牙颌种植修复设计. 口腔颌面外科杂志, 2013, 23(1): 1-7.
[7] 宋应亮, 李德华, 刘宝林. 无牙颌种植义齿修复设计与病例分析. 口腔颌面外科杂志, 2011, 21(2): 130-133.
[8] Patzelt SB, Spies BC, Kohal RJ. CAD/CAM-fabricated implant-supported restorations: a systematic review. Clin Oral Implants Res, 2015, 26 (Suppl 11): 77-85.
[9] 耿威. 数字化口腔种植治疗现状与研究进展. 中国实用口腔科杂志, 2016, 9(1): 2-9.

陈波教授点评

上颌牙列缺失后螺丝固位种植全口义齿修复对患者条件要求高，种植区需要良好的骨密度和骨量，患者颌位关系应较正常，如患者上颌骨吸收严重，内收明显，修复时需将牙列向唇颊侧倾斜，会使种植体受到较大的倾斜应力，易导致种植失败。此外，如果上颌骨吸收严重，修复后唇部会缺少支撑，影响美观，也会影响发音。本病例患者，颌位关系较正常，上颌骨吸收不严重且内收不明显，可采用种植固定全口义齿修复。但患者需要有足够的依从性，进行定期复查，尤其是种植体情况和牙龈健康状况的检查。

该老年患者下颌右侧后牙为游离端缺失，活动义齿修复。面下1/3丰满度差，此病例设计可考虑上颌覆盖义齿修复。而不必刻意追求固定义齿修复方式。

上颌牙列缺失的数字化种植修复

何非¹ 毛红² 荣锰¹ 赵新² 1.北京嘉信诊所 2.北京西科码医疗器械股份有限公司

摘 要

数字化技术因其可预期、精确、高效等优势，在口腔种植修复中的应用日益增多。本文报道了上颌牙列缺失病例，采用国产数字化平台，设计治疗方案，制作手术导板，引导下植入7颗种植体，并于术前预制临时固定桥即刻负荷。术中，采用了不翻瓣和翻瓣结合的术式，双侧第一磨牙行穿牙槽嵴上颌窦底提升，前部区域行牙槽嵴骨修整，软组织根向复位。愈合期后，传统技术取印模，将模型信息数字化，设计、制作螺丝固位整体桥，为钛切削支架和氧化锆全瓷冠复合结构，实现了理想的功能和美学重建。

在口腔种植修复领域，数字化技术的应用可贯穿诊断、计划、实施、评估等多个环节，提高治疗的可预期性、精确性和高效性。本病例利用数字化技术，实现上无牙颌种植体植入和即刻负荷，愈合期后完成永久修复，疗效满意，术后1年复查，修复体完好，支持组织稳定。

一、材料与方法

1. 病例简介 53岁男性患者，因"上颌余留牙拔除半年，要求行种植固定修复"就诊。既往体健，无系统性疾病，无过敏史，不吸烟。临床检查：上颌牙列缺失，下颌右侧第二磨牙、右侧第一磨牙、右侧尖牙、左侧中切牙至尖牙、左侧第二磨牙、左侧第三磨牙缺失，余留牙Ⅰ°～Ⅱ°松动，附着丧失2～4mm；缺牙区牙槽嵴轻度至中度吸收，上颌嵴顶黏膜距下牙殆面13～16mm，上颌前部附着龈宽度3～4mm，后部6mm以上；上下颌骨位置关系基本正常；高位笑线；关节区和下颌运动无异常，开口度44mm；上颌单颌全口义齿，下颌可摘局部义齿。CBCT示：上颌前部牙槽嵴顶部狭窄，基底部宽度充分，高度充分；上颌后部牙槽嵴宽度充分，窦底骨高度7～15mm。

2. 诊断 慢性牙周炎；上颌牙列缺失；下颌牙列缺损。

3. 治疗计划 （1）取印模及殆记录。（2）按患者要求保留下颌余牙，行牙周治疗，仍戴用原可摘局部义齿。（3）制作放射导板，将患者戴用放射导板拍摄的CBCT和放射导板及模型口外光学扫描的数据导入设计软件，行上颌种植设计。（4）设计、制作手术导板和预制临时固定桥。（5）导板引导下植入种植体，同期行穿牙槽嵴上颌窦底提升和上颌前部牙槽嵴形态修整，安装基台和预制临时固定桥行即刻负荷。（6）6个月后取模，设计、制作永久固定桥，试戴安装。（7）定期随访。

4. 治疗过程

（1）制取印模及殆记录，灌制模型，颌位转移上殆架。

（2）保留下颌余牙，行牙周治疗，仍戴用原可摘局部义齿。

（3）设计制作放射导板，口内试戴稳定无误后，拍摄CBCT。

（4）将上、下颌模型和放射导板口外光学扫描的STL文件与CBCT的DICOM文件导入Segma Guide®种植规划软件，构建数字化模型。

（5）设计于上颌右侧第一磨牙、右侧第一前磨牙、右侧中切牙、左侧侧切牙、左侧第一前磨牙、左侧第一磨牙、左侧第二磨牙位点植入5.0mm×10mm、4.3mm×13mm、3.5mm×13mm、4.3mm×11.5mm、4.3mm×11.5mm、4.3mm×8mm、5.0mm×10mm（Nobel Replace™ Tapered）种植体；其中上颌双侧第一磨牙根尖部进入上颌窦内，需行穿牙槽嵴上颌窦底提升，上颌右侧第一前磨牙、右侧中切牙、左侧侧切牙、左侧第一前磨牙，设计植入骨嵴顶下3～5mm后再行骨修整。

（6）设计多级手术导板，唇侧放置3颗固位钉，以数字光处理（digital light processing，DLP）快速成型技术制作，安放金属引导环。

（7）根据种植体设计的位置和角度选择复合基台（Nobel Biocare® Multi-Unit Abutment）设计预制临时固定桥（无悬臂），材质为含玻璃填料的丙烯酸树脂，DLP技术制作，以光固化树脂行牙龈修饰。

（8）完成手术准备后，必兰颊、腭侧浸润麻醉，将手术导板及殆记录准确就位，安放固位钉；使用通用型导板工具，于上颌双侧第一磨牙、左侧第二磨牙位点行牙龈环切和逐级备洞，并于上颌双侧前磨牙间拟植入位点行先锋钻定点；取下手术导板，上颌双侧第一磨牙位点穿牙槽嵴上颌窦底提升并植入骨替代材料（Bio-Oss® Collagen）后，植入上颌双侧第一磨牙、左侧第二磨牙位点种植体（扭矩＞35N·cm）；上颌双侧第一前磨牙间的区域行定位点偏腭侧水平切口及唇颊侧垂直切口，翻瓣；重新安放手术导板，原位固定；完成上颌双侧第一前磨牙、右侧中切牙、左侧侧切牙逐级备洞，取下手术导板后，植入种植体（扭矩＞35N·cm），颈部位于骨面以下，暂时安装封闭螺丝；修整牙槽嵴形态；安装术前选定的复合基台和上部结构基底；黏骨膜瓣根向复位缝合；调改预制临时固定桥，自凝树脂重衬；树脂硬固后，取下固定桥，行穿龈部位和桥体组织面的修补、调磨、抛光，按指定扭矩值安装到位，调整咬合，抛光。

（9）术后6个月，临时固定桥、种植体、软组织良好，制取种植体终印模、临时固定桥印模、下颌印模、正中𬌗记录、前伸𬌗记录，灌制模型，颌位转移上𬌗架。

（10）口外光学扫描上颌模型、临时固定桥模型、下颌模型，将STL文件导入Segma CAD®修复设计软件，构建数字化模型。

（11）根据种植体位置、软组织外形、对颌牙列，参照临时固定桥形态，设计上部结构；制作钛切削螺丝固位整体支架（右侧远中短悬臂梁），以光固化树脂制作牙龈饰面；制作14颗氧化锆全瓷单冠（其中上颌双侧第二前磨牙间的牙位唇、颊面烤饰瓷，个性化染色），𬌗面预留螺丝通道，口外粘固。

（12）上部结构口内试戴，确认被动就位、穿龈形态、桥体龈方形

态、牙列形态、𬌗关系、垂直距离、丰满度等均符合设计要求，按指定扭矩值安装到位，少量调𬌗；封堵螺丝孔；抛光；口腔卫生宣教。

（13）种植术后1年复查。

二、结果

上颌牙列缺失病例，行穿牙槽嵴上颌窦底提升，同期在数字化导板引导下植入7颗种植体，安装预制树脂临时固定桥行即刻负荷，解决了患者愈合期的功能和美学需求；临时固定桥使用6个月，情况良好；设计、制作、安装钛切削螺丝固位整体支架和氧化锆全瓷冠复合上部结构，功能、美学、舒适性良好；种植术后1年复查，修复体完好，种植体周围支持组织稳定。

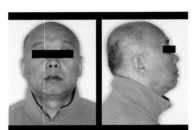

图1　术前面部像

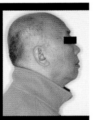

图2　术前口内正面像

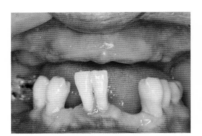

图3　术前口内𬌗面像

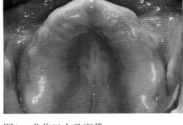

图4　术前放射影像

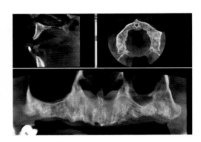

图5　安放有金属阻射标记的放射导板

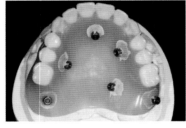

图6　构建数字化模型

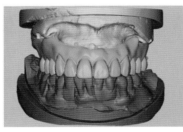

图7　设计种植体

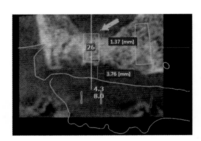

图8　设计手术导板

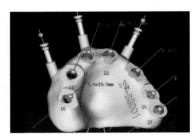

图9　设计制作临时固定桥

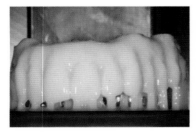

图10　以光固化树脂行牙龈修饰

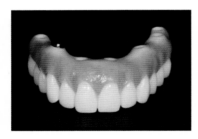

图11　固定手术导板，上颌双侧第一磨牙、左侧第二磨牙位点牙龈环切

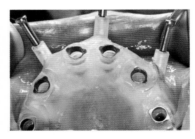

图12　上颌双侧第一磨牙、左侧第二磨牙位点引导下逐级备洞，双侧前磨牙间拟植入位点先锋钻定点

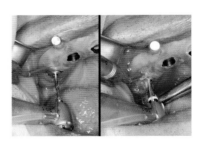

图13　取下导板，上颌双侧第一磨牙位点穿牙槽嵴上颌窦底提升

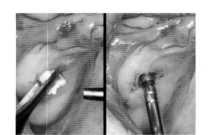

图14　上颌双侧第一磨牙、左侧第二磨牙位点植入种植体，扭矩>35N·cm

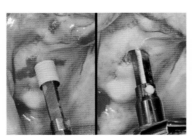

图15　上颌双侧前磨牙间位点偏腭侧水平切口及唇颊侧垂直切口，翻瓣

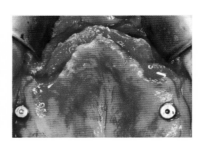

图16　重新固定导板后，引导下逐级备洞

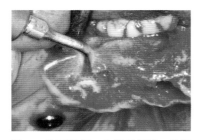

图17　取下导板，上颌双侧第一前磨牙、右侧中切牙、左侧侧切牙位点植入种植体，扭矩>35N·cm，修整牙槽嵴形态

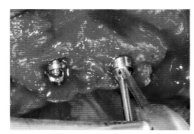

图18　安装术前选定的复合基台

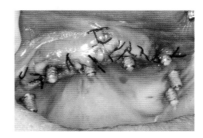

图19　安装上部结构基底

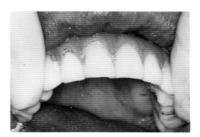

图20　调改临时固定桥，确认就位无误后口内重衬

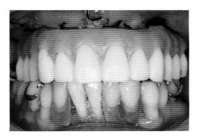

图21　术后即刻口内正面像

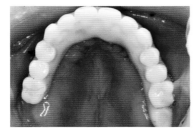

图22　术后即刻口内𬌗面像

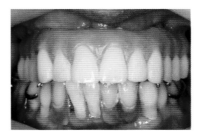

图23　术后6个月，临时固定桥完好

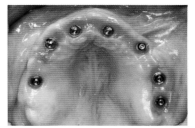

图24　术后6个月，种植体、软组织良好

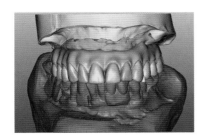

图25　制取印模，模型上𬌗架，口外光学扫描，构建数字化模型

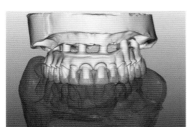

图26　设计钛切削螺丝固位整体支架

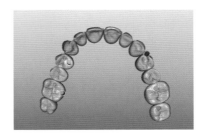

图27　设计氧化锆全瓷单冠

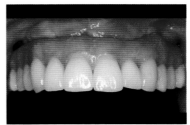

图28　修复体口内正面像

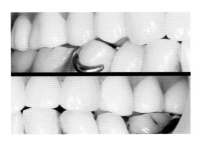

图29　侧方运动为组牙功能𬌗

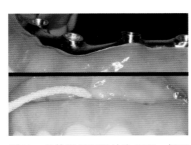

图30　桥体组织面设计为凸面，便于卫生维护，指导患者使用牙线

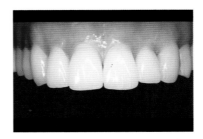

图31　修复体口内局部像，美学效果理想

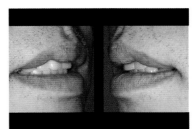

图32　前牙位置、唇齿关系良好

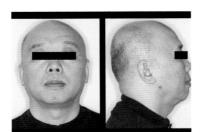

图33　永久修复后面部像

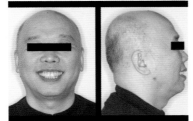

图34　永久修复后面部笑容像

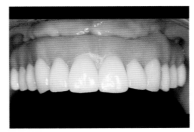

图35　种植术后1年，修复体口内正面像

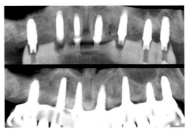

图36　术后即刻和术后1年放射影像对比

三、讨论

国际口腔种植学会共识性论述提出：对于上颌牙列缺失，现有文献支持微粗糙表面种植体通过固定修复体即刻负荷。本病例上颌双侧第一磨牙位点需行骨增量，且左侧为短种植体，因此设计了7颗种植体，术中遵从级差备洞原则，获得了理想的初期稳定性，顺利行即刻负荷，使用6个月后更换为永久修复体，术后随访1年，软硬组织情况稳定，治疗方案符合原则。

数字化引导种植技术具有精确、安全、微创等优势，适用于复杂的解剖条件、微创手术、需优化种植体设计和准确就位、需行即刻修复等情况。牙列缺失的种植手术导板，分为黏膜支持式和骨支持式，前者精度高于后者。植入精度除了数据采集、软件处理、快速成型输出、工具匹配等环节的系统误差外，还与就位稳定性、黏膜厚度和弹性、开口度、骨质密度等患者个体因素有关。此外，种植体植入的引导方式，分为单级、多级、全程，精度依次提高。

不翻瓣技术缩短手术时间、减少术后出血和反应、提高患者舒适度；而传统翻瓣技术则有手术视野好、利于控制植入深度等优点。本病例磨牙区附着龈宽度充分，采用了不翻瓣术式。上颌前部牙槽嵴顶端狭窄，设计种植体植入骨面下后行骨修整，既保证了种植体周围硬组织长期稳定，又创造了更多修复空间，提高了高位笑线患者的美学效果；该区域附着龈宽度不足，采用了偏腭侧切口的翻瓣术式，导板引导下逐级备洞，直视下植入种植体，修整骨面，黏骨膜瓣根向复位缝合，保存了附着龈。

计算机辅助设计和制造技术具有精确、高效、可预期、工艺控制性好、可重复性高等优势，应用于种植体支持的螺丝固位全牙列桥，已有中、短期文献验证。其主要方式是钛、钴铬支架或氧化锆，加以树脂或烤瓷饰面，或粘接全瓷冠。其常见并发症是饰面或冠的折裂和脱落。因目前口内扫描技术的精度尚不能达到全牙列种植固定桥的要求，本病例采用传统技术制取印模，通过模型的口外光学扫描实现数字化。上部结构设计为钛切削支架、树脂牙龈饰面、粘接式氧化锆全瓷单冠，生物相容性好，强度高，实现了可靠的功能重建；桥体组织面为凸面设计，便于卫生维护；咬合面为氧化锆材质，降低崩瓷风险，且均为单冠设计，如出现并发症便于处理；预留螺丝通道，有利于后期维护；前牙和前磨牙区全瓷冠唇、颊面烤饰瓷，模拟天然牙轮廓、色泽、质地、光学特性，获得了理想的美学效果。

参考文献

[1] 宿玉成译. 国际口腔种植学会(ITI)口腔种植临床指南第二卷: 牙种植学负荷方案, 北京: 人民军医出版社, 2009.

[2] Hämmerle CH, Cordaro L, van Assche N, Benic GI, Bornstein M, Gamper F, Gotfredsen K, Harris D, Hürzeler M, Jacobs R, Kapos T, Kohal RJ, Patzelt SB, Sailer I, Tahmaseb A, Vercruyssen M, Wismeijer D. Digital technologies to support planning, treatment, and fabrication processes and outcome assessments in implant dentistry. Summary and consensus statements. T 4th EAO consensus conference 2015. Clin Oral Implants Res, 2015, 26(Suppl 11): 97–101.

[3] Raico Gallardo YN, da Silva-Olivio IR, Mukai E, Morimoto S, Sesma N, Cordaro L. Accuracy comparison of guided surgery for dental implants according to ttissue of support : a systematic review and meta-analysis. Clin Oral Implants Res, 2016, 0: 1–11.

[4] Vercruyssen M, Laleman I, Jacobs R, Quirynen M. Computer-supported implant planning and guided surgery: a narrative review. Clin Oral Implants Res, 2015, 26 (Suppl 11): 69–76.

[5] Benic GI, Elmasry M, Hämmerle CH. Novel digital imaging techniques to assess toutcome in oral rehabilitation with dental implants: a narrative review. Clin Oral Implants Res, 2015, 26 (Suppl 11): 86–96.

[6] 王佐林, 范震. 无牙颌种植修复设计. 口腔颌面外科杂志, 2013, 23(1): 1–7.

[7] 宋应亮, 李德华, 刘宝林. 无牙颌种植义齿修复设计与病例分析. 口腔颌面外科杂志, 2011, 21(2): 130–133.

[8] Patzelt SB, Spies BC, Kohal RJ. CAD/CAM-fabricated implant-supported restorations: a systematic review. Clin Oral Implants Res, 2015, 26 (Suppl 11): 77–85.

[9] 耿威. 数字化口腔种植治疗现状与研究进展. 中国实用口腔科杂志, 2016, 9(1): 2–9.

王鹏来教授点评

数字化引导种植技术具有精确、可预期、高效等特点，目前在口腔种植修复中的应用日益增多。在本病例中，患者磨牙区附着龈宽度充分，术者采用了不翻瓣技术，既简化了手术流程，又减少了创伤。患者上颌前部牙槽嵴顶端狭窄，该区域附着龈宽度不足，术者采用了偏腭侧切口的翻瓣术式，导板引导下逐级备洞，直视下植入种植体，修整骨面，黏骨膜瓣根向复位缝合，这样做既提高了高位笑线的美学效果，又保存了附着龈，但全程导板引导下种植要充分考虑并避免对骨的热损伤。

该病例治疗思路新颖，计划周密，体现了作者全面的种植技术。

全口无牙颌上颌剩余骨量不足时数字化导板下Fix-on-4种植修复病例

杨惊[1]　黄娜[2]　张丽丽[2]　王远勤[2]　1. 暨南大学附属广州口腔医院种植科　2. 暨南大学附属惠州口腔医院种植科

摘要

目的：例全口无牙颌上颌剩余骨量不足的数字化导板下Fix-on-4种植固定修复病例。**材料与方法：**75岁男性患者，因上颌牙列缺损，下颌全口义齿咀嚼效率低下前来就诊，要求种植固定修复上颌缺损牙列及下颌缺失牙列。口内检查见上颌双侧后牙缺失，下颌牙列缺失，7颗上颌余留牙均松动Ⅲ°，无保留价值，上下颌牙槽嵴萎缩，双侧上颌后牙区牙槽嵴宽度降低，下颌牙槽嵴低平呈刃状，放射线检查结果示上颌骨量不足，下颌骨量尚可。依据口内及影像学检查结果，结合患者自身要求，制订治疗计划：（1）拔除上颌余留牙；（2）上颌数字化导板下行Fix-on-4种植修复；（3）下颌垂直植入6颗种植体一段式修复。**结果：**种植体稳定，修复体无松动，咬合关系良好，牙龈无红肿或显著萎缩，种植体周围无明显牙槽骨吸收。**结论：**数字化导板下Fix-on-4种植修复技术应用于上颌剩余骨量不足的患者可获得理想、可预期的美学及功能效果，减少手术创伤，降低手术风险，增加患者满意度。

无牙颌，即各种原因导致的上颌或/和下颌牙列缺失后的颌骨。牙列缺失后，剩余牙槽嵴失去了咬合力的刺激，通常会出现废用性萎缩，导致其宽度和高度的下降，因此，活动修复时全口义齿的固位及稳定较差。近年来，种植义齿在无牙颌修复中取得了理想的成功率和治疗效果，但在骨量严重不足时，种植体植入数量、植入位置及方向可选择的范围有限。为了获得良好的修复效果，种植体植入位置及方向必须十分精确，否则极易出现各种修复后并发症。随着数字化技术的发展，基于CT扫描技术以及CAD/CAM技术制作的数字化导板可精确指引种植体植入方向及位置，充分利用剩余牙槽嵴的骨量。针对上述情况，我们对1例全口无牙颌剩余骨量不足的患者进行了导板下种植及固定修复，取得了良好的效果。现报道如下。

一、材料与方法

1. 病例简介　75岁男性患者，以主诉"上牙松动数年，要求种植修复"前来我院就诊。现病史：上前牙松动数年，未做处理，下颌牙列缺失，5年前曾于外院行全口义齿修复，但固位及稳定性不佳，现要求种植固定修复上下颌缺损牙列。既往史：无心脏病、糖尿病、高血压、骨质疏松症、免疫缺陷等不适宜种植修复的全身系统性疾病，无吸烟酗酒史，无夜磨牙习惯，无长期服药，材料、药物过敏史。专科检查：上颌右侧第二磨牙至第二前磨牙、左侧第一前磨牙至第二磨牙缺失，上颌右侧第一前磨牙至左侧尖牙松动Ⅲ°，牙龈稍红肿，下颌无牙颌，牙槽嵴低平呈刃状，笑线高度中等，牙龈生物型为中厚型，上下颌关系相对正常，口腔卫生一般。放射线检查：上颌余留牙牙槽骨吸收至根尖1/3，上颌左侧尖牙根尖见椭圆形低密度影像。上颌骨密度较低，左侧后牙区牙槽嵴顶距上颌窦底约5mm，上颌

前牙区可利用骨高度＞13mm，右侧后牙区牙槽嵴顶距上颌窦底约2mm。下颌骨骨密度均匀，前牙区可用骨高度＞20mm，颏孔后可利用牙槽骨高度＞15mm。

2. 诊断　（1）上颌右侧第一前磨牙至左侧尖牙牙周炎；（2）上颌左侧尖牙根尖周炎；（3）上颌牙列缺损；（4）下颌牙列缺失。

3. 治疗计划　上颌余留牙无保存价值，需全部拔除，向患者提出以下方案：方案一：上下颌常规全口义齿；方案二：上颌骨增量，3个月后上下颌常规种植（14颗）；方案三：上颌Fix-on-4，下颌常规种植（10颗）。向患者介绍并充分解释以上3种方案的治疗过程及优缺点，患者表示理解，结合其自身情况考虑后选择方案三，并签署知情同意书。

4. 治疗过程

（1）微创拔除上颌余留牙。

（2）制取患者上、下颌模型，灌制研究模。拍摄CBCT，获取颌骨的三维影像数据。

（3）制作放射导板。模型上制作上下颌义齿个别托盘，藻酸盐取上下颌终印模。灌模后制作上下恒基托，确定垂直距离，面弓转移颌位关系，上半可调𬌗架，排牙。口内试排牙满意后充胶制成放射导板，在腭板上放4处放射阻射点作为标记点，让患者戴着放射导板再次拍摄CBCT。

（4）完成黏膜支持式数字化外科导板。将CBCT数据及模型的三维扫描数据输入Segma Digital Solusion进行数据匹配整合，在软件中综合考虑修复需要以及患者颌骨情况后确定种植体植入位置（上颌双侧第二前磨牙、侧切牙）及方向并完成手术导板的制作。

（5）种植手术。上颌手术：将手术导板在术前用酒精浸泡30min，术

区局部浸润麻醉,消毒,铺巾,将导板放入口内,硅橡胶Index指引上颌导板就位,固位钉固定导板,软组织环切后沿导板套管逐级备洞后植入4颗种植体(上颌右侧侧切牙位点植入Zimmer® 3.7mm×13mm种植体;上颌右侧第二前磨牙位点植入Zimmer® 3.7mm×10mm种植体;上颌左侧侧切牙、第二前磨牙位点植入Zimmer® 4.1mm×10mm种植体)选择并放置合适角度锥形基台(上颌双侧侧切牙位点种植体选择3mm 0°锥形基台;上颌右侧第二前磨牙位点种植体选择2mm 15°锥形基台;上颌左侧第二前磨牙位点种植体选择3mm 15°锥形基台),由于上颌右侧第二前磨牙位点种植体初始稳定性不足35N·cm,因此上颌没有采用种植体支持式临时修复体,在锥形基台上连接配套的愈合基台。

下颌手术:术区局部浸润麻醉,作下颌左侧第一磨牙至右侧第一磨牙牙槽嵴顶水平切口,辅以近远中垂直切口,翻开颊侧全厚瓣,修整牙槽嵴,逐级备洞后植入6颗种植体(下颌双侧侧切牙、双侧第一磨牙、左侧第一前磨牙植入Osstem 4.0mm×10mm种植体;下颌右侧第一前磨牙植入Osstem 4.5mm×10mm种植体),缝合。下颌全部种植体初始稳定性良好,植入扭矩均>35N·cm。

(6)过渡义齿修复。由于上颌上颌右侧第二前磨牙位点种植体植入扭矩未达到35N·cm,下颌种植体植入扭矩均大于35N·cm,因此上颌选择黏膜支持式常规全口义齿、下颌选择种植体支持式全口义齿的过渡修复形式。上颌使用放射导板作为过渡修复体,导板上种植体对应的位置调空避免船力传递到种植体上。下颌种植术中取初印模,灌模后制作开窗个别托盘。将开窗印模杆与模型上替代体连接,使用成形树脂连接各印模杆,再在相邻印模杆中间位置切断成形树脂。将开窗印模杆按模型上的位置在口内就位,使用成形树脂重新连接,制取硅橡胶开窗终印模。在终印模上安装替代体,注入人工牙龈,灌注模型,选基台,制作树脂支架。口内试戴支架,被动就

位,与基台边缘密合,完成过渡修复体。

(7)永久修复。选择锥形基台金底冠+HPP支架+烤瓷冠的方法恢复上颌牙齿及牙龈的外形,纵向螺丝固位。在上颌锥形基台上安装配套的闭合印模杆,取初印模,灌模后制作开窗托盘。在锥形基台上安装配套开窗印模杆,使用自凝塑料连接各印模杆后使用开窗托盘取硅橡胶终印模。在终印模上安装锥形基台替代体,注入人工牙龈,灌注模型,安装金底冠,制作树脂支架并排牙。口内试戴,支架被动就位,与基台边缘密合。

选择HPP支架+烤瓷冠的方法恢复下颌牙齿及牙龈的外形,侧向螺丝固位,参照下颌过渡义齿制作永久修复体。口内试戴,支架被动就位,与基台边缘密合。口内试排牙,蜡牙中线、面部丰满度、颌位关系皆正常,制作永久修复体。将上下颌永久修复体戴入口内,螺丝固位,完全被动就位,调改咬合至前牙无接触、后牙多点面接触、悬臂轻接触。

(8)所使用的材料。Zimmer® TSV 3.7mm×10mm种植体1颗(上颌右侧第二前磨牙位点),3.7mm×13mm种植体1颗(上颌右侧侧切牙位点),4.1mm×10mm种植体2颗(上颌左侧侧切牙、第二前磨牙位点);Osstem TSⅢ 4.0mm×10mm种植体5颗(下颌双侧侧切牙、双侧第一磨牙、左侧第一前磨牙位点),4.5mm×10mm种植体1颗(下颌右侧第一前磨牙位点)。

二、结果

患者种植体植入并行即刻临时固定修复后,无任何不适,过渡义齿一定程度上恢复了咀嚼功能和颌面部外形,患者对过渡义齿功能满意,无明显不适,义齿牢固,咬合均匀稳定,术区牙龈无红肿,种植体无松动。种植体植入4个月后CBCT显示种植体骨结合良好,最终修复体戴入后颌面部外形丰满,下唇丰满度充分恢复,咬合均匀稳定。

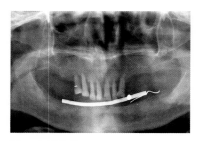

图1 初诊全景

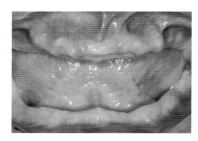

图2 术前正面像

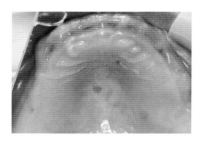

图3 术前上颌船面像

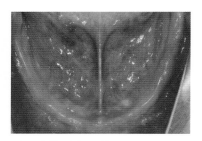

图4 术前下颌船面像

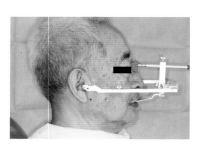

图5 面弓转移

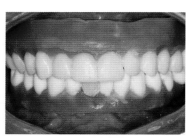

图6 试排牙(前牙区)

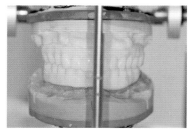

图7 充胶

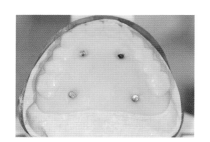

图8 放置阻射材料

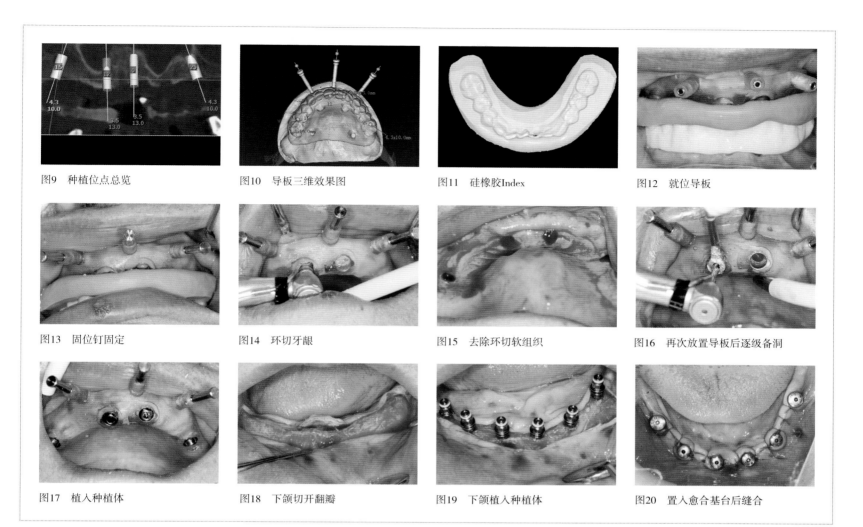

图9 种植位点总览　　　图10 导板三维效果图　　　图11 硅橡胶Index　　　图12 就位导板

图13 固位钉固定　　　图14 环切牙龈　　　图15 去除环切软组织　　　图16 再次放置导板后逐级备洞

图17 植入种植体　　　图18 下颌切开翻瓣　　　图19 下颌植入种植体　　　图20 置入愈合基台后缝合

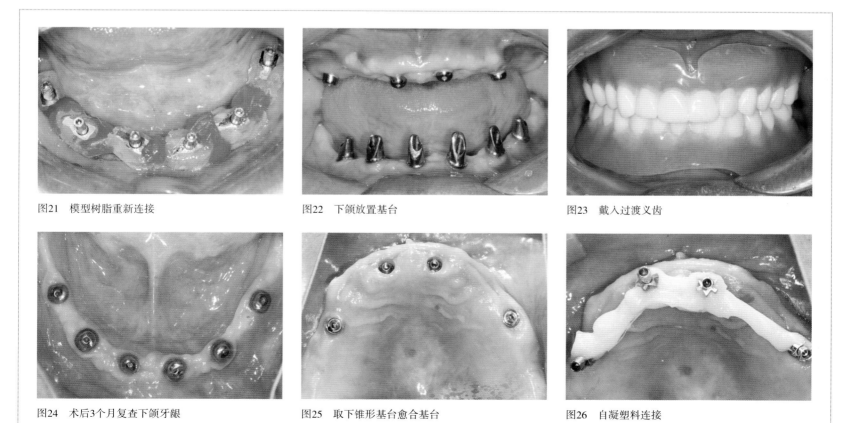

图21 模型树脂重新连接　　　图22 下颌放置基台　　　图23 戴入过渡义齿

图24 术后3个月复查下颌牙龈　　　图25 取下锥形基台愈合基台　　　图26 自凝塑料连接

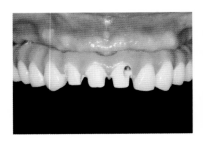

图27　上颌义齿口内就位

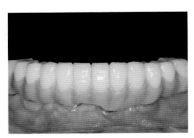

图28　下颌义齿口内就位

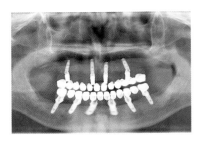

图29　拍摄曲面断层片确定支架就位完全

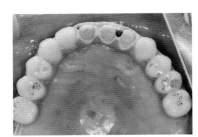

图30　正中殆调殆后上颌咬合印记

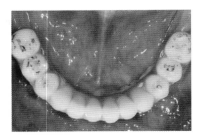

图31　正中殆调殆后下颌咬合印记

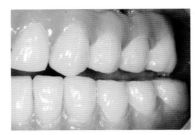

图32　侧方咬合接触设计尖牙保护殆

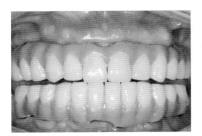

图33　前伸运动由中切牙引导

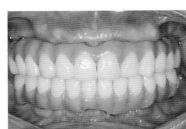

图34　戴牙后正面像

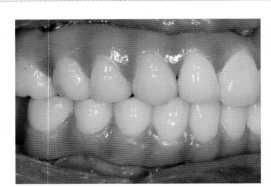

图35　戴牙后右侧像

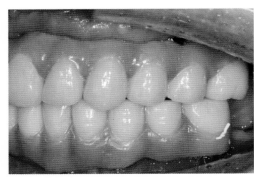

图36　戴牙后左侧像

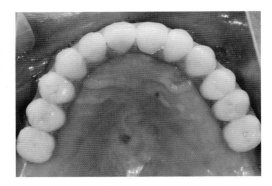

图37　戴牙后上颌殆面像

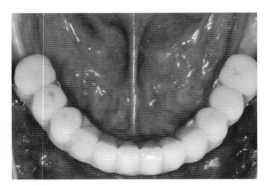

图38　戴牙后下颌殆面像

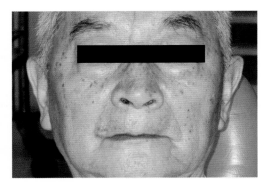

图39　修复前正面像

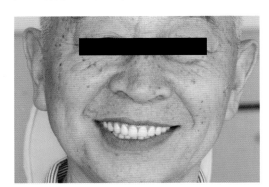

图40　修复后正面像

三、讨论

Fix-on-4种植修复技术与All-on-4种植修复技术类似，只是All-on-4种植修复所推荐的种植系统为NobelActive，而Fix-on-4种植修复技术所推荐的种植系统为Zimmer® TSV。基于经济方面的考量，患者要求使用Zimmer®种植系统。All-on-4种植技术是由Malo等于2003年提出的无牙颌即刻种植修复技术，已广泛应用于临床，并取得了较为理想的临床效果。该技术特点是：（1）仅用4颗种植体支持修复体，前牙区垂直植入，后牙区种植体倾斜植入以避开上、下颌颌骨后部的重要解剖结构；（2）即刻修复，在种植体植入当天进行临时修复；（3）支持通过CAD/CAM技术所制作的导板，不翻瓣植入种植体；（4）可支持多种上部结构的修复方式等优点。在本病例中，患者上颌后牙区牙槽骨萎缩明显，平均高度仅为3mm，前牙区骨量相对充足。由于患者要求固定修复，若选择常规种植方案，需行双侧上颌窦提升术，手术创伤较大，且患者年纪较大，因此本病例选择Fix-on-4种植方案。

由于All-on-4种植技术要求术者手术操作及修复体制作精度极高，且患者双侧上颌前磨牙位点颌骨形态不规则，因此本病例选择通过CAD/CAM制作的数字化导板不翻瓣植入种植体。数字化种植外科导板的基础是CT扫描技术获得颌骨影像数字信息、理想状态修复体（放射诊断导板）影像信息以及影像重组的信息。影像重组后，利用口腔种植设计软件进行三维计算机辅助手术规划，通过数控机床或快速原型方法加工，完成数字化外科导板的制作。Van Assche等通过Meta分析计算出种植体平台处的平均误差仅为0.99mm，根端平均误差仅为1.24mm。数字化外科导板的出现，可帮助种植外科医生在修复体所要求的理想位置植入种植体、最大限度地利用骨量并确保周围重要组织结构的安全。因此，本病例选择在术前制作数字化外科导板，在导板的引导下完成种植体的植入。

参考文献

[1] 冯海兰. 口腔修复学, 北京: 北京大学医学出版社, 2013.

[2] Maló P, Rangert B, Nobre M. "All-on-four" immediate - function concept with brånemark system® implants for completely edentulous mandibles: A retrospective clinical study. Clinical Implant Dentistry & Related Research, 2003, 5(s1): 2–9.

[3] 赵旭, 邸萍, 林野, 等. "All-on-4" 无牙颌种植即刻修复技术的初步临床观察. 北京大学学报: 医学版, 2014, 46(5): 720–726.

[4] 耿威. 数字化口腔种植治疗现状与研究进展. 中国实用口腔科杂志, 2016, 9(1).

[5] Assche N, Vercruyssen M, Coucke W, et al. Accuracy of computer-aided implant placement. Clinical oral implants research, 2012, 23(Supplement s6): 112–123.

高永波教授点评

All-on-4（或Fix-on-4）种植修复技术能够最大限度地利用剩余牙槽骨，具有手术创伤小、多采用即刻修复即刻负重、免除植骨手术较长愈合期等优点，该术式已越来越多地应用于无牙颌种植。本例应用数字化种植导板，在上颌植入4颗植体，充分利用前牙区骨量，且获得了较理想的种植体三维位置。在2013年ITI关于种植体负重方案的共识意见中指出，大部分研究的无牙颌即刻负重的纳入标准为：初始稳定性≥35N·cm或ISQ≥60，种植体长度≥10mm，种植体直径≥3mm。本例因上颌右侧第二前磨牙位点种植体初始稳定性不足35N·cm，从而没有选择种植体支持式义齿。根据提供的上颌影像资料，部分位置可利用短种植体的植入增加植体数目，提高种植体的长期稳定性。

下颌无牙颌夹板式种植固定义齿修复：聚醚醚酮（PEEK）支架+树脂堆塑技术

李德利　卢松鹤　曹佳　杨力　白新蕾　唐志辉　北京大学口腔医院第二门诊部

摘要

本研究系采用聚醚醚酮支架加树脂堆塑技术制作下颌螺丝固位夹板式固定义齿修复下颌无牙颌1例。患者因慢性牙周炎陆续拔除上、下颌多颗牙齿后，咀嚼功能严重受损，曾于外院进行活动义齿修复，但效果欠佳，遂来北京大学口腔医院第二门诊部咨询能否进行种植义齿修复，以期恢复咀嚼、发音及美观功能。患者身体状况良好，临床检查发现患者口内余留牙齿有慢性牙周炎，随即进行系统牙周治疗，彻底去除口内牙周炎症。拍摄CBCT后确认发现下颌牙槽嵴骨量适中，上颌缺牙区牙槽嵴欠佳。同患者详细沟通后制订治疗计划及设计方案：上颌采用传统可摘局部义齿过渡修复，下颌采用螺丝固位种植固定义齿修复。常规制作上局下总后，根据下颌总义齿排牙位置，结合CBCT，确定种植位点，完成4颗种植体植入，重衬下颌总义齿后作为临时义齿戴用3个月后，常规取非开窗式印模，面弓转移后制作下颌固定临时义齿，继续戴用3个月后，肌电图检查咀嚼肌功能，使用下颌运动轨迹描记仪记录下颌运动各项参数，采用开窗式印模两步法制取终印模，取颌位关系记录，面弓转移，上𬌗架后，根据所获参数排列人工牙，口内试排牙确认颌位关系及美观性，翻制排牙后义齿蜡型，回切后形成义齿支架蜡型，将最终蜡型放入模型扫描仓内扫描后，计算机辅助设计义齿支架，使用聚醚醚酮材料计算机辅助切削完成义齿支架制作，树脂堆塑人工牙及牙龈，临床试戴后抛光最终完成修复体制作。本病例采用聚醚醚酮支架，结合树脂堆塑技术进行种植夹板式固定修复，不仅可以减少种植上部结构修复体受力后的应力集中，使应力分布更合理，同时大大降低了生物并发症和机械并发症对种植上部结构修复后所造成的影响，笔者认为是目前种植上部结构修复中值得广泛推广的选择方式和修复方案。

随着人口老龄化的不断加剧，中国无牙颌人群的数量不断增加，而种植义齿在恢复无牙颌患者咀嚼功能方面较传统全口义齿有其优势，具体体现在其设计方式多样，可以在不同程度上增加义齿的支持和固位，稳定性亦增强，因此近年来越来越成为无牙颌患者修复的首选方式。

但是，随着不同设计的种植义齿在临床上的应用逐渐增多，在使用一段时间后，各种机械及生物并发症随之而来，尤其是烤瓷技术制作的修复体，发生崩瓷后，义齿修补难度大，往往需要进行重新制作，增加了修复的成本和制作周期，而单纯使用粘接固位制作的修复体，由于粘接剂残留、义齿清洁等原因，在不同程度上增加了菌斑附着的可能性，同时使种植后的维护治疗变得相对困难，生物并发症发生的风险增高。

针对上述临床问题，本病例采用聚醚醚酮支架加树脂堆塑技术制作螺丝固位无牙颌种植固定义齿，以期解决临床常见的生物及机械并发症所带来的相关问题，提高无牙颌种植修复技术的远期修复效果。

一、材料与方法

1. 病例简介　55岁男性患者，全身情况良好，无手术禁忌，口内下颌牙齿因慢性牙周炎松动而需全部拔除，上颌部分牙齿缺失，曾于外院多次行上下颌局部义齿修复，但效果不佳，均未长期戴用。遂来北京大学口腔医院第二门诊部就诊，要求进行全口检查后能否进行种植义齿修复，以便提高咀

嚼功能，美观效果及生活质量。上唇部丰满度可，下颌牙齿缺失后，口角略塌陷，面容较同龄人显苍老。右上后牙部分缺失，余留牙牙周状况不佳，有Ⅰ°松动，龈退缩明显，余留牙槽嵴丰满度尚可，黏膜未见明显异常。CBCT显示，右上磨牙及前磨牙区骨量不足，无法直接进行种植修复，下颌双侧尖牙及第一磨牙区骨量可植入种植体。

2. 诊断　上、下颌牙列缺损；慢性牙周炎。

3. 治疗计划　针对上颌余留牙牙周状况不佳，磨牙区骨量不足情况，提供两个方案。方案一：将上颌后牙全部拔除，通过Onlay植骨及上颌窦提升增加骨量，植入4~6颗植体，行非夹板式固定修复，下颌植入4~6颗种植体，行夹板式种植固定修复。方案二：暂保留上颌余留牙齿，行常规活动义齿过渡修复，拔除下颌右侧尖牙即刻种植，同时在下颌右侧尖牙及下颌双侧第一磨牙区植入3颗种植体，行夹板式种植固定修复或Locator覆盖义齿修复。患者考虑后，选择方案二。计划下颌在尖牙、第一磨牙位点植入4颗种植体，行夹板式种植固定修复。

4. 治疗过程

（1）确定颌位关系及制作手术导板：术前确定颌位关系，面弓转移上𬌗架，试排牙。在术前评估牙槽骨位置与理想修复体位置的相互关系，评价种植固定修复的可行性及具体方式。装胶制作上下颌过渡式活动义齿，下颌局部义齿有两个用途：一是术中作为种植导板使用，二是种植术后可以重

衬，仍可用于制作临时义齿。

（2）种植手术：术前，根据下颌总义齿排列位置，结合CBCT显示牙槽骨的三维位置，确定种植体的放置位置，在总义齿上定点，使用慢速钨钢钻针，从义齿相应位置处备洞，修整外形。术中，拔除下颌右侧尖牙，彻底搔刮拔牙窝，清除肉芽组织，双氧水清创，并用大量生理盐水冲洗，修整牙槽嵴顶。下颌总义齿置入，定点，植入逐级备洞植入4颗种植体，初始稳定性良好，扭矩均＞35N·cm，CBCT显示种植体位置及方向良好。术毕，严密缝合关闭创面。修整下颌总义齿后重衬。

（3）种植后临时修复：术后3个月，制作个别托盘，取闭窗印模，面弓转移，取颌位关系，技工室制作下颌固定临时修复体。

（4）评估临时义齿戴用后情况：临时义齿戴用1个月后复查，肌电图检查显示咀嚼肌功能正常，双侧咬肌及颞肌对称性及同步性均较好，使用下颌运动轨迹描记仪记录下颌运动各项参数，取上、下颌开窗式印模，技工室使用成型树脂将转移体相互连接后口内试戴，分离后重新连接，取终印模，面弓转移，上𬌗架，根据下颌运动轨迹描记仪获得参数，调整𬌗架，排列人工牙。临床试排牙，检查颌位关系。

（5）种植修复：以功能实现与长期稳定为原则，就种植上部结构修复方案同患者进行详细沟通后，患者希望进行固定修复，考虑到患者上颌为过渡式可摘局部义齿，𬌗力相对较小，因此拟进行下颌夹板式固定义齿修复。

具体设计如下，种植体连接常规RN八角基台，在此基础上制作纯钛切削式外冠，将基台和外冠连接。使用硅橡胶翻制下颌排牙后的蜡型，使用成品蜡灌制下颌基托及人工牙，对人工牙进行回切，形成人工牙预备体，将上述蜡型进行扫描，使用计算机辅助切削技术制作聚醚醚酮义齿支架。

口内试戴下颌聚醚醚酮义齿支架，取𬌗记录，在𬌗架上验证颌位关系后，使用GC树脂进行牙齿和牙龈的塑形，打磨，高度抛光，完成修复体制作。

口内戴入修复体，正中𬌗为所有牙均匀接触，前伸𬌗为多颗前牙同时接触，侧方为尖牙保护𬌗。对患者进行充分的口腔卫生宣教，每两个植体之间都保证桥体牙线的顺利通过，教会患者如何进行桥体部位的清洁。修复体最终戴入后的曲面体层放射线片显示修复就位良好。

（6）种植维护治疗：种植上部结构修复体戴牙完成后，随即进入修复体维护阶段，应定期对种植体及上部结构修复体进行临床检查，尤其是咬合检查至关重要，及时发现潜在问题，有助于预防机械和生物并发症的发生。

二、结果

通过使用聚醚醚酮支架加树脂堆塑技术顺利完成下颌无牙颌夹板式种植固定义齿修复，患者对最终的修复效果十分满意。当然有待于长期的临床随访，以观察长期临床效果。

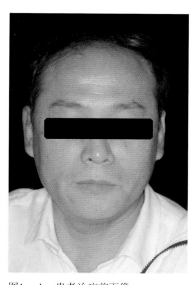
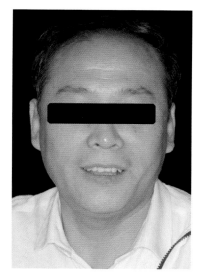

图1a、b　患者治疗前面像

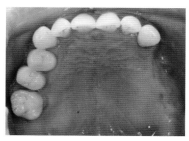
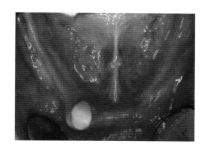

图2a　患者治疗前口内情况（上颌）　　图2b　患者治疗前口内情况（下颌）

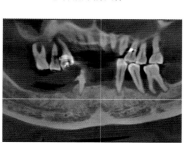
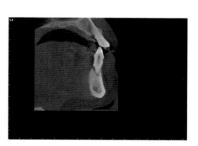
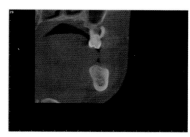
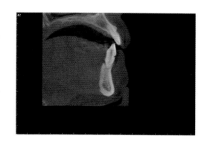

图3a～d　CBCT评估骨量

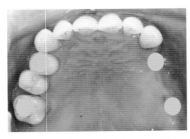
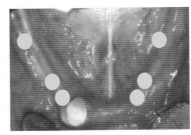
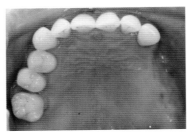

图4a、b　方案一：通过上颌窦提升增加骨量，植入6~8颗植体，行分段固定修复

图5a、b　方案二：上颌常规可摘局部义齿过渡修复，下颌植入4颗种植体后行固定义齿

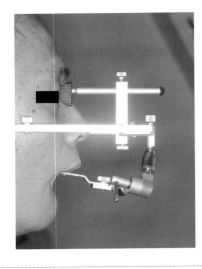
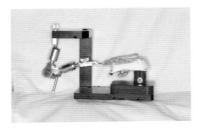
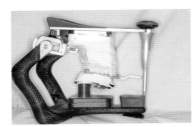
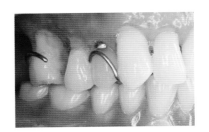
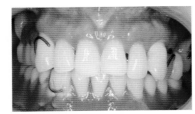
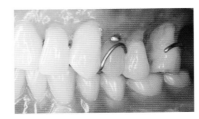

图6a~f　面弓转移、上𬌗架、完成上下局部修复

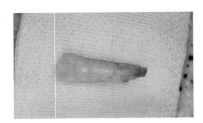
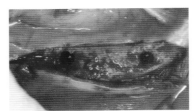
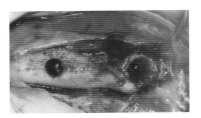

图7　拔除的下颌右侧尖牙

图8a、b　下颌种植体植入

图9　下颌种植体植入后

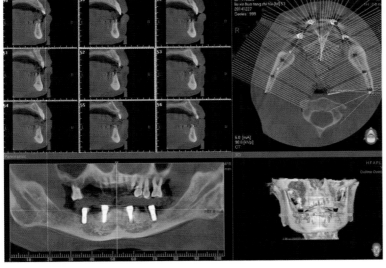

图10　下颌种植体植入后3个月CBCT复查

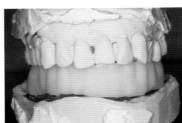
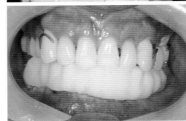

图11a、b　下颌种植固定临时上部修复体

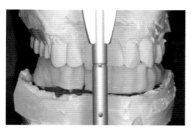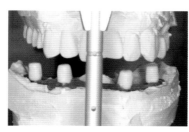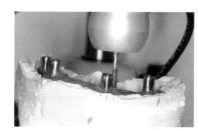

图12a～c　根据固定临时修复体上𬌗架后，制作纯钛切削内冠，使用平行研磨仪确定共同就位道

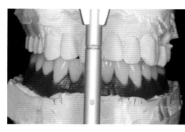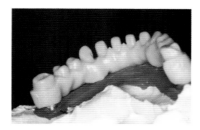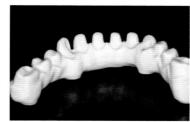

图13a～c　试排牙后，翻制义齿蜡型，回切形成支架蜡型，CAD/CAM制作聚醚醚酮支架

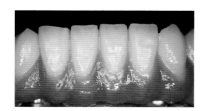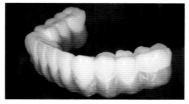

图14a、b　使用GC GRADIA树脂进行人工牙及牙龈制作

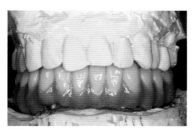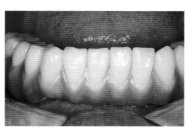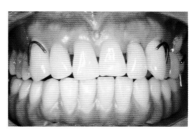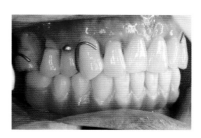

图15a～d　夹板式种植上部修复体制作完成，口内试戴、调𬌗、抛光，完成种植上部修复治疗

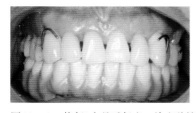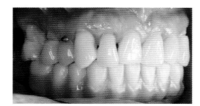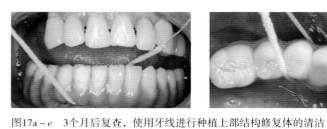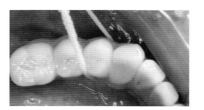

图16a、b　修复3个月后复查，检查种植体周围黏膜健康状况　　图17a～c　3个月后复查，使用牙线进行种植上部结构修复体的清洁

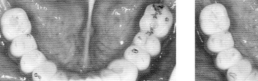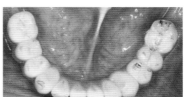

图17c　　　　　　　　图18a、b　3个月后复查上下颌咬合接触关系，进行适当调𬌗处理

三、讨论

聚醚醚酮（Polyetheretherketones，PEEK）树脂是由英国帝国化学工业公司公司（ICI）于1978年开发出来的超高性能特种工程塑料，是一种性能优异的特种工程塑料，与其他特种工程塑料相比具有诸多显著优势，耐高温、机械性能优异、自润滑性好、耐化学品腐蚀、阻燃、耐剥离性、耐辐照性、绝缘性稳定、耐水解和易加工等。PEEK可在134℃下经受多达3000次的循环高压灭菌，这一特性使其用于生产灭菌要求高、需反复使用的手术和牙科设备。

本病例采用CAD/CAM技术，将聚醚醚酮应用到种植上部结构修复中，利用其优良的理化性能取代传统的金属材料制作的义齿支架，同时结合树脂堆塑技术，恢复软硬组织缺损，完成种植上部结构修复。聚醚醚酮与纯钛切削外冠间使用树脂粘接剂进行粘接，一方面可以在一定程度上增加彼此之间的宽容度，使支架实现被动就位，减少彼此间的应力集中，与此同时可以实现螺丝固位，如后期发生生物并发症，可以及时有效的将种植上部结构进行拆卸清洁，为后期的维护治疗奠定基础。同时因聚醚醚酮与表面GC树脂在弹性模量等生物力学性能上非常匹配，因此在承受𬌗力后，可以有效地分散和传递应力，从而降低机械并发症的发生。采用树脂进行人工牙和牙龈的堆塑可以快速对牙齿进行塑形，利于进行修复体的设计和精细调整，同时后期如出现修复体树脂崩脱或折裂等机械并发症，可在椅旁快速进行修补，从而真正实现快速、有效可持续地种植上部结构修复。

综上所述，采用聚醚醚酮（PEEK）支架，结合树脂堆塑技术进行种植夹板式固定修复，不仅可以减少种植上部结构修复体受力后的应力集中，使应力分布更合理，大大降低了生物并发症和机械并发症对种植上部结构修复后所造成的影响，笔者认为是目前种植上部结构修复中不可多得的选择方式和修复方案。

参考文献

[1] Wennerberg A, Albrektsson T. Current challenges in successful rehabilitation with oral implants. J Oral Rehabil, 2011, 38(4): 286–294.

[2] Aglietta M, Siciliano VI, Zwahlen M, Bragger U, Pjetursson BE, Lang NP, et al. A systematic review of the survival and complication rates of implant supported fixed dental prostheses with cantilever extensions after an observation period of at least 5 years. Clin Oral Implants Res, 2009, 20(5): 441–451.

[3] Del Corso M, Aba G, Vazquez L, Dargaud J, DohanEhrenfest DM. Optical three-dimensional scanning acquisition of the position of osseointegrated implants: an in vitro study to determine method accuracy and operational feasibility. Clin Implant Dent Relat Res, 2009, 11(3): 214–221.

[4] Naconecy MM, Teixeira ER, Shinkai RS, Frasca LC, Cervieri A. Evaluation of the accuracy of 3 transfer techniques for implant-supported prostheses with multiple abutments. Int J Oral Maxillofac Implants, 2004, 19(2): 192–198.

[5] Winter W, Mohrle S, Holst S, Karl M. Bone loading caused by different types of misfits of implant-supported fixed dental prostheses: a three-dimensional finite element analysis based on experimental results. Int J Oral Maxillofac Implants, 2010, 25(5): 947–952.

[6] Taylor TD, Agar JR, Vogiatzi T. Implant prosthodontics: current perspective and future directions. Int J Oral Maxillofac Implants, 2000, 15(1): 66–75.

[7] Ono S, Yamaguchi S, Kusumoto N, Nakano T, Shmura T, Yatani H. Optical impression method to measure three-dimensional position and orientation of dental implants using an optical tracker. Clin Oral Implants Res, 2013, 24(10): 1117–1122.

[8] Guichet DL, Yoshinobu D, Caputo AA. Effect of splinting and interproximal contact tightness on load transfer by implant restorations. J Prosthet Dent, 2002, 87(5): 528–535.

[9] Karl M, Winter W, Dickinson AJ, Wichmann MG, Heckmann SM. Different bone loading patterns due to fixation of three-unit and five-unit implant prostheses. Aust Dent J, 2007, 52(1): 47–54.

[10] Bergkvist G, Sahlholm S, Nilner K, Lindh C. Implant-supported fixed prostheses in the edentulous maxilla. A 2-year clinical and radiological follow-up of treatment with non-submerged ITI implants. Clin Oral Implants Res, 2004, 15(3): 351–359.

[11] Akca K, Akkocaoglu M, Comert A, Tekdemir I, Cehreli MC. Bone strains around immediately loaded implants supporting mandibular overdentures in human cadavers. Int J Oral Maxillofac Implants, 2007, 22(1): 101–109.

[12] Jivraj S, Chee W. Treatment planning of implants in posterior quadrants. Br Dent J, 2006, 201(1): 13–23.

[13] Abduo J, Bennani V, Waddell N, Lyons K, Swain M. Assessing the fit of implant fixed prostheses: a critical review. Int J Oral Maxillofac Implants, 2010, 25(3): 506–515.

[14] Eliasson A, Ortorp A. The accuracy of an implant impression technique using digitally coded healing abutments. Clin Implant Dent Relat Res, 2012, 14 Suppl1: e30–38.

王鹏来教授点评

传统烤瓷技术制作的修复体，发生崩瓷后，义齿修补难度大，往往需要进行重新制作，而单纯使用粘接固位制作的修复体，由于粘接剂残留、义齿清洁等原因，在不同程度上增加了菌斑附着的可能性，同时使种植后的维护治疗变得相对困难，生物并发症发生的风险增高。

本病例将CAD/CAM技术、聚醚醚酮（PEEK）支架和树脂堆塑技术结合起来进行种植夹板式固定修复，降低了种植上部结构受力后的应力集中，有助于减少种植体生物并发症和机械并发症的发生，为解决目前临床上遇到的上述问题提供了新的思路。但该技术仍缺乏远期的疗效观察，建议对患者定期随访以获取更多的数据。

种植体支持式全口固定义齿修复4年随访

马晓妮　李晓茜　徐欣　山东省口腔医院种植科

摘要

目的：口内多颗牙缺失的患者，拔除口内无保留价值的剩余牙，上、下颌分别植入8颗和6颗种植体。最终种植体支持式全口固定义齿修复并行咬合重建。经4年随访追踪，观察其功能和美观效果，现将临床观察结果报道如下。**材料与方法**：52岁男性患者，初诊时上颌右侧侧切牙至第一前磨牙、上颌左侧切牙至尖牙、上颌左侧第二磨牙、下颌右侧侧切牙和下颌右侧第一前磨牙余留。其中上颌双侧侧切牙作为基牙曾行固定桥修复。患者牙周状况不佳，剩余牙齿皆有Ⅱ°~Ⅲ°松动，无保留价值。鉴于患者血压偏高，手术设计尽可能减少创伤，全程心电监护下分次完成手术。第一次手术在种植简易导板引导下上颌植入4颗种植体（上颌双侧第一前磨牙、右侧第二前磨牙、左侧第一磨牙处），下颌植入6颗种植体（下颌双侧尖牙、第一前磨牙、第一磨牙处）。第二次手术即刻拔除余留牙后，在上颌植入4颗种植体（上颌双侧切牙、尖牙处）。骨结合期间用全口过渡义齿恢复咀嚼、美观和发音。4个月后行二期手术。二期术后2周，种植体水平取模，分段式固定修复。恢复美观及咀嚼效果良好。义齿戴入1个月后复诊，使用T-Scan咬合力计检测咬合情况，结果显示：牙尖交错位时广泛的尖窝交错、前伸𬌗位时前牙接触后牙无干扰、侧方𬌗工作侧接触，非工作侧无干扰。表现出正常稳定的颌关系。嘱患者每半年复诊直至4年，观察功能以及美观效果。**结果**：种植体植入后4个月后复查，CBCT显示种植体稳定性佳。患者美观及咀嚼效能均得到很大改善和提高。咬合力计测试调𬌗后，患者建立了稳定的静态咬合关系和协调的动态咬合关系，使得咬合力在牙列中均匀分布。患者对手术及修复成果满意。经过4年随访观察，患者种植体边缘无明显骨吸收，种植体周围骨组织和软组织形态维持良好。种植体支持式全口固定义齿修复获得理想的美学效果和较高的患者满意度，并保持了较为长期的稳定性。**讨论**：种植体支持式全口固定义齿修复并行咬合重建是目前修复无牙颌患者的最佳选择之一。T-Scan数字化咬合分析系统引入了时间-力的关系等参数，能够更灵敏准确地反应咬合整体情况。咬合力计结合传统咬合纸进行有针对性调𬌗，能够有效提高全口义齿的修复质量，定量分析不同种植修复设计的咬合规律，保证种植修复的长期稳定，从而保护口颌系统的健康。

全口无牙颌是口腔治疗中最常遇到的情形之一，它由许多因素引起，最常见的病因有龋病、牙周病、老年退行性改变导致的牙龈萎缩以及因外伤、后天畸形和肿瘤等引起的牙槽骨缺失。相对于传统全口义齿修复来说，种植修复治疗的出现可以说是当前治疗手段更先进、远期效果更乐观的方法，进而达到更好的美学效果。

一、材料与方法

1. 病例简介　52岁男性患者，血压偏高，因牙列缺损来我院就诊。自述美观以及咀嚼功能欠佳。要求种植修复缺失牙。上颌右侧侧切牙至第一前磨牙、上颌左侧切牙至尖牙、上颌左侧第二磨牙、下颌右侧侧切牙和下颌右侧第一前磨牙余留。其中上颌双侧侧切牙作为基牙曾行固定桥修复。患者牙周状况不佳，剩余牙齿皆有Ⅱ°~Ⅲ°松动，无保留价值。患者牙槽骨丰满度可，附着龈色、形、质正常。由于患者有偏侧咀嚼的习惯，故面型稍显不对称。

2. 诊断　上、下颌牙列缺损。

3. 治疗设计　CBCT进行术前放射检查。制订治疗计划。鉴于患者血压偏高，手术设计尽可能减少创伤，全程心电监护下分次完成手术。第一次手术在种植导板引导下上颌植入4颗种植体（上颌双侧第一前磨牙、右侧第二前磨牙、左侧第一磨牙处），下颌植入6颗种植体（下颌双侧尖牙、第一前磨牙、左侧第一磨牙处），第二次手术在上颌植入4颗种植体（上颌双侧切牙、尖牙处）。骨结合期间用全口过渡义齿恢复咀嚼、美观和发音。4个月后行二期手术。2周后，种植体水平取模，个性化基台分段式固定修复。

4. 治疗过程　术前CBCT检查，制取研究模型和外科导板，确定上颌和下颌种植体植入的数目、位置和方向。第一次手术时，必兰行局部浸润麻醉。上颌微创植入4颗Dentium种植体（上颌右侧第一前磨牙：微创拔牙铤拔除，即刻植入Dentium 4.0mm×10mm；上颌右侧第二前磨牙位点：上颌窦内提升术+植入Dentium 4.0mm×10mm；上颌左侧第一前磨牙位点：植入Dentium 4.0mm×10mm；上颌左侧第一磨牙位点：上颌窦内提升术+植入Dentium 4.5mm×10mm；上颌左侧尖牙位点：微创拔牙铤拔除后牙槽窝内有脓性分泌物，清理拔牙窝后择期种植）。下颌微创植入6颗Dentium种植体（下颌右侧尖牙位点植入Dentium 4.0mm×12mm、下颌左侧第一前磨牙位点植入Dentium 4.0mm×10mm；下颌左侧第一磨牙位点植入Dentium 4.5mm×10mm；下颌右侧尖牙微创拔牙铤拔除，即刻植入Dentium 4.5mm×12mm+GBR；下颌右侧第一前磨牙位点植入Dentium 4.0mm×10mm；下颌右侧第一磨牙植入Dentium 4.5mm×10mm）。初始稳定性佳。

第一次手术后3周，患者复诊。口内检查见种植体稳定性良好，没有种植体周围炎症状以及其他并发症表征。黏膜愈合可。行第二次手术上颌植入4颗种植体（微创拔牙铤拔除上颌双侧侧切牙，上颌左侧中切牙位点植入Dentium 3.1mm×12mm；上颌右侧中切牙位点植入Dentium 3.1mm×12mm；上颌左侧尖牙位点植入Dentium 3.1mm×12mm；微创拔牙铤拔除上颌右侧尖牙，即刻植入Ankloys 3.5mm×14mm）。术后CBCT拍摄确定种植体位置和方向。10天后制作可摘全口过渡义齿恢复咀嚼、美观和发音。4个月后行二期手术。2周后，种植体水平取模，个性化基台分段式固定修复。在完成金属内冠后在口内试戴，检查就位情况以及密合度。完成所有修复后在口内试戴，要求前伸𬌗和侧方𬌗时无咬合干扰。复诊时行咬合力计测试，经调𬌗去除𬌗干扰后，恢复正常的生理功能，加强𬌗的稳定性。由于患者有偏侧咀嚼的习惯，医嘱双侧均匀咬合，改善义齿一侧受力较大的情况。嘱患者定期随访。

5. 材料 种植体：Dentium种植体（Korea）和Anklyos®种植体（Germany）。骨代替品：Bio-Oss®骨粉（Geistlich公司，Switzerland），胶原膜：海奥口腔生物膜（正海，中国），上颌窦提升工具：Bicon上颌窦提升套装（USA）。

二、结果

种植体植入后4个月后复查，CBCT显示种植体稳定性佳。患者美观及咀嚼效能均得到很大改善和提高。咬合力计测试调𬌗后，患者建立了稳定的静态咬合关系和协调的动态咬合关系，使得咬合力在牙列中均匀分布。患者对手术及修复成果满意。经过4年随访观察，患者种植体边缘无明显骨吸收，种植体周围骨组织和软组织形态维持良好。种植体支持式全口固定义齿修复获得理想的美学效果和较高的患者满意度，并保持了较为长期的稳定性。

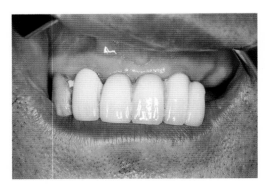
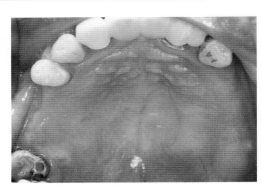
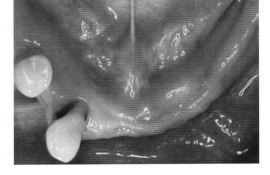

图1~图3　患者初诊时口内剩余牙数量及情况

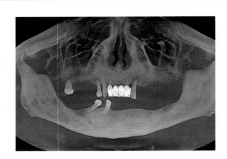
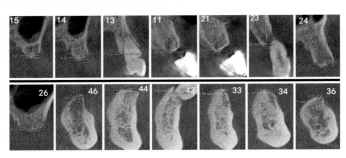
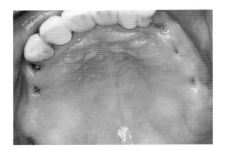

图4、图5　术前CBCT截图显示术区剩余骨量情况　　　　　　　　　　　　　　图6　第一次手术后复诊时口内情况

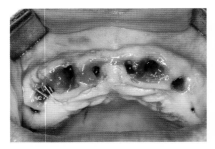
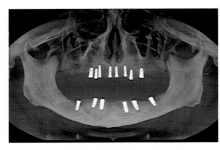
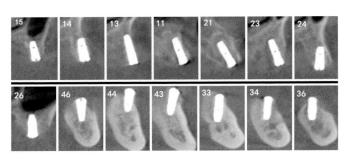

图7　第二次手术上颌拔除2颗侧切牙，植入4颗种植体。初始稳定性佳　　图8　CBCT放射片检查种植体植入情况　　图9　术后CBCT截图示种植体植入的位置、角度、方向等

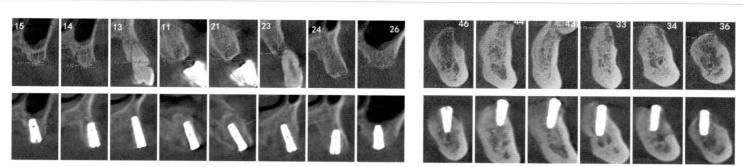

图10、图11 术前术后上颌与下颌CBCT对比截图

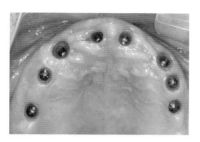 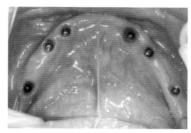 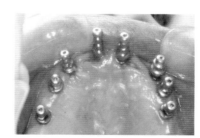 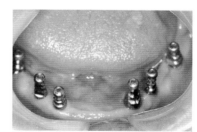

图12、图13 4个月后二期手术后复诊时，去除愈合基台，上下颌种植体牙龈袖口形态较好

图14、图15 种植体水平取模，图示为转移体在口内情况

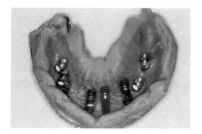 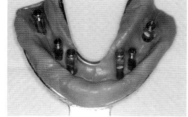 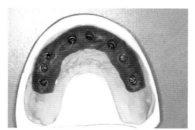 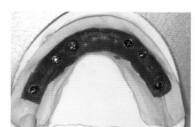

图16、图17 替代体插入硅橡胶阴模中

图18、图19 阴模中打入人工牙龈翻制阳模。图示为翻制出的石膏阳模

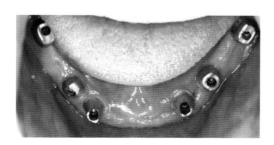 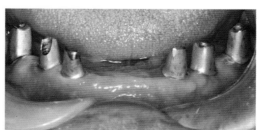 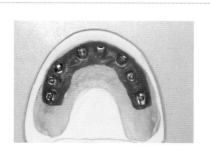

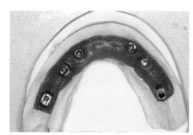 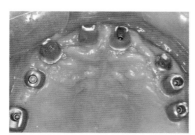 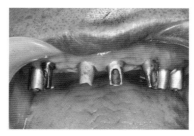

图20～图25 个性化基台在模型上的情况以及口内的试戴。口内试戴效果佳

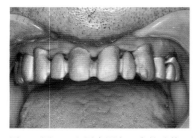
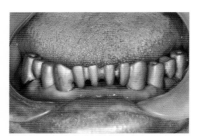

图26、图27 金属内冠在口内的试戴。检查其密合性以及就位情况

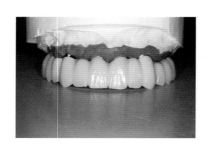
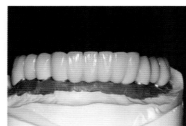
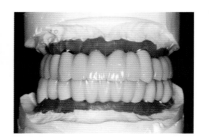
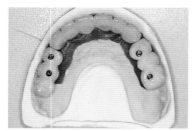
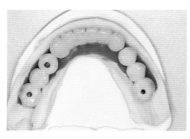

图28~图32 烤瓷冠在石膏模型上的情况

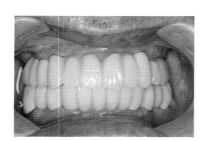
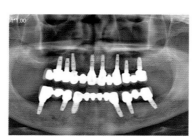
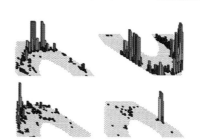
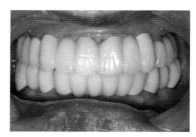

图33 烤瓷冠在口内的试戴唇面像

图34 全口曲面断层放射片检查戴冠后基台与烤瓷冠密合程度、有无粘接剂残留以及种植体稳定性情况

图35 咬合力计测试，经调验去除验干扰，患者建立了稳定的静态咬合关系和协调的动态咬合关系。图示分别为调验后前伸验、正中验以及左右侧方验咬合力计显示图

图36 患者戴冠后半年复诊时口内正面像

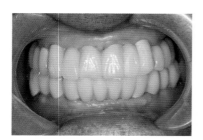
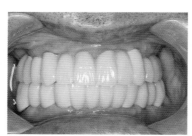
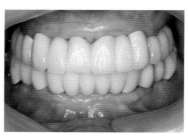
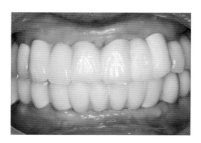

图37 患者戴冠后1年复诊时口内正面像

图38 患者戴冠后2年复诊时口内正面像

图39 患者戴冠后3年复诊时口内正面像

图40 患者戴冠后4年复诊时口内正面像

三、讨论

　　无牙颌种植固定义齿修复是种植义齿修复中难度较高的类型。种植固定修复对于患者自身颌骨条件要求较高。首先是患者必须具备较好的骨质、骨量，以保证充足的种植位点以及种植成功率；其次，患者的经济条件也是重要的考虑因素。对于骨量条件较好的无牙颌患者，采用种植固定修复，可以在一定程度上减小手术创伤并保证种植修复效果。但同样，无牙颌固定种植修复也会因为各种原因在外科以及修复操作中面临挑战与困难。

　　种植固定修复相较覆盖义齿来说往往需要植入数目较多的种植体，这对患者的自身条件以及经济条件均有着相对较高的要求。上颌的种植固定修复一般情况下至少需要6~8颗种植体，位置尽量分散，下颌的种植固定修复往往至少需要4~6颗种植体。在合理范围内，植入种植体的数量越多对远期修复效果越有益。种植固定修复是一种高质量、高复杂度的修复方式。术前应严格地把握适应证，合理制订种植计划，以保证种植固定修复的成功。

　　既然文献报道无牙颌种植固定义齿修复的远期成功率较高，那么如何才能保证其良好的修复质量呢？修复后良好的咬合至关重要。

　　"𬌗"的概念即咀嚼系统中肌肉、颞下颌关节和牙齿间紧密不可分的相互作用。良好的咬合是口颌系统行使正常生理功能的基础，这对于无牙颌种植全口咬合重建的患者来说十分重要。临床医生通常根据咬合纸来检查全口义齿的咬合，从而根据主观经验判断进行调𬌗，却往往不能确定咬合整体情况。T-Scan Ⅲ数字化咬合分析系统引入了时间-力的关系等参数，能够更灵敏准确地反应咬合整体情况。咬合力计结合传统咬合纸进行有针对性调𬌗，能够有效提高全口义齿的修复质量，定量分析不同种植修复设计的咬合规律，保证种植修复的长期稳定，从而保护口颌系统的健康。

　　本种植体支持式全口固定义齿修复病例通过4年的随访观察，种植体未出现松动、折断等并发症，种植体边缘骨组织以及软组织保持稳定，临床效果以及患者满意度佳，获得了较为长期的美学以及修复效果。

参考文献

[1] M. gargari, V. prete, A. pujia, F. M. ceruso. Full-arch maxillary rehabilitation fixed on 6 implants. Oral & Implantology-anno VI – n. 1/2013 Jul 15; 6(1): 1-4.
[2] Kaptein ML, De Putter C, De Lange GL, Blijdorp PA. A clinical evaluation of 76 implant-supported superstructures in the composite grafted maxilla. J Oral Rehab, 1999, 26(8): 619-623.
[3] Peñarrocha-Diago MA, Maestre-Ferr í n L. Immediate versus nonimmediate placement of implants for fullarch fixed restorations: a preliminary study. J Oral Maxillofac Surg, 2011 Jan, 69(1): 154-159.
[4] Lemmerman KJ, Lemmerman NE. Osseointegrated dental implants in private practice: A long-term case series study. J Periodontol, 2005, 76: 310.
[5] Lindquist LW, Carlsson GE, Jemt T. A prospective 15 year follow-up study of mandibular fixed prostheses supported by osseointegrated implants: Clinical results and marginal bone loss. Clin Oral Implants Res, 1996, 7: 329.
[6] 张豪, 韩科. 𬌗学理论与临床实践. 北京: 人民军医出版社, 2008.
[7] Kerstein, R. B. Current Applications of Computerized Occlusal Analysis in Dental Medicine. General Dentistry, 2001, 49(5); 521-530.
[8] Kerstein, R. B. Grundset, K. Obtaining Bilateral Simultaneous Occlusal Contacts With Computer Analyzed and Guided Occlusal Adjustments. Quintessence Int, 2001, 32: 7-18.
[9] Chao-Wei Liu, Yang-Ming Chang, Yu-Fu Shen, Hsiang-Hsi Hong. Using the T-Scan Ⅲ system to analyze occlusal function in mandibular reconstruction patients: a pilot study. Biomed J, 2015, 38: 52-57.

陈波教授点评

　　采用分段式固定桥式修复，比种植体支持的混合式固定修复（hybrid fixed restoration）和覆盖义齿来说往往需要植入数目较多的种植体，是种植义齿修复中难度较高的类型。这对患者的自身骨质、骨量条件以及经济条件均有着相对较高的要求。上颌一般情况下需要8颗种植体，位置尽量分散，下颌往往需要6颗种植体。

　　良好的咬合是口颌系统行使正常生理功能的基础，这对于无牙颌种植全口咬合重建的患者来说十分重要。临床医生通常根据咬合纸来检查全口义齿的咬合，从而根据主观经验判断进行调，却往往不能确定咬合整体情况。本病例的特色是采用T-Scan Ⅲ数字化咬合分析系统引入了时间-力的关系等参数，能够更灵敏准确地反应咬合整体情况。咬合力计结合传统咬合纸进行有针对性调𬌗，能够有效提高全口义齿的修复质量，定量分析不同种植修复设计的咬合规律，保证种植修复的长期稳定，从而保护口颌系统的健康。

　　本种植体支持式全口固定义齿修复病例通过4年的随访观察，种植体未出现松动、折断等并发症，种植体边缘骨组织以及软组织保持稳定。

牙种植3D全息导航技术指导下微创种植修复下颌牙列缺失

童铃　重庆医科大学附属口腔医院沙南街门诊部

摘要

本文针对下颌无牙颌患者使用传统义齿不适进行综合评估，全面检查，利用牙种植3D全息导航技术化简种植手术的程序，减少手术创伤，降低手术风险，提高工作效率，利用原修复体确定颌位关系，最快修复缺失牙。该技术的应用为牙列缺失提供了最为安全可信的技术。

传统的修复方式已无法满足患者追求更为舒适的修复体，伸长的基托，反复摘戴的不便，对修复工作发起了挑战。随着数字化3D技术及快速成型术的不断发展，惠及口腔领域，近年来数字化牙种植导板已得到应用，并取得了较好疗效。

种植流程如下：对于无牙颌患者术前制作全口义齿或利用原咬合关系稳定正确的修复体，用牙胶在基托上制作标记点，让患者佩戴义齿进行CT扫描，并按终印模要求取模灌制石膏模型。应用计算机辅助设计软件解读数据，通过CT图像可从多个层面观察术区，对颌骨种植区密度进行定量测量，有利于种植体规格的选择、方向的定位、美学的兼顾，甚至可以设计理想的修复基台及义齿。利用快速成型3D打印技术打印完整信息的黏膜支持类型的导板。局麻后固定导板，常规逐级制备窝洞，标准完成手术。根据种植体初始稳定性判断，选择即刻修复、早期修复或延期修复。

一、材料与方法

1. 病例简介　53岁女性患者，因牙周炎致下颌牙列缺失，上颌右侧第一磨牙、右侧第二磨牙、右侧尖牙至左侧侧切牙、左侧第一磨牙、左侧第二磨牙牙列部分缺失，旧义齿佩戴不便要求改善舒适度求治。临床检查发现颌面部对称，鼻唇沟略微塌陷，唇颊部尚饱满，颞下颌关节无异常，张口型、张口度正常，上下颌相对颌位关系较稳定，颌龈距12~14mm。余牙无松动，牙周袋2~3mm，牙龈无红肿。上颌双侧智齿近中中等深度龋坏。下颌牙龈软组织后牙区附着龈宽度3~4m，前牙区1~2mm，系带附着无异常，唾液池明显。旧义齿颌位关系正确。CBCT检查测量管嵴距9~11mm、牙槽骨宽度、骨密度尚可。

2. 诊断　上颌右侧第一磨牙、右侧第二磨牙、右侧尖牙至左侧侧切牙、左侧第一磨牙、左侧第二磨牙，下颌左侧第二磨牙至右侧第二磨牙牙列部分缺失。

3. 治疗过程　上颌活动义齿修复，下颌种植修复。充分了解患者心理诉求及经济情况，选择套筒冠修复方式的支架式义齿。初步选定种植牙位点下颌双侧第一磨牙、双侧第一前磨牙、双侧侧切牙。复制原下颌义齿水晶模型，一是复制的模型以便确定颌位关系；二是不含金属不影响CT检查；三是定位可视，保证准确。在水晶模型组织面涂布硫酸钡剂硅橡胶轻体混合物戴入口内正中咬合，进行CT扫描，得到硫酸钡记录软组织厚度及牙胶示意种植位点信息。利用计算机辅助设计软件解读CT信息，三维分析骨密度、管嵴距、种植方向及植体各截面直径，并协调6颗植体之间的平行度。利用3D打印技术实现获得数字化设计的导板成品。手术采取不翻瓣微创手术，必兰局麻下固定导板，逐级按设计数据制备窝洞，准确植入植体。术后显示种植位置与数字设计基本吻合，各种植体平行度良好，初始稳定性35N·cm以上。上愈合基台，1周观察组织水肿，期间缓冲原义齿组织面，可正常戴牙使用。1周复诊取模，制作修复基台、带内冠的连接杆，利用水晶模型上𬌗架排牙。试排牙顺利后充胶得到最终修复体。

二、结果

基本无研磨顺利戴入修复体，得到跟以前基本一致的咬合关系，解决了基托的不适感，并且美观。特别进行了口腔卫生宣教。

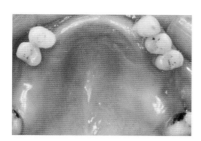

图1　初诊口内上颌𬌗面像

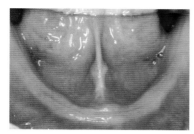

图2　初诊口内下颌𬌗面像

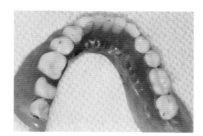

图3　旧义齿

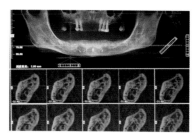

图4　初诊CBCT1

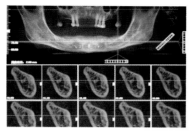

图5　初诊CBCT2

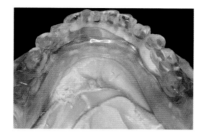

图6　复制水晶模型

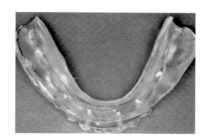

图7　牙胶定位

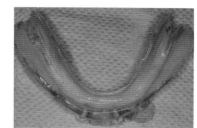

图8　组织面硫酸钡

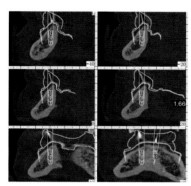

图9　第一前磨牙位点种植示意

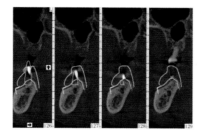

图10　第一磨牙位点种植示意

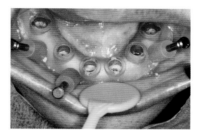

图11　术中固定导板

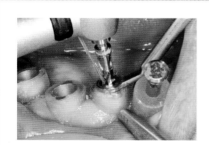

图12　不翻瓣逐级预备窝洞

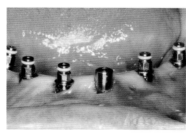

图13　术中

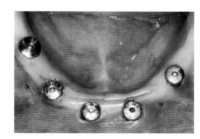

图14　上愈合基台

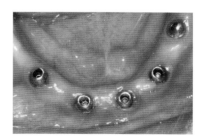

图15　戴牙1

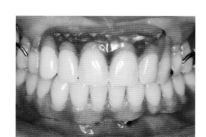

图16　戴牙2

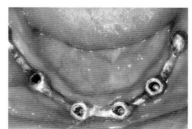

图17　基台金属导板

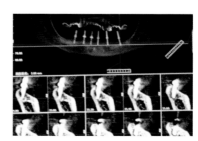

图18　检查种植深度方向

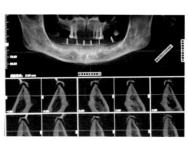

图19　硫酸钡记录软组织厚度及牙胶示意种植位点

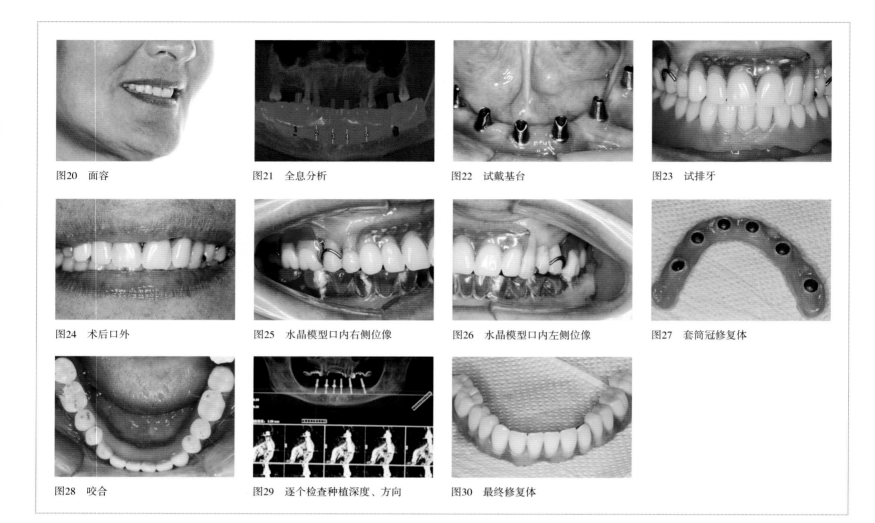

图20　面容　　　　　　　图21　全息分析　　　　　　图22　试戴基台　　　　　　图23　试排牙

图24　术后口外　　　　　图25　水晶模型口内右侧位像　图26　水晶模型口内左侧位像　图27　套筒冠修复体

图28　咬合　　　　　　　图29　逐个检查种植深度、方向　图30　最终修复体

三、讨论

　　种植体的准确植入是术后获得美观、良好功能修复体的关键，也是种植体得到良好骨结合的重要保证。CT扫描提供了关于植入区骨、软组织及相邻重要解剖结构的详细数据。医生在手术前能够在相关软件中参考种植体与颌骨、邻牙、重要解剖结构及最终修复体的关系，进行种植体类型、尺寸、植入位置、植入角度的设计。不仅患者受益，医生经验也会渐长。随着技术越来越成熟，精确度越来越高，所以相信近年来一定会迅猛发展。

参考文献

[1] 刘宝林, 林野, 李德华. 口腔种植学. 北京: 人民卫生出版社, 2011.
[2] 高勃, 谭永生, 卿侯, 李延民, 黄卫东, 王健. 应用激光快速成型方法复制下颌骨. 实用口腔医学杂志, 2000, 16(2): 140-142.
[3] Assche N, Vercruyssen M, Coucke W, Teughels W, Jacobs R, Quirynen M. Accuracy of computer-aided implant placement. Clinical oral implants research, 2012, 23(6): 112-123.

何家才教授点评

　　数字化技术的快速发展为种植修复提供了更为广阔的应用空间。利用 CT扫描及3D图像处理技术制作精确的种植导板，在种植导板辅助下，术者可以充分利用现有牙槽骨，安全、精准及微创地完成种植体的植入。本病例为下颌无牙颌患者，作者利用数字化技术，在无翻瓣情况下完成6颗种植体的植入，术后成功完成修复体的制作及佩戴。该病例充分展示了数字化技术在种植修复重建无牙颌患者口腔功能中的作用，设计合理，治疗程序规范，记录清晰，值得广大种植医生借鉴。

下颌无牙颌在导板辅助下行即刻种植即刻负载

李军　王丽萍　曾妃菲　陈志英　金柱坤　广州医科大学附属口腔医院种植科

摘要

目的：通过临床病例观察下颌无牙颌在导板辅助下行即刻种植即刻负载的临床效果以及注意事项。**材料与方法**：对患者进行口腔检查，初步评估缺牙区软硬组织及咬合情况，拍摄CBCT，完善常规检查，制取患者口腔模型，同时记录咬合关系，上𬌗架。对患者口腔模型进行分析，将数据传输至义齿加工中心进行种植导板的设计，在种植导板的辅助下在下颌植入6颗骨水平种植体，术中取模，制作过渡义齿。种植术后3个月制取终印模，转移𬌗关系，佩戴最终修复体。**结果**：患者在即刻种植术后4个月完成永久修复，种植体与骨组织整合良好，牙槽骨维持在正常水平，上部结构修复后，患者咀嚼功能恢复良好，对外形满意。**结论**：在种植导板辅助下行即刻种植即刻负载，能缩短治疗流程，减少患者术后不适，能获得良好的修复效果。

个性化、数字化外科手术可以使种植治疗计划从修复开始，根据理想的术后修复结果来设置种植体的放置数量及位置。在没有实际进行手术的情况下预先模拟手术的过程，预见到一些在实际手术中可能会遇到的问题，从而先考虑好补救方法，采取预防措施。此外，临床医生制订完成术前规划方案后，还可以通过计算机联合设计、制作手术引导模板而使该规划方案精确、完整地转移到实际手术中去。因此，展开个性化、数字化口腔种植领域的应用研究不仅使整个治疗过程在施治前期就可被医生和患者清晰了解，也使种植诊断、设计、治疗和各学科间的交流产生革命性的变化。

一、材料与方法

1.**病例简介**　65岁男性患者，无不良嗜好。下颌牙齿缺失、松动要求修复。患者自诉近两年来牙齿逐渐松脱，上颌在外院行可摘局部义齿修复，下颌牙齿脱落后未做任何处理，为求诊治今日来我科就诊。既往体健，否认系统疾病史，否认药物过敏史及传染病史。口腔卫生较差，上颌双侧第一磨牙、第二磨牙缺失，上颌缺失部分为可摘局部义齿修复，下颌左侧第二磨牙、右侧侧切牙缺失，下颌左侧第二前磨牙、右侧尖牙 I°～II° 松动，下颌双侧第一前磨牙、右侧第二前磨牙 II° 松动，下颌左侧第一磨牙、左侧尖牙至右侧切牙、右侧第一磨牙、第二磨牙 III° 松动，探诊深牙周袋。开口度四横指，咬合关系正常。CBCT检查，右侧下颌磨牙根尖有低密度影像，余留牙牙槽骨吸收至根长1/2~1/3，骨密度良好。

2.**诊断**　下颌牙列缺损，慢性牙周炎。

3.**治疗计划**　（1）拍摄CBCT，取口内石膏模型，将扫描后的DICOM数据传输至义齿设计中心进行导板制作。（2）利用牙齿及黏膜固位导板后进行种植定点，然后拔除剩余的下颌牙齿，同时修整牙槽嵴。（3）术后进行印模，制作过渡义齿。

4.**治疗过程**

（1）第一阶段：导板设计制作。制取患者口腔模型，同时记录咬合关系。患者拍摄CBCT，使用NNT Viewer软件导出Dicom文件，将文件远程传输至义齿设计中心，将石膏模型扫描成stl文件，将其与CT数据进行匹配，从而进行导板设计，设计方案制订后返回医生进行确认，最后进行导板打印。

（2）第二阶段：种植过程及过渡义齿制作。患者术前氯己定含漱3min×3，常规消毒铺巾，必兰局麻下使用微创牙周膜刀将下颌左侧第一前磨牙、第二前磨牙牙龈及牙周膜分离微创拔除后，暂时保留下颌左侧第二磨牙、右侧尖牙用于辅助导板固位，口内放置种植导板，就位后锁紧固位螺钉，在下颌双侧侧切牙、左侧第二前磨牙、右侧第一前磨牙、双侧第二磨牙位点采用Punch去除软组织后进行逐级扩孔，到达指定位置后移除种植导板，翻开下颌左侧第二磨牙至右侧第二磨牙区域黏骨膜瓣，修整牙槽嵴，并在上述位点植入Ankylos®骨水平植体，初始稳定性均>35N·cm，安装复合基台，口内取模，制作过渡义齿，抛光，口内调𬌗。

（3）第三阶段：最终修复。①印模及转移颌位关系：口外使用光敏树脂制作预成连接支架，使用GC自凝塑料将印模杆与光敏树脂支架连接成一个整体，避免取模过程造成位置的变动，从而影响精度。采用面弓转移及全可调𬌗架复制口内咬合关系。②试戴支架：试戴CAD/CAM切削纯钛支架替代品，在口内达到了被动就位，同时在全景片下再次确认达到了被动就位。在口内试戴蜡牙，咬合关系正常，让患者再一次确认丰满度。③戴牙：拆除过渡义齿，将最终修复体在口内就位后，进行调𬌗，抛光，中央螺丝加力15N·cm。

（4）第四阶段：术后随访。患者最终戴牙后1个月后进行复查。

二、结果

种植体植入方向良好，均达到了良好的初始稳定性（>35N·cm），过渡义齿在使用过程中未发生折裂，破碎，软组织无炎症。最终修复1个月后，放射线可见边缘骨高度稳定，未见明显骨吸收，患者对修复体形态满意。

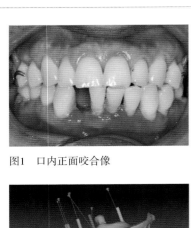

图1 口内正面咬合像

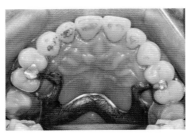

图2 上颌口内像

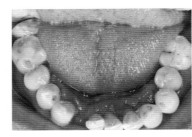

图3 下颌口内像

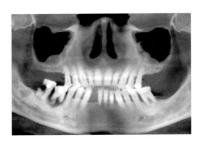

图4 术前CBCT全景观

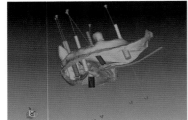

图5 设计种植体的位置

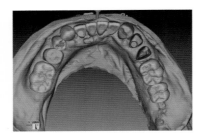

图6 虚拟未来修复体的位置（𬌗面像）

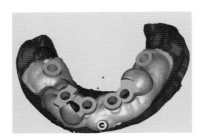

图7 设计出的导板

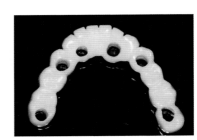

图8 预先打印出的临时修复体

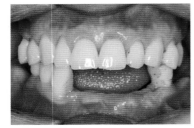

图9 拔出松动的牙齿后（唇侧像）

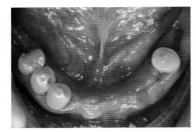

图10 拔出松动的牙齿后（𬌗面像）

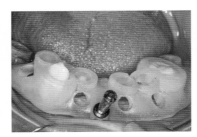

图11 固位种植导板

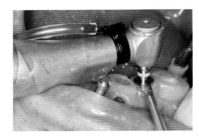

图12 在导板辅助下进行种植窝洞的制备

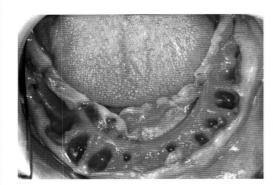

图13 修整牙槽骨

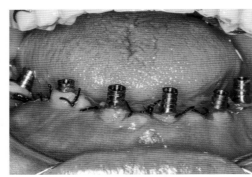

图14 安装临时基台

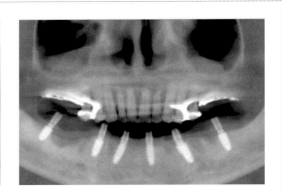

图15 术后CBCT全景观

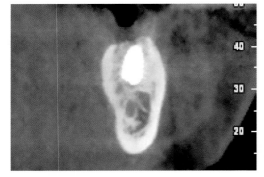

图16 术后下颌左侧第二磨牙位点矢状观

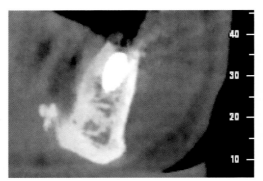

图17 术后下颌左侧第一前磨牙位点矢状观

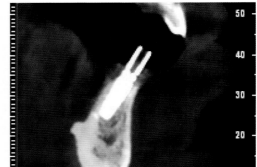

图18 术后下颌左侧侧切牙位点矢状观

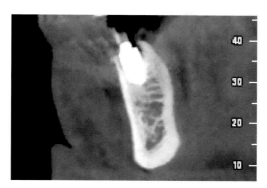

图19　术后下颌右侧侧切牙位点矢状观

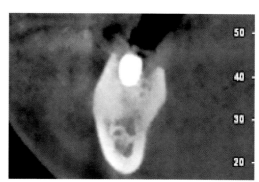

图20　术后下颌右侧第一前磨牙位点矢状观

图21　术后下颌右侧第二磨牙位点矢状观

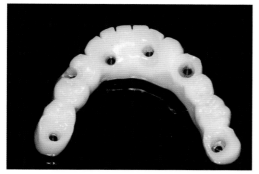

图22　在口内重衬后的过渡义齿

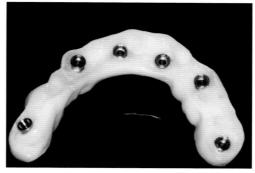

图23　口内重衬后的过渡义齿（组织面）

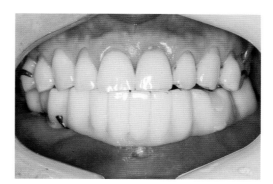

图24　戴牙后口内咬合像

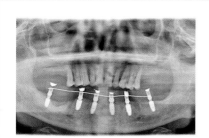

图25　拍摄全景片确认义齿就位

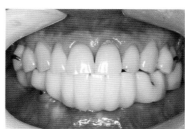

图26　术后3个月复查（正中咬合像）

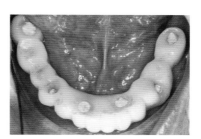

图27　𬌗面像

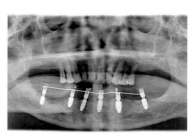

图28　3个月后全景片复查像

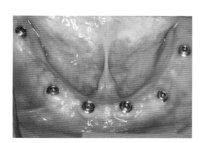

图29　拆掉过渡义齿后，牙龈形态恢复良好

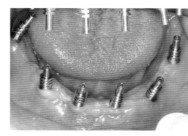

图30　安放开放式印模杆

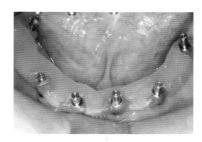

图31　将链接杆与印模杆连接成一个整体，防止取模过程中，印模杆的移动

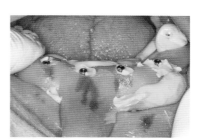

图32　个别托盘口内印模

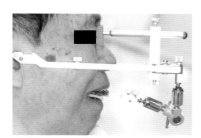

图33　面弓转移侧面像

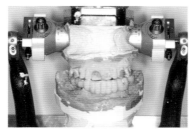

图34　转移口内前伸咬合关系

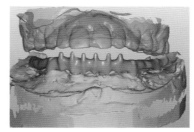

图35　设计完成的支架

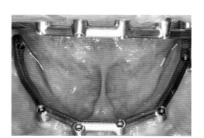

图36　支架替代品在口内就位良好

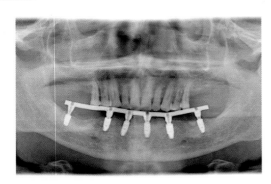

图37　采用全景片确认支架达到被动就位

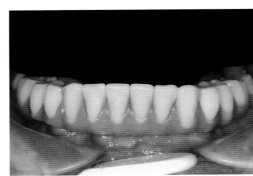

图38　下颌正面黑背景像

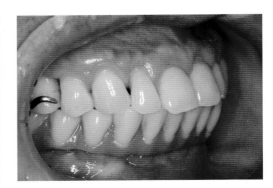

图39　右侧口内咬合像

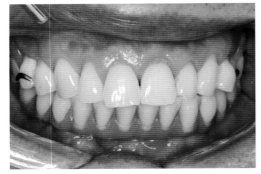

图40　口内正面咬合像

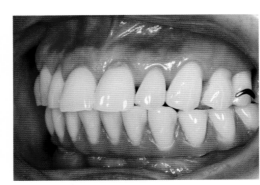

图41　左侧口内咬合像

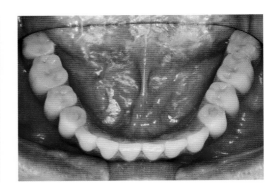

图42　下颌口内像（镜像）

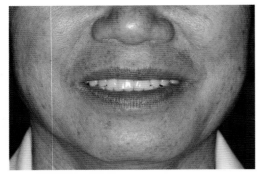

图43　微笑像

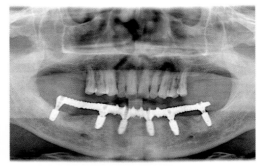

图44　1个月后复查全景片，牙槽骨无明显变化

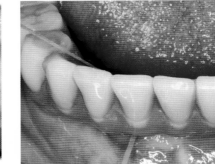

图45　义齿可以通过牙线自洁

三、讨论

牙列缺失为口腔临床常见疾病之一，其传统修复方法为全口覆盖义齿修复，然而许多牙列缺失患者常由于牙槽嵴低平、颌位关系紊乱、黏膜组织萎缩等因素致全口覆盖义齿佩戴不适、咀嚼效果欠佳、固位力不足，从而影响患者的生活质量。近年来，种植体支持式义齿修复在无牙颌患者中取得了令人满意的效果。种植体支持式固定义齿固位、稳定性好，咀嚼效率及美观性更佳，更减少了患者佩戴覆盖义齿的不适感，其使用感更接近于天然牙。但是其对患者牙槽骨要求较高，费用也较为昂贵。因此对于无牙颌患者，应严格把握种植体支持式固定义齿修复的适应证，种植术者、种植修复医生及患者间良好的沟通和严谨细致的种植、修复诊断治疗计划是治疗成功的关键。

CT扫描、3D图像处理技术及术前诊断设计软件技术的发展，为种植术者、种植修复医生及患者间架起了良好的沟通桥梁。采用CAD/CAM的手术导板技术实现精确种植的理念现今已被临床医生广泛接受。种植设计软件可以让临床医生依据最终修复位置及颌骨情况进行模拟种植。在软件中，术者可以从三维方向上评估种植区域的牙槽骨形态及与重要解剖结构如下齿槽神经管、上颌窦、切牙孔等的距离。此外，还可以依据放射导板显示的术前排牙信息来决定所需种植体的数量及分布，使修复医生参与到种植设计中，加强各个环节的交流与协作。以修复为导向设计的种植手术模板，使种植体的植入更为符合修复的要求，因此在修复时可简化修复程序，缩短治疗时间。采用计算机引导种植手术导板来进行种植手术需要许多步骤，包括术前排牙、放射导板制作、术前CT扫描、制订治疗计划、模拟种植、设计制作手术导板等。每一步骤都可能导致实际种植结果的偏差，并且其偏差可逐渐累积。因此，为了保护重要组织结构及确保种植体位于颌骨内，导板制取及手术操作的每一步都至关重要。快速成型生成的手术导板其材料可能在成型过程中产生一定的收缩或膨胀，因此术前必须在患者口内模型上试戴，合适后才可用于手术。若以75%酒精浸泡消毒，则会造成手术导板软化变形，临床上可采用碘伏消毒手术导板。Vasak等的研究显示，在使用黏膜支持式手术导板时，种植体植入后的偏差水平与患者黏膜厚度有关。较薄的黏膜厚度可能会干扰手术导板与组织的贴合，并在使用过程中产生轻微的位移而影响手术精度。为避免此种情况，应在种植备洞前使用定位钉固定导板，使之稳固。在该病例中我们预先保留了2颗相对坚固的牙齿，利用它来辅助导板固位，从而增加精度。有研究报道，使用种植手术导板的情况下钻孔时产生的热量比常规种植术中更多。因此，术中还应注意避免钻孔时产热过大，充分的水冷却及逐级备洞是十分必要的。

即刻负载是指种植体植入后，1周以内戴入种植修复体，修复体与对颌牙存在功能性咬颌接触。牙列缺失患者，植入4颗以上种植体时，做种植体支持的固定义齿进行即刻负重，可预期并已获得充分证实的负重方案。Horiuchi等指出，小于100μm的种植体微动可刺激成骨细胞活跃，有助于形成骨结合。Esposito等研究证实，低频微动可刺激骨愈合，这些成为种植体即刻负重的理论基础。研究表明种植体的初始稳定性是即刻负载获得成功的关键，对于无牙颌患者即刻负重修复方案，需合理地控制微动使其限制在生理范围内，以牙弓夹板形式将种植体练成一体的上部结构设计，可有效地限制种植体的微动，因而获得理想的效果。

参考文献

[1] Emami E, Heydecke G, RompréP H. Impact of implant support for mandibular dentures on satisfaction, oral and general health-related quality of life: a meta-analysis of randomized-controlled trials. Clin Oral Implants Res, 2009, 20(6): 533-544.

[2] Sadig W. A comparativein vitrostudy on the retention and stability of implant-supported overdentures. Quintessence Int, 2009, 40(4): 313-319.

[3] Botticelli D, Berglundh T&Lindhe. Hard tissue alteration following immediate implant placement in extraction sites. Clinical Periodontology, 2004, 31, 820-828.

[4] Theodoros Kapos, Linah M. Ashy, German O. Gallucci, et al. Computer-Aided Design and Computer-Assisted Manufacturing in Prosthetic Implant Dentistry. The International Journal of Oral & Maxillofacial Implants, 2009, (24): 111-117.

[5] Jeffrey S. Sherry, Lawrence O. et al, A simple technique for immediate placement of definitive engaging custom abutments using computerized tomography and flapless guided surgery. British Dental Journal, 2008, 204(7): 377-381.

[6] Van Assche N, Vercruyssen M, Coucke W, et al. Accuracy of computer-aided implant placement. Clin Oral Implants Res, 2012 Oct, 23 Suppl 6: 112-123.

[7] Vasak C, Watzak G, Gahleitner A, et al. Computed tomographybased avaluation of template (Nobel Guide TM)-guided implant positions: a prospective radiological study. Clin Oral Impl Res, 2011; 22: 1157-1163.

[8] Misir AF, Sumer M, Yenisey M, et al. Effect of surgical drill guide on heat generated from implant drilling. J Oral Maxillofac Surg, 2009; 67: 2663-2668.

[9] Esposito M, Hirsch JM, Lekholm U, et al. Biological factors contributing to failures of osseointegrated oral implants(Ⅱ). Etiopathogenesis. European journal of oral sciences, 1998, 106(3): 721-764.

[10] Horiuchi K, Uchida H, Yamamoto K, et al. Immediate loading of Brankemark system implants following placement in edentulous patients: a clinical report. The International journal of oral & maxillofacial implants, 1999, 15(6): 824-830.

[11] Penarrocha M, Boronat A, Garcia B. Immediate loading of immediate mandibular implants with a full-arch fixed prosthesis: a preliminary study. J Oral Maxillofac Surg, 2009, 67(6): 1286-1293.

[12] Ghoulw E, Chidiac JJ. Prosthetic requirements for immediate implant loading: a review. J Prosthodont, 2012, 21(2): 141-154.

何家才教授点评

口腔功能修复重建的个性化服务及数字化技术是未来种植学发展的一大热点。牙列缺失的即刻种植即刻负载也是目前较为流行的种植修复方案。本病例为下颌牙列即拔、即种、即刻修复病例，作者在修复重建过程中充分利用了数字化技术（CT扫描及3D图像处理），通过术前种植体位置的设计及手术导板的制作，术者有效利用现有的牙槽骨，精准植入6颗种植体；术后利用CAD/CAM技术顺利完成了种植修复体的制作。另外，微创拔牙技术及面弓转移技术也得到了有效的应用。该病例体现了无牙颌即刻种植即刻修复的规范化治疗程序，设计合理，记录详细，为无牙颌患者的即刻种植即刻修复提供了成功的案例，值得广大种植医生学习和借鉴。

数字化外科联合数字化修复在无牙颌即刻负荷中的应用

贾洪宇　林海燕　陈鹤良　杭州口腔医院种植中心

摘要

目的：研究和探讨数字化外科模板联合CAD/CAM修复技术在无牙颌种植即刻负荷中的临床效果。**材料与方法**：拍摄CBCT，制作外科模板，手术后制作CAD/CAM临时树脂义齿行即刻修复负荷。3个月后，应用CAD/CAM技术制作氧化锆义齿，完成永久修复。**结果**：种植体稳定，修复体咀嚼功能良好，患者满意。**结论**：应用计算机导航进行无牙颌的种植并联合CAD/CAM树脂冠即刻修复以及CAD/CAM技术永久义齿修复，缩短了治疗周期，减少患者缺牙时间，提高了治疗的舒适性和满意度，临床修复效果满意。

多牙种植是种植修复的难点，而进行单颌或全口的种植即刻修复对种植外科和种植修复技术都提出了更高的要求。计算机导航种植技术引领着口腔种植医学进入数字化时代，使种植手术更精确、更安全、更迅速，它以口腔CBCT数据为技术，通过计算机设计和制作出指导手术的外科模板，引导手术医生操作，真正实现以修复为指导的口腔种植。随着CAD/CAM技术在口腔领域的广泛应用，越来越多的种植修复也采用了该技术进行精密修复，特别是无牙颌患者进行全口种植修复时，使用CAD/CAM技术提高了修复精度，实现修复体与种植体的被动就位。本病例使用计算机导航行下颌的外科植入，CAD/CAM树脂冠即刻负荷，最终使用CAD/CAM技术氧化锆冠修复，取得了满意的临床效果。

一、材料与方法

1. 病例简介　65岁男性患者，上、下颌烤瓷冠修复10余年。检查：全口烤瓷冠松动Ⅱ°～Ⅲ°，牙龈红肿，探诊出血（+），牙结石（+）。X线片显示，上下颌骨高度宽度均可，密度中等；部分基牙位点根尖阴影，范围不一；部分基牙根折。

2. 治疗计划　拔除全口牙，佩戴即刻过渡全口义齿1.5个月后，避开不良位点后制作外科导板，上、下颌各植入8颗植体，CAD/CAM树脂冠即刻修复负荷。3个月后永久固定修复。

3. 治疗程序

（1）局麻下微创拔除全口余留牙，清理拔牙窝。

（2）制作计算机导航外科模板：患者拍摄CBCT，获取数字化原始数据。口内取模，取颌位关系，上𬌗架。利用CT数据，在种植模拟系统软件中进行手术计划的制订和模拟，根据下颌牙槽骨的宽度、高度、密度、角度等，以及未来修复体的位置、与对颌牙的咬合关系等，制订种植体的植入位置、角度、方向等，并将其转化为STL格式文件，使用快速成型技术，进行外科导板的制作。

（3）种植手术：局麻下安装外科导板，并进行螺丝固定。使用外科压板固定钻头，分级进行种植窝的预备，手术过程注意冷却钻头，避免过热损伤牙槽骨。植入16颗Straumann® BL SlActive植体（其中上颌右侧侧切牙、右侧第一前磨牙、左侧切牙、左侧第一前磨牙位点为钛锆），扭矩均超过35N·cm，安装多牙基台（35N·cm锁紧）和取模杆，缝合创口。

（4）即刻修复：行基台水平取模，确定颌位关系，送技工室制作CAD/CAM树脂修复体，螺丝固位于多牙基台上。

（5）永久修复：3个月后复查，X线显示植体周围无明显阴影，患者无不适。制作个别托盘，取上下颌终印模，利用临时修复义齿取颌位关系。制作CAD/CAM氧化锆冠，口内试戴，X线检查确定氧化锆冠密合度。检查无误后，采用螺丝固位（15N·cm），戴入患者口内，患者对义齿满意。

二、结论

无牙颌患者行计算机导航的种植即刻修复，节省手术时间，提高手术精度；CAD/CAM树脂义齿即刻修复负荷使患者手术后即刻戴牙，即刻行使功能，不必容受无牙的痛苦；CAD/CAM氧化锆冠修复体，提高了修复精度，改善了修复体的美观度，避免修复并发症，易于修理，提高了患者的满意度。

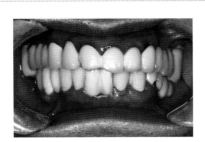

图1　拔牙前口内像

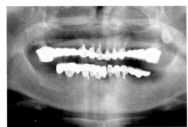

图2　拔牙前曲面断层像

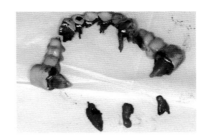

图3　拔除牙齿像

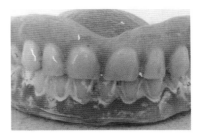

图4　即刻全口义齿

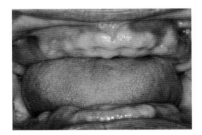

图5　拔牙后1.5个月口内像

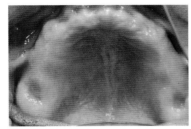

图6　拔牙后1.5个月口内像（上颌）

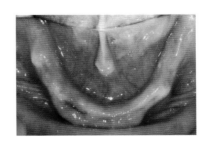

图7　拔牙后1.5个月口内像（下颌）

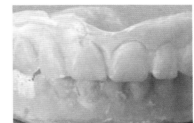

图8　放射义齿像

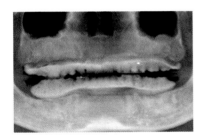

图9　放射义齿CBCT像

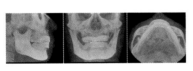

图10　放射义齿CT像

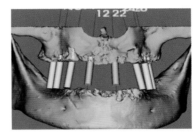

图11　数字设计方案（上颌）

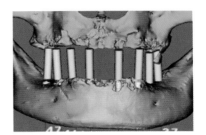

图12　数字设计方案（下颌）

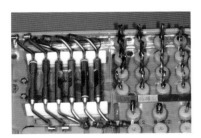

图13　外科导板工具

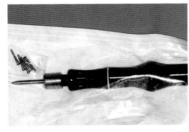

图14　外科导板工具

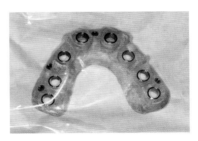

图15　外科导板像（下颌）

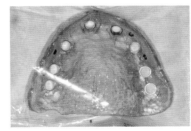

图16　外科导板像（上颌）

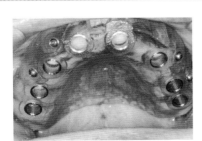

图17　外科导板口内就位像

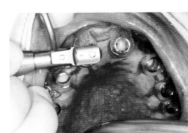

图18　制备种植窝

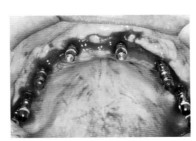

图19　植体植入后口内像（上颌）

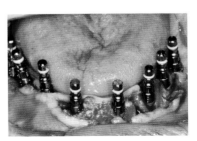

图20　植体植入后口内像（下颌）

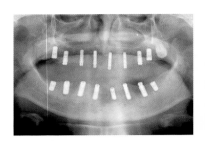
图21 术后戴入多牙基台曲面断层像

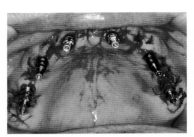
图22 术中印模杆就位口内像（上颌）

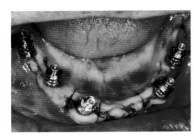
图23 术中印模杆就位口内像（下颌）

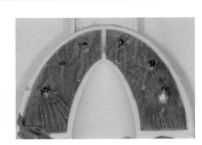
图24 术后即刻印模像

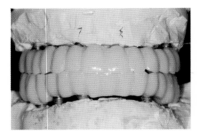
图25 CAD/CAM树脂临时义齿模型像

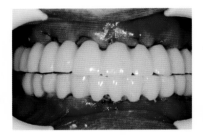
图26 CAD/CAM树脂临时义齿口内就位像

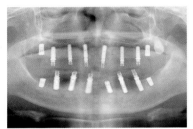
图27 戴临时义齿曲面断层像

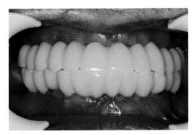
图28 CAD/CAM树脂临时义齿2个月复查像

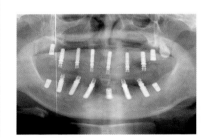
图29 临时义齿2个月复查曲面断层像

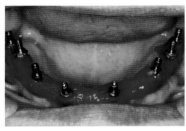
图30 永久修复印模杆就位像

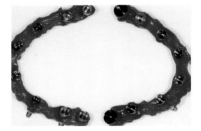
图31 永久修复印模杆

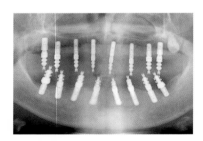
图32 印模杆就位曲面断层像

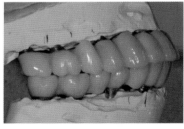
图33 CAD/CAM氧化锆义齿𬌗架像（右侧）

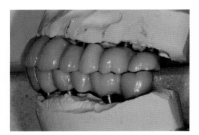
图34 CAD/CAM氧化锆义齿𬌗架像（左侧）

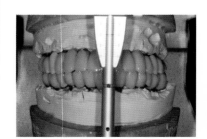
图35 CAD/CAM氧化锆义齿𬌗架像（正面像）

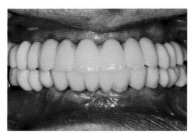
图36 CAD/CAM氧化锆义齿口内像

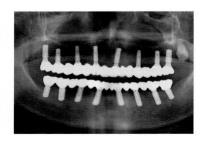
图37 CAD/CAM氧化锆义齿曲面断层像

三、讨论

常规种植修复一般要种植后2~3个月进行最终修复，这就给无牙颌的种植患者带来极大不便。而即刻修复极大地缩短了治疗时间，减轻了患者痛苦。无牙颌即刻修复的成功与否与多因素相关，包括牙槽骨的质和量、植体特性、手术方式、初期稳定性、临时修复体的制作和设计以及患者咬合情况和咬合习惯等。本病例16颗植体在即刻负荷6个月后均发生了成功的骨结合，完成了最终修复。

国内外大量研究表明，计算机导航的种植手术可以提高手术精确度，减少手术时间和手术创伤。本病例利用国产六维植体设计软件进行植体的植入设计，于术前进行手术计划的制订和模拟。应用3D打印技术制作外科模板，指导术中进行植体的精确植入，实现以修复为导向的数值化种植。

通过CAD/CAM制作树脂临时冠，表面光洁度高，软组织密合度高，易于保持植体周围软组织健康。该树脂冠中含有加强纤维，具有较高的强度和刚性，可以保证临时冠的修复强度，利于植体的骨整合。

随着CAD/CAM技术在种植修复中的应用，种植修复支架比较容易实现被动就位，而整体切割的氧化锆冠桥强度也大大提高，从而降低了无牙颌种植修复时常见的并发症。而螺丝固定修复比粘接固位烤瓷修复易于取下修理，特别是氧化锆的生物力学性能和被动适合性，为种植治疗的远期成功提供了保证。

参考文献

[1] Javed, F. and G. E. Romanos. The role of primary stability for successful immediate loading of dental implants. A literature review. J Dent, 2010, 38: 612–620.

[2] Malo, P., M. de Araujo Nobre and A. Lopes. The use of computer–guided flapless implant surgery and four implants placed in immediate function to support a fixed denture: preliminary results after a mean follow–up period of thirteen months. J Prosthet Dent, 2007, 97(6 Suppl): S26–34.

[3] Kapos, T., L. M. Ashy, G. O. Gallucci, H. P. Weber and D. Wismeijer. Computer–aided design and computer–assisted manufacturing in prosthetic implant dentistry. Int J Oral Maxillofac Implants, 2009, 24Suppl: 110–117.

[4] Drago, C. and K. Howell. Concepts for designing and fabricating metal implant frameworks for hybrid implant prosthese. J Prosthodont, 2012, 21(5): 413–424.

余优成教授点评

无牙颌患者的种植固定修复是口腔种植的难点之一，尤其种植修复对种植的远期成功率影响很大。数字化种植是口腔种植的发展趋势之一，能有效地指导种植外科手术，减少外科手术时间，将种植体植入理想的位置，减少种植并发症，快速成型技术的应用，使即刻修复更加简便，多牙基台的应用将种植体水平印模和内连接转换成基台水平和外连接，使种植印模和整体支架的完全被动就位成为可能。

数字化预成模型的临床应用

徐锦文　林海燕　王仁飞　杭州口腔医院种植中心

摘要

目的：研究和评估数字化预成模型的临床应用效果，为无牙颌患者即刻负荷提供预成修复体制作的新方法。**材料与方法**：术前数据采集，设计和制作种植导板，根据模拟设计应用3D技术打印预成模型，并利用该模型按照模拟设计的种植体位置应用CAD/CAM技术切割树脂盘制作预成临时义齿。术中应用导板辅助外科植入后，戴入预成临时义齿完成即刻负重。**结果**：预成义齿戴入时有一个位点就位欠佳，取下基底后口内粘接顺利完成；义齿咬合关系良好；颜色形态逼真，抛光度好，患者满意。**结论**：应用数字化预成模型在无牙颌患者即刻负荷中能取得良好效果，值得临床推荐使用；但是在植入和义齿制作整个流程的精度有待提高，远期效果有待进一步观察。

无牙颌患者的即刻负荷是患者和医生的共同期待，即刻负荷选用的临时义齿制作方法种类各有不同。我院种植中心常用CAD/CAM树脂义齿，以往临床常用术后取模来制作。由于CAD/CAM切割一副全口义齿常需要3~4h，导致患者术后需要等待6h，戴牙需要重新麻醉，不但临床不便，而且增加了患者的痛苦。近来，我们采用数字化预成模型来制作预成树脂义齿，给临床带来极大的方便，患者的满意度较高。现介绍一例病例如下。

一、材料与方法

1. 病例简介　38岁女性患者，因上下牙松动加重数周无法咀嚼要求拔除后全口种植。否认系统性疾病史、否认药物过敏史、否认传染史。临床检查：上颌右侧尖牙至右侧第一前磨牙、下颌左侧侧切牙至左侧第三磨牙、下颌右侧尖牙至右侧第三磨牙存留，余牙缺失，缺牙区牙龈形态正常，存留牙齿有不同程度松动，探及附着丧失，X线显示上颌右侧尖牙、上颌右侧第一前磨牙牙槽骨吸收至根尖1/3区；下颌左侧侧切牙至左侧第一磨牙和下颌右侧尖牙至右侧第一磨牙牙槽骨吸收至根尖区至根尖1/3区。

2. 诊断　慢行牙周炎；上下牙列缺损。

3. 治疗计划　上颌右侧尖牙至右侧第一前磨牙、下颌左侧侧切牙至左侧第二磨牙、下颌右侧尖牙、下颌右侧第二前磨牙、下颌右侧第一磨牙拔除后种植，行固定义齿修复，数字化导板，数字化预成模型，CAD/CAM预成树脂冠桥即刻负荷。

4. 治疗过程　术前采集相关数据（包括拍摄CBCT），制作数字化导板和数字化预成模型以及CDA/CAM树脂预成冠临时义齿。术中拔除上颌右侧尖牙、上颌右侧第一前磨牙，利用数字化导板辅助下，在上颌右侧第一前磨牙至右侧第二磨牙和上颌左侧切牙至左侧第二磨牙植入植体，植入扭矩＞35N·cm，安装多牙基台，以30N·cm扭矩锁紧；将术前预成的CAD/CAM树脂预成冠桥口内试戴；发现上颌左侧切牙位点就位不佳，取下基底后口内流动树脂粘接；调磨抛光，15N·cm锁紧二级修复螺丝，完成上颌义齿即刻修复。拔除下颌左侧侧切牙至左侧第一磨牙、下颌右侧尖牙、下颌右侧第二前磨牙、下颌右侧第一磨牙，即刻植入下颌左侧侧切牙、左侧第一前磨牙、左侧第一磨牙和右侧侧切牙、右侧第一前磨牙、右侧第一磨牙，安装多牙基台，然后将CAD/CAM树脂预成冠桥用相同的方法固定于种植体上。

二、结果

利用数字化预成模型制作的CAD/CAM预成树脂义齿在14个植入位点中，有1个位点被动就位不佳，去除基底后口内流动树脂直接重新粘接，顺利完成，患者对咀嚼功能、颜色和形态等均较满意。

应用数字化预成模型在无牙颌患者即刻负荷中能取得良好效果，值得临床推荐使用；但是在植入和冠桥制作整个流程的精度有待提高，远期效果有待进一步观察。

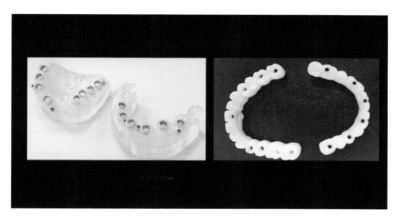

图1 术前数据采集包括术前CT、制取研究模型，制作种植导板，3D模型打印，制作人工牙龈，根据术前模拟设计的种植体位置制作预成冠桥，CAD/CAM切割制作树脂预成冠桥模型。根据术前设计在相应部位植入种植体后即刻将制作的预成冠桥固定完成即刻负重

图2 根据术前CT和模型设计的种植导板及制作的数字化预成模型冠桥

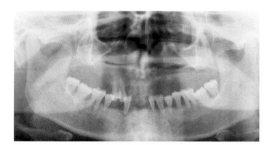

图3 术前X线片

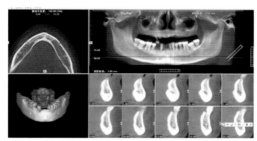

图4 术前CBCT

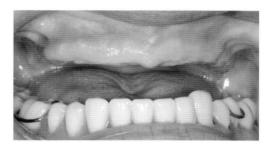

图5 上颌种植前口内像

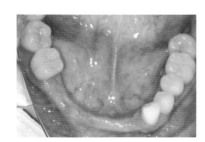

图6 下颌术前像

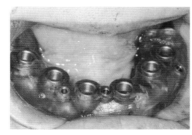

图7 下颌拔除部分牙齿，放置种植导板并固定，根据术前设计种植备洞

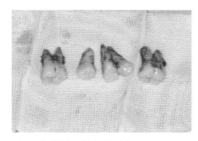

图8 拔除的下颌部分牙齿

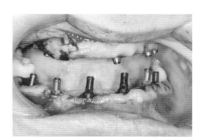

图9 上下颌种植完成术后

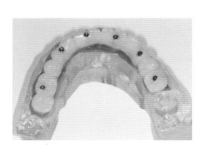

图10 下颌预成树脂修复体

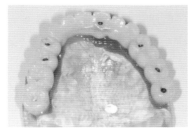

图11 上颌预成树脂修复体

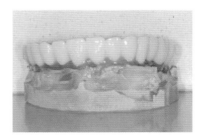

图12 唇面像

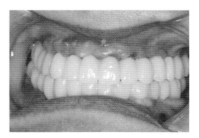

图13 拆线后

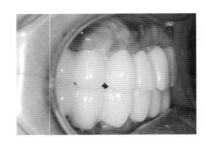

图14 右侧面像

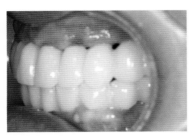

图15 左侧面像

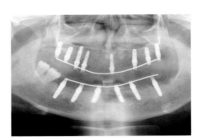

图16 永久修复取模前X线片

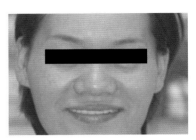

图17 患者即刻种植即刻修复后

三、讨论

数字化和信息化技术越来越广泛应用于口腔种植临床中，本病例利用数字化预成模型技术，术前制作的CAD/CAM树脂预成冠桥应用于种植即刻负重修复中，减少患者就诊次数和即刻修复等待时间，极大地方便了患者并减少痛苦。无基托的CAD/CAM树脂预成冠桥形态、颜色自然，光洁度高，患者感觉舒适。在修复后1个月、3个月回访时患者满意度高。

数字化预成模型能否被临床广泛采纳和应用，最关键的因素是其精度。应用3D打印技术，利用设计制作数字化导板时的数据来预先制作该模型，导板辅助手术后，再利用该模型制作预成义齿，应该是全程数字化种植即刻负荷的目标和方向。但是，此过程经历诸多环节，每一处的误差都有可能导致或加成精度问题，导致临时义齿不能顺利就位。本案例中，上颌左侧切牙位点在戴牙时不能很好被动就位，幸运的是，树脂冠内的临时基底容易取下，而且该种材料与流动树脂能很好粘接，因此，临床上碰到此类问题容易解决。

此外，应用此预成模型和预成义齿方法来完成即刻负荷，在术前数据采集中要重点记录颌位关系尤其唇齿关系等，可以在无基托的CAD/CAM树脂唇侧丰满度方面特殊处理以满足患者要求。

综上所述，利用制作数字化导板时的数据3D打印数字化预成模型，在利用该模型制作预成CAD/CAM树脂冠，可以顺利完成无牙患者的即刻负荷，值得临床推广和应用。

参考文献

[1] 张健, 王庆福, 王艳颖, 等. 数字化导板在口腔种植中的应用. 中国实用口腔科杂志, 2014, 7(3): 129-133.
[2] 周尚敏, 杨小东, 吴大怡. 种植修复的全程数字化解决方案. 中国口腔种植学杂志, 2013(2): 117-117.
[3] 张笑维, 傅远飞. 种植体周围炎与牙周炎的比较. 中国口腔种植学杂志, 2015(3): 139-143.
[4] Ramasamy M, Giri, RajaR, et al. Implant surgical guides: From the past to the present. J Pharm Bioallied Sci, 2013, 5(1): S98-S102.
[5] D'Souza KM, ArasMA. Types of implant surgical guides in dentistry: a review. J Oral Implantol, 2012, 38(5): 643-652.

余优成教授点评

在即刻种植即刻修复过程中，即刻修复义齿的制作及完全被动就位是即刻种植即刻修复成功的要点之一。在传统的即刻修复中我们往往采取术后取模的方式，增加了患者等候的时间和戴牙时的不适。由于即刻修复中产生偏差的因素较多，数字化预成模型的应用受到限制，但对于单牙或者短跨度的种植桥即刻修复的应用具备广阔前景，随着数字化技术的进步和预成模型技术的进步，有望成为即刻修复的主流方式之一。

在数字化导板的引导下实现以修复为导向的无牙颌种植固定修复

李雪松　滨海新区塘沽口腔医院种植科

摘 要

本病例介绍了如何利用种植体外科规划软件设计种植体的植入位点，临床上在数字化外科导板的指引下，精准地植入12颗Straumann®种植体。最终修复时采用一体式氧化锆桥架的固定修复，利用现代的烤瓷工艺恢复患者的粉白美学，达到仿生的美学修复效果

一、材料与方法

1. 病例简介　56岁男性患者，上颌传统活动义齿折断，无法使用；下颌烤瓷牙松动，来我院就诊要求种植固定，同时对美观和功能有较高要求。既往体健，有吸烟史（15支/天）。初诊检查发现原有活动义齿固位较差，口唇丰满度欠佳，面容苍老，下颌为双侧尖牙、第一前磨牙、第二前磨牙支持式的整体桥固定修复，口内检查发现下颌基牙全部松动，尖牙周围牙龈红肿、溢脓，余留天然牙无保留价值。CBCT显示上颌牙槽骨吸收不均匀，上颌右侧尖牙、左侧侧切牙、双侧第二前磨牙和第二磨牙区骨量尚可，满足种植固定修复要求；下颌牙槽骨条件较好，满足种植固定修复要求。

2. 治疗过程

（1）通过检查发现原有义齿咬合关系和垂直高度尚可，利用原有义齿制作放射性诊断导板，让患者戴入原有义齿拍摄CBCT，同时对原有义齿单独拍摄CBCT。将2组CT数据传输到数字化导板加工中心进行整合，生成带有义齿信息的种植体外科规划软件。

（2）在规划软件中根据CBCT测量结果，结合义齿修复信息，实现以修复为导向的种植体设计。计划上颌在右侧尖牙、左侧侧切牙、双侧第二前磨牙位点、双侧第二磨牙位点植入6颗种植体。下颌在双侧侧切牙和尖牙之间、双侧第一前磨牙和第二前磨牙之间、双侧第一磨牙位点植入6颗种植体。

（3）种植体植入手术：局部麻醉下，利用解剖标准先将上颌外科导板就位，固定。运用Straumann®原厂导板工具盒在套管的指引下，精准地逐级备洞，取下数字化导板，做微创切开，植入6颗种植体，旋入封闭螺丝，严密缝合。下颌术中拔出余留牙后将数字化导板就位，在套管的指引下完成种植位点的预备，取下导板后微创切开，植入6颗种植体，旋入封闭螺丝，在下颌即刻种植区域的间隙处植入Bio-Oss®骨粉，表面覆盖生物胶原膜，严密缝合。术后拍摄CBCT将种植体植入位点与术前设计对比，验证导板的精准性。

（4）覆盖义齿过渡修复：术后1周待创口愈合良好，戴入临时过渡义齿。

（5）二期手术：种植体植入5个月后拍摄根尖放射片，了解种植体骨整合的情况。将原有数字化导板导入口内标记种植体植入位点，进行微创二期手术，旋出封闭螺丝，旋入愈合基台。

（6）最终修复：二期手术2周后，开始种植义齿上部结构的修复。首先制作个性化托盘，种植体水平取初级印模，在初级石膏模型上连接固定开窗式转移杆，切开转移杆，放入口内就位，重新连接固定转移杆，制取开窗式终极印模，然后将选取的基台在口内就位后，进行面弓转移，依据转移信息再次制作临时修复体。在DSD软件中依据患者的临时义齿情况进行美学设计。患者戴用临时义齿3个月后进行永久修复，永久修复的牙弓形态和咬合高度都可以参照临时牙的信息。上颌义齿采用了先制作一体式氧化锆支架，再制作14颗氧化锆单冠的修复方式，下颌义齿采用氧化锆整体桥修复。技工完成制作后，在口内试戴氧化锆桥架，用树脂粘接剂进行基台和氧化锆桥架的粘接，最终完成修复体制作。对患者进行口腔健康宣教，让患者充分了解如何进行桥体的清洁和维护。

（7）材料：种植体外科规划软件：GuidMia；骨粉：Bio-Oss®；胶原膜：Bio-Gide®；种植体：Straumann®。

二、结果

以修复为导向的理念配合数字化外科导板辅助完成种植体的精准植入，通过对比治疗前后的患者面像显示，唇部丰满度得到了良好恢复，充分利用现代烤瓷技艺恢复了患者的粉白美学，达到了仿生修复的效果。患者对最终修复体的功能和美观性十分满意，当然长期的修复效果还需要临床随访的验证。

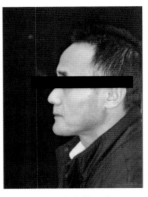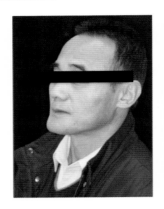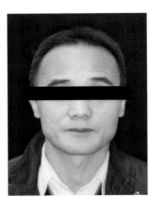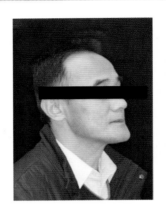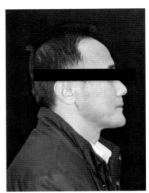

图1a～e　患者术前面像

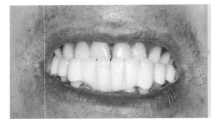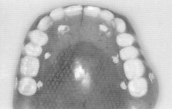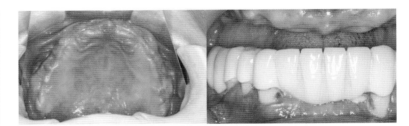

图2a、b　初诊时患者情况　　　　　　　　　　图3a、b　患者口内情况

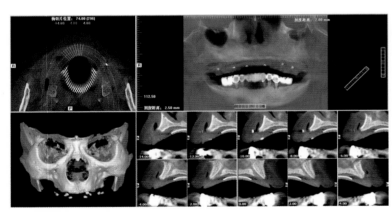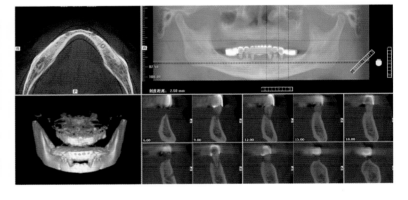

图4a、b　通过CBCT测量患者牙槽骨情况

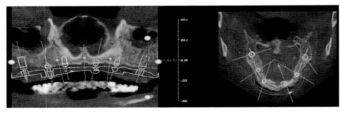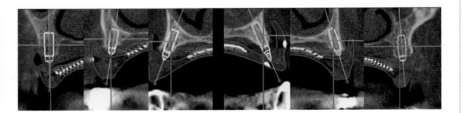

图5a、b　通过CBCT测量患者牙槽骨情况

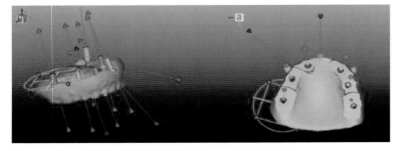

图6　通过CBCT测量患者牙槽骨情况

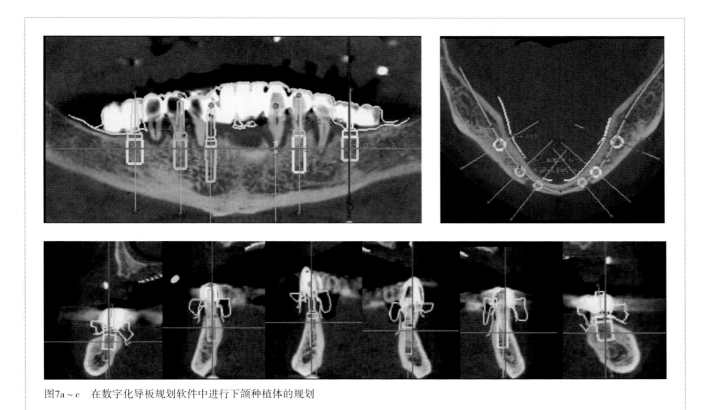

图7a ~ c 在数字化导板规划软件中进行下颌种植体的规划

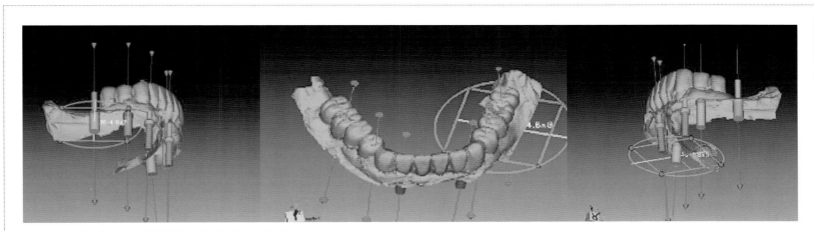

图8a ~ c 3D界面下显示下颌种植体与修复体的位置关系

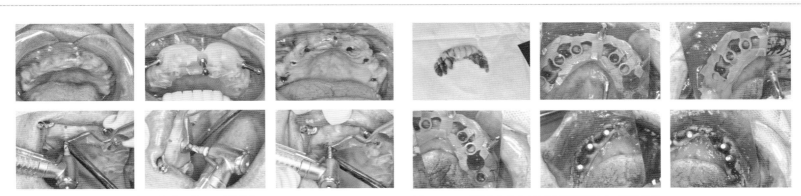

图9a ~ f 上颌在数字化导板的辅助下植入6颗种植体　　　　图10a ~ f 下颌在数字化导板的辅助下植入6颗种植体

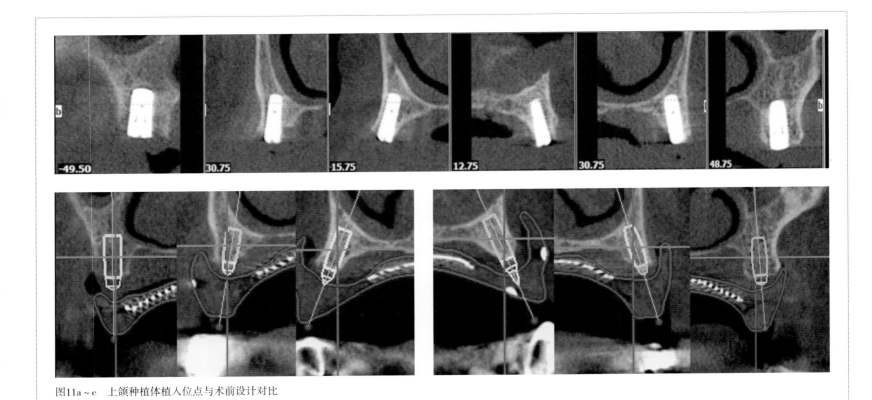

图11a～c　上颌种植体植入位点与术前设计对比

图12　上颌种植体植入位点与术前设计对比

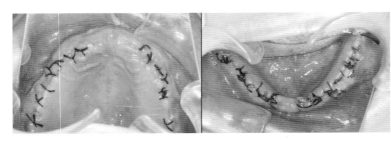

图13a、b　术后1周拆线情况

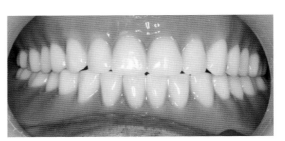

图14　术后1周时戴入临时义齿修复

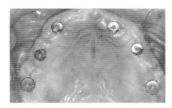
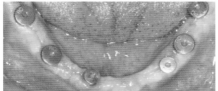

图15a、b 二期手术后2周牙龈愈合情况良好

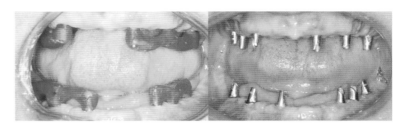

图16a、b 在初级石膏模型上断开转移杆

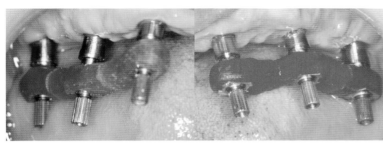

图17a、b 将开窗转移杆在口内就位后，用树脂重新进行粘接

图18a、b 永久基台在口内被动就位

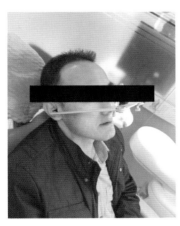
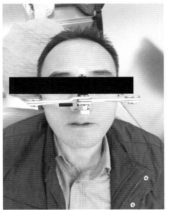

图19a~c 进行面弓转移

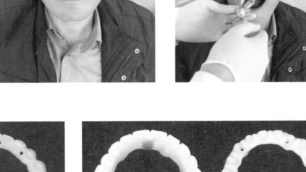
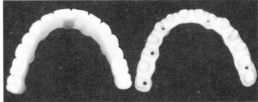

图22 下颌参考临时义齿信息制作一体式氧化锆整体桥　图23 上颌参考临时义齿信息制作一体式氧化锆支架

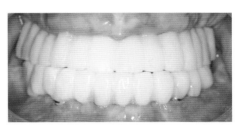

图20 戴入制作完成的临时义齿

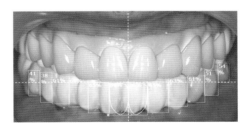

图21 利用临时义齿进行数字化美学DSD设计

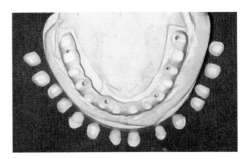

图24 在模型上试戴上颌一体式氧化锆支架和14颗单冠

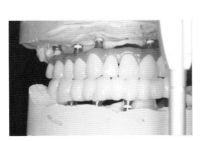
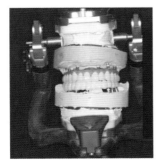
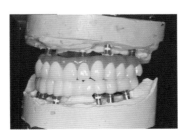

图25a~c 在𬌗架上进行精细调𬌗

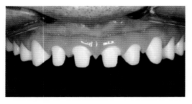
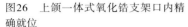

图26 上颌一体式氧化锆支架口内精确就位

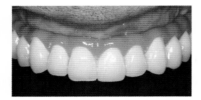

图27 上颌最终修复后口内美学效果

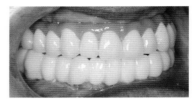

图28 最终修复时右侧咬合情况

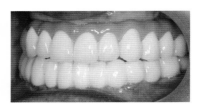

图29 最终修复时左侧咬合情况

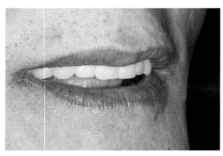

图30 最终修复完成时患者露出了满意的微笑

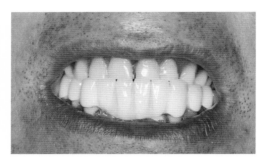
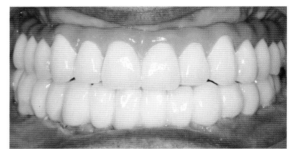

图31a、b 修复前后的对比

三、讨论

1. 数字化种植导板的临床应用。口腔种植修复治疗已经在临床上得到了广泛普及，随着对种植牙技术的提高，出现了以修复为导向的种植理念，即在术前设计种植体的植入位置和角度时，将最终修复体的设计考虑在内，全面结合了解剖学、生物力学和美学等方面的重要因素。而计算机断层扫描技术：辅助种植设计软件以及工业快速成型技术的发展应用，迎合了以修复为指导的技术要求，形成了计算机辅助种植外科。无牙颌种植固定修复需要的种植体数目较多，单颌通常为4~6颗。仅靠术者的经验手术难度较大，术中定位要求高，需要的手术时间也很长、创伤大，这些都影响了患者的接受程度，并且提高了术者的手术难度。但是在计算机导航技术的辅助下，手术时间大大缩短，同时治疗效果却显著提高，甚至在一些病例中实现了微创种植，将患者的手术痛苦降到最低，并获得了最佳的修复效果。

2. 上颌利用一体式氧化锆支架+氧化锆单冠的设计，配合牙龈瓷技术，能够最大限度地恢复患者因牙列缺失丧失的软硬组织，实现了仿生修复效果。

参考文献

[1] Van Assche N, Vercruyssen M, Coucke W, et al. Accuracy of computer-aided implant placement. Clin Oral Implant Res, 2012, 23(Suppl 6): 112-123.
[2] Mericske-Stern RD, Taylor TD, Belser U, Management of the edentulous patient. Clin Oral Implant Res, 2000, 11(Suppl 1): 108-125.
[3] Sanna AM, Molly L, Van Steenberghe D. Immediately loaded CAD-CAM manufactured fixed complete dentures flapless implant procedures: a cohort study of consecutive patients. J Prosthet Dent, 2007, 97(6): 331-339.

谭包生教授点评

数字化技术作为新兴技术已广泛应用于种植修复临床。其中数字化外科导板是数字化的重要内容。本病例成功地应用数字化导板，大大地简化了治疗程序，减少了手术创伤。本病例属于牙列缺失的患者，由于相关标志点的缺乏，给确定种植体的位置和方向带来困难。术者通过术前模拟准确地确定了种植体的位置和方向，为顺利制作上部结构创造了有利条件。特别值得一提是术者制作的数字化导板误差很小，说明其熟练掌握了这项技术，同时也提示在制作数字化导板时每一步都要严格按照相关规范操作，误差可以减少到最小限度。

牙周病致牙齿缺失种植固定修复重建咬合病例

朱青青　吴豪阳　郝蕊　河南省口腔医院种植科

摘要

目的：本文介绍由于牙周病导致多数牙齿缺失的患者行种植固定修复的手术及修复程序。**材料与方法：**40岁男性患者，全口重度牙周炎。全口牙齿大量缺失，无法咬合，要求种植固定修复。查体：患者全口大量牙齿缺失，仅留8颗牙齿，均有不同程度松动。拔除松动度较大的患牙，口内仅余留3颗牙齿，行上下颌种植修复，上颌植入6颗Straumann®种植体，下颌植入6颗 Bicon®种植体。5个月愈合后行后期修复，上颌取个性化印模，更加精确地转移种植体位置；戴入树脂临时牙使患者适应咬合关系，最终通过种植固定义齿重建患者殆关系。利用CAD/CAM 技术设计并制作树脂临时修复体及最终全瓷桥修复体，使牙冠和基台种植体更加密合稳固。本病例通过种植系统及修复方式的多样为牙缺失患者带来更加精准、更加灵活的治疗方式。

牙周病是口腔缺牙的最主要原因之一，由于牙周病导致的牙齿缺失常伴随着牙槽骨的缺失，以及口腔中余留牙的松动和倾斜，给义齿的修复带来极大困难，最终导致全口牙缺失。严重地影响患者正常的生活以及健康。而对于此类患者，黏膜松软，传统修复比较困难，也常导致黏膜压痛，义齿稳定性也不佳。对于全口余留牙较少，咬合关系丧失的病例，需要恢复咬合，解决咬合、发音以及美观等功能，提高患者生活质量。口腔种植技术的发展为大量缺牙患者开辟了一条新途径，能够为义齿提供良好的固位、稳定和支持作用，增强义齿的咀嚼效率，感觉舒适，提高患者修复的满意度。本文报道1例牙周病患者大量牙齿缺失导致咬合关系丧失以及骨缺损骨量不足患者行上下颌种植固定修复重建咬合的病例，并进行讨论分析，为临床应用提供参考。

一、材料与方法

1. 病例简介　40岁男性患者，全口牙齿大量缺失，无法咬合，要求种植固定修复。既往体健，吸烟10支/天。全口牙齿因牙周病陆续松动拔除。患者抗拒活动义齿，未行义齿修复，但因牙齿逐渐缺失，咀嚼效率低，严重影响生活质量。患者希望行种植固定义齿修复。查体：患者全口大量牙齿缺失，仅留8颗牙齿，上颌双侧第二磨牙Ⅰ°松动，上颌左侧尖牙、下颌左侧侧切牙、下颌左侧中切牙、下颌右侧尖牙Ⅱ°松动，下颌左侧第二磨牙Ⅲ°松动。患者上下颌颌骨轮廓较正常小，牙槽嵴吸收明显，牙槽嵴凹凸不平，缺牙区黏膜未见红肿。CBCT示：上颌牙槽嵴吸收不均，上颌右侧第一磨牙位处窦嵴距约7.3mm，上颌左侧第二磨牙牙位处窦嵴距约8.0mm。后牙区骨吸收量大于前牙，下颌后牙区牙槽嵴吸收，下颌左侧第一磨牙位处管嵴距约8.3mm，下颌右侧第一磨牙牙位处管嵴距约8.9mm。

2. 治疗计划　与患者协商，拔除剩余牙齿，由于患者本人抗拒拔牙，故拔除Ⅱ°松动和Ⅲ°松动的牙齿，待黏膜恢复后计划行上下颌种植固定修复修复。根据患者术前CBCT所示上颌牙槽骨骨量情况及义齿修复位置，模拟种植体位置及规格。患者上下颌骨量不同，与患者协商后计划，上颌植

入6颗Straumann®种植体，行上颌左侧第一磨牙至右侧第一磨牙氧化锆桥修复；下颌植入6颗Bicon®种植体，计划行分段桥体固定修复。

3. 治疗过程

（1）种植体植入手术。①下颌种植体植入术：局麻下切开翻瓣，平整骨面，术区骨质较硬，可见未完全愈合的拔牙窝，下颌双侧第一磨牙位点各植入1颗Bicon®5mm×6mm种植体，下颌左侧第一前磨牙、右侧尖牙和右侧第一前磨牙位点各植入Bicon®4.5mm×8mm种植体，下颌左侧侧切牙位点植入Bicon®4mm×8mm种植体。将低速备洞取的自体骨回填，严密缝合。术后常规抗菌消炎，复方氯己定含漱口液漱口。术后第10天拆线，并计划行上颌种植手术。5个月后二期手术，软组织愈合后与上颌一同修复。②上颌种植体植入手术：局麻下行上颌左侧第一磨牙至右侧第一磨牙位点切开翻瓣，上颌6个位点定点，上颌右侧第一磨牙位点逐级备洞，内提升至12mm，常规植入Straumann®S.RN，4.8mm×10mm种植体；上颌左侧第一磨牙位点逐级备洞，内提升至10mm，常规植入Straumann®S.RN，4.8mm×8mm种植体；上颌双侧第一前磨牙位点逐级备洞，各植入Straumann®S.RN，4.1mm×10mm种植体；上颌双侧侧切牙牙位处可见颊侧骨凹陷，逐级备洞，各植入Straumann®S.RN，4.1mm×10mm种植体，上颌左侧尖牙位点唇侧骨壁较高，突出牙槽嵴轮廓，使用骨凿修整颊侧轮廓，将去除的自体骨磨碎与Bio-Oss®骨粉混合填入上颌前牙区位点唇侧及嵴顶处，盖双层Bio-Gide®胶原膜，恢复唇侧轮廓。所有种植体植入扭矩为30~35N·cm。同期安放愈合帽。术后常规抗菌消炎，复方氯己定含漱口液漱口。术后第10天拆线。后期与下颌一同修复。

（2）二期手术。5个月后，拍摄曲面体层放射线片了解种植体的骨结合情况，骨结合良好，行二期手术安装愈合帽。3~4周牙龈愈合稳定后行后期修复。

（3）临时修复体。二期手术后4周牙龈袖口愈合良好，取出种植体愈合帽，使用Osstell ISQ种植体动度测量仪测量修复前种植体稳定系数

（ISQ），上颌种植体ISQ值均大于70，可行上部修复。常规使用硅橡胶制取上下颌初印模转移植体位置。上颌取模：取得初印模，灌注模型。在初印模上安装转移杆，将转移杆使用牙线缠绕连接，树脂连接后光固化。将固化连接在一起的转移杆切断，在口内安装开窗式转移杆，并在接口处使用光固化树脂连接，成一整体。3M硅橡胶取得上颌开口式印模作为终印模，灌注模型。下颌取模型：3M硅橡胶取得下颌闭口印模，作为终印模，并灌注模型。转移殆关系：使用上下颌模型制作蜡堤转移患者咬合关系。拍摄CBCT示关节位于拔牙前基本一致。使用CAD/CAM制作上下颌树脂牙。口内试戴永久基台及上下颌树脂牙。调殆，要求前伸殆和侧方殆时无干扰，呈组牙功能殆，抛光。患者未感不适。树脂牙戴用1个月后复查。

（4）最终修复体。戴用树脂牙患者无异常，已适新的咬合关系，硅橡胶咬闭口咬合记录。扫描树脂牙及咬合记录，并使用CAM/CAD技术且割上颌右侧第一磨牙至左侧第一磨牙全锆桥体，下颌左侧第一前磨牙至左侧第一磨牙，右侧第一前磨牙至右侧第一磨牙以及右侧尖牙至左侧侧切牙氧化锆全瓷分段式桥体。口内安装上颌个性化基台并加力至35N·cm，下颌安装Bicon®成品可调该基台，敲击就位。使用3M玻璃离子粘接剂粘接上下颌冠，并拍摄曲面体层放射线片确认义齿就位情况。

（5）材料：Straumann®种植体（Switzerland），Bicon®种植体（USA），Bio-Oss®（Geistlich，0.5g，Switzerland），Bio-Gide®（Geistlich，25mm×13mm，Switzerland）。

二、结果

患者使用满意度较高，咀嚼无不适及压痛，咬合基本合适。该病例共植入12颗种植体，术后5个月全部形成骨结合。患者对固定义齿的咀嚼功能、舒适感、美观性均十分满意。

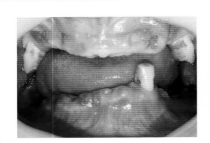

图1　术前正面像

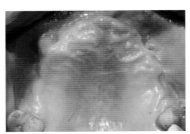

图2　术前上颌殆面像

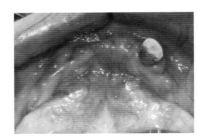

图3　术前下颌殆面像

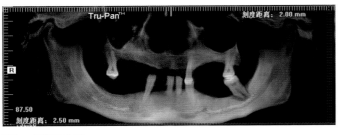

图4　术前CBCT片

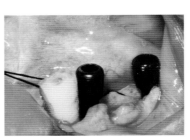

图5～图7　下颌种植手术，植入6颗Bicon®种植体

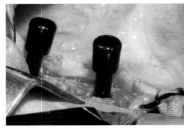

图7

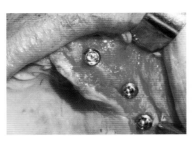

图8～图10　上颌种植手术，植入6颗Straumann®软组织种植体

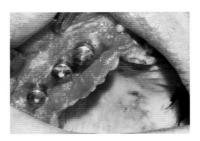

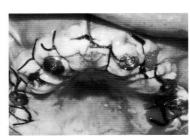

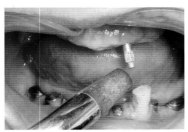

图11、图12　使用Osstell ISQ种植体动度测量仪测量修复前种植体稳定系数（ISQ）

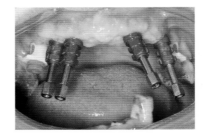

图13　取上颌初印模

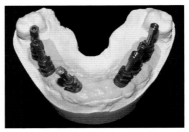

图14　灌注模型，安装转移杆

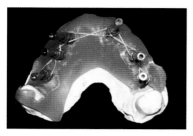
图15　在初印模上将转移杆使用牙线缠绕连接

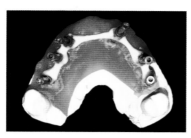
图16　使用光固化树脂将转移杆连接并固化成一个整体

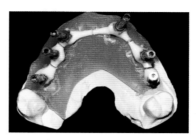
图17　将固化连接在一起的转移杆切断

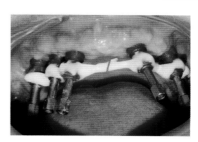
图18　将切开的转移杆安装到口内

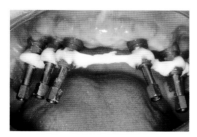
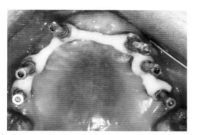
图19、图20　将切开的转移杆的接口处使用光固化树脂连接，成一整体

图21　闭口印模帽取下颌印模

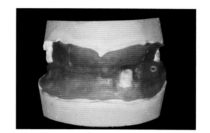
图22　使用上、下颌模型制作𬌗堤转移患者𬌗关系

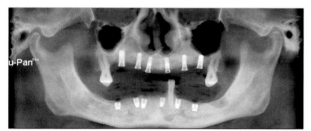
图23　患者戴𬌗堤拍摄CBCT，观察颞下颌关节和种植体骨结合情况

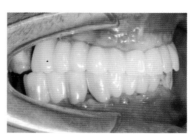
图24　患者戴入临时树脂牙口内右侧面像

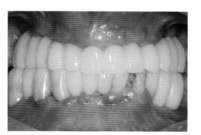
图25　患者戴入临时树脂牙口内正面像

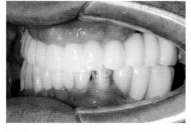
图26　患者戴入临时树脂牙口内左侧面像

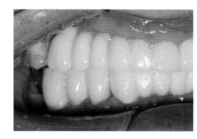
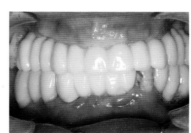
图27～图29　患者戴入永久修复体口内正面像及侧面咬合像

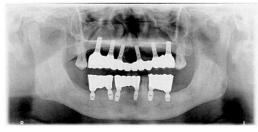
图30　戴牙后曲面断层片

三、讨论

　　该类患者由于遭受长期牙齿松动、炎症及缺失等带来的痛苦，稳定舒

适的修复方式不仅能解决患者功能及美观上的问题，更能解决患者从心理上对口腔治疗的信心。本病例中患者全口只余留3颗牙齿，咬合关系丧失。患者较年轻，临床检查患者颌间距尚可，前牙及前磨牙区无大量垂直向骨缺

损，故选择种植固定修复恢复缺失牙齿重建咬合。全口种植义齿修复已是非常成熟的技术，种植全口义齿与传统全口义齿相比具有良好的固位和稳定、感觉舒适、咀嚼效率高等优点，种植支持的固定义齿能更好地提供义齿的固位及稳定，咀嚼效率及舒适度均优于覆盖义齿。但种植固定义齿对患者剩余牙槽骨条件要求较高，行固定义齿修复必须充分考虑患者颌骨的种植条件，结合影像学检查以及患者的全身情况进行综合评估。

因牙周病导致牙齿缺失的患者，本身在失牙前已有较严重的牙周硬组织丢失，失牙后又有较长时间的无功能状况或在可摘义齿修复下的不良负荷状态，多数患者就诊时，已有较严重的牙槽嵴萎缩，特别是后牙区。常表现为上颌后牙区嵴顶距上颌窦距离不足，下颌后牙区表现为嵴顶距下颌神经管距离不足，无法植入常规直径的种植体，对于修复体长期稳定及功能都有影响。可以采用垂直向牵张成骨、Onlay植骨技术等恢复患者垂直向骨量不足，解决因颌间距离过大，造成的垂直位置关系异常。过大的颌间距离造成义齿冠根比例失调，种植体及固位螺丝受力过大而易松动，牙齿过长造成不美观。但牵张成骨、Onlay植骨，创伤大，操作技术不易把握，术后恢复较慢等。

本病例患者窦嵴距和管嵴距不足采用微创的治疗理念，上颌行上颌窦提升术，下颌选择Bicon®短种植体，完成全口咬合的恢复。上颌右侧第一磨牙至左侧第一磨牙运用CAD/CAM技术设计制作二氧化锆上颌义齿冠桥；下颌由于左侧尖牙的保留，制作分段氧化锆全瓷桥体，用微创的方法重建咬合。

咬合重建修复是指用修复方法对牙列的咬合状态进行改造和重新建立，包括全牙弓𬌗面再造、颌位改正、合适垂直距离的恢复及正常𬌗关系的重建，通过咬合重建修复可以去除病理性𬌗因素，改善咬合功能，有利于颞下颌关节功能健康，缓解咀嚼肌功能障碍；改变咬合垂直距离过低引起的衰老面容；开辟修复间隙；改善多数牙的颜色和形态。本病例患者严重抗拒戴活动义齿及活动的临时修复体，故在患者长期缺牙期间未行任何修复。就诊时通过曲面体层放射线片及CBCT观察拔牙前患者颞下颌关节位置关系，在后期修复时不仅通过患者主观感受，也通过CBCT及曲断判断颌间距离恢复是否得当。在后期修复时先让患者戴用临时树脂义齿，适应新的颌位关系。该患者戴用1个月余经过咬合接触的调整，找到合适的位置，在树脂牙的基础上做咬合记录，制作永久修复体，形成舒适和理想的颌位关系。患者感觉舒适，咀嚼功能恢复良好，外形美观。

该患者上下颌为不同的种植系统，修复方式也不同，上颌基台为螺丝固位，然后粘接上颌右侧第一磨牙至左侧第一磨牙桥体，其修复成功的要点是保证准确的转移种植体的位置。本病例使用两次取模法，第一次初印模，灌注模型并制作个性化转杆，将转移杆安装至口内并使用树脂固化连接成整体，通过口外连接—截断—口内连接的方式减小树脂材料收缩造成的外加力量，保证取模精确性。下颌基台为敲击就位，在粘接分段桥体，且还存在天然牙，修复后应避免咀嚼过硬食物，定期调改修复体的𬌗面接触形态，修复后应加强口腔卫生宣教工作。

总结该病例使用不同种植系统以固定修复的方式重建牙周病患者大量牙缺失的咬合关系，取得满意的疗效。该病例不足之处是随访时间相对较短，后续会就义齿长期的稳固及种植体相关情况进行随访，观察其使用情况。

参考文献

[1] Bedrossian E, Sullivan RM, Fortin Y, Malo P, Indresano T. Fixed-prosthetic implant restoration of the edentulous maxilla: a systematic pretreatment evaluation method. J Oral Maxillofac Surg, 2008, 66(1): 112-122.

[2] Shibuya Y, Takeuchi Y, Asai T, Takeuchi J, Suzuki H, Komori T. Maxillary sinus floor elevation combined with a vertical onlay graft. Implant Dent, 2012, 21(2): 91-96.

[3] 周磊, 徐世同, 徐淑兰, 杨晓喻, 刘卫平, 张雪洋, 宋光辉, 黄建生, 吴颖. 上颌无牙颌的特殊性及种植修复设计. 中国口腔种植学杂志, 2008, 13(3): 159-160.

[4] Mengel R, Flores-De-Jacoby L. Implants in patients treated for generalized aggressive and chronic periodontitis: a 3-year prospective longitudinal study. J Periodontol, 2005, 76(4): 534-543.

[5] Serino G, Ström C. Peri-implantitis in partially edentulous patients: association with inadequate plaque control. Clin Oral Implants Res, 2008, 20(2): 169-174.

[6] Bevilacqua M, Tealdo T, Menini M, Pera F, Mossolov A, Drago C, Pera P. The influence of cantilever length and implant inclination on stress distribution in maxillary implant-supported fixed dentures. J Prosthet Dent, 2011, 105(1): 5-13.

[7] Hobkirk J A, Brouziotou-Davas E. The influence of occlusal scheme on masticatory forces using implant stabilized bridges. J Oral Rehabilitat, 1996, 23(6): 386-391.

[8] 杨磊. 通过种植修复进行全口咬合重建: 病例报道. 中国口腔种植学杂志, 2009, 14(2).

[9] Polzer I, Schimmel M, Müller F, Biffar R. Edentulism as part of the general health problems of elderly adults. Int Dent J, 2010, 60(3): 143-155.

[10] Esposito ML, Hirsch JM, Lekholm U, Thomsen P. Biological factors contributing to failures of osseointegrated oral implants, (II). Etiopathogenesis. Eur J Oral Sci, 1998, 106(3): 721-764.

[11] Drago CJ, Peterson T. Treatment of an Edentulous Patient with CAD/CAM Technology: A Clinical Report. J Prosthodont, 2007, 16(3): 200-208.

[12] Spyropoulou P E, Razzoog M E. Maxillary implant-supported bar overdenture and mandibular implant-retained fixed denture using CAD/CAM technology and 3-D design software: a clinical report. J Prosthet Dent, 2011, 105(6): 356-362.

谭震教授点评

该患者牙周病导致全口多数牙缺失，作者采用固定修复恢复上下颌功能，在上下颌各植入了6颗种植体。其中，下颌植入了短种植体，避免了垂直向骨增量。上颌植入6颗种植体并进行了骨增量手术。术后5个月先进行二期手术，然后进行临时修复，待患者适应新的咬合关系后，进行永久修复。治疗后患者对所佩戴的固定义齿的咀嚼功能、舒适感、美观性均十分满意。该病例的整个治疗过程简单，创伤相对小，也获得了较好的治疗效果，是一个非常优秀的病例，值得大家借鉴。

有几个小问题值得我们探讨：（1）义齿的制作方面：技师未对前后牙长度不一的情况进行修饰，最后的治疗结果在美观方面略有欠缺；（2）从患者上颌状况讲可否考虑分段修复？因为对于种植义齿尤其是复杂的全颌种植义齿修复，一定要考虑到患者后续的维护和一旦出现并发症如何进行维修处理的问题。作者在下颌义齿的修复过程就注意了这方面的问题。（3）对于该患者，由于抗拒拔牙，保留了其下颌左侧尖牙、上颌双侧第二磨牙，这一方面加大了修复的难度，另外还增加了患者口内余留牙的风险。如有可能还是有必要与患者进一步沟通，拔除上颌第二磨牙，以减少后患。

下颌牙列缺损数字化导板引导下即刻种植修复

高金波 贾占立 天津市第三中心医院口腔科

摘要

目的： 探讨数字化导板引导下下颌牙列缺损即刻种植延期修复的程序。包括术前设计、数字化导板的设计和制作、手术及修复程序。**材料与方法：** 62岁男性患者，下颌牙列缺损，下颌前牙烤瓷固定桥修复，后牙可摘局部义齿修复，余留牙及固定桥基牙不同程度松动。患者要求拔除下颌全部松动牙齿，即刻种植固定修复。全景片检查示余留牙牙槽骨吸收均达到根尖1/3处，下颌左侧第一前磨牙、左侧尖牙、右侧尖牙、右侧第一磨牙根尖周病变。剩余牙槽骨高度可以满足即刻种植需求。行下颌CBCT检查，进行术前设计。拟微创拔除下颌余留牙，下颌右侧第三磨牙保留以辅助固定导板及修复时确定颌位关系。植入6颗种植体，分段金属烤瓷固定桥修复。设计、制作数字化种植导板。常规在局麻下微创拔除余留牙，在数字化导板的引导下完成种植体的植入。下颌右侧尖牙、第一前磨牙植体颊侧暴露约2mm，行引导骨组织再生术。下颌左侧第二磨牙位点植体的初始稳定性为10N·cm，埋入；其余植体的初始稳定性均＞30N·cm，直接上愈合基台一段式愈合。术后3个月二期手术暴露下颌左侧第二磨牙。**结果：** 种植体植入后均成功骨结合。患者术后约4个月常规取模，采用成品和个性化基台完成最终粘接固位烤瓷桥修复。**结论：** CBCT检查已经逐渐成为种植术前的常规检查手段，基于CT数据和3D打印技术的数字化种植手术导板在临床的应用也越来越广泛。术者在术前进行导板设计时能够更详细地了解患者的颌骨情况，在以修复为导向的原则下合理的设计种植体的三维位置。在即刻种植时，应用数字化种植导板可以让术者更容易确定种植位点，控制种植体方向，从而减小手术创伤，缩减手术时间。下颌右侧尖牙、第一前磨牙位点植体采用个性化纯钛基台，较好地解决了种植位点颊舌侧牙龈高度不一致的问题，获得了良好的穿龈形态和修复冠的边缘位置。

近年来，CBCT在口腔临床的应用逐渐普及，已经成为拟种植修复患者术前的常规检查手段。基于CT数据和3D扫描、3D打印技术的数字化种植导板在临床的应用也越来越广泛。数字化种植导板能够帮助术者更好地控制种植体植入的三维位置，减小手术创伤，缩短手术时间。

一、材料与方法

1. 病例简介 62岁男性患者，因下颌余留牙及固定修复体不同程度松动，间断性肿胀、疼痛就诊，希望去除下颌不良修复体，拔除余留牙齿，行固定义齿修复，并且希望能够在拔除牙齿后即刻种植，缩短治疗时间，减少痛苦。患者既往身体健康，无预防性用药史，不吸烟，不喝酒。检查：患者口腔卫生状况较差，下颌左侧第一磨牙、下颌左侧第二磨牙、下颌右侧第一磨牙、下颌右侧第二磨牙、上颌左侧第二磨牙、上颌右侧第一磨牙、上颌右侧第二磨牙缺失；下颌左侧第二前磨牙、右侧第一前磨牙、右侧第二前磨牙松动Ⅱ°，下颌右侧第三磨牙松动Ⅰ°，下颌左侧尖牙至右侧尖牙金属烤瓷固定桥修复，整体松动Ⅱ°。上颌余留牙松动≤Ⅰ°。树脂可摘局部义齿修复上颌缺失牙。

2. 诊断 牙列缺损，牙周病，下颌左侧第一前磨牙残根。

3. 治疗计划 （1）拍摄曲面断层X线片，初步检查余留牙情况及下颌骨垂直骨高度。下颌后牙区垂直骨高度大于10mm，能够满足种植固定义齿修复要求。（2）行下颌骨CBCT检查，制作数字化种植导板。（3）选择Osstem® TS Ⅲ骨水平种植体，直径4.5mm×10mm、4.5mm×11.5mm。（4）种植时机选择拔牙后即刻植入。下颌右侧第三磨牙与上颌右侧第三磨牙有咬合关系，故下颌右侧第三磨牙暂时予以保留，术中可以辅助数字化种植导板的准确就位及固定，后期修复时可以辅助确定患者的咬合关系。术中根据植体初始稳定性确定一段式愈合或潜入式愈合，下颌右侧尖牙、第一前磨牙位点颊侧骨缺损，同期行引导骨再生术，拟用Bio-Oss®及Bio-Gide®。（5）修复基台选用成品转移基台，必要时换用可铸造基台或个性化基台。（6）修复方式选择分段、粘接烤瓷固定桥修复。下颌左侧尖牙至右侧尖牙、下颌左侧第一前磨牙至左侧第二磨牙及下颌右侧第一前磨牙至右侧第二磨牙3组固定桥修复。

4. 治疗过程 行下颌骨CBCT检查，获取DICOM数据，导入数字化种植导板设计软件，生成颌骨三维模型。根据术前计划，逐颗摆放种植体，调整并确定种植体的三维位置。逐组检查种植体的平行情况，同组种植体的角度＜5°。在颌骨三维模型中选择只显示下牙槽神经和种植体，检查所有种植体和下牙槽神经的位置关系，确认安全距离。确认无误后生成数字化导板工程文件。修整下颌模型，保留下颌右侧第三磨牙，去除其他牙齿，标识数字化种植导板的边缘。最后由数字化导板制作公司通过3D打印技术完成数字化导板的制作。将导板及专用先锋钻和固位钉消毒备用。

患者常规消毒、铺巾，必兰双侧下牙槽神经、颊神经、舌神经阻滞麻醉。微创拔除下颌左侧第二前磨牙至右侧第二前磨牙余留牙。安放数字化种植导板，以下颌右侧第三磨牙为参照点将导板准确就位，使用固位钉固定。用1.8mm先锋钻先进行种植位点的预备，备洞至预定深度，然后取下种植导板，常规牙槽嵴顶切口，翻瓣，彻底清除下颌左侧第二前磨牙、左侧第一前磨牙、左侧尖牙、右侧尖牙、右侧第一前磨牙、右侧第二前磨牙位点拔牙窝内肉芽组织，下颌右侧尖牙、第一前磨牙位点颊侧骨缺损，3%过氧化氢加生理盐水冲洗。再次安放数字化种植导板，确认种植位点，取下导板后，成形钻逐级备洞，植入Osstem® TSⅢ骨水平种植体。下颌双侧尖牙位点植入4.5mm×11.5mm植体，下颌左侧第一前磨牙、左侧第二磨牙、右侧第一前磨牙、右侧第二前磨牙位点植入4.5mm×10mm植体。下颌左侧尖牙、左侧第一前磨牙、右侧尖牙、右侧第一前磨牙、右侧第二前磨牙位点植体初始稳定性＞35N·cm，拧入愈合基台；下颌左侧第二磨牙位点植体初始稳定性

10N·cm，拧入覆盖螺丝潜入式愈合。下颌右侧尖牙、第一前磨牙位点植体颊侧暴露约2mm，制备骨溢出孔后，覆小颗粒Bio-Oss®骨粉及Bio-Gide®胶原膜。修整黏骨膜瓣，减张，4-0可吸收线严密缝合创口，冲洗后完成手术。术后全景检查示种植体位置及方向基本与术前设想一致。术后创口及拔牙窝愈合良好，10天拆线。术后3个月，下颌左侧第二磨牙位点植体进行二期手术。

二期术后1个月，所有位点牙龈袖口状况良好。采用闭口式印模技术，安放印模帽，取模，灌注模型。下颌右侧尖牙、下颌右侧第一前磨牙位点牙龈袖口颊、舌侧高度不一致，采用CAD/CAM技术制作个性化纯钛基台以满足修复冠穿龈形态的需要，其他位点选用成品转移基台。最终完成纯钛烤瓷冠制作。在患者口内试戴合适后粘接固定，完成最终修复。

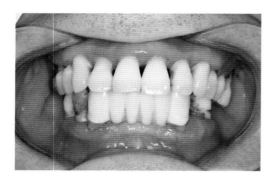

图1　术前口内像

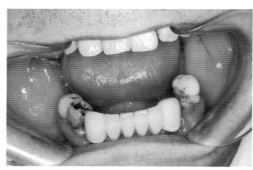

图2　术前口内像

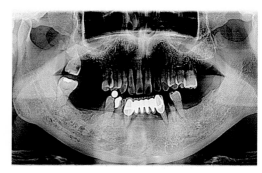

图3　术前X线片

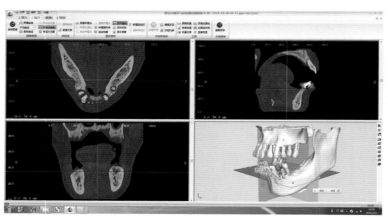

图4　颌骨三维模型

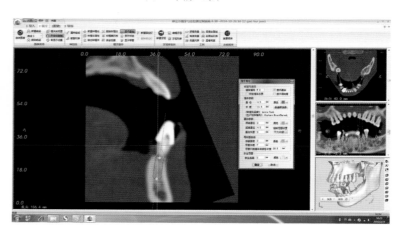

图5　确定种植三维位置（下颌左侧尖牙位点）

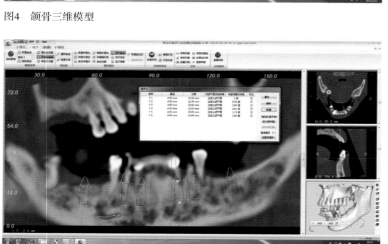

图6　检查同组种植体角度（下颌双侧尖牙位点）

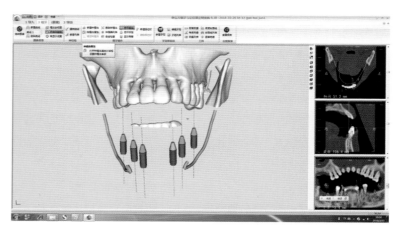

图7　检查种植体和下牙槽神经距离

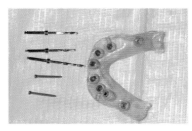

图8 生成工程文件

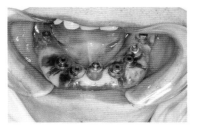

图9 数字化导板及专用先锋钻和固位钉

图10 安放数字化种植导板

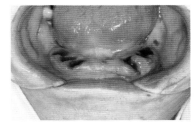

图11 定位后取下导板，可见种植位点

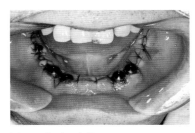

图12 术后口内像

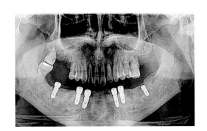

图13 术后全景片

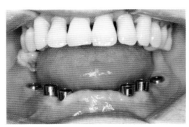

图14 术后4个月口内像

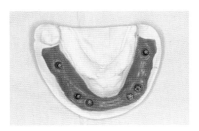

图15 修复模型

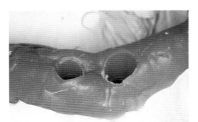

图16 牙龈袖口颊、舌侧高度不一致

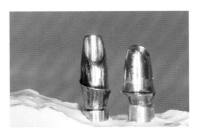

图17 CAD/CAM制作的个性化纯钛基台

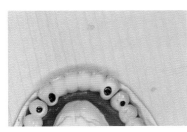

图18 最终修复体

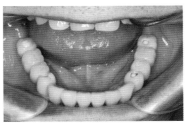

图19 最终修复体殆面像

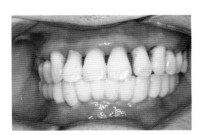

图20 正面咬合像

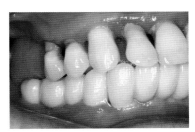

图21 戴入口内，正面像

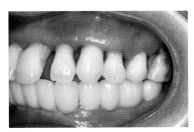

图22 左侧咬合像

二、结果

下颌即刻植入种植体6颗，种植体的分布及三维位置均符合术前设计要求，均形成良好的骨结合。最终修复体戴入后，种植体周围软组织健康，功能良好。

三、讨论

与延期种植相比，即刻种植有许多优点，包括减少手术次数，缩短愈合期，维持牙槽嵴高度及宽度，植体植入位置接近天然牙位置，成功率与常规延期种植无明显差别等。在即刻种植术中，牙周病并未干扰种植体的骨整合，牙周病患者同样可以获得较高的成功率。该患者患有重度牙周炎，但剩余骨骨高度和骨宽度尚可，可以获得较好的植体初始稳定性。在术中微创拔除患牙后，对拔牙窝进行了彻底的清创后植入种植体，术后创口愈合良好，种植体骨结合良好。

随着CBCT在临床应用的逐渐普及，患者在种植术前进行CT检查已经成为常规检查项目。CBCT数据结合计算机辅助设计软件和3D打印技术制作的数字化种植导板，克服了传统种植手术预见性差、手术时间长、创伤大等缺点，相比传统种植导板更精确。数字化种植导板常用于美学区种植、多牙缺失、牙列缺失、骨量不足等复杂种植，可以更为精准地植入种植体，更好地控制种植体之间的角度，避开重要的解剖结构，降低手术风险，缩短手术时间。在本病例术前应用计算机辅助设计软件进行设计时，参考天然牙位点确定种植体的位点，调节种植体的三维位置，避开下牙槽神经及颏孔位置，同时利用软件内辅助工具使同组固定桥内的种植体尽量保持平行。即刻种植时，由于拔牙窝的存在，精确地确定种植体的位点及控制种植体的角度是比较困难的，数字化种植导板的使用让这一过程变得简单可控。然而，数字化种植导板从数据的转换、导板的制作到术中导板的固定和术者操作的过程都存在误差。因此为取得良好的临床效果，还要求术者要有一定的临床经验。

修复基台可以分为标准基台和定制基台。理想修复基台应类似预备后的天然牙，有良好的外形、形态和穿龈轮廓。标准基台一般由种植系统厂商提供，有不同材质；不同直径、穿龈形态、穿龈高度、高度；不同固位方式的标准基台可供选择。标准基台的优点是费用较低，在整体治疗方面具有较高的时间效率。缺点是标准基台的穿龈轮廓及修复边缘不能根据患者个体情况进行调整，因此很难满足患者个性化需求。定制基台即个性化基台，是指根据种植体植入的三维位置、缺牙间隙的三维空间，通过研磨、铸造或CAD/CAM技术制作的基台，后者即为CAD/CAM个性化基台。个性化基台通过改变基台的穿龈轮廓、肩台位置及角度来达到模拟天然牙的目的，从而保证了修复体有适合的形态、厚度及边缘，提高了修复体的强度、固位力，重建合适的咬合关系。在本病例中，下颌右侧尖牙、下颌右侧第一前磨牙牙位颊舌侧牙龈高度不一致，如果选用标准基台，修复体舌侧边缘将处于牙龈下3~4mm处，不利于粘接剂的清除。采用CAD/CAM个性化纯钛基台为该患者提供了最适合的穿龈高度，得到了较好的软组织塑形及最终的修复效果。

参考文献

[1] 李琼、王佐林. 口腔即刻种植的研究进展. 口腔颌面外科杂志, 2011, 21(1): 55–58.

[2] 张磊, 黄辉, 张林, 等. 牙周病患者拔牙后即刻种植的临床研究. 口腔颌面外科杂志, 2014, 24(1): 44–47.

[3] 韩晓鹏, 栾丽丽, 柳忠豪. 计算机辅助种植外科手术的误差分析. 中国口腔种植学杂志, 2014, 19(3): 151–154.

[4] 耿威. 数字化口腔种植治疗现状与研究进展. 中国实用口腔科杂志, 2016(1): 2–9.

[5] Kano SC BinonPP, BonfanteG, et al. The effect of casting procedures on rotational misfit in castableabutments. The International journal of oral&maxillofacial implants, 2006, 22(4): 575–579.

[6] BrescinaoM, SchieranoG, ManazellaC, et al. Retention of luting agents on implant abutments of different height and taper. Clinical oral implants research, 2005, 16(5): 594–598.

谭包生教授点评

在种植体即刻植入时，由于拔牙窝的干扰，种植体的位置和方向容易与设计的产生偏差。以往解决的方法主要依靠术者的经验和操作技术，尽管如此，也很难做到与设计完全一致。本病例的手术者利用数字化导板顺利地完成了多个牙的即刻种植。特别是使用先锋钻导航的方法，一方面可以减低操作难度，同时还可以避免全程导航引发的冷却不足问题。

下颌即刻种植即刻修复

徐红　杨昭霞　练其武　袁玉玲　长沙市第三医院

摘 要

本文报道1例年长患者要求固定修复为避免较大范围植骨而采用倾斜植入并行即刻修复，先后采用两副临时义齿，患者功能恢复良好。

一、材料与方法

1. 病例简介　79岁男性患者，主诉下颌牙齿龋坏残根咬合不适影响咀嚼。颜面对称、开口度正常、双侧颞下颌关节动度正常。前庭沟深度正常，黏膜正常，咬合关系偏低、颌间距离稍小，双侧颊系带附丽正常，腭盖正常。X线、全景及CBCT片示：上颌右侧第一前磨牙、上颌右侧第二磨牙、下颌左侧切牙至第一前磨牙、下颌右侧第三磨牙残根、上颌左侧第二磨牙、下颌左侧第一磨牙、下颌左侧第二磨牙、下颌右侧第二前磨牙至第二磨牙缺失，下颌双侧第一前磨牙、右侧尖牙牙槽嵴水平吸收达根尖1/3，下颌左侧尖牙至右侧侧切牙前牙区牙槽骨水平吸收至根尖处，下颌双侧侧切牙、双侧第二前磨牙牙位可利用骨宽度，骨高度均尚可，下颌剩余牙齿均松动Ⅲ°。患者考虑行下颌固定修复，全景片及CT示患者全身状况良好，无手术禁忌证。

2. 诊断　上颌右侧第一前磨牙、上颌右侧第二磨牙、下颌左侧中切牙至第一前磨牙、下颌右侧第三磨牙残根，上颌左侧第二磨牙、下颌左侧第一磨牙、下颌左侧第二磨牙、下颌右侧第二前磨牙至第二磨牙牙列缺损，下颌重度牙周炎。

3. 治疗计划　（1）全口牙周基础治疗。（2）拔除下颌左侧第一前磨牙、第二前磨牙残根，戴放射导板拍CBCT，做种植设计，种植Ankloys® 4颗植体固定义齿即刻负重，拟下颌双侧第二前磨牙区间做10颗临时义齿，3个月后永久修复下颌左侧第一磨牙至右侧第一磨牙区间12颗义齿。（3）下颌双侧侧切牙位点直行放置植体，下颌双侧第二前磨牙位点避开颏孔倾斜植入。

4. 治疗过程

（1）术前牙周治疗后拔除下颌剩余残根，彻底搔刮拔牙窝清除肉芽组织，压迫止血，约3天后取咬合关系。

（2）3天后复诊，拔牙创愈合良好，印模取垂直关系，并在未拔牙前

垂直距离基础上做少量加高，增加面部丰满度，转面弓送加工厂制作胶托义齿。并复制一副透明义齿，用以放射导板及术中导板使用。义齿送归后戴放射导板拍双CT重叠后做种植设计，安排种植手术。

（3）以预先CBCT设计的种植位点按Ankloys®种植系统标准程序备洞，下颌双侧侧切牙、下颌双侧第二前磨牙位点分别放置植体，植入扭矩均达到35N·cm以上。

（4）修整牙槽骨，咬骨钳去除尖锐骨刺并收集骨碎屑，用以充填牙槽窝处，下颌双侧第二前磨牙位点安置SmartFix30°角度基台，下颌双侧侧切牙位点放置平衡基牙基台，牙龈减张严密关闭缝合。

（5）于4颗基台上印模帽，并分别放置橡皮障，印模帽之间以备牙车针和红胶固定住，以放射导板掏空作为个性化托盘用重体印模。

（6）以原义齿去掉基托后在模型上开孔试戴后以咬合记录胶定位固定在患者口内，患者口内基台上放置印模帽和义齿开孔间间隙用自凝塑料充满，从而得到合适的咬合关系及垂直距离的义齿，调𬌗并抛光。将以此义齿固定到模型上可以准确就位证明模型精准，以此义齿为垂直关系转移至𬌗架后取下义齿患者戴回口内，𬌗架送加工厂重新制作义齿。义齿内部以钛柱焊接连接铸造复制的印模帽作为支架，临时义齿制作暂为下颌双侧第二前磨牙区间10颗义齿，3个月后酌情考虑修复下颌双侧第一磨牙区间12颗义齿。

（7）1周后重新制作的义齿返回，取下患者旧义齿发现马鞍形基托下大量食物残渣，拆线后将新义齿戴入患者口内。术后1周戴上新义齿，戴牙后拍摄CBCT。

二、结果

患者1个月，2个月后复诊检查，咬合良好，全景片及CT示下颌双侧侧切牙、下颌双侧第二前磨牙种植体周围牙槽骨未见明显吸收，拟3个月后完成最终修复，患者对种植牙外形，使用情况均反映良好，对修复效果满意。

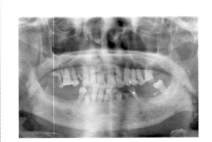
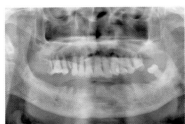
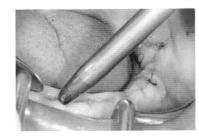
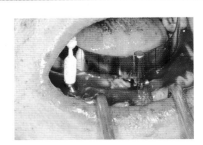

图1　术前全景片　　　　　　图2　拔牙后全景片　　　　　图3　术中照片　　　　　　图4　术中照片

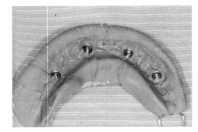
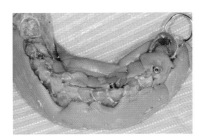
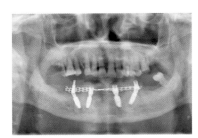
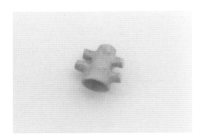

图5　印模完成　　　　　　　图6　印模完成　　　　　　　图7　术后戴印模帽全景片　　图8　复制的带翼印模帽

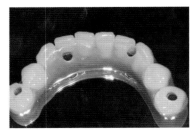
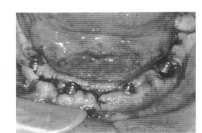
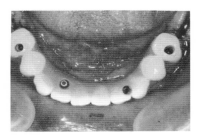
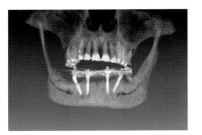

图9~图12　1周后重新制作的义齿返回，取下患者旧义齿，拆线后将新义齿戴入患者口内。术后1周戴上新义齿，戴牙后拍摄CT

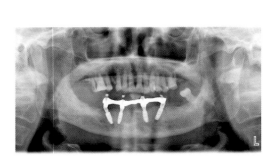
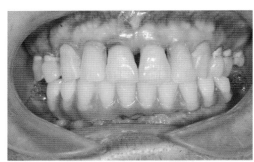
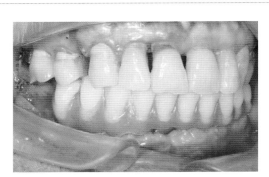

图13　每月复诊调𬌗，术后2个月复查全景　　图14~图18　术后2个月复查，正中𬌗咬合良好　　图15

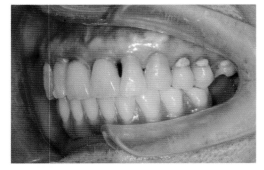
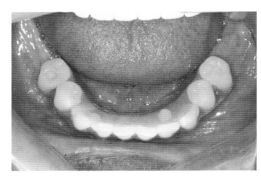
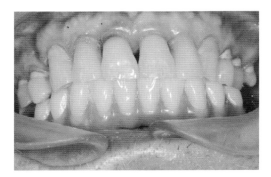

图16　　　　　　　　　　　图17　　　　　　　　　　　图18

三、结论

1. 年长患者为避免大量骨增量，缩短治疗时间可以采用倾斜植入最大量利用患者现有骨量，治疗效果可以达到患者满意。

2. 通过2副义齿既可以解决患者当天戴牙又可以解决义齿强度，精度问题。

四、讨论

1. 现在大量老年患者口内情况及骨量较差，患者自身愿望及身体条件不太接受大量植骨，而且患者希望马上有牙，所以通过采用倾斜植入最大量利用患者现有骨量，治疗效果可以达到患者满意。

2. 通过2副义齿既可以解决患者当天戴牙又可以解决义齿强度，精度问题。首先把印模帽刚性连接可以提高印模精度，同时利用旧义齿在患者口内直接重衬，一可以让患者立刻戴牙；二可以检验所取模型精准度，同时上𬌗架后交技工可以以此为参照，但是因为马鞍形基托设计导致大量食物残渣堆积，患者无法清洁，故作为3个月的过渡义齿不合适，而加工厂重新制作的钛柱连接支架强度及美观都有极大提高，而且卵圆形桥体设计既方便患者自洁又可以牙龈塑形。

参考文献

[1] Amler, M., Johnson, P. & Salsman, I. Histologic and histochemical investigation of human alveolar socket healing in undisturbed extraction wounds. Journal of American Dental Association, 1960, 61: 46–48.

陈卓凡教授点评

老年患者牙齿缺失的同时通常伴随骨量不足。本病例中，作者采用下颌即刻种植即刻修复，可以利用患者现有骨量，避免大量植骨，获得可预期的疗效。通过制作两副临时固定义齿，在兼顾患者即刻修复需求的同时解决临时义齿精度和强度的问题。整个病例的治疗思路较清晰，方法科学，疗效确切。但该病例尚未完成永久修复体，资料欠完整，其种植修复效果需进一步随访观察。

上颌即刻负重种植修复

杨昭霞　徐红　练其武　袁玉玲　长沙市第三医院

摘要

随着口腔种植技术的发展，种植体即刻负重的修复方式与传统的延期修复相比，即刻负重在种植体植入后即解决功能同时，也能在保证患者对舒适、语言和美观的需求。本文报道1例因烤瓷长桥修复多年后，基牙龋坏并桥体松动影响咀嚼的患者，要求固定修复并不能忍受缺牙影响美观，行即刻种植并即刻修复，术后患者反应良好。

一、材料与方法

1. **病例简介**　68岁女性患者，上颌牙齿松动咬合不适影响咀嚼。临床检查：颜面对称、开口度正常、双侧颞下颌关节动度正常。前庭沟深度正常，黏膜正常，咬合关系偏低、颌间距离稍小，双侧颊系带附丽正常，腭盖正常。上颌右侧第一前磨牙缺失，上颌右侧第一磨牙至左侧中切牙烤瓷长桥修复；上颌左侧尖牙至第一磨牙长桥修复，上颌左侧第一前磨牙、第二前磨牙缺失。下颌左侧第一磨牙、双侧第二磨牙缺失。下颌左侧侧切牙至右侧侧切牙均松动Ⅲ°，下颌左侧第一前磨牙松动Ⅲ°。全景及CT片示：上颌右侧第一磨牙、右侧第二前磨牙、右侧侧切牙、左侧中切牙基牙龋坏与修复长桥分离，牙槽骨水平均吸收至根1/3处乃至根尖，基牙周膜有不同程度增宽，下颌牙槽嵴均有水平吸收至根1/2或1/3处，下颌左侧侧切牙至右侧侧切牙水平吸收至根尖处，下颌左侧第一前磨牙牙槽骨高度为根1/3且近中垂直吸收至根尖处，患者全身状况良好，无手术禁忌证。

2. **诊断**　全口重度牙周炎，不良修复体。

3. **治疗计划**　（1）全口牙周基础治疗。（2）取模做简易种植导板，拔除上颌全口牙齿，并种植6颗Ankloys®植体同期即刻负重修复。（3）制作上颌胶托义齿，术后即刻修复。（4）拔除下颌双侧侧切牙，在下颌双侧侧切牙位点种植2颗Ankloys®植体，暂以携带体调改为临时基台树脂冠临时修复塑整牙龈形态。（5）拔除下颌左侧第一前磨牙，即刻种植1颗，并下颌左侧第一磨牙处种植1颗，约3个月后修复。

4. **治疗过程**

（1）取原口内模型后，上𬌗架，磨掉所有模型上假牙后排胶托义齿，胶托义齿内未放增力丝。方便返回即刻负重修复打孔放置印模帽。

（2）进手术室前拆除长桥并制作简易导板拍全景检验种植体植入位置及方向并以剩余牙体作为固位体。

（3）种植体植入完成后拍全景片检验，提示植体位置均良好。上平衡基牙基台（上颌左侧切牙处植体植入扭矩因未达到30N·cm，故不予接出负重，上颌左侧中切牙位点植体上覆盖螺丝后上外科牙龈成形器）。减张缝合创面。

（4）下颌左侧第一磨牙位点植入植体后，植体远中有螺纹暴露，取上颌结节处骨环以钛钉固定颌左侧第一磨牙位点植体远中，周围填塞上颌植体备洞时所收集骨碎屑，下颌左侧第一前磨牙、第一磨牙位点上覆盖螺丝。下颌左侧侧切牙至右侧侧切牙区间，植体植入后上愈合基台牙龈减张缝合。

（5）上印模帽，固定钢丝和红胶固定印模帽，个性化托盘开窗印模。灌模后按植体位置给预先胶托义齿开孔，试戴后以咬合记录胶定位固定在患者口内，患者口内基台上放置印模帽和义齿开孔间隙用自凝塑料充满，从而得到合适的咬合关系及垂直距离的义齿，调合并抛光。螺丝固位固定临时固定义齿在口内的种植体基台上。下颌左侧侧切牙、右侧侧切牙位点上开转移杆开窗取模，灌模后口外以携带体为临时基台临时冠材料制作临时牙齿，恢复美观以及塑整牙龈形态，调𬌗为无咬合。嘱患者定期复查。

（6）3个月中患者反应义齿使用良好，上颌左侧中切牙行二期手术上平衡基牙基台，牙龈成形后重新印模，制作暂基托取得垂直距离后用吉尔巴赫面弓转移上下颌关系，送加工厂上𬌗架，制作简易支架口内试戴，拍片示简易支架与植体基台密合度良好。

（7）检验合适后返回工厂CAD/CAM切割纯钛支架并试戴，纯钛支架上聚合瓷完成永久修复。

二、结果

患者上颌即拔即种6颗植体，植入后即可利用5颗初期稳定性较好植体行即刻负重，4个月后，X线示植体骨结合良好，种植体负重后稳定无松动，牙龈形态良好，重新取模，完成上部最终修复，患者对修复效果满意。

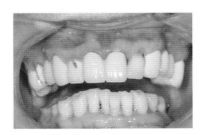

图1 术前口内像

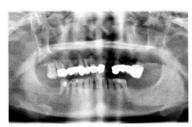

图2 术前全景片

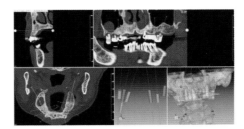

图3 术前植入位点设计

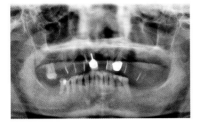

图4 简易导板检验种植体植入位点

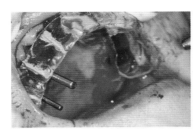

图5 术中

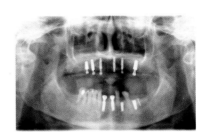

图6 术后全景片

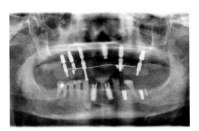

图7 上印模帽，固定后全景片

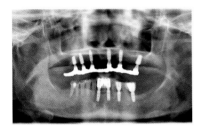

图8 简易支架

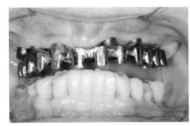

图9 纯钛支架试戴口内像

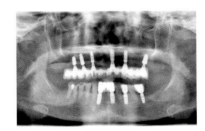

图10 永久修复后全景片

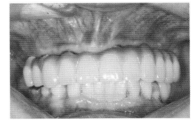

图11 口内像示CAD/CAM支架式固定桥就位咬合良好

三、讨论

1. 随着种植技术发展和种植体外形及其表面处理的不断改进，大量研究表明，严格控制好适应证，即刻种植的成功率与在已愈合的牙槽嵴种植相近。

2. 即刻负重的种植体达到理想的初期稳定性，采用稳定的连桥式支持固定义齿的修复方式，多个种植体稳定连接可最大限度地减小各种植体动度，分散𬌗力，避免个别植体负载过重，这种情况下即刻负重能刺激骨改建，加强植体周围骨密度。

3. 患者的依从性，接受种植即刻修复的患者需要具备良好的口腔卫生习惯，定期复查，也是取得修复成功的关键因素。

4. 即刻种植即刻负重对于恢复上颌前部牙齿缺失时能很好保持唇侧软组织形态和恢复美观，它具有缩短疗程、减少手术次数、降低手术创伤等优点，其成功率与常规修复相近，临床上有较广阔的应用前景。

陈卓凡教授点评

本病例采用即刻种植即刻修复，可以在拔牙后即刻恢复患者容貌、语言并改善咀嚼功能，缩短疗程并减少手术次数，显著提高患者的生活质量，获得了较好的修复重建效果。此外，选择CAD/CAM切割纯钛支架可以获得永久修复体的良好被动就位，有助于上部结构的长期稳定。该病例资料较完整，治疗程序规范，是一个较优秀的种植病例。